全国高等院校医学实验教学规划教材

临床技能学

主　编　罗俊生　梁宇恒　孙洞箫

副主编　（按姓氏笔画排序）

万义增　郝春艳　张荣明　郭莲怡　金洁萍　陶贵周

编　者　（按姓氏笔画排序）

万义增	辽宁医学院第三临床学院	吴　薇	辽宁医学院第一临床学院
万双艳	辽宁医学院第一临床学院	谷京城	辽宁医学院第一临床学院
王　冰	辽宁医学院第一临床学院	张　辉	辽宁医学院第一临床学院
王万旗	辽宁医学院第三临床学院	张凤珍	辽宁医学院第一临床学院
王云飞	辽宁医学院第一临床学院	张荣明	辽宁医学院第一临床学院
艾　浩	辽宁医学院第三临床学院	张祥林	辽宁医学院第一临床学院
田晓惠	辽宁医学院第三临床学院	罗俊生	辽宁医学院第一临床学院
刘　丹	辽宁医学院第一临床学院	金洁萍	辽宁医学院第一临床学院
刘卫党	辽宁医学院第一临床学院	郝春艳	辽宁医学院第一临床学院
刘丽丽	辽宁医学院第一临床学院	郭莲怡	辽宁医学院第一临床学院
刘学文	辽宁医学院第三临床学院	陶贵周	辽宁医学院第一临床学院
孙洞箫	辽宁医学院第一临床学院	梁宇恒	辽宁医学院第三临床学院
严宁生	辽宁医学院第三临床学院	谢志明	辽宁医学院第三临床学院
杜红阳	辽宁医学院第一临床学院	穆殿超	辽宁医学院第三临床学院
肖　马	辽宁医学院第三临床学院		

科学出版社

北　京

内 容 简 介

本书共十四章，以新编国家执业医师资格考试大纲为参考，结合卫生部新版规划教材，从临床教学实践出发，详细介绍了医患沟通，问诊与病史采集、体格检查，实验诊断，放射诊断学（X线部分），内科、外科、儿科、妇产科、眼科、耳鼻咽喉头颈外科、口腔科、急救、外科手术和基础护理的临床基本技能和操作方法，并且将医学与人文知识相融合，重点培养医学生的综合素质。本书内容具体，图文并茂，编排合理，便于掌握，对规范化培训临床医师、进修医师及临床专业本科生、研究生的基本技能有一定实用价值，是一本较好的临床技能实践教材。

图书在版编目（CIP）数据

临床技能学 / 罗俊生，梁宇恒，孙洞箫主编．—北京：科学出版社，2011．9
全国高等院校医学实验教学规划教材
ISBN 978-7-03-032125-1

Ⅰ．临… Ⅱ．①罗… ②梁… ③孙… Ⅲ．临床医学-医学院校-教材
Ⅳ．R4

中国版本图书馆 CIP 数据核字（2011）第 170475 号

责任编辑：周万灏/责任校对：陈玉凤
责任印制：赵　博/封面设计：范璧合

科学出版社出版
北京东黄城根北街16号
邮政编码：100717
http://www.sciencep.com
新科印刷有限公司 印刷
科学出版社发行　各地新华书店经销
*
2011年9月第　一　版　　开本：787×1092　1/16
2017年1月第五次印刷　　印张：34 1/2　插页：2
字数：827 000
定价：69.80 元
（如有印装质量问题，我社负责调换）

《全国高等院校医学实验教学规划教材》总编委会

总　　序

随着生命科学及其实验技术的飞速发展，我国高等医学教育对医学实验教学提出了更高的要求，大量先进医学实验进入实验教学课程体系将成为必然趋势，要全面推进现代医学实验教学的发展，必须加大对实验项目、实验条件、实验教学体系的改革力度，这对培养适应21世纪医药卫生事业发展的高素质医学人才具有重要意义。建立以能力培养为主线，分层次、多模块、相互衔接的实验教学体系，与理论教学既联系又相对独立，实现基础与前沿、经典与现代的有机结合是我们编写本系列教材的初衷。依照此要求编写的医学基础课实验系列教材，其基本理念是面向学生未来，立足创新能力教育，体现科学本质，突出科学探索，反映当代科学成果。设计思路突出“整合”和“探究”两大特点。力图从实际应用性出发构建具有自身特点的实验教学内容，进而通过实验结果的分析与思辨，期望在医学基础课实验教学体系和方法上有所继承与突破。

本系列实验教材由长期工作在教学和科研一线的教师编写而成，将实验内容分为基本实验操作及常用仪器使用、经典验证性实验、综合性实验和创新性实验，并将实验报告融入到实验教材中。系列教材共九本，包括《大学计算机基础实践教程》、《医学大体形态学实验》、《医学显微形态学实验》、《医学机能实验学》、《生物化学与分子生物学实验》、《医学免疫学与病原生物学实验》、《医用物理学实验》、《医用化学实验》和《临床技能学》。

本系列教材读者对象以本科、专科临床医学专业为主，兼顾预防、口腔、影像、麻醉、检验、护理、药学等专业需求，涵盖医学生基础医学全部的实验教学内容。

由于水平和时间的限制，缺点和错误在所难免，恳请读者和同行专家提出宝贵意见。

《全国高等院校医学实验教学规划教材》
总编委会
2011.1

前　言

医学教育具有社会性、实践性和服务性的特点，因此在医学教育过程中必须加强文、理、医的渗透和多学科交叉融合，把医德和医术的培养结合起来。临床医学是一门实践性很强的学科，要着重加强医学生实践教学环节的培养，强化基本技能训练，提高分析问题和解决问题的能力。

一名合格的临床医生不仅应具有系统的理论知识，还应具备娴熟的医学专业技能。掌握临床基本技能是医学生能否成为合格医师的关键，临床基本技能也是医师最重要的基本功，加强临床基本技能培养是医学院校的重点内容之一。在传统教学中，临床基本技能培养主要以理论讲授为主，辅以临床见习，课程缺乏系统性和连贯性，并且临床见习所要学习的内容多、时间短，学生的学习效果不佳。为了加强医学生的临床技能学习，进行系统而全面的临床技能培训，使医学生在学习临床医学各科基本理论的同时，能更好地学习临床基本技能，更好地达到教与学的互动，提高动手及分析、解决问题的能力；同时为适应当前我国医疗卫生事业的发展，全面落实《中共中央国务院关于深化教育改革全面推进素质教育的决定》和《中国医学教育改革和发展纲要》的精神，结合国际、国内医学教育的新形势和新情况，我们组织编写了《临床技能学》实践课程教材。

《临床技能学》以新编国家执业医师资格考试大纲为参考，以卫生部规划教材为依据，以临床基本技能训练为核心，坚持"以人为本，德术并重"的教育理念，内容涵盖医患沟通，问诊与病史采集、体格检查，实验诊断，放射诊断学（X线部分），内科、外科、儿科、妇产科、眼科、耳鼻咽喉头颈外科、口腔科、急诊、外科手术和基础护理的基本临床技能和操作方法，是一门多学科，综合性强的临床医学实践教程，全书共十四章，编排形式新颖，图文并茂，内容翔实、科学，可作为医学本科生、研究生、住院医师及进修医师的临床技能培训教材。

本书是辽宁医学院第一临床学院及第三临床学院诸位多年从事医疗和临床教学工作的专家、学者共同编写。在付梓之际，首先要感谢他们在繁重的医疗、科研、教学工作中挤出宝贵的时间，保质、保量地完成编写工作；同时也要感谢科学出版社和学院领导对我们编写工作给予的大力支持和帮助。

本书编写在很多方面进行了大胆的尝试，由于我们的经验和水平有限，编写中肯定存在许多遗漏、不足或失误之处，恳请同行专家和广大读者不吝赐教。

编　者

2011年8月

目　录

第一章　医患沟通 ………………………… (1)
第一节　现代医患关系特征 ……… (1)
第二节　医患沟通的重要性 ……… (2)
第三节　医务人员实现沟通的途径及基础 …………………… (3)
第四节　医患沟通的方法和技巧 ………………………………… (5)
第五节　医患沟通的影响因素及对策 ……………………… (7)
第六节　医患沟通与临床实践教学 ………………………… (9)
第七节　医患沟通案例解析 ……… (11)
第二章　问诊与病史采集、体格检查 ……………………………… (16)
第一节　问诊 ………………………… (16)
第二节　常见症状 …………………… (21)
第三节　全身体格检查 …………… (48)
第四节　病历书写 …………………… (74)
第三章　实验诊断 ………………………… (77)
第一节　血液一般检验 …………… (77)
第二节　血型鉴定与交叉配血 …… (91)
第三节　骨髓细胞学检验 ………… (93)
第四节　血栓与止血的检验 …… (105)
第五节　体液检验 ………………… (111)
第六节　临床常用生物化学检验 ……………………………… (131)
第四章　放射诊断学(X线部分) … (151)
第一节　骨与关节 ………………… (151)
第二节　胸部 ……………………… (163)
第三节　循环系统 ………………… (172)
第四节　消化系统 ………………… (181)
第五节　泌尿、生殖系统 ………… (197)
第五章　外科手术基本技能 ……… (204)
第一节　概述 ……………………… (204)
第二节　无菌术 …………………… (206)
第三节　外科打结法、剪线法 …… (216)
第四节　静脉切开术 ……………… (221)
第五节　剖腹与关腹常规步骤 … (223)
第六节　胃穿孔修补术 ………… (227)
第七节　盲肠切除术 …………… (228)
第八节　耻骨上膀胱造瘘术 …… (230)
第九节　小肠部分切除端-端吻合术 ……………………… (232)
第六章　内科临床基本技能 ……… (236)
第一节　内科常用穿刺术 ……… (236)
第二节　内科疾病诊疗基本技能 ……………………………… (245)
第三节　神经系统诊疗基本技能 ……………………………… (267)
第四节　内科典型病例分析 …… (287)
第七章　外科临床基本技能 ……… (308)
第一节　外科手术基本知识 …… (308)
第二节　常用外科手术器械及其使用 ……………………… (311)
第三节　手术基本操作技术 …… (318)
第四节　开放性伤口的止血包扎 ……………………………… (323)
第五节　脊柱损伤的搬运 ……… (325)
第六节　现代骨折外固定技术 … (327)
第七节　四肢骨折现场急救外固定技术 …………………… (333)
第八节　换药、拆线 ……………… (335)
第九节　清创术 ………………… (338)
第十节　外科典型病例分析 …… (339)
第八章　儿科临床基本技能 ……… (359)
第一节　病史采集和记录 ……… (359)
第二节　体格检查 ……………… (360)
第三节　儿科技能操作 ………… (368)
第九章　妇产科临床基本技能 …… (372)

第一节 妇科常用基本操作和特殊检查 …………………… (372)
第二节 围生期保健及监护 …… (388)
第三节 产科常用操作技术 …… (391)
第四节 计划生育操作技术 …… (393)
第十章 急救基本技能 …………… (399)
第十一章 基础护理技能 ………… (415)
第一节 手的清洁和消毒 ……… (415)
第二节 无菌技术 ……………… (416)
第三节 隔离 …………………… (420)
第四节 常用注射术 …………… (425)
第五节 静脉输液与输血 ……… (435)
第六节 氧气吸入术 …………… (440)
第七节 雾化吸入术 …………… (445)
第八节 吸痰技术及标本采集 … (448)
第九节 管饲饮食 ……………… (451)
第十节 尿标本采集及导尿术 … (455)
第十一节 灌肠术 ……………… (463)
第十二节 胃肠外营养 ………… (468)
第十三节 冷热应用 …………… (470)
第十二章 眼科临床基本技能 …… (476)
第一节 眼的一般检查 ………… (476)
第二节 眼部功能检查 ………… (478)
第三节 色觉检查 ……………… (480)
第四节 视野检查 ……………… (481)
第五节 瞳孔检查 ……………… (483)
第六节 裂隙灯显微镜检查 …… (483)
第七节 前房角镜检查 ………… (484)
第八节 眼底检查法 …………… (486)
第九节 眼压测量法 …………… (488)
第十节 暗适应检查法 ………… (489)
第十一节 视觉电生理检查 …… (489)
第十二节 眼底荧光素血管造影检查法 …………………… (492)
第十三节 眼用 A/B 超 ………… (494)
第十四节 彩色超声多普勒成像 ………………………… (494)
第十五节 眼科 CT、MRI 检查 ………………………… (495)
第十六节 眼科计算机图像分析 ………………………… (495)
第十三章 耳鼻咽喉头颈外科临床基本技能 ……………… (498)
第一节 耳鼻咽喉头颈外科门诊及病房设置 …………… (498)
第二节 耳鼻咽喉头颈外科常规检查法 ………………… (501)
第三节 耳鼻咽喉头颈外科特殊检查法 ………………… (510)
第四节 咽检查 ………………… (514)
第五节 喉检查 ………………… (515)
第六节 气管、食管特殊检查 …… (515)
第七节 耳的特殊检查法 ……… (520)
第八节 颈部及颅底特殊检查 … (529)
第十四章 口腔科临床基本技能 … (530)
第一节 口腔科基本检查 ……… (530)
第二节 口腔基本技术 ………… (538)
第三节 常用检查器械 ………… (544)

第一章　医患沟通

第一节　现代医患关系特征

一、医患关系的含义

现代医患关系，不仅是医生和患者个体之间的关系，还包括了护士、医技人员以及医院行政、后勤人员所构成的医务工作人员群体与患者及其亲属、朋友、单位组织等所构成的以患者为中心的群体相互之间的关系。随着医学的发展，医患关系也在逐渐发生着变化，其主要原因是医学模式的转变，从单一的生物医学模式发展到生物-心理-社会医学的模式，实质是人的地位的变化，即医疗行为必须以“人”为中心，而非以“疾病”为中心。医学模式的转变，大众生活水平的提高以及自我利益保护意识的增强，也使现代医患关系出现新的特点：现代医学要求医务人员在诊疗患者时，既要重视患者的心理和社会方面的致病因素，又要重视患者的社会文化心理状态及要求，尤其要重视患者的权利，而患者对医疗的参与程度的提高，其对医疗服务的要求从单一的医技质量上升至对整体医疗服务品质的要求上（包括医疗质量、医疗环境、服务流程、服务态度、医疗费用等）。

医患双方在医务活动中都能充分认识自己的权利和义务并尊重对方的权利，履行自己的义务，医患沟通就有了坚实的基础。医务人员的职责和义务就是“救死扶伤、治病救人”。患者的权利应包括医疗享有权和疾病认知权、保守医密权、知情同意权，同时患者也有配合治疗、尊敬医务人员、支持医学发展、维护医疗秩序、按时交纳医疗费用的义务。

二、医患关系新特点

当前医患交往中新的特点：医学科学的发展，使很多先进的医疗技术进入医院，医生与患者这对认识与被认识的主客体关系从中介入了很多检查、治疗设备，医患关系出现了个别的淡化、物化，而医院分科、疾病分类越来越细，又使很多医务人员只见病不见人，医患关系又出现了分离、分解。

在生物-社会-心理医学模式中，医患之间更需要的是平等、真诚的交流，随着市场经济的发展，某些不良社会习俗侵入医患关系中，进而出现了个别的红包现象、收礼受请、搭车开药、弄虚作假等现象。极个别的医务人员对患者态度冷漠，缺乏同情心，甚至把自己利益置于患者权利之上；而有的患者不尊重医务人员的劳动，把医务人员当成自己用钱雇请的医疗工具，或者贿赂医务人员做假弄假，或者不配合诊断、治疗，或者拖欠医疗费用等。因此，认识当前医患关系的新特点更有利于缔结正常、优良且有利于诊断、治疗的医患关系。

三、医患关系的内容

医患关系可以概括表现为以下五个方面：

1. 伦理道德关系　医学伦理关系即医学道德关系，是指医生、护士及其他医务人员在为患者诊疗、护理过程中，实现救死扶伤、防病治病，实行人道主义，全心全意为人民身心健康服务的关系，患者在实现自己的医疗权利、保持健康和生存繁衍的求医行为中，与医疗部门、医务人员发生的关系。

2. 经济关系 维持医院正常运行，保证医务人员的正常工作报酬，看病支付医疗费用，是由我国医疗保险体制决定的。

3. 法律关系 医患双方人身安全均受一系列规章制度、法律、法规保护和监督，医患双方要共同守法，在法律面前，人人平等。

4. 服务与被服务的关系 医患双方要明确各自的角色关系，明确自己的义务。

5. 科学技术关系 医学是一种以高科技为手段的技术工作，关系人的生命安危和千万个家庭的悲欢离合。沟通指人与人之间的信息传递和交流，是为了互相了解，协调一致。

第二节 医患沟通的重要性

一、加强医患沟通是医院生存和发展的需要

随着医疗卫生制度改革的不断深化，医疗供求关系发生了显著的变化，医疗市场的竞争日趋激烈，各种因素影响着医院的生存和发展。医院要生存和发展，首先必须有患者和医疗市场。患者、患者购买力和消费意识是医疗市场的三大要素。不久的将来，合资医院、外资医院将会增多，这些医院在医疗技术、设备等方面较国内大医院并不一定占有优势，但是在服务管理方面将对许多医院形成强有力的竞争，其结果将会切走一块医疗市场的蛋糕，这对仍因循守旧，不改变服务模式的医院将会造成极大的冲击和挑战。因此，加强医患沟通，树立医院现代服务理念，提供现代医疗服务，使患者享受真正的全程优质服务，已成为赢得患者信赖的重要条件，关系到医院的生存和发展。

二、加强医患沟通是防范和杜绝医疗纠纷的需要

随着法律知识的日益普及，人们的法律观念也日益增强。患者日益重视自己的权利，对医务人员的要求也越来越高。其中患者对疾病认知权和知情同意权尤其看重，而要履行好患者的疾病认知权和知情同意权，离不开医患之间的沟通和交流。目前，多数医疗纠纷并不是因医疗技术而引发的，而是由于医患交流障碍导致患者或其家属对医院、医务人员不满意所引起的。多数患者对医院、对医务人员的满意程度，并不在于判断医师诊断和治疗的优劣、手术操作的熟练程度，而在于其是否有耐心。这些主要是通过医务人员专业以外的言行表现出来的。有时病虽然没有治好，但是患者仍然表示满意。而有的情况是病虽然治好了，但患者对医院、对医务人员仍有怨言，甚至成为医疗纠纷。医患沟通可以为医患之间构筑一座双向交流的通道，通过医患沟通可以使医患之间得到最大程度的理解和相互信任，从而减少医疗纠纷的发生。因此，加强医患沟通是防范医疗纠纷的重要手段。

三、加强医患沟通是提高医疗质量的需要

患者的理解和配合是提高医疗质量，保证医疗安全的重要条件，这就需要医务人员与患者就疾病的诊断、检查、医疗方案、可能的并发症及风险、预后及费用等进行沟通交流，争取他们的理解和配合。良好的医患沟通，不仅能帮助患者树立战胜疾病的信心，改善患者对疾病的消极心理，增强患者同疾病作斗争的主观能动性，促使患者积极地参与、配合治疗，争取早日康复，而且能帮助医务人员更好地采集病史并将诊治方案准确地转达患者，得

到患者的配合，达到预期目的，从而获得疾病诊治的第一手资料，增强医务人员对治疗疾病的信心，避免医务人员采取防卫性医疗措施，有利于疾病的救治和医学的发展。因此，加强医患沟通，对提高医疗质量极为重要。

四、加强医患沟通是适应生物-心理-社会现代医学模式的需要

现代医学把患者看成生了病的人，认为患者不仅作为一个生物学的人存在，更重要的是一个有情感、有思想的社会人。医患关系的形式从主动被动型转变为指导参与型。这种新型医患关系把医者和患者置于平等地位，要求医者在提供医疗服务的同时必须尊重患者，平等相待，医院从以疾病为中心转向以患者为中心。医务人员在给患者诊断疾病时，不仅要考虑生物、遗传、创伤等致病因素，还要考虑心理、社会等综合因素；不仅给予药物治疗，而且要给予心理等综合治疗，并同时对疾病的预防和健康的维持提出建议，做到“以患者为中心”。在生物-心理-社会医学模式下，患者与医务人员的关系不是简单、短暂的，而是较为深刻、持续的。加强医患沟通，提倡尊重、理解、配合，是现代医学模式的要求，没有沟通、不会沟通、沟通不恰当都在不同程度上加剧了医患之间的紧张对立情绪。因此，强化医务人员的沟通意识，培养医务人员的沟通技巧，并落实到实际行动上，做到事前防范，利用医患沟通技巧将医患矛盾解决在萌芽状态，是减少医患纠纷的关键。

第三节 医务人员实现沟通的途径及基础

一、医务人员实现沟通的途径

1. 换位思考，将心比心 医者应该站在患者和家属的角度，医务人员作为主导方更应如此。这种沟通应该是心灵的沟通和感情的沟通，患者容易产生不满意的地方：一是服务质量，二是医疗费用。医者应该站在患者和家属的角度，设身处地为患者着想，把患者担心的事情讲清楚、说明白，帮助患者选择既保证医疗质量，又能够减少费用支出的治疗方法。将心比心，患者必然会理解医务人员的难处。如果患者花了许多钱，获得的是低质量的医疗服务，不仅病没治好，反而加重病情，这样的医患关系如何能和谐？

2. 提高医务人员的沟通能力 随着人民生活水平的提高和就医观念的变化，患者希望有知情权，了解更多的诊疗、费用、服务信息。但由于客观存在的医患间信息的不对称，沟通不充分，使得医患关系日趋紧张，医患矛盾日益突出，个别情况下，甚至到了威胁医务人员生命安全的地步。医患间这种不信任、不和谐的局面，对医务人员提出了更高的要求，必须加强与患者、社会和媒体的沟通，取得各方的理解和信任，而这正是目前医护人员所欠缺的。长期以来，我国的医学教育主要是借鉴前苏联的医学教育模式，这种模式注重医学生职业技能的培养，对人文素质和社会交往能力的培养重视不够，致使临床医务工作者人文精神与人文知识不足。这种先天不足使他们对于医患沟通的知识贫乏，临床实践中与患者沟通的技巧与能力缺失，这也是医患纠纷增多的原因之一。因此，有必要对医务人员进行沟通课程的培训，提高医护人员的沟通能力，掌握沟通技巧，从而建立融洽的医患关系。

3. 提高医护人员综合素质 21世纪是信息时代，是知识爆炸的时代。现代医生不仅要有精湛的医术，良好的医德，熟悉法律，尊重患者权利，做到安全医疗，而且要有良好的沟通能力，学会与患者交朋友，针对不同患者，简短聊一些与医疗无关的话题，可以拉近与患者的距离，起到事半功倍的效果。每个医护人员在工作中要不断学习，增添新知识，不仅要

有专业知识,还要掌握心理学、社会学、伦理学、人际交往、教育学等综合知识,提高自身综合素质,使自己在医患沟通中充满自信、有说服力、取得患者信任,以便解决患者提出的健康问题和消除影响康复的因素。医护人员要给人以信任和亲切感的外在形象,有真诚的态度、敏锐的观察力和反应能力。注重医德医风建设,使医院上下形成注重社会效益,处处维护患者合法利益,努力为患者服务的工作作风,使医院成为人民群众的"健康保护神"。

4. 多说多问多听 医患沟通的困难,说白了是由于人与人之间的冷漠造成的,这种冷漠在门诊最常见的是医生们的"三少"——说得少、问得少、听得少。

(1) 说得少:医生不愿意回答患者提出的问题,也不主动提出或解释、说明与疾病相关的问题,使患者看完病以后对自己的疾病仍然不清楚,疑惑重重。

(2) 问得少:指医生不积极、不主动、不耐心、不细致地询问和检查患者的病症和病史,结果遗漏了一些重要的与当前疾病密切相关的病史情况,导致误诊,使病情延误诊断,甚至会出现不可逆转的严重后果。

(3) 听得少:指医生不认真、不愿意耐心倾听患者的陈述,没有掌握足够的诊断信息,导致误诊、漏诊,从而产生医患纠纷。

"三少"的原因是医者没有把沟通看成是对患者负责、诊断疾病不可缺少的环节,所以不注意也不愿意主动与患者沟通。其实,沟通是对爱心和责任心的考验,是如何对待沉甸甸的生命之托的问题。

二、医务人员实现沟通的基础

1. 医患沟通的前提是关爱生命 医学实际上是一门"以人为本"的科学。医患沟通实际上就是人与人心灵的对话、思想的交流。爱心与良知,可以使人克服困难,远离冷漠;可以使人拒绝贪婪,心存善念,获得心灵的提升,没有爱心,医患沟通将失去根基。

2. 医患沟通的动力是医务人员的执著追求 医德的一个重要内容就是敬业精神。在医患沟通中,敬业精神使医患之间不仅更为融洽,而且在敬重自身职业的同时还起到敬重他人职业的作用,医患双方彼此敬重对方的职业,在医患关系上形成一种良好的沟通氛围。

3. 医患沟通的目的是为患者谋利益 医护人员的职责是救死扶伤、治病救人。患者在医护人员的帮助下战胜疾病,就是对医护人员劳动的最大回报,也是医学的最终目的。医患关系,实际上是唇齿相依、共存共荣的关系,医因患愈而荣,患因医高而敬,最终医患双方都是共赢的。

4. 医患沟通的保障是尊重与保密 在医德内容上的一个重要原则是尊重患者并为其保密。尊重患者即强调医务人员尊重患者及其家属的独立而平等的人格与尊严以及尊重患者的自主权。严格保密,这是每个患者的权益,也是医患沟通的保障。只有尊重患者、恪守为患者保密的职业道德,才能更好地得到患者信任,医患沟通才能达到预期目的。

综上所述,在发展社会主义市场经济和医疗市场激烈竞争的新形势下,在人民群众对医疗卫生需求发生新变化和城镇医疗保险制度即将全面实施的新情况面前,医院的管理必须与时俱进,改革和创新。我们不仅要掌握现代管理知识和管理艺术,而且要依法管理、加强职业道德教育,树立"以患者为中心、以人为本"的宗旨意识,进一步强化医患之间的交流、沟通,充分尊重和落实患者的知情权,只有这样才能够构建和谐的医患关系。

第四节 医患沟通的方法和技巧

一、医患沟通的方法

沟通贯穿于医疗活动的全过程，一般采取查房沟通、预防沟通、书面沟通、分级沟通、集中沟通、间接沟通（亲友沟通、保护性沟通）、直接沟通等有效方式加强医患沟通。

1. 门诊沟通 门诊医师接诊患者时向其本人或家属做必要的告知，内容包括初步诊断、拟做检查的意义、服药及随诊等。必要时，还要将沟通的关键内容记录在门诊病历上。

2. 入院后沟通 医生第一次接诊患者时，主动告诉患者或其家属：①医院实行三级医生管理制，具体负责医生的情况；②患者目前的身体情况；③初步诊断；④进行检查的项目和意义；⑤了解患者的全部病情、家庭情况、心理状态、社会关系及委托人的基本情况；⑥了解患者本次住院的疑问及对疾病的预期目的，消除患者或家属紧张无助的感觉，帮助患者尽快适应角色转换。

3. 查房沟通 主管医师查房时，及时将病情、初步诊断、治疗方案、进一步检查方案、治疗期间注意事项等与患者及（或）家属进行沟通交流，使患者及（或）家属了解病情，治疗方案征得患者或其家属同意。

4. 查房后沟通 由主治或主任医师与家属及委托人进行沟通，沟通的内容为：①疾病的诊断；②患者现有的合并疾病；③诊疗计划；④疾病的转归。

5. 预防沟通 如发现可能出现问题或纠纷的患者，主要采取预防为主的方法，将其作为重点沟通对象，针对性地进行沟通。在交班时，作为重要内容进行交班，使下一班医护人员做到心中有数，有的放矢地与其沟通，消除患方的疑惑，减少医疗纠纷的发生。

6. 书面沟通 对需要进行某些特殊检查、治疗、重大手术的患者，不配合或不理解医疗行为的患者或家属，或一些特殊（如丧失语言能力）的患者，采用书面形式进行沟通。

7. 分级沟通 当下级医生对某种疾病的解释不肯定时，先请示上级医师或与上级医师共同与患者沟通。上级医师与患者沟通，往往能达到事半功倍的效果。责任医师与患者或家属沟通有困难或患者家属情绪激动时，应变换沟通者，即换成其他医务人员或上级医师、科主任与其进行沟通。

8. 集中沟通 诊断不明或疾病病情恶化时，在沟通前，医师之间、医护之间、护士之间先进行集体讨论，统一认识后由上一级医师对家属进行解释。特殊重大事件（特殊患者、突发成批伤员、意外事件等）及时向有关部门汇报，必要时经医生、护士、专家、院领导集体讨论后再进行沟通，避免由于意见不统一导致患者和家属的不信任和疑虑。在紧急情况下，由在场最高职称的医师进行沟通。

9. 直接沟通 在患者病情、心理承受能力允许的情况下，直接与其沟通。

10. 间接沟通 考虑到保护患者隐私及保护性医疗措施，可以通过保护性沟通或与亲属或委托人沟通，以达到沟通的目的。

11. 手术沟通 如需进行手术的，进入手术沟通程序。

(1) 术前谈话：尽量要求患方全部直系亲属或重要社会关系人员参与，由同一医师进行谈话，确保全部家属获得同一信息。可以向患方推荐最合适的手术方案。

(2) 手术中沟通：术中若出现手术方案以外的情况，需变更手术方式、增加其他手术操作内容时，要向科主任报告，统一意见后，由术者向患者直系亲属或授权委托人通报，征得其同意并进行记录、签字后方可实施。

(3) 手术后沟通：术后及时与家属沟通，如实告知手术中情况、手术结果、术后的观察、治疗方案、术后家属应配合做的工作及注意事项。离体标本必须向家属出示并讲解。

12. 护理沟通 护士应热情诚挚地接待患者，将患者安排到合适的床位后，介绍病区环境、作息、探视、安全管理等相关制度以及主管医生和责任护士、科主任、护士长等情况，指导患者尽快适应患者角色。耐心听取患者咨询，及时给予解答。另外，护士进行特别护理、治疗、留取检验标本时，需告知患者家属此项目的原因及目的，以取得患者及家属的理解与配合。

13. 特殊沟通 如遇以下 11 种情况需要进行特殊沟通：

(1) 在患者病情发生变化时。

(2) 危、急、重症患者疾病演变过程中。

(3) 有创检查及有风险处置前后。

(4) 重要治疗方案有重大变更时。

(5) 贵重药品、卫生耗材使用前。

(6) 输血前。

(7) 麻醉前(应由麻醉师完成)。

(8) 发生欠费且影响患者治疗时。

(9) 医保患者采用医保以外的诊疗、药品、卫生材料及特殊检查前。

(10) 可能出现问题或医疗纠纷的。

(11) 特殊患者(如特诊者、特殊传染病、心理障碍者)，需要医务人员、患者或家属及时进行特殊沟通。

14. 出院时沟通 主管医生及护士与患者及委托人进行沟通，包括出院后生活、饮食、活动、服药方式及时间、随诊等注意事项，必要时随访。

15. 出院后沟通 主管医生和护士与患者或家属建立及时有效的联系，对病情变化及治疗效果进行随访，并对治疗及生活方式进行科学的指导。

二、医患沟通的技巧

成功的双向交流沟通，往往会取得患者对医护人员的信任性和对诊疗的顺应性、主动性，不仅能互相理解、互相合作、取得良好的临床疗效，而且利于隔阂的清除与分歧的化解。因此，我们要掌握沟通技巧，构建和谐的医患关系。

1. 沟通的态度 医护人员应处处体现对患者的真心、细心、耐心和责任心，以此缩短医患之间的距离，融洽双方感情，建立心理沟通的基础。同时，以良好的人格气质、心理行为、着装举止、尊重及诚信的态度，最大限度给以亲切感、信任感，折射出医护人员的修养和人性，使患者感觉到医护人员的可敬可信，有助于沟通的展开。

2. 沟通的心理疏导 焦虑、恐惧、需求心理是患者共同的心理特征。疑虑、无助、伤感而寻求尊重、理解、关怀是患者的共同情感反应。对此，在医患沟通时，医护人员要善于运用心理疏通引导法，应以亲切、耐心、关怀的态度倾听患者诉说主观感觉，耐心疏导，以增强其心理承受能力，积极配合治疗。

3. 沟通的语言艺术 医患沟通中，最直接、最有效的沟通方式是面对面的交谈。交谈中，医护人员要善于运用语言艺术和身体语言的交往，注重情感的支持，医护人员要有积极的沟通愿望和良好的沟通态度，善于运用语言艺术，达到沟通效果。在语言沟通活动中，要注意以下几点：

(1) 要善于倾听、主动倾听、认真倾听。

(2) 要运用得体的称呼语，多用肯定、激励的语言，拉近与患者之间的距离。

(3) 谈话时要表达准确、通俗易懂，多用保护性语言，切忌伤害性语言。

(4) 适时、恰当地给予患者反馈信息，鼓励和引导医患沟通。

在医患沟通过程中，如能准确理解、认识并自如地运用非语言沟通艺术，对增进医患沟通成效具有重要价值。

4. 沟通的技巧 医护人员必须学会交流技巧，提高沟通水平，才能取得患者的理解、配合，达到有效的沟通效果。与患者或家属沟通时尊重对方，耐心倾听对方的倾诉，同情患者的病情，以诚恳的姿态并坚持诚信的原则，应做到以下几点："一个要求、两个技巧、三个掌握、四个留意、五个避免、六个方式"。

一个要求：诚信、尊重、同情、耐心。

两个技巧：倾听，多听患者和家属说几句。

三个掌握：掌握患者的病情、检查结果和治疗情况；掌握患者医疗费用情况；掌握患者及家属的社会心理状况。

四个留意：留意沟通对象的情绪状态；留意对方受教育程度及对沟通的感受；留意沟通对象对疾病的认知程度和对交流的期望值；留意自己的情况反映，学会自我控制。

五个避免：避免强求沟通对象即时接受事实；避免使用易刺激对方情绪的语气和语言；避免过多使用对方不易听懂的专业词汇；避免刻意改变对方的观点；避免压抑对方的情绪。

六个方式：一是预防为主的针对性沟通；二是交换对象沟通；三是集体沟通；四是书面沟通；五是协调统一沟通；六是实物对照讲解沟通。

5. 沟通时要学会换位思考 将心比心，尊重患者的权利与自我，对诊治的必要性、安全性、合理性要尽量解释，尽可能为患者提供更多选择，使患者真正感受到医院完全是为他的健康和利益出发施行诊治。沟通过程中要时刻站在患者及家属的角度，让其利益最大化。

第五节 医患沟通的影响因素及对策

一、医患沟通的影响因素

近年来，医患关系较为紧张、矛盾较为突出。这不仅使患者和家属感到不满，也成为困扰医护人员、阻碍医学进一步发展的社会问题。因此，引导医患双方走向良好的发展轨道，构建和谐的医患关系，是当前迫切需要解决的问题。医患沟通障碍原因包括两方面：医方因素和患方因素。

(一) 医方因素

1. 医护人员价值取向出现偏差 受市场经济条件下社会大环境影响，部分医护人员价值取向发生偏差，医院不适当地追逐经济利益。少数医护人员职业道德水平低下，服务态度不端正，医院教育管理不到位。医护人员在诊疗过程中过分依赖仪器设备，技术水平不高，缺少与患者的交流沟通，医院基础管理薄弱。

2. 医患沟通未建立在平等的前提下 医护人员受过系统的医学教育和治疗训练，在医学知识和手段、各种信息、医疗决策权方面具有主导优势，这是医学科学的客观规律所赋予的优势。但是这种优势使医护人员经常处于帮助和拯救者的强势位置，造成其语言和行为上的不礼貌，为医患矛盾埋下隐患。

3. 医护人员不重视医患沟通 部分医护人员未跟上时代发展与社会变革的步伐、服务观念滞后，不愿向患者多解释，不愿多倾听，缺乏人文关怀与情感交流。

4. 医护人员缺乏沟通技巧 部分医护人员在与患者交流的时候，未用通俗易懂的日常用语来代替专业术语，经常使用高度专业的术语，从而使医患沟通产生极大的障碍。

（二）患方因素

（1）从患者方面看，随着物质文化生活水平的不断提高，社会人群受教育程度日益增长，不可避免地对医疗护理服务提出更多、更高的要求。通信资讯科技及传媒的飞速发展，使民众以多渠道获取大量医学护理知识信息，加之各种法律知识的宣传普及，广大群众从"义务本位"向"权利本位"转化。

（2）患者对医疗护理服务期望值过高，认为到了医院就百分百安全了，患者往往由于对医学科学的认知不够，对医学知识一知半解，过高地要求花钱要物有所值，物超所值。

（3）家属的法律意识、自我保护意识不断增强。患者在诊疗过程中采取先入为主，并对医方存有戒备心理，稍有不妥即持怀疑或对立态度。

（4）患方对医疗护理过程有疑义、有意见或不满时，导致偏激甚至恶性事件发生。

（5）极少数患者和家属动机不纯，有意把矛盾转嫁给医院。

二、医患沟通的对策

1. 更新服务理念 作为社会一员的医生护士，在与其主要交往的社会人群——患者的沟通中，对自己的沟通能力应有一个客观的自我评价，这一点非常重要。因为这种能力与医学技术同等重要，是作为一名医生应当且必须具备的综合能力之一。

2. 医患沟通建立在平等基础上 医患沟通必须在平等的基础上进行，语言也必须符合大家公认的礼仪规范。人与人之间应有的礼貌和尊重不会因为医患的特殊关系而改变，医护人员称谓的不当会让患者感受到冷漠和不敬，为医患矛盾埋下隐患。

3. 依法行医 医护人员的医疗行为要以法律为依据，严格履行知情同意制度，尤其是特殊治疗，同时应签署详细的知情同意书。

4. 医患互惠双赢 医患沟通遵循双赢的思维和原则，维护的是医患双方的根本利益。患者疾病得到有效的治疗，恢复了健康，同时获取医学知识，防止疾病的复发。医生能提高诊断和治疗水平，赢得市场和社会尊重。

5. 营造沟通氛围，保证沟通时间 目前，很多医务人员只倾心于诊疗技术，忽视患者的心理需求和情感需求，不愿抽出时间接待患者及其家属，不能详细地告诉患者检查、诊疗方案及目的、意义和可能的医疗风险。对患者的疑问，不是给予耐心解答，而是敷衍，不重视医患沟通。故医院应高度重视医院文化建设，积极营造医患沟通的氛围，抓好舆论导向。

6. 明确沟通内容，提高沟通技巧 医务人员需要与患者及其家属沟通的内容应包括：①向患者介绍自己；②问明就诊目的，鼓励、启发患者叙述病史；③向患者及其家属交代诊疗计划；④向患者讲解有关检查、治疗和手术的目的和可能发生的结果，准确回答其提出的问题；⑤阐明治疗措施，对处方进行解释，向患者讲明治疗的适应证、副作用；⑥提供健康咨询、建议、疾病的预防措施等；⑦耐心听取家属的意见和建议；⑧要随时向患者或家属交代住院期间的病情变化，并说明采取的措施。通过明确沟通内容，可以极大提高医患沟通的质量和水平，促进相互尊重、理解、信任的新型医患关系的建立，减少医疗纠纷的发生。

7. 提供人性化服务，普及大众健康知识　随着医疗服务模式的转变，医院提供的服务内容和工作重点转向"以患者为中心"。新的医学模式提出要从关心"病"转变到关心"人"，因此，医院要大力开展"人性化"服务。在服务中树立"以人为本"的理念，通过医疗服务的人性化，普及大众健康知识，促进医患关系的畅通。

8. 规范医疗行为，建立医患沟通机制　医院必须从行为规范建设入手，围绕医院的宗旨和目标，健全和创新规章制度，建立医患沟通机制。例如，实行"首诊医生负责制"、"三级医生负责制"等，从制度上规范、激励和约束医务人员的思想、行为，落实医患双方的责任和义务，禁止侵犯患者合法权利的各种不规范行为，全面提高医疗服务质量。

第六节　医患沟通与临床实践教学

一、医学生医患沟通教育的目标与模式

（一）医患沟通教育的目标

医患沟通教育应致力于引导医学生适应医学模式的转变，在加强临床技能学习的同时，加强学习与患者沟通的艺术、技巧及策略。学习如何建立医患信任关系以及治疗关系，使医学生具有宽厚的人文社会科学知识，良好的职业沟通能力和健康的心理素质和人格，毕业后能较快地完成从医学生到医生的角色转化。在医学生本科教育期间，要有针对性地进行社会、道德、伦理等人文知识及心理、言语、行为等沟通艺术技巧等方面的培养。

（二）医患沟通教育的模式及改革建议

教育模式规定人才培养的目标和规格，明确人才培养的方式和途径，它包括课程体系、课程内容、教学方法、教材建设和考核评价等。在医患沟通教育方面，提出以下改革建议。

1. 课程体系和课程内容　课程体系和课程内容改革是教学改革的重点和难点，可开设行为医学或医学行为学、社会学或社会医学、伦理学或医学伦理学，法医或医学法制、医学史、医学哲学、环境行为与健康、医学伦理学、医学法律学等课程。另外，将普通的人际交流和医学的沟通技能等内容创建为"沟通技能"体系或模块，使医学生深刻认识到医患沟通的必要性，尤其要掌握现代医患沟通原则、语言与非语言的医患沟通技巧以及在临床实际情景中的应用。

2. 教学方法　结合我国实际，可采用以下教学方法：①开展多种形式的活动，为培养医学生的医患沟通能力搭建载体，如定期举办专题讲座，邀请资深专家与学生进行面对面的交流等；②采用讨论式教学方法，选取有关医患关系的典型病例与学生进行分析和讨论；③设立模拟病房，让学生分别扮演特定的角色或某种疾病患者，"患者"与"医生"进行交流；④尽早让学生接触患者，训练医学生接触患者和与患者交流的能力。应用多种教学方法，让医学生掌握沟通的技能。

3. 教材建设　我国在医学生教育大纲中应明确规定交流技能的培养，同时制定各阶段的达标要求，让各个医学院校有纲可依，实施起来有据可循；同时，应组织编写适合我国医学教育特点的相应教材，并在临床教学实践中不断完善。

4. 考核评价　应制定与患者交流的量化表格以及患者评价表，用于考核或反映医学生在见习或实习中与患者交流沟通的情况。

二、如何提高医学生的医患沟通能力

（一）加强沟通技能培养是医学教育的新要求

1. 医学生沟通技能培养越来越受到重视　医患沟通是医学生需要掌握的最主要的沟通技能，国际医学教育界对医学生沟通能力培养高度重视，但不能仅局限于能利用沟通技巧了解患者和他们的家属，还应有效地与同事、教师、社区、公共媒体等进行沟通和交流，进行有效的团队协作，为有效开展医疗工作和卫生保健工作打下良好的基础。

2. 沟通技能培养的重要性和紧迫性　患者希望有知情同意权，了解更多的诊疗、费用、服务信息。但由于客观存在的医患间信息不对称，沟通不充分，使医患关系日趋紧张，医患矛盾日益突出，医患纠纷逐年上升，有的甚至激化到扰乱医院和社会秩序，威胁医务人员生命安全的地步。医患间这种不信任、不和谐的局面，对医务人员提出了更高的要求，必须加强与患者、社会、媒体的沟通，取得各方面的理解和信任。因此，加强实习医生沟通技能培养，对他们走上工作岗位，重建和谐的医患关系具有重要意义。

3. 新医学模式对医学生沟通技能培养提出了新要求　"以疾病为中心"的传统生物医学模式已经转向"以患者为中心"的生物-心理-社会医学模式，因此，对即将成为新一代医务工作者的医学生，不仅要重视医疗技术的培养，还要加强其沟通能力的训练，既关注患者的病情，又关注患者及家属的情感需求，重视心理社会等综合因素对患者健康的影响。

4. 实习医生沟通知识和技能先天不足　目前，国内大部分院校未开设专门的医患沟通课程，技能培养更少。刚进入临床的实习医生，对沟通知识和技能的掌握非常有限，面对医院复杂的人际关系，显得倍感困惑、无所适从，既影响学生的实习，又影响医院的工作。

（二）加强医学生医患沟通技能的培养

医学生应掌握沟通基本技巧（如同情、尊重、关怀和支持），信息获得技巧、体格检查和有创治疗的准备等，还应掌握如何处理不利治疗、如何通告坏消息、开展团队合作、促进持续治疗、健康教育技巧等。在实习阶段，主要培养与患者、老师和其他工作人员的沟通能力。

1. 岗前教育强化沟通意识，培训基本知识　实习医生进入医院后，首先集中进行系统的岗前教育。请医院的领导、职能部门负责人介绍医院的情况；介绍医疗基本制度、规范；介绍医疗安全形势。学习医疗法律法规；学习医院精神文明建设和职业道德规范要求等。沟通不仅重视技术层面，更要重视非技术层面（如社会、心理、法律、环境等影响）。让实习医生充分认识到与患者沟通关系到诊断的正确性、治疗的有效性；关系到医疗服务质量；关系到患者的满意度。沟通技能也充分体现了医生的诊疗水平，与药物、手术等其他治疗措施同等重要。因此，沟通技能的学习与医疗技术的学习同样重要，不可偏废，只有训练好沟通技能，才能成为一名合格的医生。

2. 在带教中培养学生的沟通能力　组织实习医生学习掌握医护人员与患者沟通的能力。在带教中，根据各专业、各科室的不同情况、不同要求，针对不同的实习对象，制定带教方案，因材施教，灵活运用。教育实习医生在各种不同情况下采取不同的沟通方法，处理好各种关系，特别是医患关系。要处理好医患关系，最基本的还是要掌握临床工作的基本理论、基础知识、基本技能，及时了解患者病情变化，及时向带教老师汇报，并在老师指导下做出相应处理，及时向患者及家属告之病情变化、采取的医疗方案、预后、费用等，取得患者及家属的理解、支持。

3. 在沟通培训中强化法律意识 随着卫生法规体系的不断完善，医患关系不仅涉及伦理、道德、制度等，而且已变成一种契约、合同及法律关系。患者及家属的权力越来越多，他们有选择医生权、知情同意权，甚至参与医疗抉择权。患者的法律意识、维权意识、自我保护意识明显增强，医生采取什么样的诊疗措施，必须告知患者及家属，取得患者及家属的同意方可实施。医学生要牢固树立依法行医的意识，自觉遵纪守法，学习沟通知识，训练沟通技能，掌握沟通技巧，一切以患者为中心，使自己的行为符合法律法规。

4. 职业礼仪是培训沟通技能的基础 作为一个与人打交道的行业，医疗服务具有一定的行为准则和礼仪规范。注重职业礼仪，树立良好的职业形象是培养沟通技能的基础。职业礼仪包括语言、姿态、动作、表情等。在与患者及家属的交往中服饰要整洁大方，语言要文明礼貌，多使用安慰性语言和鼓励性语言，培养沟通的良好氛围。

5. 增强沟通信心，提高沟通技巧 实习医生刚进入临床时，因为环境不熟悉，流程不清楚，面对患者时往往缩手缩脚，普遍信心不足，怕说错话、做错事，有些同学干脆避免跟患者接触，带教老师要鼓励学生多接触患者，教给学生与患者沟通的技巧，给学生提供锻炼的机会，有意识地训练学生为患者服务，帮助其解决问题，提高与患者沟通的能力，为国家培养真正合格的医学生。

良好的沟通能力是医学生成为真正意义的医生的必备条件，临床实习是培养医学生医患沟通能力的重要阶段。应该采取正确的方法，遵循科学的途径，使医患关系沿着良性发展的轨道前进。医患之间建立成功的双向交流沟通，促进和谐、互动式的医患关系的良性发展，是素质教育的必备内容和高等医学教育改革的重要课题。

第七节 医患沟通案例解析

一、门诊和急诊案例解析

【患者概要】

患者，男性，58岁，教师，汉族，经济情况良好。

【诊疗概况】

患者因左侧上、下肢无力10小时来院。既往有长期原发性高血压史，血压最高达210/110mmHg，不规则服用降压药，血压控制不理想。发病后出现口角右偏，左手不能持物，左上肢不能上举，左下肢不能行走，语言不清，有时不理解他人问话。急诊室查体：痛苦面容，T 37℃，HR 80次/分，R 20次/分，BP 170/100mmHg，神志清晰，不完全性混合性失语，左侧鼻唇沟浅，伸舌稍左偏，左侧上下肢肌力4级。进行头颅CT检查途中突然停电，电梯门无法打开。经院总值班全面协调，电梯检修人员及值班医务人员赶赴现场紧急处置，20分钟后恢复供电，电梯门打开，患者及家属情绪激动，殴打医院总值班及医务人员。当班急诊医务人员不计个人得失，迅速进行头颅CT检查，请神经内科医生会诊，进行降压、保护脑组织、镇静、心电监护等多项救治措施。次日晨患者病情稳定，醒来说话正常，鼻唇沟对称，伸舌居中，四肢运动灵活有力，家属向总值班及当班医务人员表示道歉并感谢。

【患者心理和表现】

(1) 患者有既往疾病病史，此次发病急、病情重、变化快，患者和家属求医心切，心情非常紧张和焦虑。

(2) 在急救过程中出现意外停电，使一个急需CT检查和治疗的患者延误了时间，患者家属情绪不稳，进而失去理智，出现过激行为，换位思考可以理解。

(3) 急诊医务人员及总值班不计个人得失，以大局为重，积极为患者实施抢救，使患者病情稳定。家属被医务人员的付出感动，双方经过沟通化解了矛盾。

【沟通过程与成效】

当事故发生后，院总值班及时与家属进行沟通，对出现该意外情况表示歉意，同时全面协调，在尽可能短的时间内解决问题。但是，由于患者及家属对疾病的恐惧和对身体的担心，情绪失控，殴打医务人员及总值班。总值班以患者病情为重、指挥急诊医务人员全力救治患者，稳定了患者的脑梗死病情，最终家属对医院的救治工作及对意外事故的处理情况表示肯定，并对之前的过激行为感到内疚，表示歉意。由此，我们得出结论：积极主动的行动就是最有效的沟通。

【沟通要点和分析】

1. 头脑冷静，果断判断，协调工作 急救过程本来紧张，却出现了停电的现象，家属情绪激动殴打总值班及医务人员，属于过激行为。但作为总值班及医务人员应该有冷静的头脑，理解家属的不理智行为，抓紧时间抢救患者，患者的安危是第一位的。

2. 以大局为重，以患者病情为重 医务人员的首要任务就是救死扶伤，虽然停电意外引发家属对医务人员的暴力行为，但全体急诊医务人员及总值班不计个人得失，以患者病情为重，积极施行抢救工作。

3. 积极抢救，通力合作 此次急救过程能够顺利完成，是一个团队内部协作配合的结果，这中间离不开总值班的指挥得当，离不开全体急诊医务人员的全力抢救，及时采取有效的诊治措施，积极与家属沟通，从而使患者脱离危险，得到患者家属的理解与感激，减少医疗纠纷的发生。

二、内科案例解析

【患者概要】

患者，男性，75 岁，满族，高校退休教师，经济情况良好。

【诊疗概况】

患者因胸闷、气短 8 年，活动后加重伴夜间阵发性呼吸困难 2 个月入院。患者 8 年前于活动后觉胸闷，胸部压迫感、气短，休息后减轻。2 个月前因上述症状加重，夜间经常憋醒，双足背轻度水肿入院。辅助检查示：超声心动图示左室扩大，室壁运动普遍减弱，左室射血分数 32 %。冠状动脉造影示三支血管病变，行左前降支、左回旋支 PTCA 及支架植入术。经其他相关治疗 20 余天，症状减轻出院。回家即觉胸闷、气短加重，睡眠差，多梦，脾气急躁，2 周内无减轻。患者认为是支架质量有问题，到科室及院医务处吵闹，要求经济及精神赔偿。

【患者心理和表现】

1. 躯体疾病并抑郁焦虑 患者长时间受病痛折磨，心功能严重受损，心理上难以承受，对未来的生活充满担忧，而产生抑郁焦虑症状。

2. 对疾病缺乏足够的认识 患者虽然心脏严重受损，但心功能尚处于代偿阶段，其他脏器功能无明显异常，心电图无缺血，介入治疗术后无血管再闭塞的表现，不必过分担心。

3. 对医生及介入治疗期望值过高 患者及家属把所有希望寄托在现代化治疗上，以为花了钱就可以解决所有的问题。

【沟通过程与成效】

在第二次入院时，注意到患者刚出院，心脏病症状实际并无加重，而情绪反应突出，进一步问诊获得更多支持抑郁焦虑状态的诊断依据，遂与患者及家属沟通，让其科学地看待自身疾病，坚持治疗可不断提高生活质量。给予抗抑郁药口服，三周后上述症状逐渐好转消失。

【沟通要点和分析】

该病例沟通有效的启示如下

1. 对心脏疾病的准确评估 患者心脏受损虽严重，但不足以解释所有临床表现。介入治疗后无冠脉闭塞的依据。只有充分掌握这些信息，才能取得患者信任。

2. 了解常见的心理异常 了解心血管疾病患者经常合并的心理、生理异常（尤其是焦虑、抑郁），并能正确识别，对诊断、鉴别诊断和有效的治疗均有重要意义，也可减少不必要的医疗纠纷。

3. 采用合适的沟通技巧　首先是对患者的理解和同情，取得患者信任，其次是耐心解释，细心关怀，是成功沟通的制胜法宝。

三、外科案例解析

【患者概要】

患者，男性，39岁，工人，汉族，家庭经济一般。

【诊疗概况】

患者以反复出现脐周胀痛，下腹不适20天，收入普外科。患者发病以来无畏寒发热，大便稍稀，小便正常，近来发现体重减轻，3个月内下降约10kg，疼痛转至右下腹，并自觉右下腹有包块，初步诊断为结肠癌，过去曾有便秘、腹泻交替病史。查体：T 36.9℃，HR 88次/分，R 20次/分，BP 130/85mmHg。慢性消瘦病容，心肺正常，舟状腹，腹软，肝脾未触及，右中下腹稍隆起，可触及8cm×7cm包块，边界尚清，有触痛，肠鸣音正常。WBC 8.6×10^9/L，Hb 78g/L。B超示：右肾下内方升结肠肿块。钡剂灌肠：升结肠上部钡剂受阻，升结肠下段盲肠部可见长约7.1cm的一段肠腔略窄。结肠袋消失，黏膜皱襞破坏与肿物部相符。诊断：结肠癌。在全麻下行开腹探查术，术中见盲肠壁增厚水肿，后壁与腹膜粘连，切开侧腹膜分离阑尾尖端时，有脓性分泌物约5ml，周围组织有炎症浸润反应，未见肿物，切除阑尾病理诊断为慢性阑尾炎。患者及家属因曾被告知结肠癌，精神受到创伤投诉主治医师及科室。

【患者心理和表现】

患者发热自觉有下腹肿块增大，疼痛加重，经抗感染治疗后肿块缩小，但未引起重视。与医生交流时，存有不信任感，后经多方检查诊断为结肠癌，给患者及家属带来了极大的焦虑和恐惧；患者家属为了此次手术承担了巨大的精神压力；患者家庭经济条件一般，此次住院增加了经济负担。

【沟通过程与成效】

由于医生与患者及家属沟通不足，患者病史未引起重视，未能及时明确诊断，患者和家属对医生不满意是可以理解的。手术结束后医生立即通知患者及家属，患者的诊断明确，并请患者及家属放心，尽到了术后第一时间告知义务，及时消除了患者及家属的焦虑和恐惧。患者及家属从绝望的痛苦中解脱出来，也为医患沟通创造了条件，严谨的工作态度在医患沟通中起着至关重要的作用。

【沟通要点和分析】

1. 医生的不足

(1) 病史采集不详细：没有认真倾听患者的描述，导致诊断方向的偏差。

(2) 专业知识不扎实：过分依赖检查，X线钡剂灌肠检查见有一段肠腔略窄，未想到由于局部炎症浸润水肿形成肠壁增厚致结肠袋消失，肠腔略窄。

(3) 没有尊重患者提出的建议，行为武断。如果再进行一些检查，如CT，可能会明确诊断。向患者家属交代病情时没有留有任何余地，造成患者和家属极大的悲痛和恐惧，实质上也没有为自己留有余地，事情发生后，医务人员处于非常被动的地位。

2. 沟通要点

(1) 倾听患者真实感受，采用共同参与的方法沟通，就有可能避免此类问题发生。

(2) 提高专业技术水平，树立良好的医德和科学严谨的工作作风，这不但是医患沟通的基础，更是保证医疗安全，防范医疗纠纷的有力保障。

(3) 发现问题，及时改正，尊重患者知情权，争取患者的谅解，并积极治疗，病变的最佳疗效是成功沟通的主要保证。

四、妇产科案例解析

【患者概要】

患者，女性，27岁，中学教师，师范本科毕业，汉族，丈夫是公务员，家庭经济情况良好。

【诊疗概况】

产妇因“停经 37^{+2} 周，下腹阵痛 5 小时”入院。产妇系孕 1 产 0，孕期常规产前检查，无特殊异常。既往身体健康，无心、肝、肾等疾病史，无外伤、手术史，月经史正常，无家族遗传性疾病史。入院体检无异常。产科检查：宫底剑突下四指，头先露，已衔接，胎心 134 次/分，宫缩 25 秒 /5～6 分，肛查宫口开一指尖，已见红。胎心监护及 B 超检查均无异常，估计胎儿 3200 克。产妇向管床医生提出要求剖官产，主治医师未做详细解释，只说目前该产妇无剖官产指征，故不能剖官产。产妇及家属极其不满，投诉至院医务部。

【患者心理和表现】

(1) 产妇第一次怀孕、分娩，对分娩过程中的痛苦充满焦虑和恐惧心理，从而希望通过剖官产来尽快终止这一“痛苦”的过程。

(2) 产妇及家属向主治医师提出要求剖官产时，主治医师没有做耐心、细致的解释工作，仅以“无指征”来加以拒绝，产妇及家属产生了误解。

【沟通过程与成效】

主任详细阅读了产妇的病历并进行了相应检查，对主治医师未能解释清楚，造成误解表示道歉。详细向产妇及家属说明产程进展的过程，剖官产虽然是解决难产的重要手段，但对母儿均有一定影响，只有出现一些医疗情况，不能阴道分娩时才会考虑。同时分析了产妇的目前状况并无难产倾向，介绍了本院开展的一些医疗、服务项目，听取了主任的介绍，产妇及家属均表示理解，并积极配合医生的处理，产程非常顺利，皆大欢喜。

【沟通要点和分析】

主治医师没有详细为产妇分析目前的状况，也没有向产妇及家属解释不应选择剖官产的理由，造成产妇及家属的误解。

(1) 当下级医师解释问题不清，由上级医师进行解释，以取得患者的信任。

(2) 当医生与患者之间沟通存在问题时，应该首先认识到患者医学知识的贫乏，向患者解释病情时应耐心、细致，尽量避免应用医学术语，用患者能够理解的通俗语言，达到沟通的目的。

五、儿科案例解析

【患者概要】

患儿，男性，4 岁，独生子女。父亲经商，母亲银行工作人员，家庭条件优越。

【诊疗概况】

患儿因高热 5 天就诊。5 天前患儿发热，体温达 39.5℃，在家自服对乙酰氨基酚(泰诺林)后热退。就诊当天高热，40℃不退，由姥姥带来看病。医生询问病史、做体格检查后肌内注射了一针阿尼利定(安痛定)，打完针后姥姥不放心，又到诊室问医生病情，医生头也没抬回答说退热针打过了就不要紧了，约 20 分钟后患儿突然惊厥，持续6 分钟抽搐才停止。医生只开了一张脑电图单子叫家长去检查。一小时后脑电图结果提示“轻度异常”。孩子妈妈也匆匆赶到，此时医生尚未对患儿做进一步治疗和处理，家属对医生意见非常大，随即投诉。

【患者心理和表现】

患者及家属存在以下几种心理：

(1) 孩子高热不退，又抽搐一次，家属内心万分焦急。

(2) 孩子高热 40℃时排队候诊，整个看病过程短暂，如果早点采取预防高热惊厥的措施，就不会病情加重导致抽搐。

(3) 患儿抽搐后医生只做了一个脑电图，以后一个小时没有特殊治疗，家属对此非常不理解。

(4) 医生没有耐心解答，不理解家属的迫切心情。

【沟通过程与成效】

接到投诉后不久，儿科主任赶到，考虑到治疗孩子疾病要紧，主任首先嘱咐护士给患儿吸氧，然后详细询问病史、仔细体格检查予苯巴比妥肌内注射，并积极采取物理及药物降温措施，患儿未再抽搐，家属情绪逐渐平和。主任向家属解释病情，告诉家人不要因为一次抽搐发作而担忧，对孩子的智力不会有大影响，脑电图异常是暂时的，不会留下严重的后遗症。医生的经验不足，处理不够及时。应本着“全心全意为患者服务”的精神，改进工作作风，提高医疗服务质量。

【沟通要点和分析】

1. 沟通分析

(1) 首诊医生经验缺乏，没有预见到高热40℃可能会引起惊厥，也没有及时采取预防高热惊厥的措施，引起家长不满；首诊医生专业知识掌握不够，患儿抽搐后未做体格检查，只开一张脑电图单子，没有采取其他任何处理，使家属对急诊医生及医院的诊疗水平和技能产生怀疑。

(2) 家长对孩子都非常重视，尤其是在发生抽搐的情况下，误以为会对智能造成不利影响，首诊医生不理解患儿家人焦虑的心情，相反还表现出不耐心的态度，导致事态扩大。

2. 沟通要点

(1) 当矛盾产生时应首先采取积极措施，稳定病情，使家属对医生医疗服务水平放心，减少不良情绪产生的原因。

(2) 缓和家属情绪，避免矛盾升级，要勇于承认做得不足的地方，取得家属谅解，在患者的生命面前我们要勇于承认自己的错误。

第二章　问诊与病史采集、体格检查

第一节　问　　诊

一、问诊的重要性

问诊(inquiry)是医师通过对患者或相关人员的系统询问获取病史资料,经过综合分析而做出临床判断的一种诊法。解决患者诊断问题的大多数线索和依据即来源于病史采集所获取的资料。问诊是病史采集(history taking)的主要手段,是每个临床医生必须掌握的基本技能。通过问诊获取的资料对了解疾病的发生、发展,诊治经过,既往健康状况和曾患疾病的情况,对诊断具有极其重要的意义,也为随后对患者进行的体格检查和各种诊断性检查的安排提供了最重要的基本资料。一个具有深厚医学知识和丰富临床经验的医生,常通过问诊就可能对某些患者提出准确的诊断。

采集病史的重要性还在于它是医患沟通、建立良好医患关系的最重要时机,正确的方法和良好的问诊技巧,使患者感到医生的亲切和可信,有信心与医生合作,这对诊治疾病十分重要。

问诊的过程也可能起到教育患者,向患者提供信息的作用,有时候甚至交流本身也具有治疗作用。医学生必须认真学习和领会医生与患者交流的内容和技巧。交流与沟通技能是现代医生重要的素质特征。

二、问诊的内容

(一) 一般项目

一般项目(general data)包括:姓名、性别、年龄、籍贯、出生地、民族、婚姻、通信地址、电话号码、工作单位、职业、入院日期、记录日期、病史陈述者及可靠程度等。若病史陈述者不是本人,则应注明与患者的关系。

(二) 主诉

主诉(chief complaint)为患者感受最主要的痛苦或最明显的症状或(和)体征,也就是本次就诊最主要的原因及其持续时间。确切的主诉可初步反映病情的轻重缓急,并提供对某系统疾患的诊断线索。记录主诉的要求:应用一两句话加以概括,同时注明主诉自发生到就诊的时间;要简明,应尽可能用患者自己描述的症状,而不是医生对患者的诊断用语;病程较长、病情较复杂的病例,应该结合整个病史,综合分析以归纳出更能反映其患病特征的主诉;对当前无症状,诊断资料和入院目的又十分明确的患者,可直接采用入院目的作为主诉。

(三) 现病史

现病史(history of presentences)是病史中的主体部分,它记述患者患病后的全过程,即发生、发展、演变和诊治经过。可按以下的内容和程序询问。

1. 起病情况与患病时间　每种疾病的起病或发作都有各自特点,详细询问起病的情况对诊断疾病具有重要的鉴别作用。患病时间是指从起病到就诊或入院的时间。如先后出现几个症状则需追溯到首发症状的时间，并按时间顺序询问整个病史后分别记录。

2. 主要症状的特点　包括主要症状出现的部位、性质、持续时间和程度，缓解或加剧的因素，了解这些特点对判断疾病所在系统或器官及病变部位、范围和性质很有帮助。

3. 病因与诱因　尽可能了解与本次发病有关的病因和诱因，有助于明确诊断与拟定治疗措施。

4. 病情的发展与演变　包括患病过程中主要症状的变化或新症状的出现。

5. 伴随病状　在主要症状的基础上又同时出现一系列的其他症状，常是鉴别诊断的依据，或提示出现了并发症。与鉴别诊断有关的阴性症状也应记述于现病史中。

6. 诊治经过　患者于本次就诊前在何时、何地已经接受过何种检查、诊断及治疗，效果如何。

7. 病程中的一般情况　在现病史的最后应记述患者患病后的精神、体力状态、食欲及食量改变、睡眠与大小便的情况等。

（四）既往史

既往史(past history)包括患者既往的健康状况和过去曾经患过的疾病，包括各种传染病、地方病史，外伤、手术史，预防接种史，以及对药物、食物和其他接触物的过敏史等，特别是与目前所患疾病有密切关系的情况。在记述既往史时应注意不要和现病史发生混淆，记录顺序一般按年月的先后排列。

（五）系统回顾

系统回顾(review of systems)用以作为最后一遍搜集病史资料，避免问诊过程中患者或医生所忽略或遗漏的内容。它可以帮助医师在短时间内扼要地了解患者除现在所患疾病以外的其他各系统是否发生目前尚存在或已痊愈的疾病。

1. 呼吸系统　有无咳嗽、咳痰、咯血、呼吸困难、胸痛。

2. 循环系统　有无心悸、心前区疼痛、呼吸困难、水肿；有无咳嗽、咯血；有无头痛、头晕、晕厥等；有无风湿热、心脏疾病、高血压病、动脉硬化等病史。

3. 消化系统　有无腹痛、腹泻、食欲改变、嗳气、反酸、腹胀、口腔疾病；有无发热与皮肤巩膜黄染；有无体力、体重的改变。

4. 泌尿系统　有无尿痛、尿急、尿频和排尿困难、夜尿增多、血尿；有无尿潴留及尿失禁等；有无咽炎、高血压、水肿、出血等。

5. 造血系统　皮肤黏膜有无苍白、乏力、头晕、眼花、黄染、出血点、瘀斑、血肿及淋巴结、肝、脾肿大，骨骼痛等。

6. 内分泌系统及代谢　有无怕热、多汗、乏力、畏寒、头痛、视力障碍、心悸、食欲异常、烦渴、多尿、水肿等。

7. 神经精神系统　有无头痛、失眠、嗜睡、记忆力减退、意识障碍、晕厥、痉挛、瘫痪、视力障碍、感觉及运动异常、性格改变、感觉与定向障碍。

8. 肌肉骨骼系统　有无肢体肌肉麻木、疼痛、痉挛、萎缩、瘫痪等，有无关节肿痛、运动障碍、外伤、骨折、关节脱位、先天畸形等。

（六）个人史(personal history)

1. 社会经历　包括出生地、居住地区和居留时间（尤其是疫源地和地方病流行区）、受教育程度、经济生活和业余爱好等。

2. 职业及工作条件 包括工种、劳动环境、对工业毒物的接触情况及时间。

3. 习惯与嗜好 起居与卫生习惯、饮食的规律与质量。烟酒嗜好时间与摄入量，以及其他异嗜物和麻醉药品、毒品等。

4. 冶游史 是否患过淋病性尿道炎、尖锐湿疣、下疳等。

（七）婚姻史

婚姻史（marital history）包括未婚或已婚、结婚年龄、配偶健康状况、性生活情况、夫妻关系等。

（八）月经史（menstrual history）与生育史（childbearing history）

月经初潮的年龄、月经周期和经期天数、经血的量和颜色、经期症状、有无痛经与白带、末次月经日期、闭经日期及绝经年龄。

妊娠与生育次数，人工或自然流产的次数，有无死产、手术产、围生期感染、计划生育、避孕措施等；对男性患者应询问是否患过影响生育的疾病。

（九）家族史（family history）

应询问双亲与兄弟、姐妹及子女的健康与疾病情况，特别应询问是否有与患者同样的疾病，有无与遗传有关的疾病，对已死亡的直系亲属要问明死因与年龄。某些遗传性疾病还涉及父母双方亲属，也应了解。

三、问诊的方法与技巧

（一）问诊的基本方法与技巧

1. 问诊开始 由于对医疗环境的生疏和对疾病的恐惧等，患者就诊前常有紧张情绪。医生应主动创造一种宽松和谐的环境以解除患者的不安心情。注意保护患者隐私，最好不要当着陌生人开始问诊。

2. 灵活提问 尽可能让患者充分地陈述和强调他认为重要的情况和感受，只有在患者的陈述离病情太远时，才需要根据陈述的主要线索灵活地把话题转回，切不可生硬地打断患者的叙述，甚至用医生自己主观的推测去取代患者的亲身感受。只有患者的亲身感受和病情变化的实际过程才能为诊断提供客观的依据。

3. 时间顺序 追溯首发症状开始的确切时间，直至目前的演变过程。如有几个症状同时出现，必须确定其先后顺序。虽然收集资料时，不必严格地按症状出现先后提问，但所获得的资料应足以按时间顺序口述或写出主诉和现病史。

4. 应用过渡 在问诊的两个项目之间使用过渡语言，即向患者说明将要讨论的新话题及其理由，使患者不会困惑你为什么要改变话题以及为什么要询问这些情况。如过渡到家族史之前可说明有些疾病有遗传倾向或在一个家庭中更容易患病，因此我们需要了解这些情况。过渡到系统回顾前，说明除已经谈到的内容外，还需了解全身各系统情况，然后开始系统回顾。

5. 根据具体情况采用不同类型的提问

（1）一般性提问，常用于问诊开始，让患者将自己的实际情况加以详细描述。

（2）直接提问，用于收集一些特定的有关细节。询问者应遵循从一般提问到直接提问的原则。

6. 避免不正确的提问　包括诱导性提问或暗示性提问、责难性提问、连续提问。

7. 注意系统性和目的性　杂乱无章的重复提问会降低患者对医生的信心和期望。

8. 归纳小结　可达到以下目的：

(1) 唤起医生自己的记忆和理顺思路，以免忘记要问的问题。

(2) 让患者知道医生如何理解他的病史。

(3) 提供机会核实患者所述病情。对现病史进行小结常显得特别重要。小结家族史时，只需要简短的概括，特别是阴性或不复杂的阳性家族史。小结系统回顾时，最好只小结阳性发现。

9. 避免医学术语　不同文化背景的患者对各种医学词汇的理解有较大的差异。与患者交谈时，必须用常人易懂的词语代替难懂的医学术语。

10. 及时核实有疑问的情况　针对患者陈述中不确切或有疑问的情况，注意及时核实。如果患者提供了特定的诊断和用药，就应问明诊断是如何做出的及用药量等。还要核实其他信息，包括饮酒史、吸烟史、兴奋药品和咖啡因服用史以及过敏史等。

11. 态度友善　有助于发展与患者的和谐关系，使患者感到温暖亲切，获得患者的信任，甚至能使其讲出原想隐瞒的敏感事情。恰当地运用一些评价、赞扬与鼓励语言，可促使患者与医生的合作，使患者受到鼓舞而积极提供信息。

12. 了解就诊目的　医师应明白患者的期望，了解患者就诊的确切目的和要求。在某些情况下，咨询和教育患者是治疗成功的关键，甚至本身就是治疗的目标。

13. 正确回答问题　如患者问到一些问题，医生不清楚或不懂时，可以回答自己以后去查书、请教他人后再回答，或请患者向某人咨询，或建议去何处能解决这一问题。

14. 结束语　问诊结束时，应感谢患者的合作、告知患者或体语暗示医患合作的重要性，说明下一步对患者的要求、接下来做什么、下次就诊时间或随访计划等。

只有理论学习结合实际反复训练，才能较好地掌握问诊的方法与技巧。不可能有机械的、一成不变的问诊模式和方法，应机敏地关注具体情况灵活把握。

(二) 重点问诊的方法

重点的病史采集(focused history taking)是指针对就诊的最主要或“单个”问题(现病史)来问诊，并收集除现病史外的其他病史部分中与该问题密切相关的资料。需要做这种重点病史采集的临床情况主要是急诊和门诊。

(1) 要采集重点病史，要求医生已深入学习、掌握前章所述的全面问诊内容和方法。

(2) 具有丰富的病理生理学和疾病的知识；具有病史资料分类和提出诊断假设的能力。

(3) 重点的病史采集不同于全面的病史采集过程，医生应选择那些对解决该问题所必需的内容进行问诊。

(4) 以一种较为简洁的形式和调整过的顺序进行。

(5) 通常患者的主要症状或主诉提示了需要重点问诊的内容，医生逐渐形成诊断假设。

(6) 形成诊断假设后，通过直接提问收集有关本系统中疑有异常的更进一步的资料。

(7) 不必询问全面系统的、常规的过去史问诊的全部内容，除非询问者认为这样对解决目前问题很有帮助，但药物和过敏史对每个患者都应询问。

(8) 是否询问家族史或询问家族史中的哪些内容，决定于医生的诊断假设。

问诊本身就是收集客观资料与医生的主观分析不断相互作用的过程。较好地完成重点的病史采集以后，医生就有条件选择重点的体格检查内容和项目，体格检查结果将支持、修正或否定病史中建立的诊断假设。

（三）特殊情况的问诊技巧

1. 缄默与忧伤

(1) 注意观察患者的表情、目光和躯体姿势，为可能的诊断提供线索。

(2) 以尊重的态度，耐心地向患者表明医师理解其痛苦并通过言语和恰当的躯体语言给患者以信任感，鼓励其客观地叙述其病史。

2. 焦虑与抑郁

(1) 应鼓励焦虑患者讲出其感受，注意其语言和非语言的异常线索，确定问题性质。

(2) 给予宽慰和保证应注意分寸，应按精神科要求采集病史和进行精神检查。

3. 多话与唠叨

(1) 提问应限定在主要问题上，巧妙地打断患者不相关的叙述。

(2) 分次进行问诊、告诉患者问诊的内容及时间限制等，应有礼貌、诚恳表述，切勿表现得不耐心而失去患者的信任。

4. 愤怒与敌意

(1) 应采取坦然、理解、不卑不亢的态度，尽量发现患者发怒的原因并予以说明。

(2) 提问应该缓慢而清晰，内容主要以现病史为主。

5. 多种症状并存

(1) 在大量的症状中抓住关键、把握实质。

(2) 在注意排除器质性疾病的同时，亦考虑其可能由精神因素引起。

6. 说谎和对医生不信任　查找说谎的原因，给予恰当的解释。

7. 文化程度低下和语言障碍

(1) 问诊时，语言应通俗易懂，减慢提问速度，注意必要的重复及核实。

(2) 语言不通者，最好是找到翻译，并请如实翻译。

8. 重危和晚期患者

(1) 重危患者的病史及体格检查可同时进行，不应催促患者，应予理解。

(2) 对重症晚期患者，应特别关心，安慰和鼓励，有利于获取准确而全面的信息。

9. 残疾患者

(1) 对听力损害或聋哑人，可用简单明了的手势或其他体语；必要时书面提问、交流。

(2) 对盲人，应更多安慰，仔细聆听病史并及时做出语言应答，使患者放心与配合。

10. 老年人

(1) 先用简单清楚、通俗易懂的一般性问题提问；减慢问诊进度，必要时作适当的重复。

(2) 注意患者的反应，必要时向家属和朋友收集补充病史。

(3) 耐心仔细地进行系统回顾，仔细询问过去史及用药史、个人史。

11. 儿童

(1) 态度和蔼，体谅家长因子女患病而引起的焦急心情，认真对待家长所提供的每个信息。

(2) 注意儿童表达的准确性，有助于判断其可靠性。

12. 精神疾病患者　对缺乏自知力的患者，其病史是从患者的家属或相关人员处获得。医生应结合医学知识综合分析，归纳整理后记录。

第二节　常见症状

一、发　　热

正常人的体温受体温调节中枢调控，并通过神经、体液因素使产热和散热过程呈动态平衡，保持体温在相对恒定的范围内。正常人体温一般为36～37℃左右，但在不同个体之间略有差异，且常受机体内、外因素的影响稍有波动。当机体在致热原(pyrogen)作用下或各种原因引起体温调节中枢功能障碍时，体温升高超出正常范围，称为发热(fever)。

【病因与发生机制】

1. 病因

(1) 感染性发热(infective fever)：各种病原体如病毒、细菌、支原体、立克次体、螺旋体、真菌、寄生虫等引起的感染，不论是急性、亚急性或慢性、局部性或全身性，均可出现发热。

(2) 非感染性发热(laoninfective fever)：主要有下列几类原因：

1) 无菌性坏死物质的吸收：亦称为吸收热(atisorption fever)。常见于：机械性、物理或化学性损害，如大手术后组织损伤、内出血、大血肿、大面积烧伤等；因血管栓塞或血栓形成而引起的心肌、肺、脾等内脏梗死或肢体坏死；组织坏死与细胞破坏，如癌、白血病、淋巴瘤、溶血反应等。

2) 抗原-抗体反应：如风湿热、血清病、药物热、结缔组织病等。

3) 内分泌与代谢疾病：如甲状腺功能亢进、重度脱水等。

4) 皮肤散热减少：如广泛性皮炎、鱼鳞癣及慢性心力衰竭等而引起发热，一般为低热。

5) 体温调节中枢功能失常：亦称为中枢性发热(centris fever)。常见于：物理性(如中暑)，化学性(如重度安眠药中毒)，机械性(如脑出血、脑震荡、颅骨骨折等)。上述各种原因可直接损害体温调节中枢，致使其功能失常而引起发热，高热无汗是这类发热的特点。

6) 自主神经功能紊乱：由于自主神经功能紊乱，影响正常的体温调节过程，使产热大于散热，体温升高，多为低热，常伴有自主神经功能紊乱的其他表现，属功能性发热范畴。

常见的功能性低热有：①原发性低热：可持续数月甚至数年之久，热型较规则，体温波动范围较小，多在0.5℃以内。②感染后低热：由于病毒、细菌、原虫等感染致发热后，低热不退，而原有感染已愈。此系体温调节功能仍未恢复正常所致。③夏季低热：低热仅发生于夏季，秋凉后自行退热，每年如此反复出现，连续数年后多可自愈。多见于幼儿，因体温调节中枢功能不完善，夏季身体虚弱，且多于营养不良或脑发育不全者发生。④生理性低热：如精神紧张、剧烈运动后或月经前及妊娠初期可有低热现象。

2. 分类

(1) 外源性致热原(exogenous pyrogen)：外源性致热原的种类甚多，包括：①各种微生物病原体及其产物，如细菌、病毒、真菌、支原体等；②炎性渗出物及无菌性坏死组织；③抗原-抗体复合物；④某些类固醇物质，特别是肾上腺皮质激素的代谢产物——原胆烷醇酮(etiocholanolone)；⑤多糖体成分及多核苷酸、淋巴细胞激活因子等。

(2) 内源性致热原(endogenous pyrogen)：又称白细胞致热原(leukocytic pyrogen)，如白介素(IL-1)、肿瘤坏死因子(TNF)和干扰素等。

(3) 非致热原性发热：常见于以下几种情况：

1) 体温调节中枢直接受损：如颅脑外伤、出血、炎症等。

2）引起产热过多的疾病：如癫痫持续状态、甲状腺功能亢进症等。

3）引起散热减少的疾病：如广泛性皮肤病、心力衰竭等。

【临床表现】

1. 发热的分度 按发热的高低可分为：低热（37.3～38℃）；中等度热（38.1～39℃）；高热（39.1～41℃）；超高热（41℃以上）。

2. 发热的临床过程及特点 发热的临床经过一般分为以下三个阶段。

（1）体温上升期：常有疲乏无力、肌肉酸痛、皮肤苍白、畏寒或寒战等现象。该期产热大于散热使体温上升。体温上升有两种方式：

1）骤升型：体温在几小时内达 39～40℃或以上，常伴有寒战，见于疟疾、大叶性肺炎、败血症、流行性感冒、急性肾盂肾炎、输液或某些药物反应等。

2）缓升型：体温逐渐上升在数日内达高峰，多不伴寒战，如伤寒、结核病、布氏杆菌病（brucellosis）等所致的发热。

（2）高热期：是指体温上升达高峰之后保持一定时间，持续时间的长短可因病因不同而有差异。皮肤发红并有灼热感；呼吸加快变深；开始出汗并逐渐增多。产热与散热过程在较高水平保持相对平衡。

（3）体温下降期：由于病因的消除，致热原的作用逐渐减弱或消失，表现为出汗多，皮肤潮湿。产热相对减少，散热大于产热，使体温降至正常水平。体温下降有两种方式：

1）骤降（crisis）：指体温于数小时内迅速下降至正常，有时可略低于正常，常伴有大汗淋漓，常见于疟疾、急性肾盂肾炎、大叶性肺炎及输液反应等。

2）渐降（lysis）：指体温在数天内逐渐降至正常，如伤寒、风湿热等。

【热型及临床意义】

发热患者在不同时间测得的体温数值分别记录在体温单上，将各体温数值点连接起来成体温曲线，该曲线的不同形态（形状）称为热型（fever-type）。临床上常见的热型包括：

1. 稽留热（contimled fever） 指体温恒定地维持在 39～40℃以上的高水平，达数天或数周，24 小时内体温波动范围不超过 1℃，常见于大叶性肺炎、斑疹伤寒及伤寒高热期。

2. 弛张热（remittent fever） 又称败血症热型，体温常在 39℃以上，24 小时内波动范围超过 2℃，但都在正常水平以上，常见于败血症、风湿热、肺结核及化脓性炎症等。

3. 间歇热（intermittent fever） 体温骤升达高峰后持续数小时，又迅速降至正常水平，无热期（间歇期）可持续 1 天至数天，如此高热期与无热期反复交替出现，常见于疟疾、急性肾盂肾炎等。

4. 波状热（undulant fever） 体温逐渐上升达 39℃或以上，数天后又逐渐下降至正常水平，持续数天后又逐渐升高，如此反复多次，常见于布氏杆菌病。

5. 回归热（recurrent fever） 体温急剧上升至 39℃或以上，持续数天后又骤然下降至正常水平。高热期与无热期各持续若干天后规律性交替一次，可见于回归热、霍奇金（Hodgkin）病等。

6. 不规则热（irregular fever） 发热的体温曲线无一定规律，可见于结核病、风湿热、支气管肺炎、渗出性胸膜炎等。

不同的发热性疾病各具有相应的热型，根据热型的不同有助于发热病因的诊断和鉴别诊断。但必须注意：①由于抗生素的广泛应用，及时控制了感染，或因解热药或糖皮质激素的应用，可使某些疾病的特征性热型变得不典型或呈不规则热型；②热型也与个体反应的强弱有关，如老年人休克型肺炎时可仅有低热或无发热，而不具备肺炎的典型热型。

【问诊要点】

(1) 起病时间、季节、起病情况(缓急)、病程、程度(热度高低)、频度(间歇性或持续性)、诱因。

(2) 有无畏寒、寒战、大汗或盗汗；是否伴有咳嗽、咳痰、咯血、胸痛；腹痛、恶心、呕吐、腹泻；尿频、尿急、尿痛；皮疹、出血、头痛、肌肉关节痛等。

(3) 患病以来一般情况，如精神状态、食欲、体重改变、睡眠及大小便情况。

(4) 诊治经过(药物、剂量、疗效)。

(5) 传染病接触史、疫水接触史、手术史、流产或分娩史、服药史、职业特点等。

发热的问诊项目及评价见表 2-1、表 2-2。

表 2-1　急性发热的问诊项目及评价

问诊项目	评价
有无服药或注射用药史	有助于诊断药物反应及血清病。6-磷酸葡萄糖脱氢酶缺乏的患者在应用某些药物后可出现发热
有无单纯疱疹或皮疹	口唇单纯疱疹多出现于急性发热性疾病，常见于大叶性肺炎、流行性脑脊髓膜炎、间日疟、流行性感冒等。皮疹可见于药物反应、脑膜炎球菌血症、各种发疹性疾病及亚急性细菌性心内膜炎
有无局部疼痛或关节肿痛	伴咽痛常见于链球菌性咽炎或病毒性上呼吸道感染。如果伴有头痛，并需考虑脑膜炎或脑炎。如果有胸痛，应考虑肺梗死、心肌梗死或流行性胸肌痛(又称 Bornholm 病)。如果有腹痛，根据不同情况应考虑肾盂肾炎、胆囊炎及阑尾炎。如果有关节痛，应想到风湿热、类风湿关节炎或败血症关节炎
有无其他局部体征	尿频应考虑肾盂肾炎，咳嗽有痰应考虑肺炎，而黄疸则应考虑肝炎

表 2-2　慢性发热的问诊项目及评价

问诊项目	评价
有无服药或注射用药史	可提示患者曾经用过某些药物或抗生素、血清或疫苗
有无皮疹	如果有皮疹，应考虑亚急性细菌性心内膜炎、落基山斑疹热、二期梅毒、鼠咬热、天疱疮、药物反应、红斑狼疮、皮肌炎或伤寒，还有一些其他伴有皮疹的疾病
有无特异的热型	不同类型的疟疾都有特异的热型，霍奇金病为波浪热
有无局部疼痛	腹痛提示胆囊炎、肝脓肿、憩室炎等，咽喉痛提示传染性单核细胞增多症、白血病及亚急性甲状腺炎，关节痛应想到类风湿关节炎、风湿热或淋球菌性关节炎，耳痛应想到中耳炎或乳突炎，胸痛提示结核、胸膜炎或脓胸
有无局部包块或脓肿	腹部包块可能为肝脓肿、胰腺囊肿或憩室脓肿，腰部包块可能为肾上腺样瘤或肾周脓肿

二、水　　肿

水肿(edema)是指人体组织间隙有过多的液体积聚使组织肿胀，可分为全身性与局部性。当液体在体内组织间隙呈弥漫性分布时呈全身性水肿(常为凹陷性)；液体积聚在局部组织间隙时呈局部水肿；发生于体腔内称积液，如胸腔积液、腹腔积液、心包积液。

【病因与发生机制】

产生水肿的几项主要因素为：①钠与水的潴留，如继发性醛固酮增多症等；②毛细血管滤过压升高，如右心衰竭等；③毛细血管通透性增高，如急性肾炎等；④血浆胶体渗透压降低，如血清白蛋白减少；⑤淋巴回流受阻，如丝虫病等。

1. 全身性水肿

（1）心源性水肿：主要是右心衰竭的表现。发生机制主要是有效循环血量减少，肾血流量减少，继发性醛固酮增多引起钠水潴留以及静脉淤血，毛细血管滤过压增高，组织液回吸收减少所致。

（2）肾源性水肿：可见于各型肾炎和肾病。发生机制主要是由多种因素引起肾排泄水、钠减少，导致钠、水潴留，细胞外液增多，毛细血管静水压升高。

（3）肝源性水肿：见于失代偿期肝硬化，门脉高压症、低蛋白血症、肝淋巴液回流障碍、继发醛固酮增多等因素是水肿与腹水形成的主要机制。

（4）营养不良性水肿：由于慢性消耗性疾病长期营养缺乏、肠道吸收障碍、慢性消耗性疾病等所致低蛋白血症引起血管内胶体渗透压降低。

（5）其他原因的全身性水肿：①黏液性水肿为非凹陷性水肿（是由于组织液含蛋白量较高之故），颜面及下肢较明显；②经前期紧张综合征与性激素失调有关；③药物性水肿时可见于应用糖皮质激素、雄激素、雌激素、胰岛素等，与钠水潴留有关；④特发性水肿是由于内分泌功能失调与直立体位的反应异常所致；⑤其他还可见于妊娠中毒症、硬皮病、血清病、间脑综合征、血管神经性水肿及老年性水肿等。

2. 局部性水肿 常由于局部静脉、淋巴回流受阻或毛细血管通透性增加所致。

【临床表现】

1. 心源性水肿 首先出现于身体下垂部位。能起床活动者，最早出现于踝内侧，行走活动后明显，休息后减轻或消失；经常卧床者以腰骶部为明显。颜面部一般不肿。严重时还出现胸水、腹水等右心衰竭的其他表现。

2. 肾源性水肿 疾病早期晨间起床时有眼睑与颜面水肿，以后发展为全身水肿。常有尿常规改变、高血压、肾功能损害的表现。心源性水肿与肾源性水肿的鉴别见表 2-3。

表 2-3 心源性水肿与肾源性水肿的鉴别

鉴别点	心源性水肿	肾源性水肿
开始部位	从足部开始，向上延及全身和眼睑	从眼睑、颜面开始延及全身
发展快慢	发展较缓慢	发展常迅速
水肿性质	比较坚实，移动性较小	软而移动性大
伴随病症	伴有心功能不全病症，如心脏增大、心脏杂音、肝大、静脉压升高等	伴有其他肾脏病表现，如高血压、蛋白尿、血尿、管型尿、眼底改变等

3. 肝源性水肿 主要表现为腹水，也可首先出现踝部水肿，逐渐向上蔓延，而头、面部及上肢常无水肿。腹水的病因及临床表现见表 2-4。

表 2-4 腹水的病因及临床表现

病因	临床表现
渗出性腹水（炎症和肿瘤）	
内脏破裂并腹膜污染	急性弥漫性腹痛、发热、腹膜刺激征
自发性细菌性腹膜炎（源自漏出性腹水）	症状轻微、轻度疼痛、发热、肠闭塞或肝性脑病加剧

续表

病因	临床表现
胰腺炎	急性胰腺炎并发症、腹水中淀粉酶升高
腹膜肿瘤(间皮瘤、卵巢癌)	体重减轻、腹痛、接触石棉(间皮瘤)
漏出性腹水	
中央静脉压升高	颈静脉压升高,由于肺淋巴管引流增加,长期的充血性心力衰竭,很少发生肺部充血
肝静脉栓塞(Budd-Chiari 综合征)	与高凝状态有关的疾病
门脉高压(肝硬化、弥散性浸润肝病)	肝硬化的其他特征(肝掌、蜘蛛痣、腹部静脉扩张、脾大),如有浸润性疾病,可见肝大
乳糜性腹水	
创伤引起的淋巴管引流障碍	腹部创伤史
纵隔肿瘤引起的淋巴管阻塞	发热、体重减轻、淋巴结肿大

4. 营养不良性水肿　水肿发生前常有消瘦、体重减轻等表现。皮下脂肪减少所致组织松弛,组织压降低,加重了水肿液的潴留。水肿常从足部开始逐渐蔓延至全身。

5. 特发性水肿　与体位有明显关系,主要在身体下垂部分,直立时或劳累后出现,休息后减轻或消失。

6. 黏液性水肿　为非凹陷性水肿,颜面及下肢较明显。

【问诊要点】

(1) 相关病史:有无心、肾、肝、内分泌及过敏性疾病病史及其相关症状,如心悸、气促、咳嗽、咳痰、咯血、头晕、头痛、失眠、腹胀、腹痛、食欲、体重及尿量变化等。

(2) 水肿出现时间、急缓、部位(开始部位及蔓延情况)、全身性或局部性、是否对称性、是否凹陷性,与体位变化及活动关系。

(3) 水肿与药物、饮食、月经及妊娠的关系。

(4) 诊断、治疗经过:是否使用利尿剂,药物种类、剂量、疗效和不良反应。

三、咳嗽与咳痰

咳嗽(cough)、咳痰(expectoration)是临床最常见的症状之一。咳嗽是一种反射性防御动作,通过咳嗽可以清除呼吸道分泌物及气道内异物。但是咳嗽可使呼吸道内感染扩散,剧烈的咳嗽可导致呼吸道出血,甚至诱发自发性气胸等。痰是气管、支气管的分泌物或肺泡内的渗出液,借助咳嗽将其排出称为咳痰。

【病因与发生机制】

1. 病因

(1) 呼吸道疾病:呼吸道各部位如咽喉、气管、支气管和肺的异物、炎症、肿瘤、出血以及刺激性气体吸入等。

(2) 胸膜疾病:各种原因所致的胸膜炎、胸膜间皮瘤、自发性气胸或胸腔穿刺等。

(3) 心血管疾病:二尖瓣狭窄或其他原因所致左心衰竭引起肺淤血或肺水肿时,右心或体循环静脉栓子脱落造成肺栓塞,肺泡及支气管内有浆液性或血性渗出物,可引起咳嗽。

(4) 中枢神经因素：脑炎、脑膜炎时可影响大脑皮层或延髓咳嗽中枢引起咳嗽反射。

(5) 神经、精神因素：神经反射性；膈神经反射刺激如膈下脓肿、肝脓肿、肝或脾周围炎等；迷走神经耳支反射刺激如外耳道异物或炎症等；神经官能症如习惯性咳嗽、癔症。

2. 发生机制

(1) 咳嗽是由于延髓咳嗽中枢受刺激引起。

(2) 咳痰：当呼吸道发生炎症时，黏膜充血、水肿，黏液分泌增多，毛细血管壁通透性增加，浆液渗出。此时含红细胞、白细胞、巨噬细胞、纤维蛋白等的渗出物与黏液、吸入的尘埃和某些组织破坏物等混合而成痰，随咳嗽动作排出。

【临床表现】

1. 咳嗽的性质 咳嗽无痰或痰量极少，称为干性咳嗽。干咳或刺激性咳嗽常见于急性或慢性咽喉炎、喉癌、急性支气管炎初期、气管受压、支气管异物、支气管肿瘤、胸膜疾病、原发性肺动脉高压以及二尖瓣狭窄等。咳嗽伴有咳痰称为湿性咳嗽，常见于慢性支气管炎、支气管扩张、肺炎、肺脓肿和空洞型肺结核等。

2. 咳嗽的时间与规律 突发性咳嗽，常由于急性呼吸道炎症或大支气管内异物引起；发作性咳嗽，可见于百日咳、支气管内膜结核或肿瘤压迫支气管等；长期慢性咳嗽，多见于慢性支气管炎、支气管扩张、肺脓肿及肺结核；夜间咳嗽，常见于左心衰竭和肺结核患者，可能与夜间肺淤血加重及迷走神经兴奋性增高有关；周期性咳嗽，慢性支气管炎或支气管扩张，且往往于清晨起床或晚上卧位时咳嗽加剧。

3. 咳嗽的音色 指咳嗽声音的特点。①咳嗽声音嘶哑，多为声带炎症或肿瘤压迫喉返神经所致；②鸡鸣样咳嗽，表现为连续阵发性剧咳伴有高调吸气回声，多见于百日咳、会厌、喉部疾患或气管受压；③金属音咳嗽，常见于因纵隔肿瘤、主动脉瘤或支气管癌直接压迫气管所致的咳嗽；④咳嗽声音低微或无力，见于严重肺气肿、声带麻痹及极度衰弱者；⑤犬吠样咳嗽，见于会厌疾病；⑥哮鸣，见于支气管痉挛、哮喘、过敏、充血性心力衰竭；⑦喘鸣，见于气管阻塞。

4. 痰的性质和痰量 黏液性痰多见于急性支气管炎、支气管哮喘及大叶性肺炎的初期，也可见于慢性支气管炎、肺结核等；浆液性痰见于肺水肿；脓性痰见于化脓性细菌性下呼吸道感染、哮喘、肿瘤、肺结核等；血性痰是由于呼吸道黏膜受侵害、损害毛细血管或血液渗入肺泡所致。上述各种痰液均可带血。恶臭痰常见于肺脓肿；铁锈色痰为典型肺炎球菌肺炎的特征；黄绿色或翠绿色痰，提示铜绿假单胞菌感染；痰白黏稠且牵拉成丝难以咳出，提示有真菌感染；砂砾样痰见于支气管结石症；粉红色泡沫痰是肺水肿的特征；大量无色浆液泡沫痰需考虑肺泡癌的可能。

【问诊要点】

1. 相关病史与诱因 有无与咳嗽、咳痰相关的病史或诱发因素。

2. 发病性别与年龄 异物吸入或支气管淋巴结肿大是致儿童呛咳的主要原因；青壮年长期咳嗽首先须考虑肺结核、支气管扩张，40 岁以上男性吸烟者须考虑慢性支气管炎、肺气肿、支气管肺癌，青年女性须注意支气管结核和支气管腺瘤等。

3. 痰液的性状改变 痰液性质、痰量、颜色、气味、黏稠度及与体位的关系。咳嗽出现和持续的时间、性质、节律、音色及其与体位、睡眠的关系。

4. 咳嗽伴随症状 如肺炎、肺脓肿、脓胸、胸膜炎等患者咳嗽可伴高热、胸痛；支气管扩张、肺结核(尤其是空洞型)、支气管肺癌患者可伴咯血；伴大量脓臭痰，将痰收集静置后出现明显分层现象多见于支气管扩张和肺脓肿患者；伴随有进行性体重下降须考虑有无支气管肺癌或结核等。

咳嗽、咳痰的问诊项目及评价见表 2-5。

表 2-5　咳嗽、咳痰的问诊项目及评价

问诊项目	评价
是急性还是慢性	急性发作的咳嗽应考虑急性上呼吸道感染、病毒性肺炎或支气管炎。慢性咳嗽应考虑矽肺、慢性支气管炎、肺气肿、支气管扩张症、结核、肺肿瘤或支气管哮喘、胃食管反流
有无有毒气体或粉尘接触史	最常见的为香烟烟雾。另外，如患者的职业是矿工时应考虑到矽肺。对于飞机制造工人或者造船工人，应考虑到铍中毒或石棉肺，而对于农民来说应考虑到农民肺
痰液的性状如何	浓痰提示肺炎、肺脓肿、结核或支气管扩张症；血痰提示肺肿瘤、结核及支气管扩张症；黏液痰提示哮喘；泡沫样痰应考虑充血性心力衰竭、二尖瓣狭窄及吸入有毒气体
有无发热	如有发热伴咳嗽应着重考虑感染的存在，可以是病毒或细菌感染，最常见于支气管肺炎，但亦应考虑到肺脓肿或肺梗死的可能
有无其他伴随症状或体征	首先应了解有无呼吸困难。在急性发作的患者，呼吸困难是充血性心力衰竭、肺栓塞及进展期肺炎的表现。在慢性患者，呼吸困难是肺气肿、慢性肺纤维化及慢性充血性心力衰竭的表现，亦可见于肺气肿。心脏增大提示充血性心力衰竭、如同时伴有心脏杂音则意义更大。如有肝、脾肿大应考虑全身性疾病累及肺部，如结节性动脉外膜炎或其他胶原性疾病
有无服药史	血管紧张素转换酶抑制剂如卡托普利可引起咳嗽

四、咯　　血

喉及喉部以下的呼吸道任何部位的出血，经口腔咯出称为咯血（hemoptysis），咯血量与疾病的严重程度不完全一致，需要与呕血进行鉴别。

【病因与发生机制】

咯血原因很多，主要见于呼吸系统和心血管疾病。

1. 支气管疾病　主要是炎症、肿瘤、结石致支气管黏膜或毛细血管通透性增加，或黏膜下血管破裂所致。

2. 肺部疾病　病变使毛细血管通透性增高，血液渗出，导致痰中带血或小血块。

3. 心血管疾病　因肺淤血造成肺泡壁或支气管内膜毛细血管破裂和支气管黏膜下层支气管静脉曲张破裂所致。

4. 其他　血液病（白血病、血小板减少性紫癜、血友病、再生障碍性贫血等），某些急性传染病（流行性出血热、肺出血型钩端螺旋体病等），风湿性疾病（结节性多动脉炎、系统性红斑狼疮、Wegener 肉芽肿、白塞病等）或气管、支气管子宫内膜异位症等均可引起咯血。

【临床表现】

1. 年龄　青壮年咯血常见于肺结核、支气管扩张、二尖瓣狭窄等。40 岁以上有长期吸烟史（纸烟 20 支/日×20 年）者，应高度注意支气管肺癌的可能性。

2. 咯血量　每日咯血量在 100ml 以内为小量，100～500ml 为中等量，500ml 以上或一次咯血 100～500ml 为大量。大量咯血主要见于空洞性肺结核、支气管扩张和慢性肺脓肿。

3. 颜色和性状　鲜红色见于肺结核、支气管扩张、肺脓肿和出血性疾病等；铁锈色血痰可见于肺炎球菌肺炎；砖红色胶冻样痰见于克雷伯杆菌肺炎。二尖瓣狭窄所致咯血多为暗红色；左心衰竭所致咯血为浆液性粉红色泡沫痰；肺栓塞引起咯血为黏稠暗红色血痰。

【问诊要点】

咯血的问诊项目及评价见表 2-6。

表 2-6　咯血的问诊项目及评价

问诊项目	评价
有无胸痛	胸痛伴咯血提示有肺栓塞的可能
有无发热或咳浓痰	存在发热或浓痰提示有肺炎、肺脓肿、肺结核和支气管扩张症，然而支气管扩张并非都伴有发热
有无呼吸困难、心肌肥大或心脏杂音	如有这些表现提示充血性心力衰竭或左房室瓣狭窄
有无大量痰	大量咳痰提示支气管扩张或肺脓肿。如同时有发热，肺脓肿可能性最大；大量泡沫样痰提示充血性心力衰竭

1. 病史或诱发因素　有无与咯血相关的病史或诱发因素。

2. 确定是否咯血　首先须鉴别是咯血还是呕血。咯血与呕血的鉴别见表 2-7。

表 2-7　咯血与呕血的鉴别

鉴别点	咯血	呕血
病因	肺结核、支气管扩张症、肺癌、肺炎、肺脓肿和心脏病等	消化性溃疡、肝硬化、急性胃黏膜病变、胃癌、胆道病变
出血前症状	喉部痒感、胸闷、咳嗽等	上腹部不适、恶心、呕吐
出血方式	咯出	呕出
出血的血色	鲜红	暗红、棕色、有时为鲜红色
血中混有物	痰液、泡沫	食物残渣
酸碱反应	碱性	酸性
黑便	无，吞咽较多血液时可有	有，可谓柏油样，呕血停止后仍可持续数天
出血后痰的性状	常有血痰数日	一般无痰

3. 发病年龄及咯血性状　青壮年大咯血多考虑肺结核、支气管扩张等；中年以上间断或持续痰中带血则须高度警惕支气管肺癌的可能；中老年有慢性潜在疾病如出现咳砖红色胶冻样血痰时多考虑克雷伯杆菌肺炎等。

4. 伴随症状　伴有发热、胸痛、咳嗽、咳痰首先须考虑肺炎、肺结核、肺脓肿等；伴有呛咳、杵状指须考虑支气管肺癌；伴有皮肤黏膜出血须注意血液病、风湿病及肺出血型钩端螺旋体病和流行性出血热等。

5. 个人史　须注意有无结核病接触史、吸烟史、职业性粉尘接触史、生食海鲜史及月经史等。如肺寄生虫病所致咯血、子宫内膜异位症所致咯血均须结合上述病史做出诊断。

五、胸　　痛

胸痛(chest pain)是临床上常见的症状，主要由胸部疾病所致，少数由其他疾病引起。胸痛的程度因个体痛阈的差异而不同，与疾病轻重程度不完全一致。

【病因与发生机制】

引起胸痛的原因主要为胸部疾病。常见的有：

1. 胸壁疾病　急性皮炎、皮下蜂窝织炎、带状疱疹、肋间神经炎、肋软骨炎、流行性肌炎、肋骨骨折、多发性骨髓瘤、急性白血病等。

2. 心血管疾病　冠状动脉硬化性心脏病、心肌病、二尖瓣或主动脉瓣病变、急性心包炎、胸主动脉瘤、肺栓塞、肺动脉高压等。

3. 呼吸系统疾病　胸膜炎、胸膜肿瘤、自发性气胸、血胸、支气管炎、支气管肺癌等。

4. 纵隔疾病　纵隔炎、纵隔气肿、纵隔肿瘤等。

5. 其他　过度通气综合征、痛风、食管炎、食管裂孔疝、膈下脓肿、肝脓肿、脾梗死等。

各种化学、物理因素及刺激因子均可刺激胸部的感觉神经纤维产生痛觉冲动，并传至大脑皮层的痛觉中枢引起胸痛。

【临床表现】

1. 发病年龄　青壮年胸痛多考虑结核性胸膜炎、自发性气胸、心肌炎、心肌病、风湿性心瓣膜病，40 岁以上则须注意心绞痛、心肌梗死和支气管肺癌。

2. 胸痛部位　大部分疾病引起的胸痛常有一定部位。

胸壁疾病，胸痛常固定在病变部位，且局部有压痛，若为胸壁皮肤的炎症性病变，局部可有红、肿、热、痛表现；带状疱疹，可见成簇的水泡沿一侧肋间神经分布伴剧痛，且疱疹不超过体表中线；肋软骨炎，常在第一、二肋软骨处见单个或多个隆起，局部有压痛、但无红肿表现；心绞痛及心肌梗死，疼痛多在胸骨后方和心前区或剑突下，可向左肩和左臂内侧放射，甚至达环指与小指，也可放射于左颈或面颊部，误认为牙痛；夹层动脉瘤，疼痛多位于胸背部，向下放射至下腹、腰部与两侧腹股沟和下肢；胸膜炎，疼痛多在胸侧部；食管及纵隔病变，胸痛多在胸骨后；肝胆疾病及膈下脓肿，胸痛多在右下胸，侵犯膈肌中心部时疼痛放射至右肩部；肺尖部肺癌，疼痛多以肩部、腋下为主，向上肢内侧放射。

3. 胸痛性质　胸痛的程度可呈剧烈、轻微和隐痛。胸痛的性质可有多种多样。例如带状疱疹呈刀割样或灼热样剧痛；食管炎多呈烧灼痛。肋间神经痛为阵发性灼痛或刺痛；心绞痛呈绞榨样痛并有重压窒息感，心肌梗死则疼痛更为剧烈并有恐惧、濒死感；气胸在发病初期有撕裂样疼痛；胸膜炎常呈隐痛、钝痛和刺痛；夹层动脉瘤常呈突然发生胸背部撕裂样剧痛或锥痛；肺梗死亦可突然发生胸部剧痛或绞痛，常伴呼吸困难与发绀。

4. 疼痛持续时间　平滑肌痉挛或血管狭窄缺血所致的疼痛为阵发性，炎症、肿瘤、栓塞或梗死所致疼痛呈持续性。如心绞痛发作时间短暂(持续 1～5 分钟)，而心肌梗死疼痛持续时间很长(数小时或更长)且不易缓解。

5. 影响疼痛因素　主要为疼痛发生的诱因、加重与缓解的因素。例如，心绞痛发作可在劳力或精神紧张时诱发，休息后或含服硝酸甘油或硝酸异山梨酯后于 1～2 分钟内缓解，而对心肌梗死所致疼痛则服以上药物无效。食管疾病多在进食时发作或加剧，服用抗酸剂和促动力药物可减轻或消失。胸膜炎及心包炎的胸痛可因咳嗽或用力呼吸而加剧。

【问诊要点】

1. 病史　有无与胸痛相关的疾病病史。

2. 一般资料　包括发病年龄、发病急缓、诱因、加重与缓解的方式。

3. 胸痛表现　包括胸痛部位、性质、程度、持续时间及其有无放射痛。

4. 伴随症状　包括呼吸、心血管、消化系统及其他各系统症状和程度。

胸痛的问诊项目及评价见表 2-8。

表 2-8 胸痛的问诊项目及评价

问诊项目	评价
胸痛为急性还是慢性	如为急性，应考虑急性心肌梗死、肺栓塞、气胸、心包炎和骨折。如为慢性，应考虑慢性冠状动脉供血不足、食管炎、食管裂孔疝及各种胸壁疾病
疼痛为持续性还是间歇性	持续性胸痛见于急性心肌梗死、肺栓塞、夹层动脉瘤和肺炎。间歇性胸痛见于冠状动脉供血不足、Tietze 病和 Da Costa 综合征
有无伴随的高血压	伴高血压提示夹层动脉瘤，偶尔也可见于急性心肌梗死
抗酸剂能否减轻疼痛	服用抗酸即可缓解的疼痛提示食管炎或食管裂孔疝
疼痛是否随呼吸发作或加重	胸膜炎、肋软骨炎、肋骨骨折及气胸发作之疼痛可随呼吸发作或加重
有无伴随咯血	伴咯血提示肺动脉栓塞
有无发热及浓痰	伴发热及浓痰提示肺炎
有无呼吸困难	伴呼吸困难应考虑气胸、肺动脉栓塞、肺炎以及继发于急性心肌梗死的充血性心力衰竭
是否为活动后加重	活动后胸痛加重提示心包炎，心肌梗死也可累及心包，应注意及时确诊
硝酸甘油能否缓解疼痛	疼痛在服用硝酸甘油后缓解提示冠状动脉供血不足，而食管痉挛也可为硝酸甘油所缓解

六、呼 吸 困 难

呼吸困难(dyspnea)是指患者主观感到空气不足、呼吸费力，客观上表现呼吸运动用力，严重时可出现张口呼吸、鼻翼扇动、端坐呼吸、发绀、呼吸辅助肌参与呼吸运动，并且可有呼吸频率、深度、节律的改变。

【病因与发生机制】

1. 引起呼吸困难的原因较多，主要为呼吸系统和心血管系统疾病

(1) 呼吸系统疾病常见于：

1) 气道阻塞：如喉、气管、支气管的炎症、水肿、肿瘤或异物所致的狭窄或阻塞及支气管哮喘、慢性阻塞性肺疾病等。

2) 肺部疾病：如肺炎、肺脓肿、肺结核、肺不张、肺淤血、肺水肿、弥漫性肺间质疾病、细支气管肺泡癌等。

3) 胸壁、胸廓、胸膜腔疾病：如胸壁炎症、严重胸廓畸形、胸腔积液、自发性气胸、广泛胸膜粘连、结核、外伤等。

4) 神经肌肉疾病：如脊髓灰质炎病变累及颈髓、急性多发性神经根神经炎和重症肌无力累及呼吸肌，药物导致呼吸肌麻痹等。

5) 膈运动障碍：如膈麻痹、大量腹腔积液、腹腔巨大肿瘤、胃扩张和妊娠末期。

(2) 循环系统疾病：常见于各种原因所致的左心和(或)右心衰竭、心包压塞、肺栓塞和原发性肺动脉高压等。

(3) 中毒：如糖尿病酮症酸中毒、吗啡类药物中毒、有机磷杀虫药中毒、氢化物中毒、亚硝酸盐中毒和急性一氧化碳中毒等。

(4) 神经精神性疾病：如脑出血、脑外伤、脑肿瘤、脑炎、脑膜炎、脑脓肿等颅脑疾病引起呼吸中枢功能障碍和精神因素所致的呼吸困难，如癔症等。

(5) 血液病常见于：重度贫血、高铁血红蛋白血症、硫化血红蛋白血症等。

2. 发生机制

(1) 肺源性呼吸困难：通气、换气功能障碍导致缺氧和(或)二氧化碳潴留引起。

(2) 心源性呼吸困难：左心衰竭所致的肺淤血、肺泡弹性降低和肺循环压力增高等。

(3) 中毒性呼吸困难：血中代谢产物增多，刺激颈动脉窦、主动脉体化学受体或直接刺激呼吸中枢引起呼吸困难。中枢抑制药物和有机磷杀虫药中毒时，可抑制呼吸中枢引起呼吸困难。

(4) 神经精神性呼吸困难：呼吸中枢受增高的颅内压和供血减少的刺激，精神性呼吸困难多为过度通气而发生呼吸性碱中毒所致。

(5) 血源性呼吸困难：红细胞携氧量减少，血氧含量降低所致。

【临床表现】

1. 肺源性呼吸困难　主要是呼吸系统疾病引起的通气、换气功能障碍导致缺氧和(或)二氧化碳潴留引起。临床上常分为三种类型：

(1) 吸气性呼吸困难：主要特点为吸气显著费力，严重者吸气时可见"三凹征"(three depression sign)，可伴有干咳及高调吸气性喉鸣。常见于喉部、气管、大支气管的狭窄与阻塞。

(2) 呼气性呼吸困难：主要特点为呼气费力、缓慢，呼吸时间明显延长，常伴有呼气期哮鸣音。常见于慢性支气管炎(喘息型)、慢性阻塞性肺气肿、支气管哮喘、弥漫性泛细支气管炎等。

(3) 混合性呼吸困难：主要特点为吸气期及呼气期均感呼吸费力，呼吸频率增快、深度变浅，可伴有呼吸音异常或病理性呼吸音。常见于重症肺炎、重症肺结核、大面积肺栓塞(梗死)、弥漫性肺间质疾病、大量胸腔积液、气胸、广泛性胸膜增厚等。

2. 心源性呼吸困难　主要是由于左心和(或)右心衰竭引起，尤其是左心衰竭时呼吸困难更为严重。

左心衰竭引起的呼吸困难特点为：①有引起左心衰竭的基础病因，如风湿性心脏病、高血压心脏病、冠状动脉硬化性心脏病等；②呈混合性呼吸困难，活动时呼吸困难出现或加重，休息时减轻或消失，卧位明显，坐位或立位时减轻，故而当患者病情较重时，往往被迫采取半坐位或端坐体位呼吸；③两肺底部或全肺出现湿啰音；④应用强心剂、利尿剂和血管扩张剂改善左心功能后呼吸困难症状随之好转。心源性哮喘与支气管哮喘的鉴别见表 2-9。

表 2-9　心源性哮喘与支气管哮喘的鉴别

项目	心源性哮喘	支气管哮喘
病史	引起肺淤血、水肿的器质性心脏病。中年以上多见	反复发作的哮喘史，可有过敏史。青少年多见
症状	夜间突然发作，咳嗽、粉红色泡沫痰，坐起后症状可略减轻或明显减轻	任何时间发作，坐起后症状不明显减轻
体征	心脏扩大或心脏杂音；双肺哮鸣音，可有肺底湿啰音	哮鸣音，多无湿性啰音
X线	心脏扩大、肺淤血	心脏正常，可有肺气肿征象或肺纹理加重
治疗	强心、利尿、扩血管	肾上腺皮质激素、支气管扩张剂

3. 中毒性呼吸困难　特点呼吸缓慢、变浅伴有呼吸节律异常的改变如 Cheyne-Stokes 呼吸(潮式呼吸)或 Biots 呼吸(间停呼吸)。

4. 神经精神性呼吸困难　神经性呼吸困难表现为双吸气(抽泣样呼吸)、呼吸遏制(吸气突然停止)等。精神性呼吸困难表现为呼吸频率快而浅，伴有叹息样呼吸或出现手足搐搦。

5. 血源性呼吸困难 表现为呼吸浅,心率快。

【问诊要点】

1. 呼吸困难发生的诱因 包括有无引起呼吸困难的基础病因和直接诱因,如心、肺疾病、肾病、代谢性疾病病史和有无药物、毒物摄入史及头痛、意识障碍、颅脑外伤史。

2. 呼吸困难发生的缓急 询问起病是突然发生、缓慢发生、还是渐进发生或者有明显的时间性。

3. 呼吸困难与活动、体位的关系 如左心衰竭引起的呼吸困难。

4. 伴随症状 呼吸困难伴胸痛常见于大叶性肺炎、急性渗出性胸膜炎、自发性气胸、急性心肌梗死等;呼吸困难伴发热常见于呼吸道感染性疾病;发作性呼吸困难伴哮鸣音多见于支气管哮喘、心源性哮喘;突发性重度呼吸困难见于急性喉水肿、气管异物、大面积肺栓塞、自发性气胸等。

呼吸困难的问诊项目及评价见表 2-10。

表 2-10 呼吸困难的问诊项目及评价

问诊项目	评价
是否为急性	急性发作的呼吸困难,应询问是否有药物摄入史,尤其是常用的麻醉剂,如有,应考虑成人呼吸窘迫综合征。此外,是否有可能引起肺栓塞的栓子来源?呼吸困难为逐渐发作,应考虑慢性疾病,如充血性心力衰竭和肺气肿、肺纤维化
是否发热或者有浓痰	发热和浓痰明显是肺炎的征象
啰音是什么性质的	伴湿啰音提示充血性心力衰竭或者肺炎。哨笛音和鼾鸣音提示支气管哮喘或者肺气肿
是否有肝肿大	肝肿大是充血性心力衰竭的征象,但是在急性期可能不会立即显现出来。肝肿大还可能是其他累及肺脏或者心脏的系统性疾病的征象,通常应考虑到胶原病

七、心　悸

心悸(palpitation)是一种自觉心脏跳动的不适感或心慌感。当心率加快时感到心脏跳动不适,心率缓慢时则感到搏动有力。心悸时,心率可快、可慢,也可有心律失常,心率和心律正常者亦可有心悸。

【病因与发生机制】

1. 心脏搏动增强

(1) 生理性见于:健康人在剧烈运动或精神过度紧张时;饮酒、喝浓茶或咖啡后;应用某些药物,如肾上腺素、麻黄碱、咖啡因、阿托品、甲状腺片等。

(2) 病理性见于:高血压性心脏病、风湿性心脏病、冠心病等。其他引起心脏搏动增强的疾病:甲状腺功能亢进,贫血,发热,低血糖症等。

2. 心律失常

(1) 心动过速:窦性心动过速、阵发性室上性或室性心动过速等。

(2) 心动过缓:高度房室传导阻滞(二、三度房室传导阻滞)、窦性心动过缓或病态窦房结综合征等。

(3) 其他心律失常:期前收缩、心房颤动等。

3. 心脏神经症 由自主神经功能紊乱所引起,心脏本身并无器质性病变。常与焦虑、情绪激动等精神因素有关。

【临床表现】

患者常自觉心慌。当心率加快时感到心脏跳动不适，心率缓慢时则感到搏动有力。常见的伴随症状有头晕、晕厥、呼吸困难、胸痛、出冷汗、手足冰冷、麻木、恐惧。部分患者可无阳性体征，部分患者有原发病的体征，或有心律异常或心律失常。

【问诊要点】

1. 病史及相关因素　有无心脏病、内分泌疾病、贫血性疾病、神经症等病史或吸烟、饮酒和咖啡、精神受刺激等诱发因素。

2. 心悸的特点　发作时间、频率、病程。

3. 伴随症状　有无心前区疼痛、发热、头晕、头痛、晕厥、抽搐、呼吸困难、消瘦及多汗、失眠、焦虑等相关症状。

心悸的问诊项目及评价见表 2-11。

表 2-11　心悸的问诊项目及评价

问诊项目	评价
心悸是持续的还是间断的	持续心悸可能是心动过速，见于甲亢或过量摄入咖啡因及其他一些药物。间断心悸更多与心律失常特别是早搏有关。持续心悸也可见于不明原因的发热
是否有伴随症状	心悸伴体重下降、食欲增加及多尿提示甲亢。心悸伴气短及凹陷性水肿提示充血性心力衰竭
是否有阳性体征	如果心脏增大，应考虑充血性心衰或心脏瓣膜病的可能。如果有心脏杂音，更倾向于心脏瓣膜病，如急性或慢性风湿热。心脏增大不伴杂音提示心脏病、充血性心衰和甲状腺功能低下。心悸无心脏增大但有高血压特别是收缩期高血压时提示嗜铬细胞瘤，但也可见于甲亢。持续或间断心悸但全身体检正常提示对咖啡因敏感或应用其他药物

八、恶心与呕吐

恶心（nausea）、呕吐（vomiting）是临床常见症状。恶心为上腹部不适和紧迫欲吐的感觉。可伴有迷走神经兴奋的症状，如皮肤苍白、出汗、流涎、血压降低及心动过缓等，呕吐是通过胃的强烈收缩迫使胃或部分小肠的内容物经食管、口腔而排出体外的现象。

【病因与发生机制】

引起恶心与呕吐的病因很多，按发病机制可归纳为下列几类：

1. 反射性呕吐

(1) 咽部受到刺激：如吸烟、剧咳、鼻咽部炎症或溢脓等。

(2) 胃、十二指肠疾病：急、慢性胃肠炎、消化性溃疡、功能性消化不良、急性胃扩张或幽门梗阻、十二指肠壅滞等。

(3) 肠道疾病：急性阑尾炎、各型肠梗阻、急性出血坏死性肠炎、腹型过敏性紫癜等。

(4) 肝胆胰疾病：急性肝炎、肝硬化、肝淤血、急慢性胆囊炎或胰腺炎等。

(5) 腹膜及肠系膜疾病：如急性腹膜炎。

(6) 其他疾病：如肾输尿管结石、急性肾盂肾炎、急性盆腔炎、异位妊娠破裂等。急性心肌梗死早期、心力衰竭、青光眼、屈光不正等。

2. 中枢性呕吐

(1) 神经系统疾病：脑炎、脑膜炎、脑脓肿、脑出血、脑栓塞、脑血栓形成、高血压脑病及偏头痛、脑挫裂伤或颅内血肿等。

(2) 全身性疾病：尿毒症、肝昏迷、糖尿病酮症酸中毒、甲亢危象、甲状旁腺危象、肾上腺皮质功能不全、低血糖、低钠血症及早孕。

(3) 药物:某些抗生素、抗癌药、洋地黄、吗啡等。

(4) 中毒:乙醇、重金属、一氧化碳、有机磷农药、鼠药等中毒。

(5) 精神因素:胃神经症、癔症、神经性厌食等。

3. 前庭障碍性呕吐 迷路炎、梅尼埃病、晕动病等。呕吐中枢位于延髓,接受来自消化道、大脑皮质、内耳前庭、冠状动脉以及化学感受器触发带的传入冲动,直接支配呕吐的动作;化学感受器触发带接受各种外来的化学物质或药物及内生代谢产物的刺激,并由此引发出神经冲动,传至呕吐中枢引起呕吐。

【临床表现】

1. 呕吐的时间 育龄妇女晨起呕吐见于早期妊娠,亦可见于尿毒症、慢性酒精中毒或功能性消化不良;晚上或夜间呕吐见于幽门梗阻。

2. 呕吐与进食的关系 进食过程中或餐后即刻呕吐,可能为幽门管溃疡或精神性呕吐;餐后1小时以上呕吐称延迟性呕吐,提示胃张力下降或胃排空延迟;餐后较久或数餐后呕吐,见于幽门梗阻。

3. 呕吐的特点 进食后立刻呕吐,恶心很轻或阙如,吐后又可进食,长期反复发作而营养状态不受影响,多为神经官能性呕吐。喷射状呕吐多为颅内高压性疾病。

4. 呕吐物的性质 带发酵、腐败气味提示胃潴留;带粪臭味提示低位小肠梗阻;不含胆汁说明梗阻平面多在十二指肠乳头以上,含多量胆汁则提示在此平面以下;含有大量酸性液体者多有胃泌素瘤或十二指肠溃疡,无酸味者可能为贲门狭窄或贲门失弛缓症所致。上消化道出血常呈咖啡色样呕吐物。

【问诊要点】

1. 相关病史与诱因 有无与恶心、呕吐相关的病史或诱发因素。发作的诱因,如体位、进食、药物、精神因素、咽部刺激等。

2. 呕吐的特点 起病的缓急、症状发作频率、持续时间、严重程度等。

3. 诊治情况 如是否作X线钡餐、胃镜、腹部B超、CT、血糖、尿素氮等检查。

恶心与呕吐的问诊项目及评价见表2-12。

表2-12 恶心与呕吐的问诊项目及评价

问诊项目	评价
有无饮酒或服药史	就经济许多药物如洋地黄、阿司匹林、非甾体类消炎药、降压药、抗生素都可以刺激胃或引起胃炎
是否发热	发热提示腹部局部病变如急性胆囊炎或急性阑尾炎,也可能是系统性疾病如结核、布氏杆菌病、黄热病及其他发热性疾病
是否伴腹痛	腹痛提示有急性胆囊炎、急性阑尾炎、肾盂肾炎、肾结石及腹膜炎
有无腹部包块	腹部包块提示幽门或肠梗阻、胰腺肿瘤、克罗恩病、肾周脓肿、憩室炎及其他脓肿或肿瘤
有无眩晕	内耳疾病如梅尼埃病及内耳炎可伴发呕吐而患者有时并不提及眩晕
有无头痛	偏头痛、脑震荡、脑肿瘤或其他占位性病变、脑膜炎、蛛网膜下腔出血都伴有头痛、恶心及呕吐

九、呕血与黑便

呕血(hematemesis)是上消化道疾病(指屈氏韧带以上的消化道,包括食管、胃、十二指肠、肝、胆、胰疾病)或全身性疾病所致的上消化道出血,血液经口腔呕出。常伴有黑便,严重时可有急性周围循环衰竭的表现。

【病因与发病机制】

最常见的病因是消化性溃疡，其次是食管或胃底静脉曲张破裂，再次为急性胃黏膜病变。

1. 食管疾病　反流性食管炎、食管癌、食管异物、食管贲门黏膜撕裂等。大量呕血常由门脉高压所致的食管静脉曲张破裂所致。

2. 胃及十二指肠疾病　消化性溃疡，急性糜烂出血性胃炎、胃癌、胃泌素瘤、胃血管异常如恒径动脉综合征等亦可引起呕血。其他少见疾病有平滑肌瘤、平滑肌肉瘤、淋巴瘤、息肉、胃黏膜脱垂、急性胃扩张、胃扭转、憩室炎、结核、克罗恩病等。

3. 肝、胆和胰腺疾病　肝硬化门脉高压引起的食管胃底静脉曲张破裂；肝癌、肝脓肿或肝动脉瘤破裂出血、胆道结石、胆道蛔虫、胆囊癌、胆管癌及壶腹癌出血；急性胰腺炎合并脓肿或囊肿、胰腺癌破裂等。

4. 血液及造血系统疾病　血小板减少性紫癜、过敏性紫癜、白血病、血友病、霍奇金病、遗传性毛细血管扩张症、弥散性血管内凝血等。

5. 结缔组织病　皮肌炎、结节性多动脉炎累及上消化道。

6. 其他　尿毒症、肺源性心脏病、呼吸功能衰竭、流行性出血热、钩端螺旋体病、登革热、系统性红斑狼疮、暴发型肝炎、败血症等等。

【临床表现】

1. 呕血与黑便　呕血前常有上腹不适和恶心，随后呕吐血性胃内容物。出血量多、在胃内停留时间短、出血位于食管则血色鲜红或混有凝血块，或为暗红色；当出血量较少或在胃内停留时间长，则因血红蛋白与胃酸作用形成酸化正铁血红蛋白(hematin)，呕吐物可呈咖啡渣样，为棕褐色。呕血的同时因部分血液经肠道排出体外，可形成黑便(melena)。

2. 失血性周围循环衰竭　出血量占循环血容量10%以下时，患者一般无明显临床表现；出血量占循环血容量10%～20%时，可有头晕、无力等症状，多无血压、脉搏等变化；出血量达循环血容量的20%以上时，则有冷汗、四肢厥冷、心慌、脉搏增快等急性失血症状；若出血量在循环血容量的30%以上，则有神志不清、面色苍白、心率加快、脉搏细弱、血压下降、呼吸急促等急性周围循环衰竭的表现。

3. 血液学改变　出血早期可无明显血液学改变，出血3～4小时以后由于组织液的渗出及输液等情况，血液被稀释，血红蛋白及血细胞比容逐渐降低。

4. 其他大量呕血　可出现氮质血症、发热等表现。

【问诊要点】

1. 确定是否为呕血　应注意排除口腔、鼻咽部出血和咯血。

2. 呕血的诱因　有否饮食不节、大量饮酒、毒物或特殊药物摄入史。

3. 呕血的颜色　可帮助推测出血的部位和速度，如食管病变出血或出血量大出血速度快者多为鲜红或暗红色；胃内病变或出血量小、出血速度慢者多呈咖啡色样。

4. 呕血量　呕血与黑便的持续时间、次数、量、颜色及性状变化，可作为估计出血量的参考。便隐血阳性提示每日出血量大于5ml；黑便提示出血量在50～75ml以上；呕血提示胃内积血量达250～300ml。由于呕血与黑便常混有呕吐物与黑便，故失血量难以估计，临床上常根据全身反应估计出血量(表2-13)。

表 2-13 出血量估计

项目	轻度	中度	重度
症状	皮肤苍白、头晕、发冷	眩晕、口干、尿少	烦躁不安、出冷汗、四肢厥冷、意识模糊、呼吸深快
血压	正常	下降	显著下降
脉搏(次/min)	正常或稍快	100～110	>120
尿量	减少	明显减少	尿少或尿闭
出血量(ml)	<500	800～100	>1500
占全身总血量(%)	10～15	20	30

呕血的问诊项目及评价见表 2-14。

表 2-14 呕血的问诊项目及评价

问诊项目	评价
是否有发热	发热提示猩红热、囊虫病、疟疾、钩端螺旋体病、黄热病以及其他急性和慢性感染性疾病
是否有药物、毒物摄入史及饮酒史	毒物、许多药物及酒精可引起急性胃炎、胃溃疡及腐蚀性食管炎
是否伴有腹痛	呕血伴有腹痛提示胃溃疡及十二指肠溃疡、食管裂孔疝、食管炎或胃癌，这些疾病也可不伴有腹痛
是否为呕吐后发生的呕血	若最初的呕吐物不含有血性物质，则可考虑 Mallory-Weiss 综合征(即由于剧烈呕吐导致的食管贲门黏膜撕裂症)
是否有肝大或者脾大	肝肿大提示肝硬化的发生，肝门静脉血栓不会导致肝肿大，但几乎都伴有脾肿大。脾肿大是否为 Banti 综合征，该病同时伴有血小板、白细胞数量减少及贫血。脾肿大同样可提示许多其他血液疾病
止血带试验及皮肤出血时间(IVY 法)是否为阳性	血小板减少症和其他血液疾病可导致检查结果阳性。若均为阴性且无肝、脾肿大或腹痛，应想到遗传性出血性毛细血管扩张症，大的动脉瘤和弹力纤维假黄瘤

十、便　　血

便血(hematohezia)是指消化道出血，血液由肛门排出。便血颜色可呈鲜红、暗红或黑色。少量出血不造成粪便颜色改变，须经隐血试验才能确定者，称为隐血(occult blood)。

【病因与发病机制】

引起便血的原因很多，常见的有下列疾病。

1. 下消化道疾病

(1) 小肠疾病：肠结核、肠伤寒、急性出血性坏死性肠炎、钩虫病、Crohn 病、小肠肿瘤、小肠血管瘤、空肠憩室炎或溃疡、Meckel 憩室炎或溃疡、肠套叠等。

(2) 结肠疾病：急性细菌性痢疾、阿米巴痢疾、血吸虫病、溃疡性结肠炎、结肠癌、结肠息肉、缺血性结肠炎等。

(3) 直肠肛管疾病：直肠肛管损伤、放射性直肠炎、直肠息肉、直肠癌、痔、肛裂、肛瘘等。

(4) 血管病变：如血管瘤、毛细血管扩张症、血管畸形、血管退行性变、缺血性肠炎、静脉曲张等。

2. 上消化道疾病　见本章第九节，视出血的量与速度的不同，可表现为便血或黑便。

3. 全身性疾病　白血病、血小板减少性紫癜、血友病、遗传性毛细血管扩张症、维生素 C 及 K 缺乏症、肝脏疾病、尿毒症：流行性出血热、败血症等。

【临床表现】

便血多为下消化道出血。

1. 便血　出血量多、速度快则呈鲜红色；若出血量小、速度慢，血液在肠道内停留时间较长，则可为暗红色。粪便可全为血液或混合有粪便，也可仅黏附于粪便表面或于排便后肛门滴血。

2. 全身表现　短时间大量出血，可有急性失血性贫血及周围循环衰竭的表现，但临床少见。出血速度缓慢，出血量较少时，表现为持续性或间断性肉眼可见的少量血便而无明显全身症状。长期慢性失血，可出现乏力、头晕等贫血症状，患者常因此而就诊。

【伴随症状】

引起便血的疾病很多，为进一步明确诊断必须结合其他症状全面综合考虑。

1. 腹痛　慢性反复上腹痛，且呈周期性与节律性，出血后疼痛减轻，见于消化性溃疡；上腹绞痛或有黄疸伴便血者，应考虑胆道出血；腹痛时排血便或脓血便，便后腹痛减轻，见于细菌性痢疾、阿米巴痢疾或溃疡性结肠炎；腹痛伴便血还见于急性出血性坏死性肠炎、肠套叠、肠系膜血栓形成或栓塞、膈疝等。

2. 里急后重（tenesmus）　即肛门坠胀感，感觉排便未净，排便频繁，但每次排便量甚少，且排便后未感轻松，提示为肛门、直肠疾病，见于痢疾、直肠炎及直肠癌。

3. 发热便血伴发热　常见于传染性疾病，如败血症、流行性出血热、钩端螺旋体病或部分恶性肿瘤，如肠道淋巴瘤、白血病等。

4. 全身出血倾向　便血伴皮肤黏膜出血者，可见于急性传染性疾病及血液疾病，如重症肝炎、流行性出血热、白血病、过敏性紫癜、血友病等。

5. 皮肤改变　皮肤有蜘蛛痣及肝掌者，便血可能与肝硬化门脉高压有关。皮肤黏膜有毛细血管扩张，提示便血可能由遗传性毛细血管扩张症所致。

6. 腹部肿块　便血伴腹部肿块者，应考虑肠道恶性淋巴瘤、结肠癌、肠结核、肠套叠及Crohn病等。

【问诊要点】

便血的问诊项目及评价见表2-15。

表2-15　便血的问诊项目及评价

问诊项目	评价
便血是否严重	严重的便血见于溃疡性结肠炎、阿米巴痢疾、细菌性痢疾、肠套叠、肠系膜血管血栓形成或栓塞、憩室炎、缺血性结肠炎、凝血功能障碍等
是否伴腹泻或黏液	有或无黏液的腹泻见于溃疡性结肠炎、阿米巴痢疾、细菌性痢疾等
有无肠梗阻	如有肠梗阻见于肠套叠、肠系膜血管血栓形成或栓塞
如出血较少，血与大便是否相混	如两者相混可见于结肠肿瘤、溃疡性结肠炎、Crohn病、Meckel憩室、憩室炎及凝血障碍
有无排便疼痛	排便疼痛且伴有新鲜血液见于肛裂或血栓性外痔等
有无直肠肿块	直肠肿块可见于息肉、肿瘤或内痔

1. 相关病史　过去有否腹泻、腹痛、肠鸣、痔、肛裂病史，有否胃肠手术史等。

2. 便血的病因和诱因　是否有饮食不节、进食生冷、辛辣刺激等食物史。有否服药史或集体发病。便血颜色及其与大便的关系可帮助推测出血部位、速度及可能的病因。

3. 确定是否为便血 是否食用过多肉类，服用铋剂、碳粉或中药等。

4. 便血方式 与病变部位、出血速度及出血量等密切相关。便血出现在排便前、排便后；血液滴下、喷出，还是与粪便混在一起。

5. 患者一般情况 如是否伴头晕、眼花、心慌、出汗等，可帮助判断血容量丢失情况。

十一、腹 痛

腹痛(abdominal pain)是临床极其常见的症状。多数由腹部脏器疾病引起，但腹腔外疾病及全身性疾病也可引起。腹痛的性质和程度，既受病变性质和刺激程度的影响，也受神经和心理因素的影响。由于原因较多，病机复杂，因此，必须认真了解病史，进行全面体格检查和必要的辅助检查，并联系病理生理改变，进行综合分析，才能做出正确诊断。临床上一般将腹痛按起病缓急、病程长短分为急性腹痛和慢性腹痛。

【病因与发生机制】

1. 急性腹痛

(1) 腹腔器官急性炎症：如急性胃炎、急性肠炎、急性胰腺炎、急性出血坏死性肠炎、急性胆囊炎、急性阑尾炎等。

(2) 空腔脏器阻塞或扩张：如肠梗阻、肠套叠、胆道结石、胆道蛔虫症、泌尿系统结石梗阻等。

(3) 脏器扭转或破裂：如肠扭转、肠绞窄、胃肠穿孔、肠系膜或大网膜扭转、卵巢扭转、肝破裂、脾破裂，异位妊娠破裂等。

(4) 腹膜炎症：多由胃肠穿孔引起，少部分为自发性腹膜炎。

(5) 腹腔内血管阻塞：如缺血性肠病、夹层腹主动脉瘤和门静脉血栓形成。

(6) 腹壁疾病：如腹壁挫伤、脓肿及腹壁皮肤带状疱疹。

(7) 胸腔疾病所致的腹部牵涉性痛：如肺炎、肺梗死、心绞痛、心肌梗死、急性心包炎、胸膜炎、食管裂孔疝、胸椎结核。

(8) 全身性疾病所致的腹痛：如腹型过敏性紫癜、糖尿病酸中毒、尿毒症、铅中毒、血卟啉病等。

2. 慢性腹痛

(1) 腹腔脏器慢性炎症：如慢性胃炎、十二指肠炎、慢性胆囊炎及胆道感染、慢性胰腺炎、结核性腹膜炎、溃疡性结肠炎、Crohn 病等。

(2) 消化道运动障碍：如胃痉挛或胃、肠、胆道运动功能障碍等。

(3) 胃、十二指肠病变：胃、十二指肠溃疡。

(4) 腹腔脏器扭转或梗阻：如慢性胃、肠扭转，十二指肠壅滞，慢性肠梗阻。

(5) 脏器包膜的牵张：实质性器官因病变肿胀，导致包膜张力增加而发生的腹痛，如肝淤血、肝炎、肝脓肿、肝癌等。

(6) 中毒与代谢障碍：如铅中毒、尿毒症等。

(7) 肿瘤压迫及浸润：以恶性肿瘤居多，与肿瘤不断生长、压迫和侵犯感觉神经有关。

(8) 胃肠神经功能紊乱：如胃肠神经症。

腹痛的机制可分为三种，即内脏性腹痛、躯体性腹痛和牵涉痛。

1. 内脏性腹痛 内脏性腹痛多表现为：①疼痛部位不确切，接近腹中线；②疼痛感觉模糊，多为痉挛、不适、钝痛、灼痛；③常伴恶心、呕吐、出汗等其他自主神经兴奋症状。

2. 躯体性腹痛　躯体性腹痛多表现为：①定位准确，可在腹部一侧；②程度剧烈而持续；③可有局部腹肌强直；④腹痛可因咳嗽、体位变化而加重。

3. 牵涉痛　牵涉痛多表现为：定位明确，疼痛剧烈，有压痛、肌紧张及感觉过敏等。

【临床表现】

1. 腹痛部位　一般腹痛部位多为病变所在部位。如胃、十二指肠和胰腺疾病，疼痛多在中上腹部；胆囊炎、胆石症、肝脓肿等疼痛多在右上腹部；急性阑尾炎疼痛在右下腹McBurney点；小肠疾病疼痛多在脐部或脐周；结肠疾病疼痛多在下腹或左下腹部；膀胱炎、盆腔炎及异位妊娠破裂，疼痛亦在下腹部。弥漫性或部位不定的疼痛见于急性弥漫性腹膜炎、机械性肠梗阻、急性出血坏死性肠炎、血卟啉病、铅中毒、腹型过敏性紫癜等。

2. 腹痛性质和程度　突发的中上腹剧烈刀割样痛、烧灼样痛，多为胃、十二指肠溃疡穿孔；中上腹持续性隐痛多考虑慢性胃炎及胃、十二指肠溃疡；上腹部持续性钝痛或刀割样疼痛呈阵发性加剧多为急性胰腺炎；胆石症或泌尿系统结石常为阵发性剧烈绞痛，患者辗转不安；阵发性剑突下钻顶样疼痛是胆道蛔虫症的典型表现；持续性、广泛性剧烈腹痛伴腹壁肌紧张或板样强直，提示为急性弥漫性腹膜炎。其中隐痛或钝痛多为内脏性疼痛，多由胃肠张力变化或轻度炎症引起，胀痛可能为实质脏器包膜牵张所致。

3. 诱发因素　胆囊炎或胆石症发作前常有进油腻食物史，急性胰腺炎发作前则常有酗酒、暴饮暴食史，部分机械性肠梗阻多与腹部手术有关，腹部受暴力作用引起的剧痛并有休克者，可能是肝、脾破裂所致。

4. 发作时间　餐后痛可能由于胆胰疾病、胃部肿瘤或消化不良所致，周期性、节律性上腹痛见于胃、十二指肠溃疡，子宫内膜异位者腹痛与月经来潮相关，卵泡破裂者发作在月经间期。

5. 与体位的关系　某些体位可使腹痛加剧或减轻，有可能成为诊断的线索。如胃黏膜脱垂患者左侧卧位可使疼痛减轻，十二指肠壅滞症患者膝胸或俯卧位可使腹痛及呕吐等症状缓解，胰体癌患者仰卧位时疼痛明显，而前倾位或俯卧位时减轻，反流性食管炎患者烧灼痛在躯体前屈时明显，直立位时减轻。

【问诊要点】

1. 相关病史　对于腹痛的诊断颇有帮助，如有消化性溃疡病史要考虑溃疡复发或穿孔；育龄妇女有停经史要考虑宫外孕；有酗酒史要考虑急性胰腺炎和急性胃炎；有心血管意外史要考虑血管栓塞。

2. 腹痛与年龄、性别、职业的关系　幼儿常见原因有先天畸形、肠套叠、蛔虫病等；青壮年以急性阑尾炎、胰腺炎、消化性溃疡等多见；中老年以胆囊炎、胆石症、恶性肿瘤、心血管疾病多见；育龄妇女要考虑卵巢囊肿扭转、宫外孕等；有长期铅接触史者要考虑铅中毒。

3. 腹痛起病情况　有无饮食、外科手术等诱因，急性起病者要特别注意各种急腹症的鉴别，因其涉及内、外科处理的方向，应仔细询问、寻找诊断线索。缓慢起病者涉及功能性与器质性及良性与恶性疾病的区别，除注意病因、诱因外，应特别注意缓解因素。

4. 腹痛的部位　多代表疾病部位，对牵涉痛的理解更有助于判断疾病的部位和性质。

5. 腹痛的性质和程度　腹痛的性质与病变性质密切相关。烧灼样痛多与化学性刺激有关，如胃酸的刺激；绞痛多为空腔脏器痉挛、扩张或梗阻引起，临床常见者有肠绞痛、胆绞痛、肾绞痛，三者鉴别要点如表2-16。

表 2-16 三种绞痛鉴别表

疼痛类别	疼痛部位	其他特点
肠绞痛	多位于脐周围、下腹部	常有恶心、呕吐、腹泻、便秘、肠鸣音亢进等
胆绞痛	多位于右上腹，放射至右背与右肩胛	常有黄疸、发热、肝可触及或 Murphy 征阳性
肾绞痛	位于腰部并向下放射，达于腹股沟、外生殖器及大腿内侧	常有尿频、尿急、尿蛋白、红细胞等增高

6. 腹痛的时间 特别是与进食、活动、体位的关系。

7. 伴随症状 腹痛伴发热、寒战 提示有炎症存在，见于急性胆道感染、胆囊炎、肝脓肿、腹腔脓肿，也可见于腹腔外感染性疾病；腹痛伴黄疸可能与肝胆胰疾病有关。急性溶血性贫血也可出现腹痛与黄疸；腹痛伴休克，同时有贫血者可能是腹腔脏器破裂（如肝、脾或异位妊娠破裂）；无贫血者则见于胃肠穿孔、绞窄性肠梗阻、肠扭转、急性出血坏死性胰腺炎等。腹腔外疾病如心肌梗死、肺炎也可有腹痛与休克；腹痛伴呕吐提示食管、胃肠病变，呕吐量大提示胃肠道梗阻；伴反酸、嗳气者提示胃十二指肠溃疡或胃炎；伴腹泻者提示消化吸收障碍或肠道炎症、溃疡或肿瘤；腹痛伴血尿可能为泌尿系疾病（如泌尿系结石）所致。

急慢性腹痛问诊项目及评价见表 2-17，表 2-18。

表 2-17 急性腹痛问诊项目及评价

问诊项目	评价
疼痛的部位	如为弥漫性，应考虑胰腺炎、肠系膜动脉栓塞或消化性溃疡穿孔。另外，异位妊娠破裂造成的穿孔也可导致腹膜炎。如为局限性，应了解其所处象限。例如，急性胆囊炎常致右上腹痛，而憩室炎常致右下腹痛
疼痛的性质	腹部绞痛常见于肠梗阻、肾结石、胆囊或胆总管结石，而持续性腹痛是胰腺炎、消化性溃疡穿孔、阑尾炎、憩室炎及异位妊娠破裂的典型表现
有无放射痛	典型急性胆囊炎疼痛向右肩胛部放射，消化性溃疡穿孔也可放射至肩部，急性肾结石则可放射至睾丸
有无伴随症状及体征	全腹压痛、反跳痛及肠鸣音减弱或消失伴休克提示消化性溃疡穿孔或急性胰腺炎。右上腹急性腹痛伴恶心、呕吐提示胆囊炎。而阑尾炎起病常隐匿，可伴厌食及恶心，偶尔有呕吐及便秘。肾绞痛常伴血尿
患者腹痛是否由腹外因素所致	大叶性肺炎、心肌梗死、糖尿病酸中毒及卟啉病可引起急性腹痛。还应考虑其他许多类似情况

表 2-18 慢性腹痛的问诊项目及评价

问诊项目	评价
有无偏头痛或癫痫家族史	二者均可伴有腹痛
疼痛性质为绞痛或持续性	慢性腹部绞痛可见于慢性胆囊炎、胆结石、肾结石或小肠不全梗阻
疼痛的部位	上腹痛应考虑消化性溃疡、胰腺炎、胆囊炎或胆结石。腹部疼痛应考虑肾结石或肾盂肾炎。下腹痛应考虑憩室炎、输卵管炎、子宫内膜炎或慢性阑尾炎。Crohn 病也可造成下腹痛特别是右下腹痛
与进食的关系	进食后腹痛减轻这可能是消化性溃疡，进食后腹痛发作者可能是腹绞痛。消化性溃疡的腹痛也可在餐后 2～3 小时发作。另外，餐后尤其是脂肪餐后 1～2小时发作的腹痛可能是胆囊炎或胆结石
腹痛有无伴随发热	腹痛伴发热者可能为肾盂肾炎、憩室炎或阑尾炎

续表

问诊项目	评价
有无慢性酒精中毒史	有慢性酒精中毒史者应考虑急性或慢性胰腺炎
有无便血	有便血者应考虑消化性溃疡或憩室炎
有无腹部包块	腹痛伴中上腹包块应考虑慢性胰腺炎所致胰腺囊肿。右下腹包块应考虑Crohn病或输卵管炎。左下腹包块应考虑憩室炎或输卵管炎

十二、腹　　泻

腹泻(diarrhea)指排便次数增多,粪质稀薄,或带有黏液、脓血或未消化的食物。腹泻可分为急性与慢性两种,超过两个月者属慢性腹泻。

【病因与发生机制】

1. 急性腹泻

(1) 肠道疾病:常见的是由病毒、细菌、真菌、原虫、蠕虫等感染所引起的肠炎及急性出血性坏死性肠炎,此外,还有Crohn病或溃疡性结肠炎急性发作、急性缺血性肠病等。亦可因抗生素使用而发生的抗生素相关性小肠、结肠炎。

(2) 急性中毒:食用毒蕈、桐油、河豚、鱼胆及化学药物如砷、磷、铅、汞等引起的腹泻。

(3) 全身性感染:如败血症、伤寒或副伤寒、钩端螺旋体病等。

(4) 其他:如变态反应性肠炎、过敏性紫癜。

2. 慢性腹泻

(1) 消化系统疾病:①慢性萎缩性胃炎、胃大部切除后胃酸缺乏等;②肠结核、慢性细菌性痢疾、血吸虫病、钩虫病等;③Crohn病、溃疡性结肠炎、吸收不良综合征、结肠肿瘤;④肝硬化、慢性胆囊炎与胆石症、慢性胰腺炎、胰腺癌等。

(2) 全身性疾病:甲状腺功能亢进、肾上腺皮质功能减退、尿毒症等。

(3) 神经功能紊乱:如肠易激综合征、功能性腹泻。

腹泻的发病机制相当复杂,有些因素又互为因果,腹泻往往不是单一的机制致病,可能涉及多种原因,仅以其中之一机制占优势。从病理生理角度可归纳为下列几个方面。

1. 分泌性腹泻　胃肠黏膜分泌过多的液体。

2. 渗出性腹泻　胃肠黏膜炎症、溃疡、浸润性病变致血浆、黏液、脓血渗出。

3. 渗透性腹泻　肠内容物渗透压增高,阻碍肠内水分与电解质的吸收而引起。

4. 动力性腹泻　肠蠕动亢进致肠内食糜停留时间缩短。

5. 吸收不良性腹泻　肠黏膜的吸收面积减少或吸收障碍。

【临床表现】

了解临床表现,对明确病因和确定诊断有重要的意义。

1. 起病及病程　急性腹泻起病骤然,病程较短,多为感染或食物中毒所致。慢性腹泻起病缓慢,病程较长,多见于慢性感染、非特异性炎症、吸收不良、消化功能障碍、肠道肿瘤或神经功能紊乱等。

2. 腹泻次数及粪便性质　急性感染性腹泻每天排便数次甚至数十次。多呈糊状或水样便,少数为脓血便。慢性腹泻表现为每天排便次数增多,可为稀便,亦可带黏液、脓血,见于慢性痢疾、炎症性肠病及结肠、直肠癌等。阿米巴痢疾的粪便呈暗红色或果酱样。粪便中带黏液而无病理成分者常见于肠易激综合征。

3. 腹泻与腹痛的关系 急性腹泻常有腹痛，尤以感染性腹泻较为明显。小肠疾病的腹泻疼痛常在脐周，便后腹痛缓解不明显。结肠病变疼痛多在下腹，便后疼痛常可缓解。分泌性腹泻往往无明显腹痛。

【问诊要点】

1. 相关病史与诱因 有无与腹泻相关的疾病病史或不洁饮食、旅行、聚餐史。

2. 腹泻特点 腹泻的次数、粪便量、大便的性状及臭味，腹泻加重、缓解的因素，如与进食、与油腻食物的关系及抗生素使用史等。

急慢性腹泻的问诊项目及评价见表 2-19，表 2-20。

表 2-19 急性腹泻的问诊项目及评价

问诊项目	评价
大便中是否带血	大便带血提示沙门杆菌、痢疾志贺菌、空肠弯曲菌感染以及溃疡性结肠炎和阿米巴痢疾。大便不带血，则急性腹泻更可能是由于葡萄球菌毒素、贾第鞭毛虫病、旅行者腹泻、病毒或不洁食物所致
是否发热	发热，尤其是伴白细胞计数升高和大便带血，提示沙门杆菌、痢疾志贺菌、空肠弯曲菌感染以及溃疡性结肠炎急性期。不伴发热提示阿米巴痢疾或贾第鞭毛虫病，但重症阿米巴痢疾也可伴有发热。即使是旅行者腹泻和中毒性葡萄球菌胃肠炎通常只有低度发热。假膜性结肠炎患者一旦严重脱水就可以出现明显的体温升高
是否有严重呕吐	严重呕吐可见于葡萄球菌性胃肠炎，发生与进食受毒素污染的食物后 2～4 小时。旅行者腹泻和病毒性胃肠炎也可因进食不洁食物而导致严重的呕吐，而贾第鞭毛虫病和假膜性结肠炎的呕吐症状较轻或无呕吐
是否有多名家庭成员同时罹患此病	这是一个很重要的病史，因为它提示中毒性葡萄球菌胃肠炎及肠道感染的可能，比如沙门杆菌、痢疾志贺菌、空肠弯曲菌感染。如果仅有 1 名家庭成员患有腹泻而所有人员食用了相同的食物，则感染性腹泻的可能性较小，应考虑为溃疡性结肠炎、假膜性结肠炎等
近期是否曾到国外旅游	近期国外旅游史提示以下可能：旅行者腹泻、霍乱、痢疾志贺菌病、沙门杆菌病和贾第鞭毛虫病
是否有神经系统症状	如果有应考虑肉毒中毒，通常仅需少许流行病学调查就可以发现社区内其他人群是否已经患有相同的疾病

表 2-20 慢性腹泻的问诊项目及评价

问诊项目	评价
是否有滥用药物或者酗酒史	许久可引起腹泻，通常使用的药物也有同样的作用，如洋地黄、利尿剂、阿司匹林、秋水仙碱和其他非甾体类抗炎药物。也可能有过量的使用通便药物的情况。但患者可能否认使用通便药物
大便中是否带血	大便带血常见于溃疡性结肠炎、肿瘤和憩室炎，也可见于阿米巴痢疾和 Zollinger-Ellison 综合征
大便中是否有大量的黏液	在溃疡性结肠炎、Crohn 病和肠易激综合征常可见大便中有较多的黏液
是否有脂肪泻的迹象	大量的半成型或成型且漂浮在便器中的大便提示脂肪泻。可进行大便分析
是否有腹部肿块	腹部右下象限的肿块提示肿瘤或憩室炎。左下象限触痛伴或不伴明显肿块提示溃疡性结肠炎、憩室炎和肠易激综合征。同时应该检查升结肠、降结肠或者横结肠区域是否有肿块
是否有系统性疾病的表现	许多系统性疾病可引起腹泻。其中包括：甲状腺毒血症，见于甲状腺肿瘤，可有震颤、心动过速表现；类癌综合征可致面色发红；Addission 病可致皮肤色素沉着；糙皮病可引起皮炎和痴呆
进食后是否有明显的持续腹泻	若有提示为分泌多肽的肿瘤所致的分泌性腹泻，如绒毛腺瘤、胃泌素瘤及类癌

十三、黄 疸

黄疸(jaundice)是由于血清中胆红素升高致使皮肤、黏膜和巩膜发黄的症状和体征。正常血清总胆红素为1.7～17.1μmol/L。胆红素在17.1～34.2μmol/L,临床不易察觉,称为隐性黄疸,超过34.2μmol/L时出现临床可见黄疸。引起黄疸的疾病很多,发生机制各异,全面理解胆红素代谢过程对黄疸的鉴别诊断有重要意义。

【病因与发生机制】

1. 溶血性黄疸 由于大量红细胞的破坏,形成大量的非结合胆红素,超过肝细胞的摄取、结合与排泌能力,导致血中非结合胆红素(UCB)增高而形成的黄疸。

2. 肝细胞性黄疸 由于肝细胞的损伤致肝细胞对胆红素的摄取、结合功能降低,因而血中的UCB增加。而未受损的肝细胞仍能将部分UCB转变为结合胆红素(CB)。CB部分仍经毛细胆管从胆道排泄,另一部分则由于毛细胆管和胆小管因肝细胞肿胀压迫,炎性细胞浸润或胆栓的阻塞使胆汁排泄受阻而反流入血循环中,致血中CB亦增加而出现黄疸。

3. 胆汁淤积性黄疸 由于胆道阻塞,阻塞上方的压力升高,胆管扩张,最后导致小胆管与毛细胆管破裂,胆汁中的胆红素反流入血致血中CB增加而引起的黄疸。

【临床表现】

1. 溶血性黄疸 一般黄疸为轻度,呈浅柠檬色,不伴皮肤瘙痒,其他症状主要为原发病表现。急性溶血时可有发热、寒战、头痛、呕吐、腰痛,并有不同程度的贫血和血红蛋白尿(呈酱油或茶色),严重者可有急性肾功能衰竭;慢性溶血多为先天性,除伴贫血外尚有脾肿大。

2. 肝细胞性黄疸 皮肤、黏膜浅黄至深黄色,可伴有轻度皮肤瘙痒,其他为肝脏原发病的表现,如疲乏、食欲减退,严重者可有出血倾向、腹水、昏迷等。

3. 胆汁淤积性黄疸 皮肤呈暗黄色,完全阻塞者颜色更深,甚至呈黄绿色,并有皮肤瘙痒及心动过速,尿色深,粪便颜色变浅或呈白陶土色。

【问诊要点】

1. 确定是否黄疸 注意与皮肤苍白、球结膜下脂肪及高胡萝卜素血症等相区别。

2. 病因与诱因 注意既往有无溶血性疾病、肝病、胆石症、胆道蛔虫及胆道手术等病史;有无肝炎患者密切接触史或输血史;有否群集发病、外出旅游史、药物使用史,有无长期酗酒史。

3. 黄疸的程度 肝细胞性黄疸的深度与肝功能损害程度呈正相关,先天性非溶血性黄疸全身情况较好。

4. 黄疸的时间与波动情况 有利于区别梗阻性与肝细胞性黄疸。

总之,对黄疸患者应首先确定黄疸的类型,再确定黄疸的病因。应从临床、实验室、器械检查等多项指标入手,认真分析、合理安排必要的辅助检查,及时做出判断。

黄疸的问诊项目及评价见表2-21。

表2-21 黄疸的问诊项目及评价

问诊项目	评价
黄疸的发生是否伴有肝肿大	溶血性贫血、恶性贫血、Gilbert病和Dubin-Johnson病伴有肝轻度肿大或无肝肿大
肝肿大是否为大块性	戈谢病(Gaucher病)可有肝肿大,呈大块性

续表

问诊项目	评价
是否伴有发热、右上腹痛或肝触痛	这些表现提示病毒性肝炎、胆囊炎、传染性单核细胞增多症、钩端螺旋体病、逆行性胆管炎、肝静脉血栓和中毒性肝病
是否有胆囊肿大	伴有胆囊肿大的黄疸提示阻塞性黄疸、胰腺癌、肠道肿瘤、Vater壶腹癌
有无皮肤色素沉着	非胆红素性皮肤色素沉着提示血色病
有无脾肿大	脾肿大提示传染性单核细胞增多症、肝硬化、溶血性贫血、戈谢病、黑热病或特发性骨髓外化生(非白血病性骨髓组织增生)
是否有水肿和腹水	水肿和腹水应考虑到酒精性肝硬化的发生

十四、血　　尿

血尿(hematuria)包括镜下血尿和肉眼血尿,前者是指尿色正常,须经显微镜检查方能确定。后者是指尿呈洗肉水色或血色,肉眼即可见的血尿。

【病因与发生机制】

血尿是泌尿系统疾病最常见的症状之一。故98%的血尿是由泌尿系统疾病引起,2%的血尿由全身性疾病或泌尿系统邻近器官病变所致。

1. 泌尿系统疾病　急、慢性肾小球肾炎、IgA肾病、遗传性肾炎和薄基底膜肾病;各种间质性肾炎、尿路感染、泌尿系统结石、结核、肿瘤、多囊肾、血管异常,尿路憩室、息肉和先天性畸形等。

2. 全身性疾病

(1) 感染性疾病:败血症、流行性出血热、猩红热、钩端螺旋体病和丝虫病等。

(2) 血液病:白血病、再生障碍性贫血、血小板减少性紫癜、过敏性紫癜和血友病。

(3) 免疫和自身免疫性疾病:系统性红斑狼疮、结节性多动脉炎、皮肌炎、类风湿性关节炎等。

(4) 心血管疾病:亚急性感染性心内膜炎、急进性高血压、慢性心力衰竭、肾动脉栓塞和肾静脉血栓形成等。

3. 尿路邻近器官疾病　急、慢性前列腺炎,精囊炎,急性盆腔炎或脓肿,宫颈癌,输卵管炎,阴道炎,急性阑尾炎,直肠和结肠癌等。

4. 化学物品或药品对尿路的损害　如磺胺药、吲哚美辛、甘露醇、汞、铅、镉等重金属对肾小管的损害;环磷酰胺引起的出血性膀胱炎;抗凝剂如肝素过量也可出现血尿。

5. 功能性血尿　平时运动量小的健康人,突然加大运动量可出现运动性血尿。

【临床表现】

肉眼血尿根据出血量多少而尿呈不同颜色。尿呈淡红色洗肉水样,提示每升尿含血量超过1ml。出血严重时尿可呈血液状。肾脏出血时,尿与血混合均匀,尿呈暗红色;膀胱或前列腺出血尿色鲜红,有时有血凝块。血尿要与血红蛋白尿鉴别。不同类型血尿的病因及临床特点见表2-22。

表2-22　不同类型血尿的病因及临床特点

类型	病因	临床特点
大量血尿	感染(常见)	突然出现排尿困难,尿频,脓尿伴血尿
	良性前列腺肥大	常见老年人,前列腺增大
	泌尿系统恶性肿瘤	危险因素:年龄、接触致癌物(香烟、镇静剂、环磷酰胺、某些染料)

续表

类型	病因	临床特点
镜下血尿	肾盂肾炎	侧腹疼痛、肾绞痛
	其他	镰形细胞性贫血、创伤、多囊肾、恶性肿瘤
	泌尿系统肿瘤	>50 岁男性最常见
	肾盂肾炎	无症状者少见，大部分患者有肾绞痛
	良性前列腺肥大	老年人多见，前列腺增生
	肾小球肾炎	高血压，尿液分析可见蛋白尿和细胞管型
	多囊肾	常染色体隐性遗传，腹部可触及包块
	不能确诊的血尿	持续性血尿，一般不会发生此种情况

【问诊要点】

1. 相关病史及诱因　是否有高血压和肾炎史、泌尿系感染或结石、结核病史，有无腰腹部新近外伤和泌尿道器械检查史。

2. 血尿类型　血尿出现在尿程的哪一段，是否全程血尿、初始血尿或终末血尿，有无血块。是间歇发作还是持续性血尿。

3. 影响因素　是否进食引起红色尿的药品或食物，是否为女性的月经期间。

血尿的问诊项目及评价见表 2-23。

表 2-23　血尿的问诊项目及评价

问诊项目	评价
有无腹痛	腹痛伴血尿首先应考虑到尿路结石，但其他原因例如肾梗死、肾挫伤或撕裂，都应予以考虑
血尿是否伴有尿频、尿痛	若有则提示有膀胱结石、前列腺疾病或急性尿路感染
是否有发热	若伴有发热可考虑为肾盂肾炎
腰部是否有肿块	两侧腰部均可触及肿块，提示多囊肾和肾盂积水。单侧腰部肿块可考虑肾上腺样瘤或单侧肾盂积水。孤立的囊肿或肾静脉血栓同样可表现为腰部肿块伴血尿
有无高血压	血尿伴有高血压则提示肾小球肾炎、多囊肾和胶原疾病
是否有其他系统症状和体征	若有，则应寻找有无胶原疾病、凝血异常性疾病和白血病、镰形细胞性贫血。当不伴有其他系统疾病症状和体征时，可考虑膀胱的良性或恶性肿瘤、结核或寄生虫感染

十五、少尿、无尿与多尿

正常成人 24 小时尿量约为 1000～2000ml。如 24 小时尿量少于 400ml，或每小时尿量少于 17ml 称为少尿(oliguria)；如 24 小时尿量少于 100ml，12 小时完全无尿称为无尿；如 24 小时尿量超过 2500ml 称为多尿(pglyuria)。

【病因与发生机制】

1. 少尿无尿基本病因有如下三类：

(1) 肾前性：多种原因引起的休克、重度失水、大出血、心力衰竭、肾动脉栓塞或血栓形成、肾病综合征、烧伤等。由于肾血流量减少、肾小球滤过率降低所致。

(2) 肾性：肾实质病变所致肾小球和肾小管功能损害，如急性肾炎、急进性肾炎、急性间质性肾炎以及急性肾小管坏死等。

(3) 肾后性：各种原因引起的机械性尿路梗阻，如结石、血凝块、前列腺肥大、瘢痕挛缩、肿瘤压迫、神经源性膀胱等。

2. 多尿

(1) 暂时性多尿:短时间内摄入过多水,饮料和含水分过多的食物;使用利尿剂后,可出现短时间多尿。

(2) 持续性多尿

1) 内分泌代谢障碍:尿崩症、糖尿病、原发性甲状旁腺功能亢进等。

2) 肾脏疾病:肾小管浓缩功能不全,见于慢性肾炎、慢性肾盂肾炎、肾小球硬化、肾小管酸中毒及急性肾衰多尿期等。

3) 精神因素:精神性多饮患者常自觉烦渴而大量饮水引起多尿。

【临床表现】

除了尿量改变外,常有原发病的表现和伴随症状:

1. 少尿

(1) 少尿伴肾绞痛见于肾动脉血栓形成或栓塞,肾结石。

(2) 少尿伴心悸气促,胸闷不能平卧见于心功能不全。

(3) 少尿伴大量蛋白尿,水肿,高脂血症和低蛋白血症见于肾病综合征。

(4) 少尿伴有乏力、纳差、腹水和皮肤黄染见于肝肾综合征。

(5) 少尿伴血尿,蛋白尿,高血压和水肿见于急性肾炎,急进性肾炎。

(6) 少尿伴有发热腰痛,尿频尿急尿痛见于急性肾盂肾炎。

(7) 少尿伴有排尿困难见于前列腺肥大。

2. 多尿

(1) 多尿伴有烦渴多饮,排低比重尿见于尿崩症。

(2) 多尿伴有多饮多食和消瘦见于糖尿病。

(3) 多尿伴有高血压,低血钾和周期性麻痹见于原发性醛固酮增多症。

(4) 多尿伴有酸中毒,骨痛和肌麻痹见于肾小管性酸中毒。

(5) 少尿数天后出现多尿可见于急性肾小管坏死恢复期。

(6) 多尿伴神经症症状可能为精神性多饮。

【问诊要点】

少尿、多尿的问诊项目及评价见表 2-24,表 2-25。

表 2-24　少尿的问诊项目及评价

问诊项目	评价
是否有服药史	磺胺类药物易造成肾损害,但关节炎患者所用的两性霉素 B 或金制剂以及铅和其他药物及重金属等亦可造成肾损害
血压是多少	高血压及无尿应考虑急性或慢性肾小球肾炎、多囊肾和急性肾小管坏死。若出现低血压,应考虑肾前性无尿如脱水、失血、急腹症或其他原因的休克等
是否有心脏扩大或胸痛	若出现心脏扩大,应考虑充血性心力衰竭。若出现胸痛,应考虑心肌梗死或肺栓塞。若出现胸部或腹部疼痛伴高血压,应考虑夹层动脉瘤
是否有肾肿大	双肾肿大应考虑双侧肾盂积水或多囊肾。单侧肾肿大通常不引起无尿
是否有膀胱肿大	膀胱肿大常见于前列腺增生或前列腺癌所致的膀胱颈部梗阻或尿道梗阻,有时也可因盆腔肿瘤压迫输卵管所致
是否有血尿	出现血尿常提示肾小球肾炎、急性肾小管坏死、血管内溶血和肾结石
患者近期入液量多少	脱水是少尿或无尿的常见原因

表 2-25　多尿的问诊项目及评价

问诊项目	评价
是否为一过性	偏头痛、哮喘以及利尿剂类药物可引起一过性多尿
是否为重度	重度多尿通常是由于垂体或肾源性尿崩症以及精神性多尿引起，也可见于糖尿病
是否有多食和多饮	多饮多食提示糖尿病和甲亢
是否为轻度多尿	轻度多尿提示慢性肾衰、肾小管性酸中毒、甲状旁腺功能亢进、Fanconi 综合征和轻度糖尿病
是否有糖尿	糖尿提示糖尿病、甲亢和 Fanconi 综合征

1. 少尿

(1) 相关病史及诱因：有无引起少尿的病因如休克、大出血、脱水或心功能不全等；过去和现在是否有泌尿系统疾病如慢性肾炎、尿路结石、前列腺肥大等诱因。

(2) 少尿伴随何种症状。

(3) 诊断、治疗及护理经过：包括应用利尿药的措施及效果。

2. 多尿

(1) 相关病史及诱因：有无与多尿相关的疾病病史或糖尿病、尿崩症、急性肾衰竭的多尿期及精神性多尿等诱发因素。

(2) 多尿伴随何种症状。

十六、意识障碍

意识障碍(disturbance of consciousness)是指人对周围环境及自身状态的识别和觉察能力出现障碍，可表现为嗜睡、意识模糊和昏睡，严重的意识障碍为昏迷。

【病因与发生机制】

1. 感染性因素

(1) 全身严重感染：败血症、肺炎、中毒型菌痢、伤寒。

(2) 颅脑感染：脑炎、脑膜炎、脑型疟疾等。

2. 非感染性因素

(1) 颅脑疾病：

1) 脑血管疾病：脑缺血、脑出血、蛛网膜下腔出血、脑栓塞、脑血栓形成、高血压脑病等。

2) 脑肿瘤。

3) 颅脑损伤：脑挫裂伤、脑震荡、颅骨骨折等。

4) 癫痫。

(2)心血管疾病：心律失常所致 Adams-Stokes 综合征、严重休克等。

(3) 内分泌与代谢障碍：尿毒症、肝性脑病、肺性脑病、甲状腺危象、甲状腺功能减退、糖尿病性昏迷、低血糖、妊娠中毒症等。

(4) 水、电解质平衡紊乱：如低钠血症、低氯性碱中毒、高氯性酸中毒等。

(5) 中毒：如安眠药、有机磷杀虫药、氰化物、一氧化碳、酒精和吗啡等中毒。

(6) 物理性及缺氧性损害：高温中暑、日射病、触电、高山病等。

由于脑缺血、缺氧、葡萄糖供给不足、酶代谢异常等因素可引起脑细胞代谢紊乱，从而导致网状结构功能损害和脑活动功能减退，均可产生意识障碍。

【临床表现】

意识障碍可有下列不同程度的表现。

1. 嗜睡(somnolence)　是最轻的意识障碍,是一种病理性倦睡,患者陷入持续的睡眠状态,可被唤醒,并能正确回答和做出各种反应,但当刺激去除后很快又再入睡。

2. 意识模糊(confusion)　是意识水平轻度下降,较嗜睡为深的一种意识障碍。患者能保持简单的精神活动,但对时间、地点、人物的定向能力发生障碍。

3. 昏睡(stupor)　是接近于人事不省的意识状态。患者处于熟睡状态,不易唤醒。虽在强烈刺激下(如压迫眶上神经,摇动患者身体等)可被唤醒,但很快又再入睡。醒时答话含糊或答非所问。

4. 昏迷(coma)　是严重的意识障碍,表现为意识持续的中断或完全丧失。按其程度可分为三阶段。

(1) 轻度昏迷:意识大部分丧失,无自主运动,对声、光刺激无反应,对疼痛刺激尚可出现痛苦表情或肢体退缩等防御反应。角膜反射、瞳孔对光反射、眼球运动、吞咽反射等可存在。

(2) 中度昏迷:对周围事物及各种刺激均无反应,对于剧烈刺激可出现防御反射。角膜反射减弱,瞳孔对光反射迟钝,眼球无转动。

(3) 深度昏迷:全身肌肉松弛,对各种刺激全无反应。深、浅反射均消失。

此外,还有一种以兴奋性增高为主的高级神经中枢急性活动失调状态,称为谵妄(delirium)。临床上表现为意识模糊,定向力丧失,感觉错乱(幻觉、错觉),躁动不安,言语杂乱。

【问诊要点】

1. 相关病史及诱因　有无急性感染休克、高血压、动脉硬化、糖尿病、肝肾疾病、肺源性心脏病、癫痫、颅脑外伤、肿瘤等病史;有无服毒及毒物接触史。

2. 起病情况　起病时间、发病前后情况、诱因、病程、程度。

3. 伴随症状　有无发热、头痛、呕吐、腹泻、皮肤黏膜出血及感觉与运动障碍等相关伴随症状。

意识障碍的问诊项目及评价见表 2-26。

表 2-26　意识障碍的问诊项目及评价

问诊项目	评价
有无药物或酒精摄入史	病史询问中非常重要的一点,因为许多昏迷患者是由于急性酒精中毒、震颤谵妄、巴比妥类药物中毒及其他脑抑制剂中毒
有无外伤史	患者可能会有明显的头部外伤,有时必须向家属或其他人证实昏迷的发生是否为外伤所致
有无神经系统定位体征	神经系统定位体征提示中风、脑脓肿、脑肿瘤及硬膜外或硬膜下血肿
有无视乳头水肿	视乳头水肿明确提示占位性病变的可能,如脑肿瘤、脑脓肿或硬膜下血肿
呼吸中有无甜味	呼吸带甜味提示糖尿病昏迷或酒精中毒
有无发热	如有发热,提示脑膜炎、蛛网膜下腔出血或急性脑炎,但合并吸入性肺炎、尿路感染或败血症时也可引起发热
有无颈项强直	颈项强直的存在提示脑膜炎或蛛网膜下腔出血
肺部查体有无哮鸣音或捻发音	哮鸣音提示昏迷可能为肺气肿所致。而捻发音则提示充血性心力衰竭或肺炎

第三节　全身体格检查

一、全身体格检查的基本项目顺序

全身体格检查是临床医生的基本功,学生在学习期间应力求全面、系统、熟练地掌握检查项目，并能用正确的手法对患者进行检查，发现阳性体征，为临床诊断提供依据。然而，全身体格检查项目繁多，为避免遗漏，应按照以下项目顺序进行。

（一）一般检查/生命体征

(1) 准备和清点器械。

(2) 自我介绍（姓名、职称，并进行简短交谈以融洽医患关系）。

(3) 观察发育、营养、面容、表情和意识等一般状态。

(4) 当受检者在场时洗手。

(5) 测量体温（腋温，10 分钟）。

(6) 触诊桡动脉至少 30 秒。

(7) 用双手同时触诊双侧桡动脉，检查其对称性。

(8) 计数呼吸频率至少 30 秒。

(9) 测右上肢血压。

（二）头颈部

(1) 观察头部外形、毛发分布、异常运动等。

(2) 触诊头颅。

(3) 视诊双眼及眉毛。

(4) 分别检查左右眼的近视力（用近视力表）。

(5) 检查下睑结膜、球结膜和巩膜。

(6) 检查泪囊。

(7) 翻转上睑、检查上睑、球结膜和巩膜。

(8) 检查面神经运动功能（皱额、闭目）。

(9) 检查眼球运动（检查六个方位）。

(10) 检查瞳孔直接、间接对光反射。

(11) 检查集合反射。

(12) 观察双侧外耳及耳后区。

(13) 触诊双侧外耳及耳后区。

(14) 触诊颞颌关节及其运动。

(15) 分别检查双耳听力（摩擦手指）。

(16) 观察外鼻。

(17) 触诊外鼻。

(18) 观察鼻前庭、鼻中隔。

(19) 分别检查左右鼻道通气状态。

(20) 检查上颌窦，有无肿胀、压痛、叩痛等。

(21) 检查额窦，有无肿胀，压痛、叩痛等。

(22) 检查筛窦，有无压痛。

(23) 观察口唇、牙、上腭、舌质和舌苔。

(24) 借助压舌板检查颊黏膜、牙、牙龈、口底、口咽部及扁桃体。

(25) 检查舌下神经（伸舌）。

(26) 检查面神经运动功能（露齿、鼓腮或吹口哨）。

(27) 检查三叉神经运动支(触双侧嚼肌,或以手对抗张口动作)。
(28) 检查三叉神经感觉支(上、中、下三支)。
(29) 暴露颈部。
(30) 观察颈部外形和皮肤、颈静脉充盈和颈动脉搏动情况。
(31) 检查颈椎屈曲及左右活动情况。
(32) 检查副神经(耸肩及对抗头部旋转)。
(33) 触诊耳前、耳后淋巴结。
(34) 触诊枕后淋巴结。
(35) 触诊颌下、颏下淋巴结。
(36) 触诊颈前淋巴结浅组、颈后淋巴结。
(37) 触诊锁骨上淋巴结。
(38) 触诊甲状软骨。
(39) 触诊甲状腺峡部(配合吞咽)。
(40) 触诊甲状腺侧叶(配合吞咽)。
(41) 分别触诊左右颈动脉。
(42) 触诊气管位置。
(43) 听诊颈部(甲状腺、血管)杂音。

(三) 前、侧胸部

(1) 暴露胸部。
(2) 观察胸部外形、对称性、皮肤和呼吸运动等。
(3) 触诊左侧、右侧乳房(四个象限及乳头)。
(4) 用右(左)手触诊左(右)侧腋窝淋巴结。
(5) 触诊胸壁弹性、有无压痛。
(6) 检查双侧呼吸动度。
(7) 检查双侧触觉语颤。
(8) 检查有无胸膜摩擦感。
(9) 叩诊双侧肺尖。
(10) 叩诊双侧前胸和侧胸。
(11) 听诊双侧肺尖。
(12) 听诊双侧前胸和侧胸。
(13) 检查双侧语音共振。
(14) 观察心尖、心前区搏动,切线方向观察。
(15) 触诊心尖搏动(两步法)。
(16) 触诊心前区。
(17) 叩诊左侧(右侧)心脏相对浊音界。
(18) 听诊二尖瓣区(频率、节律、心音、杂音、摩擦音)。
(19) 听诊肺动脉瓣区(心音、杂音、摩擦音)。
(20) 听诊主动脉瓣区(心音、杂音、摩擦音)。
(21) 听诊主动脉瓣第二听诊区(心音、杂音、摩擦音)。
(22) 听诊三尖瓣区(心音、杂音、摩擦音)。

上述心脏听诊，先用膜型胸件，再酌情用钟型胸件补充。

（四）背部

（1）请受检者坐起。
（2）充分暴露背部。
（3）观察脊柱、胸廓外形及呼吸运动。
（4）检查胸廓活动度及其对称性。
（5）检查双侧触觉语颤。
（6）检查有无胸膜摩擦感。
（7）请受检者双上肢交叉。
（8）叩诊双侧后胸部。
（9）叩诊双侧肺下界。
（10）叩诊双侧肺下界移动度（肩胛线）。
（11）听诊双侧后胸部。
（12）听诊有无胸膜摩擦音。
（13）检查双侧语音共振。
（14）触诊脊柱有无畸形、压痛。
（15）直接叩诊法检查脊柱有无叩击痛。
（16）检查双侧肋脊点和肋腰点有无压痛。
（17）检查双侧肋脊角有无叩击痛。

（五）腹部

（1）正确暴露腹部。
（2）请受检者屈膝、放松腹肌，双上肢置于躯干两侧。
（3）观察腹部外形、对称性、皮肤、脐及腹式呼吸等。
（4）听诊肠鸣。
（5）听诊腹部有无血管杂音。
（6）叩诊全腹。
（7）叩诊肝上、下界。
（8）检查肝脏有无叩击痛。
（9）检查移动性浊音（经脐平面先左后右）。
（10）浅触诊全腹部（自左下腹开始、逆时针）。
（11）深触诊全腹部（自左下腹开始、逆时针）。
（12）训练患者作加深的腹式呼吸 2～3 次。
（13）在右锁骨中线上单、双手法触诊肝脏。
（14）在前正中线上双手法触诊肝脏。
（15）检查肝颈静脉反流征。
（16）检查胆囊点有无压痛。
（17）双手法触诊脾脏。
（18）如未能触及脾脏，嘱受检者右侧卧位，再触诊脾脏。
（19）双手法触诊双侧肾脏。

(20) 检查腹部触觉(或痛觉)。

(21) 检查腹壁反射。

(六) 上肢

(1) 正确暴露上肢。

(2) 观察上肢皮肤、关节等。

(3) 观察双手及指甲。

(4) 触诊指间关节和掌指关节。

(5) 检查指关节运动。

(6) 检查上肢远端肌力。

(7) 触诊腕关节。

(8) 检查腕关节运动。

(9) 触诊双肘鹰嘴和肱骨髁状突。

(10) 触诊滑车上淋巴结。

(11) 检查肘关节运动。

(12) 检查屈肘、伸肘的肌力。

(13) 暴露肩部。

(14) 视诊肩部外形。

(15) 触诊肩关节及其周围。

(16) 检查肩关节运动。

(17) 检查上肢触觉(或痛觉)。

(18) 检查肱二头肌、肱三头肌反射。

(19) 检查桡骨骨膜反射。

(20) 检查 Hoffmann 征。

(七) 下肢

(1) 正确暴露下肢。

(2) 观察双下肢外形、皮肤、趾甲等。

(3) 触诊腹股沟区有无肿块、疝等。

(4) 触诊腹股沟淋巴结横组、纵组。

(5) 触诊股动脉搏动,必要时听诊。

(6) 检查髋关节屈曲、内旋、外旋运动。

(7) 检查双下肢近端肌力(屈髋)。

(8) 触诊膝关节和浮髌试验。

(9) 检查膝关节屈曲运动。

(10) 触诊踝关节及跟腱。

(11) 检查有无凹陷性水肿。

(12) 触诊双足足背动脉。

(13) 检查踝关节背屈、跖屈运动。

(14) 检查双足背屈、跖屈肌力。

(15) 检查踝关节内翻、外翻运动。

（16）检查屈趾、伸趾运动。

（17）检查下肢触觉（或痛觉）。

（18）检查膝腱、跟腱反射。

（19）检查 Babinski 征、Oppenheim 征、Kernig 征、Brudzinski 征、Lasègue 征。

（八）肛门直肠

仅必要时检查。

（九）外生殖器

仅必要时检查。

（十）共济运动、步态与腰椎运动

（1）请受检者站立。

（2）指鼻试验（睁眼、闭眼）。

（3）检查双手快速轮替运动。

（4）观察步态。

（5）检查屈腰、伸腰运动。

（6）检查腰椎侧弯、旋转运动。

二、基本检查方法

（一）视诊

视诊（inspection）是医师用眼睛或借助某些仪器观察患者全身或局部表现的诊断方法。视诊可用于全身一般状态和许多体征的检查，如：年龄、发育、营养、意识状态、面容、表情、体位、姿势、步态等。局部视诊可了解患者身体各部分的改变，如：皮肤、黏膜、眼、耳、鼻、口、舌、头颈、胸廓、腹形、肌肉、骨骼、关节外形等。

（二）触诊

触诊（palpation）是医师通过手接触被检查部位时的感觉来进行判断的一种方法。根据检查部位、脏器和目的不同分为：

1. 浅部触诊法

（1）被检查者取坐位或卧位（按检查部位而定）。

（2）用一手轻轻地平放在被检查的部位。

（3）四指并拢，利用掌指关节和腕关节的协同动作，以旋转或滑动的方式柔和地进行轻压触摸。用于体表浅在病变，如关节、软组织，浅部的动脉、静脉和神经，阴囊、精索等的触诊。

2. 深部滑行触诊法

（1）被检查者取仰卧位，双膝屈曲稍分开。

（2）检查者站在被检查者的右侧。

（3）检查时让被检查者做腹式呼吸配合。

（4）检查者用右手并拢的示、中、环指平放在腹壁上，以手指末端逐渐触向腹腔的脏器或包块，并在被触及的包快上做上下左右滑行触摸（图 2-1）。

（5）用于腹腔深部包块和胃肠病变的检查。

3. 双手触诊法

(1) 让被检查者取仰卧位，双膝屈曲稍分开。

(2) 检查者站在被检查者的右侧。

(3) 检查时让被检查者做腹式呼吸配合。

(4) 检查者左手放在被检查者脏器或包块的背后部，并向右手方向托起。

(5) 右手放在腹壁，用示、中、环指配合腹式呼吸做深部滑行触摸(图 2-2)。

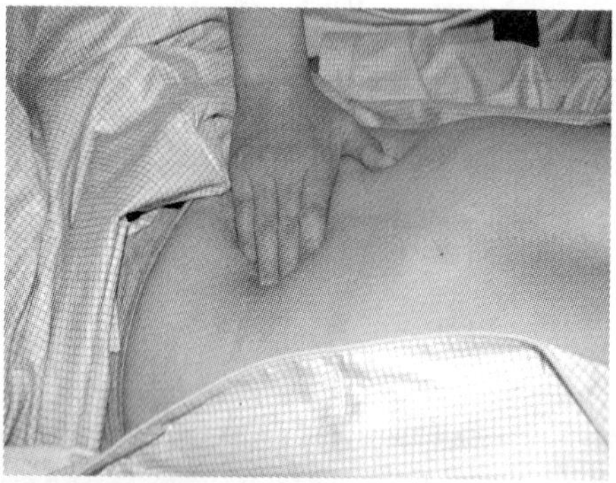

图 2-1　深部滑动触诊

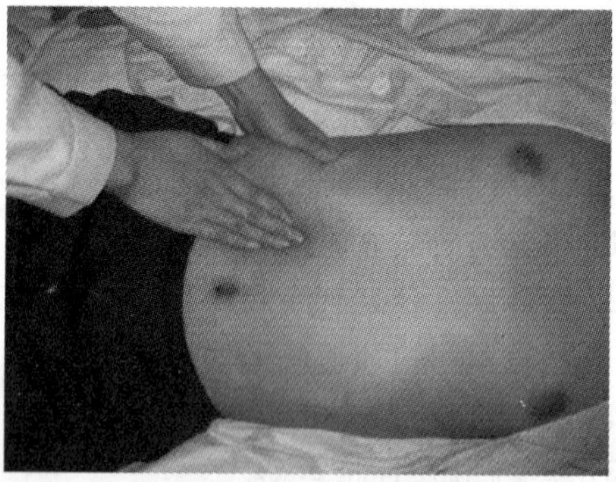

图 2-2　双手触诊法

(6) 用于腹腔包块及肝、脾、肾等检查。

4. 冲击触诊法

(1) 让被检查者取仰卧位，双膝屈曲稍分开。

(2) 检查者站在被检查者的右侧。

(3) 检查者以右手示指、中指、环指并拢的手指，放在腹壁上的相应部位，手指于腹部之间 70°～90°的角度。

(4) 作数次急速而较有力的冲击动作(图 2-3)。

(5) 用于大量腹水而对肝、脾及腹部包块触诊不满意时。

5. 深压触诊法

(1) 让被检查者取仰卧位，双膝屈曲稍分开。

(2) 检查者站在被检查者的右侧。

(3) 用右手一或两个手指逐渐深压腹部被检查部位。

(4) 观察被检查者的面部表情变化(图 2-4)。

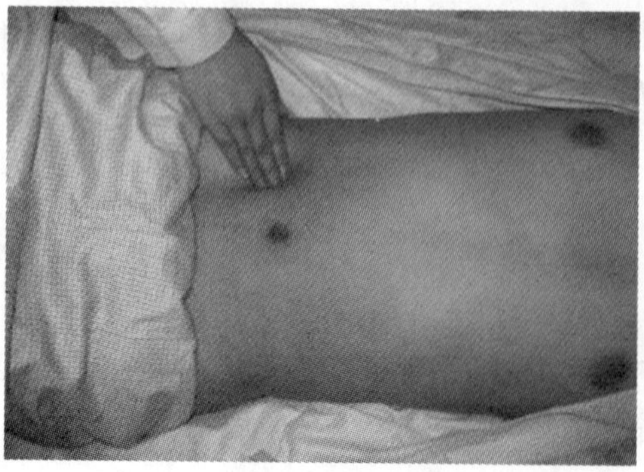

图 2-3　冲击触诊法

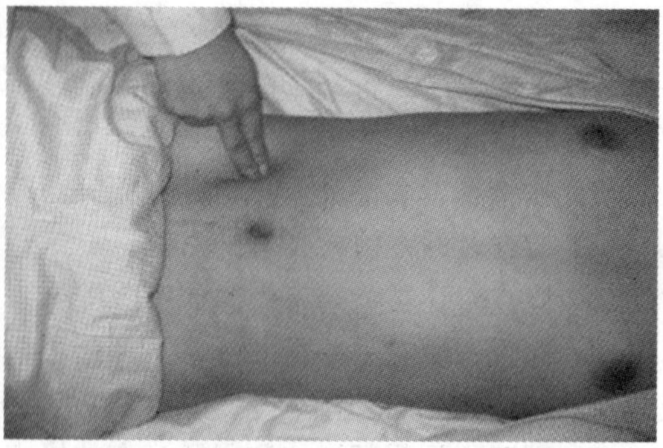

图 2-4　深压触诊法

(5) 用于确定腹部压痛点。

(三) 叩诊

叩诊(percussion)是用手指叩击身体表面某一部位,使之震动产生音响,根据震动和声响的特点来判断检查部位的脏器状态有无异常的一种方法。

根据叩诊的目的和手法不同又分为直接叩诊法和间接叩诊法两种:

1. 直接叩诊法 (direct percussion)　医师右手中间三手指并拢,用其掌面直接拍击被检查部位,借助于拍击的反响和指下的震动感来判断病变情况的方法称为直接叩诊法。适用于胸部和腹部范围较广泛的病变,如胸膜粘连或增厚、大量胸水或腹水及气胸等。

2. 间接叩诊法(indirect percussion)　为应用最多的叩诊方法。医师将左手中指第二指节紧贴于叩诊部位,其他手指稍微抬起,勿与体表接触;右手指自然弯曲,用中指指端叩击左手中指末端指关节处或第二节指骨的远端,因为该处易与被检查部位紧密接触,而且对于被检查部位的震动较敏感。叩击方向应与叩诊部位的体表垂直。叩诊时应以腕关节与掌指关节的活动为主,避免肘关节和肩关节参与运动。叩诊动作要灵活、短促、富有弹性。叩击后右手中指应立即抬起,以免影响对叩诊音的判断。在同一部位叩诊可连续叩击2～3下,若未获得明确印象,可再连续叩击2～3下。应避免不间断地连续快速叩击,因为这不利于叩诊音的分辨(图2-5)。

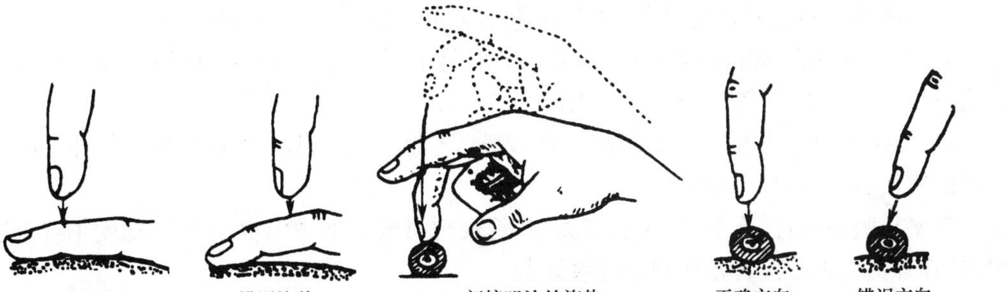

图2-5　间接叩诊法

为了检查患者肝区或肾区有无叩击痛,医师可将左手掌平置于被检查部位,右手握成拳状,并用其尺侧叩击左手手背,询问或观察患者有无疼痛感。

(四) 听诊

听诊(ausculation)是医师根据患者身体各部位发出的声音判断正常与否的一种诊断方法。听诊包括听身体各部分所发出的声音,如语声、呼吸声、咳嗽声和呃逆、嗳气、呻吟、啼哭、呼叫发出的声音以及肠鸣音、关节活动音及骨擦音。听诊可分为直接听诊和间接听诊:

1. 直接听诊法(direct auscultation)　医师将耳直接贴附于被检查者的体壁上进行听诊,这种方法所能听到的体内声音很弱。这是听诊器出现之前所采用的听诊方法,目前也只有在某些特殊和紧急情况下才会采用。

2. 间接听诊法(indirect auscultation)　这是用听诊器进行听诊的一种检查方法。此法方便,可以在任何体位听诊时应用,听诊效果好,因听诊器对器官活动的声音有一定的放大作用,且能阻断环境中的噪音。应用范围广,除用于心、肺、腹的听诊外,还可以听取身体的其他部位的血管音、皮下气肿音、肌束颤动音、关节活动音、骨折面摩擦音等。

三、全身体格检查

（一）检查前准备

1. 器械准备 温度计、血压计、听诊器、手电筒、无菌压舌板、棉签、软尺、记号笔、叩诊锤、近视力表、手表。

2. 检查者准备 自我介绍（说明职务、姓名进行简短交谈，融洽医患关系），在患者面前洗手，冬天洗手后应使手重新温暖。

（二）一般状态和生命体征的检查

1. 一般状态

（1）被检查者仰卧位或坐位。

（2）观察发育、营养、神态、面容、表情、体位。

2. 生命体征

（1）测量体温：取体温计，将体温计汞柱高度甩至36℃以下。

1）腋窝测温法：擦干腋窝里的汗水，将体温计头端置于腋窝顶部，嘱受检者用上臂将体温计夹紧，10分钟后取出读值。

2）口腔测温法：将消毒后的体温计头端置于被检查者的舌下，嘱被检者紧闭口唇，5分钟后取出读值。测量前避免喝冷、热水或进食冷、热食物，以免影响测温结果。

3）直肠测温法：被检者取侧卧位，将肛门体温计的圆钝端涂以润滑剂后徐徐插入肛门深达体温计的一半，放置5分钟后取出读数。

（2）触诊脉搏：触诊右侧桡动脉，脉律规整者检查15秒，不规整者检查1分钟。同时检查对侧桡动脉，注意是否对称。

观察呼吸频率：注意节律、深度和类型，观察时间至少30秒。因呼吸运动受主观因素影响，检查者勿告诉受检者正在观察呼吸运动。

（3）测量血压，被检者取仰卧位或坐位，右上臂外展45°并与右心房在同一水平。将袖带中部对准肱动脉缚于上臂，袖带下缘要距离肘窝线2～3cm，袖带松紧以恰能放进一手指为宜。触摸肱动脉，将听诊器胸件置于触摸肱动脉处，然后向气囊充气，待肱动脉活动消失，再继续充气将汞柱升高2.6～4.0kPa（20～30mmHg）后，缓慢放出袖带中的气，使汞柱缓慢下降（以2mm/s）在两眼平视观察汞柱升降的同时，听到的第一个声音所示的压力值为收缩压。继续放气汞柱降至动脉音突然变弱、低沉或消失，消失所示压力值为舒张压，如变音和消失音值之差大于2.6kPa（20mmHg），则需记录两个压力值，如21.3/（12.6～5.8）kPa[160/（95～40）mmHg]。同样方法相隔1～2分钟再重复测量，取2次读数的低值为本次测量的血压值。

（三）全身浅表淋巴结检查

1. 检查顺序 全身浅表淋巴结检查应在相应身体部位检查过程中进行，为避免遗漏应按以下顺序进行：耳前、耳后、乳突区、枕骨下区、颈后三角、颈前三角、锁骨上窝、腋窝、滑车上、腹股沟、腘窝。

2. 检查方法

（1）锁骨上窝淋巴结的检查：被检查者取坐位或仰卧位，头部稍向前屈，用双手进行触诊，左手示、中、环指触诊右侧锁骨上窝，右手示、中、环指触诊左侧锁骨上窝，由浅部逐步触摸到锁骨后深部(图 2-6)。

(2) 腋窝淋巴结检查:被检查者取坐位或仰卧位,检查者面向被检查者,以右手检查左侧,左手检查右侧。检查左侧时,左手握住被检查者左手腕向外上屈肘外展并抬高45°,右手示、中、环指并拢,掌面贴近胸壁,向上逐渐达腋窝顶部滑动触诊,然后依次触诊腋窝后、内、前壁,再翻掌向外,将被检查者外展之臂下垂,触诊腋窝外侧壁。检查前壁时,应在胸大肌深面仔细触摸。检查后壁时,应在腋窝后壁肌群深面触摸。用同样的方法检查右侧(图 2-7)。

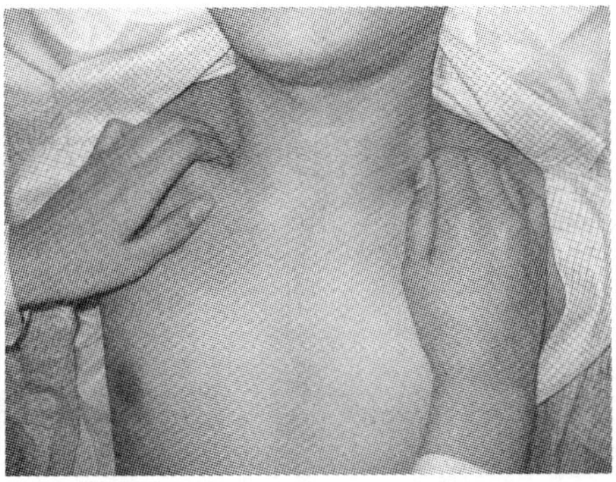

图 2-6　锁骨上淋巴结触诊

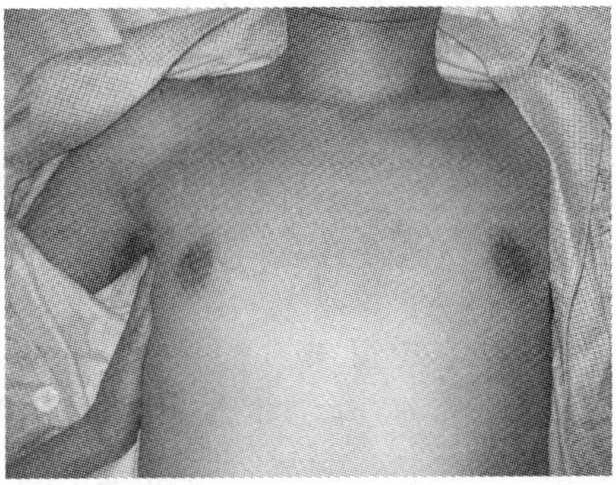

图 2-7　腋窝淋巴结触诊

(3) 颌下、颏下、滑车上淋巴结的检查:被检查者取坐位或仰卧位,检查者站在被检查者的右侧。检查颌下淋巴结时,让被检查者分别向左、右侧歪头或低头。检查者用示、中、环指指腹紧贴检查部位,由浅入深滑行触诊,分别配合左、右侧歪头及低头,检查左右颌下及颏下淋巴结。检查右侧滑车上淋巴结时,检查者右手握住被检查者右手腕,抬至胸前,左手掌向上,小指抵住肱骨内上髁,示、中、环指并拢在肱二头肌与肱三头肌沟中,横行滑动触摸。检查左侧滑车上淋巴结时,左手握住被检查者的左手腕,右手触摸,检查方法同右侧。

触及淋巴结肿大时,要记录部位、大小、数目、硬度、压痛、活动度、有无粘连,还要观察局部皮肤有无红肿、瘢痕、瘘管等。

(四) 头部及颈部

1. 头部

(1) 头颅

1) 被检查者取坐位或仰卧位,用软尺至眉间绕到颅后通过枕骨粗隆测量颅骨大小。

2) 观察头部外形、颜面皮肤及触诊头部有无包块、压痛。

3) 观察毛发密度、颜色、分布、光泽。

(2) 眼

1) 被检查者取坐位或仰卧位,视诊观察眉毛的分布。正常时,内侧和中间部分比较浓密,外侧部分比较稀疏。若眉毛外侧 1/3 过于稀疏或脱落,见于黏液性水肿和垂体功能减退,特别稀疏者应考虑麻风。

2) 观察睫毛有无倒睫。

3) 眼睑检查:观察有无上睑下垂、眼睑闭合障碍及水肿,有无压痛及包块。

4) 检查眼球有无突出或凹陷。

A. 单侧眼球突出多由于局部炎症和眶内占位性病变所致,偶见于颅内病变。

B. 双侧眼球突出见于甲状腺功能亢进症，应进行甲状腺功能亢进的眼征检查：①被检查者取坐位或仰卧位；②Graefe 征（眼球下转时上睑不能相应下垂）；③Mobius 征（集合运动减弱）嘱被检查者注视眼前 1m 处的检查者手指，检查者手指缓慢移至眼前 5～10cm 处；④Stellway 征（瞬目减少）；⑤Joffory 征（上视无额纹）。

5）检查眼球运动功能：检查者将手指置于被检查者眼前 30～40cm 处，嘱被检查者固定头部位置，眼球随目标方向移动。一般按照六个方位检查眼球运动：水平向左-左上-左下，水平向右-右上-右下。

6）瞳孔对光反射、集合反射的检查。

A. 被检查者取坐位或仰卧位。

B. 瞳孔对光反射：让被检查者双眼平视前方，检查者手持电筒从眼外侧迅速将光线移向一侧瞳孔部位（勿使光线同时照射双眼，被检查者不要注视光线），可见该侧瞳孔缩小，移开光线，瞳孔扩大，此为瞳孔直接对光反射。再将光线照射该眼（以一手挡住光线以免对检查眼受照射而形成直接对光反射），对侧的瞳孔缩小，移开光线，瞳孔扩大，称为瞳孔间接反射。用同样的方法检查另一眼。

C. 集合反射：检查者置示指于被检查者眼前 1m 处，指尖向上，然后逐渐移至眼前 5～10cm 处，观察双侧瞳孔由大变小，双眼内聚，则为调节反射。

7）角膜反射检查

A. 被检查者取坐位或仰卧位。

B. 直接反射：嘱被检查者向内上方注视。检查者用细棉签毛由角膜外缘轻触被检查者角膜，被检查者迅速出现眼睑闭合反应（闭眼）。

C. 间接反射：刺激一侧角膜，对侧眼睑也迅速出现闭合反应。

D. 直接、间接反射皆消失见于患侧三叉神经病变（传入障碍）。直接反射消失，间接反射存在，见于患侧面神经瘫痪（传出障碍）。角膜反射完全消失，见于完全昏迷的患者。

8）巩膜、角膜、虹膜的检查

A. 被检查者取坐位或仰卧位。

B. 巩膜：①用拇指向上牵拉上睑，嘱被检查者下视；②正常巩膜为瓷白色，黄疸时巩膜呈均匀黄色，中年以后在内眦部可有黄色斑块，呈不均匀分布。血中黄色色素增多，黄色只出现于角膜周边。

C. 角膜：检查角膜的透明度，有无云翳、白斑、软化、溃疡、新生血管等。此外，还应注意有无老年环和凯-弗环（Kayser-Fleischer ring）。

D. 虹膜检查：①虹膜中间的空洞为瞳孔，正常直径为 3～4mm；②检查时应注意瞳孔大小、形状、两侧是否等大、等圆，对光及调节反射等。

（3）耳

1）被检查者取坐位或仰卧位。

2）观察双侧耳廓：注意有无畸形、红肿、结节。

3）观察外耳道：检查者用手向后上方牵拉耳廓，注意有无分泌物、疖肿、阻塞。

4）乳突检查：注意有无红肿、压痛。

5）检查双侧听力（概测法）。

（4）鼻

1）被检查者取坐位或仰卧位。

2）观察外鼻：注意鼻部皮肤颜色及外形的改变，有无酒渣鼻、鞍鼻、蛙鼻；有无鼻翼扇动。

3）鼻腔检查：用手电筒照明，检查鼻前庭、鼻中隔、鼻甲及鼻黏膜。

4）鼻道通气状态检查：检查者用手指压闭被检查者一侧鼻翼，让其吸气，以判断通气状态，用同样方法检查另一侧。

5）检查双侧上额窦：检查者双手二至五指置于两侧颞部，双拇指分别置于被检查者左右眼眶上方稍内，用力向后按压。

6）检查双侧筛窦：检查者双手二至五指置于两侧颞部，双手拇指分别置于鼻根部内角处向内后方按压。

7）检查双侧上颌窦：检查者双手二至五指分别置于被检查者两侧耳后，双手拇指分别于左右眼眶下缘向后按压。

8）鼻窦区压痛阳性，提示鼻窦炎。

（5）口、咽部

1）口唇、口腔黏膜的检查

A. 被检查者取坐位或仰卧位。

B. 口唇检查：观察有无疱疹、口唇颜色、口角糜烂。

C. 自然光线或手电照明下，借助无菌压舌板观察口腔黏膜的颜色、有无出血、充血、溃疡及麻疹黏膜斑。

2）牙齿、牙龈的检查

A. 被检查者取坐位或仰卧位。

B. 牙齿检查：有无龋齿、残根、义齿、缺齿。

C. 观察牙齿的颜色，同时注意有无铅线。

D. 牙龈检查：观察有无出血、溢脓和水肿。

3）舌的检查

A. 被检查者取坐位或卧位。

B. 观察舌的形态及改变(如舌体增大)，同时观察舌苔改变，必要时可借助无菌压舌板。

C. 舌的运动有无异常：让检查者伸舌，观察有无偏斜、萎缩和震颤。

4）咽部检查

A. 被检查者取坐位或仰卧位，头略后仰。

B. 张大口发“啊”音，检查者用压舌板在舌后 1/3 与前 2/3 交界面上迅速下压，此时软腭上抬，配合照明，观察软腭、腭垂、咽腭弓及舌腭弓、扁桃体和咽后壁。

2. 颈部

（1）颈部血管检查

1）颈静脉

A. 被检查者取坐位，观察颈静脉，正常时不充盈，亦无搏动。

B. 再让被检查者取平卧位，可稍见颈静脉充盈，充盈的水平仅限于锁骨上缘至下颌角距离的 1/3 处，但是无颈静脉搏动。

C. 颈静脉充盈超过上述水平，称颈静脉怒张，提示颈静脉压增高，见于右心功能不全、缩窄性心包炎、心包积液或上腔静脉综合征。三尖瓣关闭不全时可见颈静脉搏动。

2）肝颈静脉回流征的检查

A. 被检查者取仰卧位，张口平静呼吸。

B. 检查者用右手掌面轻贴于肝区，逐渐加压，持续 10 秒。

C. 观察颈静脉充盈程度。

D. 右心功能不全时，肝颈静脉回流征阳性。

3）颈动脉

A. 被检查者取坐位或平卧位，观察颈动脉有无搏动。

B. 正常人安静时不易看到搏动，只在剧烈活动后心搏出量增加时才可见到。安静时见到明显搏动，见于主动脉瓣关闭不全、高血压、甲状腺功能亢进和严重贫血等。

4）颈部血管听诊

A. 被检查者取坐位。

B. 把听诊器体件放到颈部大血管区及锁骨上窝听诊。

C. 颈部大血管区若听到血管性（收缩期）杂音，考虑为颈动脉或椎动脉狭窄；若右锁骨上窝听到连续性"嗡鸣"样杂音，可能为颈静脉流入上腔静脉口径较宽的球部所产生（系生理性的），用手指压迫颈静脉后可消失。

（2）甲状腺的检查

1）前面检查

A. 被检查者取仰卧位或坐位，检查者站在被检查者前面，拇指放在胸骨上切迹向上触摸峡部。

B. 双拇指放在甲状软骨的两侧，双手示、中、环指指腹分别放在双胸锁乳突肌的后缘。

C. 检查右侧叶时，让被检查者头偏向右侧，左手示、中、环指在右胸锁乳突肌后缘向前轻推，配合吞咽动作，右手拇指从甲状软骨左侧向对侧轻推，左手拇指指腹在甲状软骨右侧触摸（图 2-8）。

D. 用同样方法检查左侧甲状腺。

2）后面检查

A. 被检查者取坐位，检查者站在被检查者的背后，双手拇指放在双侧胸锁乳突肌后方，示指从胸骨上切迹向上触摸甲状腺的峡部。

B. 检查右侧叶时让被检查者头偏向右侧，右手拇指在胸锁乳突肌后缘向前内轻推，左手示、中、环指从甲状软骨左侧向对侧轻推，右手示、中、环指指腹在甲状软骨右侧触摸（图 2-9）。

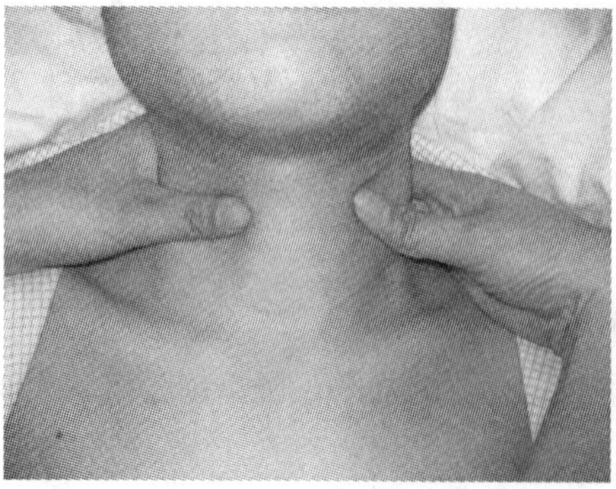

图 2-8　甲状腺检查

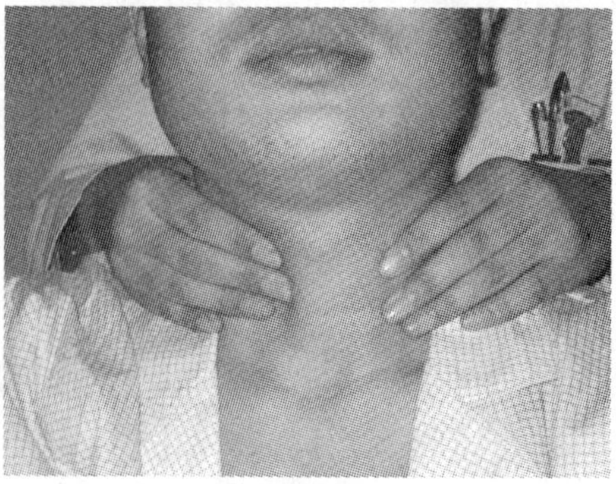

图 2-9　甲状腺检查

C. 用同样的方法检查左侧甲状腺。

3）甲状腺听诊：当触到甲状腺肿大时，直接将听诊器头部放在肿大的甲状腺上听诊，如听到低调的连续性静脉"嗡鸣"音，对诊断甲状腺功能亢进症很有帮助。另外，在弥漫性甲状腺肿伴功能亢进者还可听到收缩期动脉杂音。

（3）气管位置的检查

1）被检查者取坐位或仰卧位，使颈部处于自然直立状态。

2）将示指与环指分别置于两侧胸锁关节上。

3）将中指置于气管上，观察中指是否在示指与环指的中间或以中指置于气管与两侧胸锁乳突肌之间的间隙，根据两侧间隙是否相等来判断气管有无偏移(图 2-10)。

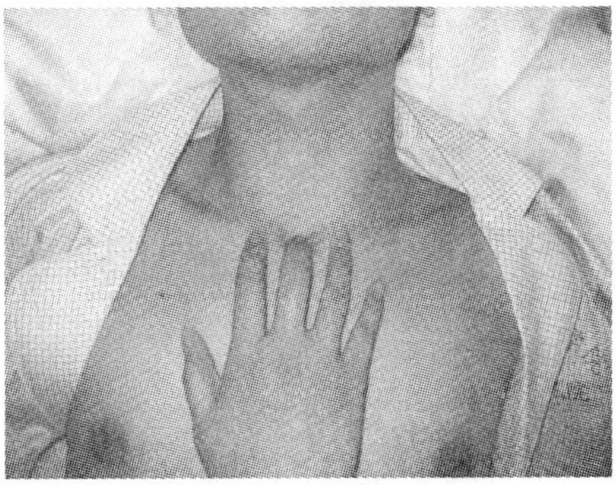

图 2-10　气管位置检查

（五）胸部

1. 胸壁、胸廓的检查

（1）胸壁的检查

1）被检查者取仰卧位或坐位，暴露胸部。

2）观察皮肤、营养状况、肌肉等情况。

3）观察胸壁静脉是否有充盈或曲张，若有静脉曲张或充盈应检查血流方向。方法为：将右手示指和中指并拢压在一段无分支的静脉上，然后将一手指沿着静脉压紧并向外移动，将静脉中的血流挤出，到一定距离后放松这一手指，另一手指仍紧压静脉，观察这一段静脉充盈的快慢。

4）局部隆起：皮下气肿用手按压时有握雪感，用听诊器体件按压皮下气肿处可听到类似捻发音。

5）胸壁压痛：用右手拇指指腹或示、中、环指指腹轻压胸壁，观察有无压痛。

（2）胸廓的检查

1）暴露胸部，观察胸廓两侧是否对称及胸廓前后径与左右横径之比，正常为 1∶1.5。

2）观察胸部有无畸形，有无扁平胸、桶状胸、佝偻病胸。

3）观察有无单侧及局限性变形。

（3）乳房检查

1）被检查者取坐位或仰卧位，充分暴露胸部。

2）观察双侧乳房是否对称，皮肤有无发红，乳头位置、大小、有无分泌物。

3）触诊乳房：触诊乳房时，被检查者采取坐位，先两臂下垂，然后双臂高举超过头部或双手叉腰再行检查。当仰卧位检查时，可垫以小枕头抬高肩部使乳房能较对称地位于胸壁上，以便进行详细地检查。触诊先由健侧乳房开始，后检查患侧。检查者的手指和手掌应平放置在乳房上，应用指腹，轻施压力，以旋转或来回滑动进行触诊。检查左侧乳房时由外上象限开始，然后顺时针方向进行由浅入深触诊直至 4 个象限检查完毕为止，最后触诊乳头。以同样方式检查右侧乳房，但沿逆时针方向进行，触诊乳房时应着重注意有无红肿、热痛和包块。乳头有无硬结、弹性消失和分泌物。

2. 肺和胸膜

（1）胸廓扩张度检查

1）触诊前胸

A. 被检查者取坐位或仰卧位。

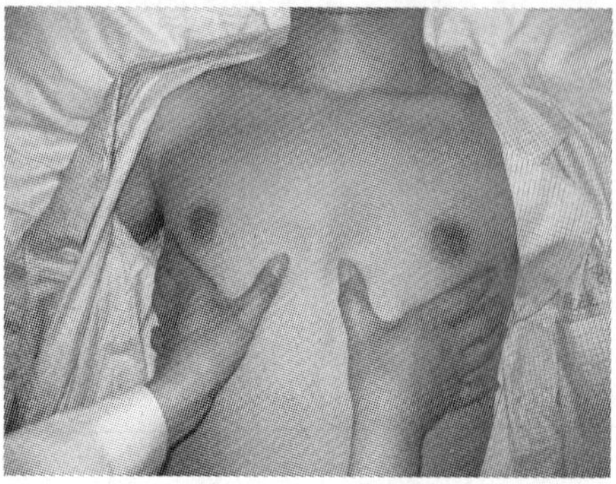

图 2-11 胸廓扩张度检查

B. 检查者双拇指分别沿两侧肋缘指向剑突，拇指尖在前正中线两侧对称部位。

C. 两拇指间留有一块松弛皮褶(2cm)，手掌和其余伸展的手指置于前侧胸壁。

D. 嘱被检查者用力深呼吸。

E. 观察拇指随胸廓扩展而分离的距离，并感受呼吸运动的范围和对称性(图 2-11)。

2）触诊后胸

A. 被检查者取坐位，检查者站在被检查者的背后。

B. 检查者双拇指在第 10 肋水平，平行、对称地放于被检查者脊柱两侧数厘米处。

C. 向脊柱方向推挤皮肤起皱。

D. 其余手指掌面置于胸廓两侧对称部位。

E. 嘱被检查者用力深呼吸。

F. 观察拇指随胸廓扩展而分离的距离，并感受呼吸运动的范围和对称性。

3）若一侧胸廓扩张受限，见于大量胸腔积液、气胸、胸膜增厚和肺不张等(图 2-12，图 2-13)。

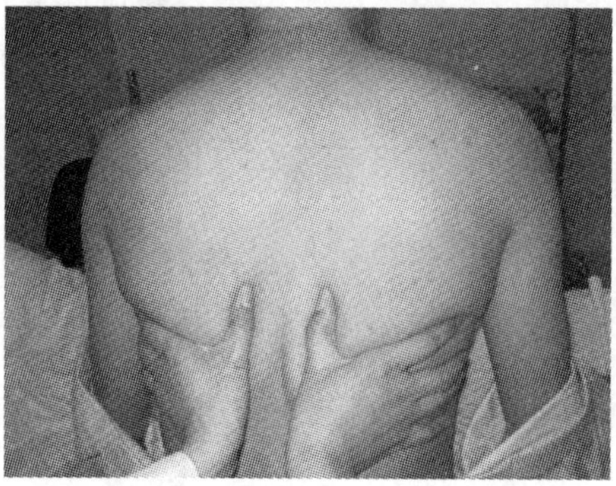

图 2-12 胸廓扩张度(呼气)

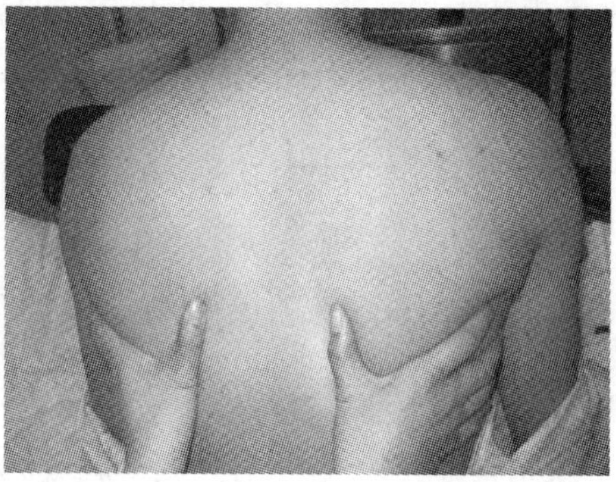

图 2-13 胸廓扩张度(吸气)

(2) 语音震颤

1）被检查者取坐位或仰卧位。

2）检查者两手掌或手掌尺侧缘轻轻平贴在胸廓的对称部位。

3）被检查者用同样强度重复发长“咿”音。

4）检查顺序，由上而下，由前胸、侧胸至背部。

5）检查过程中应有两手交叉替换在对称部位触诊，并反复对比两侧对称部位(图 2-14，图 2-15)。

6）语音震颤减弱或消失，主要见于：

A. 肺泡内含气量过多，如肺气肿。

B. 支气管阻塞，如阻塞性肺不张。

C. 大量胸腔积液或气胸。

D. 胸膜高度增厚粘连。

E. 胸壁皮下气肿。

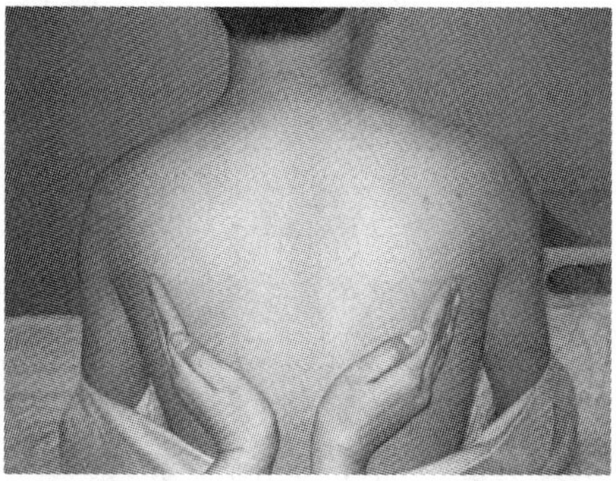

图 2-14　语音震颤检查

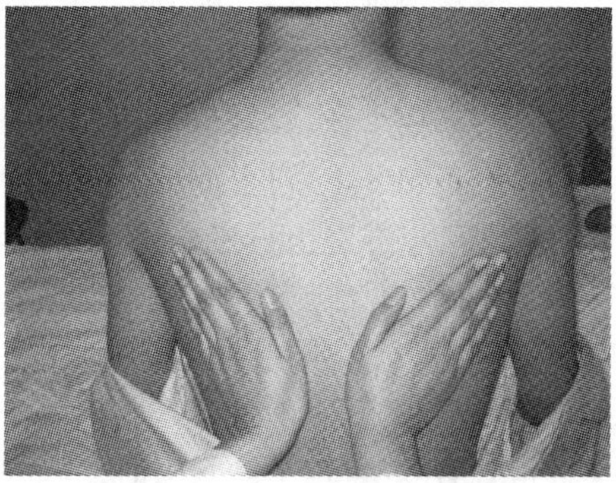

图 2-15　语音震颤检查

7）语音震颤增强，主要见于：

A. 肺泡内有炎症浸润，因肺组织实变使语颤传导良好，如大叶性肺炎实变期、大片肺梗死等。

B. 接近胸膜的肺内巨大空腔，声波在空洞内产生共鸣，尤其是当空洞周围有炎性浸润并与胸壁粘连时，则更有利于声波传导，使语音震颤增强，如空洞型肺结核、肺脓肿等。

（3）肺脏的叩诊

1）叩诊前胸时，被检查者取仰卧位或坐位，胸部稍前挺。

2）用间接叩诊方法，自上而下，由外向内进行叩诊，板指与肋间隙平行。

3）叩诊侧胸时，被检查者取坐位，双手上抬，置于枕后，从腋窝开始，由上而下，检查者板指与肋间隙平行。

4）叩诊背部，被检查者取坐位，双手抱肘或放在膝盖上，检查者站在被检查者背后。

5）叩诊肩胛区，板指与脊柱平行，肩胛下区板指与肋间隙平行，自上而下。由外向内进行。

6）叩诊顺序按前、侧、后胸的顺序进行。

7）前胸沿锁骨中线、腋前线，侧胸壁沿腋中线、腋后线，后胸壁沿肩胛线每一肋间隙（除肩胛区）自上而下进行，对称部位进行双侧对比叩诊。

8）注意叩诊音的改变及板指的震动感。

9）间接叩诊法要正确。

（4）肺尖的叩诊

1）被检查者取坐位，检查者站在被检查者的背后。

2）自斜方肌前缘中点开始，用间接叩诊法逐渐叩向外侧，当清音变浊音时作一记号。

3）然后再由上述中点部位转向内侧，直到清音变为浊音为止作一记号。

4）测量肺尖的宽度（正常 4～6cm）。

5）按上述方法叩诊另一肺尖。

6）肺上界变狭窄或叩诊浊音，常见于肺结核所致的肺尖浸润，纤维性变及萎缩。肺上界变宽，叩诊稍呈过清音，则常见于肺气肿的患者。

（5）肺下界的叩诊

1）被检查者取仰卧位，用间接叩诊法，自上而下，在左、右锁骨中线上叩诊，由浊音变实音的位置为肺下界。

2）被检查者取坐位，分别将左、右手放在头部，用间接叩诊法，分别在左右腋中线上，自上而下，叩出肺下界。

3）被检查者取坐位，嘱其双上肢自然下垂，找出肩胛下角。

4）从肩胛下角线上，自上而下，用间接叩诊法叩诊，由清音变为实音为肺下界。

5）正常人肺下界在上述三条线上分别为第6、8、10肋间（或上、下一肋间），两侧对称。

6）肺下界降低见于肺气肿、腹腔内脏下垂，肺下界上升见于肺不张、腹内压升高使膈上升，如鼓肠、腹水、气腹、肝脾肿大、腹腔内巨大肿瘤及膈肌麻痹等。

（6）肺下界移动范围的检查

1）被检查者取坐位，平静呼吸时在肩胛下角线上，自上而下叩出肺下界，板指在原位翻转使手指腹侧向外，用笔在该处作一记号。

2）嘱被检查者用最大限度深吸气后，屏住呼吸，自上而下叩出肺下界并标记（同上）。

3）板指回到平静呼吸的肺下界各处，然后再让其最大限度深呼气后，屏住呼吸，自下而上叩出肺下界并标记（同上）。

4）最后测量深吸气和深呼气时肺下界的距离。

5）正常人肺下界的移动范围为6～8cm。移动范围的大小与肋膈窦的大小有关，故不同部位肺下界移动范围亦稍有差异，一般腋中线及腋后线上的移动度最大。肺下界移动度减弱见于肺组织弹性消失，如肺气肿等；肺组织萎缩，如肺不张和肺纤维化等；及肺组织炎症和水肿。当胸腔大量积液、积气及广泛胸膜增厚粘连时肺下界及其移动度不能叩得。膈神经麻痹患者，肺下界移动度亦消失。

（7）肺脏的听诊

1）被检查者取仰卧位及（或）坐位，嘱被检查者微张口作均匀呼吸。

2）正常支气管呼吸音的听诊部位，前面在胸骨上窝、喉部、背部在颈6、7和胸1、2棘突附近；支气管肺泡呼吸音，前面在胸骨角，背部在肩胛间区的第3、4胸椎水平；除上述两种呼吸音以外肺部均为肺泡呼吸音的听诊部位，其中以乳房下部、肩胛下部和腋窝下部的肺泡呼吸音最强。

3）听诊顺序，从肺尖开始，自上而下，由前胸部到侧胸部和背部，并要上下对比和左右对称部位对比。听诊前胸壁沿锁骨中线、腋前线，听诊侧胸壁沿腋中线、腋后线，听诊后胸壁沿肩胛下角线。

4）听诊内容包括正常呼吸音、异常呼吸音、附加音（如干、湿啰音）、语音共振和胸膜摩擦音。

3. 心脏检查

（1）视诊

1）心尖搏动：检查者视线与被检查者心尖搏动呈切线方向，观察心尖搏动和心前区搏动，注意位置、强度及范围。

2）观察心前区有无异常隆起。

（2）触诊

1）触诊心尖搏动：检查者用右手掌、手掌尺侧或示指、中指、环指指腹并拢，触诊心尖搏动处，如看不到心尖搏动，则触诊胸骨左侧第5肋间锁骨中线稍内侧。注意有无心尖异常搏动、震颤（图2-16，图2-17）。

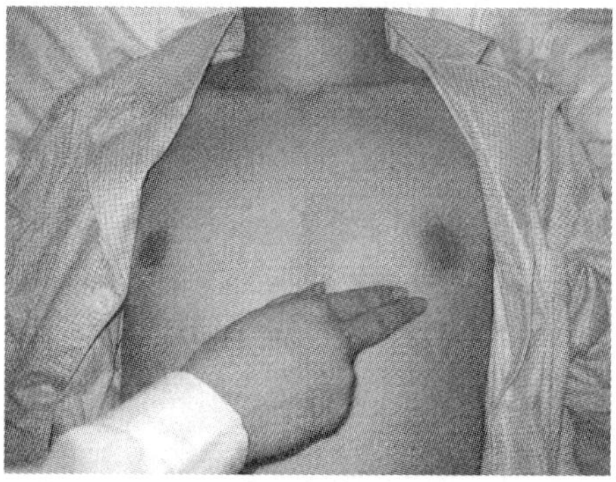

图 2-16　心尖搏动触诊

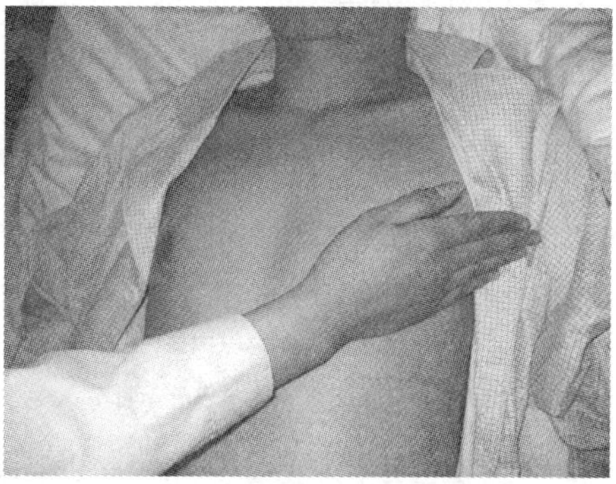

图 2-17　心尖搏动触诊

2）触诊心包摩擦感：被检查者坐位，检查者用右手手掌放在心前区或胸骨左缘第 3、4 肋间，嘱被检查者身体前倾。如触及心包摩擦感提示急性心包炎。

（3）叩诊

1）叩诊方法：被检查者取仰卧位平静呼吸，检查者用间接叩诊法，板指与肋间平行，被检查者坐位时板指与心脏边缘平行。叩诊时，板指平置于心前区拟叩诊的部位，以右手中指藉右腕关节活动均匀叩击板指，并且从外向内逐渐移动板指，以听到声音由清变浊来确定心浊音界。

2）叩诊左侧心脏相对浊音界：先从心尖搏动最强点外 2～3cm 处（左锁中线第 5 肋间）开始，由外向内叩诊，至叩诊音变化处，用笔标记一点，逐个肋间向上至第 2 肋间，共 4 个点（图 2-18，图 2-19）。

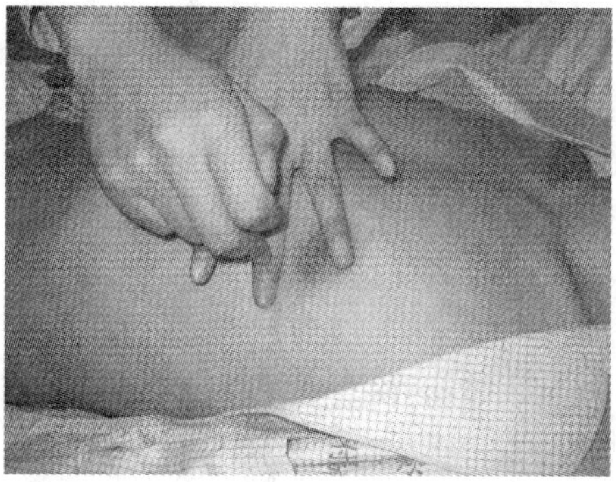

图 2-18　心界叩诊　仰卧位

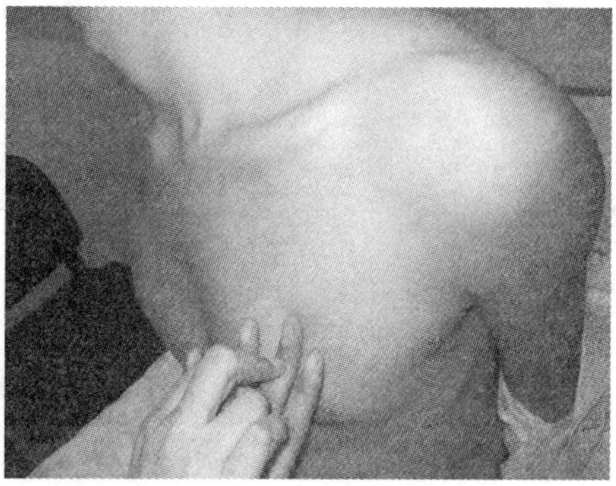

图 2-19　心界叩诊　坐位

3）叩诊右侧心脏相对浊音界：先从右锁骨中线叩出肝上界，于其上一肋间（右锁骨中线第 4 肋间）由外向内叩诊，至叩诊音变化处作一标记，逐个肋间向上分别作标记至第 2 肋间共 3 个点。

4）测量左锁骨中线位置。

5）测量各个肋间心浊音界各标记点至前正中线的距离：先测量心左界各点，后测量心右界各点，均由下向上。

6）测量左锁骨中线至前正中线的距离。

7）心浊音界向左下增大，心腰加深，心界似靴形。常见于主动脉瓣关闭不全或高血压性心脏病等；心浊音界向两侧增大，且左界向左下增大，称普大型。常见于扩张型心肌病、克山病等;左房显著增大时,胸骨左缘第3肋间心浊音界增大,使心腰消失。当左房与肺动脉段均增大时,胸骨左缘第2、3肋间心浊音界增大,心腰更为丰满或膨出,心界如梨形,常见于二尖瓣狭窄,故又称二尖瓣型心。

(4) 听诊

1) 心脏各瓣膜听诊区

A. 二尖瓣听诊区:心尖部即左锁骨中线内侧第5肋间区。

B. 主动脉瓣听诊区:胸骨右缘第2肋间。

C. 主动脉瓣第二听诊区;胸骨左缘第3、4肋间。

D. 肺动脉瓣听诊区:胸骨左缘第2肋间。

E. 三尖瓣听诊区:胸骨左缘第4、5肋间。

2) 听诊顺序:二尖瓣听诊区→肺动脉瓣听诊区→主动脉瓣听诊区→主动脉瓣第二听诊区→三尖瓣听诊区。

3) 听诊内容与结果:心率、心律、心音(包括A2与P2的强弱)、杂音、心包摩擦音。

4. 周围血管征检查

(1) 动脉枪击音:被检查者仰卧位,检查者站在被检查者右侧,将听诊器膜型体件轻放在被检查者左右股动脉处,如被检查者脉压差增大,可闻及与心跳一致短促如射枪的声音。

(2) Duroziez双重杂音:以听诊器模型体件稍加压力于股动脉可闻及收缩期与舒张期双期吹风样杂音。

(3) 毛细血管波动症:用手指轻压患者指甲末端或以玻片轻压患者口唇黏膜,使局部发白,当心脏收缩和舒张时则发白的局部边缘发生有规律的红、白交替改变,即为毛细血管搏动征。

(六) 腹部

1. 视诊

(1) 被检查者仰卧位,充分暴露腹部,观察腹壁有无静脉曲张,有无胃型、肠型。

(2) 观察胃肠蠕动波时,检查者视线与腹壁平行。

2. 触诊

(1) 腹部浅部触诊的方法

1) 被检查者取仰卧位,两手放于躯体两侧,双下肢屈曲,检查者站在被检查者右侧。

2) 嘱被检查者张口缓缓作腹式呼吸,使腹肌放松。

3) 先从健康部位开始,逐渐移向病变区域,一般先从左下腹开始,沿逆时针方向,由下向上,先左后右进行。

4) 检查者右手轻轻地平放在被检查的部位,四指并拢,向下按压腹壁约1cm深度,利用掌指关节和腕关节协同运动,柔和地进行滑动触摸。

5) 用于腹部抵抗感、压痛、搏动、包块和肿大脏器等的触诊。

(2) 肝脏的触诊

1) 让被检查者取仰卧位,两下肢屈曲,检查者站在被检查者的右侧。

2) 嘱被检查者做腹式呼吸。

3) 单手法触诊肝脏时,在右锁骨中线上,右手掌放于被检查者右侧腹壁,掌指关节自然伸直,手指并拢,使示指和中指的指端指向肋缘,也可使示指的桡侧缘对着肋缘,自右髂前上棘水平开始逐渐向上移动触诊。

4）吸气时腹部隆起，右手压向右季肋部，并延后上抬；呼气时则右手提前下压（图 2-20）。

5）双手法触诊时，用左手托住被检查者右后腰部（相当于第 11、12 肋骨于其稍下方的部位），大拇指张开，置于季肋上，右手进行触诊，其方法同上（图 2-21）。

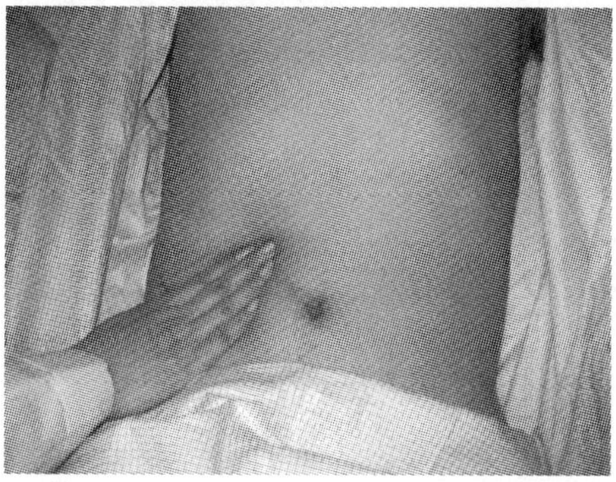

图 2-20　肝脏单手触诊

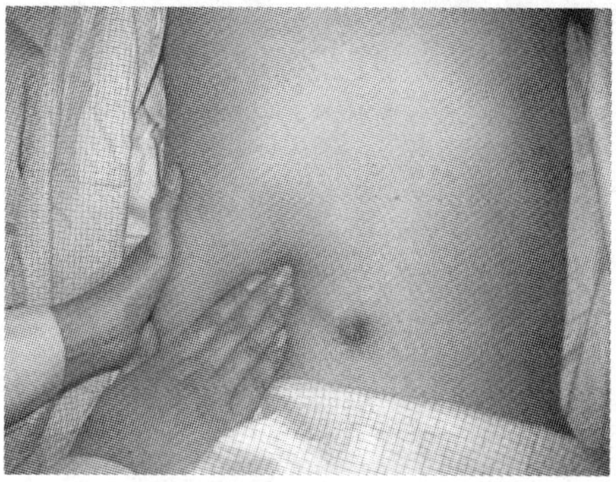

图 2-21　肝脏双手触诊

6）在前正中线上剑突下，自脐平面开始逐渐向上，触诊肝脏左叶。

7）触诊肝脏时应注意其大小、硬度、形态、压痛、边缘和表面情况等。

（3）Murphy 征的检查

1）被检查者取仰卧位，两下肢屈曲，检查者站在被检查者右侧。

2）检查者左手掌平放在被检查者右肋缘以上，四指与肋骨垂直交叉，左手拇指放在腹直肌外缘与肋弓交界处。

3）被检查者呼气时随腹壁下陷拇指用力按压腹壁，嘱被检查者深吸气。

4）观察被检查者的面部表情，如表情痛苦，突然停止深吸气动作，称 Murphy 征阳性（图 2-22）。

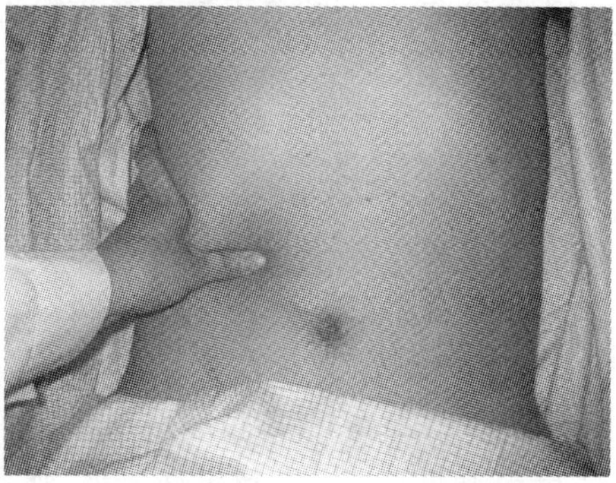

图 2-22　Murphy 征检查

5）只有压痛而无吸气动作中断或停止，则仅称为胆囊压痛。

（4）脾脏的触诊

1）被检查者取仰卧位，双下肢屈曲。或右侧卧位，右下肢伸直，左下肢屈曲。检查者站在被检查者右侧。

2）浅部单手触诊法用于检查明显肿大而位置又较表浅的脾脏。

3）双手触诊法用于检查肿大而位置较深脾脏，检查者左手绕过检查者的腹部，从后（约 7～10 肋处）向前肋缘加压。右手平放于腹部，与肋弓方向垂直，自脐平面开始，与呼吸配合，逐渐移向肋弓（图 2-23）。

4）右侧卧位双手触诊用于检查轻度肿大而仰卧位不易触到脾脏。被检查者右侧卧位，右下肢伸直，左下肢屈髋、屈膝，双手触诊方法同前（图 2-24）。

5）脾肿大的测量。

6）脾肿大时注意其大小、形态、质地、表面情况、压痛、切迹、摩擦感等。

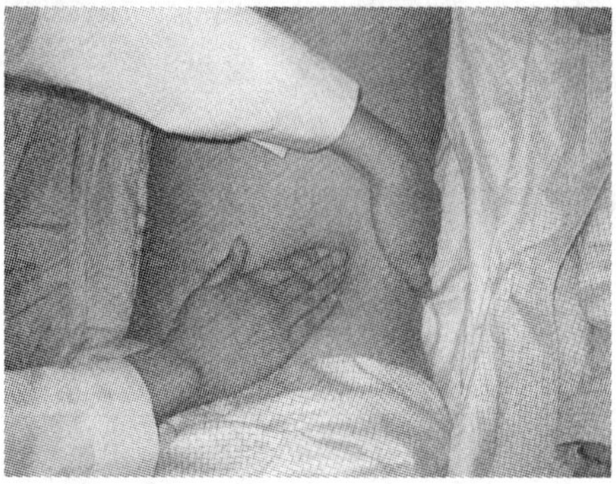

图 2-23　脾脏触诊　仰卧位

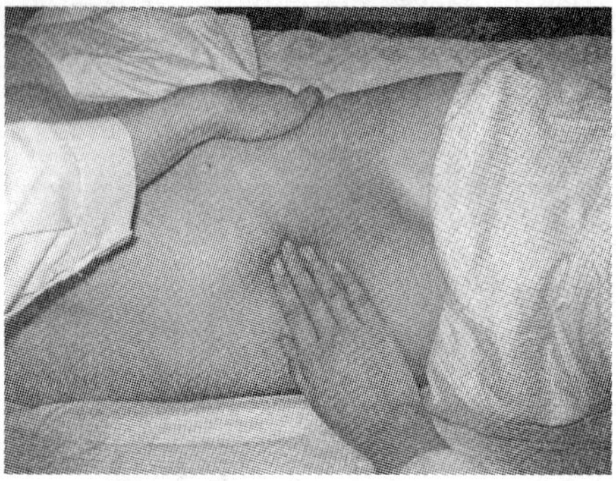

图 2-24　脾脏触诊　侧卧位

(5) 肾脏触诊

1) 被检查者取仰卧位,检查者站在被检查者右侧。

2) 用右手深部滑行触诊法,嘱被检查者作腹式呼吸配合触诊。

3) 触诊右肾时,检查者左手掌托起右侧后腰部,将后腹壁推向右手掌下,右手掌放于右侧季肋部,指端微弯恰在肋弓下(图 2-25)。

4) 触诊左肾时,检查者左手从被检查者前方绕至左侧后腰部,将后腹壁推向前方,右手同上。

(6) 腹部压痛、反跳痛的检查

1) 被检查者取仰卧位,充分暴露腹部,检查者站在被检查者的右侧。

2) 嘱被检查者屈膝,尽量放松腹肌,双上肢置于躯干两侧,平静呼吸。

3) 检查者用右手示、中指和无名指由浅入深按压,观察被检查者是否有痛苦表情或疼痛。

4) 检查反跳痛:触诊腹部发现压痛后,用并拢的手指于压痛处加压并稍停片刻,给被检查者一定的适应时间,然后迅速抬手,观察面部是否出现痛苦表情,询问疼痛是否加重。

5) 腹部有压痛常为炎症、结石、结核、肿瘤等所致。反跳痛阳性提示炎症累及腹膜壁层。

(7) 液波震颤的检查

1) 被检查者取仰卧位,双下肢屈曲,检查者站在被检查者的右侧。

2) 检查者用一手的掌面轻贴于被检查者的一侧腹壁,另一手的四指并拢屈曲,用指端拍击对侧腹部或以指端冲击式触诊。如腹腔内有大量游离液体,则贴于腹壁的手掌有被液体波动冲击的感觉,即液波震颤。

3) 为防止腹壁本身的震动传到对侧,可让另一人(或被检查者)将手掌尺侧缘压于脐部腹正中线上,即可阻止腹壁震动的传导(图 2-26)。

(4) 液波震颤提示腹腔内大量游离液体(3000～4000ml)

3. 叩诊

(1) 肝脏的叩诊

1) 被检查者取仰卧位(或)坐位。检查者站在被检查者的右侧。

2) 分别在右锁骨中线右腋中线和右肩胛下角线上叩诊。

3) 叩出肝上界,在上述三条线上分别为第 5、7、10 肋间。

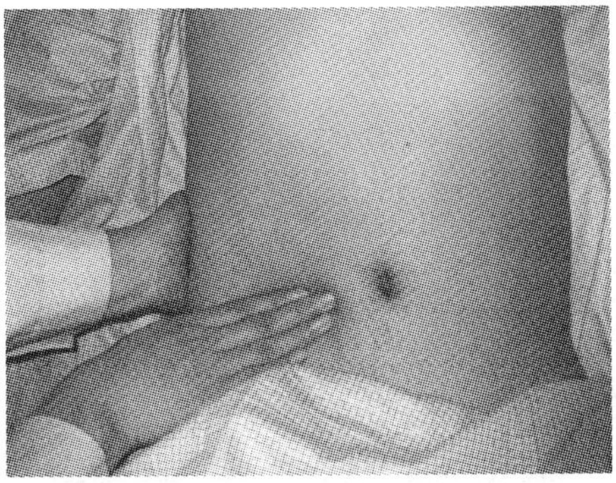

图 2-25　肾脏触诊

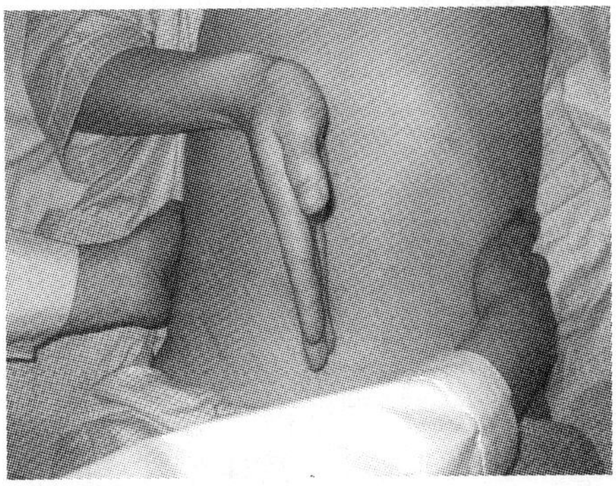

图 2-26　液波震颤检查

4）叩出肝下界，在右锁骨中线上位于右季肋下缘。

5）测量出肝脏纵径，正常 9～11cm。

（2）脾脏的叩诊

1）被检查者取右侧卧位。

2）应用间接叩诊法叩诊，指法要准确。

3）在左腋中线上，自上而下叩诊，一般采用轻叩法，脾浊音区在第 9～11 肋间。脾脏宽度 4～7cm。

4）叩出脾前界。

（3）肾脏叩诊

1）被检查者取坐位，检查者站在被检查者背后。

2）检查者左手掌平放在被检查者的肾区(肋脊角处)。

3）右手握拳用尺侧轻至中等强度的力量叩击左手背，双侧力量要均匀相等。

（4）移动性浊音的检查

1）被检查者取仰卧位，检查者站在其右侧。

2）在脐水平向左侧叩诊，如叩诊变浊音，板指固定不动。

3）嘱被检查者向右侧卧位，重新叩诊该处，听取音调有无变化，然后向右侧移动叩诊，直达浊音区，听取音调改变。

4）嘱被检查者取左侧卧位，再次叩诊，听取音调改变。

（5）振水音的检查

1）被检查者取仰卧位，双下肢屈曲，检查者站在被检查者的右侧。

2）检查者将听诊器体件放于上腹部，然后用稍弯曲的手指连续迅速冲击上腹部(也可用手掌晃动上腹部)，如听到胃内气体和液体相撞而发生的声音，称为振水音。

3）正常人空腹 6～8 小时后无振水音。若出现振水音，提示胃内液体潴留，见于幽门梗阻、胃扩张和胃分泌过多。

（七）脊柱四肢

1. 脊柱侧弯与叩击痛的检查

（1）被检查者取坐位，检查者站在被检查者的背后。

（2）脊柱侧弯的检查：检查者用示指和中指沿脊柱棘突，自上而下逐一划过，在皮肤上清楚地留下一条红线，观察脊柱有无侧凸畸形，并注意有无压痛。

（3）脊柱叩击痛的检查有两种方法

1）直接叩击法：用叩诊锤或手指，自上而下，叩击脊椎棘突，检查有无叩击痛。

2）间接叩击法：用左手掌置于被检查者的颅顶，右手握拳叩击左手背，检查有无叩击痛。

2. 脊椎压痛及脊椎活动度的检查

（1）被检查者取坐位或站立位。

（2）脊椎压痛：检查者用右手拇指自上而下逐个按压脊椎棘突，正常人脊椎无压痛。

（3）腰段脊柱活动度：嘱被检查者在臀部固定的条件下作前屈、后伸、左右侧弯和旋转动作。正常人可前屈 45°，后伸 35°，左右侧弯 30°，旋转 45°。

（4）颈段脊柱活动度：嘱被检查者作颈部前屈、后伸、左右弯和旋转运动。前屈 45°，后伸 45°，左右侧弯各 45°，旋转 60°。

3. 浮髌现象的检查

（1）被检查者取仰卧位或坐位。

（2）检查者用一手的拇指和其余手指分别固定在肿胀的关节上方两侧，另一手拇指和其余手指分别固定在肿胀关节的下方两侧，目的是使关节液体不致于向周围流动，从而影响浮力。

（3）用一手示指将髌骨连续向后方按压数次，如压下时有髌骨与关节的接触感，松开时有髌骨浮起感，即为浮髌现象阳性。

（4）阳性表明有膝关节腔积液。常见于风湿性关节炎、结核性关节炎等。

（八）神经反射

1. 肱二头肌、肱三头肌、桡骨膜反射的检查

（1）被检查者取仰卧位或坐位。

（2）肱二头肌反射：检查者以左手托起被检查者的肘部，并将拇指置于肱二头肌肌腱上，然后以叩诊锤叩击检查者的左手拇指，正常反应为肱二头肌收缩，前臂快速屈曲（图 2-27）。

（3）肱三头肌反射：检查者左手托起被检查者的肘部，嘱被检查者肘部弯曲，

然后以叩诊锤直接叩击鹰嘴突上方的肱三头肌肌腱。正常反应为肱三头肌收缩，前臂稍伸展（图 2-28）。

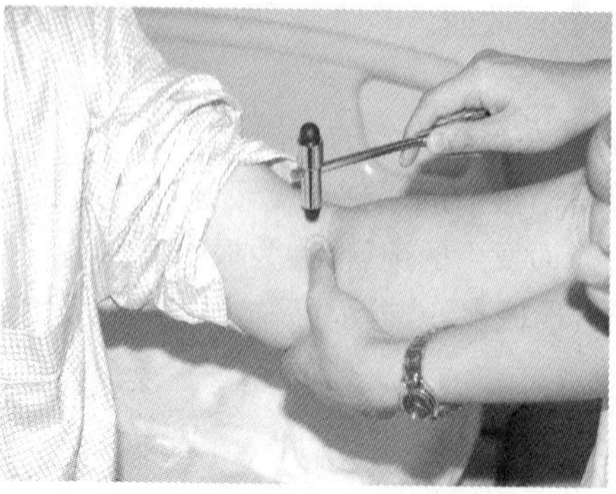

图 2-27　肱二头肌腱反射

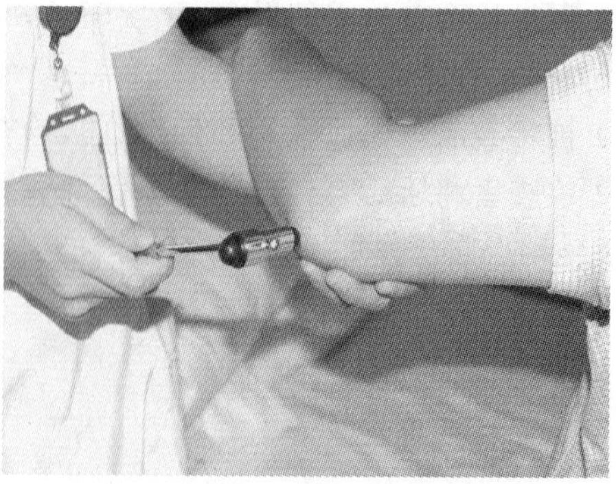

图 2-28　肱三头肌腱反射

（4）桡骨膜反射：检查者以左手轻托被检查者前臂，并使腕关节自然下垂，然后以叩诊锤轻叩桡骨茎突，正常反应为前臂旋前、屈肘（图 2-29）。

2. 腹壁反射的检查

(1) 被检查者取仰卧位,暴露全腹部,双下肢屈曲,使腹壁放松,检查者站在其右侧。

(2) 检查者用钝头竹签按上、中、下三个部位,自外向内划腹壁皮肤。

(3) 腹上部应与肋弓方向一致,腹中部应在脐部水平,腹下部应与腹股沟韧带平行。

(4) 腹壁反射存在时,可见相应部位的腹壁肌肉收缩。

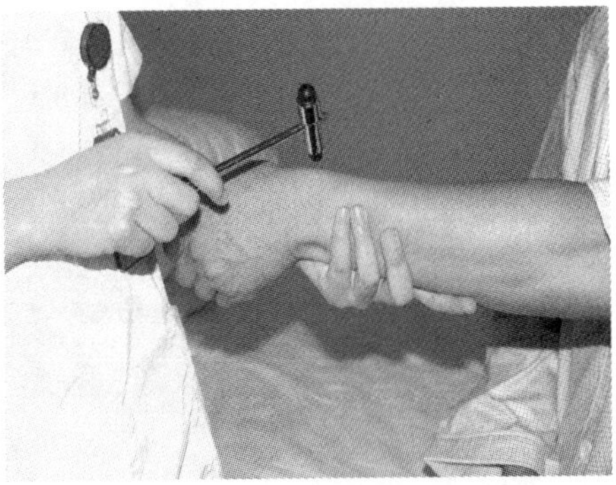

图 2-29　桡骨膜反射

3. 膝腱反射、跟腱反射、跖反射的检查方法

(1) 膝腱反射:被检查者坐位时小腿完全放松,自然悬垂。仰卧位时检查者用左手在腘窝处托起两下肢,使髋膝关节稍屈,然后用右手持叩诊锤叩击髌骨下方的股四头肌肌腱。正常反应为小腿伸展(图 2-30)。

(2) 跟腱反射:嘱被检查者仰卧,髋及膝关节稍屈曲,下肢取外旋外展位,检查者用左手托起被检查者足掌,使足呈过伸位,然后以叩诊锤叩击跟腱。正常反应为腓肠肌收缩,足向跖面屈曲。如卧位不能检出时,可嘱被检查者跪于椅面上,双足自然下垂,然后轻叩跟腱,反应同前(图 2-31)。

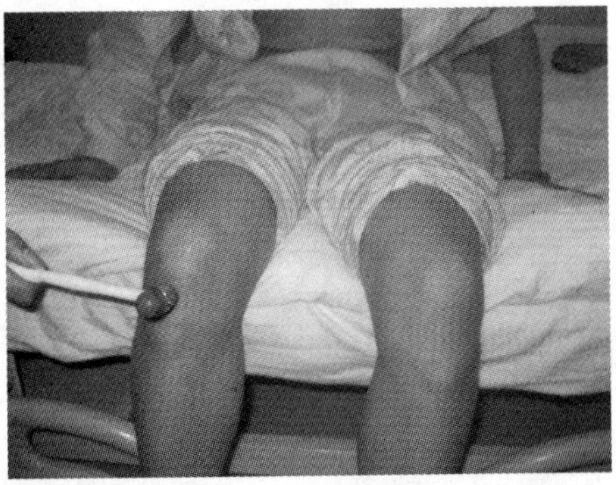

图 2-30　膝腱反射

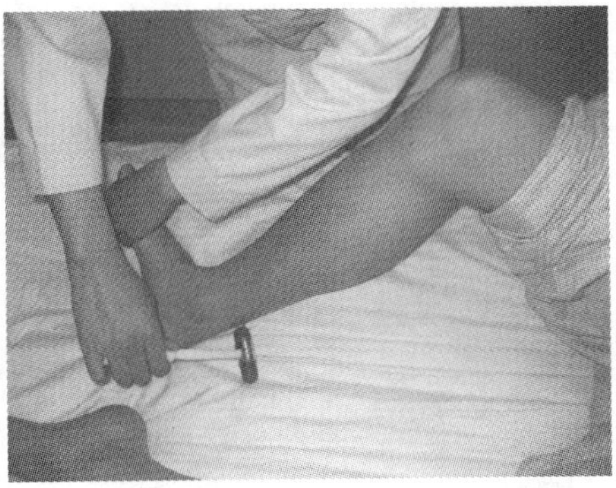

图 2-31　跟腱反射

(3) 跖反射:嘱被检查者仰卧,髋及膝关节伸直,检查者左手持被检查者踝部,用钝头竹签由后向前划足底外侧缘至小趾掌关节处再转向趾侧。正常表现为足向跖面屈曲。

4. Babinski 征和 Oppenheim 征的检查

(1) Babinski 征的检查

1) 被检查者取仰卧位,髋及膝关节伸直,检查者站在其右侧。

2) 检查者左手持被检查者踝部,用钝头竹签由后向前划足底外侧至小趾掌关节处,再转向踇趾侧(图 2-32)。

3) 阳性表现为踇趾缓缓背伸,其他四趾呈扇形展开。其临床意义见于锥体束损害。

(2) Oppenheim 征的检查

1) 被检查者体位同上。

2) 检查者用拇指及示指沿被检查者胫骨前缘用力由上向下滑压(图 2-33)。

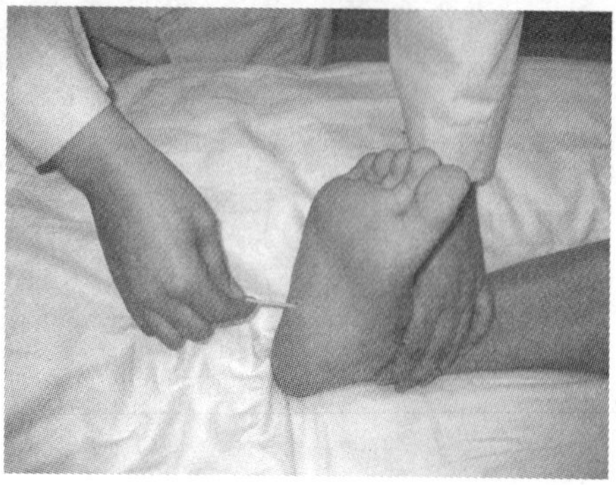

图 2-32 Babinski 征检查

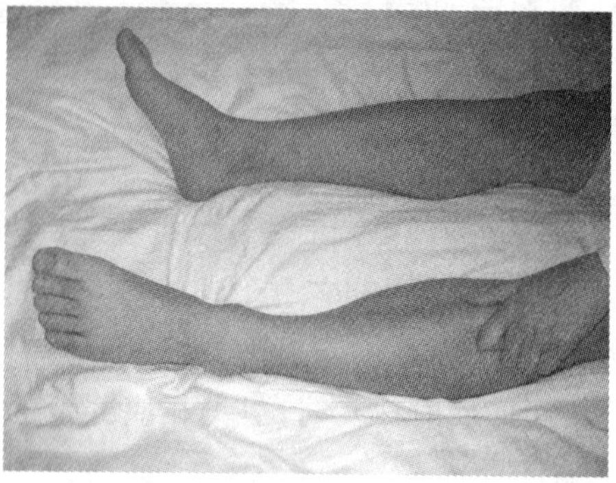

图 2-33 Oppenheim 征检查

3）阳性表现及临床意义同上。

5. Gordon 征和 Chaddock 征的检查

（1）被检查者取仰卧位。

（2）Gordon 征：检查者用拇指和其他四指分置于腓肠肌部位，然后以适度的力量捏压，阳性表现为踇趾缓缓背伸，其他四趾呈扇形展开（图 2-34）。

（3）Chaddock 征：检查者用竹签在外踝下方由后向前划至趾掌关节处为止，阳性表现同 Gordon 征（图 2-35）。

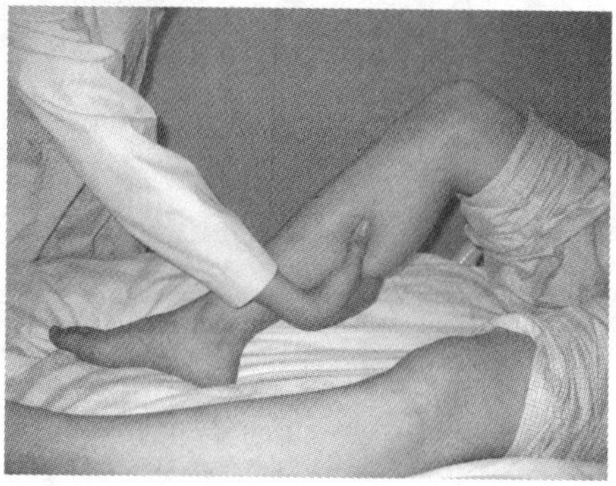

图 2-34 Gordon 征检查

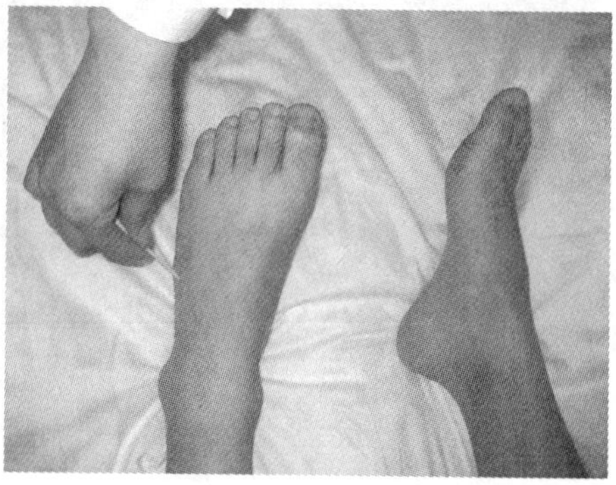

图 2-35 Chaddock 征检查

（4）阳性表现均见于锥体束损害。

6. Lasègue 征及踝阵挛的检查

（1）Lasègue 征

1）被检查者取仰卧位，检查者站在其右侧。

2）检查者将左手放在膝关节上，使下肢保持伸直，右手将下肢抬起，做双侧检查。

3）如下肢抬不到 30°即出现放射痛为阳性。

4）阳性是神经根受到刺激的表现，见于坐骨神经痛、腰椎间盘突出等。

（2）踝阵挛

1）被检查者取仰卧位，检查者站在其右侧。

2）被检查者髋关节与膝关节稍屈，检查者一手持被检查者小腿，一手持被检查者足掌前端，用力使踝关节过伸，做双侧检查。

3）阳性表现为腓肠肌与比目鱼肌发生节律性收缩。

4）踝阵挛阳性见于锥体束损害。

7. 髌阵挛和 Hoffmann 征的检查

（1）髌阵挛的检查

1）被检查者取卧位，双下肢伸直。

2）检查者用示指和拇指捏住髌骨上缘，用力向远端方向快速推动数次，然后保持适度推力。

3）阳性反应为股四头肌节律性收缩使髌骨上下运动。

（2）Hoffmann 征的检查

1）被检查者取坐位或仰卧位。

2）检查者左手持被检查者腕关节上方，右手以中指及示指夹持被检查者的中指，稍向上提，以拇指迅速弹刮被检查者中指指甲。

3）阳性为弹刮中指时，其余四指出现轻微掌屈反应。

4）Hoffmann 征阳性见于锥体束损害。

8. 颈项强直和 Kernig 征的检查

（1）颈项强直的检查

1）被检查者取仰卧位，双下肢自然伸直，检查者站在被检查者的右侧。

2）检查者给被检查者去枕头，让被检查者放松，用手托起头部，使被检查者颈部前屈，测试其抵抗力。

3）颈项强直表现为被动屈颈时抵抗力增强。

（2）Kernig 征的检查

1）被检查者取仰卧位，双下肢自然伸直，检查者站在被检查者的右侧。

2）先将一侧髋关节屈成直角，然后屈膝成直角，再用手抬高小腿，正常可将膝关节伸达135°以上（图 2-36）。

3）阳性表现为伸膝受限。

（3）颈项强直和 Kernig 征阳性为脑膜受激惹的表现，见于各种脑膜炎、蛛网膜下腔出血。颈项强直也可由颈椎病、颈椎结核、骨折、脱位、肌肉损伤等引起。

9. Brudzinski 征检查

（1）被检查者取仰卧位，双下肢自然伸直，检查者站其右侧。

（2）检查者左手托被检查者枕部，右手置胸前，然后使头部前屈（图 2-37）。

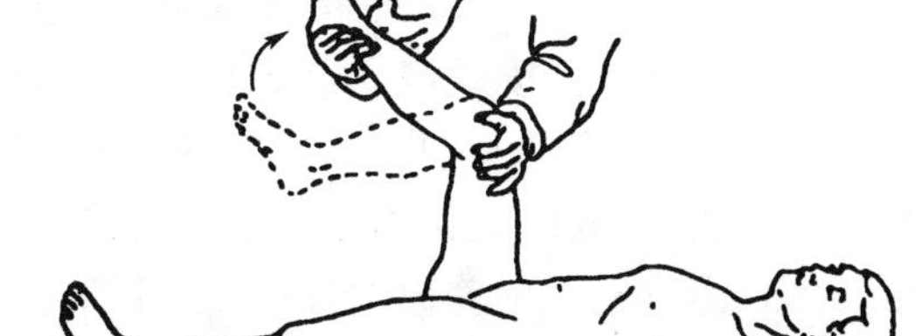

图 2-36　Kernig 征检查

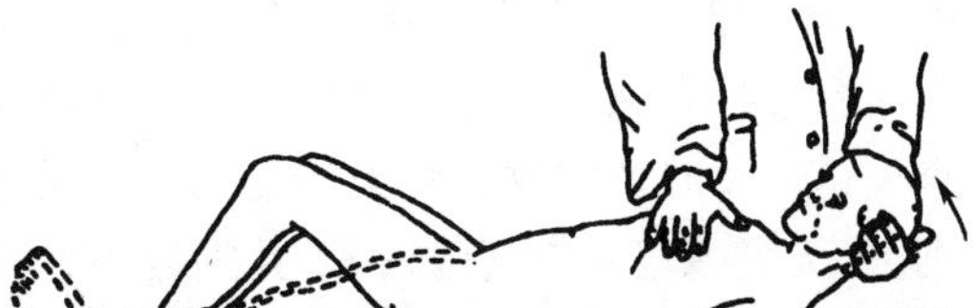

图 2-37　Brudziski 征检查

（3）阳性表现为两侧膝关节和髋关节屈曲。

（4）Brudzinski 征阳性为脑膜受激惹的表现，见于各种脑膜炎症、蛛网膜下腔出血等。

第四节　病 历 书 写

一、心血管内科病历内容及书写要求

心血管疾病的病历除按一般病历要求外，尚有下列一些注意点：

(一) 病史

先天性心脏病者当询明首次出现的症状及年龄，如发绀见于出生时或出生后数天者提示为大血管错位，如到青、中年才出现者则提示房间隔缺损艾森曼格(Eisenmenger)综合征。冠心病者心绞痛常是回忆性的症状，实际上不是疼痛，而主要是压闷或绞窄感，应细致询明发作的时间、部位、性质、放射部位、诱因(常在活动量大或情绪激动等情况下发生)、持续时间、发作频率、缓解方法、药物疗效等。心肌炎者当询明病前数周的呼吸道、肠道感染病史。高血压者要询明发现日期、诱因、何时出现血压最高值，平素血压值，能否降至正常，药物疗效及病情进展情况，尤其要注意最近应用洋地黄、利尿剂、抗心律失常药物的情况，并应注意探询其毒性反应及注意有无低钾倾向。慢性病史要询问其发展规律。有的患者往往有某些体征而习惯于心悸、气短、乏力等轻度症状，缺少主诉。有的似乎非循环系统的症状，如呼吸困难、食欲不振、尿少、乏力等，实则与心功能不全有关，均应记载。这些都对病情的判断、分期或心功能的分级有重要价值。凡过去作过的检查，也应尽可能将确切的结果择要在病史中介绍。

(二) 体格检查

要有全局观点进行系统检查，切不可只注意心血管方面的体征而忽视全身的其他相关表现。高脂血症、冠心病者可出现早发、角膜环、睑黄斑、耳垂纹。重症慢性心力衰竭可见巩膜黄染。长期卧床的心力衰竭者的水肿，可仅见于骶部及大腿的低位处。入院时有高血压者，应一日多次测血压连测三天，必要时要停用降压药后观察基础血压。初患高血压者。触诊要注意心尖搏动强弱、范围、异常搏动或感觉。听诊有杂音者当确定其部位、性质、放射传导情况，与呼吸及体位的关系，并按 6 级制注明其强度。某些先天性心脏病者，要注意全身发育、骨骼生长异常等表现，如马凡(Marfan)综合征除心脏有杂音外，常伴有眼球晶体脱位、手指过长等体征。

(三) 检验及其他检查

心血管病例除作常规检验外，一般均应作心电图，X 线胸部正、侧位片，超声心动图等检查。视病情作有关特殊检查，包括心电图运动试验(二级梯、平板)、心电图监测、动态心电图、心功能测定等。急性心肌梗死等病例要按病程时间进行按规定要求的心电图、血清心肌酶等检查，并定期进行复查。各次检查应注明作图或采血的年、月、日、时、分。各次检查要讲究及时及实效。疑为感染性心内膜炎者，应在入院前或入院初给予抗生素前采血作细菌、厌氧菌培养或真菌培养，并隔数小时或在高热时连续送血培养数次，以利获得阳性结果，并取得药物敏感试验报告。已用抗生素者，应在血培养送检单上注明。

二、呼吸内科病历内容及书写要求

呼吸内科病历书写与其他内科相同，但应注意以下几点：

（一）病史

1. 职业 一般项目中职业应写明具体工种，因不少工作与呼吸系统疾患有关，如铸造工、坑道工、磨粉工等易患矽肺。

2. 现病史 对呼吸系统症状描写应格外详细具体，如咳嗽应询明时间、频率；咳痰则须明确痰量及痰的性状，痰中是否带血；咯血则须明确血的颜色、每次咯血量、持续时间、伴发症状；呼吸困难则应询问起始时间、有无诱因、频率、吸气性抑或呼气性、程度、缓解方法等。

3. 过去史 应详询呼吸系统疾患及其治疗史，并应注意该病与目前疾患的关系，不论过去病史年限多久，如目前未愈，均应在现病史中记述，如已痊愈或有相当一段时间无症状体征，则应放在过去史中。

4. 个人史 应特别注意职业、工种、居住环境条件和特殊爱好。吸烟应写清年限，每日吸烟支数及戒烟情况。

（二）体格检查

体格检查时，应注意呼吸频率、深浅、类型、体位，包括呼吸困难的类型。口腔尤其应注意齿病，口腔黏膜及扁桃体大小，是否附有脓性分泌物等。注意颌下、颈部及锁骨上淋巴结有无异常。胸部应作为重点详细检查，肺部的阳性和阴性体征均应逐项具体记明，特别要写明啰音的部位、大小、性质，并应与胸膜摩擦音、肠鸣音及其他夹杂音鉴别。住院患者应每天检查，观察变化情况。由于心、肺密切相关，心脏体征也应仔细检查和描写，包括心尖搏动部位、心界大小、心尖部心音强弱、杂音。老年人由于动脉硬化或高血压，一般 $A2>P2$，但慢性阻塞性肺疾病、肺心病时由于肺动脉高压，可表现 $A2>P2$ 或 $P2=A2$，故应注意 P2 和 A2 的关系；慢支、肺气肿、肺心病时应注意剑突下搏动、心音及杂音情况。注意听颈静脉回流情况。背部检查应在胸腹部检查结束后，与肾区叩击痛、脊柱检查等一起进行，以免患者反复起坐和躺下，增加患者负担。检查肝脏要注意下界，也要检查上界，要注意浮肿情况，包括下肢、腰骶部。不应忘记检查指、趾端发绀情况，杵状指、趾等。

（三）检验及其他检查

检验及其他检查包括血红蛋白、红细胞和白细胞计数及其分类，在诊断肺部疾患中也有重要参考价值。如肺气肿、肺心病引起缺氧时，血红蛋白和红细胞可能增加，而白细胞计数增加，提示可能有肺部感染。呼吸道感染者，可能时均应作痰涂片镜检、痰培养；下呼吸道感染者，应取深部咳出的痰，或以环甲膜穿刺取分泌物作培养。一般抗菌治疗不易奏效者，还应作厌氧菌培养及真菌培养。在有条件的单位，除痰培养外，均应同时作血培养。痰、血培养应反复多次，尤其是痰培养应 3 次以上，并应注意挑选脓性部分培养，无痰时可行超声雾化后取痰。年轻人的肺部疾患应注意除外结核，反复多次痰找耐酸杆菌。老年人，尤其是痰中带血者，应除外肺癌，应反复多次痰查癌细胞，必要时应作纤维支气管镜检查，对长期咳棕黄色痰者，勿忘记取痰找肺吸虫卵。其他，如血沉，肝、肾功能测定，在某些肺部疾患时也可能有一定程度的改变，应酌情检查。血清学检查对肺炎病例而有支原体、钩体或病毒感染可疑者，酌情送检冷凝集试验、钩体凝溶试验、流感及腺病毒等血清学检查对诊断是很有帮助的。胸部 X 线检查是必不可少的，可行胸部透视或胸部后前位摄片，必要时可拍摄侧位片、CT 片和体层片等。

肺部疾患时可同时影响或并发其他脏器病变，或引起身体其他部位的损害；肺部疾患也可能为全身疾患的一部分，或其他脏器的病变累及肺部，因此在询问病史、体格检查、检验及器械检查时，均应开阔思路，综合分析、判断，而不能仅局限于胸部疾患。

三、消化内科病历书写要求

消化系统疾病病历除按前列病历书写要求进行外，并须注意以下各点：

（一）病史

消化系统疾病以慢性病为多，如消化性溃疡病史可长达数年、数十年，现病史必须包括疾病的全过程。不应只写急性情况（复发、出血、梗阻、穿孔等）的片断，而将该病的前阶段如中上腹疼痛反复发作数十年归入过去史。本系统疾病部分症状的特征性不强，诸如上腹不适、嗳气、腹胀、食欲减退、消瘦等，在描述这些症状时必须将其发生、发展的经过，诱发因素及伴随症状详细记录，以提供诊断、鉴别诊断的线索。对引起疾病的原因，记录应尽可能详细，即使是阴性的病史。如初步考虑患者患肝硬化，那就在病史中要反映有无肝炎、血吸虫病、长期大量饮酒、应用可能损害肝脏的药物、慢性腹泻、某些代谢及遗传疾病等病因因素。此外，对经过 X 线、超声、CT、内镜、ERCP（逆行胰胆管造影）、PTC（经皮肝穿刺胆道造影）等特殊检查者，应将检查结果主要点列出。

（二）体格检查

检查应有重点，尤其是触诊结果的描写，必须先肯定有无异常发现。不要将正常乙状结肠或腰骶部向前突起处误为肿块，但亦不能遗漏包括两肾在内的后腹腔的检查所得阳性结果。肝脏左叶的检查及记录不可遗漏，而这一阳性结果有时对部分肝病的诊断很有价值。腹部要全面检查，听诊不要只注意肠鸣音，而忽略腹部的血管杂音。

（三）检验及其他检查

血、尿、粪常规检验中要特别注意粪便的眼观和镜检，凡有粪便异常情况，务必嘱咐患者留下全部大便，医师亲眼察看，不可只看检验单的记录结果，来自寄生虫病流行区的患者，必须重视粪检虫卵。肝炎病毒抗原抗体检查，目前是不可忽略的。各器官功能及主化测定，可视需要采用。X 线、超声、CT、MRI、内镜 、ERCP、PTC、选择性动脉造影检查，对很多消化系疾病有重要意义。

第三章　实验诊断

实验诊断是指医生的医嘱通过临床实验室分析所得到的信息为预防、诊断、治疗疾病和预后评价所用的医学临床活动，包括实验室前、实验室和实验室后三个部分。实验室前包括医生对检验项目的选择和组合、检验申请、患者的准备、原始样品的采集及运输到实验室的过程；实验室是对取自人体的材料进行生物学、微生物学、免疫学、化学、血液学、生理学、细胞学、病理学或其他检验学的分析，并提出检查范围内的咨询性服务；实验室后包括系统性的审核、结果的报告与传递和检验样品的储存。通过上述过程得到的实验室数据和信息与临床资料结合进行综合分析。实验诊断是诊断学中一个重要组成部分，是临床医生必须掌握的基本知识。

第一节　血液一般检验

实验一　红细胞计数

红细胞(red blood cell，RBC)计数有显微镜计数法和血细胞分析仪计数法。

显微镜计数法

【实验目的】

掌握显微镜法红细胞计数的原理及操作步骤。

【实验原理】

用等渗稀释液将血液稀释并充入计数池中，显微镜下计数，求每升血液中红细胞数。

【试剂器材】

1. 器材

(1) 显微镜。

(2) 微量吸管。

(3) 计数板：是一块长方形的硬质玻璃板，中央分为两个相同的计数池。每池分为 9 个大格，每格长宽各 1mm，面积 $1mm^2$。四角的四个大方格又划分为 16 个或 25 个中方格，为计数白细胞用；中间的一个大方格，用双线划分为 25 个中方格，每个中方格又用单线划分为 16 个小方格，共计 400 个小方格，为计数红细胞和血小板用。如将盖玻片置于计数池两侧支柱上，盖玻片与计数池之间深度为 0.1mm。故每个大方格的容积为 $0.1mm^3$(图 3-1，图 3-2)。

(4)盖玻片：为血细胞专用盖片，厚度 0.4～0.7mm，不能用普通盖片代替。

2. 试剂

氯化钠 1.0g　　结晶硫酸钠 5.0g

氯化高汞 0.5g　　蒸馏水加至 200ml

在无此稀释液时也可用等渗盐水代替。

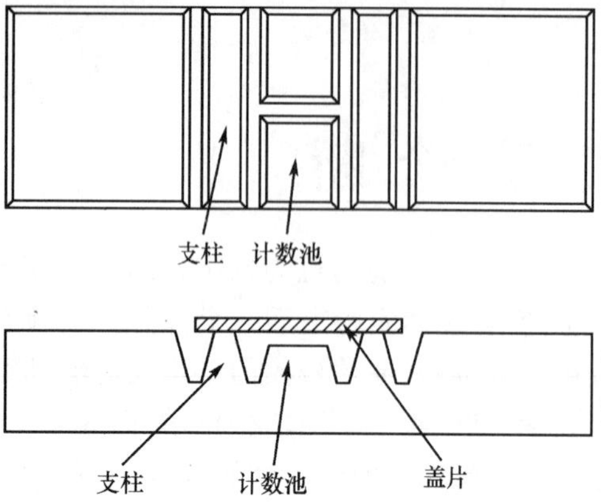

图 3-1 计数板结构

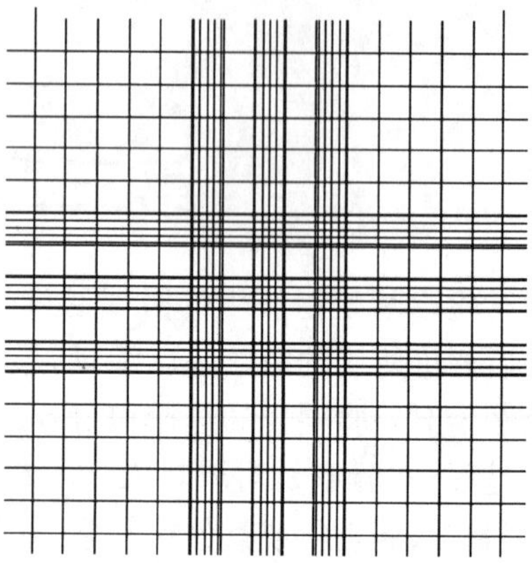

图 3-2 计数池镜下结构

【实验步骤】

(1) 取试管一支加红细胞稀释液 2ml。

(2) 用微量吸管取血液 10μl 加入稀释液中,立即混匀。

(3) 充池。

(4) 计数:静置 2~3 分钟待细胞下沉后,用低倍镜计数中央大方格内四角和正中五个中方格内的红细胞数。

为计数准确,凡压在中方格边线上的红细胞按压左侧及上侧线者计入,凡压在右侧及下侧线者弃去的原则进行计数(见图 3-3)。

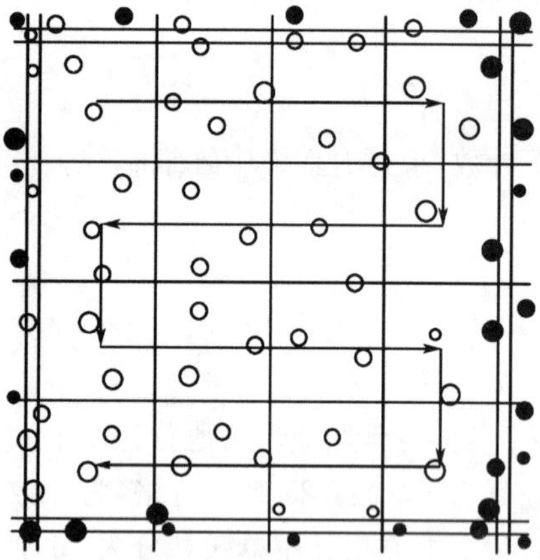

图 3-3 红细胞计数规则

【实验计算】

5 个中方格内的红细胞数×5×10×200×10^6 = RBC 数/L,或 5 个中方格内的红细胞数÷100×10^{12} = RBC 数/L。

式中,×5:5 个中方格换算成 1 个大方格;×10:1个大方格容积为 0.1μl,换算成 1μl;×200:血液的稀释倍数;×10^6:由 μl 换算成 L。

【注意事项】

(1) 操作要迅速,避免血液凝固,如同时做红白细胞计数,在取血时要先取红细胞再取白细胞,以免因酸混入使红细胞破坏。

(2) 在充池前一定要充分混匀,充池后应静置2~3分钟,待红细胞完全沉于池底后再计数,否则结果偏低。

(3) 中方格内红细胞分布应均匀,健康成人每个中方格内红细胞数约为 80~100 个,各中方格内红细胞数相近,如相差悬殊(超过均值±10%)应重新混匀再进行计数。

(4) 本稀释液中白细胞并未破坏,但因正常人血液中红、白细胞之比约为 750 : 1,加之血液已稀释 200 倍,故白细胞干扰的因素很小,但遇白血病患者则影响很大,应进行校正。

(5) 将酵母菌误认为红细胞。

【参考值】

健康人群红细胞数参考值见表 3-1。

表 3-1　健康人群红细胞数和血红蛋白参考值

人群	参考值	
	红细胞	血红蛋白
成年男性	$(4.0\sim5.5)\times10^{12}/L$	120～160g/L
成年女性	$(3.5\sim5.0)\times10^{12}/L$	110～150g/L
新生儿	$(6.0\sim7.0)\times10^{12}/L$	170～200g/L

实验二　血红蛋白测定

血红蛋白(hemoglobin,Hb)测定采用氰化高铁血红蛋白(HiCN)比色法。

【实验目的】

掌握氰化高铁血红蛋白(hemoglobin cyanide,HiCN)测定方法的原理及操作步骤。

【实验原理】

血液在 HiCN 试剂中溶血后,除 SHb 外各种 Hb 均可被高铁氰化钾氧化成高铁血红蛋白(Hi),再与 CN^- 结合生成稳定的棕红色氰化高铁血红蛋白(HiCN)。在分光光度计 540nm 处比色测定,根据标准吸光度和标本吸光度计算其浓度。在有条件的单位用血细胞分析仪直接测定血红蛋白含量(g/L)。

【试剂器材】

1. 器材　一次性消毒采血针,微量吸管,移液管,分光光度计。

2. 试剂　氰化钾 50mg,高铁氰化钾 200mg,无水磷酸二氢钾 140mg,非离子表面活性剂 1.0ml,蒸馏水加至 1000ml。此液为淡黄色透明溶液,用蒸馏水调零,波长 540nm 的吸光度应为零。储存在棕色瓶中放冰箱保存,可用数月。

【实验步骤】

(1) 取 HiCN 试剂 5.0 ml。

(2) 用微量吸管取末梢血 20μl 加到试剂中充分混合,静置 5 分钟。

(3) 比色:在分光光度计波长 540nm 处,光径 1.0cm,以 HiCN 试剂或蒸馏水液为空白,测定吸光度(A)。

【实验计算】

$$\begin{aligned}\text{血红蛋白(g/L)} &= \text{测定管吸光度}\times\frac{64\ 458}{44\ 000}\times251\\ &= \text{测定管吸光度}\times367.7\end{aligned}$$

式中,64 458 是目前公认的 Hb 平均分子量;44 000 是 1965 年国际血液学标准化委员会(ICSH)公布的 Hb 摩尔吸光度;251 是血液稀释倍数。

(由于仪器的差异,性能不一,仍以采用氰化高铁血红蛋白参考标准液绘制标准曲线的方法为妥,以 Hb 参考值为横坐标,以吸光度为纵坐标绘制曲线,实际应用比较方便)。

【注意事项】

(1) 控制技术误差:采血、稀释、混匀等环节要标准化操作。

(2) 保证试剂质量,此法不能测定 SHb,试剂中含氰化钾,使用时谨慎对待。

(3) 遇高球蛋白或高白细胞血样可出现试液混浊。应离心后比色。

实验三　白细胞计数

白细胞(white blood cell,WBC)计数有显微镜计数法和血细胞分析仪计数法。

显微镜计数法

【实验目的】

掌握显微镜法白细胞计数的原理及操作步骤。

【实验原理】

将血液用稀酸稀释,使红细胞溶解而白细胞形态更加清晰之后进行计数,然后求得每升血液中白细胞数。

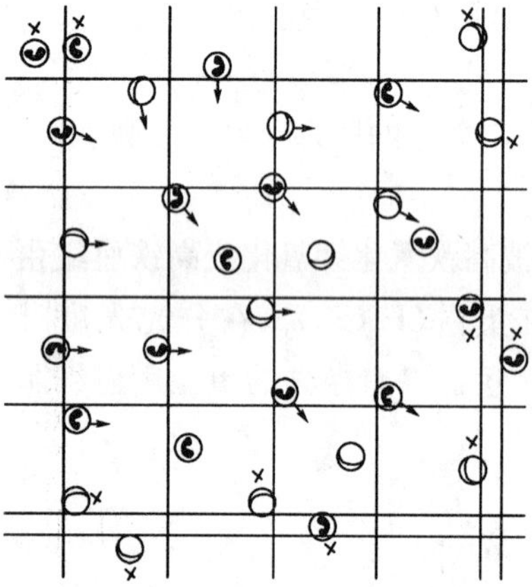

图 3-4　白细胞计数规则

【试剂器材】

1. 器材　同红细胞计数。

2. 试剂　2%冰醋酸溶液或 1%盐酸溶液。

【实验步骤】

(1) 取试管一支,加白细胞稀释液 0.38ml。

(2) 用微量吸管取末梢血 20μl,擦去管尖外部余血,加入稀释液底部,然后充分混匀。

(3) 充池,待液体转为褐色后再混匀充入计数池,静置 2～3 分钟,待白细胞下沉。

(4) 计数,用低倍镜计数四角的四个大方格中白细胞总数(计数规则见图 3-4)。

【实验计算】

四个大方格内白细胞总数÷4×10×20×10^6＝WBC/L

或四个大方格内白细胞总数÷20×10^9＝WBC/L

式中,÷4 表示每个大方格内白细胞平均数;×10 表示 1 个大方格容积为 0.1μl,换算成 1μl;×20 表示血液稀释倍数;×10^6表示由 1μl 换算成 1L。

【注意事项】

(1) 试剂应清洁,吸血量应准确。

(2) 充池前将细胞悬液混匀,充池应一次完成,使细胞均匀分布在计数池内。

(3) 显微镜光线应适当,不能太强,计数时应调细调节器,仔细观察细胞结构。

【参考值】

成人:(4.0～10)×10^9/L;儿童:(5.0～12)×10^9/L;新生儿:(15～20)×10^9/L。

实验四　白细胞分类计数

白细胞分类计数(DC)是检查周围血中各类白细胞出现的频率(%)。传统的方法是用油镜检查染色后的血涂片,另一种是血细胞分析仪分类计数法。

【实验目的】

掌握瑞氏染色原理、操作步骤及五种白细胞形态。熟悉病理性红细胞、白细胞的形态特点及临床意义。

【实验原理】

瑞氏染液中含有甲醇，起固定血细胞的作用，其中还含有碱性染料（亚甲蓝及少量天青）和酸性染料（伊红），在一定的 pH 条件下，血细胞蛋白质因等电点不同，可选择性吸附染料而着色（见图 3-5）。

如血红蛋白、嗜酸性颗粒为碱性蛋白质，与酸性染料伊红结合，染粉红色或橘红色，称嗜酸性物质；嗜碱性颗粒、细胞核的核蛋白和原始细胞胞浆为酸性蛋白质，与碱性染料亚甲蓝或天青结合，染紫蓝或紫红色，称嗜碱性物质；中性颗粒呈等电状态，与美蓝和伊红同时结合，染紫红色，称中性物质。pH 对染色影响很大，一般染色液 pH 应在 6.4～6.8 为宜。

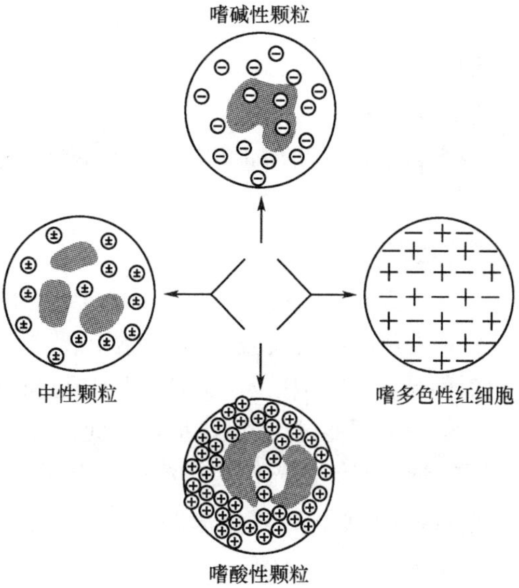

图 3-5　瑞氏染色原理示意图

【试剂器材】

1. 器材　显微镜、载玻片、推片、香柏油、醇醚混合液、擦镜纸。

2. 试剂　瑞-姬复合染液、磷酸盐缓冲液（pH6.4～6.8）。

【实验步骤】

1. 血涂片的制备

（1）常规消毒耳垂或指端皮肤，针刺后擦去第一滴血液。

（2）在载玻片的右端沾取血液一滴，把推片的一端放在血滴的前方，将推片略向后移，使之与血滴相接触，让血滴在推片与载玻片的夹角间散开，略成 30°～45°的夹角后，平稳地向前推动推片，即可形成血膜。

一张良好的血片，要求厚薄适宜，头尾鲜明，分布均匀，边缘整齐，两侧留有空隙。膜的大小约为 1.5cm×3cm。血片制成干燥后，最好立即固定染色，以免细胞溶解和发生退行性改变。

2. 染色方法　采用瑞-姬氏混合染色法，姬氏染色法对细胞核着色较好，结构显示更清晰，但胞浆和中性颗粒染色较差，而瑞氏染色法对细胞质和颗粒染色较好。因此，混合染色法则可兼取二者之长。

（1）将干燥血膜平置于染色架上，滴加瑞氏染液以盖住血膜为度，静置约 1 分钟，水洗。

（2）再加 pH 为 6.4 的磷酸盐缓冲液以盖满血膜为度，染 8～10 分钟。

（3）用水缓缓地把染液冲去，干后镜检。

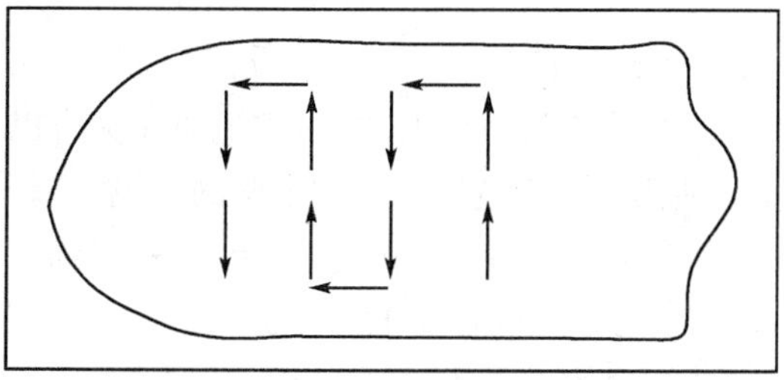
图 3-6　分类曲径法

3. 分类方法　近年来，国内已有自动白细胞分类计数仪应用，即利用细胞染色或电子扫描的方法，根据白细胞的生化和各项形态学参数，经过计算机处理，自动进行分类。目前，临床上应采用显微镜下人工分类法（见图 3-6）。

（1）先用低倍镜观察血片染色情况，白细胞的多少和细胞分布情况。

(2) 选择涂片体尾交界处染色良好的区域，以油镜按曲径法有次序地检查 100 个白细胞，按其形态特征进行分类计数。

【实验计算】

求出各种白细胞所占百分率，以小数表示。如：Nst：0.01～0.05；Nsg：0.50～0.70；E：0.005～0.05；B：0～0.01；L：0.20～0.40；M：0.03～0.08。

【注意事项】

(1) 血膜必须干后再行染色，否则染色时易脱落。

(2) 染色时间与染液浓度、室温高低、细胞多少有关。染液越淡，室温越低，细胞越多则染色时间越长；否则相反。因此，必须根据具体情况灵活掌握。

(3) 染液不能过少，以防蒸发沉淀。

(4) 冲洗时不能先倒掉染液。应以流水冲去，以防染料沉着。

【外周血常见的白细胞形态】

1. 中性粒细胞(N)

(1) 杆状核粒细胞：圆形，直径 10～15μm。胞浆丰富，染粉红色，含有许多细小均匀分布的紫红色中性颗粒。胞核呈杆状或带状，染色质排列紧密，粗糙不均，呈小块状，染深紫红色。

(2) 分叶核细胞：核常分 2～5 叶，一般以 2～3 叶者居多，叶间以细丝相连或完全断开，相互重叠。其他特征同杆状核细胞(杆状核与分叶核的划分：一般认为核径最窄处大于最宽处 1/3 以上者为杆状核，小于 1/3 者为分叶核)。

2. 嗜酸粒细胞(E)　圆形，直径 11～16μm。核常分 2 叶，以细丝相连，染色质粗糙染深紫红色。胞质充满粗大、均匀整齐，紧密排列的橘红色嗜酸性颗粒。

3. 嗜碱粒细胞(B)　圆形，直径 10～12μm。胞核着色略浅常被嗜碱性颗粒遮盖。胞质较少呈淡粉色，含少量粗大但大小不均，排列不规则的紫黑色或蓝黑色嗜碱性颗粒，常盖于核上。

4. 单核细胞(M)　体大，外形常不规则，直径 10～20μm。是周围血中最大的细胞。胞核较大，形状不规则，呈肾形、马蹄形、S 形或扭曲折叠呈大脑状，染色质纤细结构疏松如网，染淡紫红色。胞浆较多，染灰蓝色，不透明，内含许多细小的紫红色嗜天青颗粒。

5. 淋巴细胞(L)

(1) 大淋巴细胞：圆形，直径 10～15μm。胞核圆形或椭圆形，常偏一侧，染色质排列紧密而均匀染成深紫红色，胞浆较小淋巴细胞丰富，呈清晰的天蓝色，有的含少量嗜天青颗粒。

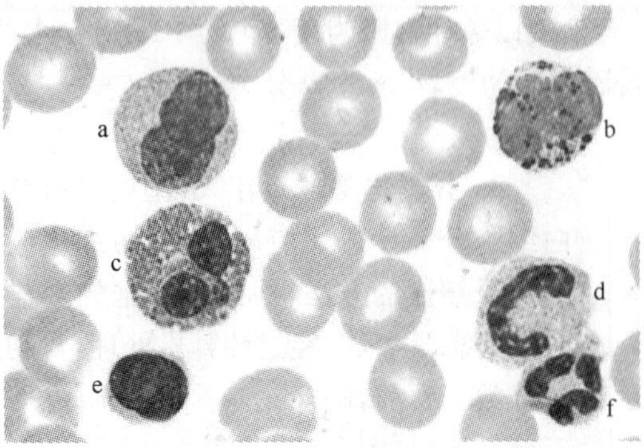

图 3-7　五种白细胞形态

a. 单核细胞；b. 嗜碱粒细胞；c. 嗜酸粒细胞；d. 中性杆状核粒细胞；e. 淋巴细胞；f. 中性分叶核粒细胞

(2) 小淋巴细胞：圆形，直径 6～10μm。胞核圆形，染色质密集成团，无间隙，呈均匀致密的块状，染色质比大淋巴细胞还深。胞浆极少，位于核的一侧，呈新月形，有的只见一点蓝色边缘(五种白细胞形态见图 3-7，彩图 1)。

【参考值】

参考值见表 3-2。

表 3-2　五种白细胞正常百分数和绝对值

细胞类型	百分数(%)	绝对值(×10^9/L)
中性杆状核粒细胞(Nst)	0～5	0.04～0.5
中性分叶核粒细胞(Nsg)	50～70	2～7
嗜酸粒细胞(E)	0.5～5	0.05～0.5
嗜碱粒细胞(B)	0～1	0～0.1
淋巴细胞(L)	20～40	0.8～4
单核细胞(M)	3～8	0.12～0.8

【红细胞形态学改变】

正常红细胞呈双凹圆盘形，大小较一致，直径 6～9μm，平均 7.5μm，红细胞的厚度边缘部约 2μm 左右，中央约 1μm，染色后四周呈浅橘红色，而中央呈淡染区，淡染区的大小约相当于细胞直径的 1/3～2/5 左右。病理情况下外周血中常见的红细胞形态异常有以下几种：

1. 大小异常

(1) 小红细胞：红细胞直径小于 6μm，见于低色素性贫血，主要为缺铁性贫血。在贫血严重时，红细胞呈小细胞低色素性。球形细胞的直径也小于 6μm 但其厚度增加，细胞着色深，中央淡染区消失。

(2) 大红细胞：红细胞直径大于 10μm，见于溶血性贫血，也可见于巨幼细胞贫血。

(3) 巨红细胞：红细胞直径大于 15μm，常见于叶酸或维生素 B_{12} 缺乏所致的巨幼细胞性贫血，巨幼细胞常呈椭圆形，内含血红蛋白量高，中央淡染区消失。

(4) 红细胞大小不均：红细胞大小悬殊，直径可相差一倍以上，这种现象见于病理造血，反映骨髓中红细胞系增生明显旺盛。

2. 形态异常

(1) 球形红细胞：直径小于 6μm，厚度增加大于 2.9μm。在涂片上显示细胞体积小，圆球形，着色深，中央淡染区消失，主要见于遗传性球形细胞增多症，也见于自身免疫性溶血性贫血。此种细胞占 20%以上时才有诊断参考价值。

(2) 椭圆形红细胞：红细胞的横径缩短，长径增大，横径/长径<0.78，呈卵圆形，或两端钝圆的长柱状，大于 25%有诊断价值。

(3) 靶形红细胞：此种细胞的中央淡染区扩大，中心部位又有部分色素存留而深染，似射击之靶标，见于珠蛋白生成障碍性贫血、异常血红蛋白病，靶形细胞常占 20%以上。

(4) 泪滴形红细胞：细胞呈泪滴状或手镜状见于骨髓纤维化，为本病的特点。

(5) 红细胞缗钱状形成：涂片中红细胞呈串状叠连似缗钱状，常见于多发性骨髓瘤、原发性巨球蛋白血症等。

3. 染色异常　红细胞着色深浅取决于所含血红蛋白量的多少。正常红细胞通常称正色素性红细胞。除见于正常人之外，再生障碍性贫血、多数溶血性贫血、急性失血性贫血和白血病等患者的红细胞也属正常色素性。染色反应异常常有以下几种：

(1) 低色素性：红细胞染色过浅，中央苍白区扩大，提示血红蛋白量明显减少。见于缺铁性贫血、珠蛋白生成障碍性贫血、铁粒幼细胞性贫血，也可见于某些血红蛋白病。

(2) 高色素性：红细胞着色深，中央淡染区消失，平均血红蛋白含量增高。见于巨幼细胞性贫血，球形细胞也呈高色素性。

(3) 嗜多色性：红细胞呈淡灰蓝或紫灰色，是一种刚脱核而未完全成熟的红细胞，体积较正常红细胞稍大，称嗜多色性红细胞或多染色性红细胞。其嗜碱性物质为核糖体、线粒体等成分。有人认为这种细胞经活体染色即为网织红细胞。增多反映骨髓造血功能活跃，见于增生性贫血，尤以溶血性贫血时为最多见。

4. 结构异常 红细胞中出现异常结构。

(1) 嗜碱性点彩：Wright 染色血涂片中，红细胞质内见到散在的大小不一、数量不等的深蓝色颗粒称嗜碱性点彩，这种细胞称为点彩红细胞。颗粒为胞质中的核糖体发生聚集变性所致。其增多表示骨髓中红细胞系增生旺盛并伴有紊乱现象，见于增生性贫血、巨幼细胞性贫血及骨髓纤维化等。在铅、汞、锌、铋等重金属中毒时，因红细胞受重金属损伤后，胞质中的核糖体发生聚集变性，点彩红细胞也明显增多，常作为铅中毒诊断的重要指标之一。

(2) Howell-jolly 小体(染色质小体)：为紫红色圆形小体，大小约 1～2μm，位于成熟红细胞或晚幼红细胞胞质中，可一个或多个。此小体可能是幼红细胞在核分裂过程中出现的一种异常染色质，或是核染色质的残留部分。常见于溶血性贫血、巨幼细胞性贫血、脾切除后，也可见于红白血病或其他增生性贫血。

(3) Cabot(卡波)环：在红细胞中出现的一种紫红色呈圆形或 8 字形细线状环，其来源及性质不明。现认为可能是核膜的残留物或是胞质中脂蛋白变性所致，见于溶贫、巨贫、脾切除后或铅中毒等。

(4) 有核红细胞：有核红细胞即幼稚红细胞，均存在于骨髓中，正常人外周血中不能见到，在出生一周内的新生儿外周血中可见到少量。成人外周血中出现有核红细胞均属病理现象，见于增生性贫血、红血病、红白血病，髓外造血，其他：如骨髓转移癌、严重缺氧等(正常及异常红细胞形态见图 3-8，彩图 2)。

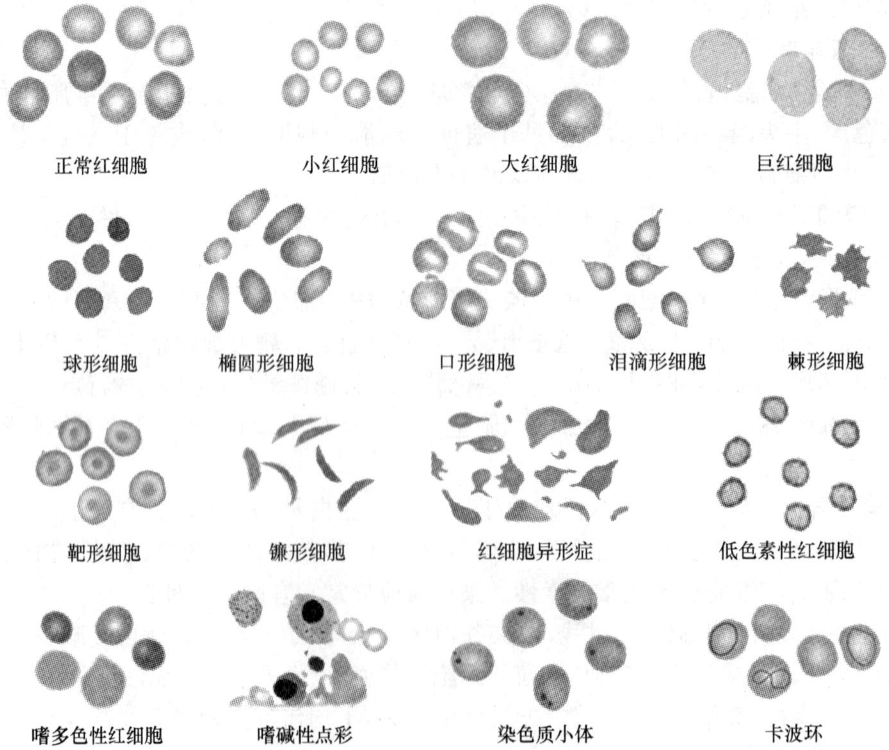

图 3-8 正常及异常红细胞

【白细胞常见的病理形态】

在一些物理、化学、生物学致病因素作用下，白细胞可见下列形态学改变。

1. 中性粒细胞

(1) 大小不均：表现为胞体增大，细胞大小悬殊，见于病程较长的化脓性炎症或慢性感染时，可能是在内毒素等因子作用下，骨髓中幼稚中性粒细胞发生不规则分裂增殖所致。

(2) 中毒性颗粒：中性粒细胞胞质中出现较粗大、大小不等、分布不均的深紫色或蓝黑色的颗粒，称为中毒性颗粒。此种颗粒在较严重的感染及大面积烧伤等情况下多见。在电镜下为呈梭形或椭圆形的大颗粒。密度较大，碱性磷酸酶活性较高。故在严重化脓性感染时，中性粒细胞碱性磷酸酶(NAP)染色常显示酶活性增高。

(3) 空泡形成：粒细胞胞质中出现空泡，大小不一，一个或数个，有时在胞核上也能见到，被认为是细胞受损后，胞质发生脂肪变性所致。常见于严重感染。

(4) 核变性：可有核固缩、核溶解和核碎裂等现象。细胞核发生固缩时，核染色质凝集呈深紫红色粗大凝块状。细胞核溶解时，则胞核膨胀增大，常伴有核膜破碎，核染色质结构松散或模糊，着色浅淡。

(5) 巨多分叶核中性粒细胞：胞体大，直径达 16～25μm，核分叶常在 5 叶以上，甚至在 10 叶以上，核染色质疏松。常见于巨幼细胞性贫血、抗代谢药物治疗后。

2. 棒状小体(Auer 小体)　在 Wright 或 Giemsa 染色血涂片中，白细胞胞质中出现呈紫红色细杆状物质，长约 1～6μm，一条或数条不定，称为棒状小体。棒状小体只出现在白血病细胞中，故见到棒状小体就可拟诊为急性白血病。棒状小体在急粒白血病的幼稚粒细胞胞质中较为多见，呈短粗棒状，常为 1～2 条；在颗粒增多的早幼粒细胞白血病中则可见数条至数十条成束的棒状小体；急单白血病的幼稚单核细胞中也可出现，常为 1 条且细而长的棒状小体；在急淋白血病中则不出现棒状小体。

3. 异形淋巴细胞　在病毒性疾病外周血中可见到一种形态变异的不典型淋巴细胞，称为异形淋巴细胞。Downey 根据细胞形态学特点将其分为三型：

Ⅰ型(泡沫型)：胞体较淋巴细胞稍大，呈圆形或椭圆形，部分为不规则形。核偏位，呈圆形、肾形或不规则形，核染色质呈粗网状，无核仁。胞质丰富呈深蓝色，含有大小不等的空泡，使胞质呈泡沫状，无颗粒或有少数颗粒。

Ⅱ型(不规则型)：胞体较Ⅰ型大，细胞外形常不规则，似单核细胞，故也称为单核细胞型。胞质丰富，呈淡蓝色或淡蓝灰色，可有少量嗜天青颗粒，一般无空泡。核形与Ⅰ型相似，但核染质较Ⅰ型细致，亦呈网状，核仁不明显。

Ⅲ型(幼稚型)：胞体大，直径 15～18μm。呈圆形或椭圆形，胞质量多，蓝色或深蓝色，一般无颗粒，有时有少许小空泡。核圆形或椭圆形，核染质呈纤细网状，可见 1～2 个核仁。

除上述三型外，有时也可见到少数呈浆细胞样或组织细胞样的异型淋巴细胞(白细胞常见病理形态见图 3-9，彩图 3)。

核左移：杆状核与分叶核之间的正常比值为 1∶13，如比值增大，即杆状核粒细胞增多，甚或出现杆状核以前更幼稚阶段的粒细胞，称为核左移。最常见于各种病原体所致的感染，特别是急性化脓性感染时，其次见于急性中毒及急性溶血反应等。如仅有杆状核粒细胞增多(>0.06)，称为轻度左移；如>0.10，并伴有少数晚幼粒甚至中幼粒，称为中度左移；如杆状核粒细胞>0.25，并出现更幼稚的粒细胞甚至早幼粒、原粒细胞时，称为重度左移或称为类白血病反应。

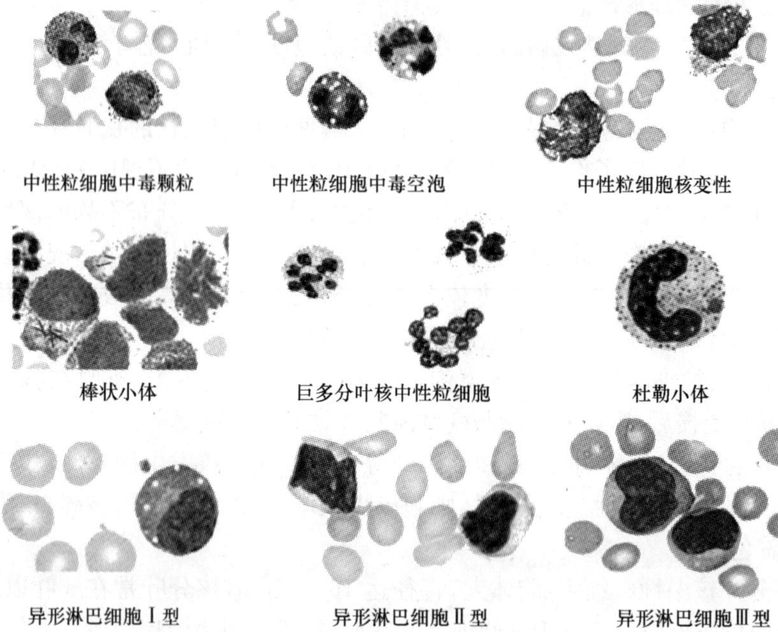

图 3-9 白细胞常见病理形态

核右移:正常人周围血中的中性粒细胞以 3 叶核者为主,若 5 叶者超过 0.03 时称核右移。此时常伴有白细胞减少,可由于造血物质、去氧核糖核酸不足或骨髓造血功能减退所致,主要见于巨幼细胞性贫血和应用抗代谢化学药物治疗后。核右移是由于缺乏叶酸及(或)维生素 B_{12} 使脱氧核糖核酸合成障碍或造血功能减退所致。在感染恢复期,也可出现一过性核右移现象。如在疾病进展期出现中性粒细胞核右移变化,提示预后不良。

实验五 血小板计数

血小板计数(platelet count,PC 或 PLT)有显微镜计数法和血细胞分析仪计数法。

【实验目的】

了解血小板计数原理及操作注意事项。

【实验原理】

将血液用适当的稀释液作一定量稀释后,滴入计数池计数,再算出每升血液中血小板数。

【试剂器材】

1. 试剂 许汝和稀释液。

尿素 10g	枸橼酸钠 0.5g
40%甲醛溶液 0.1ml	蒸馏水加到 100ml

混合溶解后过滤,保存于冰箱中备用。

2. 器材 同红细胞计数。

【实验步骤】

(1) 在清洁试管中加入稀释液 0.99ml。

(2) 如常规法自耳垂或指端准确的吸取血液 10μl,擦去管外附着的血液,置于血小板稀释液内,立即混匀,置室温下 3~5 分钟。

(3) 取上述混匀的血小板悬液一滴，加至血细胞计数池内静置 10～15 分钟使血小板下沉。

(4) 用高倍镜计数中央大方格四角加中间 5 个中方格的血小板数。

【实验计算】

将数得的 5 个中方格的血小板总数(T)乘以 5000 即为每微升血中的血小板数，再乘以 10^6 得每升血液中的血小板数(即 $T\times5\times10^9$/L)。

【注意事项】

(1) 血小板稀释液要清洁，配成后要多次过滤，防止酸、碱、微粒和细菌污染，试管及吸管均应清洁干净。

(2) 经常以未加血液的稀释液计数，作空白对照，一般应为零。

(3) 针刺应稍深，使血流通畅，擦去第一滴血后，首先采血做血小板计数，操作应迅速，否则血小板易聚集和破坏。应采取标本后尽快做完，一般不超过 30 分钟，以免影响结果。

(4) 血液放入稀释液内要充分混匀，滴入到计数池后要静置 10～15 分钟，且注意保持计数池的湿度以免水分蒸发而影响计数结果。

(5) 计数时光线要集中，不可太强，应注意有折旋光性的血小板与其他杂质等区别。

【参考值】

(100～300)$\times10^9$/L。

实验六　血液分析仪的使用和结果分析

电子血细胞计数仪计数法可分为光电检测型、电学检测型两类，前者已发展到激光细胞计数，后者有静电阻抗和电流阻抗之分。其计数原理操作方法基本一致。详见说明书。

【实验目的】

掌握血细胞分析仪计数原理、实验结果分析和血细胞直方图的临床应用。

【实验原理】

电阻抗法血细胞分析原理：将血液用等渗电解质溶液稀释后，使其通过两侧有稳定电流的小孔，由于电解质溶液是导体，血细胞是不良导体，当血细胞通过小孔时，会引起一个瞬间的电阻变化，将电阻的变化量转换成脉冲，脉冲的数量可以代表血细胞的数量，脉冲的大小可以反映血细胞的大小，血细胞的类型根据血细胞的大小来判断。仪器在进行细胞分析时将每个细胞根据其体积大小所产生的脉冲分配并储存在相应的体积通道中，每个通道收集的细胞数据被统计出相对细胞数表示在 Y 轴上，体积数据以飞升(fl)为单位表示在 X 轴上(图 3-10)。

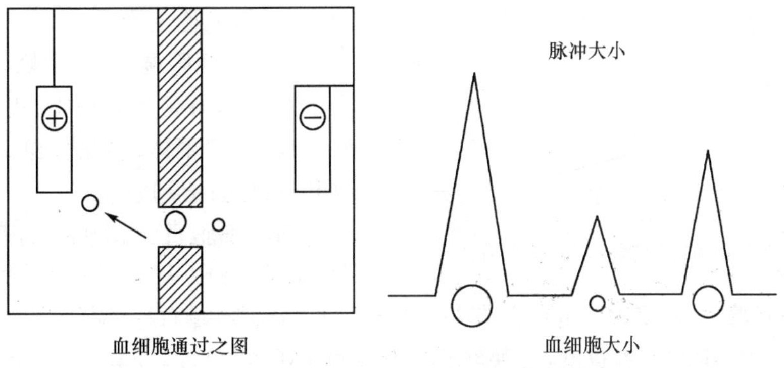

图 3-10　电阻抗法血细胞计数原理

1. 红细胞分析

(1) 红细胞计数：与血小板在同一通道进行检测。采用阈值调节和浮动界标法区分红细胞与血小板。通道内的细胞介质为等渗、近中性的电解质溶液。

(2) 血红蛋白测定：在白细胞通道内进行。红细胞被溶血剂破坏后，释放出的血红蛋白转化为血红蛋白衍生物，吸收峰在530～550nm，仪器内有流动比色装置进行测定。

(3) 红细胞参数分析：MCV、RDW仪器取自近万个红细胞体积的检测数据，由统计学运算得到的平均值和变异系数。HCT：MCV与红细胞计数的乘积。MCH、MCHC：计算方法与手工法相同。

2. 白细胞分析

(1) 白细胞计数：白细胞通道有滴加溶血素的装置，破坏红细胞后方可进行白细胞计数。

(2) 白细胞分群：溶血素改变了白细胞膜的通透性，使细胞内液外溢而引起了白细胞体积的改变，根据细胞体积的不同将白细胞分成三群。

3. 血小板分析

(1) 血小板计数：与红细胞在同一通道进行检测。

(2) 血小板参数分析：MPV和PDW：原理同MCV和RDW。

【实验步骤】

(1) 启动仪器、准备器材。

(2) 采血，取静脉血或毛细血管血加到EDTA-K2抗凝管中混合均匀备用。

(3) 上机测定：具体的仪器按说明书操作。仪器将自动对标本进行测试并打印结果。

(4) 记录结果、关机。

【结果分析】

血细胞直方图及临床应用

仪器将成千上万个脉冲记录在一个以体积为X轴，相对数量为Y轴的二维坐标上，就得到了血细胞的体积分布直方图。

1. 红细胞体积分布直方图 红细胞直方图体积分布曲线的显示范围从24～360fl。仪器将大于36fl的颗粒计为红细胞，直方图上反映的是生理状态红细胞的大小。在典型的直方图上，可以看到两个细胞群体：

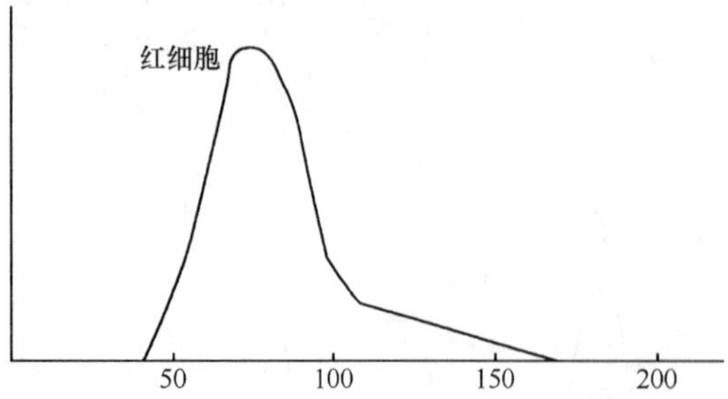

图3-11 正常红细胞体积分布直方图

(1) 红细胞主群：从50fl偏上开始，有一个近似两侧对称，基底较为狭窄的正态分布曲线，又称主峰。

(2) 小细胞群：位于主峰右侧，约分布在130～185fl区域，又称足趾部。它是一些二聚体、三聚体、多聚体细胞，小孔残留物和白细胞的反映(图3-11)。

与红细胞直方图相关的有两个参数，即MCV和RDW。MCV代表红细胞平均体积，与红细胞峰处在X轴上的位置有关。MCV增大，细胞峰右移，MCV变小，细胞峰左移。RDW表示红细胞分布宽度，反映红细胞体积大小的变异性，变异性大，波峰的基底增宽；反之，基底变窄。常见几种贫血的细胞直方图图形变化如下(图3-12)：

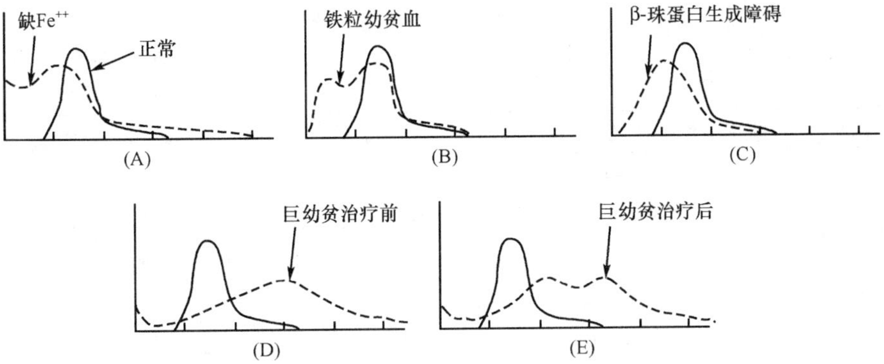

图 3-12　常见贫血的血细胞直方图

2. 白细胞体积分布直方图　在进行白细胞体积分析时，白细胞经过特殊的溶血剂处理后，细胞失水皱缩，各群细胞之间的体积差异增加。仪器计算机部分可将白细胞体积以35～450fl 分为若干通道，细胞根据其大小被分别分配在不同的通道中，从而得到白细胞体积分布的直方图。根据体积大小分为三个群。在直方图上表现为三个峰(区)。

(1) 第一群是小细胞区(35～90fl)：主要为淋巴细胞，包括成熟淋巴细胞、异型淋巴细胞。

(2) 第二群是中间细胞区(90～160fl)：包括单核细胞、原始细胞及幼稚细胞，以及嗜酸粒细胞、嗜碱粒细胞。

(3) 第三群是大细胞区(160～450fl)：包括中性分叶粒细胞以及杆状核和晚幼粒细胞(图 3-13)。

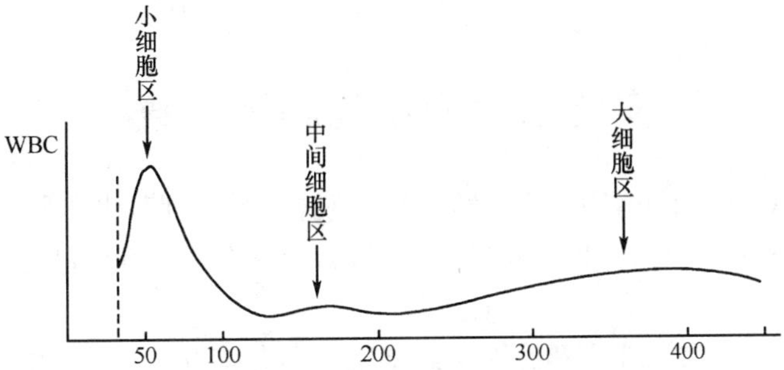

图 3-13　三分类白细胞体积分布直方图

白细胞体积分布直方图的细胞图形变化并无特异性，由于细胞体积之间可有交叉，同一群中可包括多种细胞存在，其中任何一种细胞增多，均可使直方图产生相似的变化。因此白细胞直方图的变化只是粗略判断细胞比例的变化或有无明显的异常细胞出现，提示需要进一步作血涂片显微镜检查，进行细胞分类及形态观察。

3. 血小板直方图　直方图体积分布范围为 2～20fl。血小板直方图可反映血小板数(PLT)、血小板平均体积(MPV)、血小板分布宽度(PDW)和血小板比容(PCV)等参数(图 3-14)。

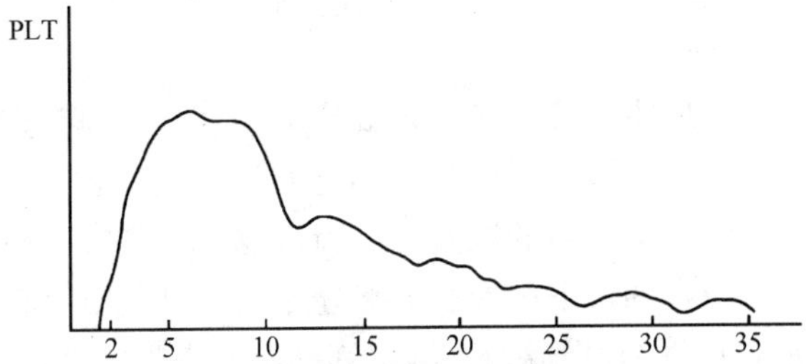

图 3-14　血小板体积分布直方图

血液分析仪结果报告单(表 3-3)。

表 3-3 血液分析仪结果报告单

姓名 王×× 性别 女 年龄 30 样本类型 血液

门诊号 42341338 科室 急诊 临床诊断 待查

检验项目	结果	参考范围	单位	检验项目	结果	参考范围	单位
白细胞	15.0	4.0～10	10^9/L	每升红细胞血红蛋白	349.0	320.0～360.0	g/L
淋巴细胞	4.90	0.80～4.00	10^9/L	红细胞体积分布宽度	12.2	11.5～14.5	%
中值细胞	1.40	0.14～1.40	10^9/L	血小板	198.0	100.0～300.0	10^9/L
中性粒细胞	8.80	2.04～7.50	10^9/L	血小板平均体积	7.8	7.0～11.0	fL
红细胞	4.30	3.50～5.00	10^{12}/L	血小板压积	0.15	0.10～0.36	%
血红蛋白	135.0	110.0～150.0	g/L	血小板分布宽度	16.4	0.80～4.00	%
红细胞压积	38.7	37.0～48.0	%	淋巴细胞百分比	6.2	0.80～4.00	%
红细胞平均体积	89.9	80.0～100.0	fL	中值细胞百分比	4.9	0.80～4.00	%
每个红细胞血红蛋白	31.4	27.0～34.0	pg	中性粒细胞百分比	88.9	0.80～4.00	%

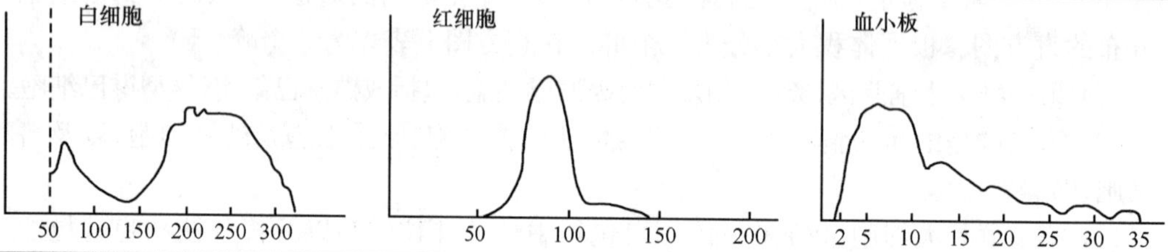

送检医生 ×× 检验者 ××× 审核者 ×××

报告时间 2010-08-30 打印时间 2010-08-30 21:55

实验七 网织红细胞计数

网织红细胞(reticulocyte,RC)是晚幼红细胞脱核后的细胞,由于胞质内还残存核糖体等嗜碱性物质,煌焦油蓝或新亚甲蓝染色,呈现浅蓝或深蓝色的网织状而得名。

【实验目的】

掌握网织红细胞计数原理。熟悉网织红细胞的形态特点。

【实验原理】

网织红细胞内含有残存的RNA,呈胶体状态分散于细胞内。经煌焦油蓝或新亚甲蓝等活体染色后染成蓝黑色的颗粒,呈点状或网状,可在普通光学显微镜下识别。

【试剂器材】

1. 器材 采血用具、小试管、载玻片、推片、显微镜、Miller 窥盘。

2. 试剂 煌焦油蓝染液或新亚甲蓝染液。

【实验步骤】

(1) 取染色液 2 滴加入试管中,取血液 2 滴与染液混匀,室温下染色 15～20 分钟,如室温低于 25℃时,则应在 37℃恒温水浴箱内染色。

(2) 取染色后的试液一小滴,置洁净载玻片一端,制成薄而均匀的血膜。

(3) 在油镜下选择红细胞分布均匀,网织红细胞染色良好的部位,计数 1000 个红细胞中所占的网织红细胞数(网织红细胞形态见图 3-15,彩图 4)。

【实验计算】

1. 相对值(%) 计数所得网织红细胞数除以10即得网织红细胞百分数。

2. 绝对值($\times10^9$/L) 网织红细胞/L=红细胞数/L×网织红细胞百分比。

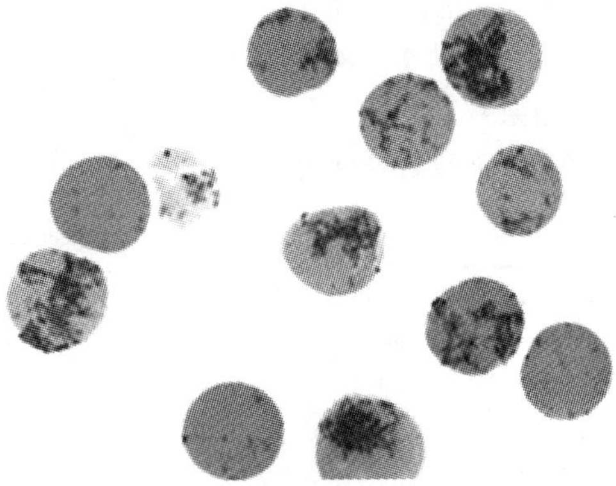

图3-15 网织红细胞形态

【注意事项】

(1) 国际血液学标准委员会(ICSH)对网织红细胞的判定标准为:以新亚甲蓝染色后,在无核红细胞胞质内,出现两个以上蓝色颗粒者为网织红细胞。网织红细胞分4型:Ⅰ型(丝球型)、Ⅱ型(花冠型或网型)、Ⅲ型(破网型)、Ⅳ型(颗粒型)。正常生理状态下,Ⅰ型只存在于骨髓,Ⅱ型在外周血也很难见到,Ⅲ型仅有少量释放到周围血中,故周围血中网织红细胞以Ⅳ型为主。

(2) 采血后及时测定,因网织红细胞在体外仍继续成熟,故延迟检测会使计数值降低。

【参考值】

相对值:成人0.005~0.015;新生儿0.02~0.06。

绝对值:(24~84)$\times10^9$/L。

第二节 血型鉴定与交叉配血

实验一 ABO血型鉴定

【实验目的】

掌握血型鉴定的实验原理。掌握血型鉴定的操作步骤和结果判定。

【实验原理】

用已知血型特异性抗体试剂鉴定红细胞的抗原(正定型、细胞定型),同时用已知血型的试剂红细胞鉴定血清中的抗体(反定型、血清定型)。

【试剂器材】

1. 标本 待检抗凝或不抗凝血液。

2. 试剂 抗A、抗B及抗A+B(供选择)分型血清;2%~5%的A型、B型和O型试剂红细胞悬液。

3. 器材 滴管、试管、标记笔、离心机、显微镜等。

【实验步骤】

1. 正定型

(1) 试管法

1) 取试管3支,分别标明抗A、抗B及抗A+B(供选择),用滴管分别加抗A、抗B和抗A+B(供选择)定型试剂各1滴于试管底部,再分别加入待检者5%红细胞盐水悬液1滴,轻摇混匀。

2) 立即以1000转/分离心1分钟。将试管轻轻摇动,使细胞悬起,观察有无凝集或溶血现象。

(2) 玻片法:取清洁玻片1张(或白瓷板1块),用蜡笔划成方格,标明抗A、抗B和抗

A+B,分别用滴管加抗 A、抗 B 和抗 A+B(供选择)分型血清 1 滴于相应方格内,再各加受检者 5%红细胞盐水悬液 1 滴,轻转玻片混匀,连续约 1~5 分钟,观察有无凝集或溶血反应。

【结果判定】

ABO 血型结果判定见表 3-4。

表 3-4　ABO 血型正、反定型结果判定表

正定型(细胞定型)			反定型(血清定型)			判定结果
抗 A	抗 B	抗 A+B	Ac	Bc	Oc	
−	−	−	+	+	−	O
+	−	+	−	+	−	A
−	+	+	+	−	−	B
+	+	+	−	−	−	AB

5%红细胞:盐水 16 滴(0.8ml)+压实红细胞 1 滴。

2%红细胞:盐水 40 滴(2.0ml)+压实红细胞 1 滴。

【注意事项】

(1) 观察结果时若试管中出现溶血现象,表明存在抗原抗体反应并激活了补体,应视为阳性结果。

(2) 待检者血清中存在异常蛋白可造成假凝集现象。

(3) ABO 血型试验产生问题,其原因可能存在操作问题,也可能是待检红细胞或血清自身的问题。

实验二　交叉配血试验

盐水介质交叉配血试验

【实验目的】

掌握交叉配血实验原理。掌握交叉配血试验的操作步骤和结果判定。

【实验原理】

交叉配血主要是检查受血者血清中有无破坏供血者红细胞的抗体,故受血者血清加供血者红细胞相配的一管称为"主侧",供血者血清加受血者红细胞相配的一管称为"次侧",两者合称交叉配血。是确保患者安全输血必不可少的试验。

【试剂器材】

1. 标本　ABO 同型全血液标本 3ml。

2. 试剂　生理盐水。

3. 器材　记号笔、试管、试管架、滴管、载玻片、离心机、显微镜。

【实验步骤】

(1) 抽取受血者静脉血 3~4ml,待凝固后分离血清;并制备 2%红细胞悬液,同样方法处理献血者样本。

(2) 取洁净小试管 2 支,1 支加受血者血清(PS)+献血者红细胞(DC),标为主侧管,另 1 支加献血者血清(DS)+受血者红细胞(PC),标为次侧管。

(3) 按标记"主侧"管加受血者血清 1 滴和献血者红细胞悬液 1 滴。"次侧"管加献血者血清 1 滴和受血者红细胞悬液 1 滴。混匀后以 1000 转/分离心 1 分钟。

(4) 小心取出试管后，肉眼观察上清液有无溶血现象，再轻轻摇动试管，直至红细胞成为均匀的混悬液，并观察有无红细胞的凝集。

【结果判定】

(1) ABO同型配血，主侧和次侧管红细胞无凝集，无溶血，表示受血者和献血者盐水介质配血相合，献血者血液可以输注。

(2) 出现主侧和次侧试管或单独一侧试管内红细胞凝集和(或)溶血则表明两血不合，献血者血液不可输注。

(3) 不论何种原因导致主侧管有凝集时，则绝对不可输用。为避免输血反应必须坚持同型输血；如急需输血但一时无同型血液时，主侧无溶血及凝集，但次侧管必然有溶血或凝集，但凝集较弱，效价<1∶200，可以试输少量(不超过200ml)该型血液。

【注意事项】

ABO血型系统的配血，对无输血史及妊娠史者，可只做盐水介质凝集试验，对有反复输血史及妊娠史者，尤其是有输血反应史或曾有生育过新生儿溶血病婴儿的妇女，则应作间接抗人球蛋白配血法，以防有不完全抗体而引起输血反应。输注多人血液时还应该做供血者之间的交叉配血试验。

【新生儿同种免疫溶血病】

新生儿同种免疫溶血病是指母亲与胎儿血型不合引起血型抗原免疫所致的一种溶血疾病。我国最多见是ABO血型系统(母亲为O型而孕育的胎儿为A型或B型占90%以上。O型的母亲发病率较高。)；其次是Rh系统(以D抗原性最强，刺激机体产生不完全抗体，属IgG型，可通过胎盘而引起新生儿溶血病，典型的病例为母亲为Rh阴性，父亲为Rh阳性，胎儿为Rh阳性)。Rh系统一般不存在天然抗体，故在第一次输血时，往往不会发现Rh血型不合。Rh阴性的受血者接受了Rh阳性血液后便可产生免疫性抗Rh抗体如再次输入Rh阳性血液时，即出现溶血性输血反应。

第三节　骨髓细胞学检验

一、骨髓细胞形态学检查的临床应用

1. 诊断某些造血系统疾病或非造血系统疾病　这类疾病多数为具有特征性细胞形态学改变者，骨髓细胞形态学检查对这些疾病就有决定性诊断意义。如各型白血病、恶性组织细胞病、多发性骨髓瘤、巨幼细胞性贫血、再生障碍性贫血等。此外，如霍奇金病、疟疾、黑热病等。

2. 辅助诊断某些造血系统疾病　这类疾病多数是以骨髓造血功能改变为主的疾病，但需结合临床资料综合分析后才能做出诊断。如缺铁性贫血、溶血性贫血、血小板减少性紫癜、骨髓增生异常综合征(MDS)、骨髓增殖性疾病(MPD)，如真性红细胞增多症、原发性血小板增多症、原发性骨髓纤维化症等，以及脾功能亢进、粒细胞减少症和粒细胞缺乏症、放射病等。

临床上考虑有上述两项所列举的疾病时，都应做骨髓检查。

3. 作为鉴别诊断的应用　临床上遇有原因未明的发热、淋巴结、脾或肝肿大、骨痛或关节痛等时，骨髓检查有助于鉴别是否由造血系统疾病所引起。此外，某些疾病可以有血液学改变，但他们并不是造血系统疾病，如出现异型淋巴细胞、类白血病反应、嗜酸粒细胞增多等。

注意：某些疾病骨髓中的病理变化呈局灶性改变，一次骨髓穿刺只能反映该部位的骨髓功能或病理状况，而不能反映骨髓的全部状况，某些疾病如：慢性再障、恶组、骨髓瘤、骨

髓转移癌等需多部位穿刺才能作出正确的诊断。骨髓检查应严格掌握适应证范围，血友病和孕妇应禁忌做骨髓检查。

二、骨髓细胞正常形态

（一）红细胞系统

1. 原红细胞 胞体圆形或椭圆形，常呈伪足样突出，直径 15～22μm。胞核圆形，居中或稍偏位，约占细胞直径的 3/4～4/5，染色质呈细颗粒状排列如网，染紫红色，核仁 1～5 个，染淡蓝色。胞浆量少染不透明深蓝色如蜡笔蓝，核周较淡染，细胞边缘较深染，称核周淡染区，浆内不含颗粒偶见伪足样突起。（红系统从原始到成熟胞浆均无颗粒）。

2. 早幼红细胞 胞体圆形或椭圆形，直径 11～20μm。胞核圆形，占胞体的 2/3 以上，居中或稍偏位，染色质开始聚集呈粗颗粒状，核仁模糊或消失。胞浆量稍多呈不透明深蓝色。偶可见核周淡染区。

3. 中幼红细胞 胞体圆形，直径 8～18μm。胞核圆形居中央，约占胞体的 1/2 以上，染色质凝聚呈块状，块与块之间有明显的空隙，有如砸碎之墨，染深紫红色，核仁完全消失。胞浆量较多呈灰色、灰蓝或灰红色，统称嗜多色性。

4. 晚幼红细胞 胞体圆形，直径 7～12μm。胞核圆形，占胞体的 1/2 以下。核染色质凝集成大块状或固缩成团，呈紫黑色。胞浆量多，呈均匀的淡红色或极淡的灰紫色。

（二）粒细胞系统

1. 原粒细胞 细胞呈圆形或椭圆形，直径 11～18μm。胞核较大，圆形或椭圆形，占胞体的 4/5～6/7，染色质呈细砂粒状，均匀平坦分布，如一层薄纱，染淡紫红色。核仁 2～5 个染淡蓝色。胞质量少，呈透明天蓝色，浆内无颗粒。

2. 早幼粒细胞 圆形或椭圆形，胞体较原粒细胞略大，直径 12～22μm。胞核大，圆形或椭圆形，居中或偏位，染色质开始聚集呈粗网粒状，分布不均，核仁可见或消失。胞浆量较多，呈淡蓝色或蓝色，胞浆内含有大小、形态和数目不一、分布不均的紫红色非特异性嗜天青颗粒。

3. 中幼粒细胞 圆形，直径 10～18μm。胞核圆形或一侧开始变平，占胞体的 1/2～2/3，染色质聚集成粗索状或小块状，核仁消失。胞浆量增多，淡蓝色或淡粉红色，浆中出现已分化的特异性颗粒。根据颗粒的不同将中幼粒细胞分为三种：

（1）中性中幼粒细胞：胞浆内含有细小、分布均匀、淡紫红色的特异性中性颗粒。

（2）嗜酸性中幼粒细胞：略大于中性中幼粒细胞，胞浆内充满粗大均匀、紧密、形如小珠的橘红色特异性嗜酸性颗粒。

（3）嗜碱性中幼粒细胞：略小于中性中幼粒细胞，胞浆内含有数量不多、大小不一，但较粗大、分布散乱的紫黑色特异性嗜碱性颗粒，且常盖于核上，使胞核轮廓不清。

4. 晚幼粒细胞 细胞呈圆形或椭圆形，直径 10～16μm。胞核明显凹陷呈肾形，但其凹陷程度一般不超过假设核直径的一半，核染色质粗糙呈粗块状，排列紧密。胞浆量多，呈淡红色。浆内含不同的特异性颗粒可分为中性、嗜酸性和嗜碱性晚幼粒细胞，特异性颗粒的形态、染色及分布等特点同中幼粒细胞。

5. 杆状核粒细胞 细胞呈圆形，直径 10～15μm。胞核狭长，弯曲呈带状，两端钝圆，核染色质粗糙呈块状，染深紫红色。胞浆内含特异性颗粒的不同，也可分为中性、嗜酸性、嗜碱性杆状核粒细胞。

（三）淋巴细胞系统

1. 原淋巴细胞　圆形或椭圆形，直径 10～18μm。胞核大，圆形或椭圆形，核居中央或稍偏位，核染色质细致呈颗粒状，但较原粒细胞稍粗，染深紫红色，染色质在核膜内层及核仁周围有浓集现象，使核膜浓厚而清晰。核仁多为 1～2 个，小而清楚，呈淡蓝色或无色。胞质量少，呈透明天蓝色，不含颗粒。

2. 幼淋巴细胞　圆形或椭圆形，直径 10～16μm。胞核圆形或椭圆形，深紫红色，染色质较原淋巴细胞略粗密，核仁模糊或消失。胞质较多，淡蓝色，可出现少许粗大的嗜天青颗粒。

3. 成熟淋巴细胞　略。

（四）单核细胞系统

1. 原单核细胞　圆形或不规则形，直径 15～25μm。胞核椭圆或不规则形，常有扭曲折叠，染色质纤细疏松呈网状，染淡紫红色，核仁 1～3 个，大而清楚，胞浆丰富，呈浅灰蓝色，边缘多不规则，无颗粒。

2. 幼单核细胞　圆形或不规则形，直径 15～25μm。核呈圆形或不规则形，可有凹陷、切迹、扭曲或折叠，染色质较原单核细胞稍粗，但仍呈疏松丝网状，染淡紫红色，核仁可有可无。胞质量增多，染灰蓝色，出现紫红色嗜天青颗粒。

3. 成熟单核细胞　略。

（五）浆细胞系统

1. 原浆细胞　圆形或椭圆形，直径 15～20μm。核圆形常偏位，染色质粗粒状，排列呈网，染紫红色。核仁 2～5 个。胞质较多，呈灰蓝色不透明，质内无颗粒。

2. 幼浆细胞　圆形或椭圆形，直径 12～16μm。胞核圆或椭圆形，偏位，染色质开始聚集，染深紫红色，核仁模糊或消失。胞浆量增多，呈不透明灰蓝色，近核处有淡染区，有时可见空泡或少数嗜天青颗粒。

3. 浆细胞　细胞呈圆形或椭圆形，直径 8～20μm。胞核圆形，偏位，核染色质凝集成块，深染，排列呈车轮状。胞浆丰富，呈不透明深蓝色或蓝紫色，有明显的核周淡染区，也可见空泡或嗜天青颗粒。

（六）巨核细胞系统

1. 原巨核细胞　细胞呈圆形或椭圆形，直径 15～30μm。胞核大呈圆形或椭圆形，染色质呈深紫红色、粗粒状、排列紧密，可见淡蓝色核仁 2～3 个。胞质量较少，呈不透明深蓝色，边缘常不规则，质内无颗粒。

2. 幼巨核细胞　细胞呈圆形或不规则形，直径 30～50μm。核形不规则，染色质呈粗颗粒状，排列紧密，核仁模糊或消失，胞质量增多，呈蓝色或灰蓝色，近核处的胞质中可出现细小的紫红色嗜天青颗粒。

3. 颗粒型巨核细胞　胞体明显增大，直径 50～70μm，甚至达 100μm。核形不规则，染色质粗糙排列紧密呈团块状，染深紫红色。胞质量明显增多，染均匀的淡紫红色，胞质内充满大量细小的紫红色嗜天青颗粒。

4. 产血小板型巨核细胞　胞质内颗粒明显聚集成簇，有血小板形成，胞质周缘部分已裂解为血小板脱落，细胞边缘不完整。其余特征同颗粒型巨核细胞。

5. 巨核细胞裸核　产血小板巨核细胞的胞浆裂解成血小板完全脱落后，仅剩细胞核时，称为裸核。骨髓血细胞形态见图 3-16，彩图 5。

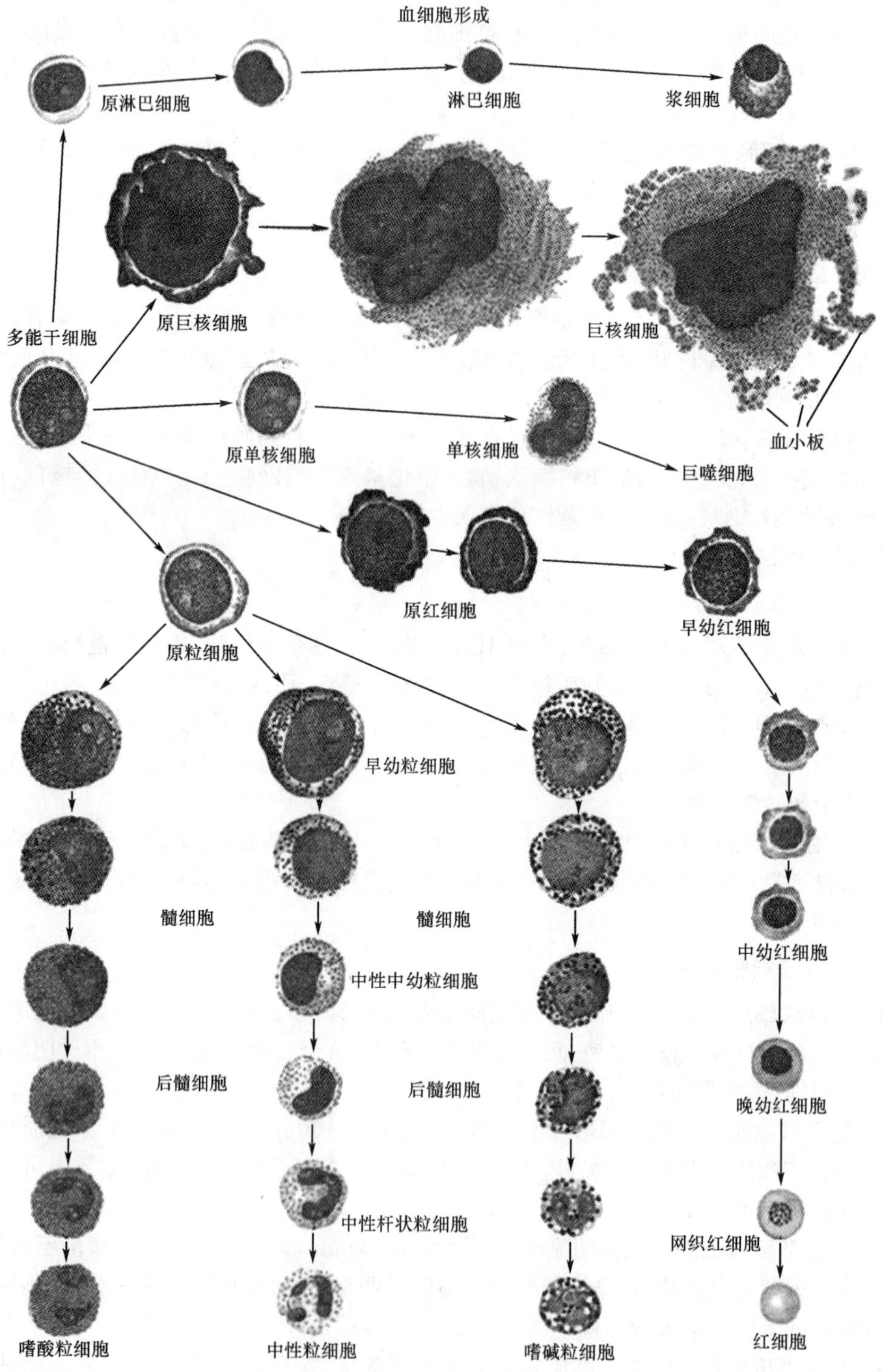

图 3-16 骨髓血细胞形态

三、骨髓象检查及结果分析

(一) 骨髓涂片检查

1. 低倍镜检查

(1) 确定骨髓标本的取材和涂片制作是否满意:骨髓穿刺液制成涂片后,先用肉眼观察,取材满意和涂片制作良好的标本,应在涂片尾部见到有散在的约粟粒大小呈浅肉色半透明的骨髓小粒及少量脂肪小滴,并在显微镜下见到较多骨髓中特有的细胞如各系幼稚细胞及巨核细胞等。如骨髓小粒较少或缺如,骨髓的特有细胞成分减少,则提示骨髓可能有不同程度的外周血液稀释,为取材不良,不能反映骨髓的实际情况,对诊断有一定的影响。

(2) 判断骨髓增生程度:骨髓增生程度通常以骨髓中有核细胞的量来反映。估计有核细胞量的方法有多种,但一般常直接在低倍镜下观察有核细胞与成熟红细胞之间的比例,并结合观察骨髓小粒的结构及其内的细胞数量与成分,来作出判断。骨髓增生程度通常采用五级法分级(见表 3-5)。

表 3-5 骨髓增生程度分级

骨髓增生程度	成熟红细胞:有核细胞	(有核细胞%)	常见病因
增生极度活跃	1:1	50%以上	各类型白血病
增生明显活跃	10:1	10%以上	各类型白血病、增生性贫血
增生活跃	20:1	5%左右	正常骨髓或某些贫血
增生减低	50:1	1%以下	再生障碍性贫血(慢性型)
增生极度减低	200 : 1	0.5%以下	再生障碍性贫血(急性型)

注:检查结果介于两级之间的可将其增生程度往上提一级

(3) 观察巨核细胞:对巨核细胞的观察需要注意其数量成熟程度、产血小板功能及其形态等四个方面。先在低倍镜下观察巨核细胞的数量,应逐一视野浏览全片,尤其注意涂片的两端和上下边缘,计数全部片膜上的巨核细胞数。低倍镜下见到巨核细胞后,即转换油浸镜观察,进行分类计数,并注意观察巨核细胞及血小板的形态有无异常。

(4) 注意有无异常细胞:在观察巨核细胞浏览全片的同时,注意观察有无散在的或成堆分布的体积较大、形态特殊的异常细胞出现,尤其在涂片的尾部、边缘及骨髓小粒周围注意观察,如转移癌细胞、高雪细胞、尼曼-匹克细胞等。

2. 油浸镜检查 选择有核细胞分布均匀、结构清晰、着色良好的涂膜体尾交界部位做油镜检查,进行细胞分类计数及形态观察。

(1) 有核细胞分类计数:在油镜下分类计数 200~500 个有核细胞,按细胞的不同系列和不同的发育阶段分别计数。然后计算出各系列细胞及其发育阶段细胞分别占有核细胞总数的百分数,计算粒红比值(G∶E)。在分类计数时巨核细胞、分裂型细胞、退化细胞或破碎细胞除外。

(2) 观察细胞形态:在进行分类计数时,同时仔细观察各系列细胞的形态有无异常,包括成熟红细胞的形态有无异常。注意有无特殊的细胞出现,必要时还须注意有无寄生虫。

(二) 血涂片检查

送检骨髓片(M)的同时须送检血涂片(B)。

(三) 总结分析骨髓象及填写报告单

(1) 计算各系统各阶段细胞的比值(%)。结合有核细胞增生情况判断骨髓增生程度。

(2) 计算粒红比值:将各阶段粒细胞比值的总和与有核红细胞各阶段比值的总和相比,即为粒红比值(G∶E)。

(3) 根据各系统各阶段细胞的比,分析该细胞系发育成熟情况;根据细胞形态变化,分析某细胞系有无特异性的病理改变,如白血病等。

(4) 将增生程度、粒红比值、细胞分类结果填写骨髓检验报告单,用简短语言、重点突出地将血液和骨髓细胞观察情况填写报告记录(见表 3-6)。

表 3-6 骨髓血细胞检查报告单

姓名:张××	性别:男	年龄:40	住院号:04181851
送检日期:2010.12.15	科别:血液科	取材部位:左髂后	检查号:2010-608

细胞名称			血片	骨髓	
				正常值	%
原血细胞				0.0~1.0	
粒细胞系统		原始粒细胞		0.0~2.0	
		早幼粒细胞		0.5~5.0	2.0
	中性粒细胞	中幼		2.0~12	13.5
		晚幼		5.0~15	6.0
		杆状核	1	10~30	7.0
		分叶核	48	10~30	6.0
	嗜酸性粒	中幼		0.0~2.0	
		晚幼		0.0~2.0	
		杆状核		0.0~4.0	
		分叶核	4	0.5~4.0	
	嗜碱性粒	中幼		0.0~0.5	
		晚幼		0.0~0.5	
		杆状核		0.0~1.0	
		分叶核		0.0~1.0	
红细胞系统		原始红细胞		0.0~2.0	
		早幼红细胞		0.5~5.0	5.0
		中幼红细胞		5.0~20	10.0
		晚幼红细胞		2.0~12	19.5
		早巨红细胞		0~0	2.5
		中巨红细胞		0~0	12.0
		晚巨红细胞		0~0	11.0
淋巴细胞		原淋巴细胞		0.0~0.5	
		幼淋巴细胞		0.0~2.0	
		淋巴细胞	34	10~30	5.5
单核细胞		原单核细胞		0.0~0.5	
		幼单核细胞		0.0~1.0	
		单核细胞	13	1.0~5.0	
浆细胞系		原浆细胞		0~0	
		幼浆细胞		0~0	
		浆细胞		0~2.0	

骨髓象:

1. 取材满意,涂片良好,染色良好
2. 骨髓有核细胞增生明显活跃,G/E=0.57∶1
3. 粒细胞系统增生占 34.5%,可见巨晚幼粒细胞,巨杆状核粒细胞及分叶核细胞分节过多现象
4. 红细胞系统增生较活跃占 60.0%,可见同期幼红细胞大小不等,部分幼红细胞呈巨幼改变。可见双核幼红细胞及花瓣样晚幼红细胞,幼红细胞内可见染色质小体,嗜碱性点彩红细胞易见。成熟红细胞明显大小不等,血红蛋白填充尚可
5. 淋巴细胞系统增生占 5.5%,形态尚可
6. 全片见巨核细胞 110 个,以产血小板型巨核细胞为主占 55%,血小板零星可见
7. 铁染色:铁粒幼红细胞 42.0%,细胞外铁(+)

血象:

成熟红细胞形态同骨髓象,可见分叶核细胞分节过多现象

诊断印象:

增生性贫血骨髓象 结合临床

续表

细胞名称		血片	骨髓		
			正常值	%	
其他细胞	网状细胞		0～1.0		建议：
	组织细胞		0～0.8		
	分类不明细胞		0～0.1		
巨核细胞系统	原巨核细胞		0～3.0		
	幼巨核细胞		0～10		
	颗粒型巨核细胞		10～30		
	产板型巨核细胞		40～70		
	裸核型巨核细胞		0～30		
* RBC：2.2×10^{12}/L　* HGB：85g/L　* RC：%					
* PLT：158×10^{9}/L　* WBC：3.2×10^{9}/L					

报告人：×××　　　　审核人：×××　　　　报告日期：××年××月××日

（5）结果分析：综合分析骨髓象、血象和临床资料，提出细胞学诊断意见或参考意见。

（四）正常骨髓象

（1）骨髓增生活跃，G∶E约为(2～4)∶1。

（2）粒细胞系占有核细胞的50%～60%。其中原粒细胞<2%，早幼粒细胞<5%，中、晚幼粒细胞依次渐多，但一般各<15%（指中性粒细胞），成熟的中性粒细胞中杆状核多于分叶核细胞，嗜酸粒细胞<5%，嗜碱粒细胞<1%。细胞形态无明显异常。

（3）幼红细胞占有核细胞的20%左右，其中原红细胞<1%，早幼红细胞<5%，以中、晚幼红细胞为主，各占10%左右，不见巨幼红细胞，成熟红细胞形态正常。

（4）淋巴细胞约占有核细胞的20%左右，小儿可达40%。原淋巴和幼淋巴细胞罕见，以成熟淋巴细胞为主。

（5）单核细胞、浆细胞各<4%，均为成熟细胞。

（6）巨核细胞计数，在$1.5\times3\text{cm}^2$的骨髓膜上可见7～35个，原巨核0～5%，幼巨核0～10%，颗粒巨10%～50%，产血小板巨20%～70%，裸核巨0～30%。血小板成簇分布。

（7）可见少量非造血细胞，如网状细胞、内皮细胞、组织嗜碱细胞等。

（8）各系细胞形态大致正常；核分裂象少见或不见；查不到寄生虫及其他病理细胞。

正常骨髓象见图3-17，彩图6。

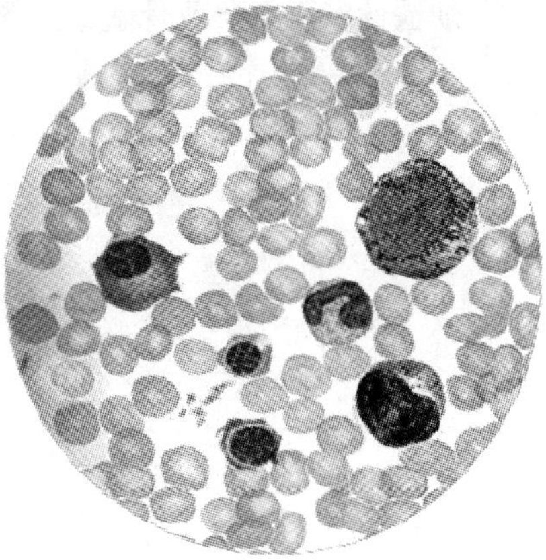

图3-17　正常骨髓象

四、常见血液病的血液学特征

（一）贫血

贫血(anemia)是指在单位容积循环血液中红细胞数、血红蛋白量及血细胞比容低于参考值低限。贫血不是一个独立的疾病，而是各系统许多不同性质疾病的一种共同的症状。现将临床常见的几种贫血的血液学特点简述如下：

缺铁性贫血(iron deficiency anemia,IDA)

缺铁性贫血是因体内储存铁缺乏而使血红蛋白合成不足所致。其典型的血液学特征是呈小细胞低色素性贫血,为国内贫血中最常见的一种。

【血象】

(1) 红细胞、血红蛋白均减少,以血红蛋白减少更为明显。

(2) 轻度贫血时成熟红细胞的形态无明显异常。中度以上贫血才显示小细胞低色素性特征,红细胞体积减小,淡染,中央苍白区扩大。严重贫血时红细胞中央苍白区明显扩大而呈环状,并可见嗜多色性红细胞及点彩红细胞增多。

(3) 网织红细胞轻度增多或正常。

(4) 白细胞计数和分类计数以及血小板计数一般正常。严重贫血时,白细胞和血小板可轻度减少。

【骨髓象】

(1) 骨髓增生明显活跃。

(2) 红细胞系统增生活跃,幼红细胞百分率常>30%,使粒红比例降低。红系以中幼及晚幼红细胞为主,严重贫血时,中幼红较晚幼红细胞更多。

(3) 贫血早期程度较轻时,幼红细胞形态无明显异常,中度以上贫血时,幼红细胞内血红蛋白合成不足,细胞体积减小,胞浆量少,着色偏嗜碱性。有时细胞边缘可见不规则突起,核畸形,晚幼红细胞的核固缩呈小而致密的黑紫色"碳核"。成熟红细胞形态的变化同血象。

(4) 粒细胞系相对减少但各阶段细胞的比例及形态大致正常。

(5) 巨核细胞系正常。

(6) 铁染色,细胞外铁常为阴性,铁粒幼红细胞<15%。

缺铁性贫血血象及骨髓象见图 3-18,彩图 7。

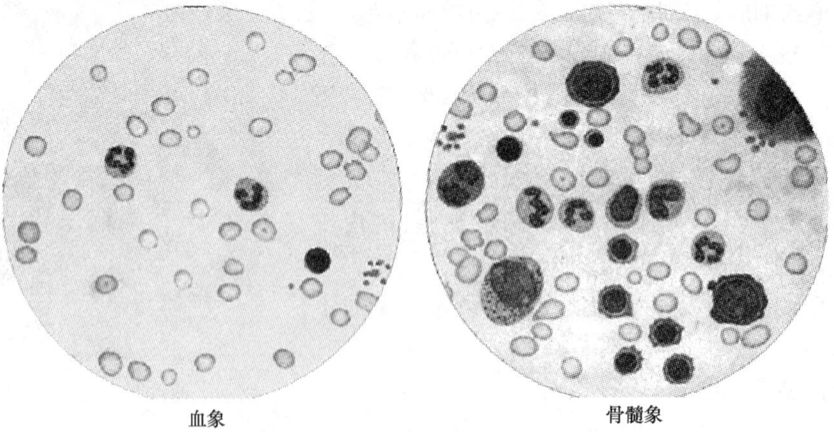

图 3-18 缺铁性贫血血象及骨髓象

溶血性贫血(hemolytic anemia,HA)

溶血性贫血是由于各种原因使红细胞寿命缩短,破坏增加,而骨髓造血功能不能相应代偿时所引起的一组贫血。主要表现为红细胞系明显的代偿性增生。溶血性贫血血象及骨髓象见图 3-19,彩图 8。

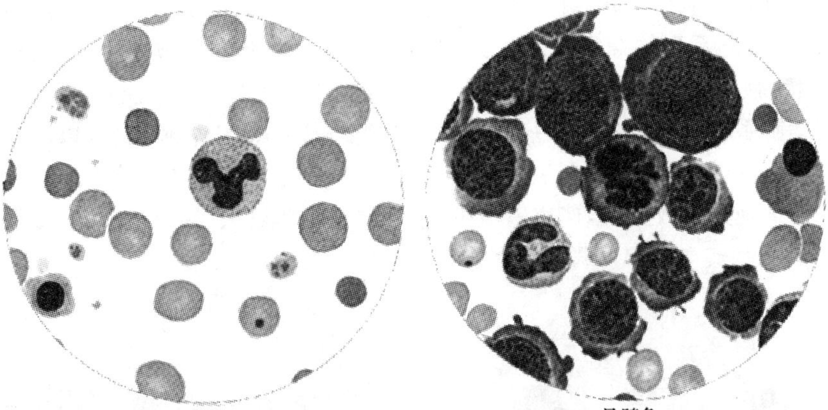

图 3-19　溶血性贫血血象及骨髓象

【血象】

(1) 红细胞、血红蛋白减少,两者呈平行性下降。

(2) 红细胞大小不均,易见大红细胞、嗜多色性红细胞及有核红细胞,可见 Howell-jolly 小体及 Cabot 环、点彩红细胞等。

(3) 网织红细胞明显增多,尤其是急性溶血时常明显增多。

(4) 急性溶血时白细胞和血小板计数常增多。中性粒细胞比例增高,并有左移现象。

【骨髓象】

(1) 骨髓增生明显活跃。

(2) 红细胞系统显著增生,幼红细胞百分率常>30%,使粒红比例降低。红系以中幼及晚幼红细胞为主。可见红细胞边缘不规则突起、核畸形、Howell-jolly 小体、点彩红细胞等。成熟红细胞形态的变化同血象。

(3) 粒细胞系相对减少但各阶段细胞的比例及形态大致正常。

(4) 巨核细胞系一般正常。

巨幼细胞贫血(megaloblastic anemia,MA)

巨幼细胞贫血是由于叶酸及(或)维生素 B_{12} 缺乏使 DNA 合成障碍所引起的一组贫血。其血液学改变的典型特征是除出现巨幼红细胞外,粒细胞系也出现巨幼特征及分叶过多。严重时巨核细胞和其他系统血细胞以及黏膜细胞也可发生改变。

【血象】

(1) 红细胞、血红蛋白均减少。因发病隐袭缓慢,多数病例血红蛋白在 60g/L 以下,甚至在 30～40g/L 以下。

(2) 红细胞呈大小不均,易见椭圆形巨红细胞,并可见嗜多色性红细胞、点彩红细胞、Howell-jolly 小体及 Cabot 环。有时可出现中、晚巨幼红细胞。

(3) 网织红细胞正常或轻度增多。

(4) 白细胞计数正常或轻度减少。中性分叶核粒细胞呈分叶过多现象,分叶在 4～5 叶以上,甚至有分叶在 10 叶以上者。偶可见少数巨粒细胞。

(5) 血小板计数减少,可见巨大血小板。

【骨髓象】

(1) 骨髓增生明显活跃。

（2）红细胞系明显增生，幼红细胞百分率常在 40%～50%以上，并出现巨幼红细胞系列，与正常幼红细胞系列并存。巨幼红细胞的形态特征为胞体及胞核均增大，核染质纤细疏松呈细网状，胞质量丰富，呈核质发育不平衡，细胞核的发育落后于胞质。

（3）粒细胞系相对减少。但本病早期巨粒细胞先于巨幼红细胞出现，以巨晚幼粒细胞及巨杆状核粒细胞为多见，分叶核粒细胞有分叶过多现象，具有早期诊断意义。

（4）巨核细胞数大致正常，严重者减少，也可出现胞体巨大，核分叶过多，核质发育不平衡现象。巨幼细胞贫血血象及骨髓象见图 3-20，彩图 9。

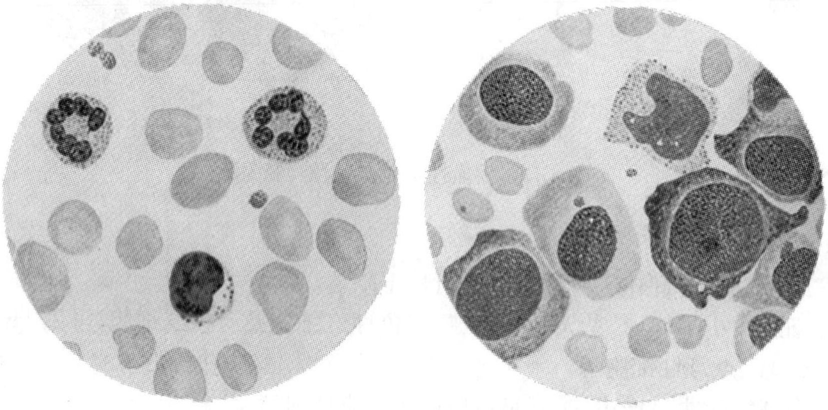

图 3-20　巨幼细胞贫血血象及骨髓象

巨幼细胞贫血病例经叶酸治疗后 48～72 小时，骨髓中巨幼红细胞系列可迅速转化为正常幼红细胞系列，但巨粒细胞常需持续数周后才逐渐消失。

再生障碍性贫血(aplastic anemia，AA)

再生障碍性贫血简称再障，是由于多种原因所致骨髓造血干细胞减少和(或)功能异常及造血微环境损伤，导致红细胞、粒细胞和血小板生成减少的一组综合征。主要临床表现为贫血、感染和出血。根据临床表现和血液学特点可分为急性型和慢性型两种。

Ⅰ急性型：急性型再生障碍性贫血（AAA）又称重型再障Ⅰ型，起病急，发病迅速，常以出血和感染为主要表现。

【血象】

呈全血细胞减少。

（1）红细胞、血红蛋白显著减少，两者平行下降，呈正常细胞正常色素性贫血。

（2）网织红细胞明显减少，绝对值 $<0.5\times10^9/L$，甚至为 0。

（3）白细胞明显减少，多数病例为 $(1.0\sim2.0)\times10^9/L$；淋巴细胞相对增高，多在 60%以上，有时可高达 90%以上。外周血中一般不出现幼稚细胞。

（4）血小板明显减少常 $<2.0\times10^9/L$，严重病例常 $<1.0\times10^9/L$。

再生障碍性贫血血象及骨髓象见图 3-21，彩图 10。

【骨髓象】

急性型再障的骨髓损害广泛，骨髓液稀薄，骨髓小粒细小，多部位穿刺均显示下列变化。

（1）骨髓增生明显减低。骨髓小粒呈粗网结构空架状，细胞稀少，造血细胞罕见，大多为非造血细胞。

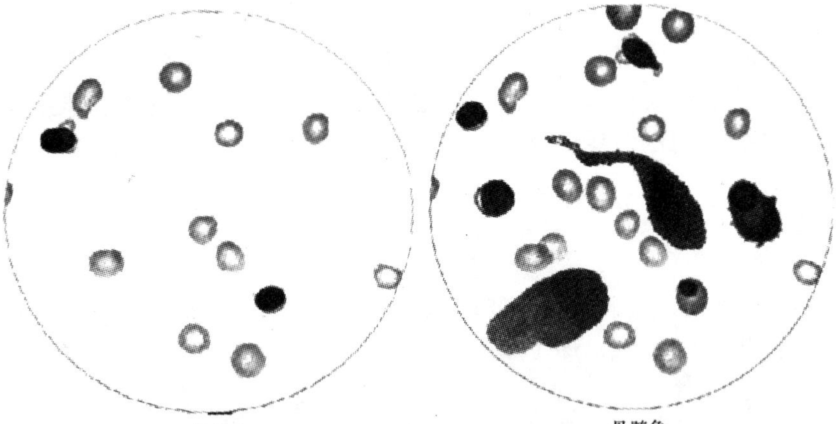

图 3-21 再生障碍性贫血血象及骨髓象

(2) 粒、红两系细胞极度减少，淋巴细胞相对增高，可达 80%以上。

(3) 巨核细胞显著减少，多数病例常无巨核细胞可见。

(4) 浆细胞分类比值增高。有时还可有肥大细胞、网状细胞增高。

Ⅱ慢性型：慢性型再生障碍性贫血(CAA)起病和进展缓慢，以贫血和轻度皮肤、黏膜出血症状多见，严重出血和感染少见。病程多在 4 年以上。慢性再障在病程中如病情恶化，则与急性型再障相似，称重型再障Ⅱ型。

【血象】

表现为二系或三系细胞的不同程度减少，其发生的先后也有不同，通常血小板减少常早期出现。

(1) 红细胞、血红蛋白平行性下降，血红蛋白多为中度或重度减低，呈正常细胞正常色素性贫血。

(2) 网织红细胞减少，绝对值低于正常，常$<15\times10^9$/L，部分病例骨髓呈局灶性增生者，则可有轻度增高。

(3) 白细胞减少，多在$(2.0\sim3.0)\times10^9$/L，分类中性粒细胞减少，但绝对值$>0.5\times10^9$/L；淋巴细胞相对增高，一般不超过 50%。

(4) 血小板减少，多在$(30\sim50)\times10^9$/L。

【骨髓象】

慢性型再障的骨髓中可出现一些局灶代偿性造血灶，故不同部位骨髓穿刺的结果可有一定的差异，有时需多部位穿刺检查及配合骨髓活检，才能获得较可靠的诊断依据。

(1) 骨髓增生程度多为增生减低。

(2) 巨核细胞、粒细胞、红细胞三系细胞不同程度减少。巨核细胞减少常早期出现，治疗有效时恢复也最慢，故在诊断上意义较大。

(3) 淋巴细胞相对增多，浆细胞、肥大细胞和网状细胞分类值也增高，但均比急性型少。

(4) 有时可有中性粒细胞核左移及粒细胞退行性变等现象。

如穿刺部位为代偿性造血灶，则骨髓象呈增生活跃，粒系可正常或减低，红系常增高，但巨核细胞仍显示减少或明显减少。

（二）白血病

白血病(leukemia)是造血系统的一种恶性肿瘤，俗称血癌。其特点为造血组织中白血病细胞异常增生与分化成熟障碍，并浸润其他器官和组织，而正常造血功能则受抑制。根据白血病的细胞分化程度和自然病程将白血病分为急性和慢性两大类。急性白血病以急性粒细胞白血病、急性淋巴细胞白血病及急性单核细胞白血病多见；慢性白血病以慢性粒细胞白血病多见。

急性白血病

急性白血病主要通过血液学改变特点进行诊断。不论何种类型的急性白血病都具有相似的血液学特点。

【血象】

(1) 红细胞及血红蛋白中度或重度减少，呈正细胞正色素性贫血。成熟红细胞形态基本正常，少数病例可见红细胞大小不均，或出现幼红细胞。

(2) 白细胞计数不定，白细胞计数增多者，多在$(10\sim50)\times10^9/L$之间，超过$100\times10^9/L$者较少见；也有白细胞计数在正常范围或减少。分类可见一定数量的白血病细胞，一般占30%～90%，也有高达95%以上者。白细胞数减少的病例，血象中也可不出现原始细胞。

(3) 早期约半数病例血小板低于$60\times10^9/L$，晚期血小板多极度减少。

【骨髓象】

(1) 骨髓增生明显活跃或极度活跃。

(2) 一系或二系原始细胞(包括Ⅰ型或Ⅱ型)明显增多，≥30%ANC(all nucleatedcell，所有有核细胞)。

(3) 其他系列血细胞均受抑制而减少。

(4) 涂片中分裂型细胞和退化细胞多见。在急淋白血病中“篮细胞”多见；在急粒和急单白血病中可见到Auer小体；急性红白血病时，可见幼红细胞呈巨幼样变。

常见急性白血病骨髓象见图3-22(彩图11)，图3-23(彩图12)，图3-24(彩图13)。

急性白血病诊断后，应进一步确定急性白血病的类型。

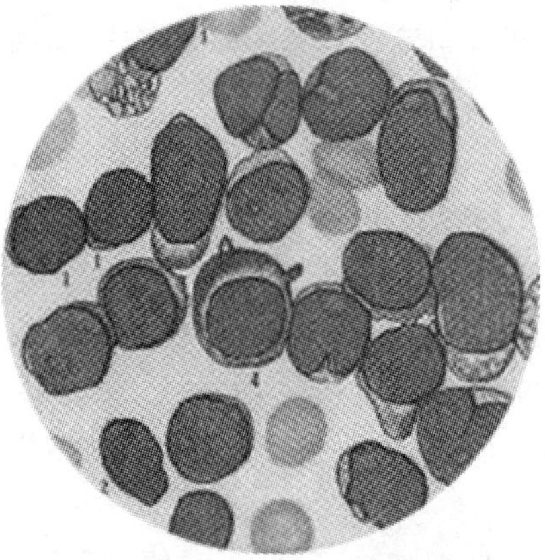

图3-22 急性淋巴细胞白血病骨髓象

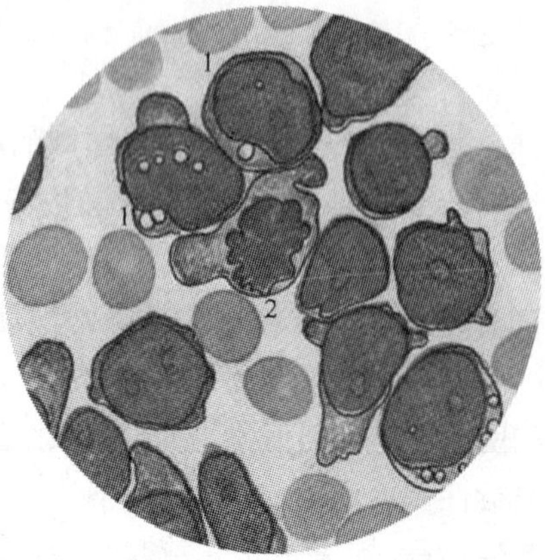

图3-23 急性粒细胞白血病骨髓象

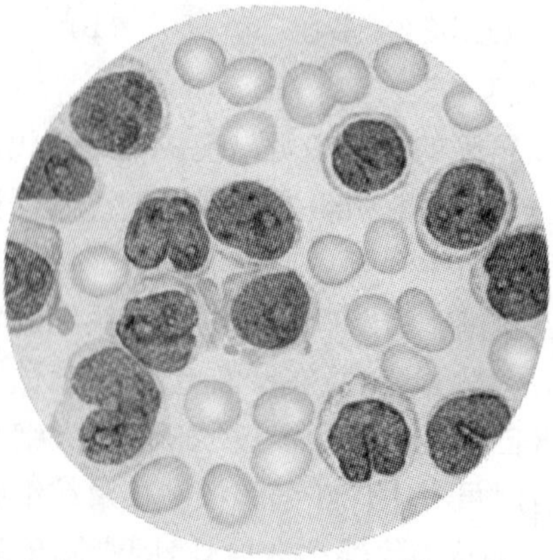

图3-24 急性单核细胞白血病骨髓象

慢性粒细胞白血病

慢性粒细胞白血病为起源于造血干细胞的克隆性增殖性疾病，以粒系细胞增生为主。突出的临床表现为脾明显肿大和粒细胞显著增高。细胞遗传学特征为具有特异性的 Ph 染色体和 abl/bcr 融合基因。病程为 1～4 年。

【血象】

(1) 红细胞及血红蛋白早期正常或轻度减少，一般为正细胞正色素性贫血。

(2) 白细胞显著增高，疾病早期可在(20～50)×10^9/L，随后显著增高，可达(100～300)×10^9/L，分类计数粒细胞比例增高，可见各阶段粒细胞，以中性中幼粒细胞以下阶段为主，原粒细胞和早幼粒细胞<10%。嗜碱粒细胞、嗜酸粒细胞均增多。

(3) 血小板早期增多或正常，疾病加速期及急变期血小板可进行性下降。

【骨髓象】

(1) 骨髓增生极度活跃。

(2) 粒细胞系显著增生，常在 90%以上，粒红比例明显增高。各阶段粒细胞均增多，以中性中幼粒细胞以下阶段为主，原粒和早幼粒细胞<10%。嗜碱粒细胞和嗜酸粒细胞也增多，一般均<10%。粒细胞常见形态异常，细胞大小不一，染色质疏松，核质发育不平衡，胞质中出现空泡，核分裂象增多。

(3) 幼红细胞增生受抑制，成熟红细胞形态无明显异常。

(4) 巨核细胞早期增多，晚期减少。

(5) 90%～95%以上病例可出现 Ph 染色体，典型的核型为 t(9;22)(q^{34};q^{11})。

慢性粒细胞白血病的病程晚期可发生急性变，又称原始细胞危象。急性变时临床表现和血液学改变均与急性白血病相似。慢性白血病骨髓象见图 3-25，彩图 14。

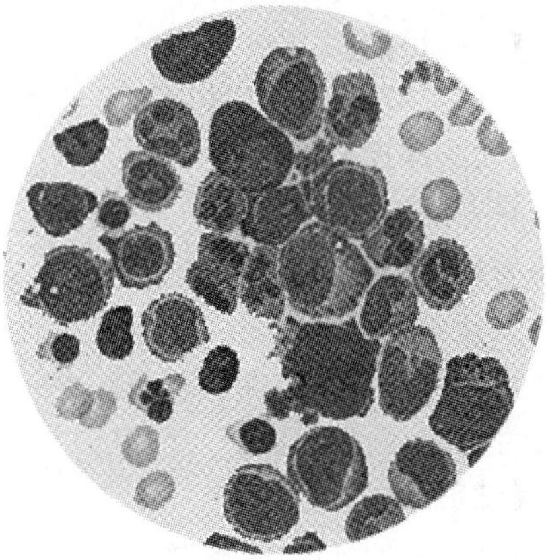

图 3-25　慢性粒细胞白血病骨髓象

第四节　血栓与止血的检验

实验一　出血时间测定

【实验目的】

掌握出血时间测定的实验原理及注意事项。

【实验原理】

出血时间(bleeding time，BT)测定目前最常用的方法是出血时间测定器法，其原理是在前臂皮肤上造成一个标准创口，记录出血自然停止所需要的时间。此过程反映了毛细血管与血小板相互作用，包括血小板黏附、活化、释放和聚集等反应。当与这些反应相关的血管和血液因子有缺陷时，出血时间也可出现异常。

【试剂器材】

出血时间测定器、秒表、血压计、弹簧刀片、消毒滤纸、外科用胶带。

【实验步骤】

(1) 将血压计袖带缚在上臂,加压并维持在 5.3kPa,儿童压力减半。

(2) 在肘前窝下 5cm 处常规消毒,待干,轻轻绷紧皮肤,将出血时间测定器贴于皮肤表面,按下按钮,使刀片由测定器内刺入皮肤,并同时启动秒表。

(3) 每隔 30 秒用消毒滤纸吸取流出血液,至出血自然停止,停秒表并计时,即出血时间。

(4) 去掉血压计袖带,清洁该区皮肤,伤口处覆上外科用胶带。

【注意事项】

(1) 采血部位应保暖,血液应自动流出。

(2) 滤纸吸干血液时应避免与伤口接触。

(3) 试验前一周内不能服用抗血小板药物,如阿司匹林等,以免影响结果。

【参考值】

(6.9±2.1)分钟。

实验二 束臂试验

【实验目的】

了解束臂试验的实验原理及注意事项。

【实验原理】

束臂试验(touniguer test)又称毛细血管脆性试验(capillary fragility test,CFT)。通过给手臂局部加压使静脉血流受阻,致毛细血管负荷,检查一定范围内皮肤出现出血点的数目来估计血管壁的通透性和脆性。血管壁的通透性和脆性与其结构和功能、血小板的数量和质量以及血管性血友病因子(vWF)等因素有关。如果上述因素有缺陷,血管壁的脆性和通透性增加,新的出血点便增多。

【试剂器材】

血压计、公分尺、听诊器。

【实验步骤】

(1) 充分暴露患者前臂,在前臂屈侧肘窝下划一直径为 5cm 的圆圈。

(2) 将血压计袖带缚于同侧上臂,测定血压,然后将压力维持于收缩压与舒张压之间,一般为 12～13.5kPa(90～100mmHg),持续 8 分钟。

(3) 取下血压计袖带,待血液循环恢复 2 分钟后(皮肤颜色恢复正常),计数圈内新的出血点数量。

【注意事项】

(1) 试验前应仔细检查患者前臂,标出已有出血点,以免影响试验结果。

(2) 试验时务必光线适宜,并选择合适角度。

(3) 在同一上臂做此试验,两次试验应间隔至少一周以上。

(4) 服用抗血小板药物、病毒感染及 40 岁以上女性进行此试验可出现假阳性。

【参考值】

5cm 圈内新的出血点数:成年男性<5 个;成年女性和儿童<10 个。

实验三　活化部分凝血活酶时间测定

【实验目的】

掌握活化部分凝血活酶时间测定的实验原理及临床意义。

【实验原理】

活化部分凝血活酶时间(activated partial thromboplastin time，APTT)测定，凝血活酶是由蛋白质和磷脂组成，乙醚或氯仿把磷脂部分提出，磷脂具有血小板因子Ⅲ作用，称为部分凝血活酶。向血浆中加入激活剂、磷脂和 Ca^{2+} 后，观察其凝固时间，称为活化部分凝血活酶时间。本试验是反映内源凝血系统各凝血因子总的凝血状况的筛选试验。

【试剂器材】

1. APTT 试剂　含白陶土或鞣化酸及脑磷脂。

2. 氯化钙溶液　浓度 0.025mol/L。

3. 枸橼酸钠溶液　浓度 0.109mol/L。

4. 其他仪器　水浴箱、离心机、秒表、全自动或半自动血凝仪。

【实验步骤】

(1) 0.109mol/L 枸橼酸钠抗凝液 0.2ml 加入静脉血 1.8ml，混匀，以 3000 转/分离心 10 分钟分离血浆，应及时测定。

(2) 取血浆 0.1ml 加 APTT 试剂 0.1ml，置 37℃水浴中孵育 3 分钟，其间轻轻振摇。

(3) 加入 0.025mol/L $CaCl_2$ 0.1ml，同时开动秒表，置 37℃水浴中不断振摇，约 30 秒时取出试管，观察出现纤维蛋白丝时，记录时间。重复两次取平均值。

必须同时按上法测定正常对照。

【注意事项】

(1) 采血必须顺利，血样与抗凝剂充分混合，不得有凝块。

(2) 标本应在 2 小时内测定。

(3) 分离血浆时必须充分离心，以便除去血小板。

(4) 加入 APTT 试剂后温育时间不得少于 3 分钟。

【参考值】

范围 31～43 秒，测定值较正常对照值延长 10 秒以上为异常。

实验四　血浆凝血酶原时间测定

【实验目的】

掌握血浆凝血酶原时间测定的实验原理及临床意义。

【实验原理】

血浆凝血酶原时间(prothrombin time，PT)测定，通常称凝血酶原时间测定。是在待测血浆中加入组织凝血活酶和钙离子，观察血浆凝固所需时间。此试验是外源性凝血系统最常用的筛选试验。

【试剂器材】

1. PT 试剂　含氯化钙和凝血活酶。商品试剂，用前以蒸馏水溶解。

2. 枸橼酸钠溶液　浓度 0.109mol/L。

3. 其他器材 水浴箱、离心机、秒表、全自动或半自动血凝仪。

【实验步骤】

(1) 于试管内加入 0.109mol/L 枸橼酸钠溶液 0.2ml，然后加入受检血液 1.8ml，混匀，分离血浆。

(2) 取小试管一支，加血浆 0.1ml，37℃预温 2 分钟，再加入含钙组织凝血活酶 0.2ml，立即开动秒表，不断倾斜观察，至液体停止流动时，立即记录时间，即为凝血酶原时间，重复以上操作 2～3 次，取平均值(同时取正常人血浆作对照)。

【注意事项】

(1) 采血必须顺利，血样与抗凝剂充分混合，不得有溶血、黄疸及凝块。

(2) 标本应在 1 小时内完成测定，4℃冰箱保存不得超过 4 小时。

(3) 在红细胞比容(Hct)＜20％或＞50％时，抗凝剂与血液的比例须按公式：抗凝剂(ml)＝(100％－Hct)×血液(ml)×0.00185 调整。

(4) 氯化钙凝血活酶试剂必须注明国际敏感度指数(ISI)，每次测定均需有正常对照。

(5) 水浴稳定控制在(37±1)℃，过高或过低均会影响结果。

【参考值】

(1) PT 11～13 秒，应测正常对照值，患者测定值超过正常对照值 3 秒以上为异常。

(2) 凝血酶原时间比值(PTR)即被检血浆的凝血酶原时间(s)/正常血浆的凝血酶原时间(s)，参考值为 1.0±0.05。

(3) 国际标准化比值(INR)：即 PTR^{ISI}，参考值为 1.0±0.1。ISI 为国际敏感度指数，ISI 越小(小于 2.0)，组织凝血活酶的敏感性越高。

实验五　血浆纤维蛋白原测定

【实验目的】

熟悉血浆纤维蛋白原测定的实验原理及临床意义。

【实验原理】

血浆纤维蛋白原(fibrinogen，Fg)含量检测常用凝血酶法。其原理是凝血酶能将可溶性纤维蛋白原转变为不溶性纤维蛋白，使血浆凝固。以国际标准品为参比血浆制作标准曲线，用凝血酶来测定血浆凝固时间，所得凝固时间与血浆中纤维蛋白原浓度呈负相关，从而得到纤维蛋白原的含量。

【试剂器材】

(1) 凝血酶(冻干)。

(2) 参比血浆(冻干)。

(3) 血浆稀释液。

(4) 其他器材：水浴箱、离心机、秒表、试管，全自动或半自动血凝仪。

【实验步骤】

(1) 蒸馏水复溶凝血酶 2ml。

(2) 将待测或参比血浆用血浆稀释液作 10 倍稀释。

(3) 取已稀释的血浆 0.2ml 于一小试管中，置 37℃水浴 2 分钟，再加入已复溶的凝血酶试剂 0.1ml，立即启动秒表，记录凝固时间。

(4) 再一次重复上述操作，若两次结果差异超过 0.5 秒，则需再重复一次，取两次结果的均值。

(5) 根据凝固时间(s)查阅标准曲线读数表，即可获得血浆纤维蛋白原浓度(g/L)。

【注意事项】

(1) 凝血酶用蒸馏水复溶后在 4～6℃可放置 2 天。

(2) 参比血浆应同时与标本一起操作，以核对结果是否可靠。

(3) 血浆中存在肝素或纤维蛋白降解产物时，纤维蛋白原测定结果偏低。

【参考值】

2～4g/L。

实验六 血浆凝血酶时间测定

【实验目的】

掌握血浆凝血酶时间测定的实验原理及临床意义。

【实验原理】

凝血酶时间(thrombin time, TT)是在受检血浆中加入标准化凝血酶溶液，测定开始出现纤维蛋白丝所用的时间，即为血浆凝血酶时间。TT 是凝血共同途径的常用筛选试验。

【试剂器材】

1. 枸橼酸钠溶液 浓度为 0.109mol/L。

2. 凝血酶溶液 将冻干凝血酶先以蒸馏水复溶，再以生理盐水调至使正常血浆在 16～18 秒凝固为标准。

3. 正常对照血浆。

4. 其他器材 离心机、秒表、试管、水浴箱、全自动或半自动血凝仪。

【实验步骤】

(1) 取受检枸橼酸钠抗凝血浆 0.1ml，置 37°C 水浴中温育 5 分钟。

(2) 加入凝血酶溶液 0.1ml，立即启动秒表记录凝固时间，重复 2～3 次，取平均值。

正常对照方法同上。

【注意事项】

(1) 采血必须顺利，不得混入组织液。

(2) 已稀释好的凝血酶溶液应置于 4℃保存，保存时间为 3 天。

(3) 血浆在室温下放置不得超过 3 小时。

(4) 标本不能用肝素或 EDTA-Na_2 抗凝。

【参考值】

16～18 秒，若超过正常对照值 3 秒为异常。

实验七 血浆 D-二聚体测定

D-二聚体(D-dimer, D-D)测定常用的实验方法有胶乳凝集法、ELISA 法等。

(一) 胶乳凝集法

【实验目的】

掌握胶乳凝集法的实验原理及临床意义。

【实验原理】

受检血浆中加入标有 D-二聚体单克隆抗体的胶乳颗粒悬液，如果血浆中含高于 0.5mg/L 的 DD，便与胶乳颗粒上的单抗结合，此时胶乳颗粒发生凝集，呈阳性反应。根据血浆的稀释度可计算出血浆 D-D 的含量。

【试剂器材】

(1) 胶乳试剂(配套商品试剂)。

(2) 微量加样器、冰箱、离心机等。

【实验步骤】

(1) 枸橼酸钠抗凝血(1∶9)：取 0.2ml 抗凝剂加静脉血 1.8ml，以 3000 转/分离心 10 分钟。

(2) 用移液器取试剂 20μl，置试剂卡圆圈内，再加 20μl 待测血浆，用搅棒搅匀，轻轻晃动 3 分钟，肉眼观察结果。

(3) 在较强光线下观察结果，出现明显均一的凝集颗粒者为阳性，无凝集颗粒者为阴性。

结果：

(－)：无凝块　　<0.5 mg/L

(＋)：可见凝块　　0.5×稀释倍数＝mg/L

注：出现阳性结果，再用甘氨酸缓冲液将血浆作 1∶2，1∶4，1∶8，1∶16 等稀释，然后进行测试，方法同前，其结果参照表 3-7。

表 3-7　D-二聚体测定结果判断

血浆未稀释	血浆 1∶2	血浆 1∶4	血浆 1∶8	血浆 1∶16	含量 mg/L
(－)	(－)	(－)	(－)	(－)	<0.5
(＋)	(－)	(－)	(－)	(－)	≥0.5<1.0
(＋)	(＋)	(－)	(－)	(－)	≥1.0<2.0
(＋)	(＋)	(＋)	(－)	(－)	≥2.0<4.0
(＋)	(＋)	(＋)	(＋)	(－)	≥4.0<8.0
(＋)	(＋)	(＋)	(＋)	(＋)	≥8.0

【参考值】

胶乳凝集法为阴性，D-D 含量<0.5 mg/L。

(二) ELISA 法

【实验目的】

熟悉 ELISA 法的实验原理及临床意义。

【实验原理】

将 D-D 单抗包被于酶标反应板，加入受检血浆，血浆中的 D-D(抗原)与包被在反应板的 D-D 单抗结合。然后再加酶标记的 D-D 抗体，再加入底物显色，显色的深浅与血浆中的 D-D 含量呈正相关，所测得的 A 值可从标准曲线中计算出血浆中 D-D 的含量。

【试剂器材】

(1) D-二聚体试剂(配套商品试剂)。

(2) 微量加样器、冰箱、离心机、酶标仪等。

【实验步骤】

按试剂盒说明书操作(略)。

【参考值】

ELISA 法为 0～0.256mg/L。

第五节　体液检验

实验一　尿液一般检验

尿液一般检验包括：

1. 物理学检查　尿量、气味、颜色、透明度、比重测定等。

2. 化学检验　尿酸碱度、尿蛋白、尿糖、尿酮体、尿血红蛋白、尿胆红素、尿胆原等。尿化学检验已基本被尿液干化学试纸条取代，可快速准确打印出资料结果，适应临床需要，但不能缺少尿沉渣镜检。

3. 尿沉渣检验　尿液细胞、管型、结晶等。

一、标本的收集与保存

尿液标本按检测的要求正确收集、留取、保存和尿量的准确记录，对保证检验结果的可靠性十分重要。成年女性留尿时，应避开月经期，防止阴道分泌物混入。标本应在半小时之内送检，在 2 小时内检查完毕。

（一）尿标本的收集

1. 晨尿　清晨起床后第一次排尿时收集的尿液标本为首次晨尿。可获得较多信息，如蛋白、细胞和管型等。二次晨尿是指在排出晨尿后上午 7∶30～8∶00 的尿液，这种标本有利于有形成分的形态观察。

2. 随机尿　即留取任一时间的尿液标本。用于门诊和急诊患者的临时检验。

3. 3 小时尿　适用于尿中有形成分排泄率检查。

4. 24 小时尿　患者上午 8 时排尿一次，将膀胱排空，弃去尿液，此后收集各次直至次日上午 8 时最后一次排尿的全部尿液。用于化学成分的定量。

5. 餐后尿　于午餐后 2 小时收集尿标本。对病理性糖尿、蛋白尿检测较敏感。

（二）尿液标本的保存

1. 4℃冷藏　低温冷藏可抑制微生物迅速生长，并维持尿液的酸碱性，防止有形成分的形态发生改变，但冷藏后可有结晶析出。

2. 化学防腐　抑制细菌生长，维持尿液酸碱性且不影响化学成分测定。常用防腐剂：

（1）甲醛：用于管型、细胞检查的防腐。每升尿液加甲醛 5ml。

（2）甲苯：常用于尿糖、尿蛋白等化学成分的定性或定量检查。每升尿液加甲苯 5ml。

（3）浓盐酸：用于尿中 17 羟、17 酮类固醇、钙及磷等定量测定。每升尿液加浓盐酸 10ml。

二、一般性状检查

一般性状检查包括尿量、颜色、气味、酸碱反应（pH）、比重。

（一）尿比重测定（比重计法）

【实验目的】

熟悉尿比重测定的实验原理及临床意义。

【实验原理】

尿比重是指在4℃条件下尿液与同体积纯水的重量之比。尿比重受尿中可溶性物质的量及尿量的影响。比重计浸入尿液部分的多少与比重计读数成反比，即尿相对密度越大，浸入尿液中的比重计部分越少，则读数越大；否则浸入部分越多读数越小。

【试剂器材】

比重计1支，100ml量筒1个。

【实验步骤】

(1) 取新鲜混匀尿液沿管壁缓慢加入100ml量筒中，不能有气泡。

(2) 将比重计轻轻放入并加以捻转，使其垂直悬浮于尿液中，勿使靠近杯壁。

(3) 待比重计停稳后，读取与尿液凹面相切的刻度，即为被测尿液的比重。

【注意事项】

(1) 尿比重计要通过校正才能使用。

(2) 尿液量不能太少，应使比重计浮在液面中为宜。

(3) 温度对比重有影响，温度高时，液体的比重低，反之则比重高。如不在指定的温度下测定时，则每高于指定温度3℃时，测得比重应加0.001，每低3℃，则减去0.001。

(二) 试带法

【实验目的】

熟悉尿比重测定的实验原理及临床意义。

【实验原理】

尿中电解质释放出阳离子，阳离子与试带中的离子交换体中的氢离子交换，使之释放出氢离子，氢离子再与其中的酸碱指示剂反应，根据指示剂显示的颜色，可推知尿中的电解质浓度，从而得出比重值。

【实验步骤】

将试纸浸入待测尿液中(具体时间按操作说明书)，取出后吸去多余尿液，在自然光线下与标准比色板比色。

【参考值】

1.015～1.025。最大波动范围1.003～1.030。

三、蛋白质定性检查

检查尿液蛋白质最常用的方法是试带法，其次是加热醋酸法和磺基水杨酸法。

(一) 试带法

【实验目的】

掌握试带法蛋白质定性检查的实验原理、操作步骤及临床意义。

【实验原理】

采用pH指示剂的蛋白质误差原理。在缓冲液中pH恒定(pH=3)，当有蛋白质存在时，指示剂释放H^+，产生颜色变化，这种色泽变化与蛋白质含量成正比。

【试剂器材】

(1) 尿干化学分析试带。

(2) 尿液分析仪。

【实验步骤】

(1) 按说明书要求，将试纸条浸入被检尿液中一定时间，取出后去掉多余尿液，30 秒内与标准板比色。

(2) 若使用尿液分析仪，最好使用配套试剂。按照仪器说明书进行操作。

【注意事项】

(1) 试纸条必须干燥防潮、防晒。注意在有效期内使用。

(2) 试带法对尿中白蛋白敏感，对其他蛋白不敏感。

(3) 强碱性尿液可致假阳性结果。

(4) 试带法仅适用于正常人及肾病筛查，不适用于肾病患者疗效观察及预后判断。

【参考值】

阴性。

(二) 加热醋酸法

【实验目的】

熟悉加热醋酸法蛋白质定性检查的实验原理、操作步骤及临床意义。

【实验原理】

蛋白质受热可变性凝固，加稀醋酸调 pH 至蛋白质的等电点(约 pH=5)，更利于变性蛋白沉淀。加酸还可消除尿液中磷酸盐和碳酸盐等所产生的沉淀物。

【试剂器材】

(1) 5%醋酸溶液。

(2) 饱和氯化钠溶液。

【实验步骤】

(1) 在一支清洁试管中加入清晰尿液至试管的 2/3 处。

(2) 手持试管下端(或用试管夹)斜置于酒精灯火焰上加热，注意加热时火焰应在试管尿液的 1/3 段，使之沸腾。

(3) 滴加 5%冰醋酸溶液 2～3 滴，再继续煮沸。

结果判断：若加热、加酸再加热后，无浑浊为阴性；出现白色浑浊、颗粒浑浊、絮状沉淀或凝块为阳性。阳性程度的判断见表 3-8。

表 3-8　加热醋酸法尿蛋白测定结果判断表

尿液出现浑浊程度	结果判断	约含蛋白质量
清晰透明	－	
黑色背景下呈轻微浑浊	±	＜0.1
白色浑浊无颗粒	＋	0.1～0.5
浑浊有明显颗粒状物	2＋	0.5～2
有大量絮状物，但无凝块	3＋	2～5
立即出现凝块	4＋	＞5

【注意事项】

(1) 尿内蛋白含量较低时，加酸后才显示浑浊。因此，必须坚持加热、加酸、再加热的程序，以保证检出微量蛋白质。

(2) 加入的醋酸量要适当,过多过少均可导致阳性反应程度的减弱。

(3) 本法干扰因素少,敏感度为 0.15g/L。

(4) 禁盐患者,因尿中电解质含量过少,可致假阴性,实验时,须先于尿液上部滴加饱和氯化钠溶液 1～2 滴,再行操作。

(5) 含碘 X 造影剂,可致假阳性。本实验对球蛋白含量较高的尿,阳性结果并不满意。

【参考值】

阴性。

(三) 磺基水杨酸法

【实验目的】

掌握磺基水杨酸法蛋白质定性检查的实验原理、操作步骤及临床意义。

【实验原理】

磺柳酸为生物碱试剂,在略低于等电点的酸性条件下,其磺酸根离子与蛋白质分子中氨基酸残基的阳离子部分结合,生成不溶性蛋白盐而沉淀。

【试剂器材】

200g/L 磺基水杨酸水溶液:取磺基水杨酸 20g 加水至 100ml。

【实验步骤】

1. 试管法 取中试管一支,加入澄清尿液 3～5ml,滴加 200g/L 磺基水杨酸水溶液 2 滴(0.1ml),形成界面,如尿显浑浊,表示有蛋白存在。结果判断见表 3-9。

表 3-9 磺基水杨酸法尿蛋白测定结果判断表

尿液出现浑浊程度	结果判断
清晰透明	—
黑色背景下呈轻微浑浊	±
白色浑浊无颗粒	+
浑浊有明显颗粒状物	2+
有大量絮状物,但无凝块	3+
立即出现凝块	4+

2. 玻片法 取一张载玻片,用玻璃笔分成两份,吸取澄清尿液分别各加于载玻片的两侧,于其中一侧的尿液中滴加磺基水杨酸溶液 1 滴,另一侧不加试剂作对照,轻轻混匀,立即按表 3-9 观察结果。

【注意事项】

(1) 本法十分敏感,易检出极微量蛋白。判断结果时间应严格控制于 1 分钟之内,否则随时间延长可导致反应阳性程度增强。

(2) 如尿液浑浊,应先离心或过滤。强碱性尿可出现假阴性,应加稀醋酸液数滴酸化后再做试验。

(3) 本-周蛋白、蛋白胨、黏蛋白等均可呈阳性反应。含碘造影剂,超大剂量青霉素等,亦可导致假阳性,但其反应特点与蛋白尿不同,应仔细观察并结合临床及用药史加以判断。

(4) 尿中含高浓度尿酸或尿酸盐时,也可呈假阳性。但其特点是阳性呈现较缓慢,15 秒后逐渐出现浑浊,由弱渐强,或者是加试剂 1 分钟后,渐呈蛛丝状浑浊,再慢慢扩散,薄薄覆盖于尿液表面,加热或加碱即可消失。

【参考值】

正常人尿蛋白小于 40mg/24h 尿(20～130mg/24h),成人上限是 150～200mg/24h(在非糖尿病患者),下限是 10mg/24h,定性试验是阴性。尿清蛋白正常人上限 30mg/24h。超过以上标准称蛋白尿(proteinuria)。

四、尿糖定性检查

(一) 班氏定性法

【实验目的】

熟悉班氏法尿糖定性检查的实验原理、操作步骤及临床意义。

【实验原理】

葡萄糖含有醛基，在高热、碱性溶液中，能将试剂中二价铜离子还原为氧化亚铜，出现棕红色沉淀。

【试剂器材】

改良班氏定性试剂：分别溶解硫酸铜（$CuSO_4 \cdot 5H_2O$）10g、枸橼酸钠 42.5g 和无水碳酸钠 25g 于适量蒸馏水中，可加温助溶。将硫酸铜溶液缓缓加入到枸橼酸钠和无水碳酸钠混合液中，以蒸馏水加至 1000ml。

【实验步骤】

(1) 取班氏试剂 20 滴（约 1ml）于试管中，先在酒精灯上加热煮沸，如不变色，即可应用。

(2) 加入被检尿液 2 滴（约 0.1ml），继续煮沸 1～2 分钟（水浴煮沸则为 5 分钟），加热时要不断摇动试管，防止沸腾外溢。

(3) 冷却后观察结果。结果判断见表 3-10。

表 3-10　班氏法尿糖测定结果判断表

反应所见	结果	约含糖量 mmol/L
仍呈透明蓝色	－	＜5.0
蓝绿色半透明，冷却后呈绿黄色	±	＜6.0
翠绿色不透明，有少量绿黄色沉淀	＋	6～28
黄绿色浑浊，有较多黄绿色沉淀	2＋	28～55
土黄色浑浊，有大量土黄色沉淀	3＋	55～110
红棕色或砖红色沉淀上清无色	4＋	＞110

【注意事项】

(1) 尿标本必须新鲜，久置细菌可分解糖使结果偏低。

(2) 试剂与尿比例为 10∶1。

(3) 尿中有大量尿酸盐时，煮沸后可浑浊并略带绿色，但沉淀不显黄色，故欲检查微量糖时，必须在冷却后观察沉淀物。尿中含大量铵盐时可妨碍氧化亚铜生成，需加碱煮沸驱氨后，再测定。

(4) 一些非糖还原物质，如水杨酸、氨基比林、水合氯醛、大量维生素 C、链霉素、青霉素等，在尿中浓度过高时，可呈阳性反应。中药大黄、黄芩、黄柏、黄连等，也能还原班氏试剂，但所致反应沉淀不一，常夹杂有白色、黄色、灰色等，且褪色较快。

(5) 大量蛋白质，能成为铜的保护胶体而影响氧化亚铜沉淀，也偶见呈紫色双缩脲反应。黄疸尿可干扰反应的颜色。

【参考值】

本试验为阴性（尿糖含量为 0.1～1mmol/L）。当血糖＞8.88mmol/L 超过肾糖阈时，可出现尿糖阳性。

(二) 试带法

【实验目的】

掌握试带法尿糖定性检查的实验原理、操作步骤及临床意义。

【实验原理】

尿中葡萄糖在试带中葡萄糖氧化酶的作用下,失去两个氢离子后,形成葡萄糖酸内酯,再经水化后形成葡萄糖酸。氢离子与空气中氧结合形成过氧化氢,在过氧化物酶的存在下,过氧化氢使色素原(邻联甲苯胺、碘化钾等)氧化而呈色。

【试剂器材】

(1) 尿糖试纸。

(2) 标准色板。

(3) 尿液分析仪。

【实验步骤】

将试带浸入尿液中,5 秒后取出,1 分钟时与标准板比较。试带法比班氏法敏感。使用尿液分析仪时,按照仪器说明书进行操作。

【注意事项】

(1) 尿液要新鲜。

(2) 服用大量维生素 C 或汞利尿剂后可呈阴性。

(3) 本法为酶促反应,灵敏度为 5.5mmol/L。操作时必须按规定时间准时与标准板比较,否则颜色会变深而影响结果。

(4) 试带易失效,不可长时间暴露于空气中及阳光下。

【参考值】

正常人尿内含糖量为 0.56～5.0mmol/24h,定性试验阴性。若定性方法测定尿糖为阳性,此时尿糖水平常达 20mmol/L,称为糖尿,一般指葡萄糖尿(glucosuria)。

五、酮 体 检 查

【实验目的】

掌握酮体检查的实验原理、操作步骤及临床意义。

【实验原理】

酮体是β-羟丁酸(78%)、乙酰乙酸(20%)、丙酮(2%)的总称。三者是体内脂肪代谢的中间产物。酮体中的乙酰乙酸、丙酮在碱性条件下与硝普钠(亚硝基铁氰化钠)作用生成紫色化合物。

【试剂器材】

酮体粉剂　硝普钠 0.5g,放入乳钵内研细,加入无水碳酸钠 10g,硫酸铵 20g,研匀成细粉,装入棕色瓶中,塞紧,防潮保存。

【实验步骤】

(1) 于凹玻片凹孔内,加入一小勺酮体粉。

(2) 滴尿液于酮体粉上(以完全将酮体粉湿润为度)。

(3) 观察结果,出现紫色为阳性。根据紫色出现的快慢和颜色的深浅,报告弱阳性、阳性、强阳性,或报告+、2+、3+,5 分钟以上不出现紫色,仅出现淡黄色或棕黄色者为阴性。

【注意事项】

(1) 尿内有多量非结晶形尿酸盐时,可出现橙色反应。

(2) 尿液必须新鲜,因丙酮和乙酰乙酸具有挥发性,放置过久会导致假阴性。

(3) 肌酐可致假阳性反应。

【参考值】

尿中酮体量(以丙酮计)为 0.34～0.85mmol/24h(20～50mg/24h),一般检查法为阴性。

六、显微镜检查

尿沉渣做显微镜检查可提供许多有用的信息,这是试纸条不能取代的。主要检查尿液中有形成分如细胞、管型及结晶等。传统的尿沉渣检测包括用显微镜对尿沉渣进行定性、定量检查以及各种有形成分的计数检测;现在可用尿液分析仪及尿沉渣自动分析仪对尿中某些有形成分进行自动检测。

(一) 尿沉渣离心沉淀法

1. 标本的制备 取新鲜混匀的尿液 10ml 于试管内,以 1500 转/分离心沉淀 5 分钟,弃去上清液,约剩 0.2ml 沉渣,倾于玻片上覆以盖片后镜检。

2. 镜检方法 镜检时应用较弱光线,先用低倍镜将涂片全面观察一遍,寻找有无细胞、管型及结晶体,以免遗漏量少而有意义的物体,再用高倍镜仔细辨认,并计数各类细胞在 10 个高倍视野内所见的数目;管型则观察 20 个低倍视野内所见到的数目。也可用不沉淀的随机混匀尿液检查,但以离心沉淀法的镜检较为客观。

3. 报告方式 按各视野所见,报告其各视野所见沉淀物的平均数。

如:透明管型:1/低倍(LP);红细胞:3/高倍(HP);白细胞:5/高倍(HP)

如细胞数量过多,某一种细胞(25～50/HP),可报稀布视野;(＞50/HP),可报满布视野,如数量极少,可报最少或偶见。

结晶和盐类沉淀按下列方式报告:

“少许”少数视野可见。

“＋” 占视野面积 1/4 或每个视野都有少量散在。

“2＋” 占视野面积的一半。

“3＋”占视野面积的 3/4。

“4＋”满视野。

未离心沉淀标本镜检后报告,应注明“未离心”。

(二) 尿沉渣定量检查法

1. 标本的制备 在离心管中倒入充分混匀的尿液至 10ml 刻度处,以 1500 转/分离心 5 分钟。离心后倾倒或吸去上清液,管底残留尿液的量应在 0.2ml 处,使之浓缩 50 倍。将沉渣混匀取一滴充液到标准尿沉渣计数板内(按说明书操作)。

2. 镜检方法 先用低倍镜观察,后用高倍镜,显微镜检查的内容有细胞:红细胞、白细胞、吞噬细胞、上皮细胞(肾小管上皮细胞、移行上皮细胞、鳞状上皮细胞)、异形细胞等;管型:透明管型、细胞管型、颗粒管型、蜡样管型、脂肪管型、肾衰竭管型等;结晶:磷酸盐、草酸钙、尿酸结晶和药物结晶等;此外还有细菌、真菌、精子、黏液等。

3. 报告方式 计数细胞或管型,按每微升个报告;尿结晶、细菌、真菌寄生虫等以(＋)～(3＋)形式报告。

七、尿沉渣中有形成分的形态及其临床意义

（一）细胞

尿内常见的各种细胞（见图 3-26）。

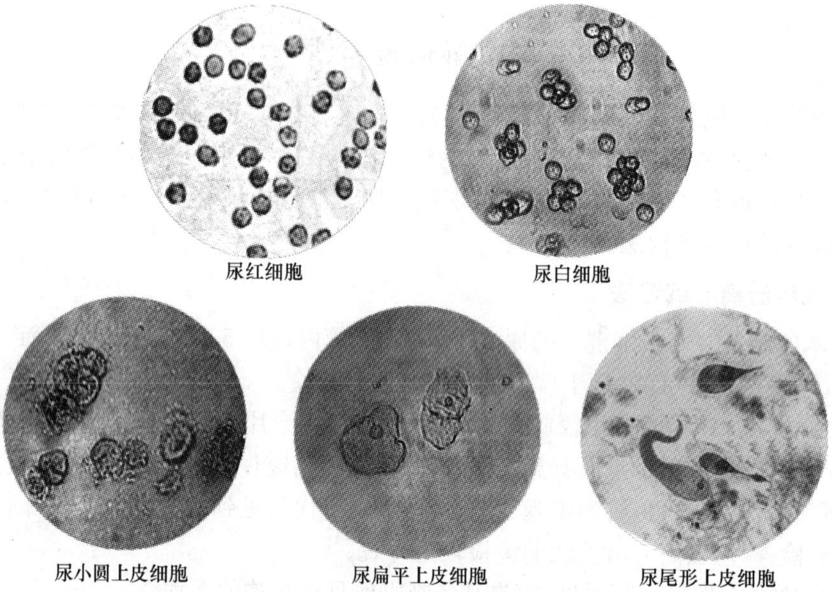

图 3-26　尿内常见的各种细胞

1. 红细胞　正常人尿沉渣镜检红细胞 0～3 个/HP，定量检查 0～5 个/μl。典型的红细胞为淡黄色双凹圆盘形。在病理情况下尿中红细胞增多，而且发生各种形态改变，呈多种形态，如：葫芦状红细胞、皱缩状红细胞、大型红细胞、古钱样红细胞、面包圈样红细胞等。

尿沉渣镜检红细胞平均＞3 个/HP，称镜下血尿。按尿中红细胞形态类型将血尿分为三种：

（1）均一型血尿：红细胞类似外周血中的红细胞，呈双凹圆盘形。多形性红细胞＜50%，称非肾小球源性血尿。见于肾结石、泌尿系肿瘤、肾盂肾炎、多囊肾、急性膀胱炎、肾结核或血友病等。

（2）多形型血尿：红细胞大小不等，外形呈两种以上的多样化变化（如：葫芦状红细胞、红细胞破裂口、皱缩红细胞、大型红细胞、面包圈样红细胞）。多形性红细胞＞80%时，称肾小球源性血尿。见于急性肾小球肾炎、急进性肾炎、慢性肾炎、紫癜性肾炎、狼疮性肾炎等。

（3）混合型血尿：既有正形红细胞又有变形红细胞，尿中畸形红细胞占红细胞总数＞20%，而＜80%时，称混合性血尿。混合性血尿亦多为肾小球疾病或合并肾小球疾病所致。见于肾结石、肾结核、肾盂肾炎等。

2. 白细胞和脓细胞　新鲜尿中白细胞外形完整，浆内颗粒清晰可见，胞核清楚，常分散存在。以中性分叶核粒细胞较多见，亦可见到少数淋巴细胞及单核细胞。脓细胞系指在炎症过程中破坏或死亡的中性粒细胞。外形多不规则，结构模糊，胞浆内充满粗大颗粒，核不清楚，细胞常成团分布，细胞间界限不明显。正常人尿沉渣镜检白细胞不超过 5 个/HP，定量检查 0～10 个/μl，若有大量白细胞，多为泌尿系统感染如肾盂肾炎、肾结核、膀胱炎或尿道炎等。

3. 上皮细胞

(1) 肾小管上皮细胞(又称小圆上皮细胞):来自肾小管立方上皮或移行上皮深层,比中性粒细胞大1.5～2倍,含有一个较大的圆形细胞核。此种细胞在正常尿中见不到,如在尿中出现,常表示肾小管有病变,如急性肾小球肾炎、肾小管坏死。观察尿中肾小管上皮细胞,对肾移植术后有无排斥反应有一定意义。

(2) 移行上皮细胞:来自肾盂、输尿管、膀胱等处的移行上皮组织。外形呈圆形、尾形、纺锤形及圆柱形等。正常尿中偶可见到,在输尿管、膀胱、尿道炎症时可出现。大量出现时应警惕移行上皮细胞癌。

(3) 扁平上皮细胞来自尿道前段及阴道的表层,细胞扁平而大似鱼鳞样,不规则,核呈圆形或卵圆形,成年女性尿中易见,少量出现无临床意义,尿道炎时可大量出现且伴有白细胞、脓细胞。

(二) 管型

尿内各种管型和类似管型物质见图3-27。管型是蛋白质、细胞或碎片在肾小管、集合管中凝固而成的圆柱形蛋白聚体。形成管型的条件是:①尿中少量的清蛋白和由肾小管上皮细胞产生的T-H糖蛋白是构成管型的基质;②肾小管有使尿浓缩和酸化的能力;③有提供交替使用的肾单位。尿沉渣中检出管型常提示有肾实质性损害。

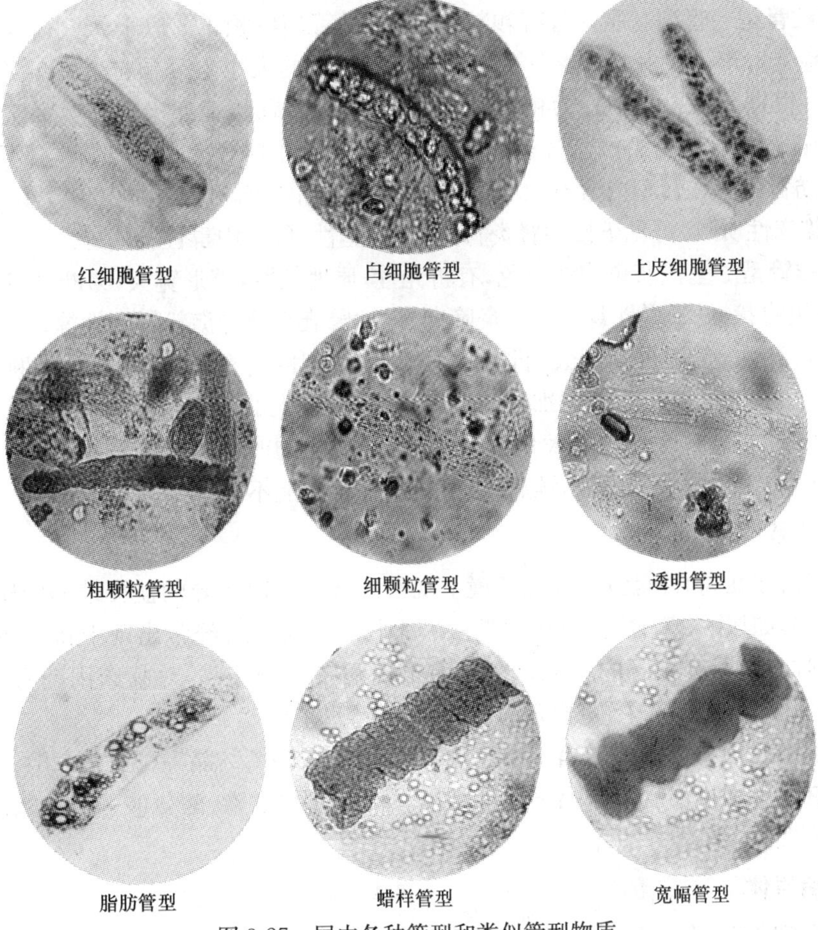

图3-27 尿内各种管型和类似管型物质

管型的种类和临床意义：

1. 透明管型 主要由 T-H 糖蛋白构成，及少量白蛋白与氯化物参与。形态为无色透明、两端钝圆、内部结构均匀无细胞的圆柱状体，偶尔含有少量颗粒。由于折光性低，需在弱视野下观察。透明管型偶见于正常人清晨浓缩尿中，还可见于剧烈运动、发热、全身麻醉及心功能不全等。多量出现见于肾实质性病变，如急、慢性肾小球肾炎、肾病、肾盂肾炎、肾动脉硬化等。

2. 细胞管型 在管型基质内含有某种细胞，该细胞数量超过管型体积的 1/3 以上，称为细胞管型。此类管型出现尿中，常表示肾脏病变在急性期。按管型内所含细胞类型可分为红细胞管型、白细胞管型及肾小管上皮细胞管型。

(1) 红细胞管型：管型基质内嵌入较多的红细胞，红细胞常互相粘连，无明显的细胞界限。此种管型是由于肾小球或肾小管出血，以及血液流入肾小管所致。尿中见到红细胞管型，常见于急性肾小球肾炎、慢性肾小球肾炎急性发作期、急性肾小管坏死、肾出血等。

(2) 白细胞管型：管型内含有大量的白细胞称为白细胞管型。此种管型出现常提示肾实质有活动性感染，见于肾盂肾炎、间质性肾炎等。

(3) 肾小管上皮细胞管型：管型内含有较多的肾小管上皮细胞，呈瓦片状排列。此种管型可见于急性肾小管坏死、急性肾炎、间质性肾炎、肾病综合征、肾移植后排斥反应及肾淀粉样变性等。

3. 颗粒管型 管型基质内含有颗粒，其量超过管型体积 1/3 以上，是由肾实质性病变之变性细胞分解产物或由血浆蛋白及其他物质等崩解的大小不等颗粒聚集于 T-H 糖蛋白中形成的。根据颗粒的大小分为粗、细颗粒管型两种。颗粒管型出现表示肾实质性病变，见于急、慢性肾小球肾炎、肾病、肾动脉硬化等。急性肾小球肾炎多见粗颗粒管型。

4. 脂肪管型 在管型内含有大小不均折光性很强的脂肪滴，这是由于肾小管损伤后上皮细胞脂肪变性所致，可见于慢性肾炎肾病型、类脂性肾病、中毒性肾病等。

5. 蜡样管型 呈浅灰色或蜡黄色，有折光性，质地较厚，外形宽大，易断裂，边缘常有切口，有的呈扭曲状，见于慢性肾小球肾炎晚期、慢性肾衰竭及肾淀粉样变性等。

6. 宽幅管型 管型外形宽大而长，略不规则，管型内含有较多颗粒，易折断，有的呈扭曲状。是由于损害的肾小管上皮细胞碎裂后，在明显扩大的集合管内凝聚而成。在急性肾衰竭患者多尿的早期，此管型可大量出现，随着肾功能的改善可逐渐减少或消失。在慢性肾衰竭少尿期，出现此管型，提示预后不良，故又称肾功能不全管型。

(三) 结晶

结晶尿为尿在离心沉淀后，在显微镜下观察到含有形态各异的盐类结晶的尿。尿液中常见的结晶体如尿酸、草酸钙、磷酸盐类一般无临床意义。若经常出现于新鲜尿中并伴有较多红细胞，应怀疑有结石的可能。在尿中出现磺胺药物结晶，对临床用药有参考价值。在急性黄色肝坏死的尿液中，可出现亮氨酸结晶。

1. 易在碱性尿中出现的结晶 磷酸钙、碳酸钙和尿酸钙结晶等(见图 3-28)。

2. 易在酸性尿中出现的结晶 尿酸结晶、草酸钙、胆红素、酪氨酸、亮氨酸、胱氨酸、胆固醇、磺胺结晶等(见图 3-29)。

(四) 病原体

对可疑菌尿患者作清洁中段尿显微镜检查和细菌培养是病原体的主要检测手段。

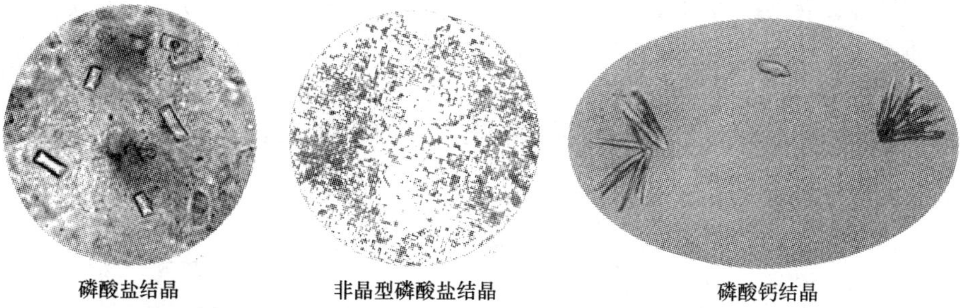

图 3-28　碱性尿中出现的盐类结晶

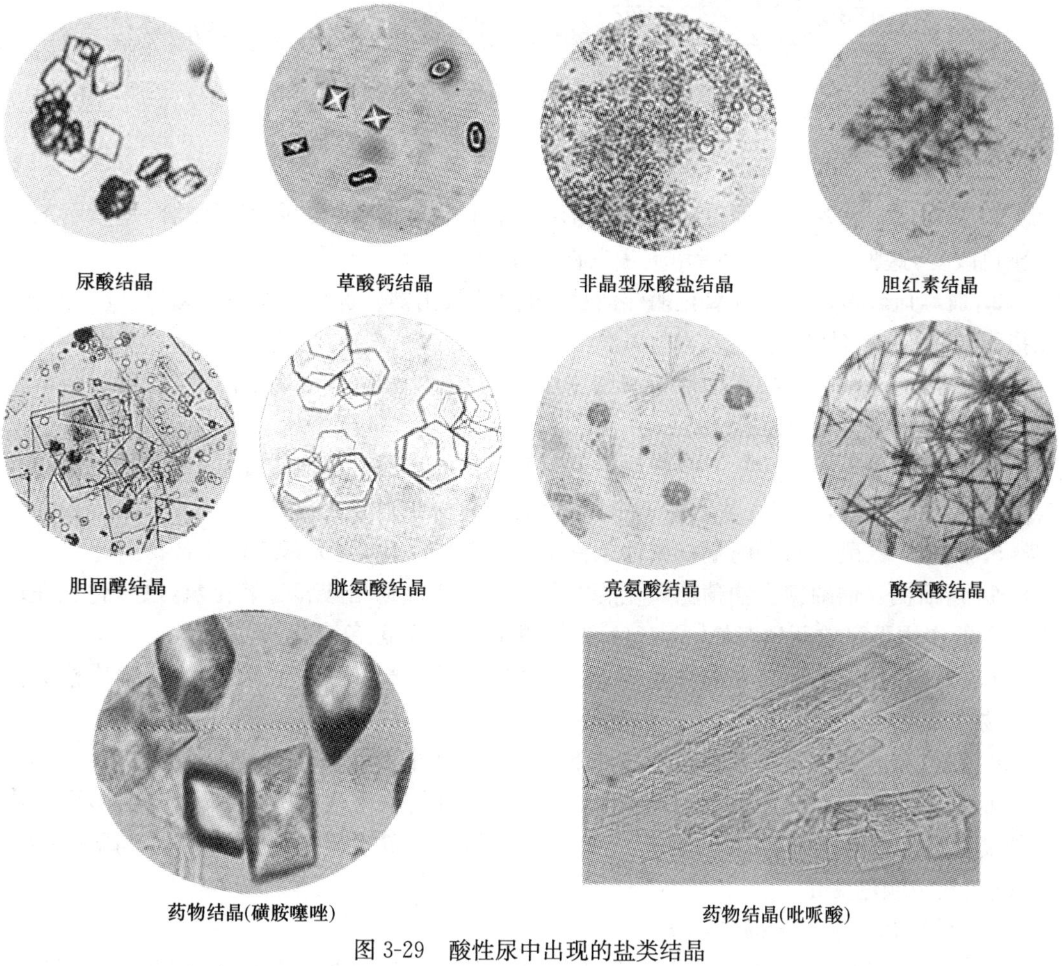

图 3-29　酸性尿中出现的盐类结晶

八、干化学尿分析仪

干化学尿分析仪是用干化学法检测尿中某些成分的自动化仪器。常使用8～11种检测项目组合试验。

(一) 尿化学分析仪检测原理(反射光度法)

用尿干化学分析试带与尿中相应化学成分反应，当该产生颜色变化的试带，被波长不同的发光二极管照射后，产生反射光，反射光由光电管接受，光信号转化成为电信号，电信号传送至模拟数字转换器。转换成数值,经微处理控制器处理,自动显示结果,通常试带颜色深浅与被测尿中物质在一定浓度范围内成正比,而与反射光的强度成反比(原理简图见图 3-30)。

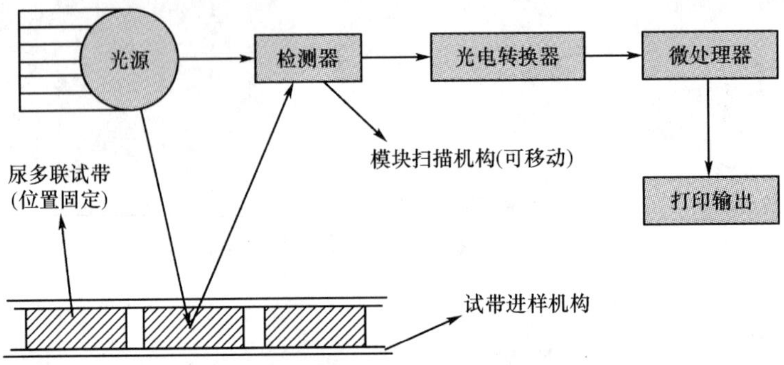

图 3-30　干化学尿分析仪原理示意图

(二) 尿十一项反应原理

1. 蛋白质　它基于某种特定的 pH 指示剂负电荷与蛋白质的阳离子结合,使指示剂发生颜色改变,这种现象称之为指示剂蛋白误差原理。

2. 血　血红蛋白具有过氧化酶样活性,可使过氧化物分解释放出新生态氧[O],[O]氧化指示剂,使指示剂出现颜色变化。

3. 白细胞　吡咯酚酯在中性粒细胞中酯酶的水解作用下,产生游离酚,游离酚与苯基重氮盐偶联,生成紫色偶氮染料。

4. 亚硝酸盐　亚硝酸盐可将膜块中的氨基苯砷酸重氮化而成重氮盐,以此重氮盐再与 *N*-萘基乙二胺偶联,生成红色偶氮染料,颜色的深浅与亚硝酸盐含量成正比。

5. 酮体　乙酰乙酸和丙酮在碱性条件下与硝普钠反应,生成紫红色化合物。

6. 葡萄糖　葡萄糖在葡萄糖氧化酶的作用下生成葡萄糖酸和过氧化氢,过氧化氢在过氧化酶的作用下释放新生态氧[O],[O]氧化碘化钾,发生颜色变化。

7. 尿胆原　尿胆原在强酸性条件下,与对二甲氨基苯甲醛发生醛化反应,生成樱红色缩合物。

8. 胆红素　直接胆红素在酸性条件下与二氯苯胺重氮盐偶联生成偶氮染料。

9. 比重　多聚电解质甲基乙烯基醚、顺丁烯二酸共聚物是弱酸性离子交换体,而尿中以盐类存在的电解质中的 M 阳离子,与离子交换体反应置换出氢离子,氢离子与酸碱指示剂反应,发生颜色变化。

10. 酸碱度　应用酸碱指示剂法。

11. 抗坏血酸　抗坏血酸具有 1,2-烯二醇还原性基团,在碱性条件下,将氧化态蓝色的 2,6-二氯酚靛酚染料还原为无色的 2,6-二氯二对酚胺。其含量的高低对血红蛋白、胆红素、葡萄糖及亚硝酸盐可产生严重的负干扰,提示检测结果的准确性,防止假阴性出现。

(三) 尿分析仪操作

打开电源开关,系统进入自检状态,自检正常,屏幕进入主屏幕显示此日期、版本等信息。按 Start 键,开始测试。提示音响,沾尿样,把试纸放在测试槽上测试(多余尿液除去),30 秒后提示音响沾下一条,放在纸巾上等待,再过 30 秒提示音响,从测试槽上取下第一条,将等待条放在测试槽上,再沾下一条……依次循环。仪器自动打印结果。

九、尿沉渣自动分析仪

尿沉渣自动分析仪综合应用了荧光染色流式细胞术和电阻抗法检测原理，用以定量检测非离心尿中的有形成分。主要检测项目：红细胞(RBC)、白细胞(WBC)、上皮细胞(EC)、管型(CAST)、细菌(BACT)及酵母菌(YLC)、精子(SPERM)、结晶(X'TAL)等，并做定量报告。

实验二 粪便检验

粪便检验对了解消化道及通向肠道的肝、胆、胰腺等器官有无病变，间接地判断胃肠、胰腺、肝胆系统的功能状况有重要价值。

一、标本采集

(1) 一般检验应留取新鲜粪便约 5g，装在干燥洁净盛器内，防止粪便干燥，细菌学检查应将标本盛于加盖无菌容器内立即送检。

(2) 粪便标本有脓血黏液时，应当挑取脓血及黏液部分涂片检查，外观无异常的粪便要多点取样检查。

(3) 标本采集后在 1 小时内检验完毕。检查阿米巴滋养体等寄生原虫，应在收集标本后 30 分钟内送检，并注意保温。

(4) 便隐血检测，患者应素食 3 天，并禁服铁剂及维生素 C，否则易出现假阳性。

二、一般性状检查

【实验目的】

掌握便的一般性状检查方法及临床意义。

【实验原理】

粪便一般性状检查是指观察粪便的颜色、性状、黏液、气味、结石及有无寄生虫和异物。

【实验步骤】

(1) 打开装有新鲜粪便标本的容器盖，仔细观察粪便的色泽、性状，是否有黏液、气味。

(2) 观察有无异物、特殊成分、有无结石及寄生虫虫体等。

【参考值】

正常成人粪便多为黄褐色圆柱形软便，无血液、黏液及寄生虫；婴儿粪便多为黄色或金黄色稀糊状便。病理情况下便的外观可见如下改变(见表 3-11)。

表 3-11 病理情况下便的外观改变及意义

外观	见于
鲜血便	下消化道出血，直肠息肉、直肠癌、肛裂及痔疮等
脓血便	细菌性痢疾、阿米巴痢疾及各种肠炎
黏液便	各类肠炎、细菌性痢疾、阿米巴痢疾等
米泔样便	重症霍乱、副霍乱
柏油样便	上消化道出血，服用铁制剂、活性炭、铋剂等
稀糊状或水样便	各种感染性和非感染性腹泻
白陶土样便	各种原因引起的胆管阻塞患者
乳凝块样便	婴儿消化不良、婴儿腹泻

三、粪便显微镜检查

【实验目的】

掌握粪便显微镜检查直接涂片法，熟悉粪便中各种病理成分的形态特点及临床意义。

【实验原理】

通过显微镜观察粪便中的有形成分，以明确粪便标本中有无病理成分变化，如各种细胞、虫卵、真菌等。

【试剂器材】

显微镜、竹签、生理盐水、载玻片、盖片。

【实验步骤】

1. 涂片制备 洁净玻片上滴加生理盐水 1～2 滴，用竹签挑取外观异常的新鲜粪便约火柴头大小，与生理盐水混合制成涂片，厚度以能透视纸上字迹为宜。

2. 显微镜观察 先用低倍镜观察有无虫卵、食物残渣等；再盖上盖片，用高倍镜观察红细胞、白细胞、巨噬细胞和肿瘤细胞等(观察 10 个高倍视野为佳)。

3. 米泔水样便 对于米泔水样便，应制成悬滴标本，高倍镜下见呈鱼群穿梭样运动活泼的弧菌。

4. 油镜观察 粪便标本涂片革兰染色在油镜下观察，革兰阳性菌与革兰阴性菌的比例(正常比例，球菌∶杆菌为 1∶10)和有无真菌存在。

5. 结果报告

(1) 低倍镜下报告：“查见××虫卵”，“见到×量脂肪滴”等。

(2) 高倍镜下报告：某种细胞以 10 个视野所见的平均值或最低值和最高值报告。

【注意事项】

(1) 涂片观察要按一定顺序，镜下至少观察 10 个视野。

(2) 涂片观察到虫卵注意和酵母菌、孢子相区别。

(3) 检查阿米巴虫卵滋养体的粪便要注意保温，及时送检。

【参考值】

正常人粪便无红细胞，偶见白细胞，无寄生虫卵，可见少量食物残渣。

四、粪便隐血试验

隐血是指消化道少量出血，红细胞被消化破坏，粪便外观无异常改变，肉眼和显微镜均不能证实的出血。临床常用免疫法、试带法和邻联甲苯胺法。

免疫法(单克隆抗体胶体金法)

【实验目的】

掌握粪便隐血试验(occult blood test，OBT)的方法及临床意义。

【实验原理】

胶体金是由氯化金和枸橼酸合成的胶体物质，具有胶体化的性质，呈紫红色。将单克隆技术与胶体金技术结合，利用抗人血红蛋白单克隆抗体，与人血红蛋白或人红细胞有高度特异性结合的特点，采用商品化单克隆抗体胶体金测试条检测粪便隐血，阳性则显紫红色(见图 3-31)。

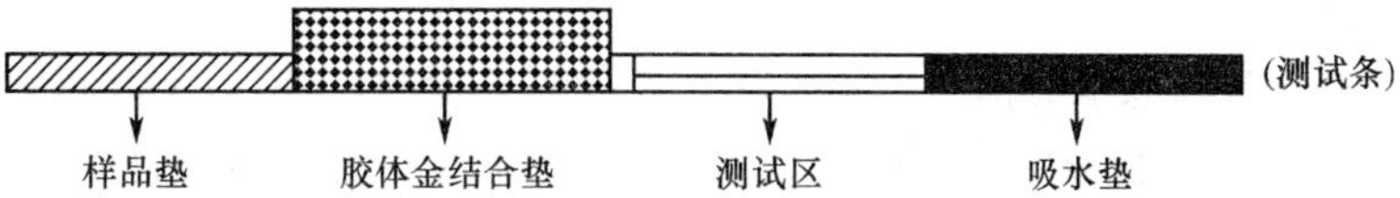

图 3-31　胶体金测试条结构

【试剂器材】

便签、小试管、蒸馏水、测试条。

【实验步骤】

(1) 取 0.5ml 蒸馏水于清洁小试管中，用便签挑取 10～50mg 粪便标本(约火柴头大小)放入蒸馏水中调成混悬液。

(2) 将试纸条箭头所指方向的一端浸入悬液中，5 分钟时观察试纸条上有无紫红色线条出现。

(3) 结果判断

阳性：纸条上端测试区出现两条紫红色线。

阴性：纸条上端测试区出现一条紫红色线。

【注意事项】

(1) 判断结果时严格控制时间，防止结果误判。

(2) 该法灵敏度高、特异性强，不受动物血、药物、食物等干扰。

(3) 后带现象是此法的缺点，当便中有大量血红蛋白时可呈假阴性，此时应将标本稀释后再重复此方法或用化学法复检。

【参考值】

正常人粪便隐血试验阴性。

实验三　脑脊液检验

一、标 本 采 集

脑脊液(cerebrospinal fluid，CSF)标本由临床医师进行腰椎穿刺采集，特殊情况下可从小脑延髓池或脑室穿刺获得。穿刺后先做压力测定，正常人侧卧位时脑脊液压力为 0.78～1.76kPa，儿童压力为 0.4～1.0kPa。压力测定后将脑脊液分别收集于 3 支无菌试管内，每管 1～2ml，第一管做细菌学检查，第二管做化学和免疫学检查，第三管做一般性状和显微镜检查。标本采集后应立即送检，久置可致细胞破坏，影响细胞计数及分类检查，葡萄糖分解含量降低，病原菌破坏或溶解而影响检查结果。

二、一般性状检查

【实验目的】

掌握脑脊液理学检查的方法及临床意义。

【实验原理】

脑脊液一般性状检查是指用肉眼观察脑脊液的颜色、透明度、有无凝块或薄膜。可记录为水样透明、乳白色混浊、红色混浊、绿色混浊、毛玻璃样混浊等。

【试剂器材】

小试管，滴管。

【实验步骤】

在腰穿后1小时内取脑脊液3～5ml，置无色透明试管中，观察以下几点。

1. 颜色 肉眼观察脑脊液的颜色变化，包括红色、黄色、绿色、乳白色、棕色、黑色等，以文字来记录，如实报告。

2. 透明度 肉眼观察（自然光线下）脑脊液透明度，可有"清澈透明"，"微混"或"混浊"等描述。

3. 凝块及薄膜形成 脑脊液垂直静置12小时，轻轻倾斜试管，观察脑脊液有无凝块或薄膜。可用"无凝块"、"有凝块"、"有薄膜"等报告。

【注意事项】

（1）观察透明度，应以黑色为背景，并仔细观察有无凝块。

（2）观察颜色以灯光下白色背景为宜。

（3）疑为结核性脑膜炎时，应静置标本12～24小时，观察是否有膜状物或纤细凝块。疑为化脓性脑膜炎，往往脑脊液在放置1～2小时形成薄膜凝块和沉淀。

三、显微镜检查

显微镜检查主要包括细胞计数和细胞分类检查。

【实验目的】

熟悉脑脊液显微镜检查的内容和方法。

【试剂器材】

血细胞计数板，微量吸管，冰乙酸，白细胞稀释液，生理盐水或红细胞稀释液，瑞氏染液。

【实验步骤】

1. 细胞总数计数（包括红细胞和白细胞）

（1）对澄清的脑脊液标本可采用直接计数。用滴管吸取混匀的脑脊液标本，直接充入上下2个计数池静置2～3分钟。

（2）在低倍镜下，计数2个计数池内四角和中央大方格共10个大方格内的细胞数，即为每微升脑脊液的细胞数。再换算成每升脑脊液中的细胞数，并报告。

（3）若脑脊液标本混浊，以生理盐水或红细胞稀释液进行一定倍数稀释，再计数。

2. 白细胞总数计数

（1）除去红细胞：将微量白细胞吸管先吸取冰乙酸，然后弃去，在吸水纸上沾一下，再吸入混匀的脑脊液直接滴入计数池中，或在小试管内加入冰醋酸1～2滴，转动试管，使内壁黏附少许冰乙酸后倾去，滴加混匀的脑脊液3～4滴，混匀，静置数分钟，或用白细胞稀释液对标本进行一定倍数的稀释，混匀。

（2）加样：用滴管吸取处理后的脑脊液标本，直接充入上下2个计数池静置2～3分钟。

（3）计数：在低倍镜下，计数2个计数池内四角和中央大方格共10个大方格内的细胞数，即为每微升脑脊液的白细胞数。再换算成每升脑脊液中的白细胞数，并报告。

（4）对混浊脑脊液，视标本中白细胞数量多少情况，可以用白细胞稀释液对标本进行一定倍数的稀释，再计数，注意计算时乘以稀释倍数。

3. 白细胞分类计数

（1）直接计数法：计数过白细胞总数后，将低倍镜转换为高倍镜，根据细胞核形态进行直接分类共计数100个白细胞，分别计数单个核细胞（淋巴细胞，单核细胞，内皮细胞）和多个核细胞（粒细胞）所占的比例，若白细胞数不足100个可直接写出单个核细胞和多个核细胞具体数，若白细胞数不足30个，可不做直接分类计数，或改用涂片染色分类计数。

（2）涂片染色分类计数法：特殊情况下，如遇细胞形态异常或数量太多（脑膜白血病或肿瘤时）不能直接分类时，可将脑脊液1000转/分离心5分钟，取沉淀物涂片加正常血清1滴，制成均匀的薄膜后，置于室温或37℃恒温箱内尽快干燥，进行瑞氏染色后用油镜分类计数，结果报告与血液白细胞分类计数报告方式相同，形态异常的细胞应重点予以描述，以助临床诊断。

【参考值】

正常脑脊液中无红细胞，仅有少量白细胞，成人(0～8)×10^6/L，儿童(0～15)×10^6/L。以淋巴细胞和单核细胞为主。

四、化学检查

（一）蛋白质定性试验（潘氏试验）

【实验目的】

掌握脑脊液蛋白质定性检查的方法及临床意义。

【实验原理】

脑脊液中蛋白质与石炭酸结合生成不溶性蛋白盐而产生白色混浊或沉淀。

【试剂器材】

5%石碳酸溶液，小试管、小滴管各1支。

【实验步骤】

（1）取5%石碳酸溶液2ml置于小试管中。

（2）用小滴管吸取脑脊液1～2滴加于试管中。

（3）在黑色背景下立即观察有无白色雾状及混浊出现。报告方式见表3-12。

表3-12　脑脊液蛋白质定性试验报告方式

观察结果	报告
清晰，不显云雾状	（－）
微呈白雾状，仅在黑色背景下可见	（±）
可见白色云雾状	（＋）
白色浑浊	（2＋）
白色浓雾状	（3＋）
白色凝块状	（4＋）

【注意事项】

（1）标本混浊或含有红细胞，需离心后取上清液做定性试验。

（2）试验中所有试管、滴管需十分洁净，否则易出现假阳性结果。

（3）苯酚试剂如不纯，引起假阳性反应，室温低于10℃，应将试剂保存在37℃恒温箱中，饱和度降低，也可引起假阳性结果。

【参考值】

成人脑脊液蛋白定性试验阴性。

（二）葡萄糖定量检查

【实验原理】

脑脊液葡萄糖含量大约为血糖的50%～80%，检验多采用葡萄糖氧化酶法和己糖激酶定量法。

【试剂器材】

与血浆葡萄糖测定试剂相同。

【实验步骤】

与血浆葡萄糖测定操作步骤相同，脑脊液葡萄糖含量少，为提高测定的灵敏度，可将标本反应量加倍，最后结果除以 2 即可。

【注意事项】

标本采集后要立即测定，防止细菌污染引起葡萄糖降低。

【参考值】

脑脊液葡萄糖 成人：2.5～4.5mmol/L；儿童：2.8～4.5mmol/L。

（三）氯化物定量检查

【实验原理】

脑脊液氯化物检验方法与血清氯化物检验方法相同，有硝酸汞滴定法，电量分析法，离子选择电极法，临床常用电极法，请参阅生物化学检验。

【试剂器材】

同血清氯化物测定，请参阅生物化学检验。

【实验步骤】

同血清氯化物测定，请参阅生物化学检验。

【参考值】

脑脊液氯化物 成人：120～130mmol/L；儿童：110～125mmol/L。

五、细菌学检查

脑膜炎症时，可直接涂片染色查细菌，或将标本离心，取沉淀物涂片，提高阳性率。常用以下染色方法（若标本蛋白的含量太低，可在沉淀物中加少量血清加以固定）：

1. 革兰染色 观察标本，外观呈混浊或脓样可直接涂片，革兰染色。呈透明的脑脊液，以 3000 转/分离心 10～15 分钟，取沉淀物涂片染色，常可初步判定 G^+、G^- 菌，对选择抗生素治疗十分重要。涂片常见菌：

G^+ 金黄色葡萄球菌，白色念珠菌，链球菌

G^- 脑膜炎球菌，流感杆菌，大肠埃希菌

2. 抗酸染色 疑为结核性脑膜炎时，将标本置冰箱过夜，析出的纤维膜，取此膜涂片，染色方法同痰涂片抗酸染色。

3. 墨汁染色查找隐球菌

（1）将脑脊液标本以 3000 转/分离心 15 分钟。

（2）取出试管，倒置弃出液体，取沉淀物涂片，加 1 滴墨汁。

（3）加上盖玻片，在黑色背景下许多视野见到菌体周围具有宽阔透明的荚膜，即可报告。

【注意事项】

（1）脑脊液采集后应在 1 小时内进行计数，如搁置过久，细胞破坏或沉淀有纤维蛋白凝块，影响计数结果。

（2）穿刺时损伤血管，出现血性脑脊液，白细胞总数计数已无意义，白细胞必须校正后才有价值。

（3）细胞计数时，如发现较多红细胞有皱缩或肿胀等异常现象，应如实报告，利于鉴别

是陈旧性出血或新鲜出血。

(4) 细胞计数时,需注意新型隐球菌与淋巴细胞、红细胞的区别,新型隐球菌具有"出芽"现象,滴加 0.35mol/L 乙酸后,镜下仍是圆形,而红细胞被乙酸溶解消失,淋巴细胞的核和胞质则更加明显。

(5) 白细胞计数直接法试管或吸管中的冰乙酸要尽量去尽,否则结果偏低。

(6) 涂片不能长时间固定,更不能高温固定,以免细胞皱缩,使分类发生困难。

六、常见脑、脑膜疾病的脑脊液特点

常见脑、脑膜疾病的脑脊液特点见表 3-13。

表 3-13 常见脑、脑膜疾病的脑脊液特点

	压力(kPa)	外观	蛋白质		葡萄糖(mmol/L)	氯化物(mmol/L)	细胞计数及分类($\times10^6$/L)	细菌
			定性	定量(g/L)				
正常人	0.69~1.76	透明	(—)	0.2~0.4	2.5~4.5	120~130	(0~8)多为淋巴细胞	(—)
化脓性脑膜炎	↑↑↑	混浊,脓性,可有凝块	>3+	↑↑↑	↓↓↓	↓	显著增加,数千,以中性粒细胞为主	(+)
结核性脑膜炎	↑↑	毛玻璃样混浊,静置后有薄膜形成	+~3+	↑↑	↓↓	↓↓	增加,数十或数百,以淋巴细胞为主	抗酸染色可找到抗酸杆菌
病毒性脑膜炎	↑	清晰或微混	+~2+	↑	正常或稍高	正常	增加,数十或数百,以淋巴细胞为主	(—)
流行性乙型脑炎	↑	多清晰	+	↑↑	正常或稍增加	正常	增加,数十或数百,早期以中性粒细胞为主,其后则以淋巴细胞为主	(—)
脑肿瘤	↑↑	无色或黄色	+~2+	↑	正常	正常	正常或稍增加,以淋巴细胞为主	(—)
脑室及蛛网膜下腔出血	↑	血性	+~2+	↑	↑	正常	增加,以红细胞为主	(—)

实验四　浆膜腔积液检验

一、一般性状检查

(1) 记录标本送检量、颜色及透明度，有无凝固物质或沉淀物，可按浆液性、黏液性、黄色透明、脓样混浊、乳糜样、血样等报告。

(2) 测比重前，标本应充分混匀，其方法与尿比重测定相同。量少时可用折射计法测定。

二、显微镜检查

【实验原理】

用显微镜检查浆膜腔积液，包括细胞计数、细胞分类及有形成分的观察。

【试剂器材】

冰乙酸、瑞氏染液、计数板。

【实验步骤】

1. 有核细胞计数　方法与脑脊液相同。漏出液白细胞数常$<100\times10^6/L$，渗出液白细胞数常$>500\times10^6/L$。

2. 细胞形态学检查及分类　穿刺液应在抽出后立即离心，用沉淀物涂片3～5张，以瑞氏染色法进行分类，同时用多张涂片寻找肿瘤细胞。恶性积液肿瘤主要为腺癌，其次为鳞癌，间皮细胞瘤等。

三、浆膜黏蛋白定性试验

【实验目的】

掌握浆膜腔积液黏蛋白定性检查的方法及临床意义。

【实验原理】

浆膜上皮细胞受炎症刺激分泌黏蛋白量增加，黏蛋白是一种酸性糖蛋白，其等电点为pH3～5，可在稀酸溶液中产生白色沉淀。

【试剂器材】

100ml量筒、滴管、冰乙酸、蒸馏水(或自来水)。

【实验步骤】

(1) 取100ml量筒，加蒸馏水100ml，再加入冰乙酸2～3滴，充分混匀(pH3～5)。

(2) 在黑色背景下垂直滴加穿刺液1滴于量筒中。

(3) 立即观察有无白色云雾状沉淀出现及下降速度。结果判断：不出现白色云雾状或有轻微白色雾状混浊在下沉半途过程中即消失为阴性；出现白色云雾状沉淀并逐渐下沉至量筒底部不消失为阳性。

四、渗出液与漏出液的鉴别

渗出液与漏出液的鉴别见表3-14。

表 3-14　渗出液与漏出液的鉴别

检验项目	漏出液	渗出液
原因	非炎症所致	炎症、肿瘤或理、化刺激所致
外观	淡黄浆液性	不定，可黄色、红色、乳白色
透明度	透明或微混	多混浊
凝固性	不易自凝	易自凝
比重	<1.018	>1.018
黏蛋白定性试验	阴性	阳性
蛋白总量	$<25g/L$	$>30g/L$
有核细胞计数	$<100\times10^6/L$	$>500\times10^6/L$
有核细胞分类	以淋巴细胞、间皮细胞为主	炎症以中性粒细胞为主
细菌检查	阴性	可找到病原菌

第六节　临床常用生物化学检验

实验一　血清丙氨酸氨基转移酶活性测定

丙氨酸氨基转移酶(alanine aminotransferase，ALT)在肝细胞中含量较多，又有高度的专一性，是肝细胞损伤最敏感的指标之一。目前，国际公认的测定方法是速率法。

【实验目的】

掌握血清丙氨酸氨基转移酶检查的方法及临床意义。

【实验原理】

底物 *L*-丙氨酸和 α-酮戊二酸在 ALT 作用下，生成丙酮酸和 *L*-谷氨酸。丙酮酸在乳酸脱氢酶(LDH)作用下生成 *L*-乳酸，同时 NADH 被氧化为 NAD^+，NADH 的氧化速率与标本中酶活性呈正比，可在 340nm 处连续监测吸光度下降速率($-\Delta A/\min$)，计算出 ALT 活性单位。

$$L\text{-丙氨酸}+\alpha\text{-酮戊二酸}\xrightarrow{\text{ALT}}\text{丙酮酸}+L\text{-谷氨酸}$$

$$\text{丙酮酸}+\text{NADH}+\text{H}^+\xrightarrow{\text{LDH}}L\text{-乳酸}+\text{NAD}^+ +\text{H}_2\text{O}$$

【试剂器材】

试剂(Ⅰ)：Tris 缓冲液 100mmol/L，*L*-丙氨酸 500mmol/L，NADH 0.18mmol/L，LDH 1700U/L，磷酸吡哆醛(P5′P)0.1mmol/L，pH7.15±0.05。

试剂(Ⅱ)：α-酮戊二酸 15mmol/L。

【实验步骤】

1. 操作程序　自动生化分析仪的具体操作程序根据各实验室拥有的分析仪型号及操作说明书而定。

2. 手工操作法　取血清 100μl，加试剂(Ⅰ)1000μl 混匀，37℃温育 5 分钟。然后加入试剂(Ⅱ)100μl 混匀，启动 ALT 催化反应。在波长 340nm，比色杯光径 1.00cm，延滞期 30 秒，连续监测吸光度下降速率 180 秒。根据线性反应期吸光度下降速率($-\Delta A/\min$)，计算出 ALT 活性单位。

【实验计算】

血清稀释倍数为12,血清占反应液体积分数为0.0833。

$$\text{ALT(U/L)}=\Delta A/\min\times\frac{10^6}{6220}\times\frac{1.2}{0.1}=\Delta A/\min\times1929$$

式中,6220为NADH在340nm的摩尔吸光度。

【注意事项】

(1) 标本宜采用血清不宜用血浆。因抗凝剂可引起反应液轻度混浊。血液混浊或溶血标本可影响测定结果。

(2) 试剂与样本量可按生化分析仪要求成比例改变。

(3) 如试剂变浑浊,在340nm处吸光度小于1.0,请勿使用。

【参考值】

成人10～40U/L。

实验二　血清天门冬氨酸氨基转移酶活性测定

天门冬氨酸氨基转移酶(aspartate aminotransferase,AST)主要分布在心肌,其次在肝脏、骨骼肌和肾脏组织中。在中等度肝细胞损伤时,ALT漏出率远大于AST;但在严重肝细胞损伤时血清中AST/ALT比值升高。

【实验目的】

掌握血清天门冬氨酸氨基转移酶检查的方法及临床意义。

【实验原理】

底物*L*-门冬氨酸和α-酮戊二酸在AST作用下,生成草酰乙酸和*L*-谷氨酸。草酰乙酸在苹果酸脱氢酶(MDH)作用下生成*L*-苹果酸,同时NADH被氧化为NAD^+,NADH的氧化速率与标本中酶活性呈正比,可在340nm处连续监测吸光度下降速率($-\Delta A/\min$),计算出AST活性单位。

$$L\text{-门冬氨酸}+\alpha\text{-酮戊二酸}\xrightarrow{\text{AST}}\text{草酰乙酸}+L\text{-谷氨酸}$$

$$\text{草酰乙酸}+\text{NADH}+H^+\xrightarrow{\text{MDH}}L\text{-苹果酸}+NAD^++H_2O$$

【试剂器材】

试剂(Ⅰ):Tris缓冲液80mmol/L,*L*-门冬氨酸240mmol/L,NADH 0.18mmol/L,MDH 600U/L,LDH900U/L,磷酸吡哆醛(P5′P)0.1mmol/L,pH7.65±0.05。

试剂(Ⅱ):α-酮戊二酸12mmol/L。

【实验步骤】

1. 操作程序　自动生化分析仪的具体操作程序根据各实验室拥有的分析仪型号及操作说明书而定。

2. 手工操作法　取血清100μl,加试剂(Ⅰ)1000μl混匀,37℃温育5分钟。然后加入试剂(Ⅱ)100μl混匀,启动AST催化反应。在波长340nm,比色杯光径1.00cm,延滞期30秒,连续监测吸光度下降速率180秒。根据线性反应期吸光度下降速率($-\Delta A/\min$),计算出AST活性单位。

【实验计算】

血清稀释倍数为12,血清占反应液体积分数为0.0833。

$$AST(U/L)=\Delta A/min\times\frac{10^6}{6220}\times\frac{1.2}{0.1}=\Delta A/min\times1929$$

式中，6220 为 NADH 在 340nm 的摩尔吸光度。

【注意事项】

同 ALT 测定。

【参考值】

成人 10～40U/L。

实验三　血清总蛋白测定

90%以上的血清总蛋白(serum total protein，STP)和全部的血清白蛋白(albumin，A)是由肝脏合成，因此血清总蛋白和白蛋白含量是反映肝脏合成功能的重要指标。总蛋白含量减去白蛋白含量，即为球蛋白(globulin，G)含量。根据白蛋白与球蛋白的量，可计算出白蛋白与球蛋白的比值(A/G)。

【实验目的】

掌握血清总蛋白测定的方法及临床意义。

【实验原理】

在碱性条件下，蛋白质多肽链中的肽键与铜离子络合成紫红色化合物，其颜色深浅与蛋白浓度成正比。这一反应称双缩脲反应。

【试剂器材】

1. 双缩脲试剂　硫酸铜溶液 12mmol/L，酒石酸钾钠溶液 64mmol/L，碘化钾溶液 30mmol/L，氢氧化钠溶液 200mmol/L。

2. 总蛋白标准液　含有防腐剂的牛血清白蛋白。

【实验步骤】

具体实验步骤按表 3-15 进行操作。

表 3-15　血清总蛋白测定操作步骤

加入物	空白管	标准管	测定管
双缩脲试剂	0.8ml	0.8ml	0.8ml
生理盐水	10μl		
标准		10μl	
待测血清			10μl

混合均匀，37℃保温 10 分钟后，在波长 540nm，比色杯光径 1.0cm，以试剂空白管调零，分别测定 $A_{标准}$ 和 $A_{测定}$。

【实验计算】

$$血清总蛋白(g/L)=\frac{A_{测定}}{A_{标准}}\times蛋白标准液浓度(g/L)$$

【注意事项】

(1) 黄疸血清、严重溶血、乳糜血标本对本法有明显干扰。

(2) 为适应不同的分光光度计测试需要，样品与试剂的量可成比例的改变。

【参考值】

正常成人血清总蛋白 60～80g/L。

实验四　血清白蛋白测定

【实验目的】

掌握血清白蛋白测定的方法及临床意义。

【实验原理】

在 pH 为 4.2 的环境中，白蛋白分子带正电荷，与带负电荷的染料溴甲酚绿(BCG)结合形成蓝绿色复合物，其颜色深浅与白蛋白浓度成正比。

【试剂器材】

1. BCG 缓冲液　溴甲酚绿溶液 0.25mmol/L，缓冲液 pH4.2，表面活性剂和稳定剂适量。

2. 白蛋白标准液　带防腐剂的牛血清蛋白。

【实验步骤】

实验步骤按表 3-16 进行操作。

表 3-16　血清白蛋白测定操作步骤

加入物	空白管	标准管	测定管
BCG 试剂	1.50ml	1.50ml	1.50ml
生理盐水	5μl		
标准		5μl	
待测血清			5μl

混合均匀，37℃保温 5 分钟后，在波长 630nm，比色杯光径 1.0cm，以试剂空白管调零，分别测定 $A_{标准}$ 和 $A_{测定}$。

【实验计算】

$$血清白蛋白(g/L)=\frac{A_{测定}}{A_{标准}}\times 白蛋白标准液浓度(g/L)$$

【注意事项】

(1) BCG 是一种 pH 指示剂，因此控制反应液的 pH 是本法的关键。

(2) BCG 不但与白蛋白呈色，而且与血清中多种蛋白质成分呈色，所以要严格控制反应时间。

【参考值】

正常成人血清白蛋白 40～55g/L；球蛋白 20～30g/L。A/G 为(1.5～2.5)∶1。

实验五　血清胆红素测定

血清总胆红素(serum total bilirubin，STB)包括游离胆红素和结合胆红素两类。游离胆红素在血液中与白蛋白结合的复合体，称为非结合胆红素(unconjugated bilirubin，UCB)。在肝脏与葡萄糖醛酸结合后的胆红素称之为结合胆红素(conjugated bilirubin，CB)。临床上通过检测血清胆红素，借以诊断有无溶血及判断肝、胆系统在胆色素代谢中的功能状态。

【实验目的】

熟悉血清胆红素测定的方法及临床意义。

【实验原理】

在没有加速剂存在时，血清与重氮试剂反应所生成的红色偶氮胆红素为直接胆红素。在同样的反应条件下，有加速剂存在时，血清与重氮试剂反应，所生成的红色重氮胆红素为总胆红素。最后加入碱性酒石酸溶液，使红色偶氮胆红素(530nm)转变成蓝绿色偶氮胆红素(600nm)，进行比色测定。

【试剂器材】

1. 咖啡因试剂 56g 无水醋酸钠、56g 苯甲酸钠和 1gEDTA·2Na 溶于约 700ml 水中。再加入 37.5g 咖啡因，搅拌至完全溶解，再加水至 1L。定量滤纸过滤后室温保存。

2. 碱性酒石酸溶液 75g 氢氧化钠和 320g 酒石酸钾钠溶于约 700ml 蒸馏水中，再加水至 1L。过滤后室温保存。

3. 5g/L 亚硝酸钠溶液 0.5g 亚硝酸钠溶于约 70ml 蒸馏水中，再加水至 100ml。4℃冰箱保存。

4. 5g/L 对氨基苯磺酸溶液 5g 对氨基苯磺酸溶于约 700ml 蒸馏水中，加 15ml 浓盐酸，待溶解后再加蒸馏水至 1L。室温保存。

5. 重氮试剂 将 0.5ml 5g/L 亚硝酸钠溶液和 20ml 5g/L 对氨基苯磺酸溶液混合。用前配制。

6. 5.0g/L 叠氮钠溶液 称取叠氮钠 0.5g，以蒸馏水溶解并稀释至 100ml。

7. 胆红素标准液 总胆红素浓度为 171μmol/L，结合胆红素浓度为 5μmol/L。

注意：购买以上试剂时注意购买有批准文号的优质商品试剂。

【实验步骤】

具体操作方法和注意事项按照试剂盒说明书。基本操作步骤见表 3-17 和表 3-18。

表 3-17 总胆红素测定操作步骤

加入物(ml)	测定管	测定对照管	标准管	标准对照管
血清	0.2	0.2		
总胆红素标准液			0.2	0.2
咖啡因一苯甲酸钠试剂	1.6	1.6	1.6	1.6
5g/L 对氨基苯磺酸溶液		0.4		0.4
重氮试剂	0.4		0.4	

表 3-18 结合胆红素测定操作步骤

加入物(ml)	测定管	测定对照管	标准管	标准对照管
血清	0.2	0.2		
结合胆红素标准液			0.2	0.2
5g/L 对氨基苯磺酸溶液		0.4		0.4
重氮试剂	0.4		0.4	

表 3-17 中各管每加一种试剂后立即混匀，加重氮试剂后室温放置 10 分钟。加碱性酒石酸溶液 1.2ml 混匀，分光光度计波长 598nm，蒸馏水调零，读取各管吸光度并分别记录。

按照下面公式计算总胆红素浓度。

向表 3-18 中的测定管与标准管中加入重氮试剂后立即混匀，记录时间，37℃保温 10 分钟后，向各管加入 5.0g/L 叠氮钠溶液 0.05ml，混匀，终止重氮反应，加咖啡因-苯甲酸钠试剂 1.6ml，加碱性酒石酸溶液 1.2ml 混匀，分光光度计波长 598nm，蒸馏水调零，读取各管吸光度并分别记录。按照下面公式计算结合胆红素浓度。

【实验计算】

$$\text{血清总胆红素浓度}(\mu mol/L)=\frac{\text{测定管吸光度}-\text{测定对照管吸光度}}{\text{标准管吸光度}-\text{标准对照管吸光度}}\times\text{总胆红素标准液浓度}$$

$$\text{血清结合胆红素浓度}(\mu mol/L)=\frac{\text{测定管吸光度}-\text{测定对照管吸光度}}{\text{标准管吸光度}-\text{标准对照管吸光度}}\times\text{结合胆红素标准液浓度}$$

【参考值】

血清总胆红素：

新生儿　0～1 天　34～103μmol/L

　　　　1～2 天　103～171μmol/L

　　　　3～5 天　68～137μmol/L

成人　3.4～17.1μmol/L

血清结合胆红素 0～6.8μmol/L。

血清非结合胆红素 1.7～10.2μmol/L。

实验六　内生肌酐清除率测定

【实验目的】

熟悉内生肌酐清除率测定的方法及临床意义。

【实验原理】

肌酐是肌酸的代谢产物，肌酸在磷酸肌酸激酶的作用下，形成带有高能键的磷酸肌酸，为肌肉收缩时能量来源和储备形式。磷酸肌酸放出能量再经脱水而变成肌酐，由肾排出。成人体内含肌酐约 100g，其中 98%存在肌肉内，每天更新约 2%。人体血液中肌酐的生成可有内、外源性两种，在严格控制饮食条件和肌肉活动相对稳定的情况下，血浆肌酐的生成量和尿的排出量较恒定，其含量的变化主要受内源性肌酐的影响，而且肌酐大部分是从肾小球滤过，不被肾小管重吸收，排泌量很少，故肾单位时间内，把若干毫升血浆中的内生肌酐全部清除出去，称为内生肌酐清除率(endogenous creatinine clearance rate，Ccr)。

【实验步骤】

(1) 受检者应禁食肉类 3 天，不饮咖啡和茶，停用利尿剂，试验前避免剧烈运动。饮足量的水，使尿量不少于 1ml/min。

(2) 于第四天晨 8 时将尿液排净，然后收集 24 小时尿液，加入甲苯 4～5ml 以防腐；在收集尿样的同时，取血 3ml(抗凝或不抗凝均可)，与 24 小时尿同时送检。

(3) 测定尿及血中肌酐浓度，并测量 24 小时尿量。

(4) 应用下列公式计算 24 小时的内生肌酐清除率。

【实验计算】

$$24\text{小时的内生肌酐清除率}(L/24h)=\frac{\text{尿液肌酐}(\mu mol/L)}{\text{血浆肌酐}(\mu mol/L)}\times 24\text{小时尿量}(L)$$

在严格控制条件下，24 小时内血浆和尿液肌酐含量较恒定。为临床应用方便，也可用 4 小时尿及空腹一次性取血进行肌酐测定，先计算每分钟尿量(ml)，再按下列公式计算清除率。

$$Ccr\ (ml/min)=\frac{尿肌酐浓度(\mu mol/L)\times 每分钟尿量(ml/min)}{血浆肌酐浓度(\mu mol/L)}$$

由于每人肾的大小不尽相同，每分钟排尿能力也有差异，为排除这种个体差异可进行体表面积的校正。每人的肾大小与体表面积成正比，可带入以下公式参考应用。

矫正清除率＝实验清除率×标准体表面积(1.73m^2)/受试者的体表面积(m^2)

另外，还有一种血肌酐计算法，计算公式为

男性：$$Ccr(ml/min)=\frac{(140-年龄)\times 体重(kg)}{72\times 血肌酐浓度(mg/dl)}$$

女性：$$Ccr(ml/min)=\frac{(140-年龄)\times 体重(kg)}{85\times 血肌酐浓度(mg/dl)}$$

【参考值】

成人 80～120 ml/min。

实验七　血清肌酐测定

血清肌酐测定方法有化学方法和酶学方法。

【实验目的】

掌握血清肌酐测定的方法及临床意义。

(一) 去蛋白终点法

【实验原理】

血清(浆)中肌酐与碱性苦味酸盐作用，生成橘红色的苦味酸肌酐复合物，在 510nm 比色测定。血肌酐测定可作为 GFR 受损的指标。

【试剂器材】

1. 0.04mol/L 苦味酸溶液　苦味酸(AR)9.3g，溶于 500ml 80℃蒸馏水中，冷却至室温，加蒸馏水至 1L，用 0.1mol/L 氢氧化钠滴定，以酚酞作指示剂。根据滴定结果，用蒸馏水稀释至 0.04mol/L，储存于棕色瓶中。

2. 0.75 mol/L 氢氧化钠溶液　氢氧化钠(AR)30g，加蒸馏水使其溶解，冷却后用蒸馏水稀释至 1L。

3. 35mmol/L 钨酸溶液

(1) 100ml 蒸馏水中加入 1g 聚乙烯醇，加热助溶(不可煮沸)，冷却。

(2) 300ml 蒸馏水中加入 11.1g 钨酸钠，使完全溶解。

(3) 300ml 蒸馏水中，慢慢加入 2.1ml 浓硫酸，冷却。

于 1L 容量瓶中，将(1)液加入(2)液中，再与(3)液混匀，并加蒸馏水至刻度，置室温中保存，至少稳定一年。

4. 10mmol/L 肌酐标准液　肌酐(MW113.12)113mg 用 0.1mol/L 盐酸溶解，并移入 100ml 容量瓶中，再以 0.1mol/L 盐酸稀释至刻度，保存于冰箱内，稳定一年。

5. 10μmol/L 肌酐标准应用液　准确吸取 10μmol/L 肌酐标准液 1.0ml，加入 1000ml 容量瓶内，以 0.1mol/L 盐酸稀释至刻度，保存于冰箱内。

【实验步骤】

于 15mm×100mm 试管中，加血清 0.5ml，加入 35mmol/L 钨酸溶液 4.5 ml，充分混匀，3000 转/分离心 10 分钟，取上清液，按表 3-19 测定。

表 3-19　肌酐终点法测定步骤

加入物(ml)	测定管	标准管	空白管
血清无蛋白滤液或稀释尿液	3.0		
肌酐标准应用液		3.0	
蒸馏水			3.0
0.04mol/L 苦味酸溶液	1.0	1.0	1.0
0.75mol/L NaOH	1.0	1.0	1.0

混合后，室温放置 15 分钟，用分光光度计在 510nm 波长，以空白管调零，读取各管吸光度。

【实验计算】

$$血清肌酐\ \mu mol/L=\frac{测定管吸光度}{标准管吸光度}\times 100$$

$$尿液肌酐排出量\ \mu mol/L=\frac{测定管吸光度}{标准管吸光度}\times 100\times 200\times 24\ 小时尿量(L)$$

【注意事项】

(1) 温度升高时，可使碱性苦味酸溶液显色增深，但标准与测定的增深程度不成比例。因此测定时各管温度均需达到室温。

(2) 血清(浆)标本如当天不测定，可置冰箱保存 3 天，若要保持较久时间，宜-20℃保存。轻微溶血标本对测定肌酐无影响，但可使肌酸结果偏高。

(3) 肌酐测定的回收率受无蛋白滤液的 pH 影响，滤液 pH 在 3～4.5 时，回收率为 85%～90%，pH 在 2 以下时，回收率为 100%。

(二) 肌氨酸氧化酶法

【实验原理】

$$肌酐+H_2O\xrightarrow{肌酐氨基水解酶}肌酸$$

$$肌酸+H_2O\xrightarrow{肌酸脒基水解酶}肌氨酸+尿素$$

$$肌氨酸+H_2O+O_2\xrightarrow{肌氨酸氧化酶}甘氨酸+甲醛+H_2O_2$$

$$2H_2O_2+4\text{-}氨基安替比林+N\text{-}乙基\text{-}N\text{-}磺丙基\text{-}间\text{-}甲苯胺\xrightarrow{过氧化物酶}醌亚胺+4H_2O$$

【试剂器材】

1. 试剂组成

(1) 试剂 A：肌酸脒基水解酶＞40kU/L；肌氨酸氧化酶＞7kU/L；抗坏血酸氧化酶＞2kU/L；过氧化氢酶＞100kU/L；*N*-乙基-*N*-磺丙基-间-甲苯胺 0.47mmol/L。

(2) 试剂 B：肌酐氨基水解酶＞400kU/L；过氧化物酶＞50kU/L；4-氨基安替比林2.95mmol/L。

(3) 肌酐标准液。

2. 试剂储存 试剂在2～8℃避光保存。

【实验步骤】

1. 样本要求 选用新鲜无溶血的血清，在4℃可保存7天。

2. 测定方法 适用于能在546nm处测定的生化分析仪。

(1) 基本参数：波长546nm，比色杯光径1cm，温度37℃，吸光度范围0～2.0A，样品与试剂A、B的体积比为1∶30∶10。

(2) 测定步骤按表3-20操作。

表3-20 肌氨酸氧化酶法肌酐测定步骤

加入物	测定管	标准管	空白管
标本	60μl		
标准液		60μl	
蒸馏水			60μl
试剂A	1.8ml	1.8ml	1.8ml
混匀，37℃孵育5分钟，在546nm处读取各管吸光度 A_1			
试剂B	0.6ml	0.6ml	0.6ml

混匀，37℃孵育5分钟，取出冷却至室温，然后在波长546nm处比色，读取各管的吸光度 A_2。

【实验计算】

$$肌酐(\mu mol/L)=\frac{[A_{2样本}-A_{1样本}\times K]-[A_{2空白}-A_{1空白}\times K]}{[A_{2标准}-A_{1标准}\times K]-[A_{2空白}-A_{1空白}\times K]}\times 标准液浓度$$

$$K=\frac{样本体积+试剂A体积}{反应液总体积}$$

【注意事项】

(1) 试剂与样本量可按生化分析仪要求衡比例改变。

(2) 加试剂变浑浊或在546nm处以蒸馏水为空白，试剂的吸光度>0.2，请勿使用。

(3) 本试剂能有效去除内源性肌酸、抗坏血酸的干扰。

【参考值】

全血肌酐为88.4～176.8μmol/L；血清或血浆肌酐：女性44～97μmol/L；男性53～106μmol/L。

(三) 血清肌酐测定(Scr)(肌酐反应速率分析法)

【实验原理】

在碱性溶液中，苦味酸盐与肌酐作用，生成橘红色的苦味酸肌酐复合物，颜色复合物形成的速度与肌酐浓度成正比，在510nm波长下，测定吸光度增加的速度，与同样处理的标准肌酐液相比较，可求出血清肌酐的含量。

【试剂器材】

商品试剂盒组成：

试剂Ⅰ(RⅠ) 苦味酸溶液35mmol/L

试剂Ⅱ(RⅡ) NaOH溶液0.32mol/L

标准液 肌酐　1.5mg/dL(132.6μmol/L)

用前将RⅠ与RⅡ以1∶1混合,此为工作液,放置20min以后便可开始测定。

【实验步骤】

实验步骤见表3-21。

表3-21　肌酐速率法操作步骤

加入物(μl)	标准管	测定管
工作液	500	500
标准液	50	—
血清	—	50

混合均匀,用半自动或全自动生化分析仪进行测定,其测定程序及其参数可参照原仪器所附的说明。

【实验计算】

$$\text{肌酐}(\mu mol/L)=\frac{A_{\text{样品}}}{A_{\text{标准}}}\times C_{\text{标准}}(177\mu mol/L)$$

实验八　血清尿素氮测定

血尿素氮(blood urea nitrogen,BUN)同血肌酐一样,是常用的肾功能指标,常用脲酶法测定。

【实验目的】

掌握血清尿素氮测定的方法及临床意义。

【实验原理】

$$\text{尿素}+H_2O+2H^+\xrightarrow{\text{脲酶}}2NH_4^+ +CO_2$$

$$NH_4^+ +\alpha\text{-酮戊二酸}+NADH+H^+\xrightarrow{\text{谷氨酸脱氢酶}}\text{谷氨酸}+NAD^+ +H_2O$$

通过上述二步反应,使NADH氧化成NAD^+,从而引起在波长340nm处吸光度下降,在固定间隔时间内吸光度下降值与样本中尿素氮含量成正比。

【试剂器材】

1. 试剂组成

(1) 试剂A:pH8.5tris缓冲液0.15mol/L;α-酮戊二酸8.0mmol/L;NADH溶液0.2mmol/L。

(2) 试剂B:pH8.5tris缓冲液0.15mol/L;脲酶≥1.5kU/L;谷氨酸脱氢酶溶液≥0.3kU/L;NADH溶液0.2mmol/L;α-酮戊二酸溶液8.0mmol/L。

(3) 尿素氮标准液。

2. 试剂储存　试剂在2～8℃避光保存。

【实验步骤】

1. 样本要求　血清在2～8℃可保存7天。

2. 测定方法

(1) 基本参数:波长340nm,样品与试剂A、试剂B的体积比为1∶60∶20。

(2) 测定步骤按表3-22操作。

表 3-22　血清尿素测定操作步骤

加入物(μl)	空白管	标准管	测定管
工作液		500	500
标准液		50	—
血清		—	50

混匀后，37℃水浴 1 分钟，在波长 340nm 处以蒸馏水调零，连续测定 1～2 分钟，读取空白管、标准管、测定管的 $\Delta A/\text{min}$。

【实验计算】

$$\text{尿素氮(mmol/L)}=\frac{\Delta A_{\text{样本}}/\text{min}-\Delta A_{\text{空白}}/\text{min}}{\Delta A_{\text{标准}}/\text{min}-\Delta A_{\text{空白}}/\text{min}}\times\text{标准液浓度(mmol/L)}$$

【参考值】

成人 3. 2～7. 1 mmol/L，婴儿、儿童 1. 8～6. 5 mmol/L。

实验九　血清尿酸测定

尿酸(uric acid，UA)为核蛋白和核酸中嘌呤的代谢产物，即可来自体内，亦可来源于食物。肝是尿酸的主要生成场所，血尿酸浓度受肾小球滤过功能和肾小管重吸收功能的影响，故尿酸测定作为判断肾脏功能的指标之一。

【实验目的】

了解血清尿酸测定的方法及临床意义。

【实验原理】

$$\text{尿酸}+O_2+H_2O\xrightarrow{\text{尿酸酶}}\text{尿囊素}+CO_2+H_2O_2$$

$$H_2O_2+\text{4-氨基安替比林}+N\text{-乙基-N(3-磺丙基)-间-茴香胺}\xrightarrow{\text{过氧化物酶}}\text{醌亚胺}+H_2O$$

醌亚胺在 550nm 有最大吸收，所产生的颜色强度与血清中尿酸量成正比。

【试剂器材】

1. 试剂组成

(1) 试剂 A：pH7. 0 磷酸盐缓冲液 0. 1mol/L；抗坏血酸氧化酶≥1. 0kU/L；过氧化物酶≥10. 0kU/L；4-氨基安替比林 100mg/L。

(2) 试剂 B：pH7. 0 磷酸盐缓冲液 0. 1mol/L；尿酸酶≥0. 15kU/L；ESPAS300mg/L。

(3) 尿酸标准液。

2. 试剂储存　试剂在 2～8℃避光保存。若以蒸馏水为空白，试剂在波长 550nm 处吸光度>0. 3，请勿使用。

【实验步骤】

1. 样本要求　血清或尿液样本。血清标本在 2～8℃可保存 4 天。

2. 测定方法　适用于能在 550nm 测定的生化分析仪。

(1) 基本参数：波长 550nm，比色杯光径 1cm，温度 37℃，吸光度范围 0～2. 0A，样品与试剂 A、试剂 B 的体积比为 2∶50∶25。

(2) 测定步骤按表 3-23 操作。

表 3-23 血清尿酸测定操作步骤

加入物(μl)	空白管	标准管	测定管
样本			40
标准液		40	
蒸馏水	40		
试剂 A	1000	1000	1000
	混匀后 37℃水浴 5 分钟		
试剂 B	500	500	500

混匀后 37℃水浴 5 分钟，冷却至室温，在波长 550nm 处比色，以空白管调零，读取测定管和标准管的吸光度 A。

【实验计算】

$$尿酸(\mu mol/L)=\frac{A_{测定}}{A_{标准}}\times 标准液浓度(\mu mol/L)$$

【注意事项】

(1) 本试剂是双液体试剂，可防止抗坏血酸、胆红素、高脂血清等对测定的干扰。

(2) 若用尿液作标本，先进行 10 倍稀释，然后再测，结果乘以 10。

【参考值】

男性：150～416μmol/L；女性：89～357μmol/L。

实验十 血 糖 测 定

空腹血糖(fasting blood glucose, FBG)是诊断糖代谢紊乱的最常用和最重要的指标。临床常用酶学方法检测血液葡萄糖含量。

【实验目的】

掌握血糖测定的方法及临床意义。

【实验原理】

葡萄糖氧化酶(GOD)催化葡萄糖氧化成葡萄糖酸，并产生过氧化氢：

$$葡萄糖+2H_2O+O_2\xrightarrow{GOD}葡萄糖酸+2H_2O_2$$

$$2H_2O_2+4\text{-}氨基安替吡啉+酚\xrightarrow{POD}醌亚胺+4H_2O$$

【试剂器材】

推荐使用有批准文号的优质市售试剂盒。

1. 0.2mol/L 磷酸盐缓冲液(pH7.0) 称取无水磷酸氢二钠 8.67g 及无水磷酸二氢钾 5.3g 溶于 800ml 蒸馏水中，用 1mol/L 氢氧化钠溶液或盐酸调节至 pH 为 7.0，然后用蒸馏水稀释至 1L。

2. 酶试剂 取葡萄糖氧化酶 1200U，过氧化物酶 1200U，4-氨基安替比林 10mg，加上述磷酸盐缓冲液 80ml，调 pH 至 7.0，再加磷酸盐缓冲液至 100ml，4℃冰箱保存，可稳定 3 个月。

3. 酚溶液 重蒸馏酚 100mg 溶于 100ml 蒸馏水中，储存于棕色瓶中。

4. 酶酚混合试剂 酶试剂及酚溶液等量混合，储存于棕色瓶中。冰箱中可存放 30 天。

5. 葡萄糖标准储存液(100mmol/L) 称取标准纯度的无水葡萄糖(MW180.16，预先置于 80℃烤箱内干燥恒重后备用)1.802g，置于 100ml 容量瓶中，用 12mmol/L 苯甲酸溶液稀释至 100ml 刻度处。

6. 葡萄糖标准应用液（5mmol/L）　吸取葡萄糖标准储存液 5ml，置于 100ml 容量瓶中，用 12mmol/L 苯甲酸溶液稀释至 100ml 刻度处，混匀。

【实验步骤】

取小试管 3 支，按表 3-24 进行操作。

表 3-24　葡萄糖氧化酶法操作步骤

加入物(μl)	空白管	标准管	测定管
酶酚混合试剂	1500	1500	1500
蒸馏水	10		
葡萄糖标准应用液		10	
血清			10

混合均匀，37℃水浴保温 15 分钟（避免太阳光直射），分光光度计波长 505nm，比色杯光径 1. 0cm，以试剂空白管调零，分别测定 $A_{标准}$ 和 $A_{测定}$。

【实验计算】

$$血清葡萄糖(mmol/L)=\frac{A_{测定}}{A_{标准}}\times 5$$

【参考值】

空腹血清葡萄糖 3. 9～6. 1mmol/L。

实验十一　血清总胆固醇测定

血清总胆固醇（total cholesterol，TC）的测定方法很多，目前临床多采用酶法（COD-PAP）。

【实验目的】

熟悉血清总胆固醇测定的方法及临床意义。

【实验原理】

酶法测定总胆固醇分三步进行：

1. 水解　血清中胆固醇酯在胆固醇酯水解酶（CEH）作用下水解成游离胆固醇和脂肪酸。

2. 氧化　生成的胆固醇和血清中原来存在的胆固醇一起，被胆固醇氧化酶（COD）氧化成 Δ^4—胆甾烯酮，并生成 H_2O_2。

3. 测定　H_2O_2 在 4-氨基安替比林（4-AAP）和酚存在时，经过氧化物酶（POD）催化，反应生成红色的醌亚胺，红色的醌亚胺在 500nm 的吸光度同标本中胆固醇浓度成正比。

【试剂器材】

市售总胆固醇测定试剂盒。

1. 试剂组成

（1）胆固醇试剂：4-氨基安替比林溶液 0. 6mmol/L，胆酸钠溶液 8. 0 mmol/L，胆固醇酯酶溶液＞150U/L，胆固醇氧化酶＞150U/L，辣根过氧化物酶＞120U/L，对羟基苯磺酸 20mmol/L，缓冲液 125mmol/L，苯酚 5mmol/L，pH 为 6. 8 的无活性配料适量。

（2）胆固醇标准液。

2. 试剂储存　试剂应贮存在 2～8℃。如果试剂发现浑浊，达不到测定线性要求，质控血清测定值超出范围等，并弃之不用。

【实验步骤】

1. 标本采集 使用无溶血的血清，血清中胆固醇室温可稳定 7 天，冰冻保存可稳定 6 个月。

2. 测定方法 本法适用于自动生化分析仪或用分光光度计手工操作。

(1) 基本参数：波长 500nm，吸光度范围 0～2，反应温度 37℃，比色杯光径 1cm，样品与试剂体积比 1∶100，反应时间 10 分钟。

(2) 自动分析：根据自动生化分析仪性能，结合上述基本参数，设定操作程序和实验参数，完成测定。

(3) 手工操作：按表 3-25 操作。

表 3-25 GPO 法测定 TG 操作步骤

加入物(μl)	空白管	标准管	测定管
血清	—	—	10
标准液	—	10	—
蒸馏水	10	—	—
酶试剂	1000	1000	1000

混匀后 37℃水浴 5 分钟，用分光光度计，500nm 波长，空白管调零，测各管的吸光度。

【实验计算】

$$\text{T-Ch(mmol/L)} = \frac{A_{测定}}{A_{标准}} \times 标准液浓度(\text{mmol/L})$$

【注意事项】

(1) 氟化物和草酸盐等抗凝物质可使测定结果假性降低。

(2) 血红蛋白<2g/L 和胆红素<0.1g/L，对试验没有影响，但严重黄疸或重度溶血标本应做血清空白校正。血清和血浆均可供 TC 测定，但后者结果比前者低 3%。

【参考值】

合适水平：<5.20 mmol/L；边缘水平：5.23～5.69 mmol/L；升高：>5.72 mmol/L。

实验十二 血清甘油三酯测定

甘油三酯(triglyceride，TG)是机体恒定的供能来源，主要存在于 β-脂蛋白和乳糜颗粒中，直接参与胆固醇和胆固醇脂的合成。TG 也是动脉粥样硬化的危险因素之一。

磷酸甘油氧化酶(GPO)法

【实验目的】

熟悉血清甘油三酯测定的方法及临床意义。

【实验原理】

血清中甘油三酯在脂肪酶(lipprotein lipase，LPL)作用下，水解成甘油和脂肪酸，甘油在甘油醇激酶(glycerokinase，GK)作用下与腺苷酸磷二钠(ATP)反应，生成 3-磷酸甘油，再经磷酸甘油氧化酶(glycerophosphate oxidase，GPO)作用生成磷酸二羟丙酮和过氧化氢(H_2O_2)，H_2O_2与 4-氨基安替比林(4-AAP)及 4-氯酚在过氧化物酶(peroxidase，POD)作用下，生成红色醌类化合物，其显色程度与TG的浓度成正比。

【试剂器材】

1. 甘油三酯液体稳定酶试剂组成

GOODs 缓冲液(pH7.2)	50mmol/L
脂蛋白脂酶溶液	≥4000U/L
甘油激酶溶液	≥40U/L
磷酸甘油氧化酶溶液	≥500U/L
过氧化物酶溶液	≥2000U/L
ATP溶液	2.0mmol/L
硫酸镁溶液	15 mmol/L
4-AAP溶液	0.4 mmol/L
4-氯酚溶液	4.0 mmol/L

2. 2.26mmol/L三油酸甘油酯标准液 准确称取三油酸甘油酯200mg，加TritonX-100溶液5ml，用蒸馏水定容至100ml，分装后4℃保存，切勿冰冻保存。

【实验步骤】

取3支试管按表3-26操作。

表3-26 GPO法测定TG操作步骤

加入物(μl)	空白管	标准管	测定管
血清	—	—	10
标准液	—	10	—
蒸馏水	10	—	—
酶试剂	1000	1000	1000

混匀后37℃水浴5分钟，用分光光度计，500nm波长，空白管调零，测各管的吸光度(A)。

【实验计算】

$$TG(mmol/L)=\frac{A_{测定}}{A_{标准}}\times 标准液浓度(mmol/L)$$

【注意事项】

(1) 本方法没有进行抽提和吸附，故血清中游离的甘油对TG测定结果有一定影响。

(2) 本法中所用的酶试剂应4℃避光保存，至少可稳定3天至1周，出现红色时不可再用。

(3) 血清TG易受饮食的影响，在进食脂肪后可以观察到血清中甘油三酯明显上升，2～4小时内可出现血清浑浊，8小时后接近空腹清晰水平。因此，需空腹12小时后再进行采血，并要求72小时内不饮酒，否则使测定结果偏高。

(4) 采血后应及时分离血清，以免红细胞膜磷脂在磷脂酶的作用下产生游离甘油(free glycerol，FG)。

(5) 本实验方法是一步终点法，其主要缺点是所测TG值包括了血清中游离的甘油(FG)，临床常采用外空白法或内空白法免去FG的干扰。

【参考值】

酶法为0.56～1.7mmol/L；≤1.7mmol/L为适合水平；>1.7mmol/L为升高。

实验十三　血清高密度脂蛋白胆固醇测定

高密度脂蛋白(high density lipoprotein,HDL)是血清中颗粒密度最大的一组脂蛋白,是抗动脉粥样硬化因子。其测定方法很多,目前最常用的是选择性抑制法(SPD 法)。

【实验目的】

熟悉血清高密度脂蛋白测定的方法及临床意义。

【实验原理】

血清中 CM、VLDL、LDL 与试剂中多聚阴离子及多聚体反应,在表面活性剂的作用下于脂蛋白周围形成稳定的保护层。当加入酶类、指示剂和表面活性剂后,去除剂迅速释放 HDL,并在酶作用下单一催化 HDL 反应,显色的深浅与 HDL 的含量成正比。

【试剂器材】

市售 HDL 测定试剂盒。

1. 试剂组成

(1) R_1:MOPSO 缓冲液(50mmol/L)、聚阴离子表面活性剂(适量)、表面活性剂(适量)、胆固醇酯酶(2000U/L)、4-氨基安替比林(1.0mmol/L)。

(2) R_2:MOPSO 缓冲液(50mmol/L)、色原(100mmol/L)、胆固醇氧化酶(2000U/L)、过氧化物酶(5000U/L)。

(3) HDL 标准液。

2. 试剂储存　试剂应在 2～8℃避光密封保存,试剂瓶开启后避免污染,2～8℃可稳定 30 天。

【实验步骤】

1. 标本采集　标本为无溶血的血清。

2. 测定方法　本法适用于自动生化分析仪或用分光光度计手工操作。

(1) 基本参数:波长 546nm,吸光度范围 0～2,反应温度 37℃,比色杯光径 1cm,标本与试剂 R_1、R_2的体积比为 3∶240∶80。

(2) 自动分析:根据自动生化分析仪性能,结合上述基本参数,设定操作程序和实验参数,完成测定。

(3) 手工操作:按表 3-27 操作。

表 3-27　SPD 法测定 HDL 操作步骤

加入物(μl)	空白管	标准管	测定管
血清	—	—	3
标准液	—	3	—
蒸馏水	3	—	—
试剂 1	300	300	300
混匀,37℃水浴 5 分钟,读取各管吸光度 A_1			
试剂 2	100	100	100

混匀,37℃水浴 5 分钟,读取各管吸光度 A_2。计算 $\Delta A = A_2 - A_1$。

【实验计算】

$$\text{HDL-C(mmol/L)} = \frac{\Delta A_{测定} - \Delta A_{空白}}{\Delta A_{标准} - \Delta A_{空白}} \times 标准液浓度(\text{mmol/L})$$

【参考值】

1.03～2.07mmol/L；合适水平：＞1.04mmol/L；减低：≤0.91mmol/L。

实验十四 血清低密度脂蛋白胆固醇测定

低密度脂蛋白(low density lipoprotein，LDL)是富含胆固醇的脂蛋白，是动脉粥样硬化的危险性因素之一。目前临床实验室多采用匀相法(表面活性剂法 SUR)测定血清 LDL-C。

【实验目的】

熟悉血清低密度脂蛋白测定的方法及临床意义。

【实验原理】

VLDL、CM 和 HDL＋表面活性剂Ⅰ＋CEH 和 COD→胆甾烯酮＋H_2O_2。

H_2O_2＋POD→清除 H_2O_2，无色。

LDL-C＋表面活性剂Ⅱ＋CEH 和 COD→胆甾烯酮＋H_2O_2。

H_2O_2＋4-AAP＋HSDA＋POD→苯醌亚胺色素(红紫色)。

【试剂器材】

市售 LDL 测定试剂盒。

1. 试剂组成

(1) R_1：MOPSO 缓冲液(50mmol/L)、表面活性剂Ⅰ(适量)、胆固醇酯酶(2000U/L)、胆固醇氧化酶(2000U/L)、过氧化物酶(5000U/L)、4-氨基安替比林(2.0mmol/L)。

(2) R_2：MOPSO 缓冲液(50mmol/L)、色原(2.0mmol/L)、表面活性剂Ⅱ(适量)。

(3) LDL 标准液。

2. 试剂储存 试剂应在 2～8℃避光密封保存，试剂瓶开启后避免污染，2～8℃可稳定 30 天。

【实验步骤】

1. 标本采集 标本为无溶血的血清。

2. 测定方法 本法适用于自动生化分析仪或用分光光度计手工操作。

(1) 基本参数：波长 546nm，吸光度范围 0～2，反应温度 37℃，比色杯光径 1cm，标本与试剂 R_1、R_2的体积比为 3∶240∶80。

(2) 自动分析：根据自动生化分析仪性能，结合上述基本参数，设定操作程序和实验参数，完成测定。

(3) 手工操作：按表 3-28 操作。

表 3-28 SUR 法测定 LDL 操作步骤

加入物(μl)	空白管	标准管	测定管
血清	—	—	3
标准液	—	3	—
蒸馏水	3	—	—
试剂 1	300	300	300
混匀，37℃水浴 5 分钟，读取各管吸光度 A_1			
试剂 2	100	100	100

混匀，37℃水浴 5 分钟，读取各管吸光度 A_2。计算 $\Delta A = A_2 - A_1$。

【实验计算】

$$\text{LDL-C(mmol/L)} = \frac{\Delta A_{\text{测定}} - \Delta A_{\text{空白}}}{\Delta A_{\text{标准}} - \Delta A_{\text{空白}}} \times \text{标准液浓度(mmol/L)}$$

【参考值】

合适水平：≤3.12mmol/L；边缘水平：3.15～3.16mmol/L；升高：>3.64mmol/L。

实验十五　生化分析仪检测原理及结果报告

自动生化分析仪是将生物化学分析过程中的加样、加试剂、去干扰物、混合、保温反应、自动监测、数据处理、打印报告及实验后的清洗等步骤进行自动化连续操作的仪器。具有高技术含量、高准确性、高精密度、高灵活性和高工作效率等特点，已成为现代临床检验科室中必不可少的设备之一，担负着越来越繁重的常规检验工作。自动生化分析仪的类型很多，目前以分立式、任选式自动生化分析仪为主。

一、全自动生化分析仪

【实验目的】

了解全自动及半自动生化分析仪的检测原理及临床应用。

【实验原理】

任选式自动生化分析仪是目前国内外使用最多的一类生化分析仪，虽然类型很多，但工作原理均为比色分析法，由微处理器及储存软件控制各个部件的运作，做自动加样、比色、计算结果、打印报告单。

【试剂器材】

任选式自动生化分析仪（日本 HTACHI 全自动生化分析仪 7600P）。

【实验步骤】

1. 开机　打开打印机开关；打开显示器开关；打开电脑主机开关；按通仪器左侧前方绿色电源按钮，并检查 UPS 是否打开。

2. 常规样本测试　从菜单区域选择常规样本键（Routin）；选择样本类型、输入序列号或样本号；选择要检测的试验项目，按保存键（Save）；将样本按顺序放在样本架上。然后按开始键（Start）；观察分析仪运行情况，并浏览打印结果。

3. 关机　完成绿架子保养之后，仪器自动回到 Stand by 状态，直接按仪器左侧前方橘黄色按钮即可关机。

4. 维护保养

(1) 开机保养（可设置为自动保养）。

(2) 擦洗探针（用 70%乙醇溶液擦洗）。

(3) 擦洗仪器表面。

【注意事项】

(1) 绝大多数生化分析仪不能直接检测全血标本，故需将样本离心后再放置于样品架上。

(2) 应仔细检查样本是否合格，如乳糜血标本、溶血标本或血清里含有纤维蛋白丝等均对结果有影响。

二、半自动生化分析仪简介

半自动生化分析仪具有操作简单、价格低廉等优点，适用于基层医院。如北京产 BS224 型、上海产 AT-738 型等。

1. 主要技术参数(以上海产 AT-738 型为例)

(1) 波长范围：在 340～700nm 内，7 个不同波长的干涉滤光片。

(2) 光源：12V20W 卤钨灯。

(3) 吸光度：范围可在 0～2.5Abs；分辨率达 0.001Abs；重复性 CV≤1%。

(4) 微量流动池：容量 70μl。

(5) 工作容量：≥350μl。

(6) 温度控制：25℃、30℃、37℃、室温，精度±0.1℃。

(7) 项目参数储存：99 个常规项目参数，可随时修改，并永久储存。

(8) 分析方式：终点法、速率法(动态法)、两点法、吸光度读数。

(9) 显示方式：彩色 VGA 显示器。

(10) 应用软件：中国用户，全中文方式。

2. 共同性能特点

(1) 仪器组成：多数是由电源、光源、滤光片组件、流动比色池、进排样系统、打印机、微型控制系统、显示屏和键盘等组成。

(2) 测定方法：可用标准测定法和因数测定法。

(3) 分析方法：终点法、速率法、两点法、吸光度读数等几种方法均可。

(4) 参数及结果储存：各仪器均可储存多个检测程序和测定结果。

(5) 微机系统：可控制人机对话、数据存储和报告打印。

三、临床常用生化检验结果报告

临床常用生化检验结果报告见表 3-29。

表 3-29 临床生化检验报告单

姓名 ××		性别 女		年龄 32		样本类型 血清	
住院号 04187948		病区 胃肠病区		床号 WC0303		临床诊断	
检验项目	结果	参考范围	单位	检验项目	结果	参考范围	单位
谷丙转氨酶	14	4～44	IU/L	葡萄糖	5.83	3.89～6.11	mmol/L
谷草转氨酶	14	8～38	IU/L	甘油三酯	0.76	0.56～1.50	mmol/L
谷草/谷丙	1.0	1.00～2.50		总胆固醇	4.45	3.10～5.69	mmol/L
γ—谷氨酰转肽酶	15	16～73	IU/L	高密度胆固醇	1.36	0.82～2.04	mmol/L
胆汁酸	4	0～10	μmol/L	低密度胆固醇	2.54	2.00～3.13	mmol/L
碱性磷酸酶	43	37～140	IU/L	脂蛋白-a	0.27	0.00～0.30	g/L
前白蛋白	294	200～400	mg/L	载脂蛋白 AⅠ	1.13	1.20～1.76	g/L
胆碱酯酶	6121	4869～10785	IU/L	载脂蛋白-B	1.13	0.63～1.14	g/L
总胆红素	12.50	3.40～20.5	μmol/L	尿素	2.95	2.86～7.14	mmol/L
直接胆红素	4.1	0.0～6.8	μmol/L	肌酐	44.4	35.4～70.7	μmol/L

续表

检验项目	结果	参考范围	单位	检验项目	结果	参考范围	单位
直胆/总胆	0.3	0.15～0.30		光抑素 C	0.54	＜1.03	mg/L
总蛋白	65.8	67.0～83.0	g/L	尿酸	155	149～375	μmol/L
白蛋白	42.0	38.0～53.0	g/L	碳酸氢根	27	20～31	mmol/L
球蛋白	23.8	20.0～35.0	g/L				
白球比例	1.8	1.50～2.00					
※标本状态:正常							

送检医生 ××	检验者 ×××	审核者 ×××
报告时间 2010-12-15		打印时间 2010-12-15

第四章　放射诊断学(X线部分)

第一节　骨与关节

一、骨关节正常X线解剖及变异

在骨关节疾病的X线诊断中，首先必须熟悉各部位的正常X线解剖，这是各种疾病诊断的前提。儿童因处于生长发育阶段，其正常骨骼表现与成人有所不同，如长管状骨在儿童分为骨干、干骺端、骨骺板及骨骺四部分，而成人则分为骨干和骨端两部分。关节间隙的宽度亦因年龄和部位而异，生长发育期，随骺软骨的逐渐骨化，关节间隙逐渐变窄；老年人软骨退变变薄，关节间隙变窄。此外，生长期的骨骼形态不一，解剖变异甚多，如各种籽骨、副骨、二次骨化中心的持久不愈和形态变异等，有时与病变极其相似，因此，认识骨的正常X线解剖及变异对诊断具有重要意义，方能避免把正常误为异常。

(一) 正常儿童膝关节

【病例】

1. 报告书写要点　膝关节由股骨髁、胫骨、髌骨、关节囊、半月板、十字韧带及几个滑液囊构成。书写报告时首先应注意观察诸骨的骨质形态、密度及关节边缘和间隙有无异常改变，尤其是胫骨结节形态正常变异很多，化骨核形态多样，可为胫骨近端化骨核的一部分，亦可单独存在或呈分节状，有时与骨折酷似，须注意鉴别。同时还应注意观察周围软组织有无肿胀，必要时可摄对侧片比较。

2. 报告示范　右膝关节组成诸骨骨质形态、密度及关节间隙未见异常，关节面光整，骨骺与干骺端未闭合，骺板清晰，骨质边缘规则，周围软组织形态与密度未见异常改变(图4-1)。

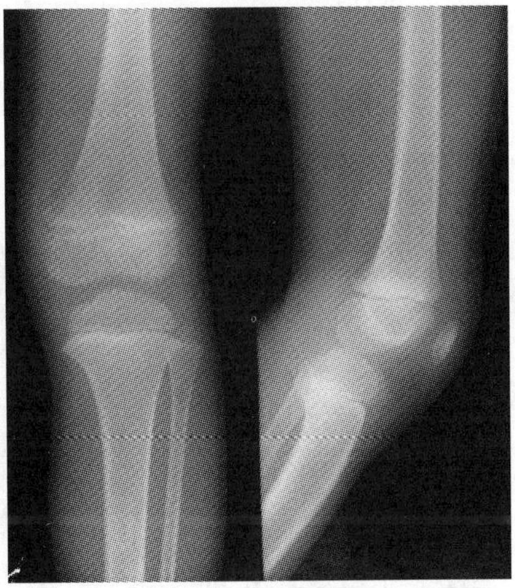

图4-1　正常膝关节

右膝关节正侧位像

(二) 先天性畸形(髋关节脱位)

骨关节发育畸形是由于骨关节形成或生长障碍引起的异常，部分畸形有遗传性，但多数为散发性。畸形多在出生时已存在，也有在出生后发育过程中出现。畸形可发生于全身骨骼任何部位，X线表现主要为骨关节形态、位置、大小和数目的改变，骨结构一般正常。

先天性髋关节脱位是指先天性股骨头脱出髋臼外。一般以单侧发病居多，约占总数3/4，表现为跛行，双侧者行走左右摇摆如鸭步。病理变化随年龄的不同而改变，新生儿主要为关节囊松弛、髋臼及股骨头发育不良，以后随患者走路或负重的开始发生脱臼，股骨头向外、向上方移位。

【病例】 左侧髋关节脱位

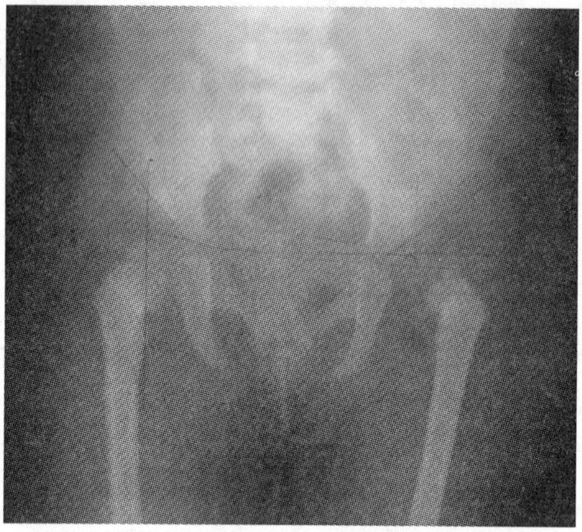

图 4-2 先天性左髋关节脱位
骨盆正位像

1. 报告书写要点 先天性髋关节脱位主要是由于髋臼发育不良，行走或负重后继发股骨头向外、向上方移位。书写报告时应首先强调髋臼发育情况，然后再判断股骨头有无移位。正常髋关节正位像股骨头位于 Perkin 方格内下区域，Shenton 线（称耻颈线）为一光滑曲线，当股骨头超出 Perkin 方格内下区域以及 Shenton 线不连续均提示髋脱位，书写时应注意上述改变，同时还应注意观察股骨头骨骺发育情况。

2. 报告示范 左髋臼发育不良，边缘不规则，小而陡直。髋臼角开大，股骨头向外上方移位，位于 Perkin 方格外上区域，Shenton 线不连续；股骨头骨骺未显影（图 4-2）。

二、疾病诊断

（一）营养代谢障碍

佝偻病

佝偻病是在婴儿和儿童期，由于缺乏维生素 D 而引起的钙、磷代谢障碍，致使骨样组织钙化不良而产生骨质软化。

【病例】

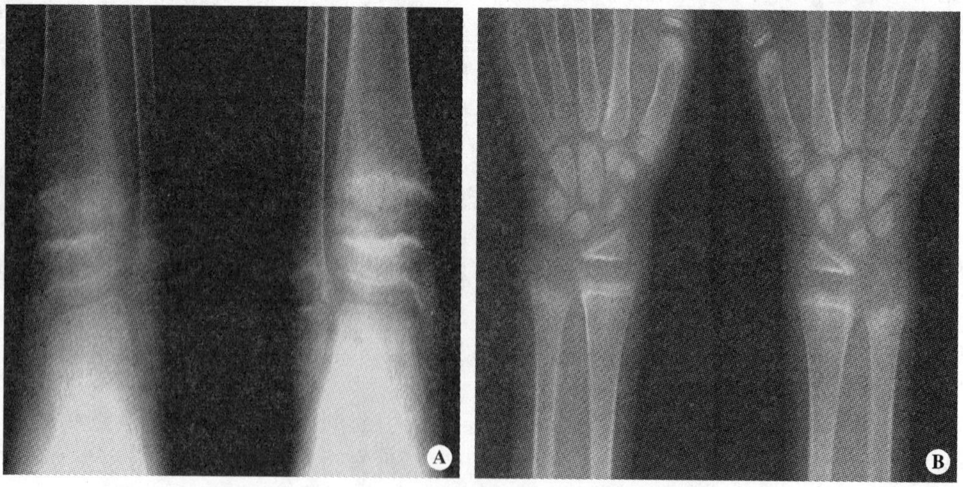

图 4-3 佝偻病
A. 双侧踝关节正位像；B. 双手正位像

1. 报告书写要点 佝偻病患者因软骨基质钙化不足，致先期钙化带模糊乃至消失。干骺端向外展开而增宽，呈杯口样凹陷，或形成侧刺，呈毛刷状。同时骺板软骨增厚、肥大、堆积、不钙化，使骨骺与干骺端距离明显加大。全身骨骼呈普遍性骨质疏松，发育小，密度减低。

2. 报告示范　双侧踝、腕关节各骨密度弥漫减低，先期钙化带模糊，干骺端向外展开而增宽，杯口样凹陷及毛刷状改变，骺线增宽(图 4-3)。

石　骨　症

石骨症又称大理石骨、全身性(泛发性)脆性骨硬化症、粉笔样骨等，是一种较少见的泛发性骨质硬化性病变。病理上由于正常的破骨吸收活动减弱，使钙化的软骨和骨样组织不能被正常骨组织所代替而发生蓄积，致使骨质明显硬化且变脆，易发生骨折；由于骨髓腔变小，甚至闭塞，造成贫血，髓外造血器官如肝、脾和淋巴结可继发性肿大。因破骨吸收活动减弱，骨成型收缩差，常致干骺端杵状增粗；此外，由于硬化过程在出生时中止，在椎体、骨盆和短管状骨常可见未被吸收的雏形小骨，大小和形态类似新生儿骨骼，成为“骨中骨”现象，为本病特征性表现之一。

【病例】

1. 报告书写要点　本病全身所有软骨化骨均有硬化改变，下颌骨和颅盖骨影响较轻。硬化区骨结构消失不能辨认，不同部位骨硬化表现不同，各具特点。书写报告时应注意强调：长管状骨干骺端呈横行带状并伴杵状增粗；骺和不规则骨发生在周边部，髂骨致密带与髂骨嵴平行，呈同心圆状排列，椎体上下缘致密增厚，中间夹以松质骨，似夹心蛋糕状。同时还应注意观察本病另一特征性表现即“骨中骨”现象。

2. 报告示范　右侧肱骨、肩胛骨骨质密度增高，骨松质、皮质和髓腔界限消失；所有椎体上下缘均致密增厚，中间夹以松质骨，似夹心蛋糕(图 4-4)。

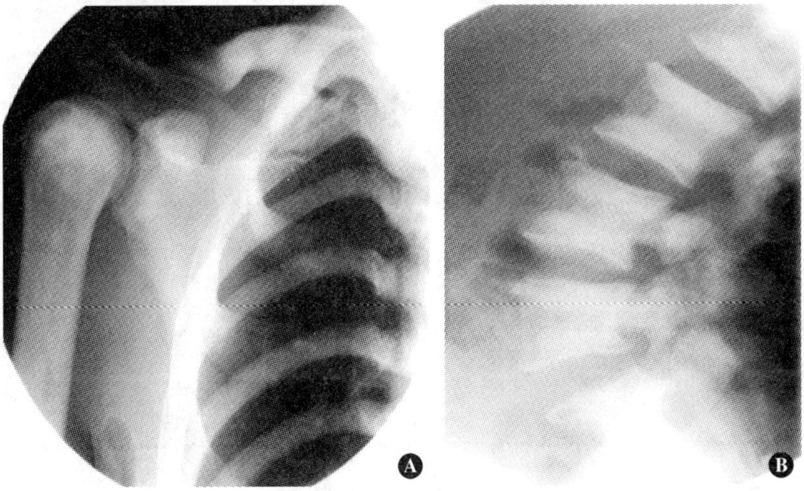

图 4-4　石骨症

A. 右肩正位像；B. 腰椎侧位像

(二) 骨折

骨折指骨的完整性和连续性的折断或碎裂，根据病因可分为创伤性骨折、疲劳骨折和病理骨折 3 种。患者一般均有外伤史，临床主要表现为局部疼痛、肿胀、功能障碍，有时还出现肢体局部畸形。X 线检查是骨关节外伤不可缺少的重要检查方法，诊断时应注意骨折部位、类型、对位、对线情况、与邻近关节的关系，以及骨折愈合过程、并发症和后遗症等。

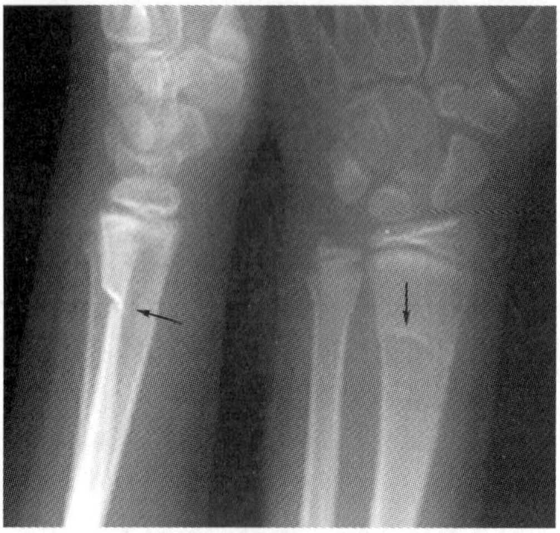

图 4-5　青枝骨折
右侧桡骨正侧位像

青枝骨折

青枝骨折见于儿童长骨骨折，易漏诊，由于骨骼柔韧性大，外力不易使骨皮质完全断裂，与青嫩的树枝被折时的情况相似，因而得名。临床上主要表现为局部疼痛、肿胀及活动受限。

【病例】　右侧桡骨远端青枝骨折

1. 报告书写要点　本病 X 线仅表现为局部骨皮质和骨小梁的形态改变，而不见骨折线，书写报告时应注意强调局部骨皮质有无皱褶、凹陷或隆凸及骨小梁扭曲等，同时应注意观察邻近软组织有无肿胀，必要时照对侧进行对比。

2. 报告示范　右侧桡骨远端骨小梁扭曲，部分断裂，皮质可见局限性折曲，对位、对线良好，邻近软组织肿胀(图 4-5)。

长骨粉碎骨折

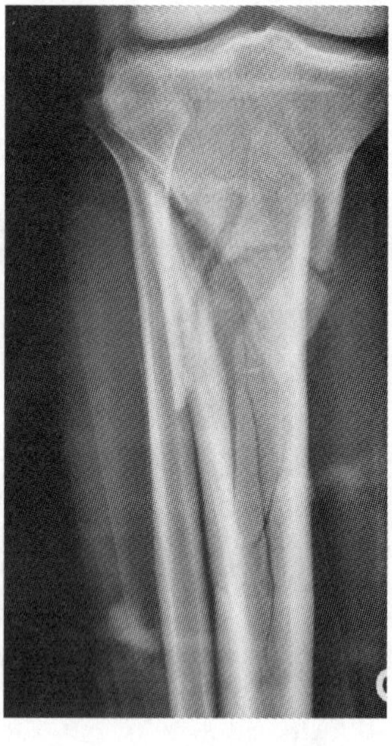

图 4-6　粉碎性骨折
右胫骨干正位像

骨碎裂成两块以上，称为粉碎骨折，按骨折线的形态又可分为 T 形、Y 形等骨折。临床上除局部疼痛、肿胀外，常伴有骨折专有体征：如受伤肢体畸形、反常活动及骨擦音或骨擦感。

【病例】　右胫骨粉碎骨折

1. 报告书写要点　粉碎骨折 X 线较易诊断，骨折线表现为不规则的透亮线，书写报告时应仔细观察骨折线的形状和走向，骨碎片有无移位，同时还应注意骨骼有无弯曲、变形，以及断端对位、对线情况。

2. 报告示范　右胫骨中上段骨质不连续，可见多条骨折线，断端形态不规则，可见游离骨碎片，骨折远端向外侧移位，周围软组织肿胀(图 4-6)。

脊柱骨折

椎体压缩骨折多由于外力突然使脊柱过度弯曲所致，易发生于脊柱活动度较大的胸椎下段和腰椎上段，以单个椎体常见，也可多个椎体同时受累。临床上主要表现为局部疼痛、腰背肌痉挛，不能活动，重者可出现下肢瘫痪。

【病例】　腰 1 椎体骨折

1. 报告书写要点　脊柱骨折 X 线表现为椎体压缩呈楔形，前缘骨皮质嵌压，髓腔内骨小梁嵌插，所以不见低密度骨折线，反而可见横行不规则致密带，有时椎体前方可见分离的骨碎片。书写报告时注意强调椎体形态及密度的改变，同时应注意观察椎间隙及椎旁软组织等改变，以便与椎体结核及转移瘤等鉴别。

2. 报告示范 腰1椎体密度增高,前缘变扁,呈楔形,椎体前缘可见碎骨片,相邻椎间隙正常(图4-7)。

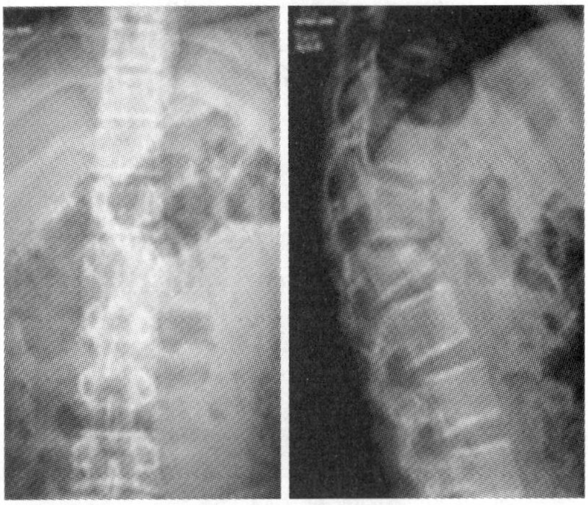

图4-7 腰椎体骨折
胸、腰段椎体正侧位像

(三) 骨软骨缺血坏死

骨软骨缺血坏死又称骨软骨炎,以骨或干骺部骨软骨缺血坏死为特征,多发生于某些长管骨的骨端、骨突及短骨的骨骺部,原发骨化中心或二次骨化中心均可发生。本病在临床上由于发生的部位不同,症状各异。一般发病缓慢,局部有不同程度的疼痛、肿胀、功能障碍和肌肉挛缩。本病好发于男性,发病于股骨头者最多见,依次为胫骨结节、脊椎、月骨、跖骨头及跟骨骨骺等。多数学者根据病变发展过程将本病分为坏死、修复、再生及痊愈三期,实际上各期可反复交叉进行。

股骨头缺血坏死

股骨头缺血坏死是由于股骨头部分或完全性缺血导致骨坏死,病理改变主要为骨质坏死、吸收,新骨形成及继发关节退行性变。本病男性多见,双侧多于单侧,30～60岁占76.8%。临床上多见于有过量应用激素史、酗酒及髋关节外伤史者。主要表现为髋关节疼痛,X线检查是诊断、确定病期的主要手段。根据X线和临床表现分为五期:Ⅰ期,有髋关节疼痛,X线平片无异常;Ⅱ期,股骨头内有增生硬化及大小不等透光区,可分布于整个股骨头,也可局限在股骨头前上部分;Ⅲ期,股骨头下皮质骨折,形成新月状透亮影,即"新月征";Ⅳ期,股骨头变形,股骨头内增生硬化及透光区混合存在,关节间隙正常;Ⅴ期,除上述改变外,有关节间隙变窄,继发髋关节退行性变。Ⅰ、Ⅱ期属早期,Ⅲ期以后属晚期。

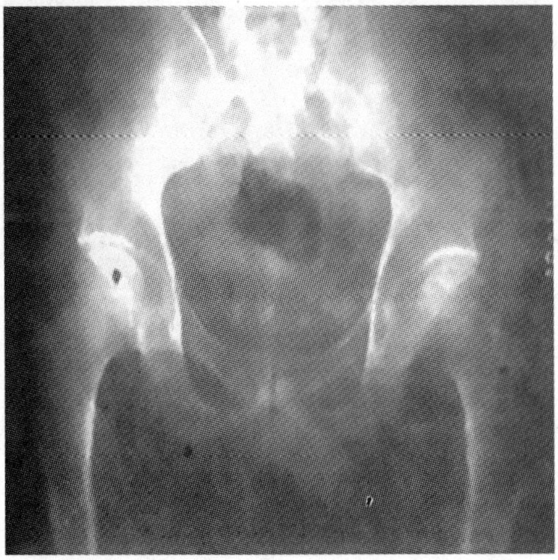

图4-8 双侧股骨头缺血坏死Ⅱ期
骨盆正位像

【病例1】 双侧股骨头缺血坏死(Ⅱ期)

1. 报告书写要点 股骨头缺血坏死病理改变主要为骨质坏死、吸收及伴有不同程度新骨形成,早期股骨头形态正常。书写报告时应注意强调破坏区范围、大小、形态、数目及骨质增生情况,同时应注意观察股骨头形态、髋关节间隙及关节边缘形态等改变,便于对病变进行分期。

2. 报告示范 双侧股骨头关节面下方可见多个大小不等囊状透光区,其周围骨质增生硬化,以左侧为重,双侧股骨头表面光滑,形态正常,髋关节间隙正常(图4-8)。

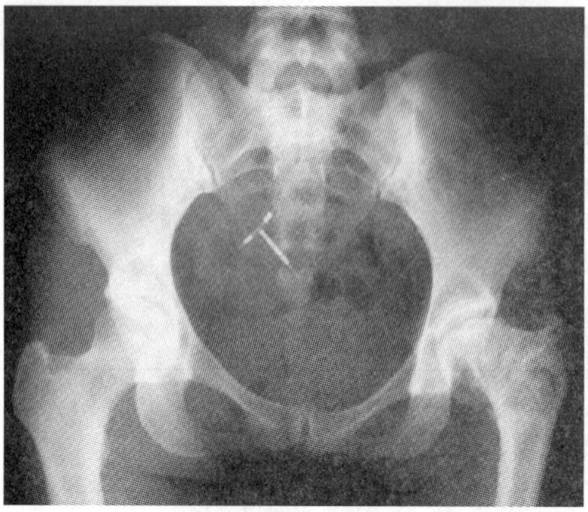

图 4-9　左侧股骨头缺血坏死Ⅳ期
骨盆正位像

【病例 2】　左侧股骨头缺血坏死(Ⅳ期)

1. 报告书写要点　晚期股骨头坏死除骨质坏死、吸收及骨质增生外,同时伴有股骨头关节面下骨折、股骨头变形及继发性关节间隙变窄等关节退行性改变。在观察股骨头破坏区范围、大小、形态、数目及骨质增生情况的同时,还应注意强调股骨头关节面有无骨折、变形,髋关节间隙变窄及退行性变等征象,以便进行分期。并注意与创伤性髋关节炎鉴别。

2. 报告示范　左侧股骨头变形、变扁,关节面凹凸不平,股骨头及髋臼缘骨质密度增高、不均匀,股骨头基底部可见囊状透光区,左侧股骨颈变短,关节间隙正常(图 4-9)。

跖骨小头缺血坏死

跖骨小头缺血坏死又称 Freiberg 病,为跖骨头二次骨化中心缺血坏死,发病年龄为 13～20 岁。好发于第 2 跖骨远端,偶见第 3 跖骨头,第 4、5 跖骨头发病罕见。大多有外伤史,临床上有局部疼痛、间歇性跛行。局部皮肤正常。

【病例】　右足第 2 跖骨缺血坏死

1. 报告书写要点　本病早期 X 线主要表现为跖骨头骨骺变扁,密度增高,内有小囊状透光区。随病变进展,跖骨远端明显增宽,关节面不规则凹陷如喇叭口状,凹陷区可见游离碎骨片,跖趾关节间隙不规则增宽。如未经治疗病变可进展为退行性骨关节病,关节内游离骨块。部分病例相邻跖趾关节也可出现退行性改变。书写报告时应着重观察跖骨头上述形态、密度改变及关节内有无游离碎骨片等。

2. 报告示范　右足第 2 跖骨远端密度增高,内可见不规则透亮区,跖骨头变扁、增宽,形态不规则,呈月牙形凹陷,凹陷内可见游离骨块,其边缘增生硬化,关节间隙增宽(图 4-10)。

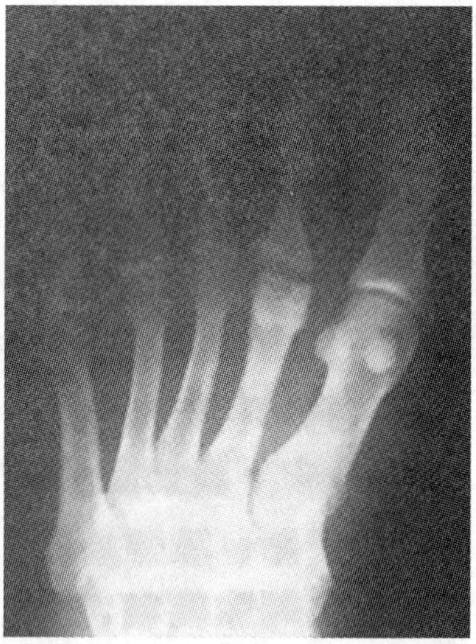

图 4-10　右第 2 跖骨缺血坏死
右足正位像

(四) 化脓性骨髓炎

化脓性骨髓炎是指骨组织发生化脓性感染,其感染途径有血源性和外源性两种,前者由远处化脓性病灶经血流侵犯骨骼而发病;后者为致病菌由伤口直接侵入,或由邻近的关节炎或蜂窝组织炎直接蔓延。从临床发病,有急性和慢性,单发和多发,限局和弥漫性。影像学表现有骨破坏或骨增生、死骨形成、骨膜增生、急性骨髓炎早期伴有软组织弥漫性肿胀、慢性骨髓炎软组织可破溃及瘘道形成;严重者可导致关节功能障碍及骨骼畸形等。

急性化脓性骨髓炎

急性化脓性骨髓炎一般以血源性感染最常见,病原菌多为金黄色葡萄球菌。大多发生在 10 岁以下儿童和婴幼儿,起病急骤,高热,白细胞总数升高,局部常有红、肿、热、痛。病变好发于长管状骨,常始于干骺端的松质骨内,形成局部脓肿,进一步发展可直接向骨干、骨髓腔蔓延,亦可穿破骨皮质进入骨膜下,形成骨膜下脓肿,刺激骨膜增生,骨膜的广泛掀起可切断骨膜血管,形成大片死骨。另外,骨膜下脓肿还可继续侵犯骨皮质向髓腔内蔓延,使病灶进一步扩大,严重者病变可累及整个骨干。骨膜遭破坏后,脓液向软组织流注,形成软组织脓肿。

【病例 1】　左股骨急性化脓性骨髓炎(早期)

1. 报告书写要点　急性化脓性骨髓炎早期(发病 2 周内)骨质尚未破坏,仅表现为软组织肿胀,主要是由于脓肿自骨内向骨膜下或软组织内蔓延所致。书写报告时应注意强调软组织肿胀的形态、密度及范围,同时应注意邻近肌间脂肪有无移位、模糊或消失。皮下脂肪水肿增厚,皮下脂肪层中有粗大网状结构的部位,常是深部脓肿所在的指征。

2. 报告示范　左膝关节软组织弥漫性肿胀,体积增大,密度增高,肌肉与脂肪间隙模糊,皮下脂肪层内可见粗大网状影,左股骨骨质未见异常(图 4-11)。

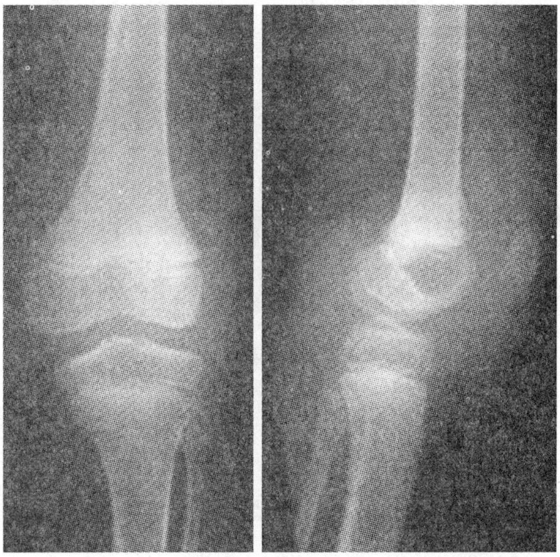

图 4-11　左股骨急性化脓性骨髓炎
左膝关节正侧位像

【病例 2】　右胫骨急性化脓性骨髓炎(进展期)

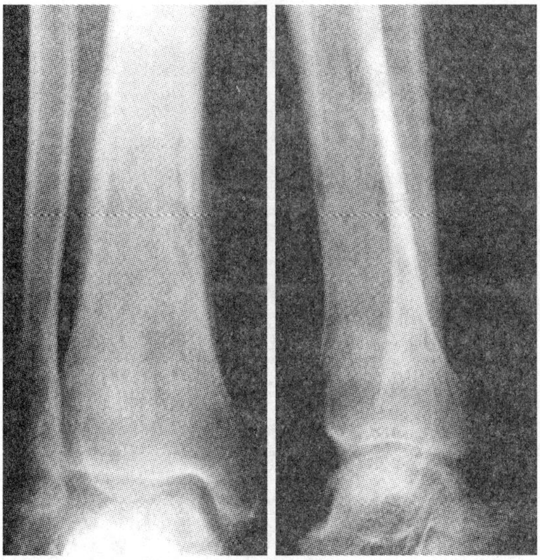

图 4-12　右胫骨急性化脓性骨髓炎
右胫骨远端正位像

1. 报告书写要点　进展期急性化脓性骨髓炎除软组织肿胀外,骨质已发生破坏,表现为边界不清的溶骨性破坏,大小不等、形态多样,破坏区内可见死骨形成,同时由于骨膜受刺激而增生,表现为线状、层状、花边状,甚至骨膜三角等,在骨破坏的同时还可出现不同程度骨质增生硬化。在书写报告时应强调骨质破坏的部位、范围、程度、形态及边界,尤其是有无死骨形成,对诊断具有重要意义。同时应注意观察骨膜反应形态及软组织等改变,以便与骨干结核、嗜酸细胞肉芽肿、骨肉瘤等疾病进行鉴别。

2. 报告示范　右胫骨下段髓腔内可见多发、大小不等的斑片状溶骨性破坏,其内见大小不等、境界清楚、密度增高的死骨,周边见层状骨膜增生(图 4-12)。

慢性化脓性骨髓炎

急性化脓性骨髓炎治疗不及时或不彻底,引流不畅,在骨内遗留死骨或死腔(脓肿),即转为慢性化脓性骨髓炎,由于死骨或死腔的存在,临床可见排脓瘘管经久不愈或时愈时发。X线片可见到明显的修复，即在骨破坏的周围广泛骨质增生硬化，同时由于骨膜新生骨增厚，并同皮质融合，呈分层状、花边状，致骨干增粗，轮廓不整。骨内膜也增生，致使骨密度明显增高，髓腔变窄甚至闭塞。

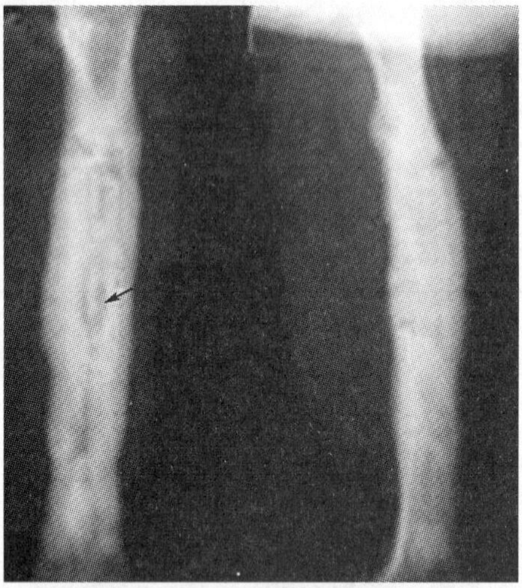

图 4-13　左侧股骨慢性化脓性骨髓炎
左股骨正侧位像

【病例】 左侧股骨慢性化脓性骨髓炎

1. 报告书写要点　慢性化脓性骨髓炎由于死骨或死腔的存在使病灶迁延不愈，在骨破坏的周围及骨膜有明显增生修复现象。书写报告时应强调有无死骨、死腔的存在，是本病诊断的关键，同时应注意观察死骨、死腔的大小、形态、数目，以及骨质增生、骨膜反应及骨干形态改变。注意与成骨性骨肉瘤及硬化性骨髓炎等鉴别。

2. 报告示范　左侧股骨干粗大形态不整，广泛骨质增生硬化，密度增高，骨髓腔部分消失，其内有较多大小不等、境界清楚的密度减低区（死腔）。骨干广泛骨膜增生，皮质增厚（图 4-13）。

（五）骨结核

骨结核是一种特殊的慢性炎症，结核杆菌经血行到达血管丰富的松质骨，如椎体、短管骨、长骨的骨骺和干骺端，偶尔可侵犯扁骨。本病一般发病隐潜，早期症状轻微，常表现有局部压痛、肿胀和功能障碍等，至晚期出现肌肉萎缩、瘘道形成、发育障碍及畸形等。病理上分为增生（或肉芽）型与干酪（渗出）型 2 种。骨骼的破坏通常须在 3～4 个月后才能在 X 线片显示出来。

脊 柱 结 核

脊柱结核在骨关节结核中最为常见，好发于儿童和青年，以腰椎最多。病变好发于相邻两个椎体，主要引起松质骨的破坏，由于骨质破坏和承重的关系，椎体塌陷变扁和楔形变，病变开始多累及椎体的上、下缘及邻近软骨板，较早引起软骨板破坏，进而侵入椎间盘，使椎间隙变窄，甚至消失和椎体互相嵌入融合而难于辨认，常出现后突畸形。在破坏骨质的同时可产生大量干酪样物质流入脊柱周围软组织内而形成冷脓肿。

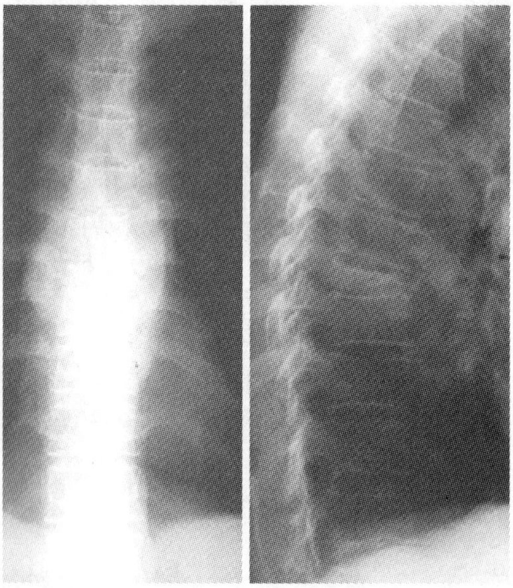

图 4-14　胸椎结核
胸椎正侧位像

【病例】 胸椎结核

1. 报告书写要点　椎体骨质破坏、楔形变，椎间隙变窄或消失及冷脓肿形成是椎体结核的主要特征。书写报告时应着重强调上述椎体、椎间隙及椎旁软组织改变，同时应观察有无脊柱后突畸形，软组织内钙化等征象，本病应注意与椎体压缩骨折、转移瘤、椎体化脓性炎症等鉴别。

2. 报告示范　正位像胸 7～9 椎体旁可见梭形软组织肿胀影（椎旁脓肿形成）。侧位像胸 8 椎体明显变扁，可见骨质破坏，密度不均匀，椎体前上部见条状高密度影，胸 8～9 椎间隙变窄（图 4-14）。

短管骨结核

短管骨结核亦称骨气臌,多见于5岁以下儿童,常为双侧多发,病变始于骨松质和髓腔,引起骨皮质吸收和破坏,向外蔓延可引起骨膜增生和骨皮质增厚,骨干梭形膨胀。若坏死的骨组织发生干酪样变,可形成骨质缺损,其内可有"砂粒"样死骨,多为干酪物质钙化斑点。

【病例】 左第1掌骨结核

1. 报告书写要点 骨结核是以骨质破坏和骨质疏松为主的慢性疾病,在短骨表现典型呈"骨气臌"样改变。书写报告时应注意强调骨质破坏的部位、数目、形态、边界及病变内有无"砂粒"样死骨,同时应注意观察骨膜增生情况、周围骨质有无骨质疏松及邻近软组织肿胀,须注意与软骨瘤鉴别。

2. 报告示范 左第1掌骨多发小囊状破坏,并互相融合,边界清楚,骨皮质变薄膨胀,骨干增粗,呈典型"骨气臌"状,周边有完整层状骨膜增生,局部软组织梭形肿胀(图4-15)。

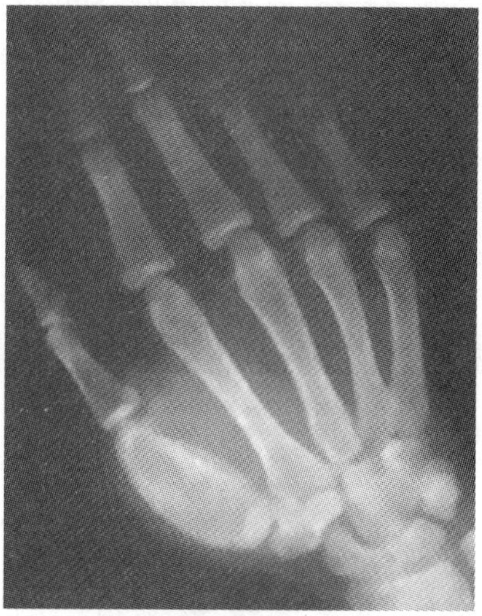

图4-15 左第1掌骨结核
左手正位像

干骺端结核

在长管骨中,骨骺、干骺端结核最多见,好发于股骨上端、尺骨近端及桡骨远端,其次为胫骨上端、肱骨远端及股骨下端。发病初期,患者常主诉邻近关节活动不灵,酸痛不适。局部肿胀,但热感不明显。干骺端结核根据病变部位可分为中心型和边缘型。若体质较弱或治疗不及时,干骺端结核可跨越骺线,侵犯骨骺。

【病例】 右胫骨近端结核

1. 报告书写要点 干骺端结核X线表现为病灶呈圆形或椭圆形,与正常骨分界清楚,边缘无硬化,破坏区内可见边界模糊密度稍高的碎小钙化斑(亦称泥沙样死骨)及边界较清楚密度较高的斑点状钙化影,为其特征性改变,病变周围常伴有骨质疏松及软组织局限性肿胀。书写报告时应注意强调上述病变部位、形态,尤其是泥沙样"死骨"对诊断具有重要意义,同时还需仔细观察邻近骨质及软组织改变,以便与成软骨细胞瘤、慢性局限性骨脓肿等疾病鉴别。

2. 报告示范 右胫骨近端可见囊性骨破坏,破坏区与正常骨分界清楚,无硬化缘,其内可见泥沙样死骨,周围软组织影密度增高(图4-16)。

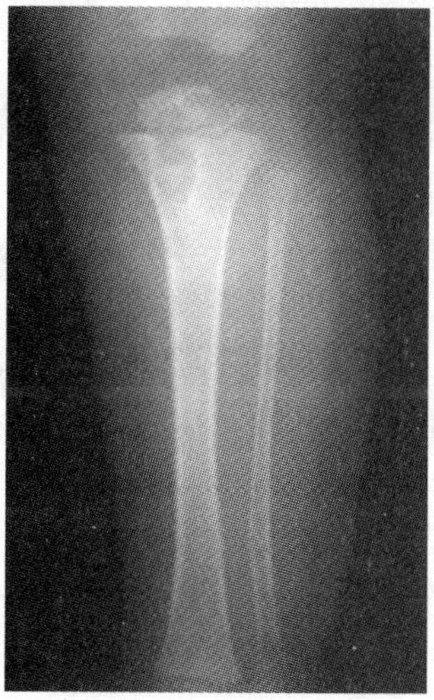

图4-16 右胫骨近端结核
右胫骨正位像

(六)骨肿瘤

骨肿瘤包括骨原发性肿瘤和继发性肿瘤,原发性肿瘤主要包括骨基本组织(骨、骨膜、软骨)肿瘤和骨附属组织肿瘤(血管、神经、脂肪、骨髓)此外还包括特殊组织来源(如脊索瘤)和来源未定(如长骨造釉细胞瘤)的肿瘤,继发性肿瘤包括恶性肿瘤的骨转移和邻近恶性肿瘤直接侵及骨的肿瘤。诊断骨肿瘤必须经临床、影像表现和病理三方面相互结合，彼此印证，综合分析，才能获得较为正确的诊断。良性骨肿瘤一般不危及生命，恶性者则可致命，两者的处理方法完全不同。因此，骨肿瘤影像诊断中最为重要的是区分良性与恶性。

骨软骨瘤

骨软骨瘤是最常见的良性骨肿瘤，有单发性及多发性两种，本病多在儿童发病。单发者多无明显症状；单纯性多发者可见患处有硬性肿块；遗传性多发性骨软骨瘤伴骨骼发育障碍，常造成肢体畸形。

【病例】 左胫骨近端骨软骨瘤

1. 报告书写要点 单发性骨软骨瘤最常发于关节周围骨的干骺端，以胫骨上端内侧最多。X线表现在干骺端呈一骨性突起，背离关节生长，可有广基底及带蒂两型，基底部为骨结构，正常骨皮质延续至基底部远端，顶部为软骨帽，可伴有斑点状、环状、条带状或菜花状钙化，瘤可使邻近骨骼受压、变形、弯曲、移位，软组织可随肿瘤突起而突起，无肿块形成。书写报告时应注意强调肿瘤的生长方向，结构特征及邻近骨质及软组织改变。

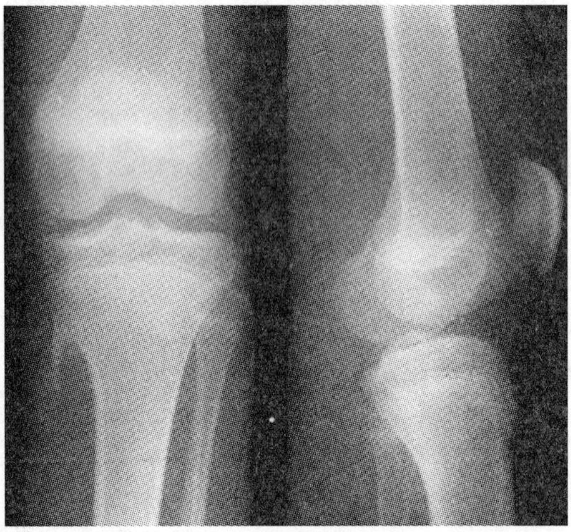

图 4-17 左胫骨近端骨软骨瘤
左膝关节正、侧位像

2. 报告示范 左胫骨近端干骺端内侧可见一钩状骨性突起，宽基底与胫骨干骺端相连，背向关节方向生长，正常骨皮质延续至突起基底部，远端逐渐变薄，中心松质骨亦与胫骨正常松质骨相移行，周围软组织未见异常改变(图 4-17)。

骨巨细胞瘤

骨巨细胞瘤是起源于骨骼非成骨性结缔组织的骨肿瘤。良性者邻近肿瘤的骨皮质膨胀变薄，形成菲薄骨壳，生长活跃者可穿破骨壳而长入软组织中形成肿块。根据瘤细胞的组织学特点，分为四级：Ⅰ、Ⅱ级为良性，Ⅲ级为良、恶性之间，Ⅳ级为恶性。本病以 20～40岁为常见，好发于四肢长骨，以股骨下端、胫骨上端和桡骨下端为常见，多为偏侧性破坏，向四周膨胀生长，横向为主，边缘清楚无骨硬化带，破坏区内可见数量不等的纤细骨嵴，典型者呈“皂泡状”改变，无骨膜反应。周围软组织出现肿块者表示肿瘤生长活跃；肿瘤边缘出现筛孔状和虫蚀状破坏，骨嵴残缺紊乱，侵犯软组织形成明显肿块或骨膜三角等，则提示为恶性骨巨细胞瘤。

【病例】 右股骨骨巨细胞瘤

1. 报告书写要点 骨巨细胞瘤的发病部位、生长方式及病变内骨嵴形态较具特征性，是其诊断的重要依据，书写报告时应着重强调上述改变；同时还应注意观察病变边缘有无破坏、病变内骨嵴是否残缺紊乱、周围软组织有无肿块及出现骨膜三角等，以判断其良、恶性。

2. 报告示范 右股骨远侧骨端偏外侧膨胀性溶骨破坏区，与周围骨质界限清晰，无硬化缘,其内可见典型皂泡状骨间隔,未见骨膜反应及软组织肿块(图4-18)。

骨 肉 瘤

骨肉瘤是起源于骨间叶组织,是最常见的骨原发恶性肿瘤,多见于15～25岁男性,好发于长骨干骺端。肿瘤起始于髓腔产生不同程度、不规则的骨破坏和增生,进一步发展侵蚀皮质,当侵及骨膜下产生骨膜增生,呈平行、层状,肿瘤可侵及和破坏骨膜新生骨,形成骨膜三角。当侵入周围软组织时,则形成肿块,其内可见多少不等的肿瘤新生骨。在众多征象中,确认肿瘤骨的存在,是诊断骨肉瘤的重要依据。本病临床主要表现有疼痛、肿胀和功能障碍。在X线片上根据肿瘤钙化和骨化的多少可分为成骨型(肿瘤骨形成为主)、溶骨型(骨破坏为主)和混合型(溶骨性破坏和肿瘤成骨同时存在)三大类。

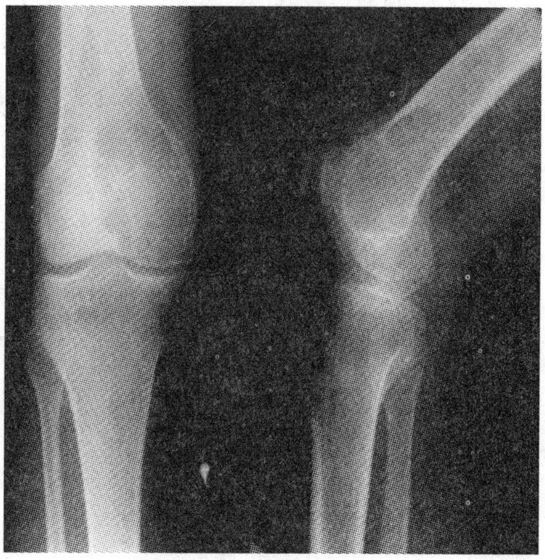

图4-18　右股骨骨巨细胞瘤
右膝关节正侧位像

【病例1】　右胫骨成骨型骨肉瘤

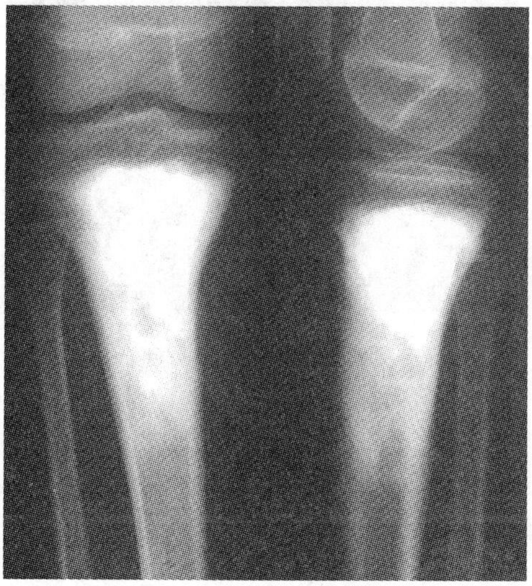

图4-19　右胫骨成骨型骨肉瘤
右膝关节正侧位像

1. 报告书写要点　成骨型骨肉瘤以瘤骨形成为主,为均匀骨化影,呈斑片状,范围较广,明显时可呈大片致密影称象牙质变。早期骨皮质完整,以后也被破坏。骨膜增生较明显,软组织内多有肿瘤骨生成,X线片上肿瘤骨内无骨小梁结构。书写报告时应注意强调上述改变,同时应注意观察病变部位、形态、范围、边界及周围软组织改变。早期易与局限性硬化性骨髓炎混淆,应注意鉴别,后期表现典型易于诊断。

2. 报告示范　右胫骨近侧干骺端见大片状象牙质样高密度影,其内密度不均匀,形态不规则,边界不清(图4-19)。

【病例2】　右胫骨中上段溶骨型骨肉瘤

1. 报告书写要点　溶骨型骨肉瘤以不规则的骨破坏为主,当侵及骨膜下产生骨膜增生,呈平行、层状,肿瘤可侵及和破坏骨膜新生骨,形成骨膜三角。书写报告时应注意强调上述改变,同时应注意观察病变部位、形态、范围、边界及周围软组织改变。

2. 报告示范　右胫骨中上段干骺端见大片状溶骨性骨质破坏区,形态不规则,边界不清,可见骨膜反应——Codman三角(图4-20)。

骨 转 移 瘤

骨转移瘤是指癌、肉瘤或其他恶性肿瘤病变转移至骨骼的一种病变,常为多发性,在人体各系统的转移瘤中,骨转移仅次于肺和肝脏转移瘤,居第三位。骨转移瘤可发生于全身任何骨骼，但以脊椎、骨盆、颅骨、肋骨等最常见。X线片表现多样，根据病变的密度和形态可分为溶骨型、成骨型、混合型及囊状扩张型，其中以溶骨型最多。

【病例】 右股骨转移瘤(溶骨型)

1. 报告书写要点 溶骨型骨转移瘤常见的原发肿瘤为肺、甲状腺、生殖器和胃肠道的恶性肿瘤。病灶始于髓腔，然后向各个方向扩展，X线表现为多发虫蚀状、鼠咬状、穿凿样大小不等斑片状溶骨性破坏，边缘不规整与正常骨分界较清楚，无硬化缘。此种破坏可为一骨一灶，一骨多灶或多骨多灶，晚期可破坏骨皮质，但一般除病理骨折外不引起骨膜增生。如发现单发大块状溶骨破坏，并有巨大软组织肿块，但无骨膜增生及肿瘤骨时，应首先考虑转移性骨肿瘤，注意查找肺部等原发病灶。

2. 报告示范 右股骨中上段可见斑片状溶骨性破坏，破坏区骨皮质不连续，与正常骨分界较清楚，无硬化缘，周边可见薄的残缺骨壳影，邻近软组织可见肿块形成(图 4-21)。

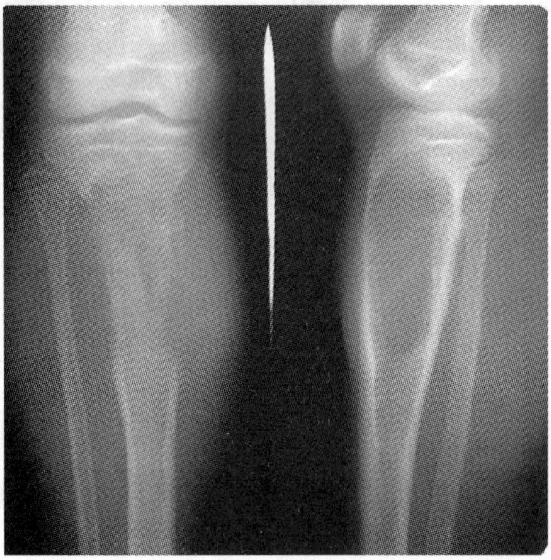

图 4-20 右胫骨溶骨型骨肉瘤
右胫骨中上段正侧位像

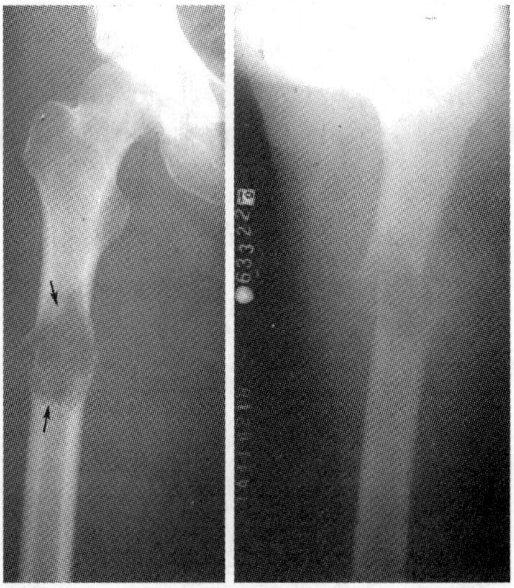

图 4-21 右股骨转移瘤
右股骨正侧位像

(七) 肿瘤样病变

骨肿瘤样病变是指病变形态或某一阶段的生长方式类似骨肿瘤，但其组织学上无骨肿瘤组织的一类病变。

骨 囊 肿

骨囊肿又称单纯性骨囊肿，为一种良性肿瘤样病变，囊肿壁呈壳样变薄，囊内含黄色或褐色液体，其中可有纤维性间隔。发病年龄最常见20岁以下的青少年。通常好发于长管骨，尤其是肱骨和股骨上段，患者一般多无明显症状，常因病理骨折就诊时发现病变。

【病例】 右肱骨近端骨囊肿

1. 报告书写要点 本病X线主要表现为长骨干骺端卵圆形囊状骨破坏，膨胀性生长，与正常骨分界清楚，有硬化缘，长径与骨长轴平行。单房者表现为边界清楚的透亮区，透光度较高，囊内可见少许纤细的条状间隔。多房者，由于囊肿壁骨嵴互相重叠，囊内可见粗细不等的骨间隔。如发生病理骨折，出现“碎片陷落征”，为其特征性改变。书写报告时应注意强调上述病变形态、密度等特征性改变，以便与其他囊性骨肿瘤疾病鉴别。

2. 报告示范　右肱骨近端可见多囊状骨破坏，膨胀性生长，与正常骨分界清楚，有硬化缘，长径与骨长轴平行，囊内见粗细不等间隔(图 4-22)。

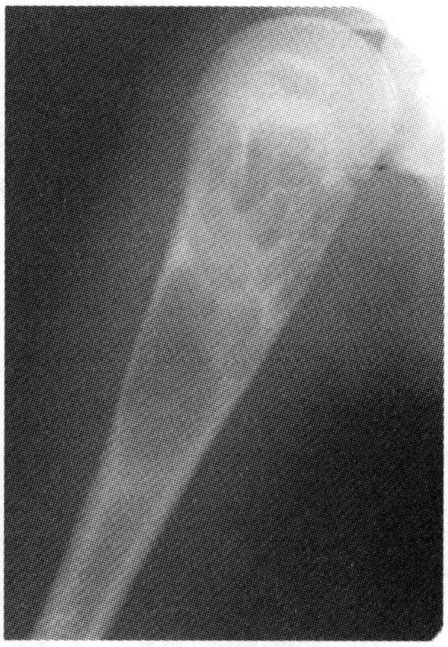

图 4-22　右肱骨近端骨囊肿
右肱骨正位像

第二节　胸　　部

一、肺

(一) 正常胸部

胸部的正常 X 线解剖包括胸廓、气管、肺、纵隔、胸膜和膈肌，胸廓又包括软组织和骨骼。根据各解剖结构的组织密度不同，在胸片上呈现不同密度的影像：在胸廓和纵隔高密度影的衬托下，双侧肺野呈含气透亮影；双侧膈肌将肺和腹部影像分隔开来；双侧及前后肋膈角均为锐角；胸膜在正常情况下菲薄、光滑，一般不显影。

【病例】

1. 报告书写要点　正常胸片报告的书写应按照一定顺序，对胸片上的影像进行较全面描述的原则，主要包括胸廓对称与否，纵隔结构的位置；双肺野纹理、透过度和肺门大小；心脏的形状、大小及位置情况，最后是膈肌和肋膈角。忽略以上任何一项的观察描述都是不应该的。

2. 报告示范　胸廓对称，纵隔居中。两肺野透过性良好，双肺野纹理清晰，肺门影不大。心脏大小、形态及位置正常。双侧膈肌光滑，肋膈角锐利(图 4-23)。

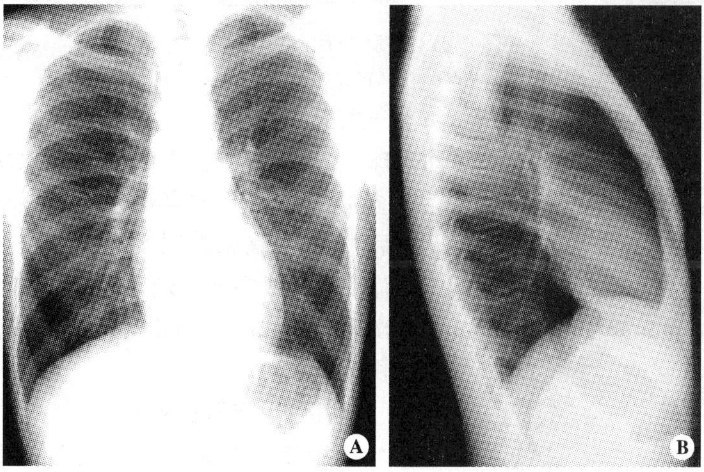

图 4-23　正常胸部
A. 正位像；B. 右侧位像

(二) 疾病诊断

大叶性肺炎

大叶性肺炎是主要由肺炎双球菌引起的细菌感染性疾病。好发于中青年人，起病急，症状重。按感染时间先后病理分四期，即充血期、红色肝样变期、灰色肝样变期和消散期。

X线表现由于不同时期而不同，但主要改变为肺叶或肺段的大片实变影，在正侧位像上，可见靠近叶间胸膜的部位境界清楚，实变影内有支气管透亮影。

【病例】 右肺中叶大叶性肺炎

1. 报告书写要点 大叶性肺炎主要病理为炎性渗出，X线表现为大片密度增高的实变影，形态和患病肺叶相似。但为了和肺脓肿、肺不张、中央型肺癌等相鉴别，应强调实变影的密度和体积，同时注意胸腔积液的有无和淋巴结的肿大，并尽可能动态观察病灶的变化。另外，右肺中叶大叶肺炎时上界为水平裂，比较清晰。

2. 报告示范 正位像右肺中下野透过度减低，可见大片状密度增高影，密度均匀，上界清楚呈水平状，外侧缘边界不清；左肺纹理分布走行正常，双侧膈肌光滑，肋膈角锐利。侧位像病灶位于右肺中叶区，上界为水平裂、下界为斜裂前下部，边界清楚(图 4-24)。

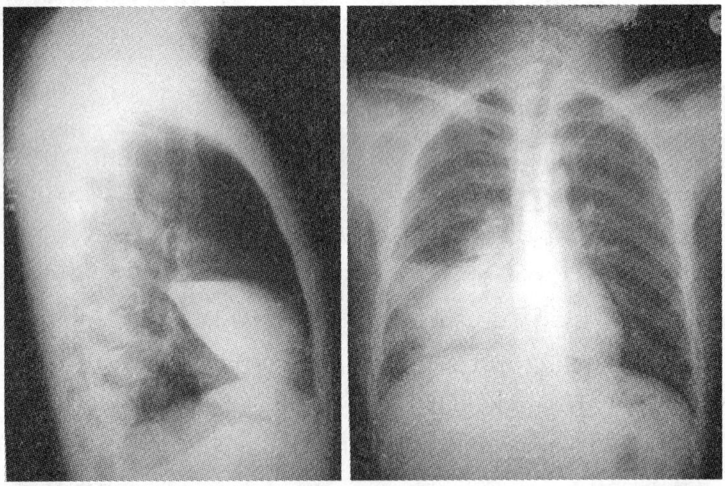

图 4-24 右肺中叶大叶性肺炎

胸部正、侧位像

支气管肺炎

支气管肺炎又称小叶性肺炎，是葡萄球菌、肺炎双球菌及链球菌等致病菌进入呼吸道后所致的支气管及支气管周围肺泡炎症。多见于婴幼儿、老年人及极度衰弱的患者或为手术后并发症，临床上以发热、咳嗽、呼吸困难等为主要症状。X线主要表现为肺纹理增强、模糊，沿肺纹理出现斑片状阴影，同时也可出现肺气肿、空洞及胸腔积液等改变。

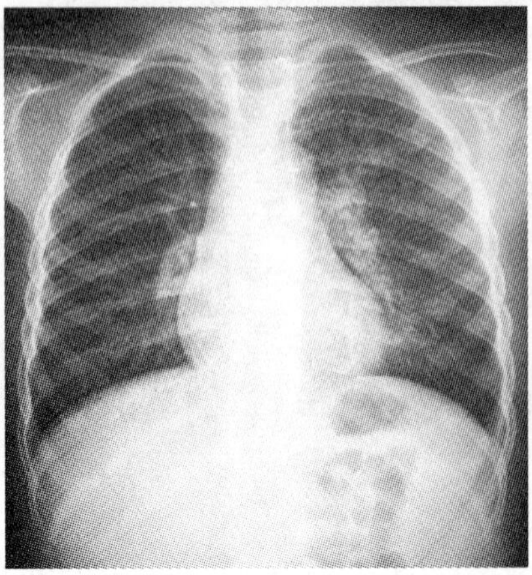

图 4-25 支气管肺炎

胸部正位像

【病例】 支气管肺炎

1. 报告书写要点 支气管肺炎因为是支气管及支气管周围肺泡炎，故典型表现为沿增强肺纹理分布的小斑片状阴影，与呈叶段分布的大叶性肺炎之大片阴影不同，而且无支气管气象。

2. 报告示范 双肺纹理增强，左侧肺门影增大，左肺中下野纹理紊乱、模糊，沿肺纹理分布的小斑片状模糊影。心脏形状、大小在正常范围。双侧膈肌光滑，肋膈角锐利(图 4-25)。

支气管扩张

支气管扩张是指支气管内径的病理性扩张,可分为先天性和继发性两种类型。继发性支气管扩张更为多见,为发生在肺内一些病变之后,如肺结核、慢性肺炎、肺间质纤维化等。支气管扩张的发生部位以两下叶基底段、左肺舌叶和右肺中叶多见。在X线平片上主要表现为肺纹理增粗,模糊,根据形态,支气管扩张分为:柱状支气管扩张,静脉曲张型支气管扩张,囊状支气管扩张。也可几种支气管扩张形态并存。

【病例】 双肺囊状支气管扩张

1. 报告书写要点 囊状支气管扩张呈蜂窝状改变,合并感染时,囊腔内有液平,病变区支气管周围有斑片或大片状阴影。继发性支气管扩张常可发现导致支气管扩张的原发病,如肺结核、慢性肺炎或胸膜肥厚等。X线平片对本病的诊断有一定限度,确定诊断需进一步支气管造影或CT检查。

2. 报告示范 双肺纹理增强、紊乱,以中下肺野为著,且双侧中下肺野内中带可见沿肺纹理走行分布的多发囊状透亮影,呈蜂窝状改变。左肺下野膈上区透过度增高,肺纹理减少。心脏形状、大小及位置在正常范围,双侧膈肌光滑,肋膈角锐利(图4-26)。

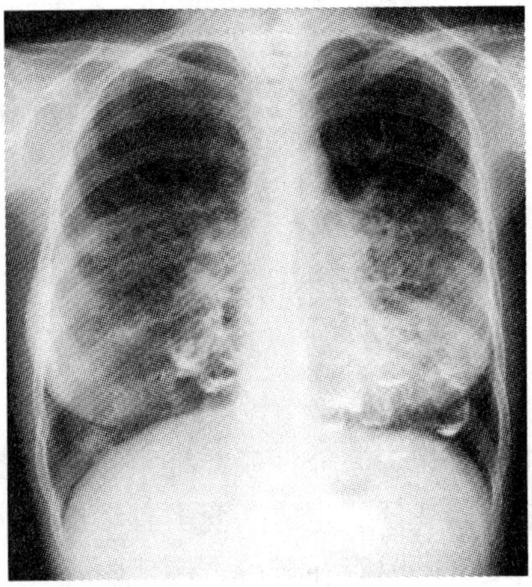

图4-26 双肺囊状支气管扩张
胸部正位像

肺 脓 肿

肺脓肿是肺部化脓性炎症,病原菌以金黄色葡萄球菌和肺炎双球菌多见,根据病菌侵入途径分为支气管源性肺脓肿和血源性肺脓肿,可发生于儿童及成人。支气管源性肺脓肿多为单发,血源性肺脓肿为多发病灶。肺脓肿形成前表现为边缘模糊的斑片状或大片状阴影。脓肿形成后,在大片状阴影中可见密度减低区,内可见液平。脓肿吸收期可表现为空洞逐渐缩小乃至闭合,周围炎性渗出病灶可完全吸收不留痕迹,或残留纤维索条影。

【病例】 右肺下叶脓肿

1. 报告书写要点 单发的支气管源性肺脓肿典型表现为在大片致密阴影中有空洞形成,空洞内多可见液气平面,空洞壁一般较光滑。此种肺脓肿空洞因为周边大片炎性渗出性改变、洞壁光滑、洞内有液气平面、没有卫星灶等特点,与肺结核空洞及肺癌空洞较容易鉴别。

2. 报告示范 正位像右肺中下野内中带可见大片密度增高影,其内密度不均,可见大小约4cm×4.5cm的空洞,空洞内壁光滑,壁较厚,其内有气液平面,侧位像病灶位于右肺下叶。左肺纹理清晰。双肺门影不大。心脏形态、大小及位置在正常范围。双侧膈肌光滑,肋膈角锐利(图4-27)。

肺 结 核

结核菌经呼吸道初次吸入肺部引起的肺结核,称为原发性肺结核,几乎均为儿童患病。由原发结核灶复发或从外界吸入结核菌再次感染的结核,称为继发性肺结核,多见于成人患者。肺结核属于一种特殊炎症。因结核菌数量、毒力及机体反应性状态的不同,可表现为不同的类型。肺内基本病变性质包括渗出性、增殖性和变质性病变。以渗出性为主的病

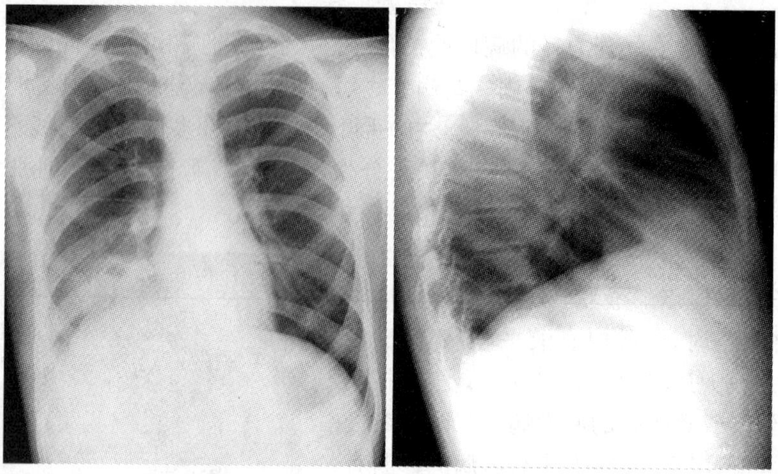

图 4-27 右肺下叶肺脓肿
胸部正侧位像

变主要表现为浆液性或纤维素性肺泡炎。以增殖为主的病变则形成具有一定特征的结核结节。以变质为主的病变多有渗出性病变或增殖性病变发展而来。渗出性、增殖性及变质性病变常同时存在于一个病灶内，而以其中某一种为主。肺结核的不同病理形态决定了其在X线平片上的不同阴影表现，肺结核的基本X线表现包括云絮状阴影，肺段、肺叶或一侧肺阴影，结节状阴影，球状或肿块阴影，空洞影，条索状、星状阴影及钙化阴影。

【病例1】 右肺原发综合征

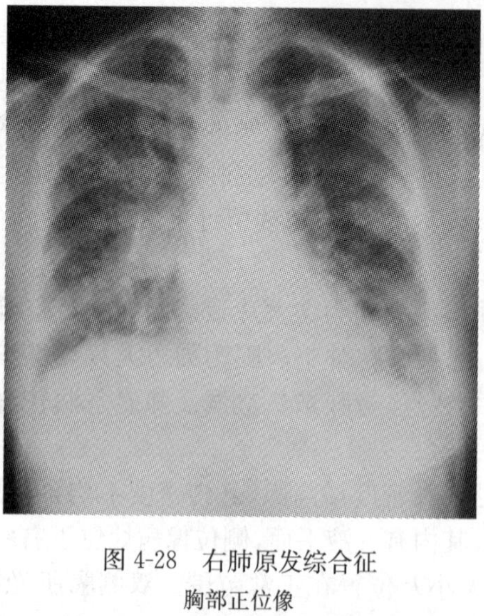

图 4-28 右肺原发综合征
胸部正位像

1. 报告书写要点 原发综合征包括肺原发病灶、结核性淋巴管炎及淋巴结炎，三者形成哑铃状为其典型表现，在X线平片上原发病灶及病灶周围炎表现为致密而均匀的实变影，淋巴结炎为边缘模糊的肺门肿大淋巴结，结核性淋巴管炎则表现为肺原发病灶与肺门淋巴结之间的索条影，书写报告时应着重描述典型的哑铃状表现以便与肺叶、肺段炎症所致的实变影相区别。

2. 报告示范 右肺上野中外带可见片状实变影，边缘模糊，右肺门影增大，肺内实变影与增大的肺门之间可见索条影相连。左肺纹理清晰，肺门影不大。心脏形状、大小及位置在正常范围。双侧膈肌光滑，肋膈角锐利(图 4-28)。

【病例2】 血行播散型肺结核(急性粟粒型肺结核)

1. 报告书写要点 急性粟粒型肺结核主要表现为两肺野呈磨玻璃样密度增高，分布于两肺的粟粒大小的结节阴影，大小均匀、密度均匀和分布均匀，即“三均匀”特点。书写报告时重点在于结节病灶“三均匀”的描述，以便于与粟粒性转移癌、肺泡癌等鉴别。

2. 报告示范 双肺野内均匀、弥漫分布大小相似的粟粒状结节影。双肺野透过度减低，呈磨玻璃状改变。肺门影不大。心脏形状、大小及位置在正常范围。双侧膈肌光滑，肋膈角锐利(图 4-29)。

【病例 3】 双肺浸润型肺结核

1. 报告书写要点 此类结核是结核再感染所形成的新病灶,常发生在上叶尖后段和下叶背段,主要为渗出性肺泡炎。在X线片上表现为小叶、肺段或肺叶阴影,阴影边缘模糊。有时与大叶性肺炎、小叶性肺炎表现相似,但一般浸润型肺结核病灶内部密度不均匀,中央可见高密度或低密度阴影。

2. 报告示范 左肺野透过度减低,双肺野可见多发斑片状模糊影,病灶内部密度不均,隐约可见索条及钙化影,边界不清。心脏形状、大小及位置在正常范围。右侧膈肌光滑,肋膈角锐利;左侧膈肌、肋膈角显示不清(图 4-30)。

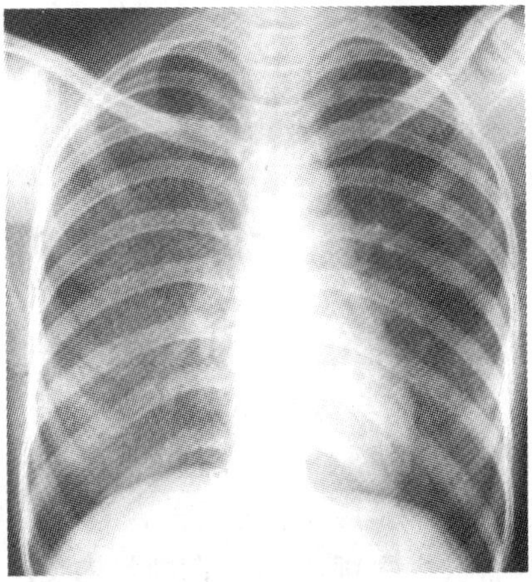

图 4-29 急性粟粒型肺结核

胸部正位像

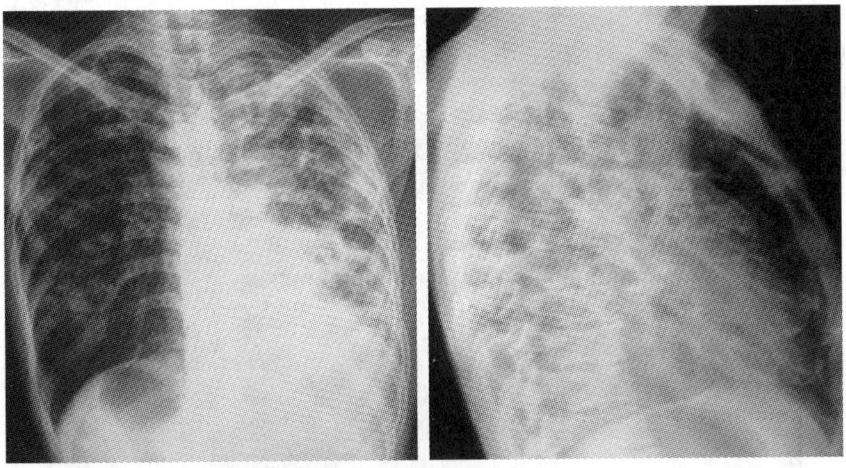

图 4-30 双肺浸润型肺结核

胸部正侧位像

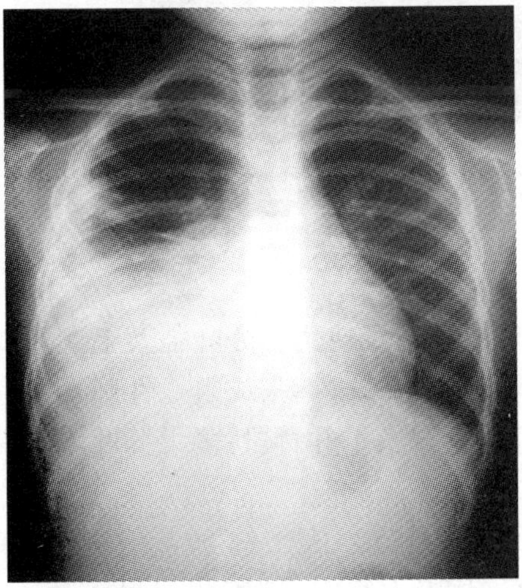

图 4-31 右侧结核性胸膜炎

胸部正位像

【病例 4】 右侧结核性胸膜炎

1. 报告书写要点 此型结核可因结核病灶的直接蔓延,也可因结核菌经淋巴管逆行至胸膜,还可为弥漫至胸膜的结核菌体蛋白引起的过敏反应,在X线平片上主要表现为胸腔积液,报告书写时主要集中在对胸腔积液的描述上。在做出肺结核诊断时,应把X线检查、临床症状、体征以及其他结核相关检查(如结核菌素试验、痰液检查)结合起来。

2. 报告示范 右侧中下肺野呈一致性密度增高,上缘为外高内低的弧线状,右肺门及右心缘显示不清,右侧肋间隙增宽,纵隔向健侧略移位,右侧膈肌显示不清。左肺未见异常,左侧膈肌光滑,左肋膈角锐利(图 4-31)。

原发性支气管肺癌

【病例 1】 右肺中叶中央型肺癌

支气管肺癌发病年龄多在 40 岁以上，临床症状可有咳嗽、胸痛、咳血丝痰等。在病理组织学上分为鳞癌、腺癌、小细胞癌、大细胞癌等类型。按肺癌的发生部位主要分为中央型肺癌和周围型肺癌。中央型肺癌是指发生于肺段及肺段以上支气管的肺癌，周围型肺癌发生于肺段以下支气管。各型肺癌的主要 X 线征象包括瘤体征象、支气管阻塞征象和胸部转移或胸膜受侵征象等。

1. 报告书写要点 中央型肺癌的瘤体征象是肺门区肿块阴影，支气管阻塞的继发征象可出现肺不张、阻塞性肺炎、肺气肿和支气管扩张，胸部转移征象是指在肺门或(和)纵隔部位可见肿块阴影，常为原发肿瘤病灶与转移淋巴结融合所至。中央型肺癌需要与肺结核、慢性(机化性)肺炎以及向肺野内突出的纵隔肿瘤相鉴别，中央型肺癌的肿块阴影密度一般较均匀，如肿块阴影内有结节或周围出现卫星灶时以肺结核多见，而慢性肺炎的阴影一般密度不均匀，可出现蜂窝状影像。

2. 报告示范 中下纵隔影增宽，右肺门下区可见一较大的肿块影，大小约 6.0cm×7.0cm，肿块边缘呈分叶状。右肺中叶见带状高密度影。左肺未见异常。双侧膈肌光滑，双肋膈角锐利(图 4-32)。

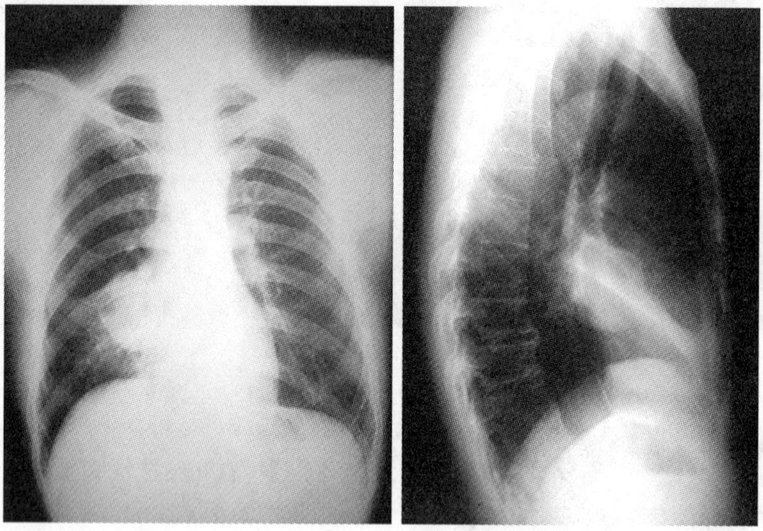

图 4-32 右肺中叶中央型肺癌

胸部正侧位像

【病例 2】 右肺上叶周围型肺癌

1. 报告书写要点 周围型肺癌的基本征象为肿块，包括肿块边缘分叶征及毛刺，肿块内小泡征和空洞，较大支气管受累可表现为肺内肿块阴影与肺段不张或阻塞性肺炎并存。周围型肺癌尚需要与结核球鉴别，结核球多位于上叶尖后段及下叶背段，多无分叶，内可有空洞及不规则钙化，另外结核球周围常有卫星灶。

2. 报告示范 右肺中野中外带可见一类圆形致密肿块影，大小约 5.5cm×5.0cm，肿块边缘呈分叶状，有短细毛刺。肿块内密度均匀，其内无空洞，周围无卫星病灶。右肺门影不大。左肺未见异常。心脏形状、大小及位置在正常范围。双侧膈肌光滑，肋膈角锐利(图 4-33)。

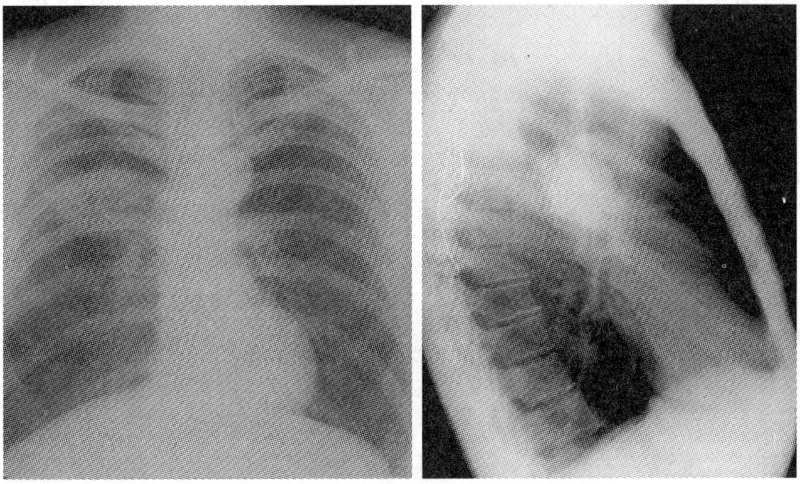

图 4-33　右肺上叶周围型肺癌
胸部正侧位像

肺转移瘤

肺部是转移性肿瘤的好发部位,乳腺癌、结肠癌、肝癌等许多肿瘤均可转移至肺部,其转移途径包括血行转移、淋巴转移或直接蔓延。根据转移途径的不同,转移瘤的X线表现也不同。血行性转移比较多见,在X线平片上也更容易发现,多表现为两肺中下野多发散在小结节或球形阴影,病灶密度中等且均匀,边界清楚。直接蔓延见于一些纵隔、胸膜和胸壁软组织恶性肿瘤,表现为原发病灶附近形成结节或肿块。淋巴道转移表现为双肺中下野多发小结节或粟粒状阴影及网线状阴影。

【病例】　双肺多发转移瘤

1. 报告书写要点　经血行至肺部的转移瘤多表现为两肺中、下野多发的结节状或球形阴影,边缘清晰,密度均匀,有时转移瘤中央可形成空洞。从肿瘤的数量、部位、形态及密度很容易与其他疾病鉴别。

2. 报告示范　双肺野内散在分布多发大小不等的类圆形结节影,以中下肺野中外带为多,结节边缘清晰光滑,密度均匀,其内无空洞及钙化,大小为 1cm×1.5cm～3cm×4cm 不等。双肺门影不大。心脏形状、大小及位置在正常范围。双侧膈肌光滑,肋膈角锐利(图 4-34)。

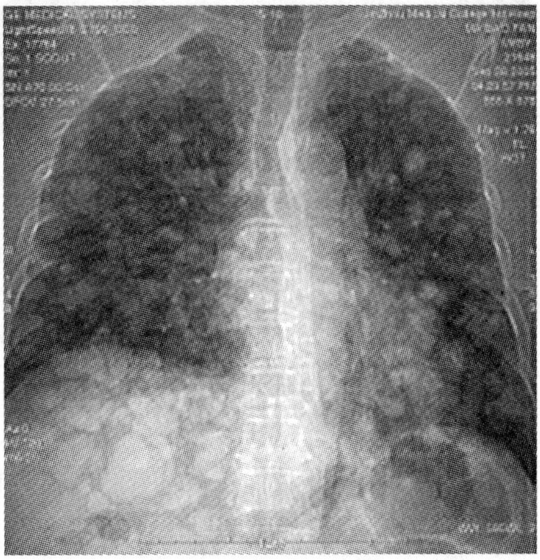

图 4-34　双肺转移瘤
胸部正位像

气管、支气管异物

气管、支气管异物可发生于任何年龄,但以5岁以下儿童多见。异物引起的病理改变可分为以下4种:双向通气,远端气道不发生梗阻;呼气性活瓣梗阻,逐渐发生阻塞性肺气肿;

吸气性活瓣梗阻，逐渐发生阻塞性肺不张；完全梗阻，异物将气道完全阻塞，引起肺不张。上述改变不仅取决于异物大小及所在部位，而且与气道黏膜的炎性反应有关，异物吸入12～48h可发生较重的炎性改变。气管、支气管异物的直接征象为气管、支气管内各种不透X线的异物阴影，间接征象包括阻塞性肺气肿、阻塞性肺炎和肺不张，透视时可发现纵隔摆动。

【病例】 左主支气管可透X线异物

1. 报告书写要点 由于本例是可透X线异物，所以缺乏异物影的直接征象，而只能依靠间接征象诊断。纵隔摆动是气管支气管异物的典型征象，呼气性活瓣阻塞时纵隔在呼气时向健侧移位，吸气时恢复正常；健侧肺野在吸气和呼气时透过度有明显变化，而患侧肺野透过度无明显变化。因此，怀疑气管、支气管异物的患者必须将胸部正侧位像和透视检查相结合，才能做出准确诊断。

2. 报告示范 左侧胸廓饱满，左肺野透过度增高，吸气和呼气时无明显变化。透视下见纵隔摆动，即呼气时纵隔右移，吸气时纵隔恢复正常。心脏形状、大小未见异常。左侧膈肌低平，双侧膈肌光滑，肋膈角锐利(图4-35)。

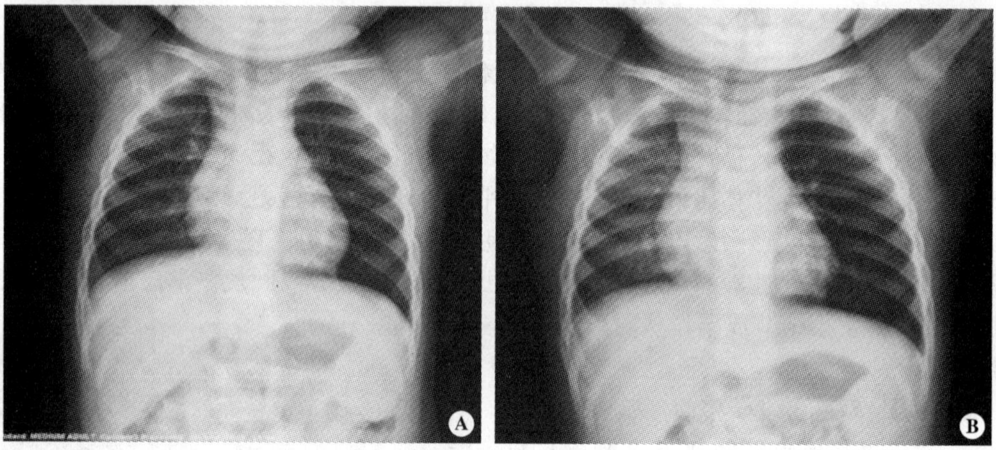

图4-35 胸部吸气、呼气位像

A. 胸部吸气位像；B. 呼气位像

肺 水 肿

肺水肿是肺血管内的液体向血管外转移而引起的肺间质和肺泡腔内液体量增多，分间质性肺水肿和肺泡性肺水肿。间质性肺水肿时水肿液主要聚集在肺间质内，肺泡性肺水肿时过多的液体积聚在终末气腔内。在X线平片上前者以肺纹理模糊、支气管袖套征、Kerley B线为主，后者以肺内斑片阴影和结节阴影为主。

【病例1】 肺泡性肺水肿

1. 报告书写要点 肺泡性肺水肿早期的腺泡结节影可以很快融合成斑片状小叶实变影，或同时累及几个肺段的大片影，其内可见含气支气管分支影。一般实变影的边缘十分模糊。肺泡性肺水肿以双侧肺野内、中带分布为主，其密度自内至外逐渐变淡；肺野外带、肺尖及肺底部分布较少或正常，此即所谓中央型分布。此例中央型肺水肿气腔实变影广泛但不对称地分布在双肺各部，而且以右下肺野较为明显，表现为数个、较大的、轮廓清楚的类圆形实变影，形似原发或转移性肿瘤，较少见。但结合临床及心脏改变则容易诊断。

2. 报告示范　双肺野内以肺门为中心广泛分布斑片状实变影，尤以右肺下野为著，实变影密度较高，边缘模糊。双肺门影增大、模糊。心尖向左下移位。双侧膈肌光滑，肋膈角锐利(图4-36)。

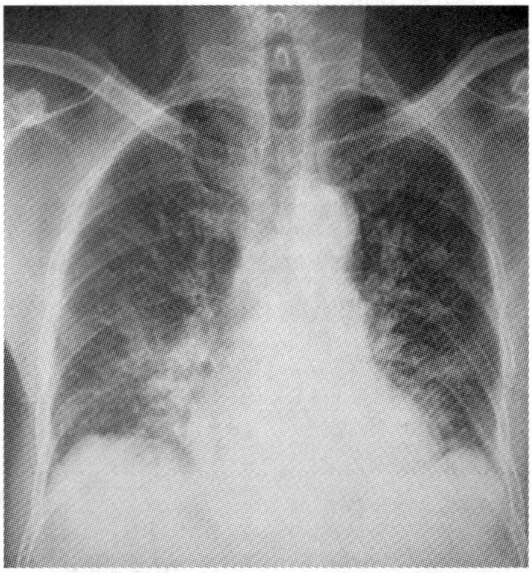

图 4-36　肺泡性肺水肿
胸部正位像

【病例 2】　间质性肺水肿

1. 报告书写要点　由于肺静脉压力升高导致肺血重新分布，是肺淤血最早出现的影像学征象，表现为两上肺静脉分支扩张，而下肺静脉分支变细。小叶间隔积液使间隔增宽，形成小叶间隔线，即 Kerley B 线和 Kerley A 线。B 线和 A 线的出现为左心衰竭的可靠征象，又可作为间质性肺水肿的诊断依据。

2. 报告示范　双肺上野纹理增粗，右肺下野外带可见横行线状影与胸壁垂直，长 2～3cm，即 Kerley B 线，肺门影不大。心脏横径增大，心尖向左下移位。双侧膈肌光滑，肋膈角锐利(图 4-37)。

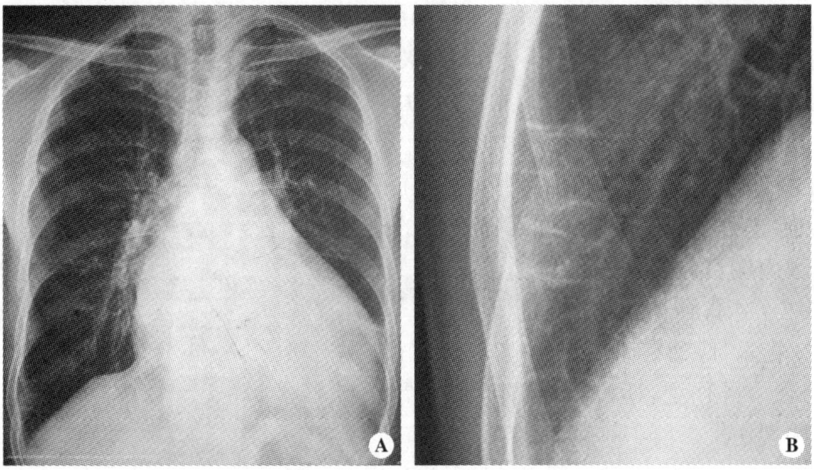

图 4-37　间质性肺水肿
A. 胸部正位像；B. 局部放大图像

二、纵隔、胸膜

(一) 恶性淋巴瘤

恶性淋巴瘤为发生于淋巴结或结外淋巴组织的全身性恶性肿瘤，包括霍奇金病(HD)和非霍奇金淋巴瘤(NHL)两大类型。任何年龄均可发病，以 20～40 岁多见，约占 50%。绝大多数纵隔恶性淋巴瘤仅是全身系统性淋巴瘤的一部分，以累及纵隔和肺门淋巴结多见。肿瘤位于前纵隔血管前间隙、两侧气管旁、隆突下和肺门区，相当于中纵隔上中部。临床上，首发症状以无痛性、进行性淋巴结肿大最为典型，常先有颈部、锁骨上淋巴结肿大并因此而就医。淋巴瘤对放射治疗甚为敏感，复查 X 线平片可见肿瘤缩小。

恶性淋巴瘤多同时累及纵隔内及双侧肺门区多组淋巴结，生长迅速，融合成块。X线平片示上纵隔影向两侧增宽(多见于 HD),有时一侧明显(多见于 NHL),轮廓清楚而呈波浪状,气管及大支气管受压变窄。纵隔、肺门淋巴结病变经支气管血管束蔓延至肺实质,此即肺继发性淋巴瘤,尤多见于 HD。纵隔、肺门淋巴结增大致淋巴管或静脉阻塞可出现胸腔积液、心包积液。恶性淋巴瘤侵犯胸壁表现为胸壁软组织肿块,经常位于胸肌内或胸肌之间。

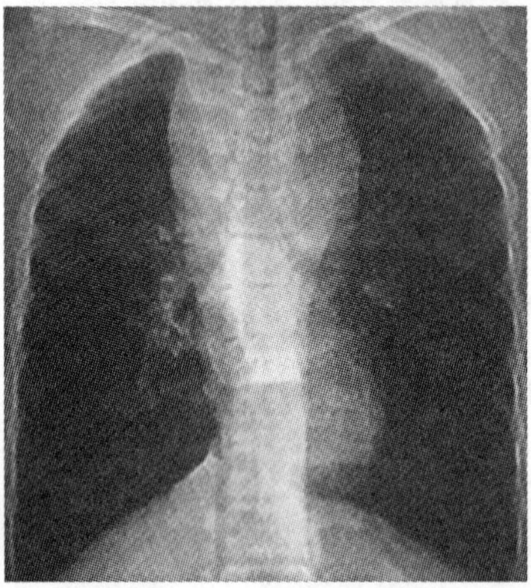

图 4-38 霍奇金病

胸部正位像

【病例】 霍奇金病

1. 报告书写要点 霍奇金病患者的纵隔内肿瘤轮廓清晰,边缘呈波浪状,向两侧肺野内突出,而且对较大气道有明显的压迫。需要与纵隔内的其他肿瘤如胸腺瘤等相鉴别。

2. 报告示范 上中纵隔明显增宽,呈软组织密度,密度均匀,未见钙化,边缘清晰呈波浪状,气管受压变窄。双肺内纹理清晰,肺门影不大。双侧膈肌光滑,肋膈角锐利(图 4-38)。

(二) 气胸及液气胸

气胸是指胸膜腔内出现气体,是胸膜损伤所致,发生气胸时可见被压缩的肺边缘。若发生开放性气胸,则胸腔内气体逐渐增多,肺明显压缩甚至萎陷。肺撕裂或肋间血管破裂时可发生血胸或血气胸,血胸表现为不同量的胸腔积液,血气胸则表现为胸腔内液气平面。

【病例】 右侧液气胸

1. 报告书写要点 气胸在 X 线平片上主要表现为患侧胸廓饱满,胸壁内侧可见无肺纹理的透亮区,在透亮区内侧可见被压缩的肺边缘。由于胸腔内气体的多少不同,肺被压缩的程度也不同。当胸腔内同时有液体时,即表现为液气胸,出现气液平面。如果患者有外伤史,还应注意有无肋骨骨折和肺出血、肺挫裂伤。

2. 报告示范 右侧胸腔上外侧部可见无肺纹理区,中野可见气液平面,右肺门区可见被压缩的肺边缘,右肋膈角及膈肌影消失;左侧肋间隙增宽,纵隔略向左移;左肺纹理增强,左侧膈面光整(图 4-39)。

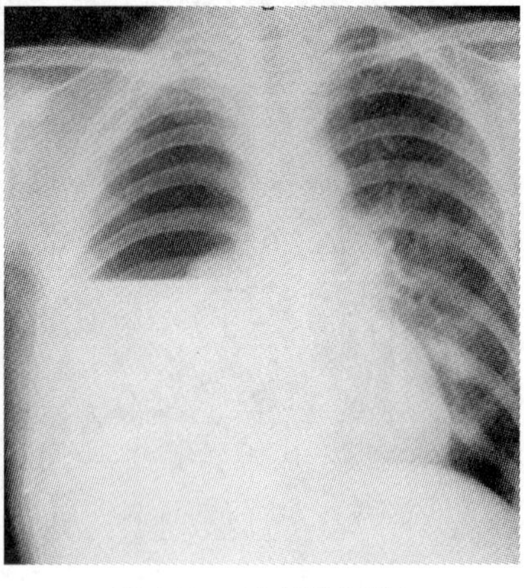

图 4-39 (右侧液气胸)

胸部正位像

第三节 循环系统

一、正常心脏

正常心脏

心脏位于前中下纵隔,其 1/3 位于中线右侧,2/3 位于中线左侧。

【病例】

1. 报告书写要点　心脏检查常采用后前位、右前斜位及左前斜位。心脏右缘上方为上腔静脉，下为右心房；左缘由上向下依次为：主动脉结、肺动脉段及左心室。评测心脏大小常用的方法为：心胸比率；在充分吸气后摄片，正常成人这一比例为1/2或50%以下，未成年人则较大些。

2. 报告示范　双肺野透过度正常，血管纹理清晰，肺内未见异常密度区。心脏及大血管影在正常范围，心脏各弓形态正常，心胸比值<50%。双侧膈肌光整，肋膈角锐利。右前斜：心前间隙呈三角形，食管左心房压迹正常，胃泡位置靠近侧前胸壁；左前斜：心前间隙呈矩形，主动脉窗清晰，胃泡位置与椎体前缘重叠(图4-40)。

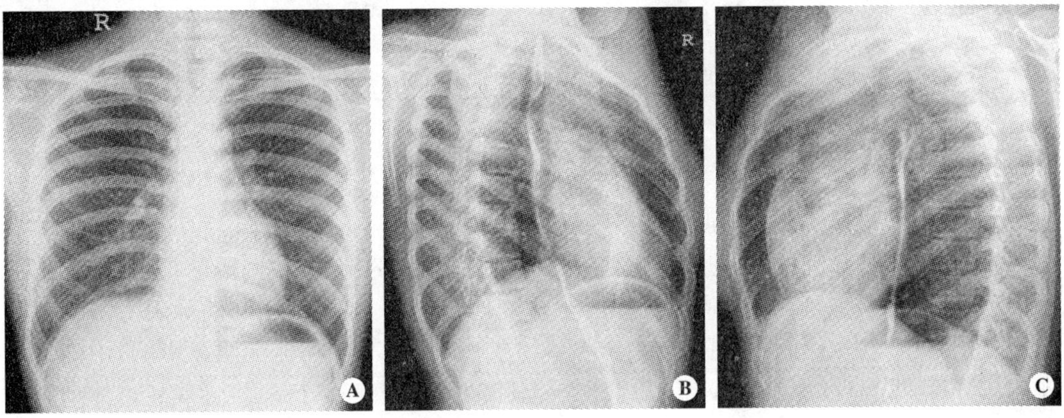

图4-40　正常心脏

A. 后前位像；B. 右前斜位像；C. 左前斜位像

二、疾病诊断

(一) 先天性心脏病

房间隔缺损

房间隔缺损居先天性心脏病发病率第2位，其血流动力学改变为左向右分流，肺充血，右房右室增大。血液分流大小与缺损大小、两心房压差及肺动脉阻力有直接关系。临床表现为活动后呼吸困难、反复呼吸道感染及心力衰竭等。听诊于胸骨左缘第2～3肋间可闻及Ⅱ～Ⅲ级收缩期吹风样杂音，肺动脉瓣区第2音固定分裂。

【病例】　房间隔缺损

1. 报告书写要点　小的房间隔缺损可表现为肺血和心影无明显变化，此时应注意结合心脏听诊情况。房间隔缺损典型征象为：肺血增多，心脏呈“二尖瓣”型，右心房及右心室增大。透视下可见肺门血管搏动增强，有“肺门舞蹈”表现。房间隔缺损伴有重度肺动脉高压时，肺动脉段呈瘤样凸出，主肺动脉高度扩张，外周肺动脉分支变细、稀疏，形成“残根状”改变，此时右心室增大为主，右心房增大反而不明显。

2. 报告示范　肺血增多，双侧肺门增大，心脏呈“二尖瓣型”轻度增大，主动脉结小，肺动脉段明显凸出，心尖圆隆，右心房增大致右二弓向右、上凸出。心胸比值0.63。右前斜位：心前缘下部右室段膨隆，心膈接触面增大，心前间隙缩小。食管未见受压移位。左前斜位：心前缘前凸，以肺动脉圆锥部为著。心后缘后凸。余心脏各弓形态未见异常。两侧膈肌光整，肋膈角锐利(图4-41)。

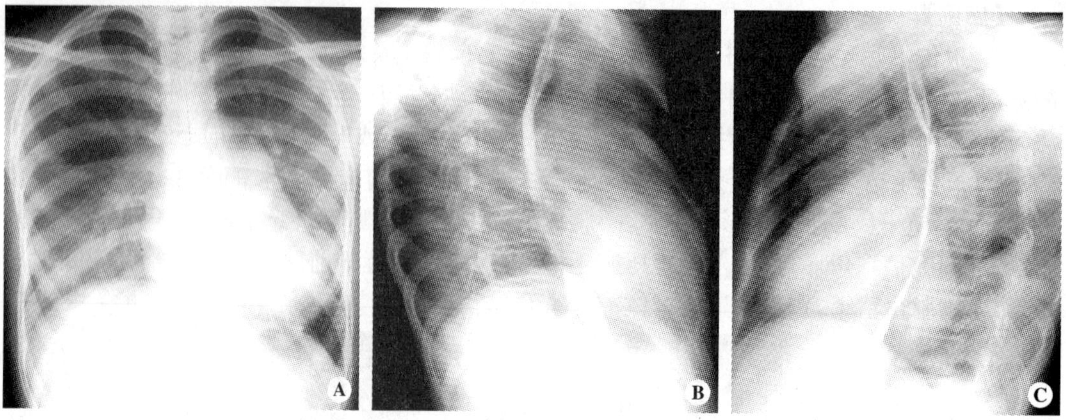

图 4-41　房间隔缺损
A. 后前位像；B. 右前斜位像；C. 左前斜位像

室间隔缺损

室间隔缺损是最常见的先天性心脏病之一，根据缺损的部位，室间隔缺损可分为 3 类：膜周部、漏斗部及肌部。本病的血流动力学改变因缺损的大小及体、肺动脉阻力不同而有较大差别。一般为心室水平的左向右分流，小的缺损可对心肺功能无明显影响，中到大量左向右分流，可出现双室增大，肺动脉高压。当肺动脉压进一步升高，接近或超过体动脉则出现双向分流乃至右向左为主的分流，临床出现发绀，称为艾森曼格综合征。本病常见症状为心慌气短、活动受限、易患呼吸道感染。听诊胸骨左缘 3～4 肋间可闻及收缩期杂音。

【病例】 室间隔缺损

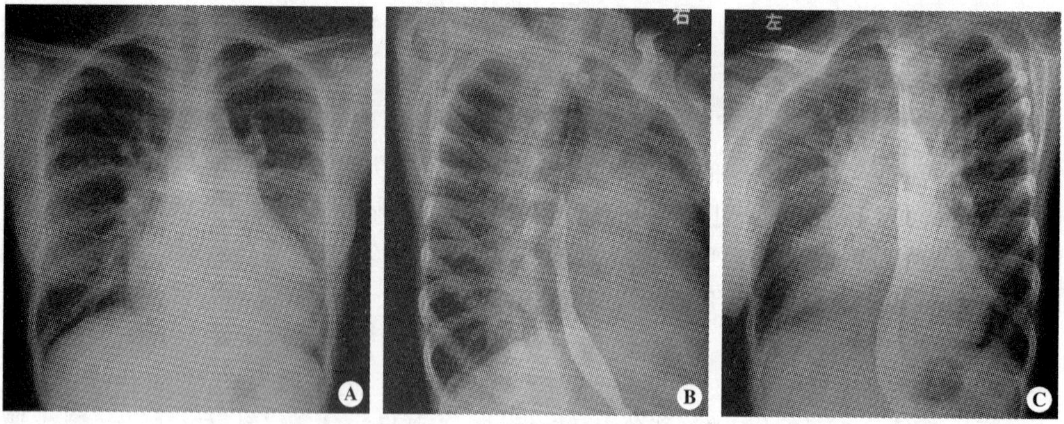

图 4-42　室间隔缺损
A. 后前位像；B. 右前斜位像；C. 左前斜位像

1. 报告书写要点　典型室间隔缺损，肺血增多，心影呈“二尖瓣”型，主动脉结缩小，肺动脉段中至高度凸出，肺动脉扩张，左、右心室增大，以左心室增大为主。注意与房间隔缺损鉴别，后者以右心房、右心室大为主，左室不增大。室间隔缺损双侧心室大与动脉导管未闭相似，但前者主动脉结小；后者主动脉结宽，可有“漏斗征”。

2. 报告示范　双肺血管纹理增多、增粗；肺门影增大；肺内未见异常密度区。心影重度增大，呈“二尖瓣型”。肺动脉段凸出，左四弓延长，心尖圆隆，心膈面增宽。心胸比值 0.70。

右前斜位:心前缘突起,心前间隙明显缩小,食管未见受压移位。左前斜位:心后缘下段明显向后膨隆,心后间隙消失。余各弓形态未见异常。膈肌光整,肋膈角锐利(图 4-42)。

动脉导管未闭

动脉导管未闭是最常见的先天性心脏病之一,约占先天性心脏病的 20%。在胎儿时期,动脉导管为连接主动脉弓远端和左肺动脉根部的正常血管结构,是胎儿期血液循环的主要通路。出生 15～20 小时后动脉导管功能性关闭并逐渐退化为动脉导管韧带,持续不闭者则形成动脉导管未闭。该病的血流动力学改变因体循环及肺循环压力相差悬殊,可引起连续的左向右分流,致体循环血流量降低,肺循环及回流至左心的血流量增加,左心容量负荷加重,导致左心衰竭。同时肺血流量的增加,可引起肺小动脉的功能性以致器质性损害,阻力升高从而导致不同程度的肺动脉高压,右室压力负荷加重。肺动脉高压接近或超过体动脉者导致双向或以右向左为主的分流。临床上按其形态可分为 3 个类型:圆柱型(管型),漏斗型,窗型。本症可单发,也可与其他先天性心脏病并存,如室间隔缺损,主动脉缩窄等。少量分流时患者可无症状;重症者可出现活动后心悸、气短。听诊,胸骨左缘 2～3 肋间可闻及连续性机器样杂音。

【病例】　动脉导管未闭

1. 报告书写要点　动脉导管未闭的典型 X 线表现为肺血增多,主动脉结增宽,左心室增大。"漏斗征"是该病较为特异的征象,表现为主动脉结下方的动脉壁向外膨隆,其下方降主动脉在与肺动脉段相交处骤然内收,主要是由于导管附着处主动脉壁的局部漏斗形膨出所致,应注意描写。

2. 报告示范　双肺血管纹理增多,增粗,肺门影增大,肺内未见实质病变。心影中度增大,心胸比值 0.6,主动脉结增宽,可见"漏斗征",肺动脉段凸出,心尖部向左下延伸。心右缘可见"双房影"。侧位心前缘与胸骨接触面延长,心前间隙缩小。心后缘左房段后移,食管中段受压,心后间隙缩小。侧位片为经股动脉造影,可见清晰未闭的导管,双侧膈肌光整,肋膈角锐利(图 4-43)。

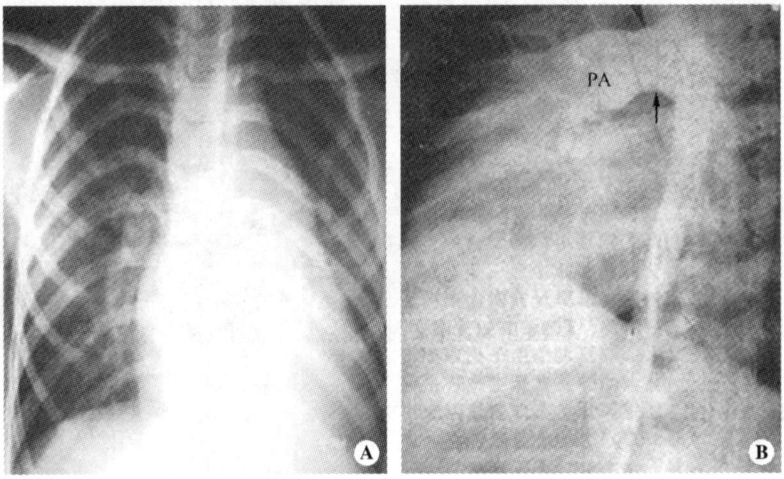

图 4-43　动脉导管未闭

A. 后前位像;B. 左侧位像

法洛四联症

法洛四联症是最常见的发绀型先心病,包括 4 种畸形:肺动脉狭窄、室间隔缺损、主动脉骑跨及右室肥厚。主要畸形为肺动脉狭窄和室间隔缺损。肺动脉狭窄多为漏斗部狭窄,可合并瓣膜或瓣环部狭窄。室间隔缺损绝大多数是膜周型。四联症的临床表现主要取决于肺动脉狭窄及血流梗阻的程度。患儿多于生后4～6个月出现杵状指(趾),口唇发绀,喜蹲踞,重度缺血者可发生缺氧性晕厥。听诊于胸骨左缘2～4肋间可闻及收缩期杂音,肺动脉第二音减弱甚至消失。

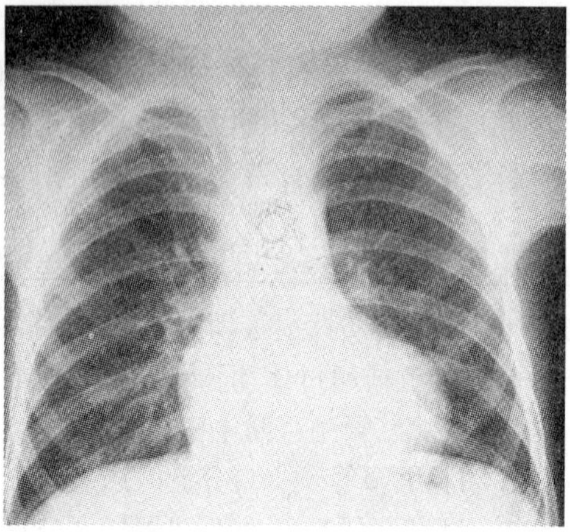

图4-44 法洛四联症
心脏后前位像

【病例】 法洛四联症

1. 报告书写要点 其典型表现为"靴形心",心尖圆隆上翘,肺动脉段稍凹或平直。肺血减少,肺门影小。右心室增大。重症法洛四联症时,心脏增大明显,呈典型"靴形"。肺门阴影显著缩小或无明确肺门结构,代之以粗乱的血管影或网状血管纹理。心脏增大程度,主动脉升部、弓部扩张程度,肺血减少程度,有无侧支循环有助于判断病变的轻重。还应注意有无合并其他畸形,如右位主动脉弓,一侧肺动脉缺如等。

2. 报告示范 两肺野透过度增加,双侧肺门影缩小,肺纹理纤细、稀疏。心影中度增大,呈"靴形心",心胸比值0.65;主动脉结增宽,心腰凹陷,心尖圆隆上翘。双侧膈肌光整,肋膈角锐利(图4-44)。

(二)高血压心脏病

高血压是危害人类健康的常见疾病,是心脑血管病的重要危险因素之一。按照病因可分为原发性和继发性两类。前者占80%～90%。此时,全身小动脉广泛痉挛,外周阻力增加,动脉压增高,左心室心肌收缩增强以致代偿性肥厚,产生向心性肥大。心肌代偿功能不全时,心肌泵血能力下降,心腔逐渐扩大,产生左侧心力衰竭,肺淤血,甚至波及右心,产生全心衰竭。由高血压导致的左心室或全心增大甚至心功能不全称为高血压心脏病。临床表现为头晕、头痛、乏力、心悸、失眠等,严重者出现左侧心力衰竭及全心衰竭症状。

【病例】 高血压心脏病

1. 报告书写要点 高血压心脏病X线表现主要为,心影增大呈"主动脉型"心,主动脉增宽,伸展,心腰凹陷。早期左心室向心性肥大表现为左心室上段明显圆隆,心尖圆钝。心腔增大时,则为左心室段延长,心尖下移。观察上述征象时,还应注意有无其他引起继发性高血压的征象,如纵隔肿块(异位的嗜铬细胞瘤),主动脉异常,肋骨切迹等。

2. 报告示范 双肺透过度正常,肺纹理略增强,肺内未见实质病变。纵隔居中,心影轻度增大,呈"主动脉型"。主动脉结增宽,左室段上部圆隆。心胸比值0.58。膈面光整,肋膈角锐利(图4-45)。

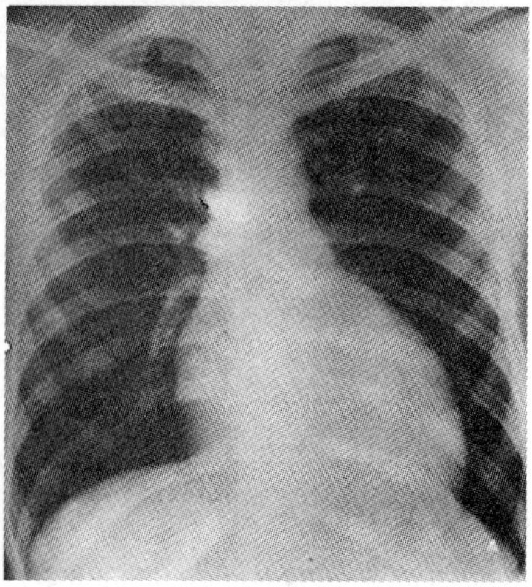

图4-45 高血压心脏病
心脏后前位像

(三)风湿性心脏病

风湿性心脏病是风湿性心瓣膜炎的后遗病变。各瓣膜均可受累,以二尖瓣最为常见,主动脉瓣次之。瓣叶粘连，瓣口缩小，同时腱索纤维化，短缩，牵拉愈合的瓣膜下移呈漏斗状，形成瓣膜狭窄。若瓣叶收缩、卷曲变形，瓣缘不规则，则使两瓣叶收缩期不能紧密闭合而产生关闭不全。风湿性心脏病的血流动力学因病变部位和严重程度而异。单纯二尖瓣狭窄约占风湿性心脏病的40%，其次二尖瓣狭窄合并关闭不全及联合瓣膜损害也较常见。瓣膜损害较轻或心功能代偿时，临床虽有相应瓣膜损害的体征，但患者可无明显症状，或仅轻度活动后心悸、气短。一旦失代偿则症状加重，出现活动受限以及出现心力衰竭表现。

【病例1】　二尖瓣狭窄

1. 报告书写要点　二尖瓣狭窄的基本X线表现为左房及右室增大伴不同程度的肺循环高压。左房增大为其定性诊断的重要征象应着重描写。左房增大最早压迫食管，形成局限性压迹，然后形成右心缘的"双边影"，再出现左心缘第三弓膨出，最后压迫支气管，使气管分叉角度开大，尤其是左主支气管抬高。有时巨大的左心房主要向后突出，后缘超过脊柱前缘，食管压迹可不明显。

2. 报告示范　双肺淤血，上肺静脉增宽，心脏呈"二尖瓣"型，中等增大，心胸比值0.53。心底密度增高，心右缘可见"双边影"。左侧位像，心前缘右室段膨隆，右心室与胸骨后接触面增大，食管下段向后弯曲移位。余心脏各弓形态未见异常。膈面光整，肋膈角锐利(图4-46)。

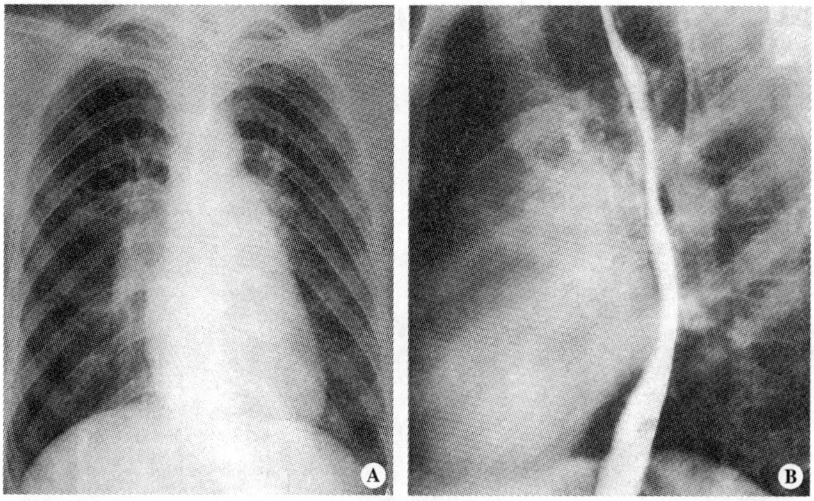

图4-46　二尖瓣狭窄

A. 后前位像；B. 左侧位像

【病例2】　二尖瓣狭窄伴关闭不全

1. 报告书写要点　在风湿性二尖瓣狭窄合并关闭不全时，X线平片兼有两者的征象或以严重病变的表现为主。关闭不全较轻而以狭窄为主者心脏形态变化与单纯二尖瓣狭窄相仿。若关闭不全较显著，则左心房、左右心室均增大，重者可有肺循环高压征象。描述时注意心脏各弓形态及肺血变化。

2. 报告示范　正位像见双肺纹理增强模糊，双上肺静脉扩张，双肺门影增浓，心影呈"二尖瓣型"，肺动脉段明显突出，心尖略向左下移位，心右缘见"双边影"。右前斜位食管明显受压后移，与椎体相重叠，心前间隙变窄。左前斜位气管分叉角开大，心前缘向前突出，心前间隙明显变窄，心后缘向后移位并略向下移，余无特殊所见(图4-47)。

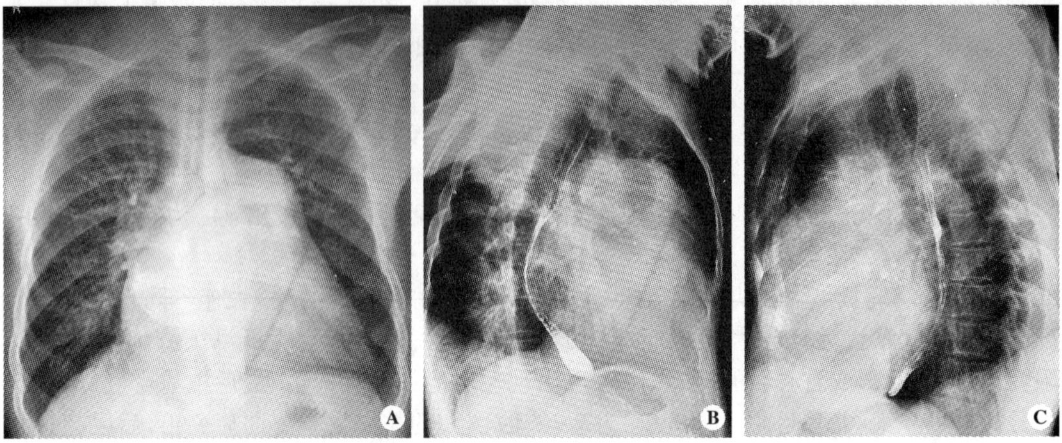

图 4-47　二尖瓣狭窄伴关闭不全

A. 后前位像;B. 右前斜位像;C. 左前斜位像

【病例 3】 联合瓣膜病

1. 报告书写要点　联合瓣膜病是引起心脏重度增大的原因之一,其中较常见者为二尖瓣合并主动脉瓣损害,其次为二尖瓣、三尖瓣损害或二尖瓣、主动脉瓣及三尖瓣损害。注意各弓形态变化有助于分析瓣膜受累情况。

2. 报告示范　双上肺静脉扩张,下肺纹理增多、模糊。肺门影稍大。心影重度增大,心胸比值 0.8。左四弓延长,心尖圆钝。气管分叉角开大,心右缘见"双边影"。右侧位心脏前后径扩大,心前间隙消失,心后缘上段饱满,食管受压后移。膈肌光整,肋膈角锐利(图 4-48)。

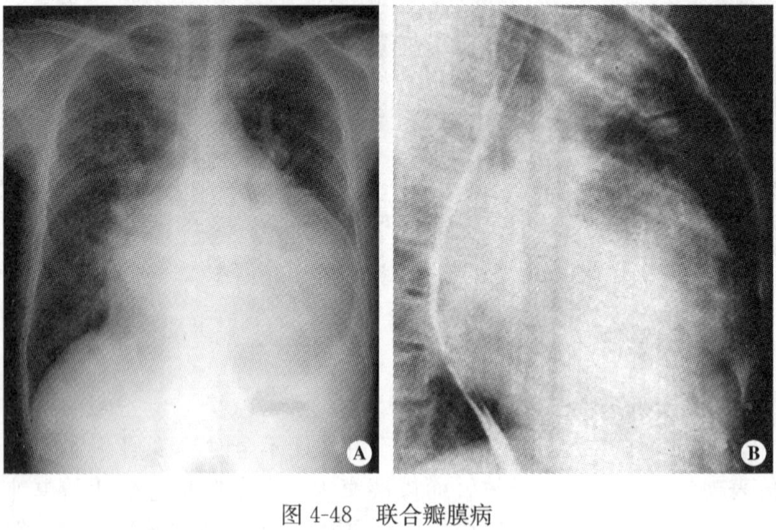

图 4-48　联合瓣膜病

A. 后前位像;B. 右侧位像

(四) 慢性肺源性心脏病

慢性肺源性心脏病(简称肺心病)是指由于慢性支气管炎、肺气肿、其他肺部疾病或肺血管病变引起的心脏病,伴有肺动脉高压、右心室增大或右心功能不全。临床表现主要有咳嗽、咳痰、气短、心悸等。主要表现为肺气肿和慢性支气管炎的体征。肺动脉第 2 音亢进,心前区搏动增强,颈静脉怒张,肝肿大有压痛,可闻及三尖瓣收缩期杂音及下肢水肿等,口唇常有发绀及鼻翼呼吸表现。

【病例】 慢性支气管炎、肺气肿、肺心病

1. 报告书写要点　其主要影像表现为肺部病变、肺动脉高压及右心室增大。肺部病变最常见的为肺气肿，慢性支气管炎，肺纤维化，慢性肺结核，胸廓畸形等。肺动脉高压是肺心病的特征，表现为肺动脉段突出，右肺下动脉主支横径＞15mm，肺动脉主支扩张，外围分支骤然变细，称为“残根征”。是肺动脉高压的一个特殊征象。

2. 报告示范　桶状胸，双肺透过度增强，右肺中心动脉明显扩张而周围动脉纤细，右下肺动脉宽为 2.7cm，呈“残根征”。肺动脉段突出，心尖圆钝。纵隔居中，肺门影不大。双侧膈肌光滑，肋膈角锐利(图 4-49)。

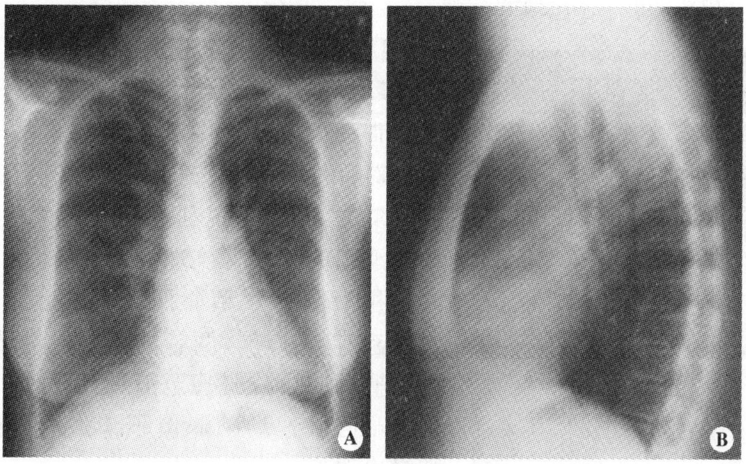

图 4-49　慢性支气管炎、肺气肿、肺心病

A. 后前位像；B. 左侧位像

(五) 心肌病

心肌病是指原发性心肌病，其原因与发病机制至今未明。1995 年，WHO 将原发性心肌病分为扩张型心肌病、肥厚型心肌病、限制型心肌病和心律不齐型右心室发育不良。扩张型心肌病：扩张型心肌病是心肌病中最常见的类型，其主要特点是心室扩张，心肌松弛无力，心肌不厚或偏厚，心室收缩功能降低，舒张期血量和压力升高，心排血量降低。病理改变心肌纤维不均匀肥大，心肌细胞发生肿胀、空泡变性、散在坏死和少量炎性细胞浸润等。临床表现为活动后心悸、气短、胸闷，严重可出现夜间呼吸困难。影像表现无特异性，必须密切结合临床和心电图，在排除其他疾病的基础上做出诊断。

【病例】 扩张型心肌病

1. 报告书写要点　本病心脏多呈中、重度增大，心影呈“主动脉型”或“普大型”。两心室增大，以左心室为著。可合并左、右心房增大。依心功能不同，可见不同程度的肺淤血，肺水肿等。应注意与风心病二尖瓣病变及大量心包积液鉴别。

2. 报告示范　两肺轻度淤血，上腔静脉增宽，心影向两侧扩大，左四弓下延，心膈面增宽，心胸比值 0.75。透视下见两侧心缘搏动减弱。膈面光整，肋膈角锐利(图 4-50)。

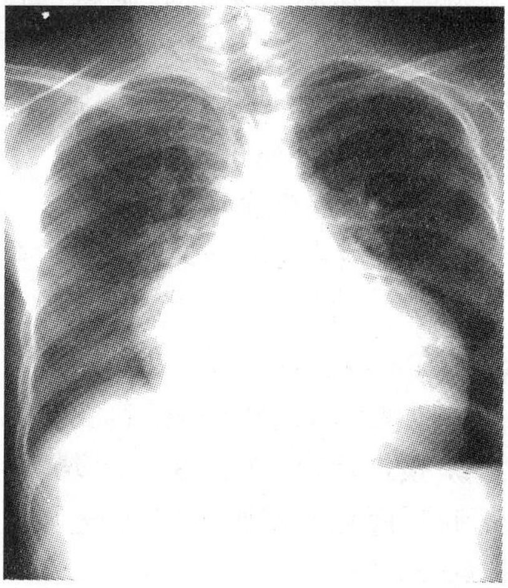

图 4-50　扩张型心肌病

心脏后前位像

（六）心包病变

心 包 积 液

心包腔内的液体如超过 50ml，即为心包积液。其致病因素很多，有各种病因引起的急、慢性心包炎，心力衰竭，右心功能不全，肾功能衰竭，心包肿瘤特别是恶性肿瘤或转移瘤；创伤及风湿热以及甲状腺功能减退等都可引起不同程度的心包积液。心包积液由于发展速度不同，临床表现也不一样，急性者积液量短期内迅速增加，可引起心包填塞，出现休克，甚至猝死。慢性者液体为缓慢增多，可逐渐适应 2000～3000ml 的液体，患者症状可较轻，如液体达 3000ml 以上，可有心包填塞症状。

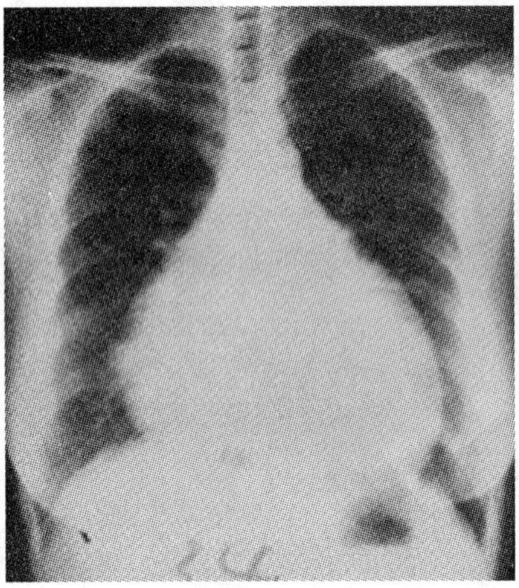

图 4-51 心包积液
心脏后前位像

【病例】 心包积液

1. 报告书写要点 心包积液少于 250ml 时，X 线检查很难发现。中到大量心包积液时，心影向两侧对称性增大呈“球形”或“烧瓶形”，心缘各弓界限消失，心膈角锐利。肺血管纹理正常，巨大心影与清晰的肺血管纹理的不相称，为其主要征象。心包积液与扩张型心肌病都显示心影中重度增大，心脏搏动减弱，两者的鉴别点为透视可见前者心脏搏动明显减弱甚至消失，肺血管纹理多正常；后者虽心脏搏动减弱但不消失，多有不同程度的肺淤血改变。

2. 报告示范 两肺血管纹理正常，心影呈球形，高度增大，心脏各弓形态消失，主动脉结小，心胸比值 0.85，双膈面光整，肋膈角锐利（图 4-51）。

缩窄性心包炎

急性心包炎后，部分患者心包脏、壁两层粘连，形成坚固的纤维瘢痕结缔组织粘连于心脏上，明显地影响了心脏的收缩和舒张功能，而产生一系列临床症状，称为缩窄性心包炎。常见病因为结核性、化脓性、病毒性和非特异性炎症。由于心包异常增厚，限制心脏的舒张功能，使体、肺静脉压力升高，静脉回心血量下降，心排血量降低，造成脉压下降。主要症状为呼吸困难，可出现端坐呼吸，腹胀、心悸、衰弱、纳差等。增厚粘连的心包可有钙化，称为“盔甲心”，是其特征性表现。

【病例】 缩窄性心包炎

1. 报告书写要点 心包钙化是缩窄性心包炎的特征性表现，可呈蛋壳状、不规则带状、斑片状或结节状，可包绕整个心缘或心脏大部。钙化多分布于房室间沟、右室前缘和膈面，其次是在左心室的周围。在诊断本病时应注意结合临床资料加以分析，注意与粘连性心包炎及心肌梗死形成的室壁瘤钙化鉴别。

2. 报告示范 心影呈中度增大，心脏正常弧度消失，右心缘平直；侧位心影右心室前部和膈面见不规则环状钙化影。余肺内未见异常密度区。膈肌光整，肋膈角锐利（图 4-52）。

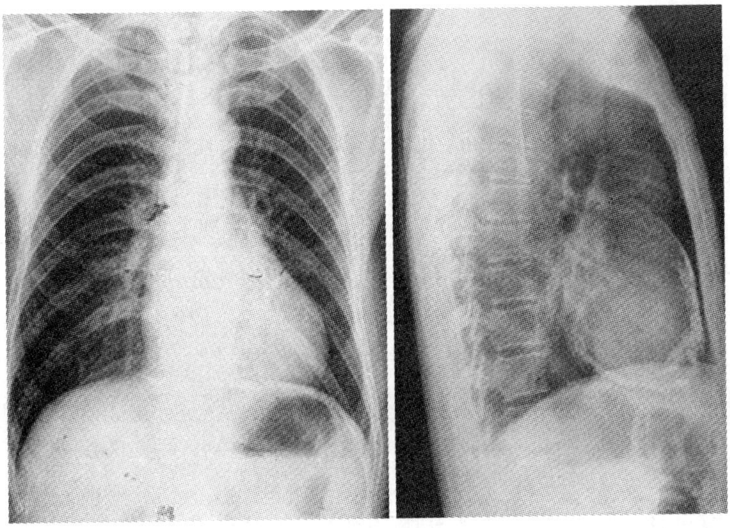

图 4-52　缩窄性心包炎
心脏正侧位像

第四节　消 化 系 统

一、食　　管

(一) 正常食管

食管于第 6 颈椎水平与下咽部相连,下端相当于 $T_{10\sim11}$ 水平与贲门相连。食管存在 3 个生理压迹,自上而下依次为主动脉弓压迹、左主支气管压迹、左心房压迹。右前斜位是常用观察位置。

【病例】　正常食管

1. 报告书写要点　正常食管黏膜皱襞表现为数条纵行、相互平行、连续的纤细条纹状影,食管管壁呈光滑、连续的线状影,管壁光滑柔软,生理压迹形态自然、边缘光滑。

2. 报告示范　食管全程黏膜皱襞规整、连续,食管壁光滑、柔软,生理压迹形态自然、边缘光滑,食管内钡剂通过顺利(图 4-53)。

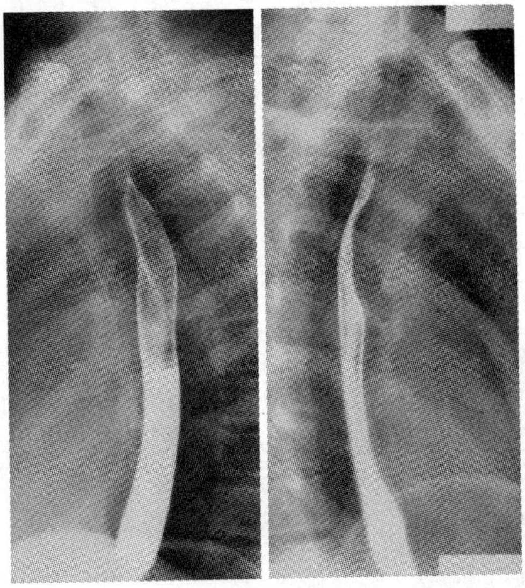

图 4-53　正常食管

(二) 食管炎症

食管炎症病因有多种,包括化学性、物理性和生物性等,不同病因引起不同病变特征而产生各种不同类型的食管炎。

反流性食管炎

反流性食管炎又称消化性食管炎，是因食管下端括约肌功能失调而致抗反流功能不全或胃和(或)十二指肠内容物反流入食管，长期反复地刺激而引起的食管下段黏膜的炎症。本病常继发于食管裂孔疝，此外胃大部切除、食管贲门区手术、严重呕吐、饮酒、吸烟以及某些药物等也可能导致本病。病理改变急性期出现黏膜充血、水肿、出血、糜烂和溃疡，慢性期纤维增生、瘢痕形成。临床表现有胸骨后疼痛，呈灼热感，刺痛，在食物通过、卧位、弯腰时加重，可放射至背部。晚期出现咽下困难和呕吐，呈持续性。

【病例 1】 反流性食管炎

1. 报告书写要点 反流性食管炎在观察食管下段黏膜皱襞改变及食管管壁柔软度情况是诊断时重点观察内容，同时应注意结合临床病史，与体位有关的胸骨后烧灼痛，并有胃部分切除病史者对诊断意义更大。

2. 报告示范 食管下段黏膜皱襞粗乱、扭曲，皱襞连续无破坏，局部食管管壁轻微痉挛呈锯齿状，管壁蠕动减弱。食管胃交界部位于膈下，贲门黏膜形态正常。转动体位可见胃内钡剂反流入食管下段(图 4-54)。

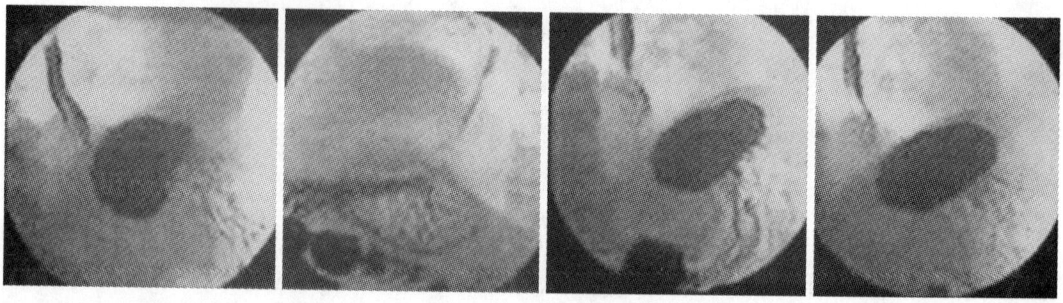

图 4-54 反流性食管炎

【病例 2】 反流性食管炎

1. 报告书写要点 当反流性食管炎呈严重狭窄、短缩时，应同时注意观察有无合并食管裂孔疝。

2. 报告示范 食管下段黏膜皱襞粗乱、扭曲，皱襞连续无破坏。食管下段局限挛缩呈局限环形狭窄，管壁不光整，食管缩短，下方接扩大的膈上疝囊，胃内钡剂向上反流(图 4-55)。

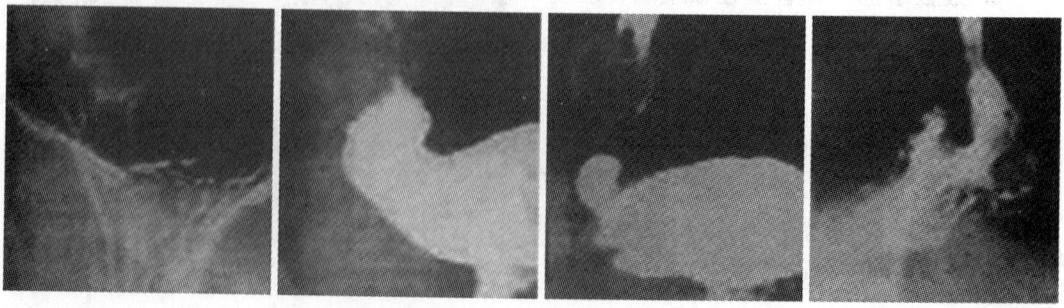

图 4-55 反流性食管炎

腐蚀性食管炎

腐蚀性食管炎是患者吞服或误服腐蚀剂造成食管的损伤。腐蚀剂通常分为两大类:强酸和强碱。酸性腐蚀剂使食管黏膜水肿,组织蛋白凝固致黏膜黑色坏死,胃、十二指肠腐蚀较重。碱性腐蚀剂具有吸水特性、脂肪皂化和蛋白溶解作用,使黏膜高度肿胀、溃疡、组织坏死甚至穿孔。病理改变为:

1. 急性期(1~3天) 管壁蠕动减弱或消失,阵发性痉挛;造影剂附着不良,不规则浅钡斑。

2. 中期(3~10天) 食管缩窄,多发浅、深溃疡,黏膜皱襞紊乱。

3. 晚期(10天以后) 管腔狭窄,范围较长或以生理性狭窄部位为主,造影剂通过困难。食管缩短,缩窄上方扩张,常出现龛影或假性憩室。

【病例】 腐蚀性食管炎

1. 报告书写要点 依据病变损伤程度及病史长短,影像表现不一。病变较轻,早期食管显示水肿、痉挛造成的狭窄,食管黏膜增粗、紊乱;后期管壁僵直,管腔狭窄。病情严重者,早期多有明显痉挛和不规则收缩造成广泛狭窄,管壁不规则,有多发不规则形态溃疡;后期有不同程度的管腔狭窄,伴近段食管扩张。

2. 报告示范 自主动脉弓下方食管管壁不规则,可见多发小刺状、线状、斑片状糜烂和溃疡,食管黏膜皱襞破坏,食管管腔呈明显痉挛和不规则广泛向心性狭窄,狭窄呈连续性,范围长(图4-56)。

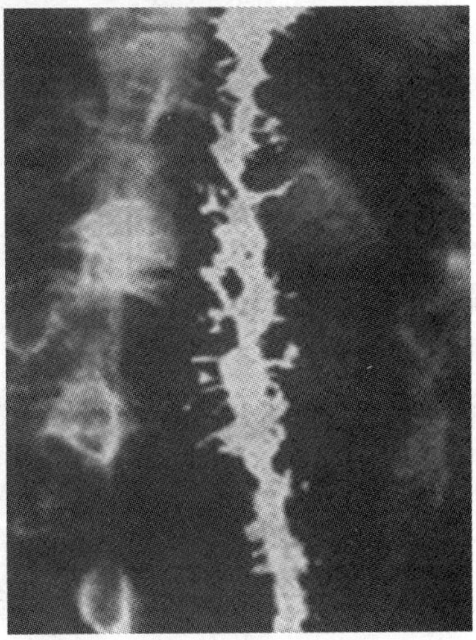

图4-56 腐蚀性食管炎

(三) 食管裂孔疝

食管裂孔疝是指部分胃经膈食管裂孔进入胸腔,常与反流性食管炎合并存在。食管裂孔疝按形态分型:短食管型食管裂孔疝;滑动型食管裂孔疝;食管旁型食管裂孔疝;混合型食管裂孔疝。病理改变主要是膈上疝囊、胃液反流和食管炎症。

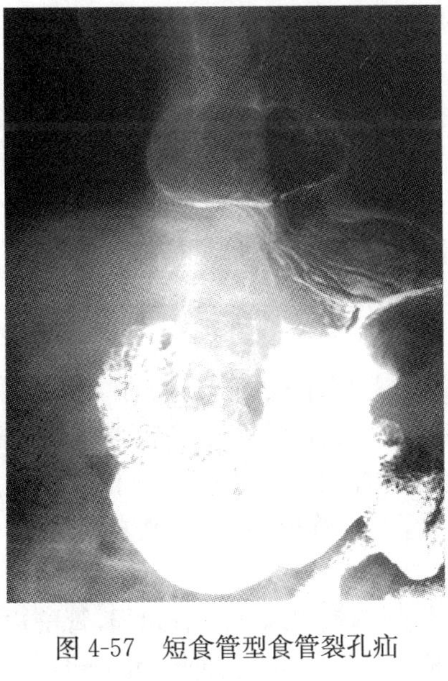

图4-57 短食管型食管裂孔疝

【病例1】 短食管型食管裂孔疝

1. 报告书写要点 较短的食管下方接扩大的膈上疝囊是短食管型食管裂孔疝的特征性病理改变,同时具有食管裂孔疝的X线征象如膈上胸腔胃、膈上食管-胃环、疝囊内胃黏膜影、膈食管裂孔闭锁不全、胃内容物反流等。

2. 报告示范 较短的食管下方接扩大的膈上疝囊,二者之间可见局限性环形缩窄。胃内钡剂可向上反流,下段食管腔狭窄,壁不光整。立位时膈上疝囊恒定存在不消失(图4-57)。

【病例2】 滑动型食管裂孔疝

1. 报告书写要点 应注意观察胃食管交界部位

置、膈上疝囊位置、大小和形态，有无合并胃内容物反流。立位时膈上疝囊经膈食管裂孔恢复至膈下，疝囊消失，是滑动型食管裂孔疝的特征。

2. 报告示范 胃食管前庭段和贲门上移，食管胃角变钝，膈上心后见充盈钡剂的疝囊，疝囊大小约 3cm×2cm，疝囊内出现胃黏膜皱襞，并经增宽的食管裂孔与膈下胃黏膜皱襞相连。可见典型膈上"三环征"，即疝囊上界与食管之间收缩环"A 环"；食管胃交界部"B 环"；黏膜交界处"Z"线；疝出的胃经过膈食管裂孔产生的环状狭窄区。立位时膈上疝囊可消失。可见胃食管反流(图 4-58)。

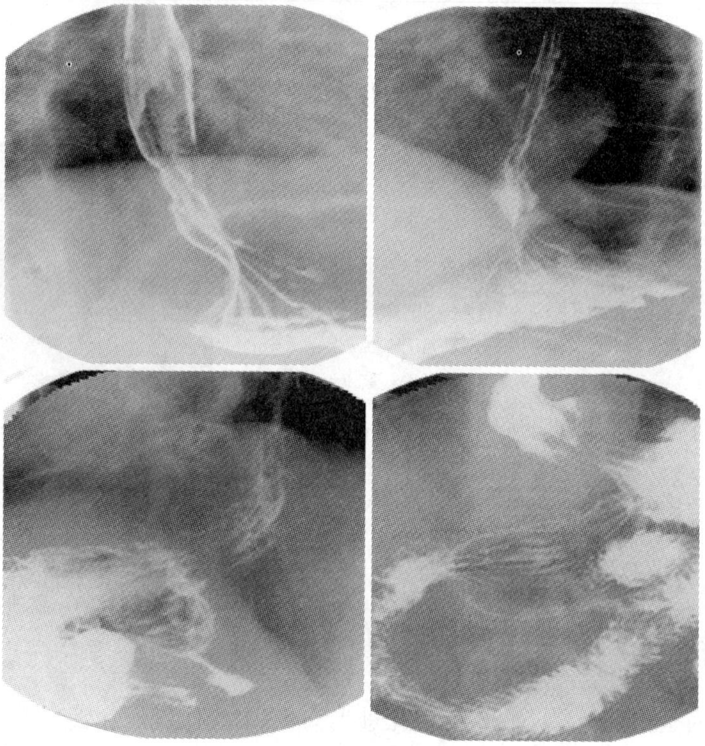

图 4-58 滑动型食管裂孔疝

(四) 食管静脉曲张

门脉高压使门-腔静脉之间的侧支循环形成导致食管静脉曲张，是门静脉高压的重要并发症，主要见于肝硬化。具体的侧支循环径路如下：门静脉-胃冠状静脉-食管静脉丛-奇静脉-上腔静脉。当门静脉高压后，门静脉血流阻力增加，胃冠状静脉的血流反常，使胃上部和食管下端黏膜下层的静脉丛及食管周围静脉丛均呈淤血曲张。

【病例】 食管静脉曲张

1. 报告书写要点 门脉高压所致的是始于食管下端的上行性食管静脉曲张，因此随病变程度的加重，曲张静脉病变范围自下向上逐渐扩展，临床一般分为轻度、中度和重度三个等级。食管静脉曲张是黏膜下层的静脉丛淤血扩张，通过食管钡餐检查可发现相应的黏膜皱襞呈增宽迂曲改变，但黏膜皱襞连续，无中断破坏征象，并且管壁柔软，管腔扩张及蠕动良好，可以与食管癌进行鉴别。

2. 报告示范 食管中、下段黏膜皱襞增宽、迂曲，可见蚯蚓状、串珠状充盈缺损，管壁边缘不规则，食管张力减低，管腔轻度扩张，管壁蠕动减弱，钡剂排空迟缓，但无梗阻(图 4-59)。

(五)食管癌

食管癌是食管鳞状上皮的恶性肿瘤，多见于食管中下段，根据病理和X线分为四型：蕈伞型、浸润型、溃疡型、髓质型。临床表现：持续性、进行性吞咽困难；侵犯喉返神经时出现声音嘶哑、呼吸困难；食管气管瘘、食管纵隔瘘，进食时呛咳，纵隔炎、肺脓肿、吸入性肺炎及脓胸。晚期出现腹水、消瘦、贫血，恶病质及转移。

早期食管癌

早期食管癌是指肿瘤浸润至食管黏膜层和黏膜下层，无论其有无淋巴结转移。按大体病理改变分型为：平坦型、糜烂型、斑块型、乳头型。影像分型为：平坦型、隆起型、凹陷型。

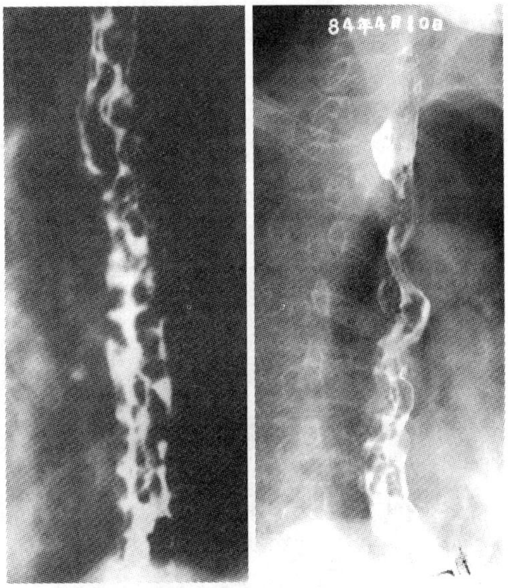

图 4-59　食管静脉曲张

【病例】 早期食管癌(隆起型)

1. 报告书写要点　良好的食管双对比造影是早期食管癌的最佳影像学检查方法，双对比像上注意观察和描述黏膜微皱襞改变，隆起型表现为＞5mm 的粗糙、不规则表浅充盈缺损，充盈像有助于观察显示管壁充盈缺损及局部管腔有无狭窄。

2. 报告示范　食管中下段后壁黏膜呈不规则斑片状扁平隆起，隆起高度＞5mm，呈分叶状边缘，表面粗糙，呈凹凸不平颗粒状。局部食管管壁柔软，蠕动良好。充盈像显示局部管壁突向管腔内扁平状充盈缺损影，表面不光滑，食管管腔未见明显狭窄(图 4-60)。

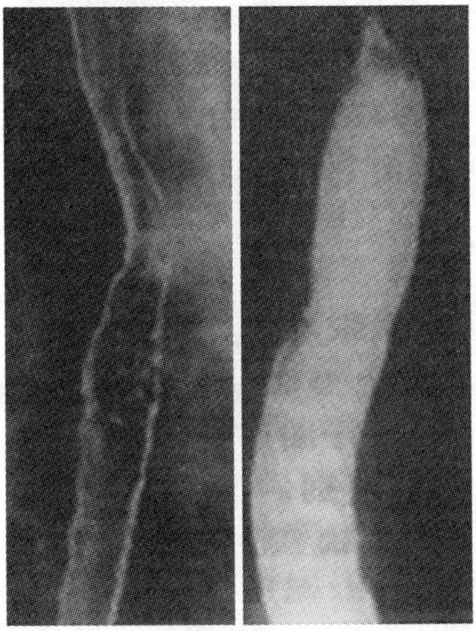

图 4-60　早期食管癌

中、晚期食管癌

中、晚期食管癌是指癌肿侵及肌层或达浆膜或浆膜以外，有局部或远处淋巴结转移。病理改变分为四型：髓质型；蕈伞型；溃疡型；硬化型。

【病例 1】 食管癌(髓质型)

1. 报告书写要点　髓质型病理特点为病变范围较大，局部梭形软组织肿块影。食管钡餐检查应注意描述病变形态、大小、侵犯范围、食管黏膜皱襞破坏及食管管腔的狭窄扩张程度等。

2. 报告示范　食管中段长约 6cm，呈向心性狭窄，狭窄段与正常食管分界清楚，自管壁向腔内生长不规则充盈缺损影，病变表面有大小不等之龛影，表面黏膜皱襞破坏、中断，局部管壁僵硬，蠕动消失。食管上段管腔扩张，钡剂通过狭窄段受阻(图 4-61)。

【病例 2】 食管癌(蕈伞型)

1. 报告书写要点　蕈伞型食管癌以肿瘤向腔内生长为主，形成不规则或菜花状充盈缺损为特点。注意观察和描述黏膜皱襞改变,管腔狭窄或充盈缺损形态、大小、与食管壁关系,局部病变段管壁蠕动情况。

2. 报告示范 食管中段管腔内菜花样充盈缺损影,大小约 5cm×3cm,呈偏心性,与食管右侧壁关系密切,表面不规则,有浅溃疡,黏膜皱襞破坏、中断,病变与周围正常管壁分界清楚,局部食管管腔略膨胀扩张,钡剂在梗阻上端呈不规则"杯口状",钡剂通过受阻(图 4-62)。

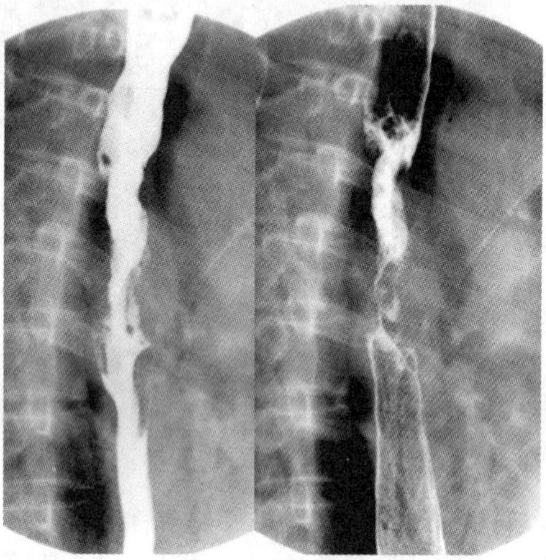

图 4-61 食管癌(髓质型)

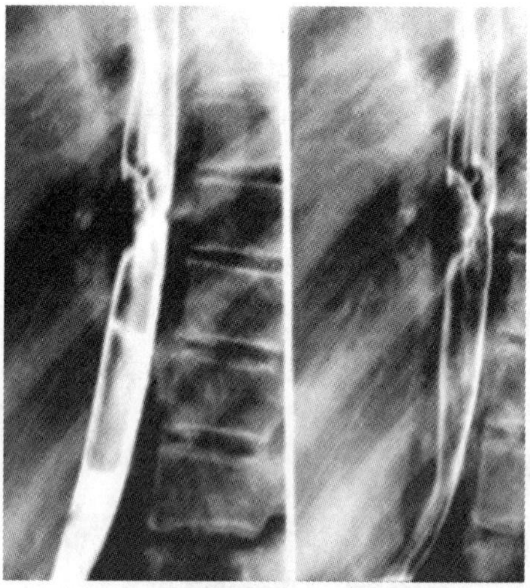

图 4-62 食管癌(蕈伞型)

【病例 3】 食管癌(溃疡型)

1. 报告书写要点 溃疡型食管癌特征性病理改变为形成长条扁平龛影为主,周围隆起环堤,一般不形成明显食管梗阻。注意观察食管溃疡位置、形态、局部黏膜皱襞破坏情况及管腔狭窄。

2. 报告示范 食管中下段右侧壁见约 7cm 范围的多发尖刺状溃疡,溃疡边缘及底部形成不规则隆起充盈缺损影突向管腔内,表面不规则,黏膜皱襞破坏、中断,龛影位于食管轮廓之内。局部食管管腔呈偏心性狭窄,病变段与正常食管分界清楚,钡剂通过部分受阻(图 4-63)。

【病例 4】 食管癌(浸润型)

1. 报告书写要点 浸润型食管癌以形成食管管腔环形狭窄为主要特点,范围短,管壁僵硬,上方食管明显扩张。浸润型食管癌所致的食管狭窄应注意与食管炎所致良性狭窄鉴别,着重观察狭窄段是局限性或连续性、是否多段分布,病变段与正常管壁分界是否清楚。

2. 报告示范 食管中段管腔呈向心性狭窄,长度约 4cm,病变表面光滑、僵硬,与正常食管分界较清楚,狭窄上端食管明显扩张,钡剂通过病变段延迟(图 4-64)。

(六) 食管平滑肌瘤

食管平滑肌瘤起源于食管肌层,多位于食管下1/3段,瘤体硬,膨胀性生长,有包膜,病程长,自数月至数年不等。早期临床表现为胸骨后不适或喉部异样感,随肿瘤渐大可伴有吞咽困难呈间歇性,一般不影响正常进食。

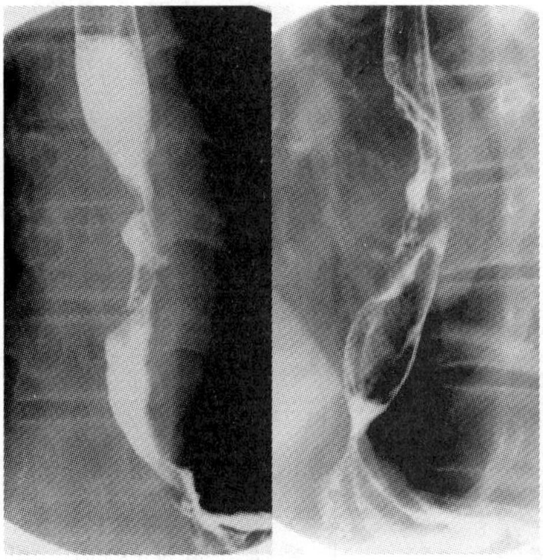

图 4-63　食管癌(溃疡型)

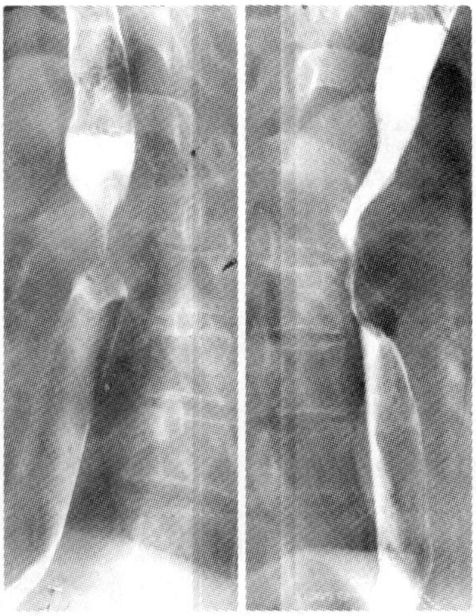

图 4-64　食管癌(浸润型)

【病例】　食管平滑肌瘤

1. 报告书写要点　应综合观察双对比像、充盈像和黏膜像的改变,注意肿瘤正位、切线位形态,与食管壁夹角呈钝角,黏膜皱襞展平或呈“桥状”,皱襞无破坏,表面钡剂绕流,同时观察局部管壁蠕动及扩张情况同恶性肿瘤鉴别。

2. 报告示范

(1) 双对比像:钡剂沿肿瘤边缘绕流,肿瘤周边钡剂环绕涂布呈“环线征”。

(2) 充盈像:食管下段后壁突向管腔内之半圆形充盈缺损影,与食管壁呈钝角相交。

(3) 黏膜像:食管黏膜呈“桥状”皱襞,皱襞完整无破坏。病变周围食管壁柔软,扩张良好,钡剂通过无受阻(图 4-65)。

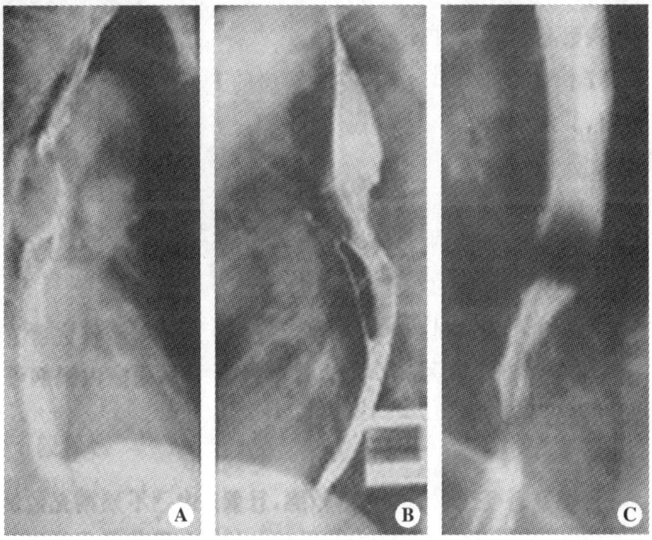

图 4-65　食管平滑肌瘤

A. 双对比像;B. 充盈像;C. 黏膜像

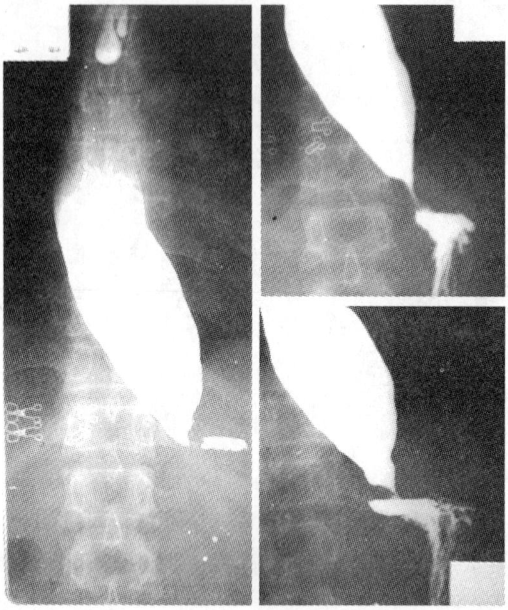

图 4-66 贲门失弛缓症

(七) 食管贲门失弛缓症

女性发病较多，可能的病因包括：食管下段肌壁神经节细胞变性、减少，妨碍正常神经冲动的传递，致食管下端贲门部不能松弛。贲门功能性狭窄和食管病理性扩张并存。发病缓慢，病程较长。症状多表现为下咽不畅，胸骨后沉重或阻塞感。

【病例】 贲门失弛缓症

1. 报告书写要点 透视或摄片时应注意有无纵隔增宽，后纵隔有无含气液平的扩张管腔，易误为纵隔积液，服钡检查即可区分。吞服稀钡剂时观察食管管腔扩张程度、管壁蠕动情况、食管远端管腔狭窄形态等。

2. 报告示范 食管全程高度扩张，管径可达正常管腔的 4～5 倍，食管内多量黏液潴留，造影剂呈雪片状或滴柱状下沉，钡剂稀释。食管张力明显下降，蠕动消失。食管下端鸟嘴状或萝卜根状狭窄，钡剂到达狭窄段，重力使贲门轻度开放，少量钡剂喷射状进入胃内(图 4-66)。

(八) 食管异物

食管异物易停留部位为食管入口、主动脉弓压迹处、左主支气管压迹处。儿童常见食管异物为硬币、小金属物；成人常见骨碎块、鱼刺；老年人则常见义齿、食团等食管异物。临床表现：吞咽异物病史、吞咽时有梗阻感、吞咽困难、疼痛。继发感染：食管周围炎、食管周围脓肿。

【病例】 食管阳性异物

1. 报告书写要点 不透 X 线异物通常采取透视摄片即可明确异物位置，应根据正侧位透视或摄片来区分异物位于气管或食管内，食管异物正位呈冠状位，侧位呈矢状位扁平状。

2. 报告示范 食管入口处见不规则阳性异物影，正位呈冠状位，侧位呈矢状位扁平状(图 4-67)。

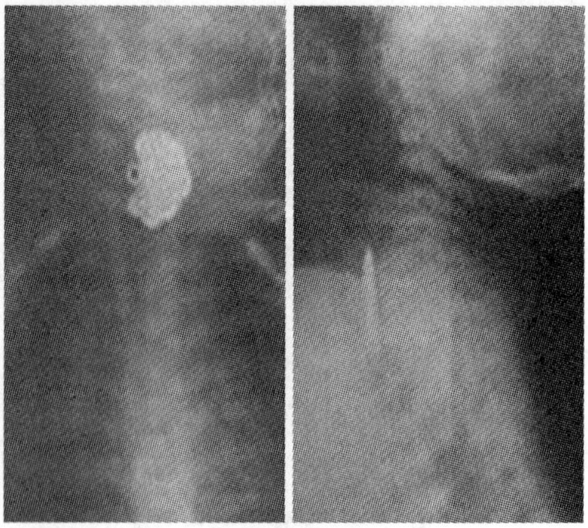

图 4-67 食管阳性异物

二、胃

(一) 正常胃

胃型根据形态可分为：牛角型、钩型、瀑布型、长钩型。胃肠道钡餐造影检查分别观察胃充盈像、胃黏膜像、胃双对比像和胃压迫像。

【病例】　正常胃

1. 报告书写要点　胃双对比像主要显示胃腔壁线和胃微细结构。胃微细结构包括胃小区和胃小沟。胃小区直径 1～3mm,圆形或类圆形的小隆起,呈网眼状,胃窦区易见;胃小沟呈细线状影,宽度小于 1mm,粗细深浅均匀。

2. 报告示范　双对比像显示胃腔壁线光滑规整,胃窦区胃小区大小一致,胃小沟宽窄均匀(图 4-68)。

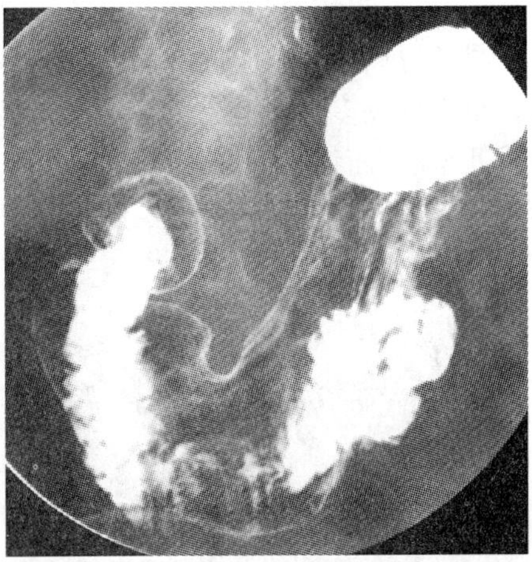

图 4-68　正常胃

(二) 胃溃疡

胃溃疡常见部位在胃体小弯和胃窦。溃疡先从黏膜层开始,逐渐累及黏膜下层、肌层直至浆膜层,直径 5～20mm,深 5～10mm,溃疡口周常出现炎性水肿。

【病例】　胃溃疡

1. 报告书写要点　溃疡病变可观察到龛影、钡斑及球部变形等直接征象,应着重注意观察溃疡的形态、底部、边缘及其周围黏膜水肿征象,以期与恶性溃疡性病变进行鉴别。同时注意描述溃疡的伴发间接征象如球部激惹、幽门胃窦部痉挛、胃内潴留液增多等。

2. 报告示范　轴位像胃体后壁见一个类圆形钡斑,大小约 8mm×6mm,切线位呈乳头状,边缘光滑整齐,底部平整,钡斑周围黏膜皱襞水肿、纠集,均匀到达溃疡边缘(图 4-69)。

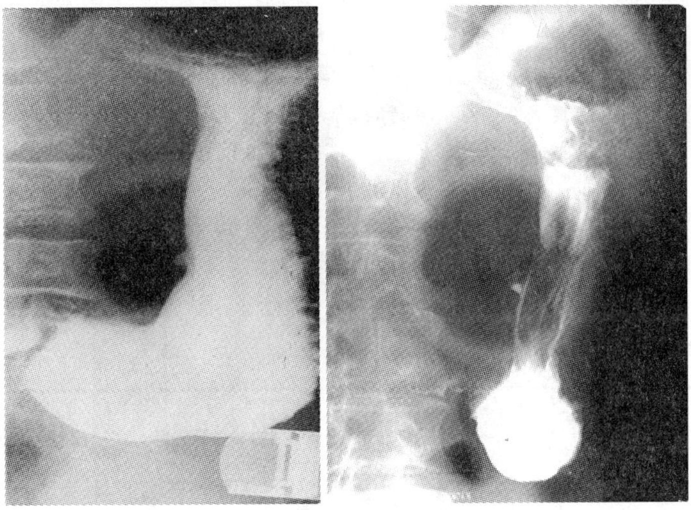

图 4-69　胃溃疡

(三) 胃癌

胃癌是消化系统最常见的恶性肿瘤。男女比例约为 2∶1,发病年龄 40～60 岁。早期症状不特异,晚期贫血、腹部肿块、恶病质、便潜血阳性。胃窦部小弯侧最常见,贲门胃底区第 2 位。

早期胃癌

早期胃癌指癌组织浸润深度限于黏膜层及黏膜下层，不管肿瘤范围及是否有淋巴结转移。早期胃癌多见于胃窦部和胃体部，尤以小弯多见，其他部位较少。分型：Ⅰ型（隆起型）；Ⅱ型（表面型）；亚型（Ⅱa、Ⅱb、Ⅱc）；Ⅲ型（凹陷型）。各型的发病率以浅表凹陷型（Ⅱc）最多，其次为带有浅表凹陷的混合型，再次为隆起型和浅表隆起型，浅表平坦和凹陷型最为少见。

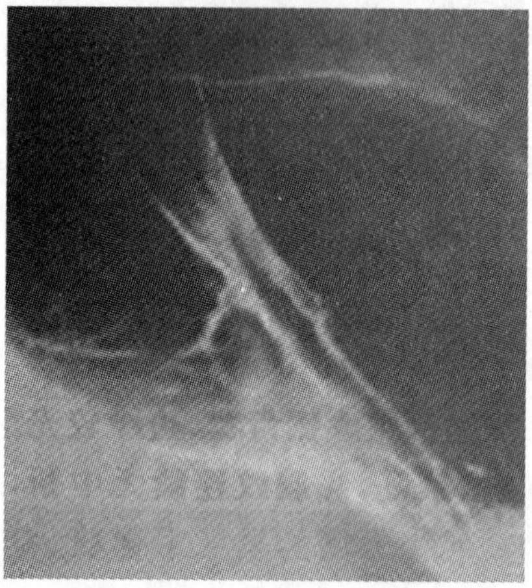

图 4-70 贲门胃底早期癌

【病例 1】 贲门胃底早期癌（Ⅰ型）

1. 报告书写要点 早期胃癌Ⅰ型（隆起型）主要病理改变为高度＞5mm，边界清楚，基底宽，表面粗糙，小而不规则的充盈缺损。应注意观察和描述黏膜面的异常，如表浅局限性隆起，胃小区粗大不整，破坏消失，颗粒状凹凸等表现。

2. 报告示范 贲门区见一个突出于黏膜表面的椭圆形隆起型病灶，在局部形成境界锐利、边缘光滑的充盈缺损影，大小约 12mm×15mm，高度＞5mm，接近小弯侧表面略显不光滑，钡剂绕流通过病灶表面，钡剂通过贲门无明显受阻（图 4-70）。

【病例 2】 早期胃癌Ⅲ型

1. 报告书写要点 早期胃癌Ⅲ型（凹陷型）病理改变为凹陷深度＞5mm，形态不整、边界清楚的龛影，周围黏膜皱襞截断、杵状、融合。应注意观察和描述黏膜面溃疡位置、大小、深度、形态，边缘及局部黏膜中断、尖端变尖、变粗、融合、胃壁蠕动情况等。

2. 报告示范 胃底部见一个类圆形钡斑，大小约 12mm×10mm，凹陷深度＞5mm，边缘较光滑，双对比像显示溃疡底部凹凸不平，可见不规则小结节状影，周围黏膜皱襞呈杵状，邻近溃疡边缘中断、破坏，邻近黏膜僵硬（图 4-71）。

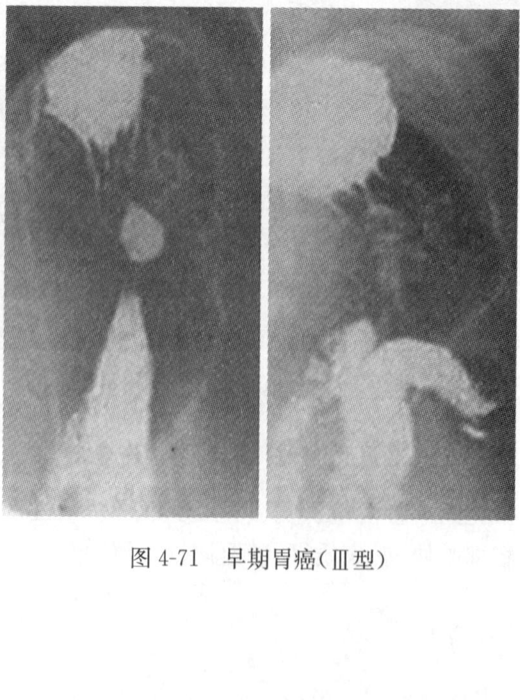

图 4-71 早期胃癌（Ⅲ型）

进展期胃癌

癌组织越过黏膜下层已经侵及肌层以下者称为进展期胃癌。国内外普遍采用 Borrmann 分型。

【病例 1】　进展期胃癌 Borrmann Ⅰ型

1. 报告书写要点　Borrmann Ⅰ型胃癌病理改变为结节状、蕈伞状、息肉状肿块，表面凹凸不平，基底部与周围胃壁分界清楚。对于肿块隆起型病变注意描述表面是否光滑，有否分叶，基底部形态和黏膜皱襞改变等，利于同其他良性隆起型病变进行鉴别。

2. 报告示范　钡餐造影，胃体后壁见不规则形充盈缺损影，大小约 5cm×4cm，外形不整略呈浅分叶状，表面不光滑。病变基底周围黏膜皱襞连续，胃壁较柔软，并与肿瘤有明显分界(图 4-72)。

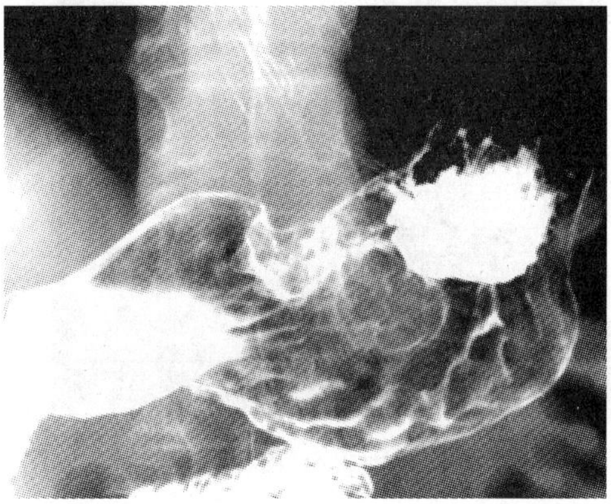

图 4-72　进展期胃癌(Borrmann Ⅰ型)

【病例 2】　进展期胃癌 Borrmann Ⅱ型

1. 报告书写要点　Borrmann Ⅱ型胃癌病理改变为癌肿形成明显的腔内溃疡，周边隆起环堤与周围胃壁分界清楚。注意从溃疡位置、边缘、底部、周围黏膜皱襞改变等方面来区分良、恶性溃疡，从溃疡周围环堤与胃壁交角来区分局限型和浸润型恶性溃疡。

2. 报告示范　钡餐造影示胃窦部后壁见一个外形不规则的龛影，大小约 4cm×6cm，龛影位于胃轮廓之内，其周边部可见指压痕凹入和裂隙征；溃疡底部不光滑，有大小不等的结节。龛影周围癌性环堤与邻近胃壁呈锐角，分界清楚，周围胃黏膜皱襞中断、破坏，局部胃壁僵硬，蠕动消失(图 4-73)。

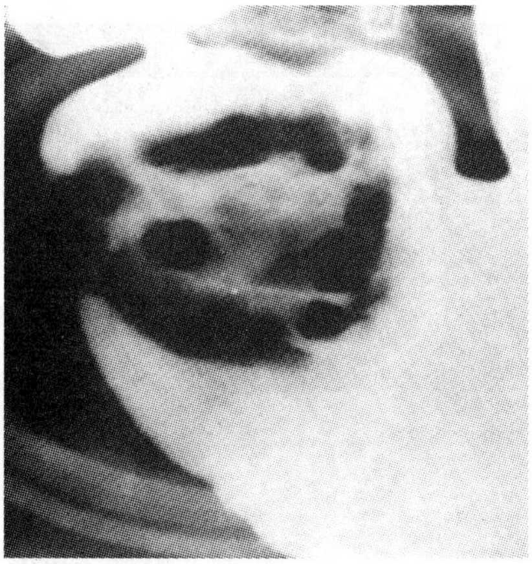

图 4-73　进展期胃癌(Borrmann Ⅱ型)

【病例 3】　进展期胃癌 Borrmann Ⅲ型

1. 报告书写要点　Borrmann Ⅲ型胃癌病理改变为溃疡大而浅，环堤宽而不规则，与周围胃壁分界不清，外缘呈斜坡状外侵。

2. 报告示范　钡餐造影示胃角切迹消失，胃小弯侧见一个外形不规则的扁平状龛影，大小约 4cm×2cm，龛影位于胃轮廓之内，形态不规整，其周边部可见指压痕凹入和裂隙征。龛影周围癌性环堤与邻近胃壁呈钝角，局部胃壁僵硬，蠕动消失(图 4-74)。

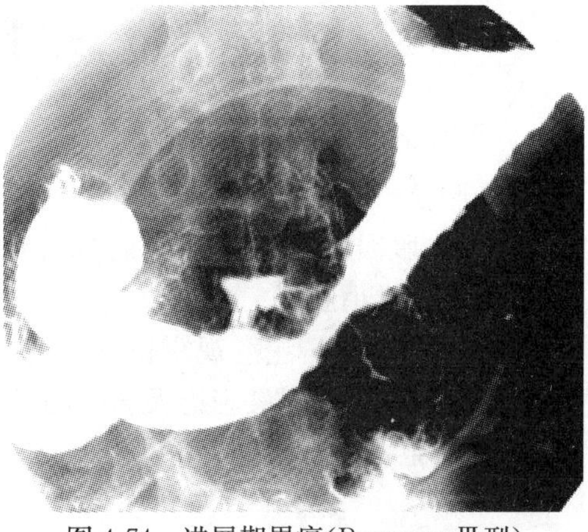

图 4-74　进展期胃癌(Borrmann Ⅲ型)

【病例 4】 进展期胃癌 BorrmannⅣ型(局限浸润型)

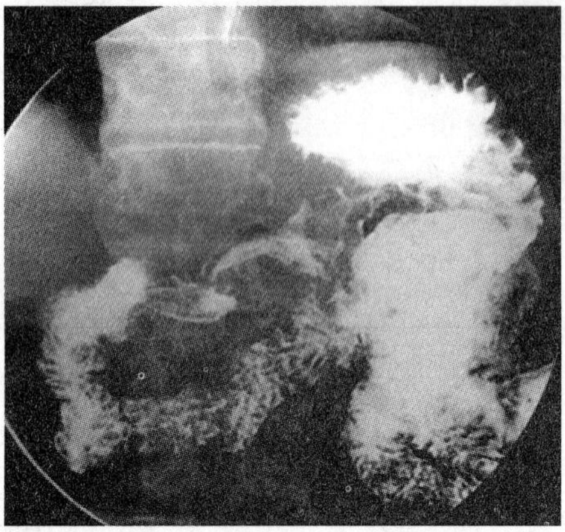

图 4-75 进展期胃癌(BorrmannⅣ型)

1. 报告书写要点 BorrmannⅣ型胃癌病理改变为胃腔狭窄,胃壁增厚,黏膜面不光滑,管腔形态不规则。浸润型胃癌应注意黏膜伸展性、蠕动情况,借此与肥厚性胃窦炎、淋巴瘤胃壁浸润进行区分。

2. 报告示范 胃窦部胃壁不规则增厚,黏膜皱襞结节状,加压不变形,胃小区广泛破坏、消失。局限胃腔狭窄、变形,胃壁僵硬,蠕动消失(图 4-75)。

(四) 胃扭转

胃扭转指胃大小弯在相互位置关系上发生变化,可发生于任何年龄。发病原因有多方面因素,发病机制较复杂。按扭转性质分为急性和慢性胃扭转。急性胃扭转表现为上腹部阵发性绞痛,常有严重恶心而无呕吐。慢性胃扭转:多无典型症状,常靠X线钡餐检查确诊。按扭转轴向分为器官轴型、网膜轴型和混合型。按扭转范围分为完全性和部分性,完全性常向前向上翻转180°~360°,一般为急性扭转,部分性扭转不超过180°,一般为慢性扭转。按扭转原因分为特发性(原因不明)和继发性(解剖因素和病理因素)。

【病例】 网膜轴型胃扭转

1. 报告书写要点 网膜轴型胃扭转透视或摄片时上腹部可见双液面,钡餐检查注意观察位置改变、腹段食管延长与扭转胃交叉,胃窦、十二指肠球顶倒置。

2. 报告示范 胃窦、胃体向左上方环绕转位,胃幽门区和胃体下部翻至胃体左上方,胃底向右下移位,十二指肠球指向右下(图 4-76)。

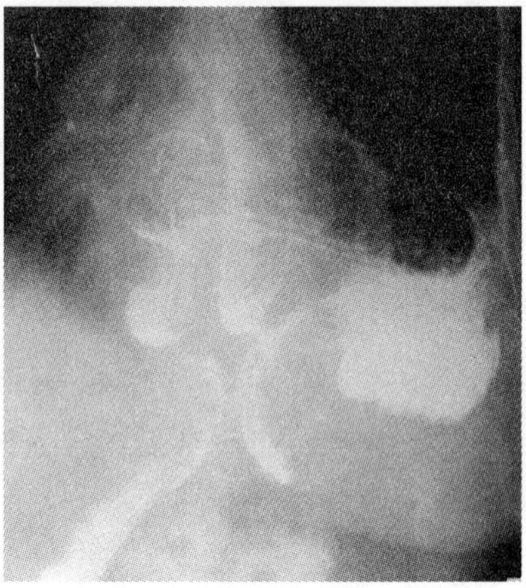

图 4-76 网膜轴型胃扭转

三、小 肠

(一) 正常小肠

正常空肠位于左中上腹部,富环状皱襞呈羽毛状、雪花状。回肠肠腔小,黏膜皱襞少而浅,轮廓光滑。服钡后 2~6 小时钡剂前端到达盲肠,7~9 小时小肠排空。

【病例】 正常小肠

1. 报告书写要点 注意观察正常空、回肠位置分布是否正常,肠管形态有无扩张、狭窄,肠管管壁光滑,黏膜皱襞形态及肠管间距有无异常。

2. 报告示范 空、回肠位置及黏膜形态正常,肠管管腔未见异常,管壁轮廓光滑,肠管间距均匀(图 4-77)。

(二) 小肠结核

肠结核是结核杆菌引起的肠道慢性特异性感染,多继发于肺结核,常与腹膜结核和肠系膜淋巴结结核同时存在。好发于青壮年,40 岁以下者占 90%,女性多于男性。临床上除结核全身表现外,主要表现为右下腹隐痛或钝痛、排便习惯异常、右下腹部肿块、肠外结核伴发肠梗阻或肠瘘等。

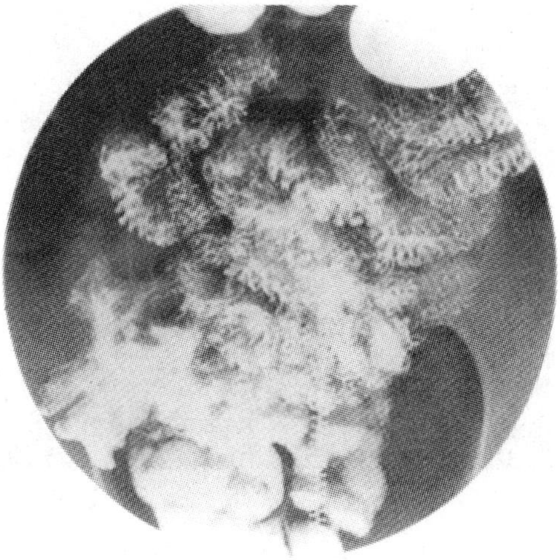

图 4-77　小肠钡餐造影

肠结核好发于回盲部,其次为空、回肠及十二指肠二、三段。病理常将肠结核分为溃疡型和增殖型。溃疡型肠结核是以肠壁集合淋巴结和淋巴滤泡受侵,形成干酪样病灶,随后溃破而形成溃疡为特点。增殖型肠结核,其内干酪样病变很少,而以大量肉芽组织增生为其特点。X 线检查对于肠结核的诊断具有决定性的意义。无肠梗阻者,多以钡餐造影检查为主,辅以钡剂灌肠造影检查。肠结核的 X 线表现随病理类型不同而异。

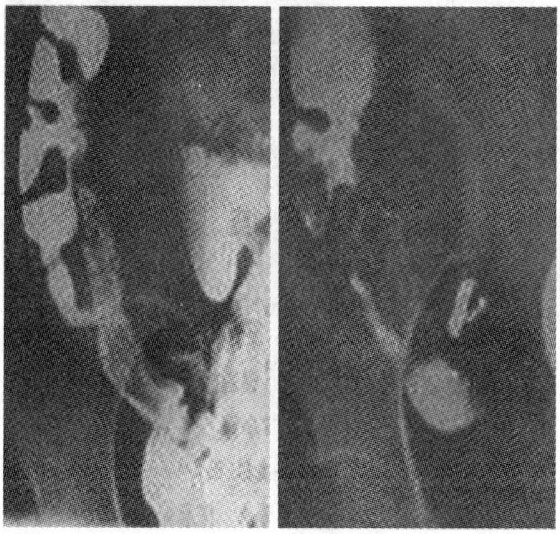

图 4-78　增殖型肠结核

【病例】　增殖型肠结核

1. 报告书写要点　增殖型肠结核以大量肉芽组织增生为其特点,多数小息肉样充盈缺损为其特征性表现。除好发于回盲部外,还应注意病变的形态、黏膜皱襞改变及病变部位及周围肠管的充盈情况。

2. 报告示范　回盲部及末段回肠受累肠段狭窄、缩短和僵直,黏膜皱襞紊乱、消失,见多数小息肉样充盈缺损,激惹征多不明显。回盲瓣增生肥厚,盲肠内侧壁凹陷变形,小肠排空延迟(图 4-78)。

(三) Crohn 病

Crohn 病是原因不明的慢性胃肠道的炎症性肉芽肿性疾病,其主要病理改变为胃肠道、肠系膜及局部淋巴结的非特异炎性肉芽肿性病变。病变常呈节段性分布,即各段病损肠段之间有正常肠段间隔。病理改变主要是淋巴管扩张,形成肉芽肿,早期黏膜面可有溃疡,肉芽肿扩散到浆膜导致肠粘连,溃疡穿破肠壁形成腹腔内、外瘘。晚期纤维化致肠壁全层增厚,管腔狭窄。肠系膜也因肉芽肿性炎症而增厚,收缩变短,所属淋巴结肿大。Crohn 病好发于青壮年,多数病例起病缓慢,常见右下腹不适或胀痛、腹泻、右下腹固定有压痛包块等消化道症状,亦可有发热、营养障碍等全身症状。

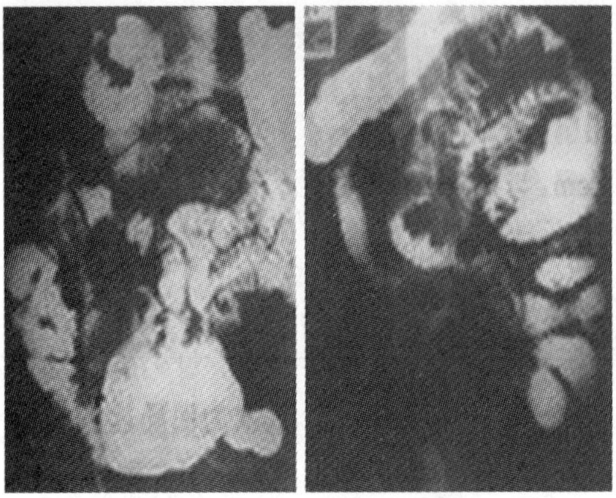

图 4-79　Crohn 病

【病例】 Crohn 病

1. 报告书写要点　Crohn 病好发于小肠的末段,呈节段性、非对称性病变。黏膜面形成溃疡为其特征性表现,呈尖刺状改变。伴有肠壁炎性水肿增厚、肠间距增宽等改变。

2. 报告示范　小肠病变呈节段性和跳跃性,黏膜皱襞增粗、不规则,肠壁边缘见多发尖刺状溃疡,肠系膜侧较重。钡剂涂布不均致肠壁模糊不清。肠壁水肿、增厚,肠间距加大(图 4-79)。

四、结　　肠

(一) 正常结肠

1. 报告书写要点　正常结肠框形态分为盲、升、横、降、乙状结肠和直肠,肝、脾曲形态自然,结肠袋光滑。

2. 报告示范　结肠框形态正常,结肠壁光滑,结肠袋及肝、脾曲形态正常(图 4-80)。

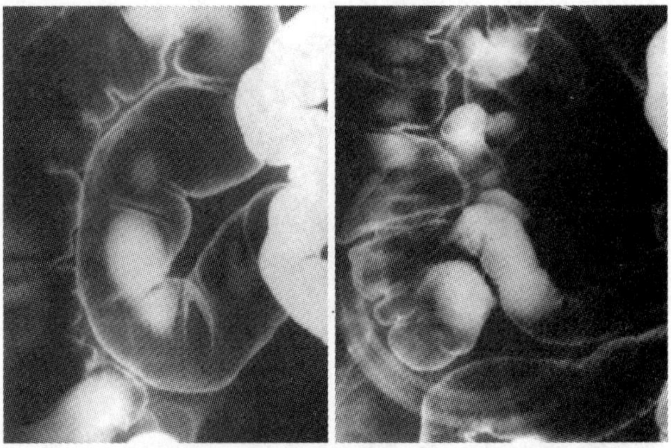

图 4-80　正常结肠

(二) 溃疡性结肠炎

溃疡性结肠炎为一原因不明的结肠黏膜的慢性炎症性病变,以溃疡糜烂为主,累及结肠的大部分。发病年龄在 20～40 岁占多数。多数病例起病缓慢,病程可为持续性,或活动期与缓解期交替的慢性病程。起病急骤者发展迅速,中毒症状严重,预后较差。病变多累及左半结肠,也可遍及全部结肠。病变部结肠袋消失,肠壁增厚,在黏膜面上可见多数不规则的浅而小的溃疡形成,残留黏膜形成炎性息肉。随着时间推移,结肠出现变形、僵硬、变短及狭窄。

【病例】 横结肠及降结肠溃疡性结肠炎(急性期)

1. 报告书写要点　溃疡性结肠炎病变多累及左半结肠,也可遍及全部结肠。病变部结肠袋消失,肠壁增厚,在黏膜面上可见多数不规则的浅而小的溃疡形成,注意病变好发部位、结肠袋形改变和黏膜溃疡病变形态。

2. 报告示范　双对比像横结肠及降结肠结肠袋形消失,黏膜多发溃疡内存积钡剂如小钡斑改变,充盈像示结肠外壁边缘锯齿状改变,排空像黏膜不规整,见多数突出肠腔轮廓外的龛影,呈尖刺状(图 4-81)。

(三) 结肠癌

结肠癌是常见的消化道恶性肿瘤之一,多见于 50 岁以上的老年人,男女之比为 3∶2。

发病部位,直肠约占 50%以上,乙状结肠占 25%,以下依次为升结肠(6%～9%)、盲肠(3%～5%)、横结肠、降结肠和阑尾。最常见的症状为排便习惯及粪便性状的改变,一般右侧结肠癌以全身症状、贫血和腹部肿块为主要表现;左侧结肠癌以肠梗阻、便秘、腹泻、便血等症状为主;直肠癌主要引起便频、便不尽感等直肠刺激症状及便血、慢性肠梗阻等。晚期癌肿侵犯周围组织器官引起相应症状。通常采用 Borrmann 分型。

【病例 1】 结肠癌 BorrmannⅠ型

1. 报告书写要点　BorrmannⅠ型(蕈伞型)病理改变为癌肿向腔内形成大的隆起,表面不伴有大的溃疡。对于肿块隆起型病变注意描述表面是否光滑,有否分叶,基底部形态和黏膜皱襞改变等,利于同其他良性隆起型病变进行鉴别。

2. 报告示范　结肠腔内局限不规则的充盈缺损,大小约 4cm×3cm,表面不光滑。息肉状肿块呈宽基底锐角与肠壁相交,与周围肠壁分界清楚,局部肠壁蠕动消失(图 4-82)。

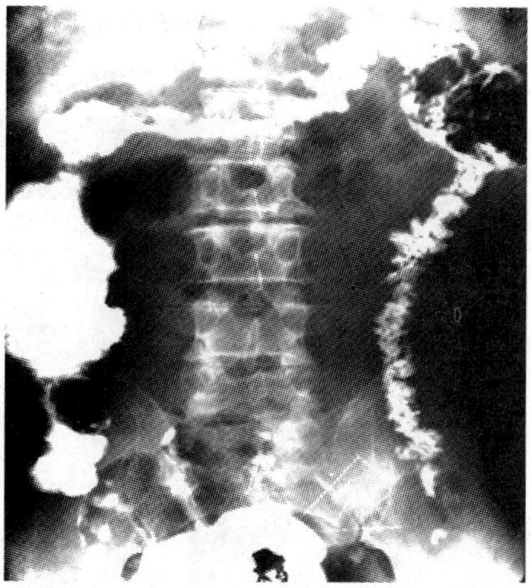

图 4-81　横结肠及降结肠溃疡性结肠炎(急性期)

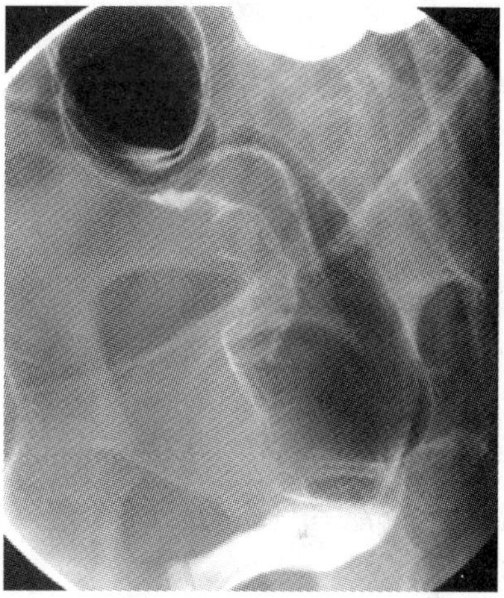

图 4-82　结肠癌 BorrmannⅠ型

【病例 2】 结肠癌 BorrmannⅢ型(浸润溃疡型)

1. 报告书写要点　BorrmannⅢ型(浸润溃疡型)病理改变为溃疡大而浅,环堤宽而不规则,与周围结肠肠壁分界不清,外缘呈斜坡状外侵。注意从溃疡边缘、底部、周围黏膜皱襞改变等方面来区分良、恶性溃疡,从溃疡周围环堤特点来区分局限型和浸润型恶性溃疡。

2. 报告示范　升结肠管腔内不规则充盈缺损影,大小约 6cm×4cm,表面不光滑结节状,并形成巨大不整形溃疡,局部肠腔呈偏心性狭窄、变形,肠壁僵硬,蠕动消失(图 4-83)。

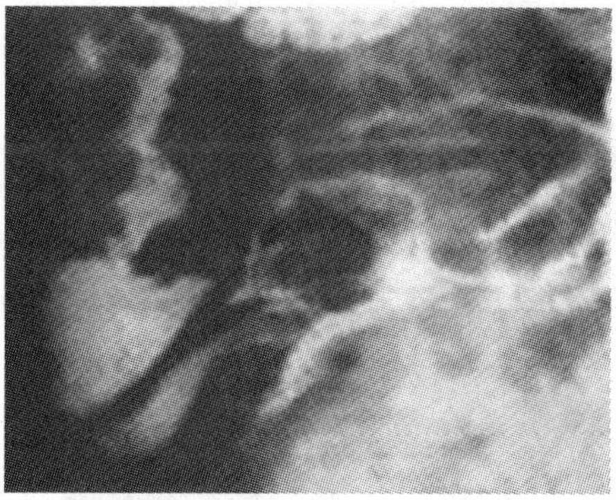

图 4-83　结肠癌 BorrmannⅢ型

【病例 3】 结肠癌 BorrmannⅣ型(浸润型)

1. 报告书写要点　BorrmannⅣ型(浸润型)癌肿不形成明显的溃疡和环堤,沿黏膜下层及其深层广泛浸润,形成特征性的“果核征”,伴局部肠腔向心性或偏心性狭窄。浸润型病变应注意黏膜伸展性、蠕动情况,借此与结肠炎症黏膜粗大和淋巴瘤肠壁浸润进行区分。

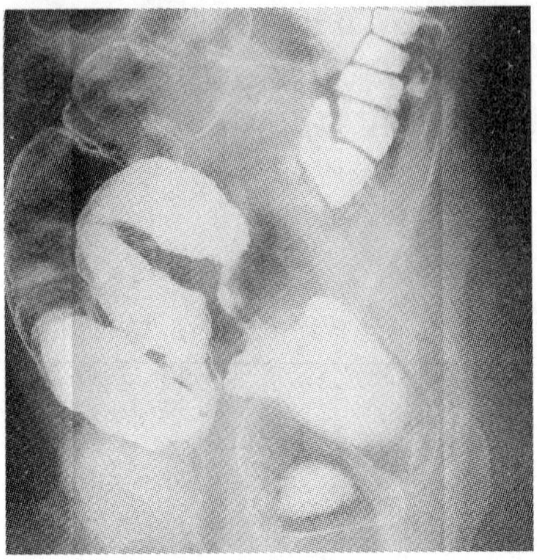

图 4-84 乙状结肠癌 BorrmannⅣ型

2. 报告示范 乙状结肠管腔限局狭窄，长度约 5～6cm，见不规则突向肠腔内，呈“果核征”，局部肠壁僵硬，蠕动消失(图 4-84)。

(四) 憩室与息肉

结肠憩室

结肠憩室是结肠黏膜通过肠壁薄弱部分向外疝出而形成的憩室性病变。多发生在乙状结肠，也可发生在结肠的任何部位，直肠罕见。结肠憩室及憩室炎多发生在 50～70 岁的老年人，女性多于男性。结肠憩室的直径可数毫米至数厘米不等。肠内容物进入憩室后不易排出，常并发憩室炎。单纯结肠憩室一般没有症状，有时伴轻微且非特异症状，如腹痛、便秘和腹胀等，并发憩室炎后症状较为明显，有腹痛、便秘、腹胀、发热和白细胞增高等。

【病例】 升结肠憩室

1. 报告书写要点 结肠憩室适宜用钡灌肠方法检查。憩室易发生于结肠带边缘系膜侧血管入肠壁处，应采用多角度观察。憩室表现为突出于肠壁外的圆球状、瓶状、柱状、环状或半月状阴影。当钡剂通过后，遗留于憩室内的钡剂呈小囊状或一串葡萄状影。双对比造影检查憩室呈水泡样征象，且可见到其中的气液平面。

2. 报告示范 双对比像显示升结肠见突出于肠壁轮廓外的圆球状影，大小 3～4mm，边缘光滑，呈“水泡样”征象，其内可见气液平(图 4-85)。

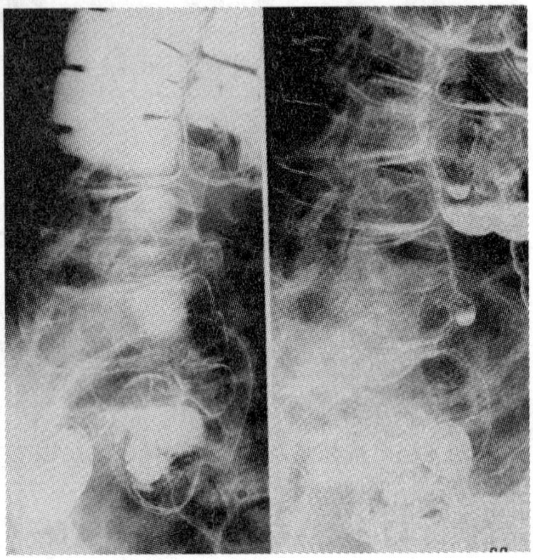

图 4-85 结肠肝曲多发憩室

结肠息肉

结肠息肉指隆起于结肠黏膜上皮表面的局限性病变，可以是广基的、短蒂的或长蒂的。若结肠内有数量较多的息肉存在，则称息肉综合征，息肉也可诱发肠套叠。

【病例】 横结肠息肉

1. 报告书写要点 息肉表现为结肠腔内境界光滑锐利的圆形充盈缺损，有时也可呈分叶状或绒毛状，若息肉带蒂，压迫像可见蒂影，若为长蒂压迫下可见移动。

2. 报告示范 双对比像横结肠腔内境界光滑锐利的柱状隆起，约 6mm×25mm，有蒂与肠壁相连，压迫下可移动。充盈像息肉表面略凹凸不平，局部肠壁柔软，黏膜正常(图 4-86)。

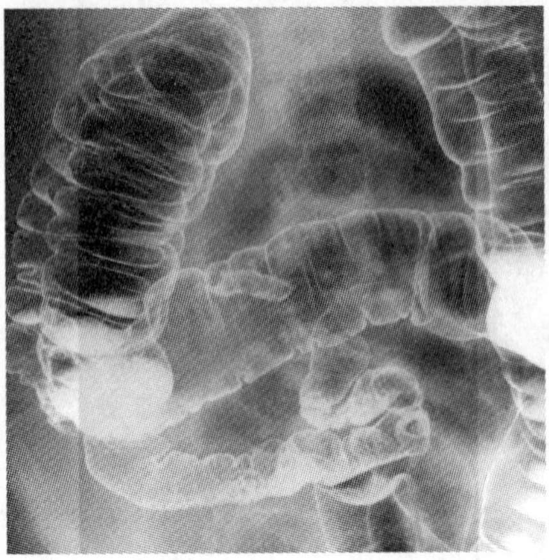

图 4-86 横结肠息肉

第五节　泌尿、生殖系统

一、肾　　脏

(一) 正常尿路平片

肾、输尿管、膀胱X线平片(尿路平片,KUB)是泌尿系统X线检查中的基本方法,可以独立运用,也是静脉尿路造影术(IVP)前必不可少的常规摄片。摄片前应清洁肠道,一般采用缓泻药,检查前两天开始进清淡少渣饮食更好,正常KUB应显示肠气及粪块均少,避免将粪块误认为结石,同时为造影检查提供一个良好的对比片。仰卧位摄片,照片应包括全部尿路,即上界包括两侧肾上腺区域,下至膀胱和前列腺。优良的KUB可以较清楚地显示肾脏位置、大小和轮廓,同时可以观察腰大肌外缘及盆部软组织之轮廓。

【病例】 正常尿路平片

1. 报告书写要点 首先应评判尿路平片的摄片质量,包括摄片范围和对比度等,对双肾区、输尿管走行及膀胱区是否有阳性结石和钙化作重点观察,此外对肾脏轮廓和腰大肌外缘应详细观察和描述。

2. 报告示范 双肾区、双输尿管走行及膀胱区未见阳性结石及钙化影。双侧肾轮廓清晰,大小正常,双侧腰大肌外缘清晰(图4-87)。

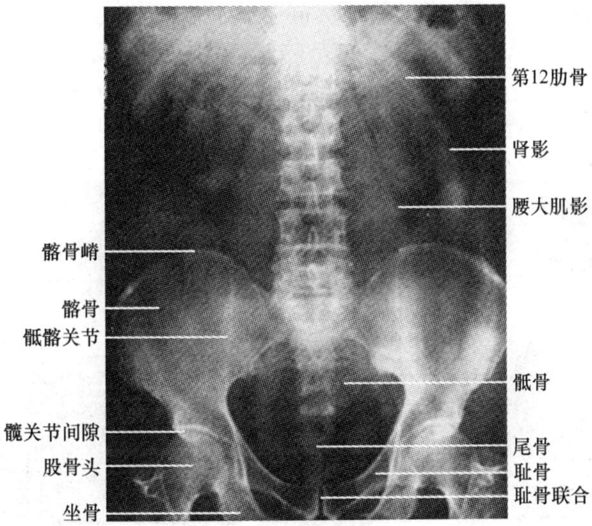

图4-87　正常KUB

(二) 正常静脉尿路造影

正常IVP,注药后1~2分钟,肾实质显影,密度均匀;之后,肾盏和肾盂开始显影;15~30分钟时,肾盏和肾盂显影最浓。肾盂略呈三角形,上缘隆凸,下缘微凹,边缘光整,常见类型为喇叭状、分支型和壶腹型。正常输尿管全程在除去压迫后显影,通常为间断性显影其管腔的宽度因蠕动而有较大变化,但边缘光滑,走行柔和,可有折曲。膀胱充盈,边缘光滑,其上缘可有子宫或结肠的压迹。

【病例】 正常静脉尿路造影

1. 报告书写要点 首先描述尿路平片;对于IVP多时相摄片:分别于7、15、30分钟摄

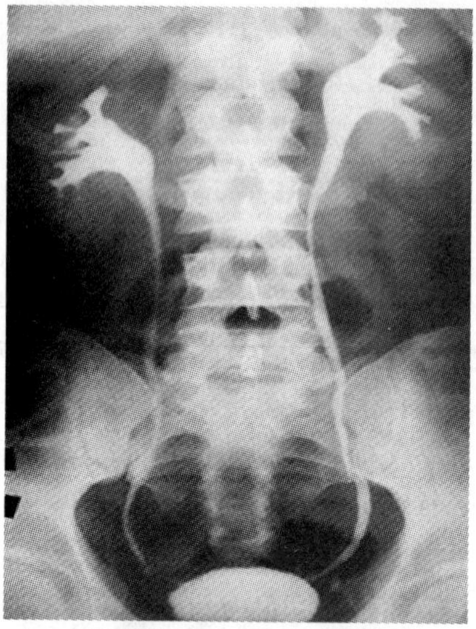

图 4-88　正常静脉尿路造影

压迫像各一张，解除压迫后摄仰卧位全程像；着重描写肾盂肾盏、输尿管及膀胱的显影情况（正常或延迟、清晰或浅淡）、形态和排泄情况（正常或延迟）。

2. 报告示范　双侧肾小盏杯口锐利，右侧肾盂呈喇叭形，左侧肾盂呈分支型。双侧输尿管未见增宽，走行于双侧脊柱旁。膀胱充盈，边缘光滑（图 4-88）。

（三）肾盂、输尿管交界部狭窄

肾盂输尿管交界部狭窄是一种很常见的先天性疾病，为肾盂输尿管交界部良性狭窄，局部管壁平滑肌增厚或炎性纤维性增生，其他原因有输尿管息肉、血管压迫等，常继发不同程度的肾盂积水，一般肾盏积水轻于肾盂积水。继发感染、结石很常见，严重者最终导致肾功能减退及丧失或肾盂破裂。

【病例】　右侧肾盂、输尿管交接部狭窄

1. 报告书写要点　报告书写时应强调扩张的肾盂与输尿管明显不成比例，失去移行性，盂管交界部圆钝或呈“鼠尾状”。同时应该注意有无息肉样充盈缺损和血管压迹。应该与壶腹型肾盂鉴别，肾盏积水，显影及排泄时间延长。

2. 报告示范　左侧肾盂肾盏、输尿管及膀胱显影正常。35 分钟摄片见右侧肾盏明显积水扩张，45 分钟见右侧盂管交界部梗阻狭窄，肾盂大部分位于肾轮廓外，输尿管上段细线状，中下段未显影（图 4-89）。

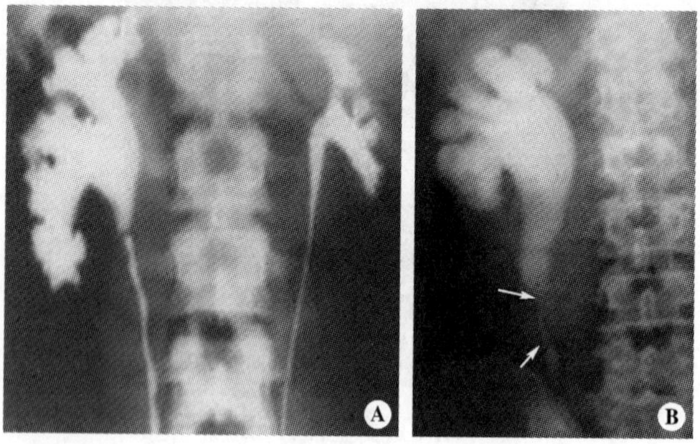

图 4-89　右侧肾盂输尿管交接部狭窄

A. 35 分钟；B. 45 分钟

（四）双肾盂双输尿管畸形

双肾盂双输尿管畸形是胚胎期输尿管芽分裂异常所致，分裂完全则为双肾盂双输尿管。无并发畸形时，临床上无任何症状，影像学上多因其他疾病或常规体检而偶然发现。10%～40%并发其他畸形，常因并发肾积水、输尿管异位开口、输尿管囊肿、结石和感染而就诊。

【病例】　双侧双肾盂双输尿管畸形

1. 报告书写要点　不完全双输尿管应观察描述"Y"形汇合的部位。完全性双输尿管有各自的开口，上位输尿管常合并囊肿，囊肿可继发感染和结石，注意上位输尿管一般开口较低，可以异位开口于膀胱颈部或后尿道，对于重度积水或盲囊状的上位肾盂肾盏输尿管，IVP 不显影，但显影的下位肾盂肾盏输尿管常向外移位，此时应建议 CT 检查。

2. 报告示范　双侧肾盂、肾盏、输尿管显示清楚，肾盏杯口锐利，喇叭型肾盂，输尿管纤细无扩张。右侧输尿管中下部见"Y"形汇合，双侧显示双肾盂、双输尿管，双输尿管走行正常，肾输尿管远端无扩张(图 4-90)。

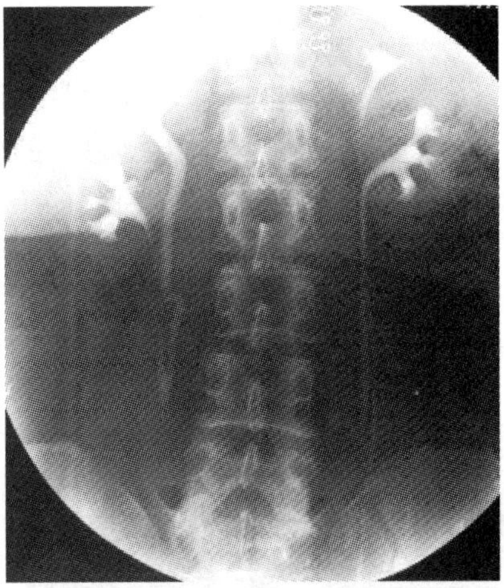

图 4-90　双侧肾盂双输尿管畸形

(五) 肾结石

泌尿系结石的主要成分是草酸钙、磷酸钙及尿酸。含钙结石为阳性结石，尿酸结石为阴性结石。肾结石约 2/3 位于肾盂内，其次在下部肾盏。发病年龄以 35～50 岁居多。肾结石可引起肾盂肾盏的阻塞、损伤和感染。位于肾盂内的较大结石若活动度小，未产生梗阻、感染、损伤，可以长期无明显临床症状或仅有同侧腰部隐痛或钝痛。若结石活动度较大，则产生肾绞痛。

【病例】　双侧肾脏阳性结石

1. 报告书写要点　描述阳性结石的形态、大小、数量和位置，注意 KUB 与 IVP 的对比，强调结石位于肾盂肾盏内，由于造影剂充盈程度和时相不同，阳性结石可能呈相对高密度、被遮盖或呈现充盈缺损样改变。对于患肾的显影情况和积水程度也应详细描述，有助于判断其分泌功能。

2. 报告示范　KUB：右肾区可见一与肾盂肾盏形态吻合的鹿角形高密度影，整体大小约为 6.0cm×4.5cm。IVP：双肾显影同步，右肾盂肾盏轻中度积水扩张，平片所见高密度影位于肾盂肾盏内，肾盂及中下组部分肾盏内表现为充盈缺损。左侧肾脏内见高密度结石，肾盂、肾盏未见扩张。双侧输尿管走行于脊柱两侧，未见扩张。膀胱充盈良好，边缘光滑(图 4-91)。

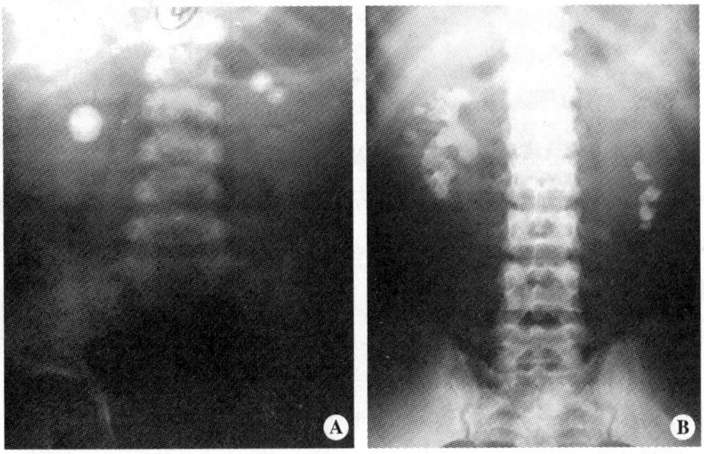

图 4-91　双侧肾脏阳性结石

A. 腹部平片；B. IVP

（六）肾结核

肾结核好发于20～50岁，可由肺结核经血行播散而来，也可以是全身粟粒结核的一部分。病理期肾结核大多数无临床症状。当病变发展到肾脏髓质、在锥体深部形成干酪性病灶而成为临床期肾结核时，出现低热、盗汗等结核病的全身症状。当病变累及肾盂肾盏、尤其是累及输尿管、膀胱时，出现尿频、尿急、尿痛、血尿、脓尿等典型症状。

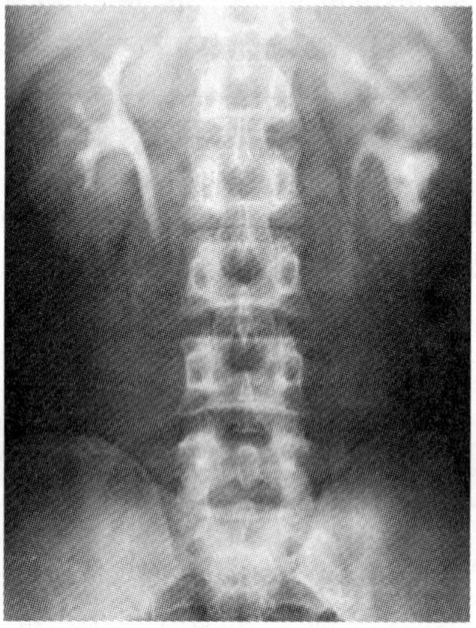

图4-92　左侧肾脏及输尿管结核

【病例】　左侧肾脏及输尿管结核

1. 报告书写要点　报告书写前应详细了解患者病史及化验等相关临床资料，KUB着重观察肾区的钙化，IVP主要观察描述患肾的显影情况及形态表现：显影浅淡、积水扩张、肾盏变形和破坏、“打尖征”、添加影等等，同时应注意合并的输尿管结核和膀胱挛缩及对侧的结核或继发积水改变。显影不佳时应建议行逆行性肾盂造影或CT检查。

2. 报告示范　右侧肾盂、肾盏、输尿管及膀胱显影良好，形态无异常，左侧肾盂、肾盏边缘形态不规整，肾盏不对称性扩张，尤以下组肾盏明显，相应肾大盏较窄。左侧输尿管狭窄（图4-92）。

（七）肾癌

肾癌是最常见的肾脏恶性肿瘤，占肾脏肿瘤的90%，占肾脏恶性肿瘤的75%，好发于50～70岁。多发生于一侧，肿块大小不一，呈圆形、椭圆形。最常见症状为无痛性血尿。病理上肾癌切面不均质，肿瘤表面血管扩张、充血，内有出血、坏死、囊性变、纤维化及钙化。肿瘤侵及肾静脉时形成瘤栓，也可通过淋巴道转移至肾门、下腔静脉和主动脉旁淋巴结。肾癌可转移到肺、肝、骨骼、脑等。

【病例】　右肾癌

1. 报告书写要点　主要观察患肾轮廓改变（肾极增大或局限突出）和显影情况，肾盂肾盏的形态，注意典型的“手握球征”和“蜘蛛足征”，肾盂肾盏的整体移位、变形和破坏，显影不良者建议CT检查。

2. 报告示范　右侧肾影较对侧增大，中部明显向外突出，肾盂及肾盏受压、推移呈“手握球征”。35分钟、40分钟解压后摄片显示右侧输尿管走行及形态未见异常。左侧肾盏、肾盂、输尿管形态正常，左肾排泄正常。膀胱充盈良好，形态无异常（图4-93）。

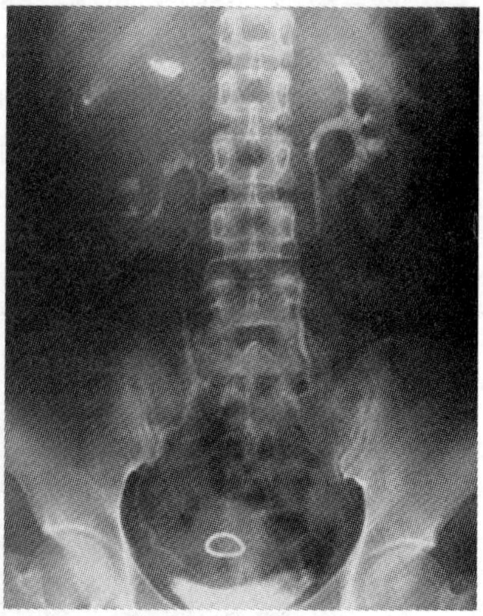

图4-93　右肾癌

（八）肾盂癌

肾盂癌病理上多为乳头状移行上皮细胞癌，少数为鳞状细胞癌，起源于肾盂肾盏黏膜，可以发生于肾盂肾盏的任何部位，并侵犯肾实质。男性发病为女性的2～4倍，80%以上的患者为40～70岁，临床上最常见的症状是血尿和腹痛，很少扪及腹部肿块。鳞癌常有尿路感染和结石症状。

【病例】　右侧肾盂移行细胞癌

1. 报告书写要点　主要观察描述肾盂内充盈缺损大小、形态，侵及范围，近端肾盏的积水扩张，肾盂肾盏壁的破坏等情况。同时应注意是否合并输尿管、膀胱肿瘤的充盈缺损及对侧上尿路情况，对于显影不良、诊断困难者应建议CT检查。

2. 报告示范　双肾显影时间正常。右肾小盏杯口变钝，右侧肾盏扩张，肾盂内可见圆形充盈缺损影，右输尿管上段折曲，未见扩张。左侧肾盂及左侧输尿管显影良好，形态未见异常(图4-94)。

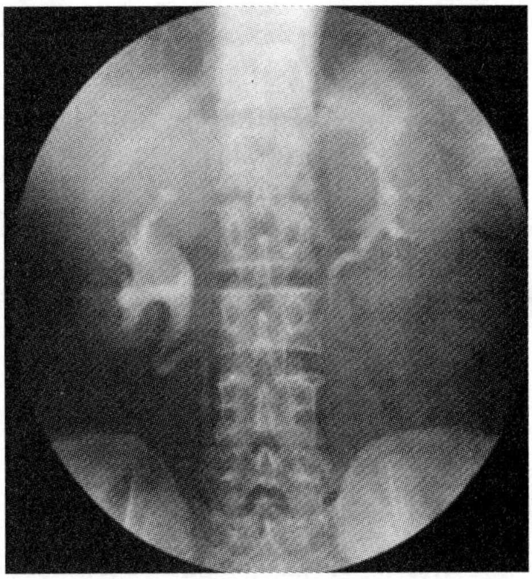

图4-94　右侧肾盂移行细胞癌

二、输尿管、膀胱

(一) 输尿管结石

原发于输尿管的结石很少，常由肾脏结石向下排出移动而来。输尿管结石一般很小，常停留在输尿管的3个生理狭窄处，以第一和第三生理狭窄处为多，急性发作时由于输尿管痉挛和结石移动，损伤输尿管黏膜引起绞痛和血尿，并引起上尿路不同程度梗阻积水。

【病例】　右侧输尿管结石

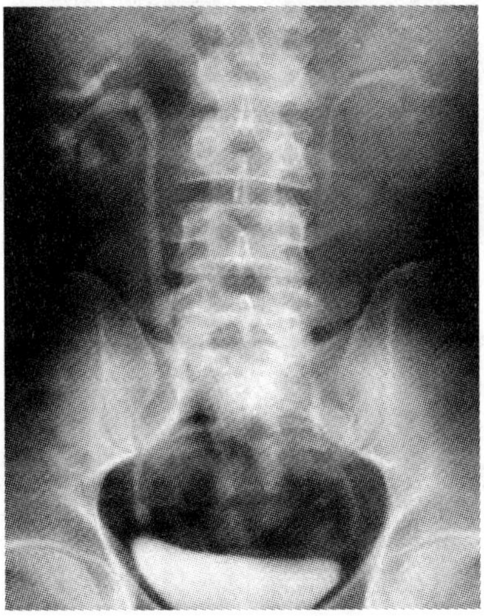

图4-95　右侧输尿管结石

1. 报告书写要点　KUB应观察描述与输尿管走行方向一致的条形或椭圆形高密度影，密度可均匀但常不均匀，着重观察输尿管的3个生理狭窄处。造影片应注意显影情况，描述上尿路梗阻积水程度，注意多体位摄片(尤其是俯卧位)并与淋巴结钙化、静脉石等鉴别，强调结石位于输尿管内或与输尿管重叠，其上方梗阻积水。对于显影不良无法确诊者应建议逆行性肾盂造影或CT检查。

2. 报告示范　右肾显影延迟，右侧肾小盏杯口变浅，弯窿变钝，肾盂轻度扩张积水。右侧输尿管增宽，第三生理狭窄处见充盈缺损影，边界清晰锐利。右输尿管盆腔段梗阻，远侧未显影。膀胱显影良好，其内未见确切充盈缺损(图4-95)。

(二) 输尿管癌

输尿管癌与肾盂癌一样绝大多数为移行细胞癌，鳞癌、腺癌和未分化癌均少见。临床表现以血尿为主，绝大多数为无痛性，少数可伴有腰腹疼痛及包块，好发于中老年，男性多于女性。肿瘤常早期就侵犯管壁全层或侵犯周围结构。输尿管癌可以单发或多发，既可由肾盂癌蔓延或种植形成，也可由膀胱癌向上蔓延而来。

【病例】　左输尿管移行细胞癌

1. 报告书写要点　主要观察描述输尿管充盈缺损或狭窄的部位、大小或范围、形态等，

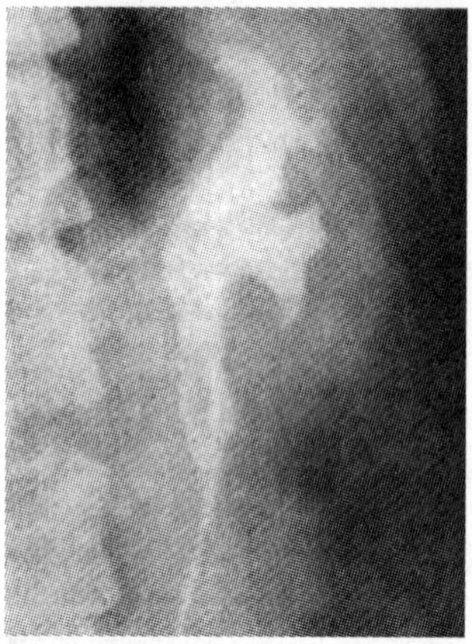

图 4-96　左输尿管移行细胞癌

对于梗阻积水情况应进行判断和描述，同时应观察肾盂肾盏、膀胱的合并肿瘤病变。梗阻较重显影甚差或不显影时应建议进一步 CT 等检查。

2. 报告示范　右肾显影及排泄时间正常，右侧肾盂、肾盏、输尿管形态未见异常，左肾肾盂肾盏扩张，左输尿管起始段扩张，其内见充盈缺损，边缘不光滑，呈菜花状，大小约 3cm×2cm，其上肾盂扩张，其下输尿管形态、走行未见异常。膀胱充盈，形态未见异常(图 4-96)。

(三) 膀胱

膀胱结石

膀胱结石可由于尿潴留、感染或异物而产生，也可以是肾结石排入膀胱，一般由镁、氨、尿酸组成。结石刺激膀胱可引起慢性炎症，致使黏膜充血、溃疡和出血。临床主要症状为排尿困难和排尿终末时疼痛，以及血尿、尿频等。

【病例】　膀胱内阳性结石

1. 报告书写要点　平片应观察描述膀胱区域异常高密度影，数量、形态(同心圆形或桑葚状)、大小、移动度，造影片应强调各体位阳性结石均位于膀胱轮廓内，注意较浓的造影剂可能遮盖膀胱结石。

2. 报告示范　双侧肾区及输尿管未见异常，膀胱底部可见一圆形钙化影(图 4-97)。

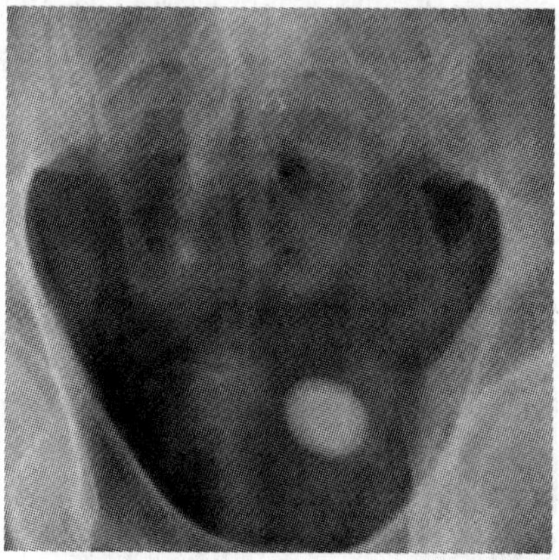

图 4-97　膀胱内阳性结石

膀　胱　癌

膀胱癌的主要临床症状是无痛性肉眼血尿，50～60 岁好发，以膀胱三角区及膀胱两侧壁多见，形态以乳头状、菜花状多见，病理上多为移行细胞癌(90%)和乳头状癌。移行细胞癌多为表浅性膀胱癌，约占 3/4，余 1/4 为浸润性。

【病例】　膀胱移行细胞癌

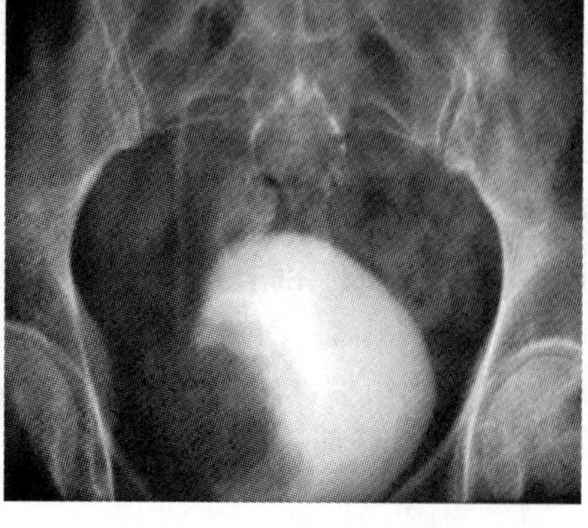

图 4-98　膀胱移行细胞癌

1. 报告书写要点　主要观察描述膀胱内充盈缺损的数量、形态、位置、大小，邻近膀胱壁是否僵硬及其范围，是否侵犯膀胱输尿管入口，如果是 IVP 检查还要相应观察描述上尿路显影情况及其形态，是否合并上尿路梗阻及其程度，当出现肿瘤侧上尿路不显影的情况时，应进一步 CT 检查。

2. 报告示范　双肾显影及排泄时间正常。双侧肾小盏杯口锐利、肾盂形态未见异常。双侧输尿管形态、走行未见异常。膀胱壁欠光滑，膀胱偏右侧可见一类圆形充盈缺损影，大小约为6cm×7cm，边缘不光滑，见软组织影向膀胱外突出，累及右侧输尿管，右侧输尿管扩张积水(图 4-98)。

三、女 性 生 殖

(一) 环定位

在计生工作中,X线检查用于检查宫腔内节育装置安放情况及检查取环后是否有残余。节育装置种类繁多,大致可分透X线和不透X线两种,不透X线的常有不锈钢环、绕铜丝的"T"形等。检查前排空膀胱,避免因膀胱过度充盈将子宫上推使节育器位置抬高。正常人立位时宫腔内节育器的最低位置可达耻骨联合下0.5cm。卧位时节育器应高于耻骨联合。

【病例】 子宫置入节育环

1. 报告书写要点 以节育环中心向脊柱中线划线测量节育环偏左或偏右的距离,然后测量距耻骨联合上缘的高度。应描述节育环的位置和形状,尤其是断裂或取环后残留等异常情况。

2. 报告示范 盆腔内见一椭圆形环状金属影,距正中线偏左2.0cm,距耻骨联合上缘6cm(图4-99)。

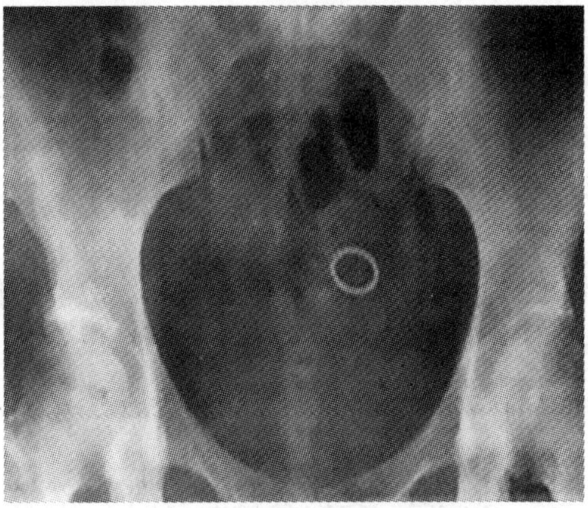

图4-99 子宫置入节育环

(二) 子宫输卵管造影

子宫输卵管造影是将造影剂经子宫颈口注入子宫及输卵管,以显示子宫颈管、子宫腔及两侧输卵管的一种X线检查方法。根据这些结构的位置、大小、形态和内膜等情况做出判断。这一种检查方法特别在观察输卵管有无阻塞、详查阻塞原因及了解子宫输卵管畸形方面有很大的帮助。

【病例】 慢性输卵管炎

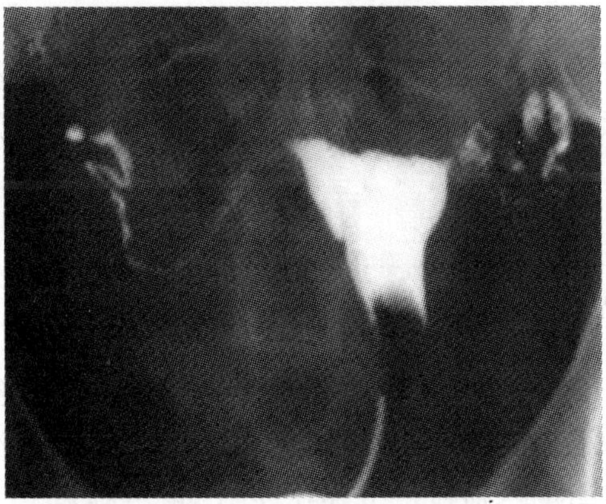

图4-100 慢性输卵管炎

1. 报告书写要点 造影显示正常子宫内腔呈倒立三角形,边缘光滑。左右输卵管细而弯曲,长8～14cm,分为间质部、峡部、壶腹部和伞部,造影常只能显示峡部及壶腹部,造影时正常可见造影剂弥散入盆腔肠间隙。慢性输卵管炎导致输卵管阻塞,壶腹部积水扩张,呈囊状或指状,造影剂不能弥散入盆腔。应该注意有时子宫角肌肉痉挛(对比剂刺激所致)而造成假性不通。

2. 报告示范 经插管注入造影剂,子宫显影,呈倒三角形,边缘光滑;双侧输卵管显影,边缘毛糙,左侧输卵管壶腹部阻塞,积水扩张呈指状,未见造影剂弥散入盆腔(图4-100)。

第五章　外科手术基本技能

第一节　概　　述

外科手术学是研究外科手术方法的一门学科，它与局部解剖学、外科学有着密切的联系。是外科医师治疗疾病的重要手段之一，是区别于内科疗法的主要特征所在。任何手术都需要切开、显露、结扎及缝合等基本操作，又必须以无菌技术和麻醉为保证。因此通过对这些内容系统的学习和正规训练，使学生对无菌观念有较深入的理解；学会正确使用手术中的常用器械；较熟练地掌握规范的外科基本操作；并了解外科临床常见手术的操作步骤，为以后的临床学习、工作或实验研究打下良好的基础。

实习生进入实验室通过对动物一些手术的实施来模拟临床人体手术操作，应当和进入外科手术室做手术一样，不能认为是给动物做手术而在思想上有所忽视，在整个学习过程中，要树立无菌观念，严格遵守无菌操作规则，防止细菌感染。

一、手术学学习须知

(1) 学生必须更换实验室的洗手衣、裤、拖鞋，戴好帽子、口罩后，方可进入实验室内实习。

(2) 保持实验室内整洁，禁止在室内大声喧哗。禁止讨论与实验课无关的事情。

(3) 术前要分工明确，互相协助。术中必须严肃认真，要有高度的责任心，不可草率行事。术后妥善安置动物。

(4) 爱护实验室的一切物品，厉行节约，避免损坏，切勿遗失，器具用完后归还原处。

(5) 实验结束后，认真清点手术用敷料和器械，以防遗漏于动物体内，并将用过的器械、物品清理、刷洗干净，放在指定处。

(6) 实验过程中，不仅要保持手术野的清洁和整齐，而且要及时清除动物的粪便和尿液。实习后，留一组学生值日，清扫室内卫生，保持室内整洁。经教师同意后，方可离开实验室。

(7) 课后完成手术记录。

二、手术实习人员的分工

参加手术实习人员为统一的整体，术前必须有明确分工、职责，但切不可拘泥分工的教条，而应该相互尊重、相互帮助、精诚合作、默契配合，共同协助完成手术学实习任务。一般由6人组成一个手术小组(手术者、第一助手、第二助手、器械护士、巡回护士、麻醉师)。

1. 手术者　对所进行的手术全面负责。负责切开、止血、结扎、显露、缝合及术式的选择，但必须善于听取小组成员的意见，与大家共同努力完成手术，必要时可请示教师的帮助。关腹前与器械护士核对器械、纱布，以防遗留腹腔内。术后书写本次手术记录。

2. 第一助手　手术前应先洗手，负责消毒手术区的皮肤和铺第一层四块无菌巾(如小手术时可用一块小孔巾代替四块无菌巾)并用布巾钳固定。手术时站在手术者对面，手术时尽可能为术者创造有利条件，密切配合术者止血、试血、拔针、打结及显露手术野等工作，全力协助术者完成手术。术后与术者共同负责清洗手术中用过的敷料及纱布。

3. 第二助手　术前和手术者铺中单和大孔巾。术中根据手术的需要，一般站在手术者的左侧。主要负责显露手术野、剪线、拉钩、吸引、清洁手术台面。随时撤除不用的器械、纱布等。术后整理用过的实验用品，协助麻醉师将麻醉动物送回，并负责手术台的清理。

4. 器械护士　术前准备术中所用的器械物品（手套、针、线、引流物等）。最先洗手，铺好器械台，术前与巡回护士共同核对手术器械、物品等数目。手术时站在第一助手左侧，术中及时传递所需要的一切器械及用品，保持器械台（盘）上的整洁。关腹前或手术结束前，认真详细地核对器械、敷料数目。手术完毕洗净器械、揩干、整理、核对数目。

5. 巡回护士　手术前半小时，协助麻醉师共同完成实验动物的麻醉、手术区域的剃毛、备皮工作，与麻醉师将实验动物固定在手术台上。协助器械护士打开器械包包布，准备手套，协助手术人员穿好手术衣，术前与器械护士清点、核对并记录手术器械、物品等数目。负责调整无影灯角度，随时供应手术中需要添加的物品。术后负责手术人员手术衣的整理。

6. 麻醉师　手术前半小时，负责实验动物的麻醉、手术区域的剃毛、备皮工作，将实验动物固定在手术台上。实施麻醉并观察和管理手术过程中动物的生命活动，如呼吸或循环的改变。如发生异常变化应及时报告手术者并设法急救。遇有疑难问题请教教师处理。术后与第二助手将实验动物送回（图 5-1）。

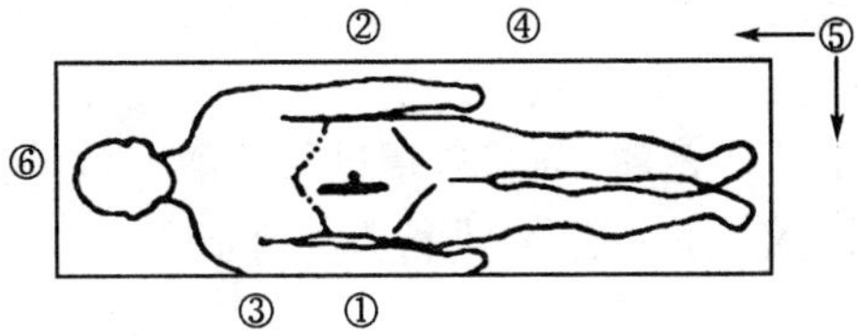

图 5-1　手术人员的位置

①手术者；②第一助手；③第二助手；④器械护士；⑤巡回护士；⑥麻醉师

三、手术器械的布置

1. 手术器械台的准备　手术开始前，器械护士将无菌敷料包放在器械台上，先将外层的大台布打开铺平，再用无菌敷料钳打开第二层大台布，必须把器械台的四周缘遮盖上。器械护士手臂消毒后，穿好手术衣，戴好手套，再打开手术器械盘（包），将器械放置在器械台上，按使用方便分门别类排列整齐，并与巡回护士核对器械、物品数目。

2. 器械托盘的准备　器械托盘上的器械布置，应在全部无菌巾单铺好后进行。将最常用的器械放置在托盘上，以便随取随用，并随手术进程随时更换。

用过的器械必须及时收回、揩净，安放在一定的位置，排列整齐；暂时不用的器械放置器械台的一角，不要混杂。

四、实验动物的麻醉

1. 麻醉前准备

（1）手术前夜和手术当天，停止喂任何食物，禁水 4～6 小时，以免手术时动物呕吐和误吸。

（2）手术进行前，将犬嘴捆绑好。方法：给犬嘴带上网套，先扎紧犬嘴，绕过犬的下颌打结，再绕至耳后打结固定。然后将动物四肢固定在手术台上。

（3）麻醉前肌肉注射阿托品 0.008～0.01mg/kg，以抑制副交感神经兴奋，防止唾液腺分泌增多及支气管痉挛。

2. 麻醉方法的选择 实验动物进行手术前，必须选择合适的麻醉方法。由于动物不宜配合手术，所以常常选择动物全身麻醉。

3. 麻醉用药

(1) 陆眠宁(速眠新)Ⅱ注射液：是动物专用麻醉药物，常用。抽取陆眠宁Ⅱ注射液以1.0ml/10kg肌内注射，一般注射2～4分钟后，即可出现麻醉效果，通常可以维持60～90分钟。如在手术过程中，发现麻醉效果不佳，可以再注射原注射量的1/3～1/2。注意：随时观察动物反应，如麻醉剂过量或药物副反应时，可用人工呼吸或肌内注射苏醒灵注射液2.0～3.0ml进行急救、催醒。

(2) 戊巴比妥钠：配置成2.5%，按1.0ml/kg腹腔内注射或静脉注射，腹腔注射后5～10分钟后显效，通过腹膜的吸收而达到麻醉效果。静脉注射时要缓慢，防止呼吸骤停。注意：该药有明显的呼吸抑制作用，因此注射后要密切观察动物呼吸情况。如呼吸抑制或停止，应进行人工呼吸；腹腔注射药避免注入肠腔内，以免达不到麻醉效果；因麻醉效果不佳而追加麻醉剂应慎重，因为追加该药容易导致麻醉死亡，可以追加氯胺酮6.0～8.0mg/kg，肌肉注射或静脉注射均可。

(3) 乙醚：筒状口罩进行乙醚开放点滴麻醉，相对安全。注意：观察动物呼吸，发现有抑制现象，停止给药，进行人工呼吸。

五、手术记录的书写

术者应于手术当日完成手术记录。除一般资料外，最为重要的是手术经过，其内容包括：

(1) 麻醉、手术体位、消毒方法及范围，铺无菌布单层次。

(2) 皮肤切口：包括切口部位、方向及长度。

(3) 切开各组织层次及方法。

(4) 术中探查病变部位及周围情况的经过所见。

(5) 病变部位的操作过程，施行手术的方式、方法。

(6) 清理手术野和清点敷料、器械结果。确认手术野无活动性出血和敷料、器械与术前数量相符后才能缝闭手术切口。逐层缝合的方法及所用的材料。

(7) 手术出血情况，术中引流方式及各引流管放置的位置等。麻醉效果满意否。

(8) 一律采用医学专用术语。要求认真书写，字迹工整，不漏项目。

第二节 无 菌 术

【学习目的和要求】

(1) 认识无菌术在外科手术中的重要性。

(2) 学习外科无菌术、灭菌、消毒的概念及方法。

(3) 掌握外科无菌操作的原则和方法。

(4) 熟悉手术室的管理规则。

【实验器材】

(1) 海绵块、肥皂、0.5%碘伏溶液、无菌小毛巾等。

(2) 无菌干手套，无菌手术衣，消毒液，常用手术器械，各种手术铺巾，各种模型。

【实验方法】

(1) 带教教师讲解和示范。

(2) 学生在教师的指导下进行操作练习。

【实验步骤】

微生物普遍存在于人体和周围环境。在进行手术、穿刺、插管、注射及换药等过程中，一切与伤口或组织接触的物品，必须采取一系列严格的消毒、灭菌措施，防止微生物通过接触、空气或飞沫进入伤口或组织，否则就可能引起感染。无菌的物品若与有菌的物品接触，则不再是无菌的，必须重新灭菌后才能使用，这种观念称之为无菌观念。

凡是防止一切微生物侵入和保持灭菌后的物品及无菌区不再受污染的操作方法称之为无菌技术。它是外科手术操作的基本原则，无菌术的内容包括灭菌法、消毒法、操作规则及管理制度。

1. 灭菌法　灭菌是指杀灭或消除传播媒介物上所有微生物的过程。

(1) 物理灭菌法

1) 高压蒸汽法：是利用高温和高压的手段，达到杀灭细菌的目的，是一种应用最普遍、效果最可靠的灭菌方法。高压蒸汽灭菌器可分为下排气式和预真空式两类。后者的灭菌时间短，对需要灭菌的物品损害轻微，但价格贵，应用未普及。目前在国内广泛应用的为下排气式灭菌器，灭菌时间较长。此法使用灭菌器的式样有很多种，但其原理和基本结构相同，是由一个具有两层壁能耐高压的锅炉所构成，蒸汽进入消毒室内，积聚而产生压力。蒸汽的压力增高，温度也随之增高，当温度达 121～126℃时，维持 30 分钟，既能杀死包括具有极强抵抗力的细菌芽孢在内的一切细菌，达到灭菌目的。多用于能耐受高温的物品，如金属器械、玻璃、搪瓷、敷料、橡胶制品等。

注意事项：

A. 需灭菌的各种包裹不应过大、过紧，体积上限为：长 40cm、宽 30cm、高 30cm。

B. 灭菌器内包裹不应排的太密，以免妨碍蒸汽的透入，影响灭菌效果。

C. 预置专用的包内及包外灭菌指示纸带，在压力及温度达到灭菌标志条件并维持 15 分钟时，指示纸带即出现黑色条纹，表示已达到灭菌的要求。

D. 瓶装液体灭菌时，只能用纱布包扎瓶口，用橡皮塞的，应插入针头排气。

E. 已灭菌的物品应注明有效日期，并需与未灭菌的物品分开放置。

F. 高压灭菌器要有专人负责，每次灭菌前都要检查安全阀的性能是否良好，以防锅内压力过高而发生爆炸。

G. 易燃、易爆物品如碘仿、苯类等，禁用高压蒸汽灭菌法；锐利器械如刀、剪等不宜用此法灭菌，以免变钝；

2) 煮沸法：有专用的煮沸灭菌器，但一般的铝锅或不锈钢锅洗去油脂后，也可用作煮沸灭菌。可用于金属器械、玻璃器械及橡胶类物品，在水中煮沸至 100℃并维持 15～20 分钟，一般细菌可被杀灭，但带芽孢的细菌至少需煮沸 1 小时才能被杀灭。

注意事项：

A. 为达到灭菌目的，物品需全部浸入沸水中。

B. 缝线和橡胶类物品灭菌应于水煮沸后放入，持续煮沸 10 分钟即可取出，煮沸过久会影响物品质量。

C. 玻璃类物品用纱布包好，放入冷水中逐渐煮沸，以免其遇骤热而爆裂。玻璃注射器应拔除针芯分别用纱布包好。

D. 煮沸器的锅盖应妥为盖上，以保持沸水温度。

E. 灭菌时间从水煮沸后算起，如中途加入其他物品，则灭菌时间应重新计算。

3）火烧法：仅用于急需的特殊情况下，金属器械的灭菌可用此法。将器械放在搪瓷或金属盆中，倒入95%的乙醇溶液少许，点火直接燃烧20秒，可达到灭菌目的。但此法常使锐利器械变钝，又会使器械失去原有的光泽，一般不常用。

（2）化学灭菌法：锐利器械、内镜和腹腔镜等不适于热力灭菌的器械，可用化学药液浸泡灭菌。

1）环氧乙烷：浓度800mg/L，灭菌时间6小时。

2）2%中性戊二醛水溶液：灭菌时间为10小时。

2. 消毒法（抗菌法） 利用液体或气体化学药物抑制微生物的生长、繁殖或杀死微生物，以达到消灭细菌的方法。

（1）药液浸泡法

1）2%中性戊二醛水溶液：浸泡时间为30分钟。常用于刀片、剪刀、缝针及显微器械的消毒。药液应每周更换一次。

2）70%乙醇溶液：浸泡时间为30分钟。目前，较多用于已消毒过的物品的浸泡，以维持消毒状态。酒精应每周过滤，并核对浓度一次。

3）10%甲醛溶液：浸泡时间为20～30分钟。适用于输尿管导管等树脂类、塑料类以及有机玻璃制品的消毒。

4）1∶1000苯扎溴铵（新洁尔灭）溶液：浸泡时间为30分钟，虽亦可用于刀片、剪刀及缝针的消毒，但因其消毒效果不及戊二醛溶液，故目前常用于持物钳的浸泡。

5）1∶1000氯己定（洗必泰）溶液：浸泡时间为30分钟，抗菌作用较苯扎溴铵强。

注意事项：

A. 浸泡前，器械应去污、擦净油脂。

B. 拟消毒的物品应全部浸在消毒液内。

C. 剪刀等有轴节的器械，消毒时应把轴节张开；管、瓶类物品的内面亦应浸泡在消毒液中。

D. 如中途加入其他物品应重新计算浸泡时间。

E. 使用前应将物品内外的消毒液用灭菌生理盐水冲洗干净，因该类药液对机体组织均有损害作用。

（2）甲醛蒸气熏蒸法：适用于室内空气及不能浸泡且不耐高热的器械和物品的消毒。如精密仪器及显微内镜等。用有蒸隔的容器，在蒸隔最底层放一量杯，按容器体积加入高锰酸钾和40%甲醛（福尔马林）溶液，用量以每0.01 m^3加高锰酸钾10g及40%甲醛溶液4 ml计算。需消毒的物品放在蒸隔上部，容器盖紧。此法可用于消毒丝线、内镜线缆、手术电凝器等，熏蒸1小时即可达到消毒目的。

3. 手术人员和动物手术区域的准备

（1）手术人员的术前准备

1）一般准备：手术人员进入手术室后，在手术室规定区域内换鞋后，进入更衣室，要换穿手术室准备的清洁衣、裤，戴好帽子及口罩。帽子要盖住全部头发，口罩要遮住口、鼻。上衣袖口平上臂的上1/3，下襟塞在裤子里。剪短指甲，并除去甲缘下积垢。患呼吸道感染，手臂皮肤破损或有化脓性感染时，不能参加手术。

2）手臂消毒法：在皮肤皱纹内和皮肤深层如毛囊、皮脂腺等都藏有细菌。手臂消毒法仅能清除皮肤表面的细菌，并不能完全消灭藏在皮肤深处的细菌。在手术过程中，这些细菌还会逐渐移到皮肤表面，故在手臂消毒后，还要戴上消毒过的橡胶手套和穿无菌手术衣，以防止这些细菌污染手术伤口。

A. 肥皂刷手消毒液浸泡法：①先用普通肥皂和水清洗手臂和肘部，初步除去油垢皮脂。②用无菌毛刷蘸消毒肥皂液，按以下顺序彻底、无遗漏的刷洗：从指尖，逐渐向手掌、手背、腕、前臂内侧、前臂外侧直至肘上 10cm 处刷洗。③可采用两手臂交替刷手法（即左手掌、手背、右手掌、手背、左前臂、右前臂、左上臂、右上臂顺序）；也可采用单侧刷手法（即先刷一侧手、前臂、上臂，更换刷子，再刷对侧）。刷洗时要均匀并适当用力，特别注意指尖、甲沟、指间、手掌纹、腕部等处的重点刷洗。④每刷一次 3 分钟左右，用流水冲洗一次，冲洗时从手指开始，始终保持肘低位，以免水反流至手部。反复刷洗 3 遍，时间约 10 分钟。然后用无菌小毛巾依次由手部向上臂擦干，擦过肘部的毛巾不可再回擦手部（图 5-2）。⑤常用的消毒液有 75%乙醇溶液、1∶1000 苯扎溴铵溶液或1∶1000 氯己定溶液。将双手至肘上 6.0cm 浸泡在盛消毒液的桶内，同时用泡桶内小毛巾轻轻擦洗 5 分钟，手不可触碰桶口。浸泡毕，拧干消毒小毛巾，揩去手臂消毒液，晾干。

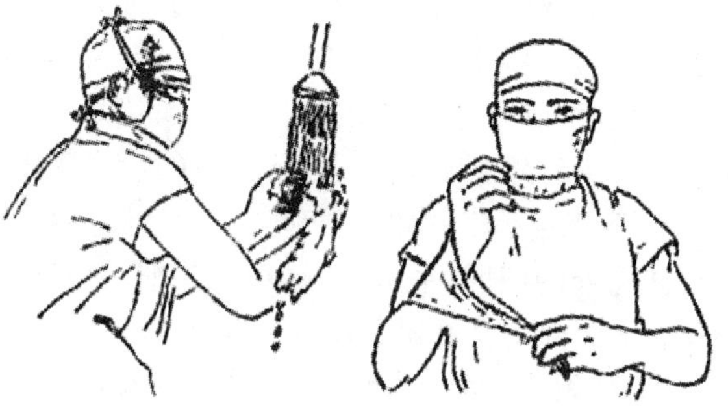
图 5-2　冲洗手臂、毛巾擦手

泡手后，双手保持于胸前半伸位，即手要远离胸部 30cm 之外，上不能高于下颌下缘，下不能低于剑突。手、臂不能再接触非消毒物品，否则需重新刷洗。

因苯扎溴铵是阳离子除污剂，肥皂是阴离子除污剂，所以必须将手臂上的肥皂冲净，以免影响苯扎溴铵的杀菌效力。苯扎溴铵泡手毕，禁与乙醇接触。苯扎溴铵一般在使用 40 次后应更换。

B. 络合碘（碘伏）手臂消毒法：络合碘又称 PVP-碘（聚乙烯吡咯酮-碘）。它能克服碘酊对皮肤的强烈刺激而又具有碘的强烈杀菌作用。它的杀菌是游离碘起作用，有效浓度为 0.5%。也用于手术区皮肤消毒。

肥皂常规清洗手臂，流水冲洗干净，无菌小毛巾擦干。取无菌海绵一块，蘸第一碗消毒液约 5.0ml 涂擦手和前臂，从指尖至肘上 10cm，两手交替进行涂擦，注意指甲沟、指间、腕部等处，按顺序进行，不可遗漏，一次约 2 分钟；

反复涂擦三次，共约 6 分钟。每次涂擦后，不可用水冲洗手臂，稍干后即可穿手术衣和戴手套。

C. 灭菌王（双氯苯乙双烷）刷手法：灭菌王是不含碘的高效复合型消毒液。清水冲洗双手、前臂至肘上 10cm 后，用无菌刷蘸灭菌王溶液 3.0～5.0ml，刷手、臂 3 分钟，流水冲净，用无菌小毛巾擦干。再取蘸灭菌王溶液的无菌海绵一块涂擦手、臂 3 分钟。皮肤干后穿手术衣和戴手套。

D. 氯己定乙醇刷手法：在肥皂洗手的基础上，取无菌刷蘸氯己定乙醇约 5.0ml 刷手、臂 2 分钟。从指尖到肘上 10cm。再换无菌刷蘸取消毒液 5.0ml 刷手、臂 2 分钟，稍干后穿手术衣和戴手套。

E. 连续手术洗手法：在施行无菌手术后，手套未破，连续施行另一手术时，如用肥皂水刷手法，可不用重新刷手，仅需浸泡乙醇或苯扎溴铵溶液 5 分钟；如用碘伏或灭菌王等刷手法，涂擦手、臂的消毒时间不变，再穿手术衣和戴手套。但应采用下列更衣方法：①先洗去手套上的血迹。②由他人解开衣带，将手术衣自背部向前翻转脱去；脱衣袖时，使手套的腕部随之翻转于手上。③右手伸入左手手套反折部之外圈中，脱下该手套，再以左手指脱去右手手套(先脱右手套亦可)。④脱手套时，手套的外面不能接触到皮肤。如果手套已破，应重新彻底刷洗手、臂和浸泡消毒。若前一次手术为污染手术，接连下一台手术前，则应重新彻底刷洗手、臂和浸泡消毒。

F. 急诊手术洗手法：在患者情况重危，来不及按常规进行手臂消毒情况下，可按以下方法进行手臂处理：①不进行手臂消毒，戴一副无菌手套，穿无菌手术衣后，将袖口留在手套腕部外面，然后再戴一副手套，即可进行手术。②在紧急情况下，最好采用碘伏和灭菌王等洗手法，可节约时间。无此条件者，可用 3%～5%的碘酒涂擦双手及前臂后，稍干，再用 70%～75%乙醇棉球涂擦脱碘 1～2 次，后穿手术衣、戴手套。

3) 穿无菌手术衣和戴手套方法：手臂消毒，只能清除皮肤表面的细菌，不能完全消灭藏在皮肤深处的细菌，手术过程中，这些细菌会逐渐移到皮肤表面。因而，在手臂消毒后，还要戴上无菌橡皮手套和穿灭菌手术衣，以防这些细菌污染手术创口。

A. 穿无菌手术衣方法：①传统手术衣：穿衣时，先拿起反叠的手术衣领，在宽敞的地方将手术衣轻抖开，注意勿触及周围人员和物品。一种方法是提起衣领两角，稍向上掷，顺势将两手插入袖筒内、两臂前伸，由他人帮助向后拉拢，最后双臂交叉提起腰带向后传递(注意手不能碰及衣面)，由别人在身后将衣带系紧；另一种方法是一手抓住衣领，一手先插入同侧袖筒，由助手帮助拉紧后，再用穿衣的手提衣领，将另一只手插入另一个袖筒，以下操作同上。后一种方法能防止上掷插袖过程的失误(图 5-3)。②包背式手术衣：该手术衣的穿法基本同上，只是当术者穿上手术衣、带好无菌手套后，由巡回护士(或器械护士)将腰带传递给术者自己系扎，包背式手术衣的后叶盖住术者身后部分，使其背后也无菌(图 5-4)。

注意穿好手术衣后，双手半伸置于胸前，避免触碰周围的人或物。不可将手置于腋下、上举或下垂。

B. 戴无菌手套方法：目前多数医院采用灭菌的干手套，仅少数医院使用消毒液浸泡的湿手套。如用干手套，应先穿无菌手术衣，后戴手套；如用湿手套，则应先戴手套，后穿无菌手术衣。①戴干无菌手套：在戴手套前，手不可接触手套外面；如先戴右手手套，则用左手从手套包内捏住手套套口反折部之内面，取出手套，紧捏套口将右手插入左手手套内戴好，注意勿触及手套外面，再用戴好手套的右手 2～5 指插入左手手套的反折部内(手套外面)，协助左手插入手套内。已戴手套的右手不可触碰右手皮肤。如先戴左手手套则顺序相反；将手套翻折部翻回、盖住手术衣袖口，不漏手腕。双手可先沾少许滑石粉以利戴手套，用无菌生理盐水冲净手套外面的滑石粉(图 5-5)。②戴湿无菌手套：手套内要先盛放适量的无菌水，使手套撑开，便于穿戴。戴上手套后，将手腕部向上举起，使无菌水沿前壁向肘部流下，再穿手术衣。

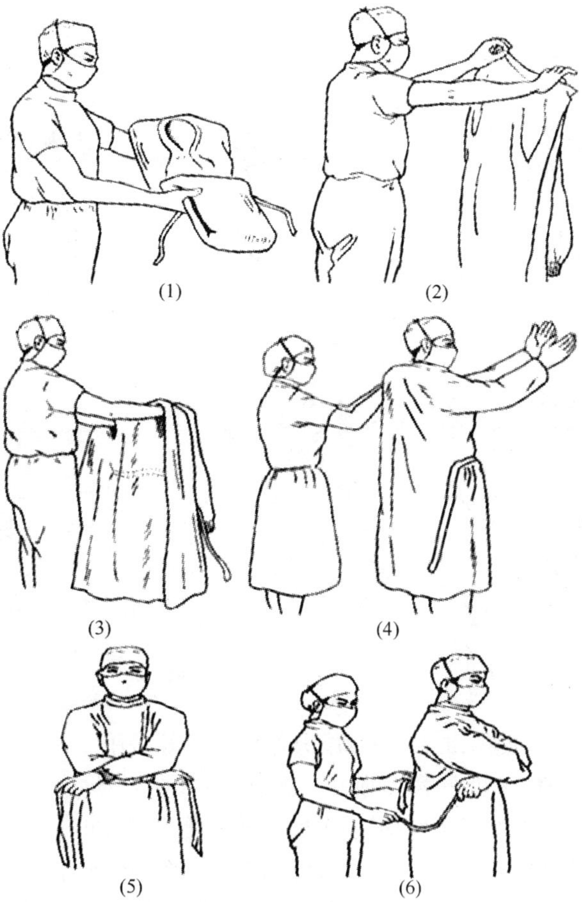

图 5-3　穿传统式无菌手术衣方法

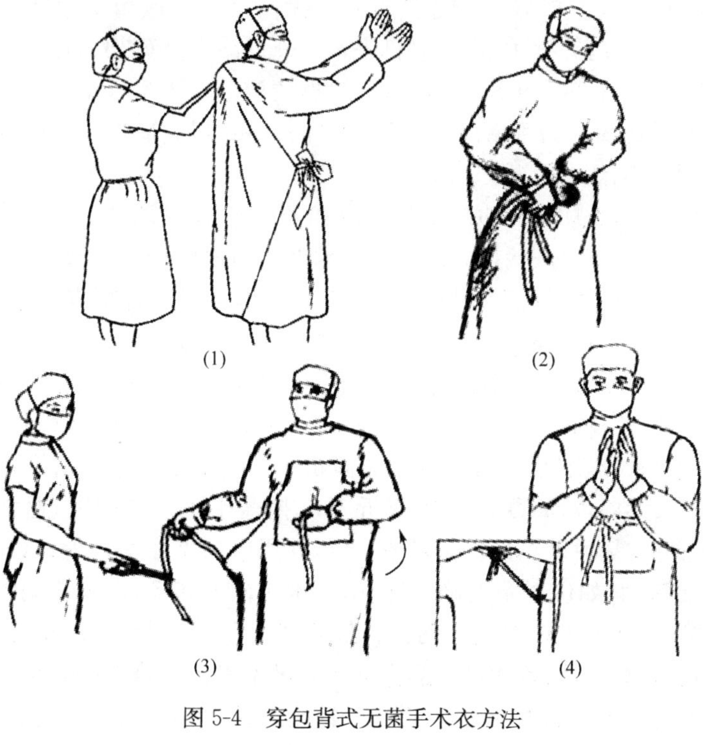

图 5-4　穿包背式无菌手术衣方法

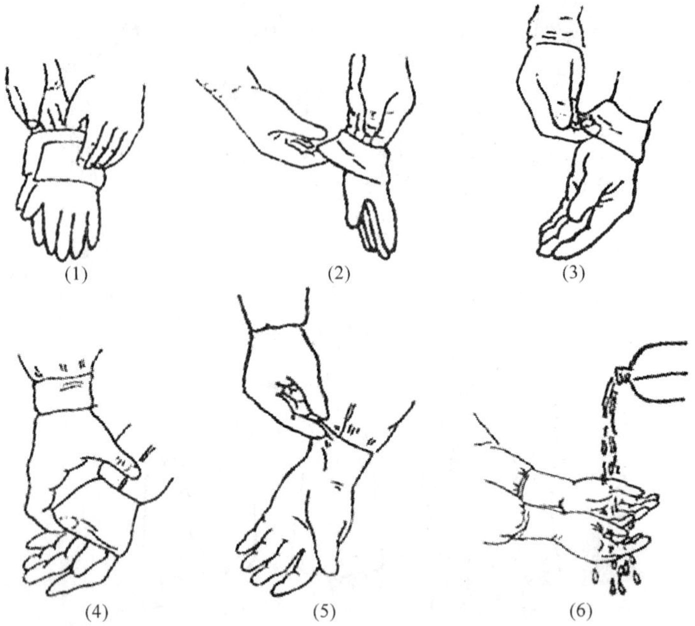

(1) (2) (3)

(4) (5) (6)

图 5-5 戴无菌手套方法

(2) 实验动物手术区域的准备:一般以犬作为实习外科手术的动物。

1) 剃毛和皮肤清洁:一般在手术前一天进行,多数在当日术前进行。先用剪刀将手术区域的长毛尽量剪短,再用电推剪剃尽手术区皮肤的毛发,揩净皮肤污垢及残留的犬毛。

2) 手术区的皮肤消毒:由一助手在手、臂消毒后,尚未穿戴手术衣和手套之前,进行皮肤消毒。助手用卵圆钳夹纱布球蘸化学消毒溶液由手术区中心向周围皮肤无遗漏地涂擦,待晾干后,再换纱布球以同样方式涂擦消毒液。无菌手术一般由手术区中心部向四周涂擦。如为感染伤口或肛门等处手术,则应自手术区外周涂向感染伤口或会阴肛门处。已经接触污染部位的药液纱布球,均不允许再返回涂擦清洁处。手术区皮肤消毒范围应包括手术切口周围 15cm 的区域。如手术时有延长切口的可能,则应适当扩大消毒范围。不同部位手术的皮肤消毒范围如图示(图 5-6)。

常用皮肤消毒液有:①2%～3%碘酊溶液和 70%～75%乙醇溶液。先用碘酊涂擦 3 遍,待碘酊干后,再用乙醇溶液涂擦 3 遍脱碘。因碘酊对皮肤刺激性较大,小儿皮肤、面颊、会阴、生殖器及黏膜等处禁用;②0.5%碘伏涂擦 3 遍,但必须干后再铺无菌巾单;③1∶1000 苯扎溴铵(新洁尔灭)溶液涂擦 3 遍。对碘酊有过敏者选用后两种。

3) 手术区敷盖:手术区皮肤消毒后,即开始铺盖无菌巾单,铺盖无菌巾单的总原则是除显露手术切口所必须的皮肤区以外,遮住其他部位,避免和尽量减少手术中的污染。

一般无菌手术切口周围至少要盖四层无菌巾单。小手术仅盖一块孔巾即可。以腹部手术为例:先铺四块无菌巾,每块的一边双折 1/3,掩盖手术切口周围,通常先铺相对不洁区,如会阴侧、下腹部,最后铺靠近操作者的一侧,并用巾钳夹住交角处,以防移动。无菌巾铺下后,不可随便移动,如位置不准确,只能由手术区向外移动,而不应向内移动。然后根据情况,再铺中单,分别置于切口上下两方。最后铺大孔巾(剖腹单),开口正对切口部位,大孔巾的头侧超过麻醉架,两侧和足端部应垂下超过手术台边缘 30cm(图 5-7)。铺完无菌巾后,消毒敷盖人员应再用消毒液泡手、臂 1 分钟或用氯己定(洗必泰)乙醇及络合碘制剂涂

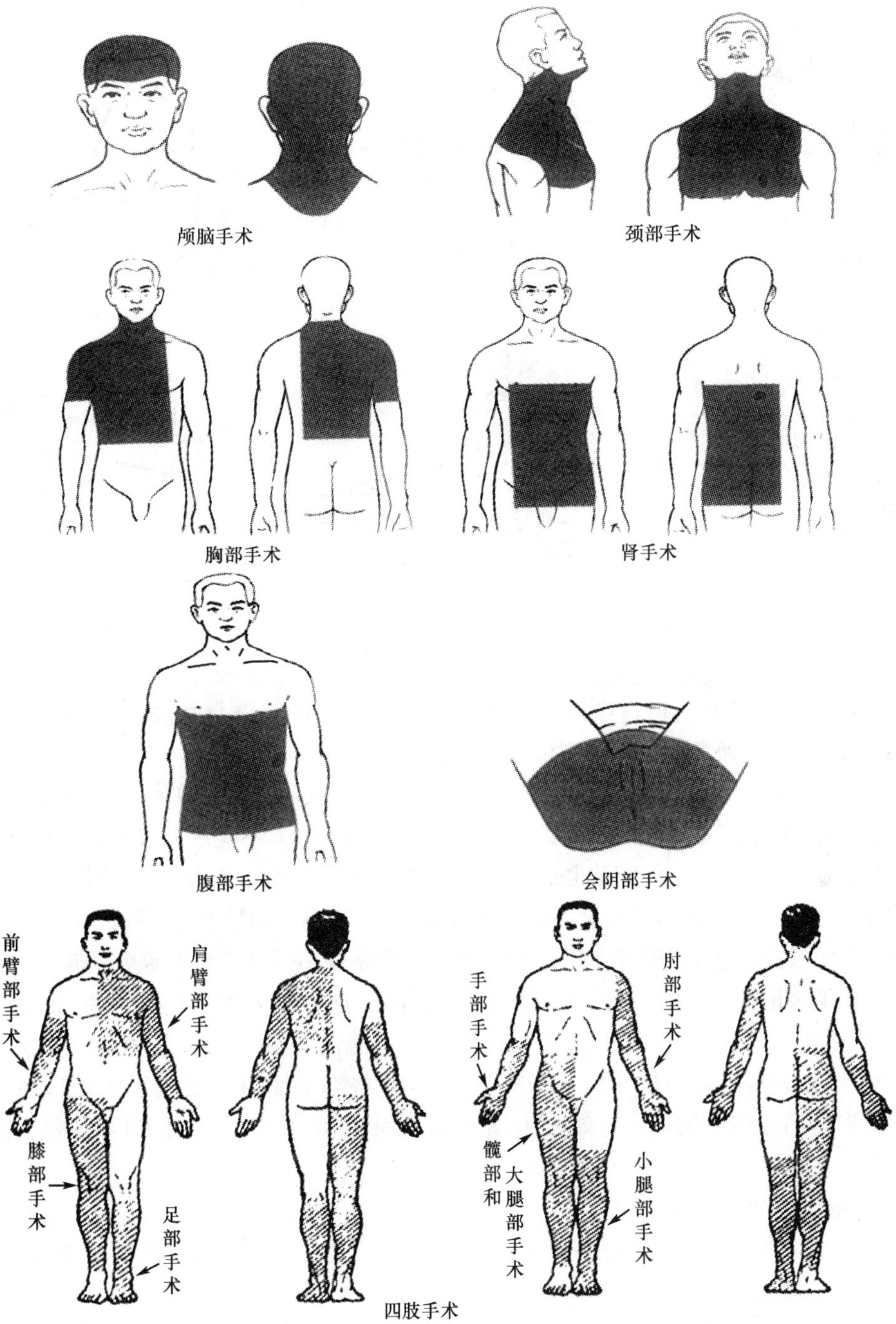

图 5-6　各种手术部位皮肤的消毒范围

擦手臂至肘上 3.0cm，再穿手术衣，戴手套。

4. 手术野的细菌来源和控制途径　为了防止细菌进入手术野或伤口，必须对细菌的可能来源有所了解，才能采取有效措施。细菌的来源大致有五个方面：

(1) 皮肤上的细菌：正常人皮肤上附有大量的细菌，这些细菌可以由外伤后皮肤破裂而进入伤口，或通过医护人员在治疗工作中(手术、换药)传播到患者的伤口，而引起感染。皮肤上的细菌不仅存在于皮肤表面，而且还存在于指甲下、皱纹、毛孔和皮脂腺管内，毛孔和

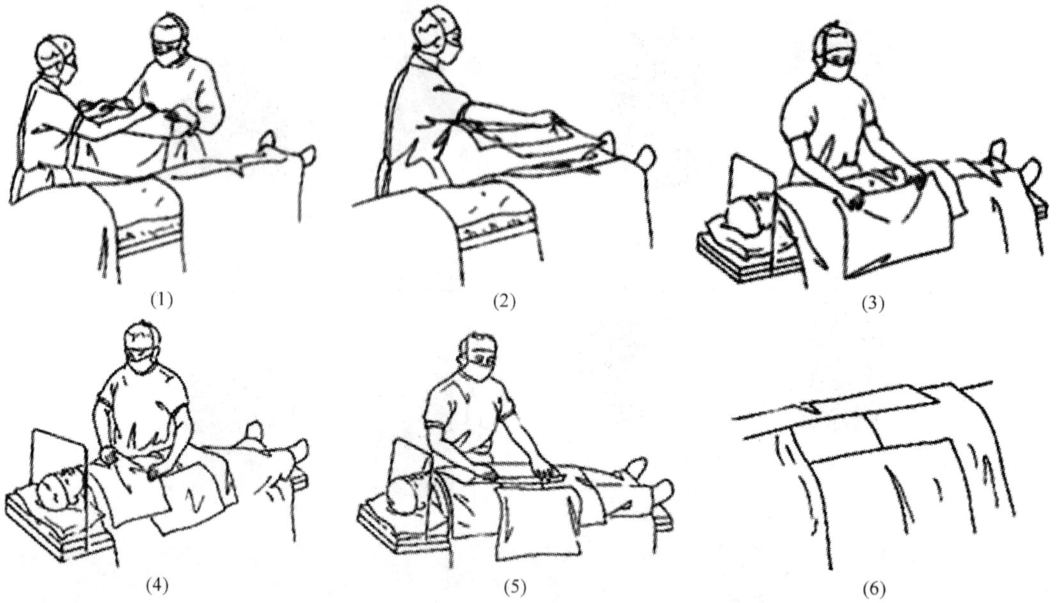

图 5-7　铺无菌巾单的方法

皮脂腺管内的细菌也可以移行至皮肤表面。所以医护人员的手与脓液、污物接触后，以及在为感染病灶引流、换药后，应立即用肥皂水洗净。

皮肤有化脓性病灶(如疖、开放性化脓性伤口)时，可以散播大量的致病细菌，是危险的感染来源。由于对这些病灶不可能彻底消毒，所以有化脓性病灶的人不应进入手术室或其他要求无菌隔离的地方。患者皮肤上的细菌也是自身感染的主要来源，因此，患者手术区域皮肤在手术前应进行清洁处理，手术开始前还需进行彻底的消毒处理。毛发也附带细菌，所以每个医护人员应注意个人卫生，勤洗头发，工作时应戴工作帽，不让头发外露，在手术室内要求更严格。

(2) 鼻咽部的细菌：人的鼻咽部有大量细菌存在，这些细菌可通过深呼吸、说话、咳嗽、打喷嚏时，随着飞沫排到空气中，落在伤口或伤口接触的物品上而引起感染。一次喷嚏能喷射出约 4 万个飞沫，排出约 1 万～2 万个细菌，这些细菌亦可能成为手术切口感染的来源。戴口罩是防止细菌散播的有效方法，阻菌效果可达 90%以上。发挥口罩的最大阻菌效果关键在于正确使用：

1) 口罩应完全遮盖住口和鼻孔。

2) 口罩戴得松紧要适当，过松飞沫可能不完全附着在口罩上而折回空气中；过紧妨碍呼吸，引起不适感。

3) 口罩湿后即降低阻挡飞沫的效力，必须及时更换。口罩戴过 4 小时后，即使不潮湿也应经常更换，否则，细菌遗留在口罩上，愈积愈多。

4) 通常呼吸时，口罩才有最大的阻菌效果。实验证明，大声说话、嬉笑、咳嗽、打喷嚏时，仍有大量细菌透过口罩。所以在手术进行时即使戴口罩也应避免高声谈笑，不得已咳嗽或打喷嚏时，不应面向手术无菌区。有急性呼吸道感染者，不能参加手术。

(3) 空气中的细菌：空气中的细菌除附着于飞沫外，主要附着于空气中的微尘上，飞沫中的细菌最终也必然附着于微尘中，微尘落到伤口和伤口接触的器械、物品上，就会进入伤口而引起感染。据计算每小时落入无菌区的细菌可达约 3 万～6 万个。在静止的新鲜空气内细菌很少，但在扫地或过多人走动时，微尘飞扬，细菌明显增多。在手术室，微尘主要是由于工作人员的衣物，患者所用的被、毯，以及从门窗刮进的风带入的。故减少室内微尘和避免微尘飞扬是控制空气中细菌来源的重要途径。应该做到：

1）保持室内清洁、门窗严密。

2）禁止工作人员穿着普通衣、鞋进入手术室。

3）室内人数不宜过多，动作需轻巧。

4）患者进入手术室前，应更换衣、鞋，病室的被、毯不可带入手术室。

5）外科病室应保持清洁，换药或做其他治疗前，不宜进行扫地、铺床等活动。以上均是减少室内微尘的最简单措施。

控制空气中细菌还可采取通气措施和采用物理或化学方法。前者是与室外新鲜空气交换，代替室内混浊空气；后者是用紫外线照射、臭氧消毒、药物喷雾（苯扎溴铵、石炭酸溶液）或气体熏蒸（乳酸、甲醛）等方法杀灭空气中的细菌。

由于空气中含有细菌，因此，无菌物品只有在不与大气交流的条件下，才能在一定时间内保持无菌。从这个概念出发，保存无菌物品时，必须注意不透气，密闭的程度如何决定着无菌物品可以保持无菌状态的时间。一般认为，以双层布包保存的无菌包，可保存7～10天，如需继续保存，应重新灭菌；以金属或玻璃、搪瓷等容器盛放、加盖贮存的，可保存15～30天；以金属或玻璃器皿密封灭菌（如注射器、罐头）后原封保存，可保持一年。保存的无菌物品启包后，虽再包好或加盖，需在24小时内用完，否则重新消毒。

（4）器械、用品、药物、溶液等带入的细菌：这些物品都可经过灭菌和抗菌处理后达到无菌，不应该成为感染的细菌来源。但在下列的情况下，这些物品仍可成为感染的来源。例如：①个别工作人员责任心不强，没有按照操作规程进行灭菌消毒处理；②灭菌器发生故障或消毒溶液失效未及时发现；③使用了过期的灭菌物品；④灭菌后又被污染。杜绝上述细菌感染来源的方法，主要是加强责任心，严格遵守无菌制度。

（5）感染病灶或空腔脏器的细菌：这些细菌是手术后感染的重要来源，一般不可能用灭菌、消毒的方法达到无菌的状态。只能在手术操作时，严格遵守隔离技术，避免污染；污染的器械用品应与无菌的用品分开；污染的手套应及时更换无菌的手套；手术终止前要用生理盐水冲洗手术区域和切口。

5. 手术进行中的无菌原则　在手术过程中，虽然器械和物品都已灭菌、消毒，手术人员也已洗手、消毒，穿戴无菌手术衣和手套，手术区又已消毒和铺无菌布单，为手术提供了一个无菌操作环境。但是，还需要一定的无菌操作规则来保证已灭菌和消毒的物品或手术区域免受污染。若发现有人违反，必须予以立即纠正。无菌操作规则包括：

1）手术人员穿无菌手术衣和戴无菌手套之后，手和前臂即不准再接触未经消毒的物品，背部、腰部以下和肩部以上部位，这些区域视为有菌地带不能接触。手术台边缘以下的布单及物品也不要接触。

2）不可在手术人员背后传递器械及手术用品。手术人员也不要伸手自取。坠落到手术台平面以下的器械及物品，不准捡回再使用。

3）在手术操作中，发现手套破损或接触到有菌地方，应立即更换无菌手套。如前臂或肘部接触到有菌地方，应加套无菌袖套；如需更换手术衣，应先脱手术衣，后换手套；如无菌巾单被浸湿，即失去无菌隔离作用，应及时更换或加盖新的无菌巾单。

4）在手术过程中，同侧手术人员如需更换位置时，一人应先退后一步，转过身，背对背进行更换，以防止触及对方背部不洁区。对侧更换位置，需经过器械台时，应面对器械台绕过，不准背向器械台。如术中出汗较多时，应将头偏向一侧，由其他人员协助擦去，以免汗液坠落手术区内。

5）必要的谈话，或偶有咳嗽时，不要面向手术区，以防飞沫污染手术区。

6）切开空腔脏器之前，要先用无菌湿纱布保护周围组织，以防止或减少污染。

7）切口边缘及切开的腹膜边缘应用护皮巾及护腹膜巾遮盖，并用巾钳、腹膜钳或缝线固定。

8）做皮肤切口和缝合皮肤切口之前，需用70%乙醇溶液或碘伏棉球消毒皮肤一次。

9）参观手术人员必须与手术人员保持一定距离，不可太靠近手术人员或站得过高。尽量减少在室内走动，以减少污染机会。

10）洗手人员面向消毒的手术区域，只能接触已消毒灭菌的物品。非洗手人员不可接触已消毒灭菌的物品。

11）两台手术同时进行时，如手术已开始，不应互相挪用手术用品。

12）手术进行时不应开窗通风或用电扇，室内空调机风口也不能吹向手术台，以免扬起尘埃，污染手术室内空气。

6. 手术室的管理 手术室必须有科学的管理制度，以保证手术室的洁净环境。

1）凡进入手术室的人员，必须严格遵守无菌原则，穿手术室备好的衣、裤、鞋，戴帽子、口罩，保持清洁安静，禁止吸烟或大声喧哗。有呼吸道感染及化脓性病灶者原则上不得进入手术室。

2）参观手术人员不宜超过2人。参观时严格遵守无菌规则，站在指定的地点。参观者不得距离手术台太近或站立过高，不得随意走动。参观感染手术后不得再到其他手术间参观。

3）无菌手术间与有菌手术间应相对固定。若在同一日内一个手术室需连续做数个手术时，应先做无菌手术，后做污染或感染手术。

4）手术完毕后，均应彻底擦拭地面，清除污液、敷料和杂物等，紫外线灯照射消毒，接台手术需消毒30分钟后才可再次进行手术。每周应彻底大扫除一次。手术室内应定期进行空气消毒，通常采用乳酸消毒法。$100m^3$空间可用80%乳酸12ml倒入锅内（或再加等量的水），置于三脚架上，架下点一酒精灯加热，待蒸发完后将灯熄灭，紧闭30分钟后打开门窗通风。

5）手术器具及物品均须经过灭菌处理，能用压力蒸汽灭菌的应避免使用化学灭菌剂浸泡灭菌。氧气管、各种导管、引流装置等用后浸泡在消毒液内消毒，并每天更换消毒液一次，定期做细菌培养。

6）手术废弃物品须装入黄色或有明显标识的塑料袋内封闭运送，无害化处理。

第三节 外科打结法、剪线法

【学习目的与要求】

（1）掌握方结、三重结、外科结的打结技巧。

（2）掌握器械打结的方法和技巧。

（3）掌握外科常用的缝合方法和技巧。

（4）掌握手术中的剪线和外科拆线的方法和技巧。

【实验器材】

示教用双色细绳（长约50cm）、尼龙绳、丝线卷、持针器、线剪、缝针、有齿镊、无齿镊。

【实验方法】

（1）带教教师讲解和示范。

(2) 学生在教师的指导下进行操作练习。

【实验内容】

1. 外科打结法　打结法是外科手术中最常用和最基本的操作之一，主要用于血管结扎和创伤缝合时结扎。打结的质量和速度对手术时间的长短、手术的安全以及患者的预后都会产生重要的影响。打结方法的正确与否，可影响线结的牢固性，关系着术后是否发生出血，伤口能否裂开的问题，直接影响手术效果和预后。因此，熟练地掌握正确的外科打结法是外科医生所必备的条件。

(1) 结的种类：按结的形态，可分为单结、方结、三重结、外科结、假结和滑结。常用的结有方结、三重结和外科结三种，而假结和滑结为错误结，一般不用(图 5-8)。

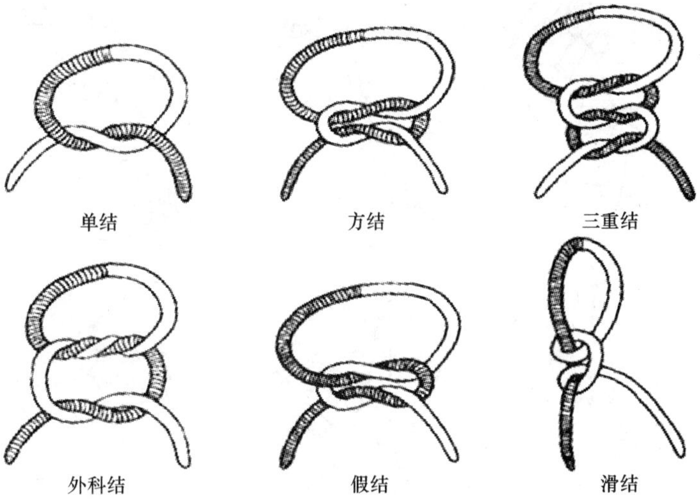

图 5-8　手术结的种类

1) 单结：为基本结，是各种结的基础。

2) 方结：又称平结，为外科手术中最常用的结，是由翻手、勾手法及拉线两个方向相反的单结所组成，用于结扎小血管和各种组织缝合的打结法。

3) 三重结：又称三叠结，是在方结的基础上再加上一个单结，第三个结和第一个结的拉线方向、打结方法相同。三重结最为牢固可靠，适用于张力大的组织缝合，较大血管的结扎或肠线、尼龙线的打结法。

4) 外科结：第一个单结的线，围绕两次做结，使摩擦面加大，因而打第二个单结时第一个结不易松脱，牢固、可靠，因此种结比较费时而仅适用于结扎大血管。

此外尚有两种结，不宜在手术中使用：

5) 假结：又称十字结，是由两个拉线方向相同的单结组成，结扎后易滑脱而不宜采用。

6) 滑结：两个单结的形式与方结相同，但在打结过程中由于牵拉线头和线尾的力量不均所造成，此结也易滑脱，应该避免。

(2) 打结方法：打结法常用的有三种：单手打结法、双手打结法和器械打结法(借助于持针器或血管钳打结，又称为血管钳打结法)。

1) 单手打结法：常用的一种方法，简便、迅速，易学易懂。左右手均可打结，主要用拇指、食指及中指进行操作，应重点掌握和练习。左手打结法和右手打结法(图 5-9)。

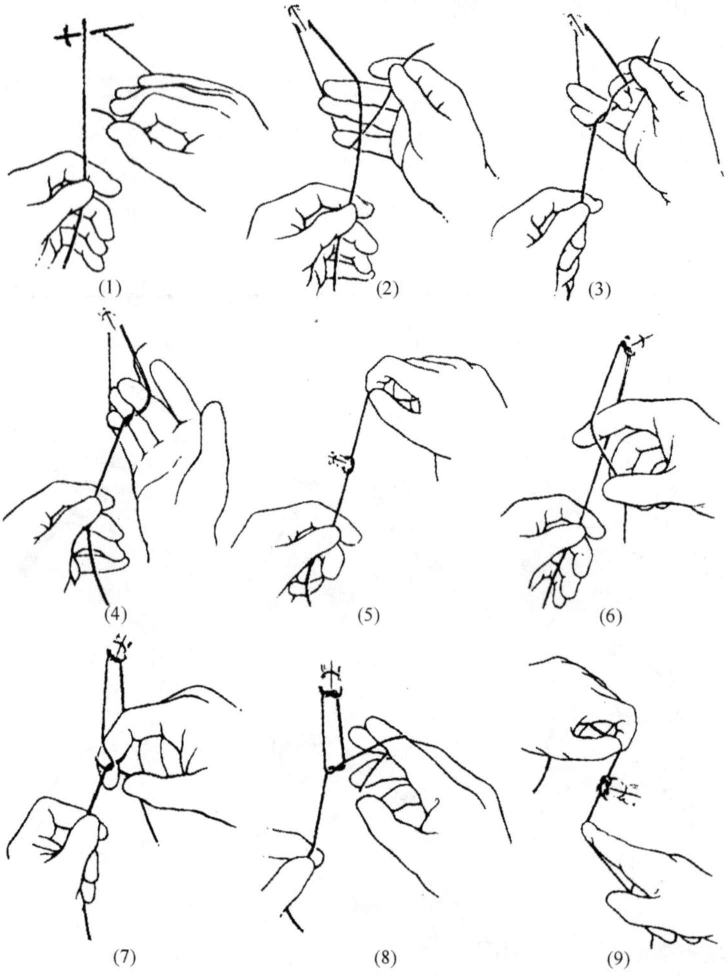
(1) (2) (3) (4) (5) (6) (7) (8) (9)

图 5-9 右手单手打结法

2）双手打结法：又称紧张结，较单手打结法稍有难度，要求在打结过程中，两线段一直保持适当的拉力，不至于在打第二单结时，第一个单结松动。此法易控制，牢固可靠。常用于手术野深部组织的结扎和缝合或张力较大的缝合结扎(图 5-10)。

3）器械打结法：此方法简便易学，使用血管钳或持针器绕长线、夹短线进行打结，即所谓持钳打结法(图 5-11)。常用于狭小手术野的小血管结扎，也可用于皮肤缝合。如缝合线头过短时，用手打结困难时或在深部组织不便使用手打结时，均可用此方法打结。此法缺点是：如组织有张力时，结扎线易松动，打出的手术结不牢固。

(3) 注意事项

1）打结的方法很多，手术时并不是固定一种打结方法，要根据手术部位、手术野的深、浅程度而采用不同的打结方法，术中要灵活运用。对初学者，先正确掌握一、二种打结法，重要的是要勤练习、操作，熟能生巧，逐渐掌握打结要领。

2）无论用何种方法打结，相邻两个单结的方向必须相反，否则易作成假结而松动。结扎拉线方向应顺结扎方向，通常需要双手交叉操作。如拉线方向与线结方向相反时，缝合线易在结扎处折断或结扎不牢。

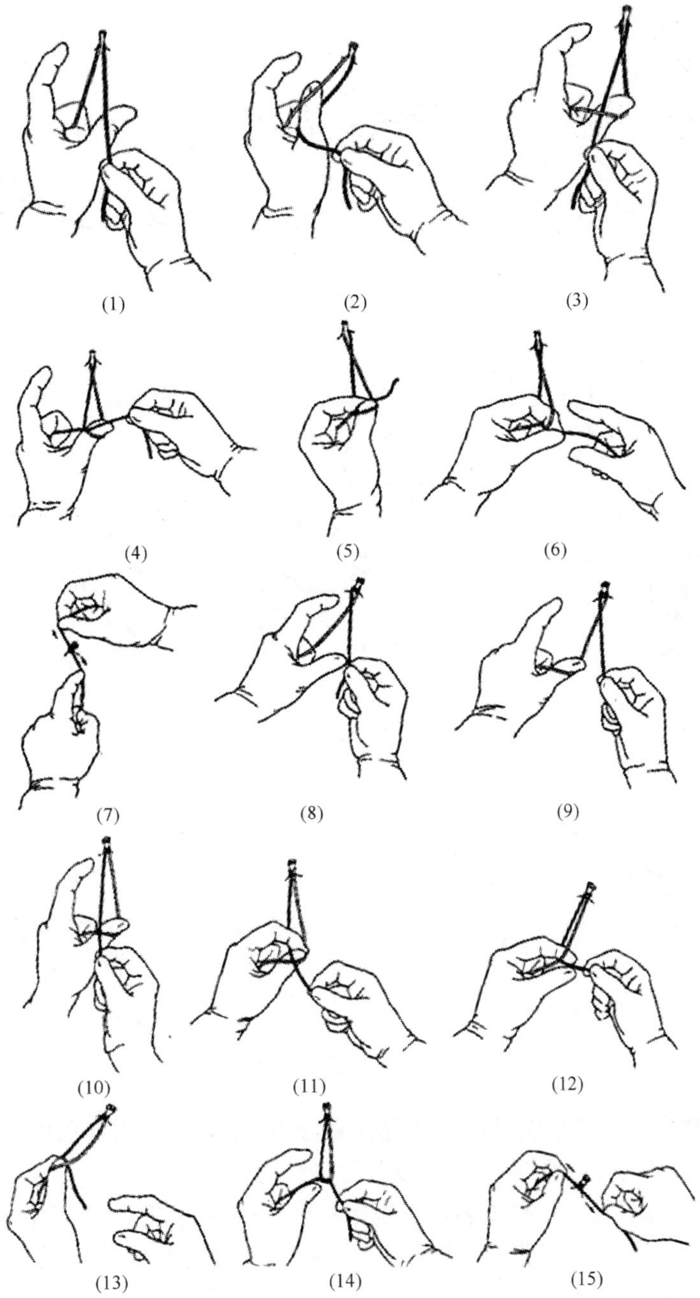

图 5-10　双手打结法

3）牵拉两手线段时，应双手平拉，两侧牵拉点和结扎点三点一条直线上，用力缓慢均匀。如果三点连线成一定的夹角，在用力拉紧时，易使结扎线折断。在收紧线结时，两手用力要均匀，如果一手紧一手松，则易成滑结而滑脱（图 5-12）。

4）深部组织打结时，因空间狭小而使两手难以靠近结扎处，此时可以在打结后以一手拉住线的一端，另一手指按线结近处，均匀用力收紧结。遇张力较大的组织结扎时，往往在打第二结时第一结已松开，此时可在收紧第一结以后，助手用一把血管钳夹住线结基底部，待收紧第二线结时方可放松血管钳。

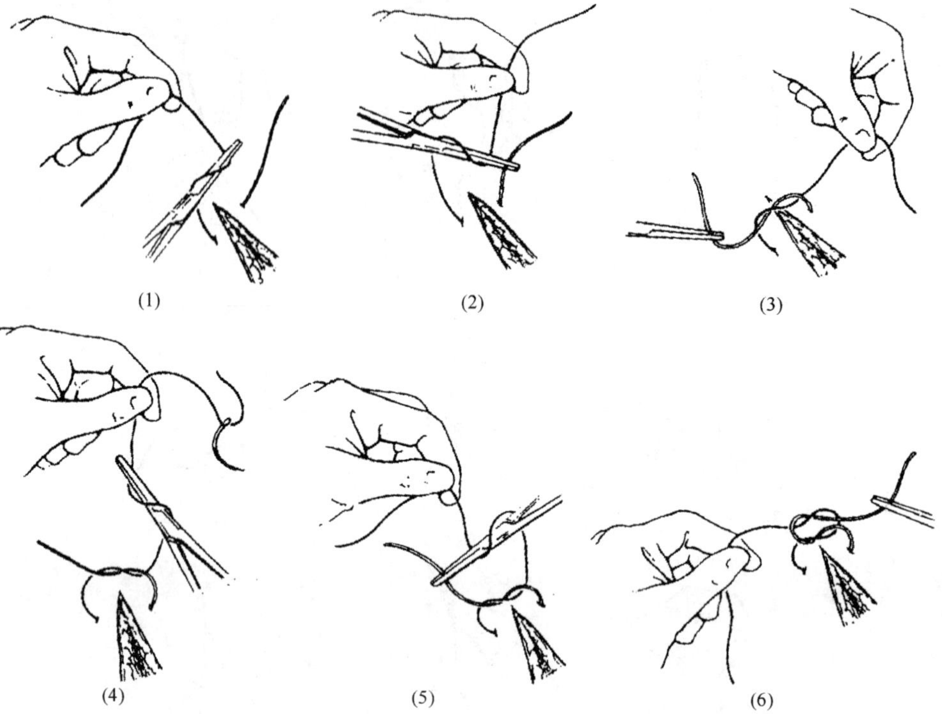

图 5-11　持钳打结法

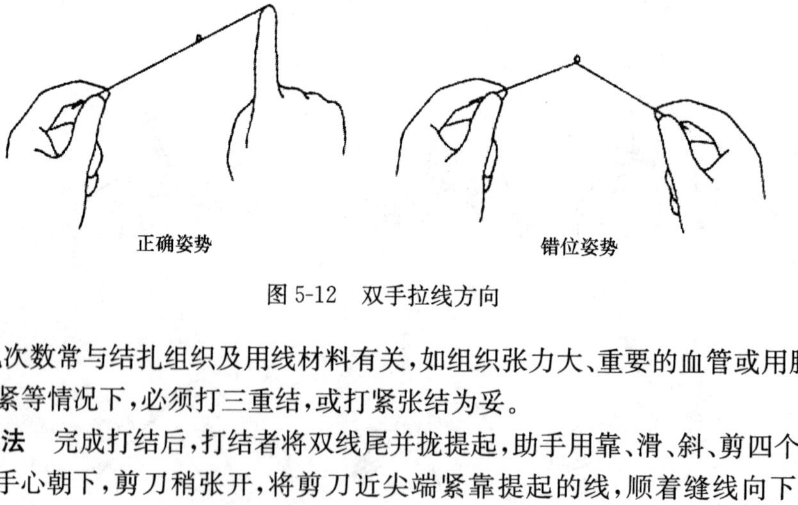

图 5-12　双手拉线方向

5）结扎次数常与结扎组织及用线材料有关，如组织张力大、重要的血管或用肠线、尼龙线不易结扎紧等情况下，必须打三重结，或打紧张结为妥。

2. 剪线法　完成打结后，打结者将双线尾并拢提起，助手用靠、滑、斜、剪四个动作完成剪线操作。手心朝下，剪刀稍张开，将剪刀近尖端紧靠提起的线，顺着缝线向下滑至线结处，再将剪刀向上倾斜适当的角度将缝线剪断(图 5-13)，倾斜的角度取决于需要留下线头的长短。倾斜的角度越大，遗留的线头越长；角度越小，遗留的线头越短。一般来说，倾斜45°左右剪线，遗留的线头较为适中(2.0～3.0mm)。保留下的线头长短，常与线型号及所用材料、缝合部位有关。所要注意的是在深部组织结扎、较大血管的结扎和肠线或尼龙线所作的结扎，线头应稍留长一些。通常剪线后，丝线保留线头 1.0～2.0mm，肠线保留线头3.0～5.0mm，钢丝线留 5.0～6.0mm，皮肤缝线的线头要保留 5.0～10.0mm 左右，便于拆线时牵拉。线头过短的线结易于滑脱，而线头过长就会导致组织对线头的异物反应。

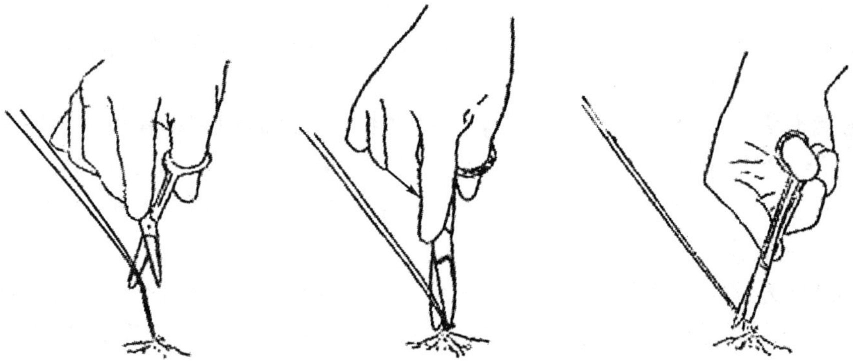

(1)　(2)　(3)

图 5-13　剪线法

【思考题】

(1) 练习三种手术打结方法。

(2) 术中无菌原则内容。

第四节　静脉切开术

【学习目的和要求】

(1) 学习无菌操作技术，学习手术基本操作技术，了解手术工作程序。

(2) 学习组织切开缝合的原则及方法。

(3) 掌握犬后肢静脉切口置管术的手术操作方法。

【实验器材】

(1) 家犬、注射器、麻药、0.5%碘伏。

(2) 手术刀、组织剪、线剪、蚊式血管钳(直、弯)、组织钳、有齿镊、无齿镊、眼科剪、眼科镊、持针器、细导管(塑料胶管或硅胶管)、缝合针、缝线、纱布、输液装置、生理盐水溶液、手术衣、手套、敷料等。

【实验方法】

1. 带教教师讲解和示范

2. 学生在教师的指导下进行操作练习

3. 适应证

(1) 因大量失血、严重脱水、休克或其他危急情况下，急需补液、输血而静脉穿刺有困难或失败者。

(2) 某些复杂或大手术时，为了确保手术能顺利地进行，保证术中输血、输液不发生障碍或测中心静脉压，可预先行静脉剖开。

(3) 某些患者因皮下静脉不明显，而且需要较长时间输血、输液。

(4) 某些患者急需输血、输液，因躁动不安而静脉穿刺后固定有困难者。

【实验步骤】

1. 术前准备　麻醉成功后，将犬置于仰卧位，四肢用细绳固定于手术台上，将犬一侧大腿的内侧面剃毛，碘伏消毒三遍，至腹股沟韧带上 4.0～5.0cm，铺中单及小孔巾。检查注射针头及输液导管是否通畅，用生理盐水冲洗输液导管内外的消毒液，将细导管尖端剪成斜面备置管用，后端与输液导管及输液装置牢固连接并充满生理盐水。

2. 切口 沿大腿长轴，在消毒侧动物后肢根部的腹面扪及股动脉搏动，在其内缘做一纵形切口，长约 3.0cm。切开皮肤、皮下组织，1 号丝线结扎出血点。

3. 分离血管 用弯蚊式血管钳分离皮下组织，沿股动脉内侧寻找出股静脉，在股静脉两侧用蚊式血管钳钝性分离周围组织，游离出 2.0cm 长的静脉。在游离的静脉下方穿过两条 4 号丝线，将股静脉远端丝线结扎阻断静脉回流，暂不剪线以作牵引用；近端丝线暂不结扎，用弯蚊式血管钳夹住备用（图 5-14）。

4. 静脉切开置管 助手牵拉近侧端丝线，术者左手牵拉远侧端丝线，右手持眼科剪在两根牵引线之间的静脉前壁斜形剪一小口，切口大小以能插入塑料管为准（图 5-15）。术者左手用眼科镊提起剪开的血管壁口，右手准确地将塑料管斜面朝向静脉后壁插入小切口，将细导管插入静脉管腔内 5.0cm（图 5-16）。开放输液器，液体进入静脉通畅时，结扎近端线以固定置入静脉内的塑料管，剪断两结扎线。在切开静脉上端穿一条 4 号丝线留备用。

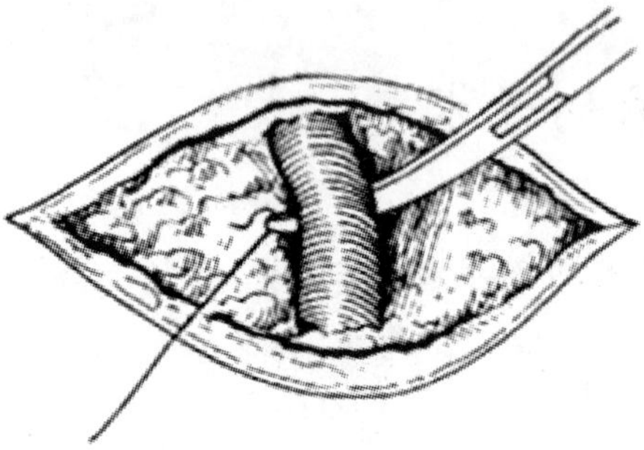

图 5-14 分离股静脉、穿牵引线

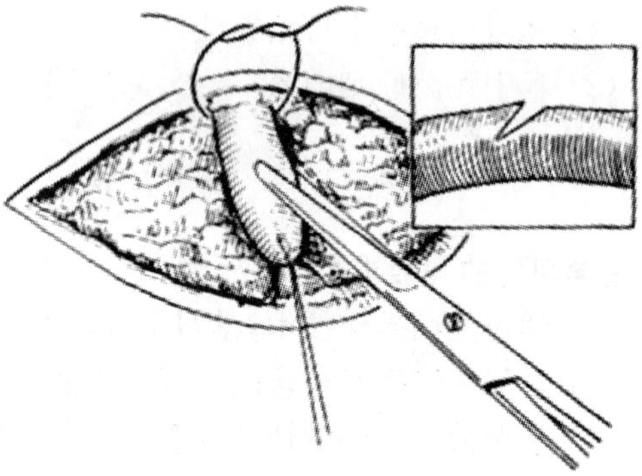

图 5-15 远端结扎、剪开静脉

5. 缝合皮肤 1 号丝线间断缝合皮下组织，碘伏消毒皮肤切口，1 号丝线间断缝合皮肤，利用缝合皮肤丝线打一个悬空结，将塑料管固定于皮肤缝线上（图 5-17）。

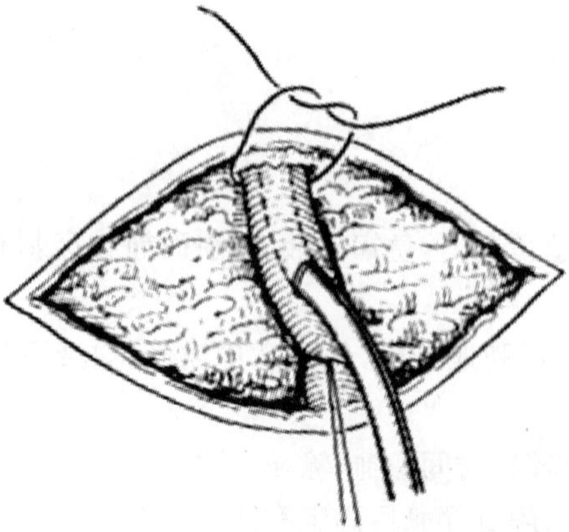

图 5-16 插入塑料管

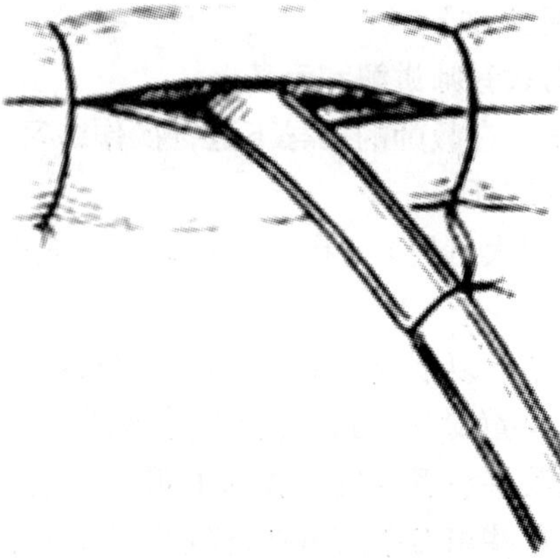

图 5-17 固定塑料管

6. 拔管 拔除塑料管时，先剪去固定塑料管的缝线，将塑料管拔除，再将备用的丝线结扎、剪断，防止拔管后出血。

【注意事项】

(1) 导管的前端斜面不可太尖，以免穿破血管壁。

(2) 分离静脉时，遇汇入股静脉的分支静脉，则需结扎剪断，以保持单根主血管的通畅。

(3) 导管插入静脉后应立即开放输液通道，以防血液倒流或血栓形成，堵塞输液导管。

(4) 导管切勿插入静脉壁的夹层中。插入导管时一定要避免将空气带入血管内，以防空气栓塞。

【思考题】

(1) 学习术中无菌原则内容。

(2) 掌握静脉切开术的手术适应证。

(3) 练习手术打结方法。

第五节　剖腹与关腹常规步骤

【学习目的和要求】

(1) 继续学习无菌操作技术。

(2) 继续学习巩固手术基本操作方法，手术区域消毒法及铺腹部无菌巾单。

(3) 掌握切口选择原则及常见腹部切口种类与应用。

(4) 掌握开、关腹手术操作要领。

【实验器材】

(1) 家犬、注射器、麻药、0.5%碘伏。

(2) 手术刀、组织剪、线剪、直、弯血管钳、组织钳、有齿镊、无齿镊、持针器、拉钩、卵圆钳、布巾钳、缝合针、缝线、纱布、护皮巾、护腹膜巾、手术衣、手套、敷料等。

【实验方法】

1. 带教教师讲解和示范　略。

2. 学生在教师的指导下进行操作练习　略。

3. 切口的分类(图 5-18)

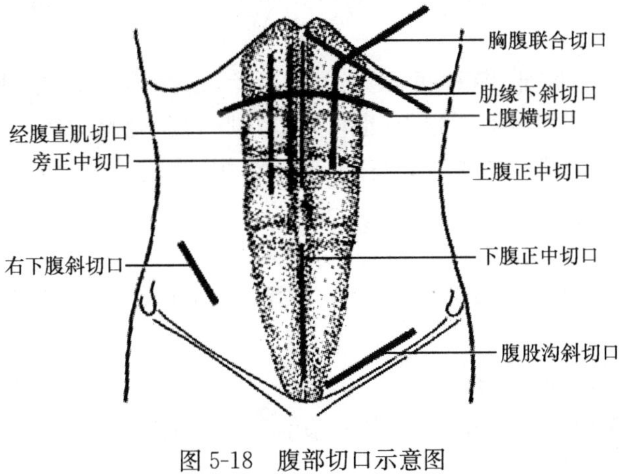

图 5-18　腹部切口示意图

(1) 纵形切口

1) 正中切口：沿腹正中，经过腹白线垂直切开进入腹腔。如需切过脐时，应绕过脐左侧，以免损伤肝圆韧带。该切口所经过的层次为皮肤、皮下组织、腹白线、腹横筋膜、腹膜外脂肪及腹膜壁层。

应用：妇产科及泌尿外科等手术，胃十二指肠手术也常用此切口。

2) 旁正中切口：腹正中线左或右侧 1.0～2.0cm 处所作的直切口。该切口所经过的层次为皮肤、皮下组织、腹直肌鞘前层，将腹直肌内侧缘自腱滑处分开，并向外牵拉，可见腹直肌鞘后层、腹膜外脂肪及腹膜壁层。

应用：上腹部手术常用此切口。左、右半结肠切除也可用此切口。

3) 经腹直肌切口：此切口是经腹直肌正中所作的直切口。该切口所经过的层次为皮肤、皮下组织、腹直肌鞘前层、腹直肌、腹直肌鞘后层、腹横筋膜、腹膜外脂肪及腹膜壁层。

应用：常用。腹腔脏器手术，尤以靠近腹外侧的脏器手术。

(2) 斜切口

1) 肋缘下斜切口：在肋缘下 2.0～3.0cm 处做与肋缘相平行斜切口。该切口所经过的层次为皮肤、皮下组织、腹直肌鞘前层、肌层（中间经腹直肌，外侧经腹外斜肌、腹内斜肌和腹横肌）、腹直肌鞘后层、腹膜外脂肪及腹膜壁层。

应用：胆囊、胆道手术，脾切除术，胆道术后再次胆道探查等手术。

2) 右下腹斜切口：又称麦氏切口，此切口是在右下腹沿着腹内、外斜肌和腹横肌的肌纤维方向呈交错状分开，不横断肌肉，故不损伤神经，愈合后很牢固。切口的位置是在右髂前上棘至脐连线的中、外 1/3 交点，做一与此线垂直的斜切口，长约 6.0cm。切口的 1/3 在上述连线上方，另 2/3 在其下方。该切口所经过的层次为皮肤、皮下组织、腹外斜肌腱膜（腹外斜肌）、腹内斜肌、腹横筋膜、腹膜外脂肪及腹膜壁层。

应用：阑尾切除术常用此切口，盲肠造瘘术也可用此切口。

(3) 横切口：此种切口在上、中、下腹和左、右腹部均可实施，也可同时切开两侧腹部。需要切断和分离腹直肌及侧腹壁的肌肉才能进入腹腔。该切口所经过的层次为皮肤、皮下组织、腹直肌鞘前层、肌层（中间为腹直肌，两侧为腹外斜肌、腹内斜肌及腹横肌）、腹直肌鞘后层（中间）、腹膜外脂肪及腹膜壁层。

应用：腹部中区及腰区脏器的手术，如胰腺体、尾部手术，下腔静脉、腰交感神经节、肾脏、腹膜后肿瘤等手术。

(4) 胸腹联合切口：胸部切口视病变位置的高低，选择第 7～9 肋或切除相应肋骨进行开胸；腹部切口可沿胸部切口斜形延长，也可在到达腹直肌处改为纵切口（旁正中切口或经腹直肌切口）。该切口所经过的层次为皮肤、皮下组织、腹前外侧壁各肌层以及腹直肌及其前、后鞘。

应用：肝叶切除，巨脾切除，门静脉高压分流术等。

(5) 不规则切口：L 型，与胸腹联合切口一样组织损伤大，不易采用。

【实验步骤】

以腹直肌切口为例（图 5-19）

1. 术前准备 腹部的皮肤准备及麻醉成功后，将犬置于仰卧位，四肢用细绳固定于手术台上，将犬腹部的毛剃净。

范围：上至剑突上方 15cm，下到耻骨联合，两侧达到侧面的尽头。

2. 消毒 第一助手在手、臂消毒后，尚未穿戴手术衣和手套之前，进行皮肤消毒。助手从器械护士手中接过盛有 0.5%碘伏溶液纱布球的消毒弯盘和卵圆钳。消毒的范围同剪毛范围。消毒时，由手术区中心部依次向四周涂擦，消毒三遍，不应采用纵贯整个腹部的“直线”消毒法。

3. 铺单　消毒后，由第一助手铺单。先铺无菌巾，第一块铺尾端，第二块铺头端，第三块铺对侧，第四块铺己侧，然后用四把布巾钳夹住交角处，以防移动。术者与第二助手在切口部位上、下各铺中单1条，然后铺大孔巾布单：首先认清大孔巾布单中心洞口上的头、尾标记，将洞口对准术野并向左右两侧展开。然后将大孔巾布单先向尾端、后向头端分别铺开。大孔巾的头端应盖过麻醉架，两侧和足端部应垂下超过手术台边缘30cm。

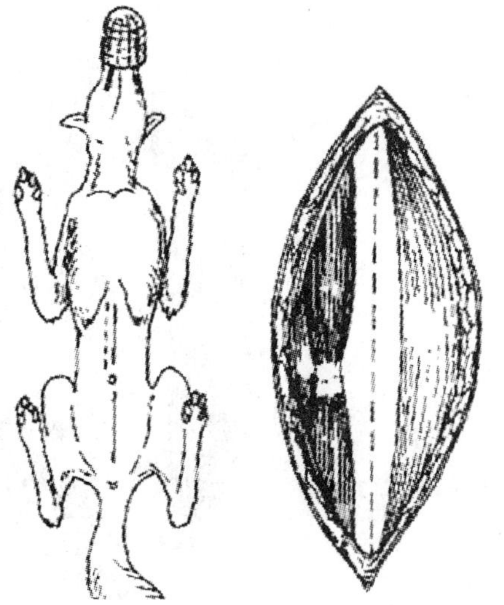

图5-19　经腹直肌切口

4. 剖腹

(1) 切开皮肤及皮下组织：选择左(或右)中腹部手术切口，长约6.0cm。术者用碘伏棉球再次消毒切口部位皮肤，左手在切口标志线上固定皮肤，右手执弓式持刀，使刀刃与皮肤表面垂直切开至预定的长度。切开皮肤，刀不可偏向任何一侧，切口创缘要整齐，皮下组织可同皮肤一起切开，其长度与皮肤切口等长。

将皮肤、皮下组织切开后，术者和第一助手分别用直血管钳进行止血。为了看清出血点，先用干纱布迅速吸干出血部位，再用血管钳对准出血点进行钳夹止血，钳夹血管周围的组织应越少越好，力求损伤少而止血好。然后用1号丝线进行结扎止血，结扎时术者与第一助手彼此配合协作，第二助手进行剪线。彻底止血后，切口两侧各铺护皮巾一块，遮盖切口周围的皮肤，上布巾钳8把固定，以保护切口。

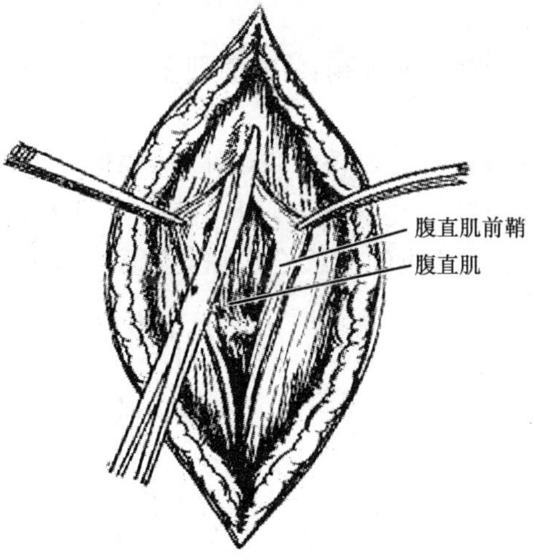

图5-20　切开腹直肌前鞘

(2) 切开前鞘、分开腹直肌：术者与第一助手用弯血管钳夹住腹直肌前鞘并提起，术者用刀切一小切口，然后用组织剪将小口向上、下端分离、剪开(图5-20)，前鞘切口与皮肤切口等长。术者用弯血管钳插入显露的腹直肌并沿着肌纤维方向全层向两侧分开，撑开一裂缝，用两把小拉钩上、下牵拉分离腹直肌至皮肤切口的长度。腹直肌的出血点用4号丝线结扎止血。

(3) 切开腹直肌后鞘及腹膜：因腹直肌后鞘与壁层腹膜紧密相贴，可视为一层进行切开。术者左手及第一助手右手各用一把弯血管钳或有齿镊，在切口中段处先后夹起腹直肌后鞘和壁层腹膜，经交替提夹2～3次，确认未夹住腹腔内容物后，在两钳之间将腹膜切一小口，术者和第一助手用两把弯血管钳分别夹住对侧腹膜边缘，并加以牵拉(图5-21)。术者用左食指和中指伸入腹膜下，用组织剪将后鞘及壁层腹膜向上、下剪开直至切口两端(图5-22)，两侧各用三把弯血管钳夹住固定，切口两侧各铺腹膜巾一块，上腹膜钳8把固定，以保护腹壁切口两侧创缘。

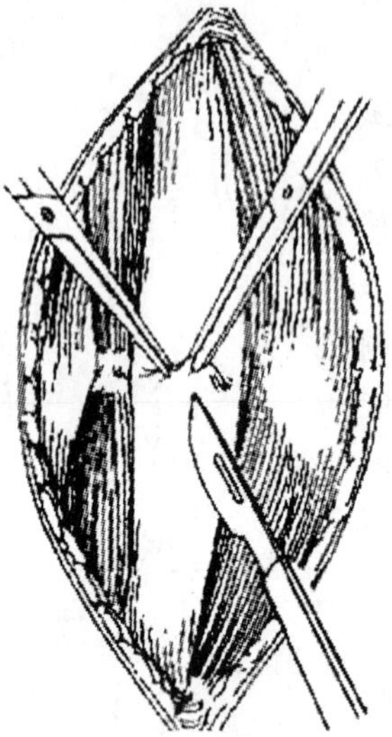

图 5-21　钳夹腹膜并切开

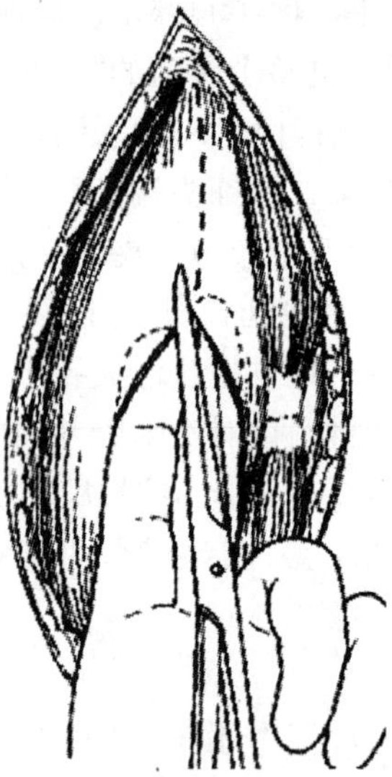

图 5-22　剪开腹膜

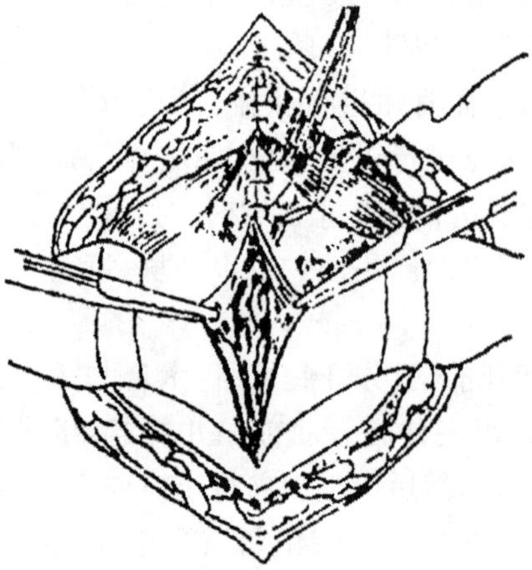

图 5-23　缝合腹直肌后鞘及腹膜

5. 关腹　完成腹腔内的手术步骤之后，仔细检查腹腔，达到无活动性出血，与器械护士共同核对器械、纱布等，未遗留腹腔内，手术部位无异常时，即可关腹。

(1) 缝合腹膜与腹直肌后鞘：术者与第一助手用弯血管钳分别夹住腹膜切口的两侧，撤下腹膜巾和腹膜钳。用 7 号丝线间断缝合此层，针距和边距要适当(图 5-23)

(2) 缝合腹直肌前鞘：将腹直肌复位，用 4 号丝线单纯间断缝合此层。

(3) 缝合皮下组织和皮肤：撤除两侧护皮巾，用 1 号丝线间断缝合皮下组织，用碘伏棉球消毒切口边缘皮肤，1 号丝线间断缝合皮肤，边距 0.5cm，针距 1.0cm，用碘伏棉球再次消毒切口边缘的皮肤。

【注意事项】

(1) 无菌巾铺下后，不可随便移动，如位置不准确，只能由手术区向外移动，而不应向内移动。

(2) 铺大孔巾时，操作者的手只能在手术台平面以上活动，并应注意将手存在大孔巾边缘内，以防污染。

(3) 切皮时，如一刀未能切开皮肤，可以补切，但必须循原切痕切开，不允许在皮肤上有两条刀痕。

(4) 分离腹直肌过程中，要注意避免分成多层，以减少腹直肌的损伤。如有血管出血，可用弯血管钳沿肌纤维方向钳夹止血，因肌肉较脆弱，结扎时要轻柔，避免损伤血管及肌肉。

(5) 关腹前，认真清点纱布及手术器械用品，数目必须与术前相等。

【思考题】

(1) 腹部手术区域消毒及铺腹部无菌单的方法。

(2) 腹部切口选择原则及常见腹部切口种类与应用。

(3) 掌握剖、关腹手术操作要领。

第六节　胃穿孔修补术

【学习目的和要求】

(1) 继续巩固手术基本操作技术。熟练腹部手术区域皮肤消毒及铺单方法。

(2) 学习并掌握剖腹、关腹方法及切口护皮、护腹膜方法。

(3) 掌握犬胃、肠道穿孔修补缝合方法。

【实验器材】

(1) 家犬、注射器、麻药、0.5%碘伏。

(2) 手术刀、组织剪、线剪、直、弯血管钳、组织钳、有齿镊、无齿镊、持针器、拉钩、卵圆钳、布巾钳、缝合针、缝线、纱布、护皮巾、护腹膜巾、手术衣、手套、敷料等。

【实验方法】

1. 带教教师讲解和示范

2. 学生在教师的指导下进行操作练习

3. 适应证

(1) 穿孔时间超过8小时，腹腔内感染及炎症水肿严重，有大量脓性渗出液者。

(2) 有其他系统器质性疾病不能耐受急诊彻底性溃疡手术。

(3) 以往无溃疡病史或有溃疡病史未经正规内科治疗，无出血、梗阻并发症，特别是十二指肠溃疡患者。术中发现穿孔较小，穿孔周围无明显瘢痕者。

【实验步骤】

1. 术前准备　麻醉成功后，将犬置于仰卧位，四肢用细绳固定于手术台上，将犬腹部的毛剃净。消毒，铺单(详见“剖腹与关腹的常规步骤”一节)。

2. 切口　取左上腹经腹直肌切口，长约8.0cm。逐层切开皮肤、皮下组织，分开腹直肌并向两侧牵开，切开腹直肌后鞘及腹膜。

3. 选择修补处　第一助手及第二助手用腹壁拉钩向两侧牵开腹壁，显露犬的前腹腔器官，找到犬胃。术者用无齿大镊子夹住胃前壁，用湿纱布遮盖胃壁提起胃前壁，并用湿纱布保护周围组织，以防切开胃壁时胃内容物流入腹腔造成污染。选择胃体前壁中央“无血管区”做“穿孔”修补处。

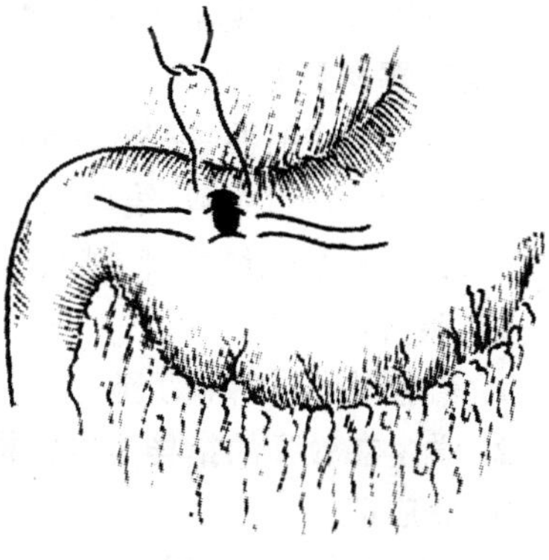

图5-24　全层结节缝合穿孔

4. 穿孔修补　用4号丝线在预穿孔两侧浆肌层各缝合一针作为支持线。提起支持线，在两支持线之间做一直径约1.0cm的小口，深达胃腔，常可见胃内容物流出，用氯己定(洗必泰)棉球拭擦出血及胃内容物。用4号丝线，距穿孔边缘约0.5cm全层间断缝合穿孔(图5-24)，针距0.3～0.5cm，缝线方向与胃或肠壁的纵轴平行。穿孔关闭后，用4号丝线做浆肌层结节缝合3～4针，缝线暂不打结(图5-25)。剪去两端支持线，用无齿大镊子取临近大网膜组织覆盖于穿孔处，再分别结扎浆肌层缝线(图 5-26)。

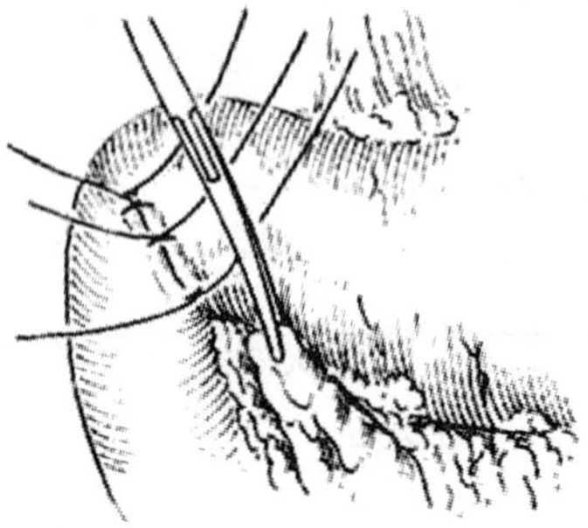

图 5-25 浆肌层结节缝合

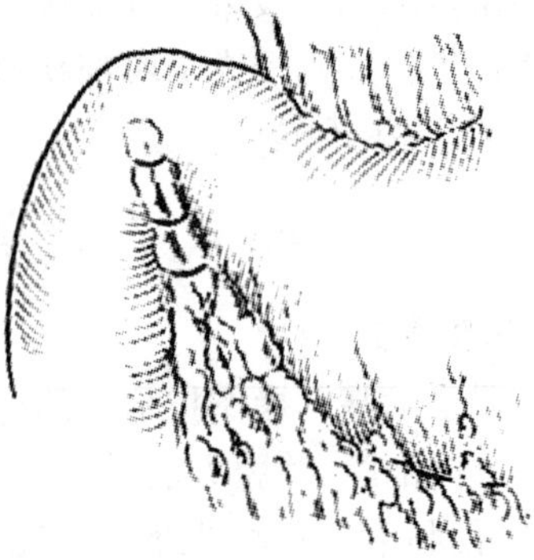

图 5-26 覆盖大网膜

5. 关腹 将胃放回其原来的位置，检查清点器械、纱布无误后，按常规步骤逐层关腹。

【注意事项】

(1) 全层缝合胃壁时注意勿缝合穿孔对侧的胃壁，以免导致术后梗阻。

(2) 小肠穿孔修补时，缝线方向应与纵轴方向平行，这样缝合后肠腔不致于发生狭窄。

(3) 胃穿孔修补使用大网膜覆盖穿孔时，要求结扎线拉力适当，不可过紧或过松，避免大网膜坏死或脱落。

【思考题】

(1) 胃穿孔时单纯修补手术适应证。

(2) 胃、肠道穿孔的修补方法。

第七节 盲肠切除术

【学习目的和要求】

(1) 强化训练无菌操作技术和手术基本操作。

(2) 继续学习剖腹术的操作技术。

(3) 掌握阑尾切除术的操作步骤。

(4) 熟练切开、止血、结扎、缝合等操作，学会荷包缝合。

【实验器材】

(1) 家犬、注射器、麻药、0.5%碘伏。

(2) 手术刀、组织剪、线剪、直、弯血管钳、组织钳、有齿镊、无齿镊、持针器、拉钩、卵圆钳、布巾钳、阑尾钳、缝合针、缝线、纱布、护皮巾、护腹膜巾、手术衣、手套、敷料等。

【实验方法】

1. 带教教师讲解和示范

2. 学生在教师的指导下进行操作练习

3. 适应证

(1) 急性单纯性阑尾炎经保守治疗无效。

(2) 急性化脓性或坏疽性阑尾炎。

(3) 穿孔性阑尾炎。

(4) 阑尾周围脓肿经保守治疗无效，甚至病情加重。

(5) 慢性阑尾炎或慢性阑尾炎急性发作。

(6) 特殊类型阑尾炎。

(7) 阑尾黏液囊肿。

【实验步骤】

犬的盲肠位于右上腹偏中，在肋与脊柱之间，十二指肠和胰腺右支的腹侧，回肠与结肠的交界处。平均长约6.0～8.0cm，灰白色，卷曲状，较粗大，系膜与回肠相连，较短。颈部变细，近端开口于结肠的起始部，其尖端一般指向回肠末端的右后方，内径较粗。

1. 术前准备　麻醉成功后，将犬置于仰卧位，四肢用细绳固定于手术台上，将犬腹部的毛剃净。消毒，铺单(详见"剖腹与关腹的常规步骤"一节)。

2. 切口　取右上腹经腹直肌切口，长约6.0cm。逐层切开皮肤、皮下组织，分开腹直肌并向两侧牵开，切开腹直肌后鞘及腹膜。

3. 寻找盲肠　打开腹腔后用腹壁拉钩将右侧腹壁切缘拉向右侧，显露右上腹，寻找盲肠(犬盲肠类似于人体阑尾)。将大网膜推向左上方，小肠推向内侧，将右上腹最外侧紧靠腹壁的十二指肠提起，即可见到盲肠位于十二指肠环内胰腺右支的腹面。

4. 处理盲肠系膜　找到盲肠后，用阑尾钳夹住盲肠尖端，拉出到腹腔外面，充分显露整个盲肠及其周围的结构，用盐水纱布垫于周围。从盲肠系膜的远端开始用血管钳分次穿破、钳夹、切断和结扎止血，直至盲肠基底部(图5-27)。近端用4号丝线结扎，并作贯穿缝合。远端单纯用4号丝线结扎。分离系膜时应尽量靠近盲肠，避免损伤回肠的血液供应；也可先在盲肠的基部分别分离盲肠的内、外侧动脉，各夹两把血管钳，离断缝扎，再将盲肠系膜的内外侧浆膜仔细剪开，这样就可以使盲肠与回肠之间的连接距离变宽，使分离分次结扎盲肠系膜比较方便。

5. 处理盲肠残端　在距离盲肠根部1.0cm处，用血管钳轻轻钳夹挤压，在压迹处用7号丝线结扎，因盲肠根部较粗，结扎必须牢固，用弯血管钳夹住线结后剪去多余的线尾。在结扎线近侧0.5～1.0cm处用4号丝线作盲肠浆肌层的荷包缝合，暂不收紧(图5-28)。将荷包缝合在结肠上，使荷包一侧的边缘恰好位于结肠与回肠交界处，以防残端包埋后阻塞回肠通道。

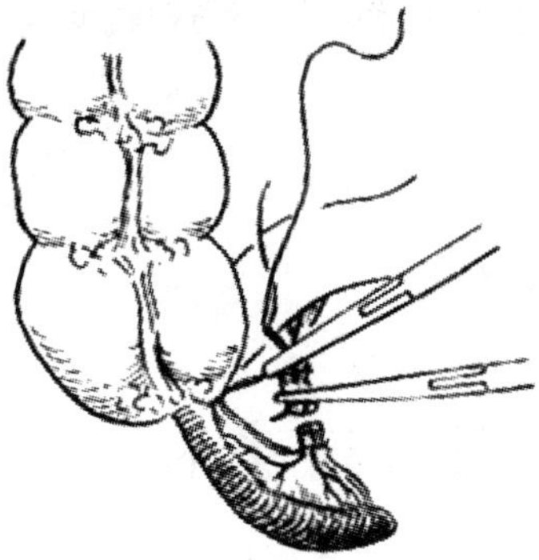

图5-27　处理盲肠系膜

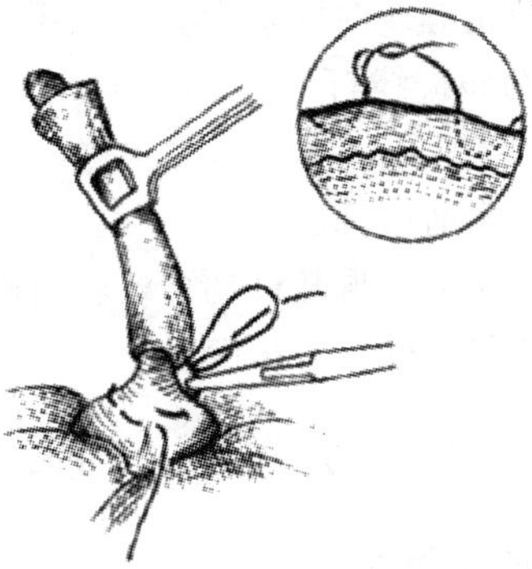

图5-28　荷包缝合

6. 切除盲肠　在结扎线远侧0.3～0.5cm处用血管钳钳夹盲肠，紧贴血管钳用手术刀切断盲肠(图5-29)，将切下的盲肠连同血管钳和手术刀一并置于弯盘内。盲肠残端顺次3%碘酒溶液、70%乙醇溶液小棉球依次涂擦盲肠残端黏膜(图5-30)。

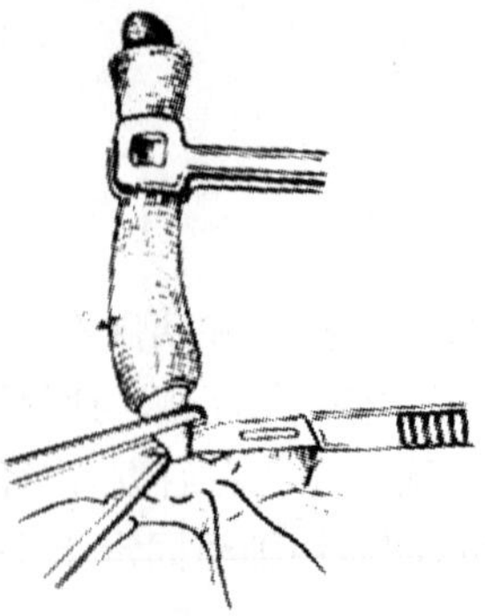

图 5-29 切除盲肠

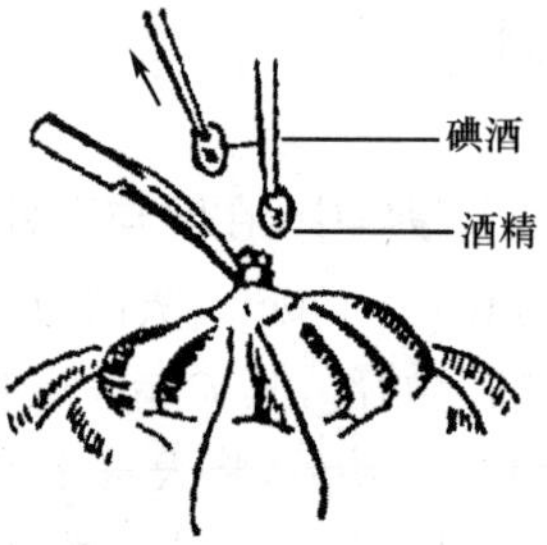

图 5-30 处理残端

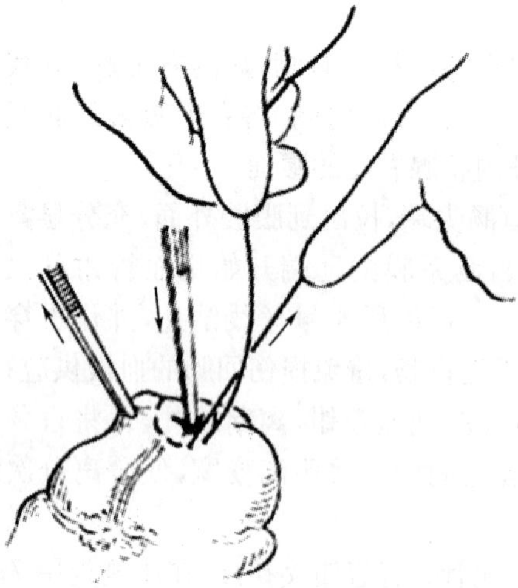

图 5-31 埋入残端

7. 埋入残端 术者左手用大镊子提起荷包旁边的结肠壁，右手将夹持盲肠结扎线线结的血管钳向荷包内推进，一助手边提线尾边收紧荷包口，结扎荷包缝线（图 5-31）。用 4 号丝线做外“8”字形或“十”字形浆肌层加固包埋缝合。

8. 术毕 检查无活动性出血，清点器械、纱布后，按常规步骤逐层关腹。

【注意事项】

（1）寻找盲肠时，注意要将动物十二指肠提出到一定程度，才可显露盲肠。

（2）犬的盲肠系膜短，术中处理盲肠系膜时要紧靠盲肠壁，以防盲肠壁撕裂和损伤回肠的血运。

（3）盲肠的残端不可留得过多，一般 0.3～0.4cm。盲肠颈部结扎要牢靠。

（4）用碘酒、酒精棉球涂擦盲肠残端黏膜时，切忌接触到其他部位，以防肠壁烧灼伤。

（5）收紧荷包缝线时要求术者和助手密切配合，在术者将盲肠残端塞入内翻的同时，由助手逐渐收紧荷包缝线打结。

【思考题】

（1）阑尾手术适应证。

（2）手术时多采用哪几种切口？各有哪些优、缺点？

（3）盲肠切除术的手术步骤。

第八节 耻骨上膀胱造瘘术

【实验目的与要求】

（1）了解膀胱造瘘术的术前准备工作。

（2）掌握膀胱与腹膜的解剖关系。

（3）继续学习巩固剖腹术的操作步骤。

（4）掌握人体膀胱造瘘术的手术适应证、操作步骤。

【实验器材】

（1）家犬、注射器、麻药、0.5％碘伏。

(2) 手术刀、组织剪、线剪、血管钳、组织钳、有齿镊、无齿镊、持针器、甲状腺拉钩、卵圆钳、布巾钳、蕈状导管、缝合针、缝线、纱布、护皮巾、护腹膜巾、手术衣、手套、敷料等。

【实验方法】

1. 带教教师讲解和示范　略。

2. 学生在教师的指导下进行操作练习　略。

3. 适应证

(1) 暂时性膀胱造瘘

1) 前列腺增生症、尿道结石、尿道狭窄、膀胱颈部增生、癌肿等引起的下尿道梗阻，导尿失败者。

2) 尿道、膀胱、前列腺、盆腔手术为保证尿流通畅者。

3) 各种原因引起的尿道会阴瘘、尿道直肠瘘，伴有炎症者。

4) 严重的阴茎、尿道损伤者。

5) 其他：如神经源性膀胱功能障碍而不能长期留置导尿者。

(2) 永久性膀胱造瘘

1) 前列腺肿瘤、膀胱颈部癌肿、精囊癌、尿道癌排尿困难，而又不能手术切除者。

2) 神经源性膀胱、尿道先天性闭锁、尿道严重畸形或尿道缺如者。

3) 盆腔晚期肿瘤浸润膀胱不能行根治性切除者。

【实验步骤】

1. 术前准备　麻醉成功后，将犬置于仰卧位，四肢用细绳固定于手术台上，将犬腹部的毛剃净。消毒，铺单(详见“剖腹与关腹的常规步骤”一节)。

2. 切口　自耻骨联合上缘 1.0～2.0cm 处向上做下腹部正中切口或左腹直肌切口(如雄性犬用此切口)，长约 4.0～5.0cm。

3. 显露膀胱　逐层切开皮肤、皮下组织，分开腹直肌并向两侧牵开。切开腹膜后，分离膀胱前疏松组织，显露膀胱前壁和顶部(图 5-32)。

4. 膀胱造口　选择无血管区的膀胱顶部中央部位，用纱布垫好膀胱周围间隙，以防止造瘘时尿液流入腹腔。首先用 20 ml 注射器做膀胱穿刺，抽出尿液后，证实是膀胱(图 5-33)，在穿刺针孔两侧相距 3.0cm 处，各缝一针牵引线提起或用两把组织钳夹住，在两线间或两钳间用尖刀切开膀胱前壁 1.0～2.0cm(图 5-34)，钝性撑开膀胱创口，吸净尿液后，第一、二助手各持一根牵引线，术者用血管钳夹住蕈状导尿管尖部，置入膀胱内，导管尖端不应接触膀胱三角区(图 5-35)。

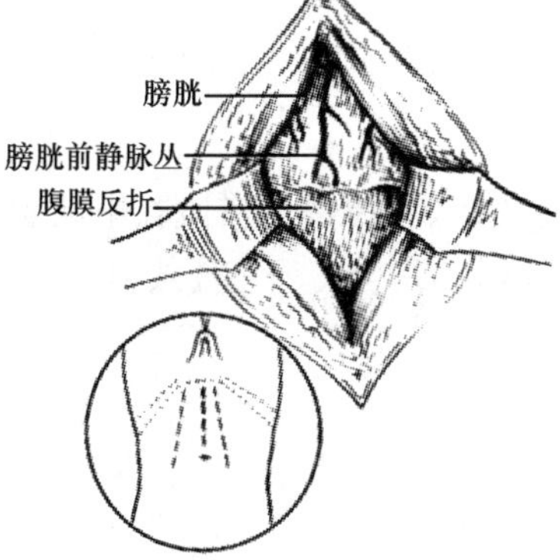

图 5-32　显露膀胱前壁

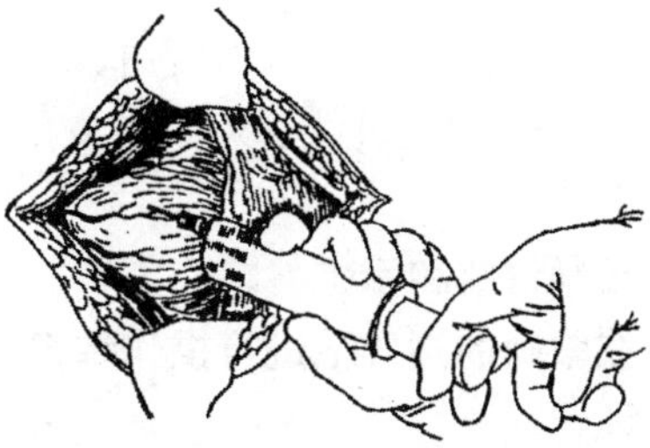

图 5-33　膀胱穿刺

5. 缝合膀胱切口 一助手持住导尿管，术者在膀胱切口处用 4 号丝线做全层间断缝合 2～3 针，再行膀胱浆肌层的荷包缝合。

6. 关腹 清点纱布、器械无误后，按常规步骤逐层关腹，导尿管用丝线固定于皮肤上，以防止导尿管脱落。

【注意事项】

(1) 犬下腹壁解剖层次：在下腹部弓状缘以下无腹直肌后鞘，只有一层很薄的腹膜，术中要注意这一点。

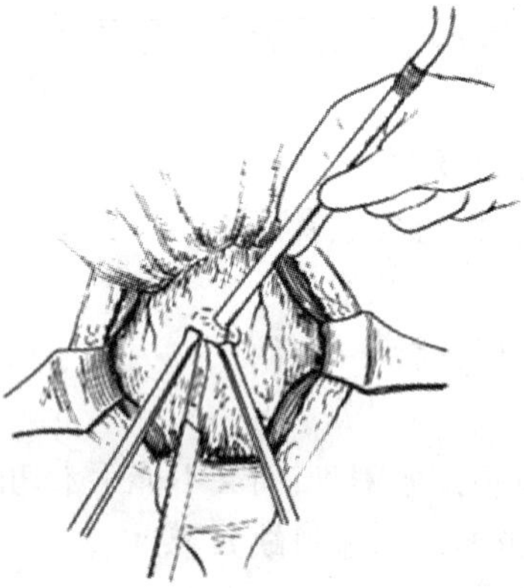

图 5-34 切开膀胱前壁

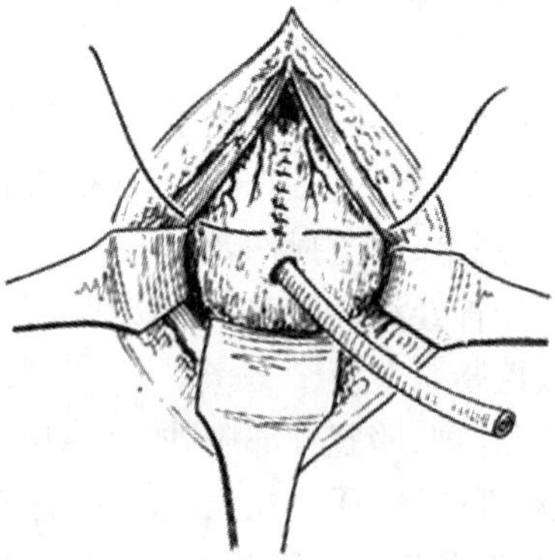

图 5-35 置入导尿管

(2) 膀胱切口尽量靠近膀胱顶部、膀胱前壁。

(3) 导尿管尖端不应接触膀胱三角区。

【思考题】

(1) 膀胱与腹膜的解剖关系。

(2) 腹壁弓状缘以下解剖关系。

(3) 膀胱造瘘术的手术适应证、缝合操作方法。

第九节 小肠部分切除端-端吻合术

【实验目的与要求】

(1) 掌握小肠部分切除术的适应证及其操作步骤。

(2) 掌握活体动物小肠切除、端-端吻合的方法及术中的无菌隔离措施。

(3) 进一步熟悉无菌术及外科的基本操作。

【实验器材】

(1) 家犬、注射器、麻药、0.5%碘伏。

(2) 手术刀、组织剪、线剪、血管钳、组织钳、有齿镊、无齿镊、持针器、甲状腺拉钩、肠钳、卵圆钳、布巾钳、缝合针、缝线、纱布、护皮巾、护腹膜巾、手术衣、手套、敷料等。

【实验方法】

1. 带教教师讲解和示范 略。

2. 学生在教师的指导下进行操作练习 略。

3. 适应证

(1) 各种原因引起的小肠坏死，如绞窄性肠梗阻、肠扭转、绞窄性疝、肠套叠、肠系膜外伤、肠系膜血管栓塞或血栓形成等。

(2) 严重的小肠损伤,不能行单纯修补或修补困难。

(3) 小肠局限性炎性病变或狭窄引起肠梗阻者,如急性坏死性肠炎、克隆氏病、肠伤寒、肠结核等。

(4) 小肠及其系膜的原发性及继发性肿瘤。

(5) 某些小肠肠管的先天性畸形,如 Meckel 憩室、先天性肠闭锁或狭窄、一段肠袢内有多发性息肉者。

(6) 广泛的小肠粘连,分离困难,或肠浆膜面损伤过大。

(7) 小肠瘘须行肠瘘闭合者。

(8) 各种胸、腹部及泌尿系手术需要用小肠移植或转流手术。

【实验步骤】

1. 术前准备 麻醉成功后,将犬置于仰卧位,四肢用细绳固定于手术台上,将犬腹部的毛剃净。消毒,铺单(详见"剖腹与关腹的常规步骤"一节)。

2. 切口 取右或左中腹部经腹直肌切口,长约 8.0cm。逐层切开皮肤、皮下组织,分开腹直肌并向两侧牵开,切开腹直肌后鞘及腹膜。

3. 肠切除

(1) 入腹后,用腹壁拉钩牵开腹壁创缘,将一段小肠袢长约 20cm 提出切口外。用盐水纱布垫衬垫于创缘及肠袢周围,使其与腹壁及周围肠袢隔离。

(2) 确定切除肠段范围后,在预定的切除部位,按血供方向,分离肠系膜血管,用两把血管钳将肠系膜血管弓和其分支逐个钳夹住,在钳间剪断之后,断端分别以 4 号丝线结扎止血,近侧端双重结扎或贯穿缝扎一次。以同样的方法分离、钳夹、切断、结扎两端边缘血管,扇形剪开肠系膜(图 5-36)。

(3) 在拟切除肠管两端各上一把大直血管钳斜形钳夹,钳尖斜向系膜侧,使血管钳与小肠的横轴约成 30°,且钳尾偏向保留段肠管(图 5-37)。如此不仅可使吻合口径增大,更重要的是可以保证肠管断端血液供应。再将两端紧贴保留侧肠管的肠系膜各分离约 0.5~1.0cm,使肠壁上无肠系膜脂肪附着。然后在距大直血管钳 3.0cm 处的健侧小肠处各上一把肠钳。肠钳松紧要适宜,不宜夹得太紧,以刚好阻断肠内容物通过和肠管切缘无出血为度。在切断肠管之前必须做好污染手术的隔离措施,肠钳与大直血管钳之间的肠管后方垫纱布,紧贴两端的大直血管钳的健侧切断肠管,移除病变肠管及衬垫纱布。将切断肠管的器械及擦拭肠断端用的氯己定棉球均应放在指定的弯盘内,勿与无菌器械放在一起,以免污染腹腔。

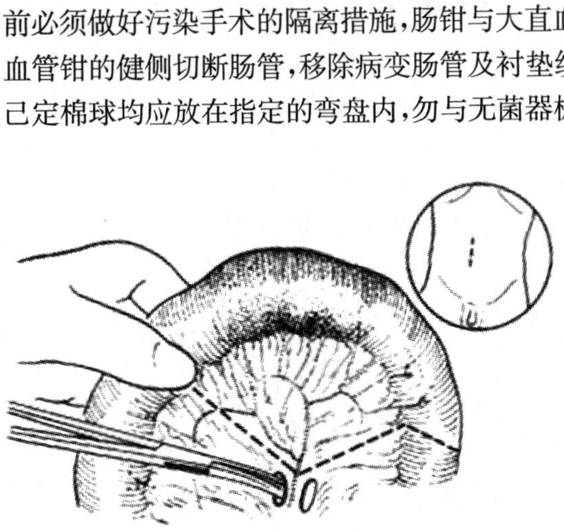

图 5-36 处理肠系膜及血管

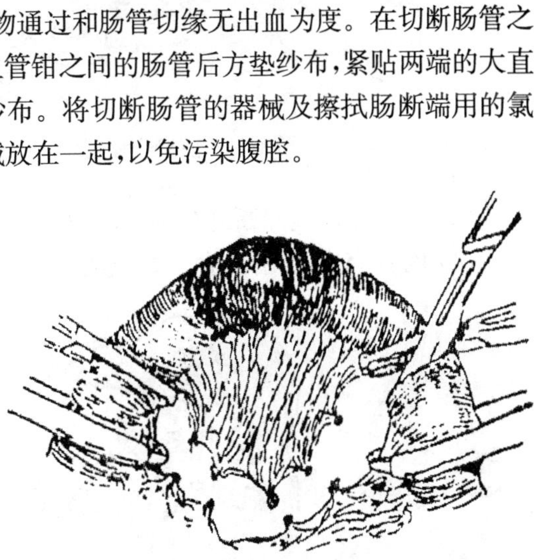

图 5-37 上肠钳与切除肠管

4. 肠端-端吻合

(1) 将两把肠钳靠拢,小肠两断端对齐,勿发生扭曲,周围用盐水纱布开。然后在肠管的系膜侧和系膜对侧,距断端约 0.5cm 处各用 1 号丝线各缝一针浆肌层支持线,使两肠断端的浆膜面互相贴近(图 5-38)。用 1 号丝线作全层间断缝合吻合口的后壁,针距 0.3 ~ 0.5cm,边距 0.3cm(图 5-39),除两端第一针缝线尾线留下外,其余缝线尾线全部剪除。再用 1 号丝线作全层间断内翻缝合吻合口的前壁,从一肠段的肠腔内进针、穿出肠腔外,再从另一端肠腔外穿入肠腔内,将线结打在肠腔内。打线结时支持线与前一线尾前后拉紧,这样使前壁黏膜全部翻入肠腔内,打完第二线结后才将前一针缝线剪掉,依次缝合至前壁中间段,再从另一端用同样方法缝至前壁中间段,剪除两端缝线的尾线(图 5-40)。

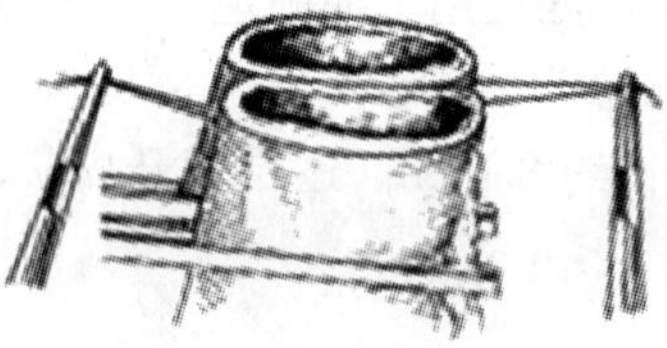

图 5-38 肠断端缝支持线

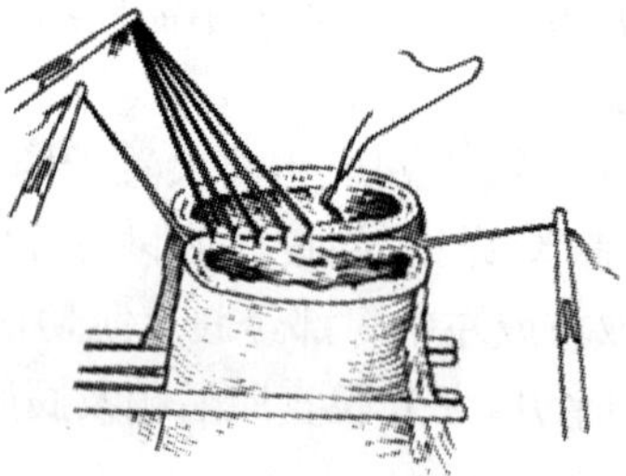

图 5-39 后壁全层缝合

(2) 肠管前后壁吻合口全部缝合后,撤去肠钳,更换吻合时用过的纱布、器械,手术人员用生理盐水冲洗手套,并用碘伏棉球擦干。然后在距离全层缝合线约 0.5cm 处,用 1 号丝线作吻合口前、后壁的浆肌层间断缝合,针距为 0.3cm(图 5-41)。缝合结扎后应将全层缝合线完全覆盖,不宜太紧,以免术后短期崩裂,发生肠瘘,也要避免卷入太多以免肠腔狭窄。

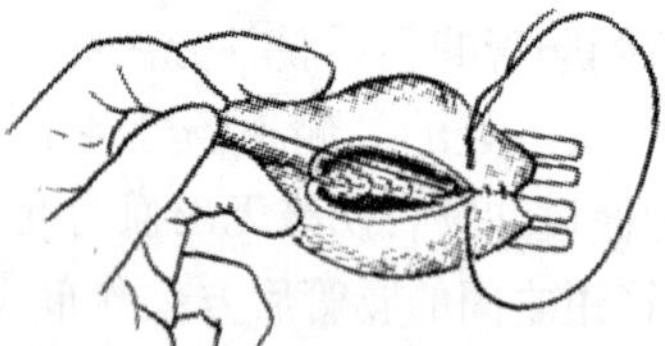

图 5-40 前壁全层缝合

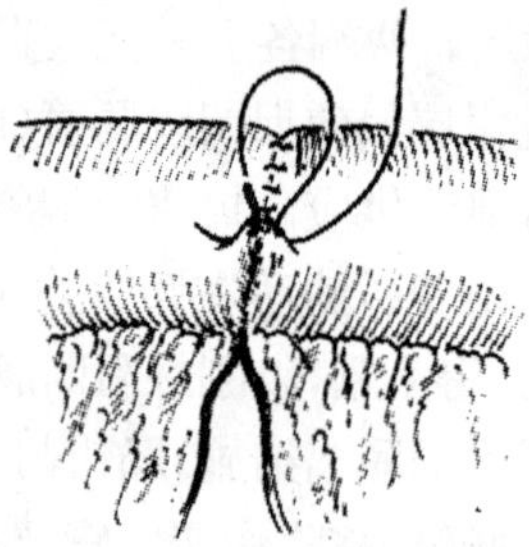

图 5-41 前、后壁浆肌层缝合

(3) 用 1 号丝线间断缝合肠系膜裂孔,以防术后发生内疝(图 5-42)。

(4) 吻合完成后用拇、食指检查吻合口大小,一般以通过拇指为宜(图 5-43)。

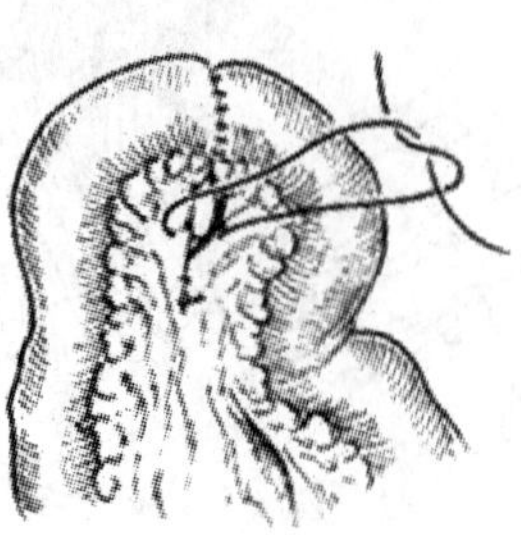

图 5-42 缝合肠系膜裂孔

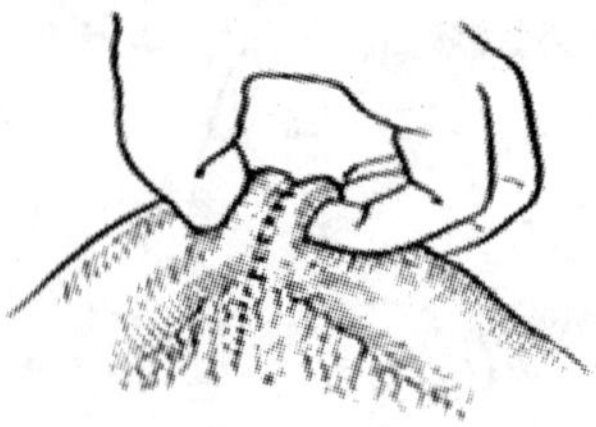

图 5-43 拇、食指检查吻合口

5. 术毕　检查肠管及腹腔内无出血后，将肠袢按自然顺序还纳腹腔。清点器械和纱布无误后，按常规步骤逐层关腹。

【注意事项】

(1) 要保证吻合口有良好的血液供给，应可清晰地看到吻合口血管分支供应吻合口。

(2) 准备吻合肠管的断端系膜应分掉 0.5～1.0cm，否则在吻合时容易将系膜卷进吻合口。但不可分离过多，一般距断端 1.0cm 之内，否则易影响吻合口的血液供应。

(3) 吻合口处的吻合过稀或打结太松可直接导致吻合口漏的发生；缝合针距太小、太密或打结太紧，将影响吻合口的血液供应，导致吻合口不愈，造成肠瘘。

(4) 关闭肠系膜裂孔时，应避免损伤肠系膜血管。

(5) 术中应注意无菌操作，做好隔离；应用无菌巾及盐水纱布垫保护手术野；擦拭断端的氯己定棉球应放置在固定的托盘内，以免污染或遗漏腹腔。

【思考题】

(1) 小肠切除术适应证、手术操作步骤、吻合方法等。

(2) 术中无菌隔离技术。

第六章　内科临床基本技能

第一节　内科常用穿刺术

一、胸膜腔穿刺术

胸膜腔穿刺术(thoracentesis)常用于检查胸腔积液的性质、抽液减压或通过穿刺胸膜腔内给药。

(一) 适应证

1. 胸腔积液,诊断性穿刺　以明确积液的性质。

2. 胸腔积液、积气　抽液抽气减压以缓解症状。

3. 胸腔给药　如脓胸胸腔内注射抗生素,癌性胸腔积液,胸腔内注射抗肿瘤药物。

(二) 准备工作

(1) 向患者及家属说明穿刺的目的,穿刺过程中可能出现麻醉意外、胸膜反应、血胸、气胸、出血感染、病情需要反复穿刺、穿刺失败等情况签字同意后实施。

(2) 对精神紧张者,可于术前半小时给安定 10mg 或可待因 30mg 以镇静止痛。

(3) 穿刺前(复查)测血压、脉搏,X 线片、B 超检查定位,叮嘱患者在操作过程中,避免深呼吸或咳嗽,有任何不适应及时告知医生。

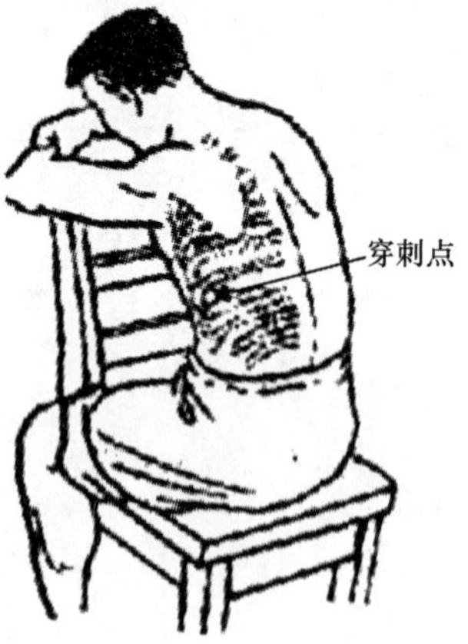

图 6-1　胸膜腔穿刺体位

(4) 器械准备:胸腔穿刺包:(弯盘 1 个、8 号或 9 号穿刺针 1 个、消毒碗 1 个、镊子 1 把、止血弯钳 1 把、纱布 3 块)、无菌试管数只(留送常规,生化,细菌,病理标本等,必要时加抗凝剂)、无菌洞巾、无菌手套、5ml、50ml 注射器各 1 个、2%利多卡因 1 支。如果需要胸腔内注药,应准备好所需药物。所有的物品置于治疗车上,放在右手边。

(5) 操作者熟悉操作步骤,戴口罩、帽子。

(三) 操作方法

1. 体位选择　患者取直立坐位,面向椅背,两前臂平放于椅背上,前额伏于前臂上(图 6-1);不能起床者,可以取半卧位,患侧前臂上举抱于枕部。

2. 穿刺点

(1) 胸腔积液的患者,先进行胸部叩诊,选择实音明显的部位,或在 B 超定位后进行穿刺。

(2) 包裹性胸腔积液的患者,应在 B 超定位后进行穿刺。

(3) 胸腔积液较多时一般选择肩胛下角线 7～8 肋间或腋后线 7～8 肋间、必要时可选腋中线 6～7 肋间或腋前线第 5 肋间。均在下一肋骨的上缘穿刺。

(4) 气胸患者选择患侧锁中线第 2 肋间或腋中线 4～5 肋间。

3. 打开穿刺包　戴手套；检查穿刺包物品是否齐全，由助手打开 5ml、50ml 注射器及引流袋（放胸水时准备）的包装，术者放入穿刺包内，术者检查穿刺针是否通畅。

4. 消毒　由助手持持物钳将碘伏棉球放入消毒碗中。（注意持物钳应水平或向下持拿，整个过程避免污染），术者左手持镊子（握笔式），夹持碘伏棉球水平交至右手的止血弯钳中（消毒镊尖端不应超过持钳手指水平），以穿刺点为中心自内向外顺时针消毒局部皮肤 3 遍，直径约 15cm。消毒时消毒碗应置患者体侧，消毒后的棉球、镊子、止血弯钳置于消毒碗内由助手取走。铺无菌洞巾，用胶布固定。

5. 麻醉　以 5 毫升注射器抽取 2%利多卡因 2ml，在穿刺点水平进针，先打一皮丘，然后垂直进针，做自皮肤到胸膜壁层的逐层局部浸润麻醉，麻醉过程中边进针边回抽，回抽无血液后再注射麻药。在估计进入胸腔前，应多注药以麻醉胸膜。在回抽积液后，拔出局麻针。

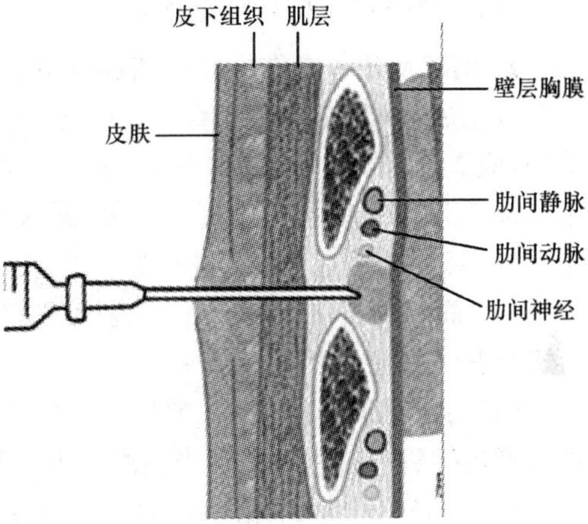

图 6-2　胸壁解剖及麻醉进针

6. 穿刺　夹闭穿刺针后的橡胶管，以左手拇指和食指固定穿刺部位局部皮肤，右手持穿刺针沿麻醉部位经肋骨上缘垂直缓慢刺入，当针尖抵抗感突然消失后表明针尖已经进入胸膜腔。助手用止血钳固定穿刺针，术者将穿刺针后橡胶管接上 50 毫升注射器，松开橡皮管，由术者抽吸胸腔液体，注射器抽满后，夹闭橡皮管，取下注射器，将液体注入盛器中，计量并送化验检查。术中观察患者反应及处理（图 6-2）。

抽液量：诊断性胸穿抽液量满足检查要求即可（50～100 毫升），首次抽液不能超过 600 毫升，以后每次抽液不能超过 1000 毫升，抽液速度应平缓。

7. 给药　如需要胸腔内注药，再抽液完后，将药物用注射器抽好，接在穿刺针后胶管上，回抽少量胸腔积液然后缓慢注入胸腔内。抽液完毕后，拔出穿刺针，局部消毒，覆盖无菌纱布，稍用力压迫穿刺部位，以胶布固定。

（四）术后处理

（1）嘱咐患者静卧休息。观察患者反应及处理，再次测血压、脉搏等，注意并发症如气胸，肺水肿等。

（2）清洁器械及操作现场。

（3）填写申请单，送检标本。

（4）记录记录穿刺过程、并详细记录胸水量、性质、颜色、送检内容及术中、术后患者的一般情况。

（五）注意事项

（1）穿刺前应明确积液位置，积液量少时应行 B 超定位。穿刺时应保持与超声扫描相同的体位，并常规叩诊，确定穿刺点无误后实施操作。

（2）避免在第 9 肋以下穿刺，以免损伤腹腔内脏器。

（3）严格无菌操作，操作中防止气体进入胸腔，始终保持胸腔负压。

(4) 穿刺过程叮嘱患者避免深呼吸和咳嗽，如果出现咳嗽应中止操作。

(5) 由肋骨上缘进针，避免损伤肋间神经和血管。抽液中固定穿刺针，避免针头摆动损伤肺组织。

(6) 患者穿刺中有任何不适，不能坚持的，应立即停止抽液，拔出穿刺针。

(7) 抽出液体应尽快送检，穿刺应常规送积液常规及生化，并根据实际情况送检细菌涂片，培养及瘤细胞检查等。检查瘤细胞至少要 100 毫升，不能及时送检瘤细胞者，应在胸液中加入防腐剂(9 毫升胸液中加入 1 毫升 40%甲醛溶液)。

(六) 胸膜腔穿刺并发症及处理

1. 胸膜反应 操作中应密切观察患者的反应，如有头晕、面色苍白、出汗、心悸、胸部压迫感或剧痛、晕厥等胸膜过敏反应；或出现连续性咳嗽、气促、咳泡沫痰等现象时，立即停止抽液，吸氧，必要时皮下注射 0.1%肾上腺素溶液 0.3～0.5ml 或进行其他对症处理。

2. 气胸 气胸可由胶管未夹紧，漏入空气所致，少量气胸不必处理。明显气胸多由于穿刺针刺破脏层胸膜所致，进行如下处理。

(1) 简易排气法：用 100ml 注射器在患侧锁骨中线第 2 肋间穿刺排气，至气急缓解后，再进行其他处理。

(2) 水封瓶闭式引流：主要用于开放性气胸及高压性气胸。在患侧锁骨中线第 2 肋间插入橡皮导管，连接水封瓶，当胸腔压力增高时，通过水封瓶引流排气。

(3) 负压吸引水封瓶闭式引流：适用于高压性气胸，开放性气胸及液气胸，疗效较好，在水封瓶排气管中安装一个压力调节瓶调节负压。

3. 血胸 多由穿刺针刺破肋间动、静脉所致。发现抽吸处血液，应停止抽液，观察血压、脉搏、呼吸变化。

4. 局部出血 消毒棉球压迫止血。

二、骨髓穿刺术

骨髓穿刺术(bone marrow puncture)是采集骨髓液的一种常用诊断技术。临床上骨髓穿刺液常用于血细胞形态学检查，也可用于造血干细胞培养、细胞遗传学分析及病原生物学检查等，以协助临床诊断、观察疗效和判断预后等。

(一) 适应证

(1) 各类血液病(如白血病、再障、原发性血小板减少性紫癜等)的诊断及疗效评估。

(2) 某些感染性疾病或发热待查患者病原学检查及培养。

(3) 造血干细胞培养，血细胞免疫分型，及细胞遗传学检查。

(4) 恶性肿瘤可疑骨髓转移者。

(5) 了解骨髓造血功能，指导抗癌药及免疫抑制药的使用。

(二) 禁忌证

(1) 由于凝血因子缺乏而有严重出血者，如血友病。

(2) 躁动不能合作者；生命体征不平稳者。

(三) 准备工作

(1) 向患者及家属讲明穿刺的目的及穿刺过程中可能出现麻醉意外、穿刺局部出血感染、病情需要反复穿刺、有穿刺引出心血管意外不可预见的并发症、穿刺失败等情况签字同意后实施。

(2) 询问有否麻药过敏史。

(3) 器械准备:骨髓穿刺包(弯盘1个、16号或12号骨髓穿刺针1个、消毒碗1个、镊子1把、止血弯钳1把、纱布3块、无菌洞巾),无菌手套,5ml、20ml注射器各1个,2%利多卡因1支,载玻片10张,推片1个。

(4) 操作者熟悉操作步骤,戴口罩、帽子。

(四) 操作方法

1. 体位 胸骨和髂前上棘为穿刺点时,患者取仰卧位;髂后上棘为穿刺点时取侧卧位,双腿弯曲,尽量使腰骶部向后突出或卧位;腰椎棘突为穿刺点患者取坐位或侧卧位。

2. 穿刺部位

(1) 髂前上棘穿刺点:髂前上棘后1~2cm处,该处骨面平坦,易于固定,操作方便。

(2) 髂后上棘穿刺点:骶椎两侧、臀部上方突出的部位。

(3) 胸骨穿刺点:胸骨柄、胸骨体相当于第1、2肋间隙的部位。

(4) 腰椎棘突穿刺点:腰椎棘突突出的部位。

(5) 2岁以下小儿选胫骨粗隆下方1cm平坦处。

3. 检查穿刺物品 打开穿刺包,戴手套,检查穿刺包物品齐全;检查骨髓穿刺针是否通畅,成人用16或18号穿刺针,儿童用12号穿刺针,将骨髓穿刺针的固定器固定在适当的长度上(髂骨穿刺约1.5cm,胸骨穿刺约1.0cm);检查注射器有无漏气。助手将5ml、20ml注射器打开递给术者。

4. 消毒 由助手持持物钳将碘伏棉球夹入消毒碗内(注意持物钳应水平或向下持拿,整个过程避免污染),术者左手持镊子,夹持碘伏棉球水平交至右手的止血弯钳中(消毒镊尖端不应超过持钳手指水平),以穿刺点为中心顺时针方向消毒局部皮肤3遍,直径约15cm,消毒范围一次比一次缩小。消毒时消毒碗应置患者体侧,消毒后的棉球、镊子、止血弯钳置于消毒碗内由助手取走。

5. 麻醉 铺无菌洞巾;术者与助手核对麻药无误;用5ml注射器抽取2%利多卡因溶液2ml;做局部皮肤、皮下和骨膜逐层浸润麻醉。注意先水平进针、打一直径约0.5cm的皮丘,再垂直骨面一直麻醉到坚硬的骨膜,并应上、下、左、右多点麻醉,以充分麻醉减少穿刺时患者的疼痛;纱布覆盖穿刺点右手拇指稍用力按压以充分浸润。

6. 穿刺 操作者左手拇指和食指固定穿刺部位,右手持骨髓穿刺针与骨面垂直刺入,若为胸骨穿刺则应与骨面成30°~45°角进针(穿刺针向头侧偏斜)。当穿刺针针尖接触坚硬的骨质后,沿穿刺针的针体长轴左右旋转穿刺针,并向前推进,缓缓刺入骨质(注意向下压的力量应大于旋转的力量,以防针尖在骨面上滑动)。当突然感到穿刺阻力消失,且穿刺针已固定在骨内时,表明穿刺针已进入骨髓腔。如果穿刺针尚未固定,则应继续刺入少许以达到固定为止(图6-3)。

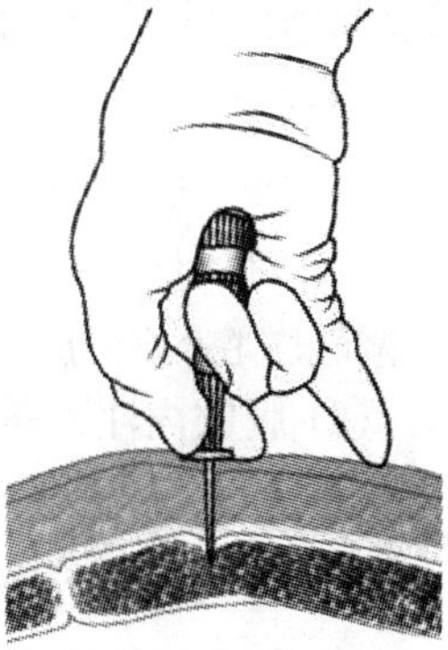

图6-3 骨髓穿刺手法

7. 抽取骨髓液 拔出穿刺针针芯,接上干燥的20ml注射器,用适当的力量抽取骨髓液。当穿刺针在骨髓腔时,抽吸时患者感到有尖锐酸痛,随即便有红色骨髓液进入注射器。抽取的骨髓液一般为0.2ml。如果需要做骨髓液细菌培养或其他检查时,应在留取骨髓液计数和涂片标本后,再抽取1~2ml,如需要量多时注射器适当加入抗凝剂。若未能抽取骨髓液，则可能是针腔被组织块堵塞或“干抽”，此时应重新插上针芯，稍加旋转穿刺针或再刺入少许。拔出针芯，如果针芯带有血迹，再次抽取即可取得红色骨髓液。

8. 涂片 将抽吸到骨髓的注射器水平移至载玻片上方，迅速将骨髓液滴在载玻片上，助手立即制备骨髓液涂片数张。

9. 加压固定 骨髓液抽取完毕，重新插入针芯。左手取无菌纱布置于穿刺处，右手将穿刺针(稍旋转)拔出，并将无菌纱布敷于针孔上，按压1～2分钟后，局部碘伏棉球消毒，换消毒纱布覆盖，胶布加压固定。

(五) 术后处理

(1) 术后嘱患者按压穿刺部位10～15分钟。

(2) 清理器械及操作现场。

(3) 填写申请单，送检标本。

(4) 做好穿刺记录。

(六) 注意事项

(1) 骨髓穿刺前应检查出血时间和凝血时间，有出血倾向者行骨髓穿刺术时应特别注意，血友病患者禁止骨髓穿刺检查。

(2) 骨髓穿刺针和注射器必须干燥，以免发生溶血。

(3) 穿刺针针头进入骨质后要避免过大摆动，以免折断穿刺针。胸骨穿刺时不可用力过猛、穿刺过深，以防穿透内侧骨板而发生意外。

(4) 穿刺过程中如果感到骨质坚硬、难以进入骨髓腔时，不可强行进针，以免断针。应考虑为大理石骨病的可能，及时行骨骼X线检查，以明确诊断。

(5) 做骨髓细胞形态学检查时，抽取的骨髓液不可过多，以免影响骨髓增生程度的判断、细胞计数和分类结果。

(6) 由于骨髓液中含有大量的幼稚细胞，极易发生凝固。因此，穿刺抽取骨髓液后应立即涂片。

(7) 骨髓穿刺涂片检查同时送检末梢血涂片2～3张。

三、腹膜腔穿刺术

腹膜腔穿刺术(abdominocentesis)是指对有腹腔积液的患者，为了诊断和治疗疾病进行腹腔穿刺，抽取积液的操作过程。

(一) 适应证

(1) 抽取腹水明确腹水性质，协助临床诊断。

(2) 对大量腹水引起严重胸闷、气促、少尿等症状，使患者难以忍受时，可放出适量的腹水，减轻腹腔的压力，缓解压迫症状。

(3) 腹腔内注入药物，感染、肿瘤、结核等协助治疗疾病。

(4) 行人工气腹作为诊断和治疗手段。

(二) 禁忌证

(1) 严重肠胀气，肠梗阻肠管扩张明显者。

(2) 妊娠晚期，卵巢巨大包块。

(3) 因既往手术或炎症腹腔内有广泛粘连者。

(4) 噪动、不能合作或肝性脑病先兆者。

(三) 术前准备

(1) 向患者及家属讲明穿刺的目的、必要性及可能出现麻醉意外、穿刺局部出血感染、少量腹水穿刺失败、病情需要反复穿刺、即使穿刺不能明确诊断等情况,签字同意后实施。

(2) 嘱患者术前排尿以防穿刺损伤膀胱。

(3) 器械准备

1) 腹腔穿刺包:内有弯盘1个、止血钳2把、镊子1把、消毒碗1个、腹腔穿刺针(针尾连接橡皮管的8号或9号针头)1个、无菌洞巾、纱布3块、无菌试管数只(留送常规、生化、细菌、病理标本等,必要时加抗凝剂)、5ml、20ml或50ml注射器各1个及引流袋(放腹水时准备)。

2) 碘伏、胶布、局部麻醉药(2%利多卡因溶液10ml)、无菌手套。

3) 其他物品:皮尺、多头腹带、腹水引流袋、培养瓶(需要做细菌培养时)。如需腹腔内注药,准备所需药物。

(4) 操作者熟悉操作步骤,戴口罩、帽子。

(5) 放液前应测量体重、腹围、血压、脉搏和腹部体征,以观察病情变化。

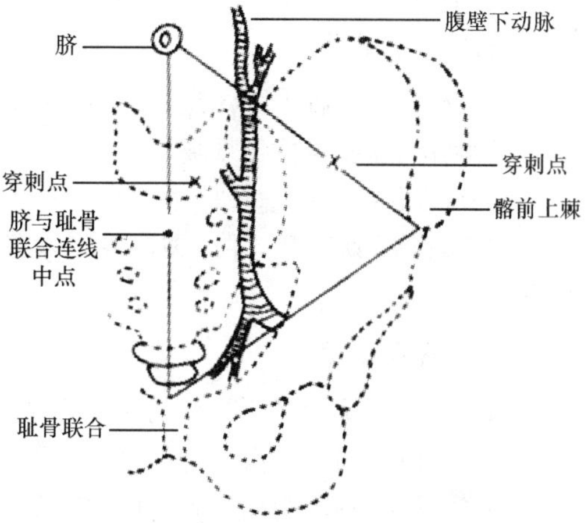

图6-4　腹膜腔穿刺点

(四) 操作方法

1. 体位　根据病情,安排患者平卧、半卧、稍左侧卧位。协助患者解开上衣,松开腰带,暴露腹部,背部铺好腹带(放腹水时)。

2. 穿刺点选择(图6-4)

(1) 一般取左下腹部脐与左髂前上棘连线的中外1/3交点处。

(2) 取脐与耻骨联合连线中点上方1.0cm、偏左或偏右1.5cm处。

(3) 少量腹水患者取侧卧位,取脐水平线与腋前线或腋中线延长线交点。

(4) 少量或包裹性积液,需在B超指导下定位穿刺。

3. 打开穿刺包　戴手套,检查穿刺包物品是否齐全,由助手打开5ml、20ml或50ml注射器及引流袋(放腹水时准备)的包装,术者放入穿刺包内,术者检查穿刺针是否通畅,诊断行穿刺可直接用无菌的20ml或50ml注射器和7号针头进行穿刺,大量放液时可用针尾连接橡皮管的8号或9号针头。

4. 消毒　由助手持持物钳将碘伏棉球夹入消毒碗内(注意持物钳应水平或向下持拿,整个过程避免污染),术者左手持镊子,夹持碘伏棉球水平交至右手的弯止血钳中(消毒镊尖端不应超过持钳手指水平),以穿刺点为中心自内向外顺时针方向消毒局部皮肤3遍,直径约15cm,消毒范围一次比一次缩小。消毒时消毒碗应置患者体侧,消毒后的棉球、弯止血钳置于消毒碗盘内由助手取走。

5. 麻醉　铺无菌洞巾;术者与助手核对麻药(麻药要消毒)无误。用5ml注射器抽取2%利多卡因溶液2ml,用手拇指与食指固定穿刺部位皮肤,2%利多卡因溶液做局部浸润麻醉。注意先水平进针，打一直径约 0.5cm 的皮丘，自皮肤至腹膜壁层逐层局部浸润麻醉，麻醉过程中应边回抽边进针，回抽无血才能注射麻醉药。回抽有积液后拔针。

6. 穿刺 术者以一手食指与拇指固定穿刺部位皮肤，作诊断性穿刺时，一手持腹腔穿刺针，针头经麻醉处垂直刺入皮肤后以 45°斜刺入腹肌再垂直刺入腹腔，当针头阻力突然消失时，表示针尖已进入腹膜腔，助手用止血钳固定穿刺针，术者将注射器与穿刺针后胶管连接，打开穿刺针后胶皮管封闭开关，可抽取腹水，并将腹水置于消毒试管中送检化验。当大量腹水作治疗性放液，穿刺针刺入皮肤后，在皮下组织横行 0.5～1.0cm，再垂直刺入腹膜腔，将引流袋与穿刺针后胶管连接，腹水即沿橡皮管进入容器(即引流袋)中。橡皮管上封闭夹可调整腹水流出速度。随着腹水的流出，助手将腹带自上而下逐渐束紧，以防腹内压骤降，内脏血管扩张引起血压下降或休克。

7. 加压固定 放液结束后拔出穿刺针，盖上消毒纱布，按压 2～3 分钟，局部碘伏棉球消毒，换消毒纱布覆盖，胶布固定。

(五) 术后处理

(1) 术后嘱患者平卧休息 1～2 小时，避免朝穿刺侧卧位。

(2) 清洁器械及操作现场。

(3) 填写申请单，送检标本。

(4) 记录穿刺过程、并详细记录腹水量、性质、颜色、送检内容及术中、术后患者的一般情况。

(六) 注意事项

(1) 向患者说明穿刺的目的和注意事项，以解除患者的顾虑，取得其合作。

(2) 严格无菌技术操作规程，防止感染。

(3) 术中应密切观察患者，如有头晕、恶心、心悸、气促、脉快、面色苍白、晕厥、休克等应立即终止放液，并予以输液、扩容等对症治疗。

(4) 腹腔放液不宜过快、过多，大量放腹水可能引起电解质紊乱，血浆蛋白大量丢失。初次放液不宜超过 3000～6000ml(如有腹水回输设备则不在此限)。肝硬化患者一次放腹水一般不超过 3000ml，时间不少于 2 小时。过多放液可诱发肝性脑病和电解质紊乱；但在补充输注大量白蛋白(6～8 克)的基础上，也可大量放液。

(5) 放腹水时若流出不畅，可将穿刺针稍作移动或稍变换体位。

(6) 少量腹水进行诊断性穿刺时，穿刺前宜令患者先侧卧于拟穿刺侧 3～5 分钟。

(7) 术后嘱患者平卧，并使穿刺孔位于上方以免腹水继续漏出，对腹水量较多者，为防止漏出，在穿刺时即应注意勿使自皮肤到腹膜壁层的针眼位于一条直线上，方法是针头经麻醉处垂直刺入皮肤后以 45°角斜刺入腹肌再垂直刺入腹腔。如仍有漏出，可用蝶形胶布或火棉胶粘贴，及时更换敷料，防止伤口感染。

四、腰椎穿刺术

腰椎穿刺术(lumbar puncture)指某些神经系统疾病患者脑脊液的一种常用诊治技术。

(一) 适应证

(1) 脑膜炎、脑炎、脑血管病、脑瘤等神经系统疾病的诊断脑脊液，诊断性穿刺，以明确积液的性质。

(2) 白血病、颅内感染鞘内注射给药进行治疗。

(3) 测定颅内压力及了解蛛网膜下腔是否通畅。

(二) 禁忌证

(1) 疑有颅高压且眼底有视盘明显水肿,或有脑疝先兆者。

(2) 患者处于休克、衰竭或濒危状态。

(3) 颅后窝有占位性病变时。

(4) 穿刺部位或附近有感染者。

(5) 明显出血倾向,病情危重不易搬动。

(三) 术前准备

(1) 向患者及家属说明穿刺的目的及术中、术后可能出现可能出现麻醉意外、穿刺局部出血感染、脑疝,心脏骤停、术后低颅压综合征、病情需要反复穿刺、即使穿刺也不能明确诊断、穿刺失败等情况,签字同意后实施。

(2) 了解病情,作必要的体格检查,如意识状态、生命体征。

(3) 器械准备:腰椎穿刺包(弯盘 1 个、9 号或 12 号穿刺针和测压管、消毒碗 1 个、镊子 1 靶、止血 2 把、纱布 3 块、无菌试管数只留送常规,生化,细菌,病理标本等,必要时加抗凝剂;无菌洞巾、无菌手套,5ml 注射器 1 个);2%利多卡因溶液;如果需要鞘内注药,应准备好所需药物。

(4) 因感染性脑水肿引起的颅内压增高,术前可静滴甘露醇脱水,减轻水肿,降低颅内压。

(5) 患者有躁动不安不能配合者,术前应给予镇静剂。

(四) 操作方法

1. 体位　患者侧卧位于硬板床上,背部与床面垂直。头向前胸部屈曲,双手抱膝紧贴腹部,使躯干呈弓形。或由助手在术者对面用一手挽患者头部,另一手挽患者双下肢腘窝处并用力抱紧,使患者躯干呈弓形,脊柱尽量后凸以增宽椎间隙(图 6-5)。

2. 穿刺点选择　双侧髂嵴最高点连线与后正中线交会处为穿刺点。此处相当于第 3～4 腰椎棘突间隙。有时可上一或下一腰椎间隙(图 6-6)。

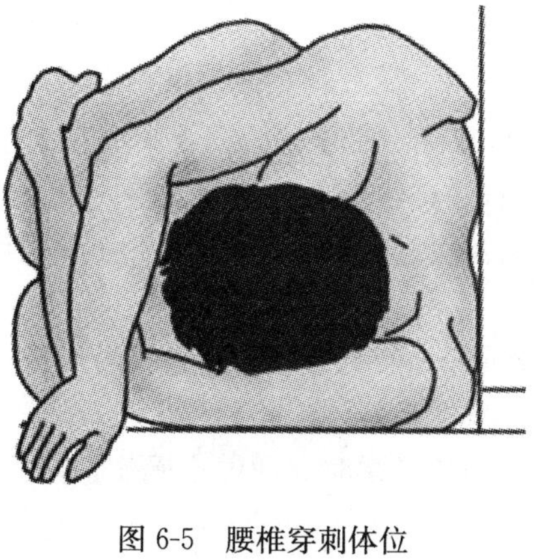

图 6-5　腰椎穿刺体位

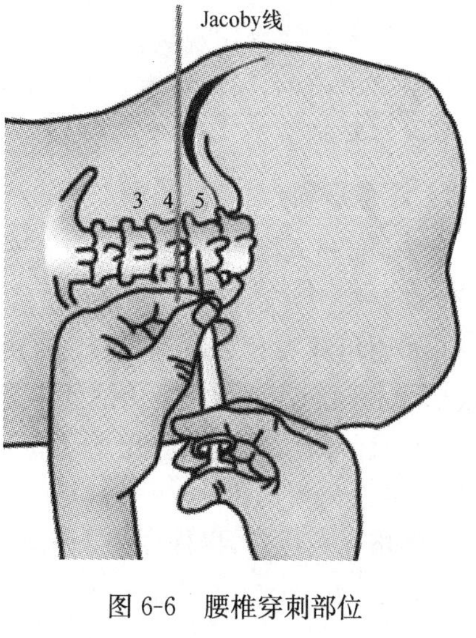

图 6-6　腰椎穿刺部位

3. 打开穿刺包 戴无菌手套，检查包内物品是否齐全，穿刺针是否通畅，测压管连接是否严紧。

4. 消毒 由助手持持物钳将碘伏棉球夹入消毒杯碗内(注意持物钳应水平或向下持拿，整个过程避免污染)，术者左手持镊子，夹持碘伏棉球水平交至右手的弯止血钳中(消毒镊尖端不应超过持钳手指水平)，以穿刺点为中心自内向外顺时针方向消毒局部皮肤3遍，直径约15cm，消毒范围一次比一次缩小。消毒时消毒碗应置患者体侧，消毒后的棉球、止血弯钳置于消毒碗盘内由助手取走。铺无菌洞巾，用胶布固定。

5. 麻醉 与助手确定麻药无误后用5毫升注射器抽取2%利多卡因溶液3ml，在穿刺点部位自皮肤到椎间韧带局部逐层浸润麻醉，麻醉过程中边回抽边进针，回抽无血液后再注射麻药。

6. 穿刺 术者一手固定穿刺点皮肤，一手持穿刺针，以垂直背部皮肤或略针尖向头方向偏斜缓慢刺入。成人进针深度约4～6cm，儿童2～4cm。当针头穿过韧带与硬脑膜时，有阻力突然消失的落空感。此时将针芯慢慢抽出，可见脑脊液流出。

7. 测量脑脊液压力 放液前先连接测压管测量脑脊液压力。正常侧卧位压力70～180mmH_2O或40～50滴/分。如了解蛛网膜下腔有无梗阻，可在测压后继续作Queckenstedt试验，由助手先压迫一侧颈静脉约10秒钟，再压迫另一侧，最后同时按压双侧颈静脉后，脑脊液压力立即迅速升高一倍左右，解除压迫后10～20秒钟，迅速降至原来水平，梗阻试验阴性，示蛛网膜下腔通畅；若压迫颈静脉后，不能使脑脊液升高，则称梗阻试验阳性，示蛛网膜下腔完全梗阻；若施压后压力缓慢上升，放开后又缓慢下降，示有不完全梗阻。测压后，根据检测要求收集脑脊液送检。颅内压增高时不宜放液过多，2～3ml即可。

8. 给药 如需鞘内注药，再留取脑脊液后，将药物用注射器抽好，接在穿刺针，回抽有少量脑脊液然后缓慢注入鞘内。

9. 固定 插入针芯拔出穿刺针，局部消毒，覆盖无菌纱布，以胶布固定。

(五) 术后处理

(1) 嘱咐患者去枕平卧休息4～6小时，以免引起低颅压头痛。测血压、脉搏观察有无病情变化。

(2) 清洁器械及操作现场。

(3) 填写申请单，送检标本。

(4) 做好穿刺记录。

(六) 注意事项

(1) 穿刺针进入椎间隙后，如有阻力不可强行再进，需将针尖退至皮下，再调整进针的方向。

(2) 穿刺用力在适当，避免用力过猛易损伤组织，并难体会阻力消失之感。

(3) 如用粗针头穿刺进，需注意有无脑脊液外漏及引起的低颅压综合征，如发生可嘱患者多饮水或静脉滴注0.5%氯化钠低渗溶液。

(4) 对有颅内压增高或脑出血者，应禁忌作Queckenstedt试验，避免颅内压进一步升高，导致脑疝及出血加重。

(5) 严格无菌操作，操作中患者出现呼吸、脉搏、面色异常时立即停止操作，并作相应的进一步处理。

第二节 内科疾病诊疗基本技能

呼吸系统疾病诊疗基本技能

一、胸部X线

分析X线照片上影像，首先应辨别是否正常，而后才能提出异常征象。

(一) 正常胸片易与疾病相混淆的软组织

1. 胸大肌 在肌肉发达的男性，于两侧肺野中外带可形成扇形均匀致密影，下缘锐利，呈一斜斜线与腋前皮肤皱褶连续，一般右侧较明显。

2. 乳头及乳头 女性乳房常在两肺下野构成密度增高的半圆形荫影，下外界清楚并与腋部软组织连续，勿误为肺炎。乳头影为两下肺野圆形致密影，两侧对称为其特点，透视可与肺内病变区分。

3. 胸锁乳突肌与锁骨上皮肤皱褶 胸锁乳突肌在两肺尖内侧形成外缘锐利、均匀致密的影像。

(二) 肺门、肺野、肺叶、肺段

1. 肺野 是含有空气的肺在胸片上所显示的透明区域。人为地将一侧肺野纵行分为三等份，称为内、中、外带，又分别在第2、4肋骨前端下缘画一水平线，将肺野分为上、中、下三野。

2. 肺门及肺纹理 肺门影是肺动、静脉，支气管及淋巴组织的总投影，肺动、静脉大分支为主要成分。正常肺门位于两肺中野内带第2～4前肋间处，左侧比右侧高1～2cm。

3. 肺叶与肺段

(1) 右叶有上、中、下三个叶，左叶有上、下两叶。各肺叶由叶间裂分隔。

(2) 肺段：肺叶由2～5个肺段组成，各有其独立的支气管。正常时，X线不能显示肺段的界限。

4. 纵隔 纵隔的分区在判断纵隔肿块的来源和性质上有重要意义。九分区法，即在侧位胸片上，将纵隔按纵的和横的方向划两条线，各分为三个部分共计分为九个区。纵的方向分区：①前纵隔：系胸骨后缘与气管、升主动脉和心脏前缘的间隙，为较透光的倒置狭长的三角形，其中主要有胸腺和前纵隔淋巴结。②中纵隔：相当于心脏、主动脉弓、气管和肺门所占据的范围。③后纵隔：食管前缘以后内含食管，降主动脉，胸导管、静脉、交感神经及淋巴结等。横的方向划为自胸骨柄、体交界入至第四胸椎体下缘划水平线，其上为上纵隔，该线以下至肺门下缘水平线之间为中纵隔，其下方至横隔之间为下纵隔。

二、痰液的检查

痰是气管、支气管的分泌物或肺泡内的渗出液，借助咳嗽将其排除。痰液标本检查是临床呼吸疾病诊断的重要手段之一。根据检查目的可分为病原学检查和细胞学检查。

(一) 病原学检查痰液标本的采集

痰标本的收集方法有口痰收集法、咽拭子取痰、经环甲膜穿刺取痰、经纤维支气管镜取痰和支气管肺泡灌洗术取痰。口痰是临床上常用的痰液收集方法，既方便又无创。但最易受口腔、鼻咽细菌的污染。常用方法是在收集标本前嘱患者用清水或生理盐水漱口数次，再用3%双氧水含漱一次后，让患者用力咳出气管深处的痰液，盛于无菌容器中立即送检。一般送检时间要求在2小时内，特殊情况标本应放在4℃保存，保存时间不得超过24小时。进行结核菌检查时应嘱患者留取12～24小时的痰液。标本采集以晨痰为佳，此时患者痰液较多，检查的阳性率高。

(二) 痰液检查内容

1. 一般性状检查

(1) 量：呼吸道病变时痰量增多，突然增加并呈脓性见于肺脓肿或脓胸破入支气管腔。

(2) 颜色：①红色或棕红色：血性痰见于肺癌、肺结核、支气管扩张等，粉红色泡沫样痰见于急性肺水肿；铁锈色痰是由于血红蛋白变性所致，见于大叶性肺炎、肺梗死等。②黄色或黄绿色：黄痰见于呼吸道化脓性感染，如化脓性支气管炎、金黄色葡萄球菌肺炎、支气管扩张、肺脓肿及肺结核等。铜绿假单胞菌或干酪性肺炎时痰呈黄绿色。③棕褐色：见于阿米巴肺脓肿及慢性充血性心力衰竭肺淤血时。

(3) 性状：①黏液性痰：见于支气管炎、支气管哮喘和早期肺炎等。②浆液性痰：见于肺水肿，肺淤血。③脓性痰：将痰液静置，分为三层，上层为泡沫和黏液，中层为浆液，下层为脓细胞及坏死组织。见于呼吸系统化脓性感染，如支气管扩张、肺脓肿及脓胸向肺组织溃破等。④血性痰：见于肺结核、支气管扩张、肺癌、肺吸虫病等。

(4) 气味：有血腥气味，见于各种原因所致的呼吸道出血。肺脓肿、支气管扩张合并厌氧菌感染时痰液有恶臭。

2. 显微镜检查

(1) 直接涂片检测：①白细胞：正常痰内可见少量白细胞。中性粒细胞(或脓细胞)增多，见于呼吸道化脓性炎症或有混合感染；嗜酸性粒细胞增多，见于支气管哮喘、过敏性支气管炎、肺吸虫病等；淋巴细胞增多见于肺结核患者。②红细胞：脓性痰中可见少量红细胞，呼吸道疾病及出血性疾病，痰中可见多量红细胞。③上皮细胞：正常情况下痰中可有少量来自口腔的鳞状上皮细胞或来自呼吸道的柱状上皮细胞。在炎症或患其他呼吸系统疾病时大量增加。④肺泡巨噬细胞：吞噬炭粒者称为炭末细胞，见于炭末沉着症及吸入大量烟尘者。吞噬含铁血黄素者称含铁血黄素细胞，又称心力衰竭细胞，见于心力衰竭引起的肺淤血、肺梗死及肺出血患者。

(2) 染色涂片：①脱落细胞检测：正常痰涂片以鳞状上皮细胞为主，若痰液确系肺部咳出，则多见纤毛柱状细胞和尘细胞。支气管炎、支气管扩张、肺结核等急、慢性呼吸道炎症，均可引起上皮细胞发生一定程度的形态改变。肺癌患者痰中可带有脱落的癌细胞，对肺癌有较大诊断价值。②细菌学检测：A：涂片检查：革兰染色，可用来检测细菌和真菌。抗酸染色，漱口后用力咳出气管深部的痰液，收集量约5ml，直接涂片抗酸染色，显微镜下发现分枝杆菌，即可诊断肺结核；用集菌法进行结核杆菌培养，可了解结核杆菌的生长繁殖能力，亦可作药物敏感试验和菌型鉴定。荧光染色，用于检测真菌和支原体等。B：细菌培养。

三、肺功能检测

肺功能检查包括肺容积、通气、换气、血流和呼吸动力等项目。

(一) 肺功能检测目的

(1) 早期检出肺、呼吸道病变。

(2) 鉴别呼吸困难的原因,判断气道阻塞的部位。

(3) 评估肺部疾病的病情严重程度。

(4) 评估外科手术耐受力及术后发生并发症的可能性。

(5) 健康体检、劳动强度和耐受力的评估。

(二) 测定方法

(1) 让患者取坐位,上鼻夹,含口器与肺量计相连,平静呼吸 5 次后测定肺活量(因鼻被夹住,所以保持用嘴呼吸)。

(2) 尽可能含紧口嘴,保证测试过程中不漏气 。

(3) 配合操作者的口令,即时做呼气和吸气动作 。

(三) 检测内容及临床意义

1. 肺容积　四种基础肺容积和四种基础肺容量。

(1) 基础肺容积:

1) 潮气容积(TV):在平静呼吸时, 每次吸入或呼出的气量。

2) 补吸气容积(IRV):平静吸气后所能吸入的最大气量。

3) 补呼气容积(ERV):平静呼气后能继续呼出的最大气量。

4) 残气容积(RV):补呼气后肺内不能呼出的残留气量。

(2) 基础肺容量:

1) 深呼气量(IC):平静呼气后能吸入的最大气量。由潮气容积与补吸气容积组成。

2) 肺活量(VC):最大吸气后能呼出的最大气量。由深吸气量与补呼气容积组成。

3) 功能残气量(FRC):平静呼气后肺内所含有的气量,由补呼气容积与残气容积组成。

4) 肺总量(TLC):深吸气后肺内所含有的总气量。由肺活量与残气容积组成。

2. 临床意义

(1) 肺活量减低见于胸廓、肺扩张受限,肺组织损害,气道阻塞。

(2) 功能残气量改变常与残气容积改变同时存在。阻塞型肺部疾患如支气管哮喘、肺气肿等残气容积增加。限制型肺部疾患如弥漫性肺间质纤维化、肺占位性疾病,肺切除后肺组织受压等残气容积减少。临床上以残气/肺总量%作为考核指标。

3. 肺通气功能　肺通气功能测定是指单位时间内随呼吸运动进出肺的气流和流速。

(1) 每分钟静息通气量(VE):正常成人静息状态下每分钟吸入或呼出的气量。其增加或减少与基础代谢有密切关系。

(2) 肺泡通气量(VA):是指安静状态下每分钟进入呼吸性细支气管及肺泡与气体交换的有效通气量。VA=(潮气容积－生理死腔量)×呼吸频率。肺泡通气量不足,常见于肺气肿;肺泡通气量增加见于过度通气综合征。

(3) 最大通气量(MVV):单位时间内以尽快的速度和尽可能深的幅度进行呼吸所得到的通气量。通常用作能否进行胸科手术的指标。

(4) 用力肺活量(FVC):用最快的速度所作的呼气肺活量。可以反映较大气道的呼气期阻力。可用作慢性支气管炎、支气管哮喘和肺气肿的辅助诊断手段,也可考核支气管扩张剂的疗效。

(5) 呼气高峰流量(PEFR):在肺总量位时, 猛力快速吹向最高呼气流量计,观察最高呼气流速。测定方法简单、易行。广泛应用于呼吸疾病的流行病学调查,尤其对支气管哮喘病情、疗效的判断更为实用。

(四) 小气道功能

1. 闭合容积(CV)**测定** 是指平静呼吸当达到接近残气位时，肺底部小气道开始闭合时所能继续呼出的气量。

2. 最大呼气流量-容积曲线(MEFV) 是观察由肺总量位呼气至残气容积期间每一瞬间的呼气流量。

临床意义：小气道功能损害常见于受大气污染、长期大量吸烟者，长期接触挥发性化学物质者，早期尘肺、细支气管病毒感染、哮喘缓解期、早期肺气肿、肺间质纤维化等患者。

(五) 换气功能

1. 肺通气血流比率(V/Q) 吸入的空气在达到肺泡后与肺泡毛细血管中的血液进行氧与二氧化碳的交换。肺组织和血流受到重力的影响使肺上下各部位的通气量和血流量不能完全一致。如每分钟肺通气量和血流量能平均保持在一定比例(4∶5)时，气体交换即能正常进行。

意义：反映通气/血流比值的肺功能检查有生理死腔测定、肺泡动脉血氧分压差测定、生理分流测定。生理死腔增加可见于红色气喘型肺气肿或肺栓塞等疾病。生理分流量增多见于发绀臃肿型肺气肿或成人呼吸窘迫综合征等疾患。

2. 弥散功能 肺的主要功能是气体交换，即氧与二氧化碳的交换。肺内气体交换的部位在肺泡，并遵照弥散原则，肺泡气中氧分压较肺泡膜毛细血管中血氧分压为高，故氧自肺泡弥散通过肺泡膜至毛细血管中，并与红细胞内的血红蛋白结合。血二氧化碳分压较肺泡内气体高，故二氧化碳自血中弥散至肺泡。由于二氧化碳弥散能力比氧大 20 倍，所以一旦出现弥散障碍，主要是氧弥散的障碍，严重时可出现缺氧。

意义：弥散功能减低主要见于肺间质疾患，如弥漫型肺间质纤维化，其他如肺气肿时，由于肺泡壁的破坏，弥散面积减少，或贫血时血红蛋白减低，都能使肺弥散量减少，肺水肿等。弥散功能增加可见于红细胞增多症、肺出血等。

四、血 气 分 析

血液气体和酸碱平衡正常是让人体内环境稳定、机体赖以生存的重要条件。

(一) 血气分析指标

1. 酸碱度(pH) 取决于血液中碳酸氢盐缓冲对。参考值 7.35～7.45，pH<7.35 为酸血症，pH >7.45 为碱血症。但 pH 正常并不能完全排除无酸碱失衡。

2. 动脉血二氧化碳分压(PCO_2) 参考值(4.65～5.98kPa)35～45mmHg，乘 0.03 即为 HCO_3^- 含量。超出或低于参考值称高、低碳酸血症。PCO_2>55mmHg 有抑制呼吸中枢危险，是判断各型酸碱中毒主要指标。

3. 二氧化碳总量(TCO_2) 参考值 24～32mmHg，代表血中 CO_2 和 HCO_3^- 之和，在体内受呼吸和代谢二方面影响。代谢性酸中毒时明显下降，碱中毒时明显上升。

4. 动脉血氧分压(PO_2) 参考值 95～100mmHg(12.6～13.3kPa)。低于 80～60mmHg(10.7～8.0kPa)为轻度缺氧；低于 60～40mmHg(8～5.3 kPa)为中度缺氧；低于 40mmHg(5.3 kPa)为重度缺氧；低于 60mmHg(8kPa)提示呼衰，低于 30mmHg (4kPa)有生命危险。根据此指标判断缺氧程度要考虑年龄因素，PO_2=100(0.33×年龄)±5mmHg。

5. 动脉氧饱和度（$SatO_2$）　参考值95%～98%。可作为判断机体缺氧的一个指标，但不敏感。

6. 实际碳酸氢根（AB）　参考值21.4～27.3mmHg，标准碳酸氢根（SB）参考值21.3～24.8mmol/L。AB是体内代谢性酸碱失衡重要指标，在特定条件下计算出SB也反映代谢因素。二者正常为酸碱内稳正常。二者皆低为代谢性酸中毒（未代偿），二者皆高为代谢性碱中毒（未代偿），AB>SB为呼吸性酸中毒。

7. 剩余碱（BE）　参考值0±2.3mmol/L，正值指示增加，负值为降低。

8. 阴离子隙（AG）　参考值8～16mmol/L，是早期发现混合性酸碱中毒重要指标。

判断酸碱失衡应先了解临床情况，一般根据pH，$PaCO_2$，BE（或AB）判断酸碱失衡，根据PaO_2及$PaCO_2$判断缺氧及通气情况。pH超出正常范围提示存在失衡。但pH正常仍可能有酸碱失衡。$PaCO_2$超出正常提示呼吸性酸碱失衡，BE超出正常提示有代谢酸失衡。但血气和酸碱分析有时还要结合其他检查，结合临床动态观察，才能得到正确判断。

（二）标本采集

来自动脉和静脉两种，但临床多用动脉血。

（1）合理采集部位 。

（2）肝素抗凝，注射器针头刺入后，动脉血借助血压推动注射器针芯而进入针筒，不必抽吸。

（3）采取的血样必须严密隔绝空气。

（4）采取的血样应尽快检测。血液离体后，如在室温下存放，可使PO_2下降，PCO_2升高和pH下降，故血样在抽取后20分钟内检测。如需要放置，应在0℃保存，并于2小时内分析完毕。

（5）吸氧患者病情允许可停止吸氧30分钟后采血送检，否则标记给氧浓度与流量。

（三）酸碱失衡类型及特点

1. 代谢性酸中毒

（1）引起代谢性酸中毒的主要原因机体产酸过多、排酸障碍和碱性物质损失过多所致。常见于糖尿病、高热、严重感染、急性酒精中毒、休克缺氧等。

（2）pH降低或正常。

（3）$PaCO_2$下降。

（4）AB、SB下降，BE负值增大。

（5）当机体不能代偿时，PaO_2正常或增高，pH下降。

2. 代谢性碱中毒

（1）临床常见于大量丢失胃液、严重低血钾或低血氯、库欣综合征等致肾脏丢失H^+等。

（2）AB、SB、BB增高，BE正值增大。

（3）pH接近正常。

（4）$PaCO_2$增高。

（5）机体失代偿时，PaO_2下降或正常，pH升高。

3. 呼吸性酸中毒

（1）呼吸功能障碍导致血浆PaO_2升高。临床常见于慢性阻塞性肺疾病、哮喘、呼吸机麻痹、异物阻塞等降低肺泡通气量疾病。

(2) pH 下降。

(3) $PaCO_2$ 下升高。

(4) AB 正常或略升高、BE 基本正常。

(5) AB 高于 SB。

4. 呼吸性碱中毒

(1) 临床见于各种导致肺通气量增加的疾病。如癔病、颅脑损伤、脑肿瘤、机械通气应用不当等。

(2) pH 正常或升高。

(3) $PaCO_2$ 下降。

(4) AB 下降,BE 负值增大。

5. 呼吸性酸中毒合并代谢性酸中毒

(1) 临床常有休克,微循环障碍,心肺肾等功能损害,感染,高代谢和呼吸浅、快等。

(2) $PaCO_2$ 极度升高。

(3) $PaCO_2$ 下降。

(4) pH 极度降低。

(5) 血钾升高。

(6) 血氯多升高或正常。

(7) 血钠下降或正常。

6. 呼吸性酸中毒合并代谢性碱中毒

(1) 临床病情危重,多行机械通气。

(2) pH 可正常,可降低,可增高。

(3) $PaCO_2$ 升高。

(4) HCO_3^- 升降均可。

(5) AB 明显增加。

(6) BE 正值增大。

(7) 血钾、氯降低,血钠可升高。

7. 呼吸性碱中毒合并代谢性酸中毒

(1) 临床可有休克,低氧血症,脏器缺血功能受损,呼吸深、大、快。

(2) pH 可正常。

(3) $PaCO_2$ 减低。

(4) HCO_3^- 多降低。

(5) BE 负值增大。

(6) 血钾正常,血氯增高或正常,血钠正常。

(7) AG 升高。

8. 呼吸性碱中毒合并代谢性碱中毒

(1) 发热、呕吐呼吸深、大、快、过度换气的患者。

(2) 肝硬化,同时使用利尿剂或合并呕吐的患者。

(3) HCO_3^- 多升高或正常。

(4) pH 极度升高。

(5) 血钾降低。

（6）血氯降低或正常。

（7）血钠降低或正常

（8）$PaCO_2$ 降低。

（9）AG 正常或轻度上高。

五、氧　疗

氧疗是指通过吸氧来纠正患者的缺氧状态的治疗方法。合理氧疗可以提高动脉血氧分压，保证组织、器官的正常氧供给。

（一）适应证

（1）一般而言，只要 PaO_2 低于正常即可氧疗，但在实践中往往采取更严格的标准。

（2）对于成年患者，$PaO_2 \leqslant 60mmHg$ 是比较公认的氧疗指征。

（3）急性呼吸衰竭患者，氧疗指征适当放宽。

但氧疗的效果因缺氧的类型（低张性缺氧和等张性缺氧）而异。

1）低张性缺氧：氧疗对低张性缺氧的效果最好。由于患者的 PaO_2 及 SaO_2 明显低于正常，吸氧可增高肺泡气氧分压，使 PaO_2 及 SaO_2 增高，血氧含量增多，因而对组织的供氧增加。但由静脉血分流入动脉引起的低张性缺氧，因分流的血液未经过肺泡而直接掺入动脉血，故吸氧对改善缺氧的作用较小。目前，公认的氧疗标准是 $PaO_2 < 60mmHg$。

2）等张性缺氧：血液性缺氧、循环性缺氧和组织性缺氧者 PaO_2 和 SaO_2 正常，因为可结合氧的 Hb 已达 95%左右的饱和度，故吸氧虽然可明显提高 PaO_2，而 SaO_2 的增加却很有限，但吸氧可增加血浆内溶解的氧。吸入高浓度氧或高压氧使血浆中溶解氧量增加能改善组织的供氧。组织性缺氧时，供氧一般虽无障碍，而组织利用氧的能力降低，通过氧疗提高血浆与组织之间的氧分压梯度以促进氧的弥散，也可能有一定治疗作用。

（二）给氧方法

1. 鼻导管或鼻塞　主要优点为简单、方便；不影响患者咳痰、进食。缺点为氧浓度不恒定，易受患者呼吸的影响；高流量时对局部黏膜有刺激，氧流量不能大于 7L/分。吸入氧浓度与氧流量的关系：吸入浓度（%）＝21＋4×氧流量（L/分）。

2. 面罩　主要包括简单面罩、带储气囊无重复呼吸面罩和文丘里（Venturi）面罩，主要优点为吸氧浓度相对稳定，可按需调节，该方法对于鼻黏膜刺激小，缺点为在一定程度上影响患者咳痰、进食。

（三）注意事项

（1）避免长时间高浓度吸氧，防止氧中毒。

（2）吸入气体要湿化。

（3）吸入装置需定期消毒。

（4）注意防火。

六、机械通气

机械通气是临床上利用机械辅助通气的方式，达到维持、改善和纠正患者因诸多原因所致的急、慢性重症呼吸衰竭的一种治疗措施。

(一) 呼吸机治疗的目的

(1) 维持适当的通气量,使肺泡通气量满足机体的需要。

(2) 改善肺气体交换功能,维持有效的气体交换,纠正低氧血症及急性呼吸性酸中毒等。

(3) 减少呼吸肌做功,恢复呼吸肌疲劳,减轻呼吸窘迫,降低呼吸氧耗。

(4) 改变压力容积关系:防止或逆转肺不张,改善肺的顺应性,防止肺的进一步损伤。

(5) 便于肺内雾化吸入治疗。

(6) 促进肺或气道的愈合。

(7) 预防性机械通气用于休克等情况下的呼吸衰竭的预防性治疗,防止并发症的发生。

(二) 适应证

(1) 通气功能障碍为主的疾病,包括阻塞性通气障碍和限制性通气障碍。

(2) 换气功能障碍为主的疾病。

(三) 常用的通气模式

控制通气适用于无自主呼吸或自主呼吸微弱的患者;辅助通气适用于有一定自主呼吸但尚不能满足需要的患者。常用通气模式有:

(1) 辅助-控制通气(A-CV)。

(2) 同步间歇强制通气(SIMV)。

(3) 压力支持通气(PSV)。

(4) 双向正压(BIPAP)。

(5) 呼气末正压通气(peep)。

(四) 呼吸机治疗的相对禁忌证

(1) 大咯血或严重误吸引起的窒息性呼吸衰竭。

(2) 伴有肺大泡的呼吸衰竭。

(3) 张力性气胸。

(4) 心肌梗死继发的呼吸衰竭。

循环系统疾病诊疗基本技能

一、血压(blood pressure,BP)

血压是指动脉血压。血压是诊断高血压及估计疾病严重程度的主要方法,是生命体征指标之一。临床均用血压计来间接检测,血压计有汞柱式、弹簧式、电子血压计。

(一) 测量血压注意事项

(1) 选择符合计量标准的水银柱血压计或者经国际标准(BHS 和 AAMI)检验合格的电子血压计进行测量。

(2) 使用大小合适的袖带,袖带气囊至少应包裹 80%上臂。大多数人的臂围 25～35cm,应使用长 35cm、宽 12～13cm 规格气囊的袖带;肥胖者或臂围大者应使用大规格袖带;儿童使用小规格袖带。

(3) 被测量者至少安静休息 5 分钟,在测量前 30 分钟内禁止吸烟或饮咖啡,排空膀胱。

(4) 被测量者取坐位，最好坐靠背椅，裸露右上臂，上臂与心脏处在同一水平。如果怀疑外周血管病，首次就诊时应测量左、右上臂血压。特殊情况下可以取卧位或站立位。老年人、糖尿病患者及出现体位性低血压情况者，应加测站立位血压。站立位血压应在卧位改为站立位后 1 分钟和 5 分钟时测量。

(5) 应相隔 1～2 分钟重复测量，取 2 次读数的平均值记录。如果收缩压或舒张压的 2 次读数相差 5mmHg 以上，应再次测量，取 3 次读数的平均值记录。

(二) 影响血压因素

1. 人体生理活动　一般在安静、休息、心平气和和状态下血压较低；在劳动、情绪变化(如高兴、悲伤、紧张)、进食、排便时均可使血压升高。剧烈运动能使收缩压上升 2.7kPa (20mmHg)左右。

2. 季节变化　正常血压者和高血压患者的血压是冬季高夏季低。

3. 昼夜变化　血压在昼夜 24 小时内出现一种生物钟节律波动。正常人在上午 9、10 时血压较高，下午 3～5 点血压亦较高，晚间睡眠后血压较低。

4. 年龄因素　老年人血压更易波动，精神上的微小刺激也可使血压升高。原因是动脉硬化使血管弹性降低，不能很好适应心脏排血量的变化。

5. 体位因素　正常人的血压随体位不同而有所变化，立位时高，坐位次之，卧位时低。因为立位时血压必须调节得略高一些，才能保证头部血液供应。老年人由于压力感受器和血液循环调节功能减退，在突然起坐或突然站立时，血压下降较明显，可出现“体位性低血压”(又称直立性低血压)。

6. 其他因素　吸烟、进餐、饮酒、喝咖啡、饮食量多、进食的类别与咸淡、服药的品种都可引起血压波动。

二、中心静脉压(central venous pressure，CVP)

中心静脉压是右心房和上、下腔静脉胸腔段的压力。正常值为 4～12mmHg。中心静脉压的大小取决于心脏射血能力和静脉回心血量之间的相互关系。若心脏射血能力强，能将回心的血液及时射到动脉内，中心静脉压则低；反之，由于心力衰竭等原因造成的射血能力下降则会导致中心静脉压变高。中心静脉压可作为临床上作为补液速度和补液量的指标。

(一) 中心静脉压决定因素

中心静脉压系指上腔静脉或下腔静脉的压力。其高低由下列因素决定：①血容量；②静脉回心血量；③右心室舒张期压力；④肺循环阻力；⑤胸内压(或腹内压)等因素。其中以血容量及右心室排血功能最为重要。

(二) 中心静脉压测定的目的

中心静脉压在一定程度上反映测压当时患者的有效血容量、心功能和血管张力等综合状况。因此，连续测定中心静脉压的改变，可动态地了解血容量的变化，心功能与血管张力的综合情况，以判断心脏对补液的耐受能力，是调节输液治疗的一个重要参考指标。

(三) 适应证

(1) 原因不明的急性循环衰竭患者，测定中心静脉压借以鉴别是否血容量不足或心功能不全。

(2) 大手术或其他需要大量输血、补液时，借以监测血容量的动态变化，防止发生循环负荷过重的危险。

(3) 血压正常但伴有少尿或无尿时，借以鉴别少尿原因为肾前性因素（缺水）或为肾性因素（肾功能衰竭）。

(四) 术前准备

1. 常规消毒治疗盘 1 套　略。

2. 无菌静脉切开包　输液器 1 副、无菌中心静脉压测定装置（包括带刻度的玻璃测压管、Y 型管或三通开关）、无菌静脉导管（硅胶管或塑料管，内径 2mm 为宜）。

3. 其他用物　2%利多卡因溶液、5ml 注射器、无菌手套、生理盐水 1 瓶、直尺 1 把、输液架。

4. 完成告之说明义务　向患者及家属说明穿刺的目的，签字同意后实施。

(五) 检测方法

(1) 备齐用物，携至患者床旁；将输液瓶橡皮管下端连拉三通管（或 Y 型管），一端接静脉导管，另一端接测压管并固定于输液架上。

(2) 常用部位有锁骨下静脉、头静脉、颈内静脉及大隐静脉。

(3) 患者取平卧位，暴露插管部们，铺好橡皮巾及治疗巾，协助医生常规消毒皮肤，铺孔巾。

(4) 打开静脉切开包，术者戴无菌手套，在局麻下行切开静脉或静脉刺法，插入导管，一般长度约 35～45cm（肘前头静脉或锁骨下静脉插管时应将导管置于上腔静脉与右心房交界处），如置大隐静脉插管至下腔静脉与右心房交界处，导管末端通过一“Y”形管与测压装置的输液胶管和测压计相接，使其测压计的零点与右心房在同一水平（即仰卧时腋中线水平），体位变动时给予调整。

(5) 测压：先将插向静脉一端的导管夹紧，松开连接输液瓶一侧的导管及连通测压计侧的导管，输液瓶与测压计相通，并使输液瓶内液体充满测压管，将连接输液瓶一侧的导管夹紧，松开插向静脉侧的导管，测压计与静脉导管相通，此时测压管内的液面迅速下降，当液面达到一定水平不再下降时，在测压计中刻度即为中心静脉压。

(6) 测压完毕，将连通测压计侧导管夹紧，使输液管与静脉导管相通，继续输液保持静脉导管相通。中心静脉压的正常值为 0.588～0.98kPa（6～10cmH_2O）。如果中心静脉压为 0～0.588kPa（0～6cmH_2O）时，示血容量不足，应迅速输血与补液，及时补充血容量；如中心静脉压为 1.47～1.96kPa（15～20cmH_2O）时，指示心力衰竭；0.74～1.176kPa（8～12cmH_2O）时，补液过程需严密观察中心静脉压的变化。

(7) 安排患者舒适卧位，整理用物，记录测压数值。

(六) 注意事项

(1) 操作时必须严格无菌。

(2) 测压管零点必须与右心房中部在同一平面，体位变动后应重新校正零点。

(3) 保持测压管系统的密闭通畅，防止管道受压、扭曲、接头松动或脱落。测压后即使打开输液通道，避免导管阻塞。测压管内应充满液体，不能有气泡。

(4) 中心静脉导管保留的时间长短与感染的发生率有密切关系，在病情允许的情况下应尽快拔除导管。通常中心静脉导管的放置时间为 1 周左右。

（七）禁忌证

（1）穿刺或切开处局部有感染。

（2）凝血机制障碍。

三、常规心电图

（一）心电图的概念

心脏机械收缩之前，先产生电激动，心房和心室的电激动可经人体组织传到体表。心电图（electrocardiogram，ECG）是利用心电图机从体表记录心脏每一心动周期所产生电活动变化的曲线图形。

（二）心电图各波段的组成和命名

正常心电活动始于窦房结，兴奋心房的同时经结间束传导至房室结（激动传导在此处延迟 0.05～0.07 秒），然后循希氏束—左、右束支—普肯耶纤维顺序传导，最后兴奋心室。这种先后有序的电激动的传播，引起一系列电位改变，形成了心电图上的相应的波段。临床心电学对这些波段规定了统一的名称。

P 波　最早出现，幅度较小，反映心房的除极过程。

PR 段　实为 PQ 段，传统称为 PR 段。反映心房复极过程及房室结、希氏束、束支的电活动。

PR 间期　P 波与 PR 段合计为 PR 间期，反映自心房开始除极至心室开始除极的时间。

QRS 波群　幅度最大，反映心室除极的全过程。

ST 段　反映心室早期缓慢复极过程。

T 波　反映心室晚期快速复极过程。

QT 间期　反映心室开始除极至心室复极完毕全过程的时间。

（三）心电图导联体系

在人体不同部位放置电极，并通过导联线与心电图机电流计的正负极相连，这种记录心电图的电路连接方法称为心电图导联。电极位置和连接方法不同，可组成不同的导联。在长期临床心电图实践中，已形成了一个由 Einthoven 创设而目前广泛采纳的国际通用导联体系（lead system），称为常规 12 导联体系。

1. 肢体导联（limb leads）

（1）标准导联：为双极导联，反映两个电极所在部位之间的电位差变化。

Ⅰ导联　左臂（正极）右臂（负极）

Ⅱ导联　左腿（正极）右臂（负极）

Ⅲ导联　左腿（正极）左臂（负极）

（2）加压单极肢体导联：属单极导联，基本上代表检测部位的电位变化。

aVR 导联　正极接于右上肢，负极接于中心电端。反映右上肢电位变化。

aVL 导联　正极接于左上肢，负极接于中心电端。反映左上肢电位变化。

aVF 导联　正极接于左下肢，负极接于中心电端。反映左下肢电位变化。

2. 胸导联（chest leads）　属单极导联，常用的有六个导联：

V_1　探查电极安放在胸骨右缘第 4 肋间。

V_2　探查电极安放在胸骨左缘第 4 肋间。

V_3 探查电极安放在 V_2 和 V_4 连线的中点。

V_4 探查电极安放在左锁骨中线与第 5 肋间相交处。

V_5 探查电极安放在左腋前线 V_4 水平。

V_6 探查电极安放在左腋中线 V_4 水平。

特殊情况下需加做 V_{3R}、V_{4R}、V_{5R} 导联以及 V_7、V_8、V_9 导联(即 18 导联心电图检查):

V_{3R}、V_{4R}、V_{5R}:探查电极安放在右胸部与 V_3、V_4、V_5 导联电极对称处。

V_7 探查电极安放在左腋后线与 V_4 水平线相交处。

V_8 探查电极安放在左肩胛线与 V_4 水平线相交处。

V_9 探查电极安放在左脊旁线与 V_4 水平线相交处。

(四) 心电图的描记

1. 描记前的准备

(1) 连接好心电图机的电源线、地线和导联线,并接通电源,预热 5 分钟。在此期间安放电极。

(2) 让受试者去掉手表,舒适、放松地静卧在检查床上,裸露上半身。

(3) 安放标准肢体导联和胸导联电极。按规定连接好导联线:红色—右手;黄色—左手;绿色—左足;黑色—右足。安放胸部 V_1、V_2、V_3、V_4、V_5、V_6 6 个胸导联电极。

2. 心电图描记

(1) 描记前校正输入信号电压放大倍数,使 1mV 标准电压等于描笔振幅为 10mm(记录纸上纵坐标为 10 小格)。走纸速度定为 25mm/s。

(2) 先后描记标准肢体导联Ⅰ、Ⅱ、Ⅲ;加压单极肢体导联 aVR、aVL、aVF;和胸导联 V_1～V_6。如患者无心律失常,每个导联记录 4～5 个心搏,出现心律失常时,应在 P 波清晰的导联,如Ⅱ导联或 V_1 导联适当加长记录。

(3) 在心电图记录纸上注明各导联名称,受试者姓名、性别、年龄及记录日期。

3. 注意事项

(1) 描记心电图时,受试者应尽量放松,冬季气温低时应注意保暖,避免寒冷产生肌电干扰。电极要紧贴皮肤,防止记录过程中电极脱落。

(2) 记录心电图时,先将基线调至中央。基线不稳或有干扰时,应排除后再进行描记。在变换导联时,须先将输入开关关上,再操作导联选择开关。

(3) 测量波幅幅值时,注意向上波应测量基线上缘至波峰顶点距离;向下波为基线下缘至谷底距离。

(4) 记录完毕,将电极擦干净,把心电图面板各控制旋钮转回原处,最后切断电源。

(五) 心电图的分析方法

只要熟记正常心电图的标准范围及常见异常心电图的诊断标准,经过实践就能分析心电图,阅读时可按以下步骤进行:

1. 浏览各导联的心电图,注意有无伪差,常见心电图伪差有

(1) 交流电干扰:在心电图上出现每秒 50 次规则而纤细的锯齿状波形,应将附近可能发生交流电干扰的电源关闭,如电扇、电灯等。

(2) 肌肉震颤干扰:由于情绪紧张,寒冷或震颤性麻痹等,在心电图上出现杂乱不整的小波,有时很像心房颤动的 f 波。

(3) 基线不稳：心电图基线不在水平线上，而是上下摆动。影响对心电图各波，尤其是S-T段的判断。

(4) 导联有无连接错，常见于左右手互换，可使Ⅰ导联P-QRS-T波均呈倒置。

(5) 定标电压是否标准，阻尼是否适当，如阻尼适当，标准电压的方形波四角锐利(几)，如阻尼不足、方形波的上升及降落开始处均有小的曲折(几)，如阻尼过度，波形圆钝(几)，阻尼不足或过度均可造成心电图的失真。

(6) 导线松脱或断线，表现图形中突然消失一个QRS-T波群，注意勿误诊为窦性停搏。

2. 首先找出P波，根据P波的有无，形态及与QRS波群的时间关系来确定。P波在Ⅱ、V_1导联最清楚

(1) 判断有无P波：若无P波，结合其他心电图表现，可以诊断心房扑动，心房颤动，心室扑动，心室颤动，室上性阵发性心动过速，室性阵发性心动过速。

(2) P波方向：可以确认基本心律是窦性心率还是异位心律。

(3) P波时限：可以诊断有无左心房肥大或房内传导阻滞。

(4) P波振幅：可以诊断有无右心房肥大。

(5) P-R间期：可以诊断有无一度房室传导阻滞，考虑是否可能有预激综合征。

3. 测定P—P或R—R间隔　计算心房率或心室率，可以诊断窦性心律失常；分析提前出现的搏动，诊断各种类型期前收缩

4. 观察P波与QRS波群的关系　考虑诊断二度、三度房室传导阻滞。

5. 观察QRS波群

(1) QRS波群电轴：有助诊断左前分支、左后分支阻滞。

(2) QRS波群时限：诊断室内(左、右束支)传导阻滞。

(3) QRS波群振幅：诊断心室肥大。

(4) QRS波群形态分析有无异常Q波，诊断心肌梗死等。

6. 观察各导联的ST段、T波、U波及Q—T间期　有助诊断心肌缺血及心肌复极异常相关疾病、电解质紊乱、低血钾、药物影响等。

7. 最后结合临床资料，做出心电图结论

(六) 心电图的报告方式

心电图报告单一般包括5项内容：①基本心率及类别；②平均心电轴是否左偏或右偏；③心电图的特征性改变；④心电图是否正常；⑤结合临床提供参考意见。心电图是否正常分为四类：

1. 正常心电图

2. 大致正常心电图　如个别导联QRS波群出现切迹；ST段轻微下降，T波轻度降低等。

3. 可疑心电图　在若干导联上有轻度异常表现，如$T_{Ⅱ、aVL、aVF}$低平，可疑右束支传导阻滞图形，可疑右室肥大，P波略增宽带有切迹等。

4. 不正常心电图　有肯定异常的改变而且具有病理意义。如急性心肌梗死、完全性左束支传导阻滞、室性阵发性心动过速等，应直接写出心电图诊断。

(七) 心电图的临床应用

(1) 心电图主要反映心脏激动的电学活动，因此对各种心律失常和传导障碍的诊断分

析具有肯定价值，到目前为止尚没有任何其他方法能替代心电图在这方面的作用。

(2) 特征性的心电图改变和演变是诊断心肌梗死可靠而实用的方法。

(3) 房室肥大、心肌受损和心肌缺血、药物和电解质紊乱都可引起一定的心电图变化，有助诊断。

(4) 心脏电生理检查时，常需要与体表心电图进行同步描记，帮助判断电生理现象和辅助诊断。

(5) 对于瓣膜活动、心音变化、心肌功能状态等，心电图不能提供直接判断，但作为心动周期的时相标记，又是其他检查的重要辅助手段。

(6) 除了循环系统疾病之外，心电图已广泛应用于各种危重患者的抢救、手术麻醉、用药观察、航天、登山运动的心电监测等。

四、动态心电图

动态心电图(ambulatory electrocardiography，AECG)能够在患者自然生活状态下连续24小时或更长时间记录二导或多导心电信号，借助计算机进行分析处理，发现各类心律失常事件及ST段异常改变，获取重要的诊断评价依据。动态心电图的主要价值，是用以发现并记录在通常短暂心电图检查时不易发现的及日常活动时发生的心电图改变，为临床诊断和治疗提供重要依据。

适应证：

1. 心律失常 动态心电图对于常规心电图正常但有心脏症状，或者心律变化与症状并不相符时，可作为首选的无创检查方法，以获得有意义的诊断资料。

2. 心肌缺血 动态心电图对于不能做运动试验者，在休息或情绪激动时有心脏症状者以及怀疑有心绞痛者，动态心电图是最简便的无创诊断方法。但动态心电图不能作为诊断心肌缺血的首选方法。动态心电图是发现无痛性心肌缺血的最重要手段，但无痛性心肌缺血的诊断，须在确诊为冠心病的前提下，动态心电图记录到ST段异常改变而无胸痛症状时才能成立。

3. 心脏病 心脏病患者的室性早搏，尤其是复杂的室性心律失常，是发生心脏性猝死的独立预测指标。一些高危的室性心律失常可见于冠心病、二尖瓣脱垂、先天性心脏病术后、心力衰竭及Q—T间期延长综合征等，对这类患者进行动态心电图检查，可对病情和预后做出有价值的估计；心率变异性是预测心肌梗死患者发生心脏事件危险及评价糖尿病患者自主神经病变的重要指标，对这类患者应做动态心电图检查和心率变异性分析，以评估其预后；缓慢心律失常，如病态窦房结综合征、传导障碍等，对心脏病患者预后的影响和治疗方案的确定具有重要意义，动态心电图对这类心律失常的诊断和评价具有重要价值；冠心病患者可发生无症状性心肌缺血，它与有症状心肌缺血一样，是决定预后及指导治疗的重要指标。尚未确仍为冠心病的患者，动态心电图发现其有无症状的ST段改变，解释为心肌缺血应当慎重，一些非缺血因素也能引起ST段改变。

上述心肌缺血及各类心律失常经过治疗后消失或改善的可能，但不一定会改善患者的预后。即使动态心电图检查表明心肌缺血及心律失常已得到控制，但对于某些高危患者，动态心电图不是判断预后的唯一方法，必要时可进一步做心电生理检查。

4. 评定心脏病患者日常生活能力 日常活动、劳累、健身活动、情绪激动等，对一些心脏病患者可能会诱发心肌缺血和(或)心律失常，动态心电图可对其进行检测和评价，以使医师对患者的日常活动、运动方式及运动量和情绪活动做出正确指导，或给予适当的预防性治疗。

5. 心肌缺血及心律失常的药物疗效评价　以消除心肌缺血（包括无症状和有症状的）为目的的药物治疗，可以动态心电图检测的ST段改变定量分析进行疗效评价；动态心电图对于心律失常的药物疗效评价亦具有重要价值。心律失常具有一定的自发变异性，药物疗效及药物的致心律失常作用的判定，均应按照已有的严格规定（见诊断评价标准）进行，最好能结合血液药物浓度测定。

6. 起搏器功能评定　动态心电图检测能在患者自然生活状况下，连续记录患者自身及起搏的心电信号，获得起搏器工作状况、故障情况及引起心律失常的详实信息，对起搏器功能评定、故障发现及处理提供重要依据。

五、心电图运动负荷试验

心电图运动负荷试验（ECG exercise test）目前已经公认心电图运动试验是一种简便、可靠的诊断检查方法，如能遵循周密制定的方案，严格掌握试验的禁忌证，也是安全的。

（一）运动试验方法

1. 活动平板运动试验　让受试者在带有能自动调节坡度和转速的活动平板仪做步行运动，可做极量或次极量分级运动试验。运动量可通过改变平板转速及坡度而逐渐增加，运动中需连续进行心电监护，间断记录心电图及测量血压，以保证安全。

2. 蹬车运动试验　受试者在特制的自行车功量计上以等量递增负荷进行蹬车，可做极量或次极量分级运动试验。运动中记录心电图及测量血压。

上述两种试验，由于运动量大，有一定危险，因此测验时需有经验的医生、护士监测，做好急救的准备工作，以防意外。

（二）适应证

（1）对不典型胸痛或可疑冠心病患者进行鉴别诊断。

（2）评估冠心病患者的药物或介入手术治疗效果。

（3）评估冠心病患者的心脏负荷能力。

（4）进行冠心病易患人群流行病学调查筛选试验。

（三）禁忌证

（1）急性心肌梗死或心肌梗死合并室壁瘤。

（2）不稳定心绞痛。

（3）左心功能不全及代偿性心功能衰竭。

（4）中、重度瓣膜病或先天性心脏病。

（5）急性或严重慢性疾病。

（6）严重高血压患者。

（7）急性心包炎或心肌炎。

（8）肺栓塞。

（9）严重主动脉瓣狭窄。

（10）严重的心律失常及高度的房室传导阻滞。

（11）安装固定频率心脏起搏器后。

(四) 运动试验并发症

(1) 心肌梗死。

(2) 急性肺水肿。

(3) 心律失常。

六、急性心肌梗死溶栓术

静脉溶栓治疗简便易行，目前仍是对血管血栓患者主要干预手段。溶栓治疗急性心肌梗死的首要目的是尽快给予再灌注。

(一) 适应证

(1) 2个或2个以上相邻导联ST段抬高(胸导≥0.2mV或肢导≥0.1mV)或提示急性心梗病史有左束支传导阻滞的患者；起病<12小时内，年龄<75岁(ACC/AHA指南列为Ⅰ类适应证)。对前壁心肌梗死，低血压(收缩压<100mmHg)或心率增快(>100次/分)患者溶栓治疗意义更大。

(2) ST段抬高，年龄>75岁，对此类患者无论是否溶栓治疗，急性心肌梗死死亡的危险性均很大(ACC/AHA指南列为Ⅱa适应证)。

(3) ST段抬高，发病时间12～24小时溶栓治疗收益不大，但在有进行性缺血性胸痛和广泛ST段抬高并经过选择的患者，仍可考虑溶栓治疗(ACC/AHA指南列为Ⅱb适应证)。

(4) 高危心肌梗死：就诊时收缩压>180mmHg和(或)舒张压>110mmHg，这类患者颅内出血危险较大，应认真权衡溶栓治疗的益处与出血性卒中的危险性，对这类患者首先应镇痛、降血压(如应硝酸甘油静脉滴注、β受体阻滞剂等)，将血压降至150/90mmHg时再行溶栓治疗，但能否降低颅内出血危险尚未得到证实，对这类患者若有条件应考虑直接PTCA或支架植入术(SCC/AHA指南列为Ⅱb类适应证)。

(二) 禁忌证

因为应用溶栓剂最大的不良反应是出血，所以绝对禁忌证主要包括：

(1) 近期(2～4周)活动性内脏出血(月经除外)。

(2) 可疑主动脉夹层。

(3) 近期(2～4周内)创伤史，包括头部外伤，创伤性心肺复苏或较长时(>10分钟)心肺复苏。

(4) 任何时间发生的出血性脑卒中，1年内发生缺血性脑卒中或脑血管事件。

(5) 颅内肿瘤。

(6) 近期(<3周)外科大手术。

(7) 持续时间较长的或造成损伤的心肺复苏。

(8) 入院时严重且未控制的高血压(血压>180/110mmHg)，或慢性高血压病史。

(9) 近期(<2周)在不能压迫部位大血管穿刺。

(10) 曾使用过链激酶(5天～2年内)或链激酶过敏，不能再使用。

(11) 目前正在使用治疗剂量抗凝药物(国际标准比率2～3)已知有出血倾向。

(12) 活动性溃疡。

(13) 妊娠。

（三）溶栓前准备

（1）患者卧床，测血压心电监测吸氧。

（2）建立静脉通路。

（3）常规检测血常规、凝血功能、血型、心肌酶。

（4）向家属说明溶栓治疗的方法及并发症签署同意书。

（四）溶栓方法

1. 即刻口服水溶性阿司匹林　0.15～0.3g，以后每日 0.15～0.3g，3～5 日后改服 50～150mg，出院后长期服用小剂量阿司匹林。

2. 静脉给药种类与方法

（1）尿激酶(UK)：建议剂量 150 万 U 左右，于 30 分钟内静脉滴注，尿激酶滴完后 12 小时后给肝素皮下注射 7500～10 000U，每 12 小时 1 次(或低分子肝素皮下注射，每日 2 次)，3～5天。

(2)链激酶(SK)或重组链激酶(r-SK)建议 150 万 U 于 1 下室内静脉滴注，24 小时后肝素皮下注射 7500～10 000U，每 12 小时 1 次，或低分子肝素皮下注射，每日 2 次，共 3 天，而后每天 1 次连续 3 天。

（3）重组组织型纤溶酶原激活剂(rt-PA) 国内首先 8mg 静脉注射，继之 42mg 在 90 分钟内静脉滴注。给药前静脉注射肝素 5000U，继之 1000U/h 的速度静脉滴注，以凝血活酶生成时间(APTT)调整肝素剂量，使 APTT 维持在 60～80 秒。48 小时后改皮下注射肝素 7500U，每日 2 次，治疗 3～5 天。

（五）溶栓观察指标

1. 临床监测项目

（1）症状及体征：经常询问患者胸痛有无减轻以及减轻的程度，仔细观察皮肤、黏膜、咳痰、呕吐物及尿中有无出血征象。

（2）心电图记录：溶栓前应做 18 导联心电图，溶栓开始后 3 小时内每半小时复查一次 12 导联心电图，(正后壁、右室梗死仍做 18 导联心电图)。以后定期做全套心电图导联电极位置应严格固定。

2. 用肝素者需监测凝血时间　溶栓开始 3 小时后测定 APTT 法，维持 APTT50～70 秒。

3. 发病后　6、8、10、12、16、20 小时查 CK、CK-MB。

（六）溶栓后再通临床标准

1. 直接指征　冠状动脉造影观察血管再通情况，依据 TIMI 分级，达到Ⅱ、Ⅲ级者表明血管再通。

2. 间接指征

（1）心电图抬高的 ST 段在输注溶栓剂开始后 2 小时内，在抬高最显著的导联 ST 段迅速回降≥ 50%。

（2）胸痛自输入溶栓剂开始后 2～3 小时内基本消失。

（3）输入溶栓剂后 2～3 小时内，出现加速性室性自主心律、房室或束支阻滞突然改善或消失，或者下壁梗死患者出现一过性窦性心动过缓、窦房阻滞伴有或不伴有低血压。

（4）血清 CK -MB 酶峰提前在发病 14 小时以内或 CK16 小时以内。

具备上述 4 项中 2 项或以上者考虑再通，但第 2 与第 3 项组合不能判定为再通。对发病后 6～12 小时溶栓者暂时应用上述间接指征（第 4 条不适用），有待以后进一步探讨。

（七）溶栓并发症

（1）出血。

（2）再灌注性心律失常：注意其对血液动力学影响。

（3）一过性低血压及其他的过敏反应（多见于 SK 或 r SK）等。

消化系统疾病诊疗基本技能

一、胃液分析

（一）胃液分析目的

（1）对胃液中各种成分进行分析，同时测定基础胃酸分泌量和刺激后最大胃酸分泌量；指导治疗。

（2）了解胃的运动功能，协助诊断胃病和其他与胃液成分改变有关的疾病。如十二指导肠溃疡、胃癌、胰腺疾病、各种贫血等。

（二）准备工作

（1）常规消毒治疗盘 1 套。

（2）无菌盘：内备治疗碗、弯盘、止血钳、镊子、胃管、小药杯内盛石蜡油棉球、2ml、50ml 注射器各 1 个、纱布等。

（3）其他用物：无菌手套、胶布、试管架、试管 10 支。

（4）患者进试验餐：面包干或馒头干，温开水 400ml；刺激剂组织胺 0.3～0.5ml 皮下注射；5%～7%乙醇溶液 50ml 注放胃内；五肽胃泌素 6μg/kg 皮下注射；0.1%咖啡因溶液 300ml 注入胃内。

（5）检查前 1～2 天，停用抗酸剂、抗胆碱能药及肾上腺皮质激素。

（6）向患者说明检查目的，以取得合作。

（7）检查前 12 时禁食，术晨空腹进行检查。

（三）操作方法

（1）患者取坐位或半卧位，颌下铺治疗巾，按鼻饲法插入胃管至 50～60cm 处，在鼻尖或颊部用胶布固定(不经口插胃管，防止唾液分泌增多)。

（2）抽净空腹胃液记录总量，并留取 10ml 注入第 1 管。抽取胃液时，应适当转换体位，以求全部抽空。

（3）给予试验餐或刺激剂后，每隔 15 分钟抽取胃液 10ml，共 8 次，分别注入贴有标记的试管中。在抽取胃液间歇时，用无菌纱布包好管口，止血钳夹闭。

（4）抽完标本后，拔出胃管，协助患者洗漱，嘱患者可进温流质饮食。

（5）整理用物，将标本送检。

（四）胃液分析

胃液分析主要包括三方面内容，即一般性状检查、化学检查和显微镜检查，其中化学检查尤其是酸度检查更为重要。

1. 一般性状检查

(1) 量：正常空腹胃液量约为10～100ml。胃液分泌过多，见于十二指肠溃疡、胃泌素瘤或排空困难时（如幽门梗阻）；胃液分泌过少，见于胃蠕动亢进。

(2) 色：正常胃液无色，如含有相当量的唾液及黏液时，则呈稍混浊的灰白色；有胆汁反流时，呈黄色或草绿色；如为咖啡色，则表示血液在胃内贮留时间较长，见于胃溃疡和十二指肠溃疡合并出血。

(3) 气味：正常胃液有轻度酸味，无特殊臭味。胃液潴留时有腐败气味，晚期胃癌时有恶臭味。

(4) 食物残渣：正常空腹胃液中应无食物残渣，幽门梗阻时可见隔宿的食物残渣。

2. 化学检查

(1) 游离酸和总酸度检查：游离酸即盐酸，结合酸指与蛋白质疏松结合的盐酸，总酸则包括游离酸、结合酸和来自食物或细菌代谢产生的有机酸。正常空腹胃液游离酸含量约为10～30U，总酸度约为10～50U；注入试验餐后1小时，胃液游离酸可上升至25～50U，胃液总酸度为50～100U；如注射组织胺约20分钟后，游离酸可达最高峰，总酸度可达150U。

(2) 乳酸定性检查：正常胃液内可有少量乳酸，因受强酸抑制，一般定性检查为阴性。当胃酸缺乏或有食物潴留时，因潴留食物经细菌分解后产生较多乳酸，定性试验可呈阳性。胃癌患者除胃酸缺乏及潴留食物发酵外，癌组织在代谢过程中可分解葡萄糖为乳酸，故乳酸检查常呈强阳性反应。

3. 显微镜检查　由于内镜检查的广泛应用，胃液的显微镜检查已很少进行。为协助诊断胃癌，有时可采用胃灌洗液沉淀法查找癌细胞。

(五) 注意事项

(1) 注射组织胺前后，注意测血压，以防发生低血压休克，并注意过敏反应。

(2) 在整个试验过程中，嘱患者勿将唾液咽下，以免影响化验结果。

(3) 准确掌握抽液时间，每次抽胃液时，需抽尽，但不可用力过大，以免损伤胃黏膜引起出血或黏膜阻塞胃管。如发现胃液内有血，应停止操作。

(4) 凡有上消化道出血、食管静脉曲张、食管狭窄及其肿瘤等疾病存在时，都不宜作胃液分析检查。

二、胃肠减压术

(一) 适应证

(1) 急性胃扩张。

(2) 麻痹性肠梗阻（如急性原发性腹膜炎、出血性小肠炎、低血钾等引起），以解除或减轻梗阻。

(3) 外科手术后、感染、外伤等所引起动力性肠梗阻。

(4) 机械性肠梗阻，如蛔虫梗阻引起，必要时可为术前准备。

(5) 通过胃管给药。

(二) 禁忌证

(1) 新近有上消化道出血史、食管静脉曲张、食管阻塞。

(2) 极度衰弱或濒危患者。

(3) 严重的心肺功能不全,支气管哮喘。

(4) 腐蚀性胃炎。

(三) 操作前准备

(1) 向家属交代病情,并说明操作过程,签署同意书。

(2) 患者禁食,缓解患者紧张情绪,使其很好的配合。

(3) 设备:鼻胃管(5～12 号适用于儿童,14～16 号适用于成人)、注射器、石蜡油棉球、治疗巾、血管钳、弯盘、容器纱布、负压吸引器(手提式负压吸引器、中心负压吸引器、电动负压吸引器)。

(四) 操作方法

(1) 取坐位或斜坡位,清洁鼻孔,将胃管前段涂以润滑油,用止血钳夹闭胃管末端,顺鼻腔下鼻道缓缓插入。

(2) 胃管插至咽部时,嘱患者头稍向前倾并作吞咽动作,同时将胃管送下。若恶心严重,嘱患者深呼吸,待平稳后在继续插入已量好的长度。用注射器抽净胃内容物,接上胃肠减压器。如系双腔管,待管吞至 75cm 时,由腔内抽出少量碱性液体,即表示管已进入幽门。此时用注射器向气囊内注入 20ml 空气,夹闭管口,其管端即靠肠蠕动滑至肠梗阻近段。

(3) 若抽不出胃液,应注意胃管是否盘曲鼻咽部,如没有盘曲,可注入少量盐水冲洗,观察是否通畅。或注入少量空气同时听诊上腹部,以证实管的位置是否已插入胃内。

(4) 最后用胶布将管固定于上唇颊部,连接胃肠减压器,无减压器者,用注射器每半小时抽吸一次。

(五) 注意事项

(1) 进行胃肠减压前,应详细检查胃管是否通畅,减压装置是否密闭,吸引管与排水管连接是否准确等防止引起事故。如减压效果不好,应仔细检查原因并及时排除。

(2) 减压期间应禁止进食和饮水,如必须经口服药者,应在服药后停止减压 2 小时。为保持减压管的通畅,应定时用温开水冲洗胃管,以免堵塞。

(3) 根据每日吸出液体量的多少,应适当补充液体,以维持患者水和电解质的平衡。

(4) 电动吸引器的收集瓶内吸出的液体应及时倒掉,液面不可超过瓶子的 2/3,以免将水吸入抽气机内,损坏马达。

(5) 病情好转,肠蠕动恢复或开始排气后,可停止胃肠减压。

(6) 拔胃管前,应先拆开围观与减压抽吸装置的连接,解除负压吸引,以防鼻胃插管吸住胃黏膜造成损伤。如为双腔管先排除气囊的空气后拔管。

三、三腔二囊管

(一) 适应证

用于食管胃底静脉破裂出血患者的紧急止血。

(二) 禁忌证

严重冠心病、高血压、心功能不全者。

(三) 术前准备

(1) 告之患者该治疗的目的及在插管时可能引起出血量增大和吸入性肺炎等并发症。签署同意书后进行。

(2) 检查患者鼻腔,清除分泌物。

(3) 物品准备:三腔二囊管、石蜡油、治疗盘、牵引绳、0.5公斤重的沙袋(或250ml、500ml水瓶)、剪刀、止血钳两把、50ml注射器,血压计、绷带或宽胶布。

(四) 操作步骤

(1) 检查消毒包物品:三腔二囊管是否通畅、气囊是否漏气、刻度是否清晰。

(2) 在三腔二囊管涂以石蜡油,并嘱患者喝少许石蜡油。将三腔管的远端从患者鼻腔插入,达咽部时,嘱患者吞咽唾沫,使三腔管顺利送入。将三腔管插至65cm处,若由通胃管的腔能抽出胃内容物,即表示管端已达幽门。

(3) 用注射器向胃囊注入空气200～300ml(囊内压力5.33～6.67kPa),使胃气囊膨胀,即用止血钳将此管夹紧,以免漏气。再将三腔管向外牵引,直至感觉有轻度弹性阻力,表示胃气囊已压于胃底贲门处。用装0.5kg沙袋或500ml水瓶,通过滑车装置牵引三腔管,固定于床脚架上,以免三腔管滑入胃内。

(4) 随后向通到食管气囊的腔注入空气50～70ml(囊内压力4.0～5.33kPa),使压迫食管下1/3,用止血钳将此管夹紧,以免漏气,最后用注射器吸出全部胃内容物。

(5) 洗手,记录操作过程,患者反应,胃内容物的颜色及量。

(6) 出血停止24小时后,取下牵引沙袋并将食管囊和胃囊放气,继续留置胃内观察24小时,如未再出血,可嘱患者口服液体石蜡15～20ml,然后抽尽二囊气体,缓慢将三腔二囊管拔出。

(五) 注意事项

(1) 气囊压迫期间,食管气囊每12～24小时应放气并放松牵引一次,同时将三腔管向胃内送入少许,解除对胃底的压力,并抽取胃内容物了解有无出血。一般放气30分钟后可再充气。每2～3小时检查气囊压力一次,如压力不足就及时补充。

(2) 三腔管填塞,一般以3～5天为限,如有继续出血,可适当延长填塞时间。出血停止24小时后,应在放气状态下再观察24小时,如仍无出血,方可拔管。

(3) 如需经胃管灌注药物或流质食物,必须先确认胃管在胃腔内方可注入,避免误入气囊发生意外。

四、胃镜检查

纤维内镜检查包括胃镜、结肠镜、小肠镜、十二指肠镜、气管镜、膀胱镜、腹腔镜、胸腔镜等。胃镜是应用最早、进展最快的内镜检查。检查部位包括食管、胃、十二指肠。

(一) 适应证

胃镜检查的适应证比较广泛。

(1) 咽下困难、胸骨后疼痛、烧灼、上腹部疼痛、不适、饱胀、食欲下降原因不明。

(2) 不明原因的上消化道出血。

(3) X线钡餐检查不能确诊,疑有黏膜病变或肿瘤者。

(4) 需随访观察的病变,如:慢性萎缩性胃炎,胃大部分切除术后,不典型增生等。

(5) 药物治疗前后的观察或手术后随访。

(6) 需做内镜治疗的患者(异物、出血、狭窄扩张、息肉摘除等)。

(二) 禁忌证

(1) 严重的心肺脑疾病(严重高血压、心律失常、心衰、心梗、呼吸功能不全、哮喘发作,脑血管意外急性期)。

(2) 休克、昏迷等危重状态。

(3) 神志不清,精神失常。

(4) 上消化道穿孔急性期。

(5) 严重咽喉疾病、腐蚀性食管炎、胃炎、主动脉瘤、严重的颈胸、脊柱畸形。

(6) 急性传染性肝炎或胃肠道传染病暂缓检查。

(三) 胃镜前准备

(1) 检查前8时,不进食物及饮料,禁止吸烟。前一天晚饭吃少渣易消化的食物。如疑为幽门梗阻患者。在检查前一天晚上必须进行洗胃,彻底洗清胃内容,直到冲洗的回流液清晰为止。

(2) 为避免发生肝炎病毒交叉感染,检查前应作乙型肝炎病毒表面抗原检查,阳性者应采用专用的胃镜。

(3) 检查前患者先去小便排空膀胱。

(4) 向患者或家属交代胃镜检查目的及可能出现的并发症,签署同意书。

(四) 操作步骤

(1) 局部麻醉:检查前5～10分钟,吞服丁卡因胶浆或2%利多卡因喷雾局部麻醉。喷雾时患者张口发"阿"声,这时软腭和舌腭弓上移,舌根下移,使舌后、咽喉、软腭喷了药,先后3次。每次喷后,患者将剩在口腔的药咽下,以麻醉咽下部。

(2) 取下义齿,放松腰带,脱鞋上床,取左侧卧位,双腿屈曲,头垫低枕,使颈部松弛,松开领口及裤带,或根据需要改用其他体位。

(3) 口角置弯盘,嘱患者咬紧牙垫,铺消毒巾。

(4) 医生左手持胃镜操纵部位,右手持胃镜先端20cm处,直视下将胃镜经咬口插入口腔,缓缓送下。插胃镜时应尽量与医生配合,将胃镜咽下去。

(5) 入镜后,可逐一检查十二指肠、胃窦、胃角、胃体、胃底及食管各段病变。

(6) 退出胃镜时尽量抽气防止腹胀。结束后嘱患者2小时后进温凉六十或半流食。

(五) 并发症

(1) 喉头水肿、下颌关节脱臼、咽喉部损伤感染、食管贲门黏膜撕裂等。

(2) 心跳骤停、心肌梗死、心绞痛等。一旦发生立即停止检查,积极抢救。

(3) 食管、胃肠穿孔:患者立刻出现胸背上部剧烈疼痛及纵隔颈部皮下气肿。X线摄片可明确诊断。急诊手术治疗。

(4) 感染:对进行镜下治疗的患者可预防应用抗生素3天。所有检查患者在做胃镜前行乙、丙型病毒肝炎病毒标志检测,对阳性者用专门胃镜检查。

(5) 低氧血症:多由内镜压迫呼吸道引起通气障碍或患者紧张憋气所致。停止检查后适量吸氧即可。

第三节 神经系统诊疗基本技能

概 述

神经系统的临床检查包括病史的采集、神经系统体格检查以及各种辅助检查，其中病史采集和体格检查是神经系统疾病正确诊断的关键。通过详细询问病史能够对疾病有初步的了解，发现对疾病的定位和定性/病因诊断有价值的线索。神经系统的体格检查则可验证或排除最初的诊断，进一步判断疾病的部位和性质。完成病史采集和神经系统体格检查后，根据患者的症状和体征，结合既往病史、个人史和家族史资料进行综合分析，提出一系列可能疾病的诊断，有针对性地选择辅助检查手段最后明确诊断。

病 史 采 集

对于神经系统疾病的诊断，病史采集是最重要的，超过任何检查手段。其中某些神经系统疾病，如偏头痛、三叉神经痛、晕厥以及原发性癫痫发作等，病史可能是诊断的唯一线索和依据，而体格检查和辅助检查只是为了排除其他疾病的可能性。

神经系统病史的采集基本原则与一般病史采集相同。医生首先向患者简单问候，然后请患者充分表达。病史包括一般情况：年龄、性别、职业、居住地、左利手/右利手、主诉、现病史、发育情况（儿童）、系统回顾、既往病史、个人史和家族史。病史采集中应注意：①系统完整；②客观真实；③重点突出；④避免暗示。最后，病史采集初步完成后，医生应当归纳患者最有关联的症状特点。

一、主 诉

主诉是患者在疾病过程中感受最痛苦，并促使其就诊的最主要原因，包括主要症状、发病时间和疾病变化或演变情况。医生在询问病史过程中应围绕主诉进行提问。主诉往往是疾病定位和定性诊断的第一线索。

二、现 病 史

现病史是主诉的延伸，包括发病后到本次就诊时症状发生和演变的过程，各种症状发生的时间关系和相互关系，以及发病前的诱因和前驱症状等。

（一）病史采集过程中的重点

1. 症状的发生情况 包括初发症状的发生时间、发病形式（急性、亚急性、慢性、隐袭性、发作性、间歇性或周期性），发病前的可能诱因和原因。

2. 症状的特点 包括症状的部位、范围、性质和严重程度等。

3. 症状的发展和演变 症状的加重、减轻、持续进展或无变化等。症状加重减轻的可能原因和影响因素等。

4. 伴随症状及相互关联 主要症状之外的伴随症状的特点、发生时间以及相互影响。

5. 既往诊治情况 包括病程中各阶段检查的结果，诊断和治疗过程、具体的治疗用药或方法以及疗效等。

6. 与现病有关的其他疾病情况 是否合并存在其他系统疾病，这些疾病与现病的关系。

7. 病程中的一般情况 包括饮食、睡眠、体重、精神状态以及二便的情况等。对儿童还需了解营养和发育情况。

(二)神经系统疾病常见症状的问诊

神经系统的常见症状包括头痛、疼痛、感觉异常、眩晕、抽搐、瘫痪、视力障碍 、睡眠障碍和意识丧失等,必须重点加以询问。

1. 头痛 头痛是神经系统最常见的症状,也几乎是每个人都有过的体验,询问时应重点了解以下内容:

(1) 头痛部位:整个头部疼痛、局部头痛还是部位变换不定的头痛。如为局部疼痛,应询问是哪一侧,是前额、头顶还是枕后。部位变换不定的疼痛高度提示良性病变。

(2) 头痛发生形式:突然发生还是缓慢加重:动脉瘤破裂引起的头痛可突然发生并立即达到高峰,而颅内肿瘤引起的头痛呈缓慢进展。发作性还是持续性:偏头痛、三叉神经痛呈发作性,颅内占位性病变引起的头痛呈持续性。头痛发作在一天中的变化:颅内高压引起的头痛经常在凌晨发生,丛集性头痛多在夜间睡眠后发作。头痛如有周期性发作,应注意与季节、气候、饮食、睡眠的关系,女性患者应询问与月经周期的关系。

(3) 头痛性质:是胀痛、钝痛、跳痛还是刀割样、烧灼样、爆裂样疼痛。血管性头痛常为跳痛,颅内占位多为钝痛或胀痛,蛛网膜下腔出血多为爆裂痛,三叉神经痛呈闪电刀割样疼痛。

(4) 头痛加重因素:过度劳累、睡眠缺乏、气候改变或月经期诱发头痛提示良性病因。洗脸、咀嚼诱发颜面疼痛提示三叉神经痛;吞咽引起的咽后壁痛可能为舌咽神经痛;用力、低头、咳嗽和喷嚏可使颅高压引起的头痛加重。

(5) 头痛程度:应询问疼痛强度,但应注意头疼程度缺少客观的评价标准,易受主观因素影响,应具体问题具体分析。

(6) 头痛伴随症状:伴有闪光感常提示偏头痛,剧烈头痛伴有颈部发僵常提示蛛网膜下腔出血,伴有喷射样呕吐应考虑是否为颅内压高。

(7) 头痛先兆症状:眼前闪光、亮点和异彩等视觉先兆是诊断典型偏头痛的重要依据之一。

2. 疼痛 疼痛也是神经系统疾病的常见症状,询问时应注意:

(1) 疼痛部位:是表浅还是深部,是皮肤、肌肉、关节还是难以描述的部位,是固定性还是游走性,有无沿着神经根或周围神经支配区放射。

(2) 疼痛性质:是酸痛、胀痛、刺痛、烧灼痛还是闪电样疼痛,是放射性疼痛、扩散性疼痛还是牵涉痛。

(3) 疼痛的发生情况:急性还是慢性,发作性还是持续性。

(4) 疼痛的影响因素:触摸、握压是否加重疼痛,活动是否诱发疼痛,疼痛与气候变化有无关系等。

(5) 疼痛的伴随症状:是否伴有肢体瘫痪,感觉减退或异常,是否伴有皮肤的变化。

3. 感觉异常 如麻木、冷热感、蚁走感、针刺感和电击感等,注意分布的范围、出现的形式(发作性或持续性),以及加重的因素等。

4. 眩晕 眩晕是一种主观症状,患者感到自身或周围物体旋转、飘浮或翻滚。询问时应注意与头晕或头昏鉴别;头晕是头重脚轻、眼花和站立不稳感,但无外界物体或自身位置变化的错觉。头昏是脑子昏昏沉沉，而无视物旋转。对眩晕的患者，应询问有无恶心、呕吐、出汗、耳鸣和听力减退、心慌、血压和脉搏的改变，以及发作的诱因、持续的时间以及眩晕与体位的关系等。

5. 瘫痪　应注意询问下述情况

(1) 发病形式：急性还是慢性起病，起病的诱因，以及症状的波动和进展情况。

(2) 瘫痪的部位：四肢瘫、偏瘫、单瘫还是仅累及部分肌群的瘫痪，如为肢体瘫痪还应注意远端和近端的比较。

(3) 瘫痪的性质和程度：痉挛性瘫痪还是弛缓性瘫痪，是否影响坐、立、行走、进食、言语、呼吸或上下楼等动作，或是否影响精细动作。

(4) 瘫痪的伴随症状：有无肢体感觉麻木、疼痛、抽搐和肌肉萎缩等，以及括约肌功能障碍和阳痿等。

6. 抽搐应注意询问下述情况

(1) 最初发病的年龄。

(2) 诱发因素：抽搐发作与睡眠、饮食、情绪和月经等的关系。

(3) 发作的先兆：有无眼前闪光、闻到怪异气味、心慌、胸腹内气流上升的异常感觉以及不自主咀嚼等。

(4) 抽搐的部位：是全身抽搐、局部抽搐还是由局部扩展至全身的抽搐。

(5) 抽搐的形式：肢体是伸直、屈曲还是阵挛，有无颈部或躯干向一侧的扭转等。

(6) 伴随症状：有无意识丧失、口吐白沫、二便失禁、摔伤或舌咬伤等。

(7) 抽搐后症状：有无昏睡、头痛或肢体一过性瘫痪。

(8) 发作的频率：每年、每月、每日、每周或每天的发作次数，以及最近一次发作的时间。

(9) 以往的诊断和治疗情况。

7. 意识丧失　询问患者有无意识丧失，要让患者理解其真正含义。

(1) 发生的诱因，有无药物或乙醚滥用，有无外伤。

(2) 发生的频率和持续时间。

(3) 有无心血管和呼吸系统的症状。

(4) 有无四肢抽搐、舌咬伤、尿便失禁等伴随体征等。

(5) 意识丧失转醒后有无后遗症。

8. 视力障碍　应注意询问下述情况

(1) 发生的情况：急性、慢性、渐进性，是否有缓解和复发。

(2) 发生后持续的时间。

(3) 视力障碍的表现：视物模糊还是完全失明，双眼视力下降的程度，视野缺损的范围是局部还是全部，是否伴有复视或眼震。

9. 睡眠障碍　思睡还是失眠，如有失眠，是入睡困难还是早醒，是否有多梦、睡眠中肢体不自主运动以及呼吸暂停等。

三、既　往　史

既往史的采集同内科一般疾病，但应特别注意与神经系统疾病有关的病史，着重询问以下内容：

(1) 头部外伤、脑肿瘤、内脏肿瘤以及手术史等。

(2) 感染病史如脑炎、结核病、寄生虫病、上呼吸道感染以及腮腺炎等。

(3) 内科疾病史如心脑血管病、高血压、糖尿病、胃肠道疾病、风湿病、甲亢和血液病等。

(4) 颈椎病和腰椎管狭窄病史等。

(5) 过敏及中毒史等。

四、个 人 史

个人史询问的基本内容包括出生地、居住地、文化程度、职业、是否到过疫区、生活习惯、性格特点、左利手/右利手等。女性患者应询问月经史和婚育史等。儿童应注意围生期、疫苗接种和生长发育情况等。取得患者信任后,根据需要进一步询问可能接触到的化学物质,有无烟酒嗜好和具体情况,是否存在吸毒和药物滥用史,有无冶游史,是否有过应激事件。

五、家 族 史

有相当部分的神经系统疾病是遗传性疾病或与遗传相关,询问家族史对于确定诊断有重要价值。神经系统遗传病发生在有血缘关系的家族成员中,如两代以上出现相似疾病,或同胞中有两个在相近年龄出现相似疾病,应考虑到遗传病的可能。但患者家庭中其他成员基因异常的表型可能存在很大差异。发现遗传病后,应绘制家系图谱,供临床参考。

体格检查

神经系统体格检查是神经科医生最重要的基本技能,检查获得的体征可为疾病的诊断提供重要的临床依据。病史采集完成后,应对患者进行详细的神经系统体格检查和全身体格检查,熟练地掌握神经系统体格检查法及其技巧是非常重要的。本节包括九部分:一般检查、意识障碍、精神状态和高级皮质功能、脑神经、运动系统、感觉系统、腱反射、脑膜刺激征以及自主神经系统功能的检查。

一、意识障碍检查

意识是大脑功能活动的综合表现,是人对自身及外界环境进行认识和做出适宜反应的基础,包括觉醒状态与意识内容两个组成部分。觉醒状态是指与睡眠呈周期性交替的清醒状态,由脑干网状激活系统和丘脑非特异性核团维持和激活。意识内容是指人的知觉、思维、记忆、情感、意志活动等心理过程(精神活动),还有通过言语、听觉、视觉、技巧性运动及复杂反应与外界环境保持联系的机敏力,属大脑皮质的功能。

正常意识是指觉醒水平和意识水平都处于正常状态,语言流畅、思维敏锐、表达准确、行为和情绪正常,对刺激的反应敏捷,脑电生理正常。意识障碍是脑和脑干功能活动的抑制状态,表现为人对自身及外界认识状态以及知觉、记忆、定向和情感等精神活动不同程度的异常。对于意识障碍的患者,采集病史要简明扼要。重点询问昏迷发生的缓急、昏迷前是否有其他症状、是否有外伤史、中毒史、药物过量以及癫痫、高血压、冠心病、糖尿病、抑郁症或自杀史等。在进行全身和神经系统检查时,应当强调迅速、准确,不可能做得面面俱到,一方面注意生命体征是否平稳,另一方面应尽快确定有无意识障碍及其临床分级:先通过视诊观察患者的自发活动和姿势,再通过问诊和查体评估意识障碍程度,明确意识障碍的觉醒水平如嗜睡、昏睡、浅昏迷或深昏迷,以及是否有意识内容的改变如意识模糊或谵妄。意识障碍时的神经系统查体主要包括以下几个方面的检查:眼征、对疼痛刺激的反应、瘫痪体征、脑干反射、锥体束征和脑膜刺激征等。

国际上常用 Glasgow 昏迷评定量表评价意识障碍的程度，最高 15 分（无昏迷），最低 3 分，分数越低昏迷程度越深。通常 8 分以上恢复机会较大，7 分以下预后不良，3～5 分者有潜在死亡危险。但此量表有一定局限性：对眼肌麻痹、眼睑肿胀者不能评价其睁眼反应，对气管插管或切开者不能评价其语言活动，四肢瘫患者不能评价其运动反应。1978 年，此量表被修订为 Glasgow-Pittsburg 量表，增加了瞳孔光反应、脑干反射、抽搐、自发性呼吸四大类检查，总分 35 分。在临床工作使用中要注意总分相同但单项分数不同者意识障碍程度可能不同，须灵活掌握量表的使用（表 6-1）。

表 6-1　Glasgow Coma Scale(GCS)

项目		评分
A 睁眼反应	自己睁眼	4
	呼叫时睁眼	3
	疼痛刺激时睁眼	2
	任何刺激不睁眼	1
B 言语反应	正常	5
	有错语	4
	词不达意	3
	不能理解	2
	无语言	1
C 运动反应	正常（服从命令）	6
	疼痛时能拨开医生的手	5
	疼痛时逃避反应	4
	疼痛时呈屈曲状态	3
	疼痛时呈伸展状态	2
	无运动	1
总计		

注：等于或大于 13 为轻度损伤，9～12 为中度损伤，8 或 8 以下为严重损伤

1. 眼征包括以下几个方面

（1）瞳孔：检查其大小、形状、对称性以及直接、间接对光反射。一侧瞳孔散大、固定提示该侧动眼神经受损、常为钩回疝所致；双侧瞳孔散大和对光反应消失提示脑受损、脑缺氧和阿托品类中毒等；双瞳孔针尖样缩小提示脑桥被盖损害如脑桥出血、有机磷中毒和吗啡类中毒等；一侧瞳孔缩小见于 Horner 综合征，如延髓背外侧综合征或颈内动脉闭塞等。

（2）眼底：是否有视乳头水肿、出血。水肿见于颅高压等；出血见于蛛网膜下腔出血等。

（3）眼球位置：是否有眼球突出或凹陷。突出见于甲亢、动眼神经麻痹和眶内肿瘤等；凹陷见于 Horner 综合征、颈髓病变以及瘢痕收缩等。

（4）眼球运动：眼球同向性偏斜的方向在肢体瘫痪的对侧提示大脑半球病变；眼球同侧性偏斜在肢体瘫痪的同侧提示脑干病变；垂直性眼球运动障碍如双眼向上或向下凝视提示中脑四叠体附近或丘脑下部病变；眼球向下向内偏斜见于丘脑损害；分离性眼球运动可为小脑损害表现；眼球浮动说明昏迷尚未达到中脑功能受抑制的深度。

2. 对疼痛刺激的反应　用力按压眶上缘、胸骨，检查昏迷患者对疼痛的运动反应，有助于定位脑功能障碍水平或判定昏迷的程度。出现单侧或不对称性姿势反应时，健侧上肢可

见防御反应，病侧则无，提示瘫痪对侧大脑半球或脑干病变。观察面部疼痛表情时，可根据面肌运动，判断有无面瘫。疼痛引起去皮质强直(decorticate rigidity)，表现为上肢屈曲、下肢伸直，与丘脑或大脑半球病变有关；去脑强直(decerebrate rigidity)表现为四肢伸直、肌张力增高或角弓反张(opisthotonus)，提示中脑功能受损，较去皮质强直脑功能障碍程度更为严重，但这两种反应都不能精确地定位病变部位。脑桥和延髓病变患者通常对疼痛无反应，偶可发现膝部屈曲(脊髓反射)。

3. 瘫痪体征 先观察有无面瘫，一侧面瘫时，可见该侧鼻唇沟变浅，口角低垂，睑裂增宽，呼气时面颊鼓起，吸气时面颊塌陷。通过观察自发活动减少可判定昏迷患者的瘫痪肢体，偏瘫侧下肢常呈外旋位，足底疼痛刺激下肢回缩反应差或消失，可出现病理征，急性昏迷瘫痪者瘫痪侧肌张力多降低。坠落试验可检查瘫痪的部位：检查上肢时将患者双上肢同时托举后突然放开任其坠落，瘫痪侧上肢迅速坠落而且沉重，无瘫痪肢体则向外侧倾倒，缓慢坠落；检查下肢时将患者一侧下肢膝部屈曲提高，足跟着床，突然松手时瘫痪肢体不能自动伸直，并向外倾倒，无瘫痪肢体则呈弹跳式伸直，并能保持足垂直位。

4. 脑干反射 可通过睫脊反射、角膜反射、反射性眼球运动等脑干反射来判断是否存在脑干功能损害，其中反射性眼球运动包括头眼反射和眼前庭反射两种检查方法：

(1) 睫脊反射(ciliospinal reflex)：给予颈部皮肤疼痛刺激时可引起双侧瞳孔散大，此反射存在提示下位脑干、颈髓、上胸段脊髓及颈交感神经功能正常。

(2) 角膜反射(corneal reflex)：角膜反射是由三叉神经的眼神经与面神经共同完成的，当三叉神经第1支(眼神经)或面神经损害时，均可出现角膜反射消失。如果脑桥上部和中脑未受累及，角膜反射存在；一侧角膜反射消失见于同侧面神经病变(同侧脑桥)，双侧角膜反射消失见于一侧三叉神经受损或双侧面神经受损，提示中脑或脑桥受累，常有意识障碍。

(3) 头眼反射(oculoce-phalic reflex)：又称玩偶眼试验(doll's eye test)，轻扶患者头部向左右、上下转动时眼球向头部运动相反方向移动，然后逐渐回到中线位。在婴儿为正常反射，随着大脑发育而抑制。该反射涉及前庭核、脑桥侧视中枢、内侧纵束和眼球运动神经核，此反射在大脑半球弥漫性病变和间脑病变导致昏迷时出现并加强。脑干病变时此反射消失，如一侧脑干病变，头向该侧转动时无反射，向对侧仍存在。

(4) 眼前庭反射(oculovestibular reflex)：或称冷热水试验，用注射器向一侧外耳道注入1ml冰水，半球弥漫性病变而脑干功能正常时出现双眼向冰水灌注侧强直性同向运动。昏迷患者，如存在完全反射性眼球运动提示脑桥至中脑水平的脑干功能完好；中脑病变时，眼前庭检查时显示灌注对侧眼球内收不能，同侧眼外展正常；脑桥病变时反应完全丧失。

5. 呼吸形式 昏迷患者呼吸形式的变化，有助于判断病变部位和病情的严重程度。常见的呼吸模式有潮式呼吸、神经源性过度呼吸、长吸气呼吸、丛集式呼吸和共济失调性呼吸(表6-2)。

表6-2 不同呼吸模式的表现和定位

呼吸模式	损害水平	瞳孔	反射性眼球运动	疼痛反应
潮式呼吸	间脑	小，对光反应(+)	头眼反射存在	伸展过度
神经源性过度呼吸	中脑被盖部	不规则，对光反应(±)	病变侧头眼反射消失	去皮质强直
长吸气呼吸	中脑下部和桥脑上部	针尖大小，对光反应(±)	病变侧头眼反射消失	去大脑强直
丛集式呼吸	脑桥下部	针尖大小，对光反应(±)	眼前庭反射消失	去大脑强直
共济失调性呼吸	延髓上部	针尖大小，对光反应(±)	眼前庭反射消失	弛缓或下肢屈曲

6. 脑膜刺激征　包括颈强直、Kernig 征、Brudzinski 征等，见于脑膜炎、蛛网膜下腔出血、脑炎及颅内压增高等，深昏迷时脑膜刺激征可消失。脑膜刺激征伴发热常提示中枢神经系统感染，不伴发热合并短暂昏迷，可能提示蛛网膜下腔出血。

7. 意识障碍的其他体征　意识障碍者感知能力、对环境的识别能力以及生活自理能力均发生了改变，尤其是昏迷者。由于患者的咳嗽、吞咽等各种反射减弱或消失，无自主运动，患者不能控制排便、排尿以及留置导尿等多种因素，患者除生命体征常有改变外，可出现营养不良、肺部或泌尿系统感染、大小便失禁、口腔炎、结膜炎、角膜炎、角膜溃疡和压疮等，久卧者还可发生关节僵硬和肢体挛缩畸形等。

二、精神状态和高级皮质功能检查

精神状态和高级皮质功能检查用于判断患者所患的是神经性疾病还是精神性疾病，明确精神症状背后潜在的神经疾病基础，并协助确定是局灶性脑损害还是弥漫性脑损害。除原发性精神疾病外，在神经疾病中，精神状态和高级皮质功能异常可由以下原因导致：卒中或肿瘤引起额、颞叶病变，颅内感染，代谢性脑病，以阿尔茨海默病为代表的神经变性病等。检查患者精神状态时注意观察其外表行为、动作举止和谈吐思维等。高级皮质功能可分为认知功能和非认知功能两大部分，认知功能检查主要包括记忆力、计算力、定向力、失语、失用、失认、抽象思维和判断、视空间技能等方面；非认知功能检查包括人格改变，行为异常，精神症状（幻觉、错觉和妄想）和情绪改变等。本节主要介绍认知功能障碍的检查方法。

（一）记忆力

记忆是获得、存储和再现以往经验的过程，一般分瞬时记忆、短时记忆和长时记忆。

1. 瞬时记忆检查方法　顺行性数字广度测验是用于检测注意力和瞬时记忆的有效手段。检查者给出患者若干位的数字串，一般从 3 到 4 位数字开始起，一秒钟给出一个，让患者重复刚才的数字串。然后逐渐增加给出的数字串的长度，直到患者不能完整重复为止。所用的数字必须是随机、无规律可循的，比如不能使用电话号码。逆行性数字广度试验则是让患者反向说出所给出的数字串，这是一种更为复杂的测试，需要保存和处理数字串的能力。一般顺行性数字广度试验的成绩优于逆行性数字广度试验，后者成绩不低于前两者的 2 个以上。

2. 短时记忆检查方法　先让患者记一些非常简单的事物，比如茶杯、镜子或桌椅，或更为复杂一些的短句，约 5 分钟后再次询问患者对这些词条的回忆情况。有严重记忆障碍的患者不仅不能回忆起刚才的词条，可能连所问所指是什么都想不起来。有些患者在提醒下可能想起来，或者在词表中可以找出。在提示或词汇表的帮助下回忆起来的患者提示能储留信息但有提取障碍；当提醒及词汇表都没有作用时，提示有存储障碍。

3. 长时记忆检查方法　包括在学校学习的基础知识，如国家首都、著名人物，当前信息如在位主席、总理及相关公众人物；自己的相关信息，如家庭住址和电话号码等。

（二）计算力

检查计算能力常用的方法是从 100 中连续减 7（如果不能准确计算，则让患者从 100 连续减 3）。此时还需注意力和集中力的参与协助。

（三）定向力

检查时可细分为时间定向力（星期几、年月日、季节）、地点定向力（医院或家的位置）和人物定向力(能否认出家属和主管医生等)。该检查需要患者在注意力集中的状态下进行。

(四) 失语(aphasia)

临床检查包括六个方面:口语表达、听理解、复述、命名、阅读和书写能力,对其进行综合评价有助于失语的临床诊断。

1. 口语表达 检查时注意患者谈话语量、语调和发音,说话是否费力,有无语法功能或语句结构错误,有无实质词或错语、找词困难、刻板语言,能否达义等。具体分如下几种:

(1) 言语流畅性:有无言语流利程度的改变,可分为流利性言语和非流利性言语。

(2) 语音障碍:有无在发音、发声器官无障碍的情况下言语含糊不清,是否影响音调和韵律。

(3) 找词困难:有无言语中不能自由想起恰当的词汇,或找词的时间延长。

(4) 错语、新语、无意义杂乱语及刻板言语:有无表达中使用:①语音或语义错误的词;②无意义的新创造出的词;③意义完全不明了的成串的音或单词;④同样的、无意义的词、词组或句子的刻板持续重复。

(5) 语法障碍:有无难以组成正确句型的状态:①失语症:常表现为表达的句子中缺乏语法功能词,典型表现为电报式语言;②语法错乱:表现为助词错用或词语位置顺序不合乎语法规则。

2. 听理解 指患者可听到声音,但对语义的理解不能或不完全。具体检查方法:要求患者执行简单的口头指令(如:"张嘴"、"睁眼"、"闭眼"等)和含语法的复合句(如:"用左手摸鼻子"、"用右手摸左耳朵"等)。

3. 复述 要求患者重复检查者所用的词汇或短语等内容,包括常用词(如铅笔、苹果、大衣)、不常用词、抽象词、短语、短句和长复合句等。注意能否一字不错或不漏地准确复述,有无复述困难、错语复述、原词句缩短或延长或完全不能复述等。

4. 命名 让患者说出检查者所指的常用物品如手电、杯子、牙刷、钢笔或身体部分的名称,不能说出时可描述物品的用途等。

5. 阅读 通过让患者朗读书报的文字和执行写在纸上的指令等,判定患者对文字的朗读和理解能力。

6. 书写 要求患者书写姓名、地址、系列数字和简要叙事以及听写或抄写等判定其书写能力。

(五) 失用(apraxia)

失用症通常很少被患者自己察觉,也常被医生忽视。检查时可给予口头和书面命令,观察患者执行命令、模仿动作和实物演示能力等。注意观察患者穿衣、洗脸、梳头和用餐等动作是否有序和协调,能否完成目的性简单的动作如伸舌、闭眼、举手、书写和系纽扣等。可先让患者做简单的动作(如刷牙、拨电话号码、握笔写字等),再做复杂动作(如穿衣、划火柴和点香烟等)。

(六) 失认(agnosia)

失认是指感觉通路正常而患者不能经由某种感觉辨别熟识的物体,此种障碍并非由于感觉、言语、智能和意识障碍引起,主要包括视觉失认、听觉失认、触觉失认。体象失认也为失认的一种,系自身认识缺陷,多不作为常规体检。

1. 视觉失认 给患者看一些常用物品,照片、风景画和其他实物,令其辨认并用语言或书写进行表达。

2. 听觉失认　辨认熟悉的声音，如铃声、闹钟、敲击茶杯和乐曲声等。

3. 触觉失认　令患者闭目，让其触摸手中的物体加以辨认。

（七）视空间技能和执行功能

可让患者画一个钟面、填上数字，并在指定的时间上画出表针，此项检查需视空间技能和执行功能相互协助，若出现钟面缺失或指针不全，提示两者功能障碍。

三、脑神经检查

在临床工作中，脑神经检查对神经系统疾病定位诊断有重要意义。对脑神经进行检查时，应确定是否有异常、异常的范围及其关联情况。

（一）嗅神经

嗅神经属于中枢神经，是特殊的感觉神经。

1. 检查方法　首先询问患者有无嗅幻觉等主观嗅觉障碍，然后让患者闭目，先后堵塞一侧鼻孔，用带有花香或其他香味（非挥发性、非刺激性气味）的物质如香皂、牙膏和香烟等置于患者受检鼻孔。患者应该能够区分有无气味，并说出牙膏与香烟的气味不同即可。醋酸、乙醇和甲醛溶液等刺激性物质可刺激三叉神经末梢，不宜被用于嗅觉检查。鼻腔有炎症或阻塞时不能做此检查。

2. 异常表现和定位

（1）嗅觉丧失或减退：头面部外伤累及嗅神经常导致双侧嗅觉丧失；嗅沟处病变如脑膜瘤等压迫嗅球、嗅束多引起一侧嗅觉丧失；嗅觉减退也可见于一侧帕金森病和阿尔茨海默病等。

（2）嗅觉过敏：多见于癔症。

（3）幻嗅：嗅中枢的刺激性病变可引起幻嗅发作如颞叶癫痫。幻嗅还可见于精神分裂症、乙醇戒断和阿尔茨海默病等。

（二）视神经

视神经属于中枢神经，主要检查视力、视野和眼底。

1. 视力　视力代表视网膜黄斑中心凹处的视敏度，分为远视力和近视力。

（1）远视力：通常采用国际标准视力表，自上而下分为 12 行，被检者距视力表 5m，使 1.0 这一行与被检眼在同一高度，两眼分别检查，把能分辨的最小视标记录下来，例如右眼 1.5，左眼 1.2。视力的计算公式为 $V=d/D$，V 为视力，d 为实际看见某视标的距离，D 为正常眼看见该视标的距离，如 5/10 指患者在 5m 处能看清正常人在 10m 处能看清的视标，视力为 0.5。戴眼镜者必须测裸眼视力和矫正视力。

（2）近视力：常用的有标准视力表，被检眼距视标 30cm 测定，在充足的照明下，分别查左眼和右眼，自上而下逐行认读视标，直到不能分辨的一行为止，前一行标明的视力即代表患者的实际视力。

正常远视力标准为 1.0，如在视力表前 1m 处仍不能识别最大视标，可从 1m 开始逐渐移近，辨认指数或眼前手动，记录距离表示视力。如在 50cm 处能说出指数，则视力＝指数/15cm；如不能辨认眼前手动，可在暗室中用电筒照射眼，记录看到光亮为光感，光感消失为失明。

2. 视野 视野是双眼向前方固视不动时所能看到的空间范围，分为周边视野和中心视野（中心 30 度以内）。

（1）周边视野检查：①手动法（对向法）粗略测试，患者与检查者相距约 1m 对面而坐，测试左眼时，受试者遮其右眼，左眼注视检查者右眼，检查者遮其左眼，用示指或视标在两人中间等距离处分别从颞上、颞下、鼻上和鼻下等方位自周围向中央移动，嘱患者看到后告知，可与检查者的正常视野比较。②用周边视野计可精确测定，常用者为直径 3mm 的白色视标，半径为 3mm 的视野计，其范围是鼻侧约 60 度，颞侧约 90 度，上方约 55 度，下方约 70 度，外下方视野最大。

（2）中心视野检查：目标可以是检查者的脸，患者遮住一只眼睛，然后询问是否可以看到整个检查者的脸。如果只能看到一只眼睛或没看到嘴，则可能存在中心视野缺损。必要时，可用精确的视野计检查。在中心视野里有一椭圆形的生理盲点，其中心在固视点外侧。

3. 眼底 检查时患者背光而坐，眼球正视前方。检查右眼时，医生站在患者右侧，右手持眼底镜用右眼观察眼底；左眼相反。从离开患者 50cm 处开始寻找并逐渐窥入瞳孔，观察时眼底镜要紧贴患者面部，一般不散瞳。正常眼底可见视乳头呈圆形或椭圆形，边缘清楚，色淡红，视乳头中央区域的生理凹陷清晰，动静脉伴行，动脉色红，静脉色暗，动静脉比例为 2∶3。检查后应记录视乳头的形状、大小、色泽、边缘以及视网膜和血管情况。

4. 异常表现和定位

（1）视力障碍和视野缺损：单侧视交叉前和双侧视交叉后病变均可引起视力减退，如双侧视皮质病变可导致皮质盲。视觉传入通路上的病变可引起视野缺损，如一侧枕叶病变出现对侧偏盲和黄斑回避。视交叉中部病变（如垂体瘤，颅咽管瘤）使来自双眼鼻侧的视网膜纤维受损，引起双颞侧偏盲；视束或外侧膝状体病变引起对侧同向性偏盲；视辐射下部受损（颞叶后部病变）引起对侧同向性上象限盲，视辐射上部受损（顶叶肿瘤或血管病变）引起对侧同向性下象限盲。

（2）视乳头异常：①视乳头水肿（papilledema）：是最常见的视乳头异常，表现为视乳头异常粉红或鲜红，边缘模糊，血管被肿胀的视乳头拱起，静脉扩张，可见出血和渗出，是颅内压增高的客观体征。②视神经萎缩（optic atrophy）：根据病因分为原发性视神经萎缩和继发性视神经萎缩。前者表现为视乳头普遍苍白而边界清楚，见于中毒、眶后肿瘤直接压迫、球后视神经炎、多发性硬化、部分异常变性病等。继发性视神经萎缩表现为视乳头普遍苍白而边界不清楚，常见于视乳头水肿和视乳头炎的晚期等。

（三）动眼、滑车和展神经

三对脑神经共同支配眼球运动，可同时检查。

1. 外观 观察睑裂是否对称，是否有上睑下垂。观察眼球有否前突或内陷、斜视和同向偏斜、眼震等自发运动。

2. 眼球运动 让患者头部不动，两眼注视检查者的手指，并随之向各方向转动，并检查辐辏动作。观察有否眼球运动受限及受限方向和程度，有无复视和眼球震颤。

3. 瞳孔及其反射 观察瞳孔大小、形状、位置及是否对称。正常瞳孔呈规则圆形，双侧等大，位置居中，直径 3～4mm。小于 2mm 为瞳孔缩小，大于 5 mm 为瞳孔扩大，但儿童的瞳孔稍大，老年人稍小。需要在亮处和暗处分别观察瞳孔大小以及以下内容：

（1）对光反射（light reflex）：是光线刺激引起的瞳孔收缩，感光后瞳孔缩小称为直接对光反射，对侧未感光的瞳孔也收缩称为间接对光反射。检查时嘱患者注视远处，用电筒光从侧方分别照射瞳孔，观察收缩反应是否灵敏和对称。如受检侧视神经损害，则直接和间接光反射均迟钝或消失；如受检侧动眼神经损害，则直接光反射消失，间接光反射保留。

(2) 调节反射(accommodation reflex)：患者两眼注视远方，再突然注视面前20cm处正上方的近物(辐辏动作)，出现两眼会聚、瞳孔缩小。

4. 异常表现和定位

(1) 眼睑下垂(ptosis)：Horner综合征、动眼神经麻痹、外伤等所引起单侧眼睑下垂。Miller-Fisher综合征可引起双侧眼睑下垂。单侧或双侧眼睑下垂也可见于某些肌病和神经肌肉接头疾病，需注意鉴别。

(2) 眼外肌麻痹(extraocular muscle palsy)：①中枢性眼肌麻痹：如核上性水平凝视麻痹见于脑外伤、丘脑出血及累及脑桥的血管病、变性病和副肿瘤性脑病；垂直凝视麻痹见于影响到中脑被盖区的广泛病变。核间性眼肌麻痹和一个半综合征多见于脑卒中和多发性硬化。②周围性眼肌麻痹：可见于动眼、滑车和外展神经核性和神经本身的损害，如各种脑干综合征、海绵窦病变、脑动脉瘤和天幕裂孔疝等。

(3) 眼球震颤(nystagmus)：可表现为钟摆样、急跳性、凝视诱发性、垂直样、跷跷板样和旋转性眼震等。见于多种病因，如前庭(中枢性或周围性)和小脑性病变等。检查时应记录出现眼震时的凝视位置、方向、幅度，是否有头位改变等诱发因素和眩晕等伴随症状。

(4) 瞳孔(pupil)：单纯瞳孔不等大可见于20%的正常人群，通常这种差异<1mm瞳孔异常通常为一侧性，扩大见于中脑顶盖区病变、动眼神经麻痹、睫状肌及其神经节内副交感神经病变；缩小见于交感神经通路病变、阿-罗瞳孔等。除大小不等外，瞳孔异常表现还包括反应差和形状不规则等。检查瞳孔的大小、反应性和形状可为评价自视神经到中脑的神经系统通路病变提供信息。

(四) 三叉神经

三叉神经为混合神经，主要支配面部感觉和咀嚼肌运动。

1. 面部感觉　用圆头针、棉签末端搓成的细毛及盛冷热水试管(或音叉表面)分别测试面部三叉神经分布区皮肤的痛、温和触觉，用音叉测试振动觉，两侧及内外对比。

2. 咀嚼肌运动　首先观察是否有颞肌、咬肌萎缩。检查肌容积时，嘱患者张闭口，同时用双手触诊双侧颞肌或咬肌。检查咬肌和颞肌肌力时，用双手压紧双侧颞肌或咬肌，让患者做咀嚼动作，感知两侧肌张力和肌力是否对称等。检查翼状肌时，嘱患者张口，以上下门齿中缝为标准，判定下颌有无偏斜，如下颌偏斜提示该侧翼状肌瘫痪，健侧翼状肌收缩使下颌推向病侧。

3. 反射

(1) 角膜反射(corneal reflex，$V_{1\sim2}$反射)：检查者用棉絮轻触角膜外缘，正常表现为双眼瞬目动作，受试侧瞬目称为直接角膜反射，对侧瞬目为间接角膜反射。细棉絮轻触结合膜也可引起同样反应，称为结合膜反射。叩击眉间区，正常表现为双侧瞬目动作不超10次，称为眉间反射。

(2) 下颌反射(jaw reflex，$V_{3\sim5}$反射)：嘱患者略张口，检查者将拇指置于患者下颌中央，然后轻叩拇指，引起患者下颌快速上提，正常人一般不易引出。

4. 异常表现及定位　三叉神经眼支、上颌支或下颌支区域内各种感觉缺失见于周围性病变；洋葱皮样分离性感觉障碍见于核性病变；咀嚼肌无力或萎缩见于三叉神经运动纤维受损；前伸下颌时，中枢性三叉神经损害下颌偏向病灶对侧，周围性(核性及神经本身)三叉神经损害下颌偏向病灶同侧；检查一侧角膜反射发现双侧角膜反射消失，见于受试侧三叉神经麻痹，此时健侧受试则双侧角膜反射存在；下颌反射活跃，见于双侧锥体束病变。

（五）面神经

面神经为混合神经，主要支配面部表情肌运动，尚支配舌前 2/3 味觉纤维。

1. 面肌运动 先观察额纹、眼裂、鼻唇沟和口角是否对称、有无肌痉挛，然后让患者做蹙额、皱眉、瞬目、示齿、鼓腮和吹口哨等动作，可分别检查面神经的五个周围分支：

（1）颞支：皱眉和蹙额。

（2）颧支：用力闭目，使眼睑不被检查者扒开。

（3）颊支：笑、露齿和鼓腮。

（4）下颌缘支：撅嘴、吹哨。

（5）颈支：使口角伸向外下，冷笑。观察有无瘫痪及是否对称。

2. 感觉 首先检查患者的味觉。嘱患者伸舌，检查者以棉签蘸少许食糖、食盐、醋或奎宁溶液，轻涂于一侧舌前 2/3，患者不能讲话、缩舌和吞咽，然后让患者用手指出事先写在纸上的甜、咸、酸、苦四个字之一。患者于测试前要禁食和禁烟数小时，屏气以避免嗅觉的干扰。先试可疑侧，再试对侧，每试一种溶液需用温水漱口。面神经损害使舌前 2/3 味觉丧失。此外，尚需检查外耳道和耳后皮肤的痛、温和触觉及有无疱疹；询问患者是否有听觉过敏现象。

3. 反射

（1）角膜反射：见第 V 对脑神经。

（2）眼轮匝肌反射：检查者的拇、示指将患者的外眦拉向一侧，用诊锤敲击拇指可引起同侧眼轮匝肌明显收缩（闭目），对侧眼轮匝肌轻度收缩。周围性面瘫时眼轮匝肌反射减低，中枢性面瘫面肌痉挛时此反射增强。

（3）掌颏反射：敲击或划手掌引起同侧颏肌收缩，该病理反射提示锥体束受损。双侧掌颌反射阳性也可见于正常老年人。

4. 副交感 膝状神经节或其附近病变可导致同侧泪液减少，导致同侧泪液增多。

5. 主要异常表现及定位

（1）周围性面瘫导致眼裂上、下的面部表情肌均瘫痪，表现为患侧鼻唇沟变浅，瞬目减慢、皱纹减少以及眼睑闭合不全，睫毛征阳性。正常人在强力闭眼时，睫毛多埋在上下眼睑之中；当面神经麻痹时，嘱患者强力闭眼，则睫毛外露，称睫毛征阳性。可见于面神经管病变、Bell 麻痹等。刺激性病变可表现为面肌痉挛。

（2）中枢性面瘫只造成眼裂以下的面肌瘫痪，见于脑桥小脑脚肿瘤，颅底、脑干病变等。

（六）位听神经

位听神经分为蜗神经和前庭神经两部分。

1. 蜗神经 常用耳语、表声或音叉进行检查，声音由远及近，测量患者单耳（另侧塞住）能听到声音的距离，再同另侧耳比较，并与检查者比较。用电测听计检测可获准确资料。

（1）Rinne 试验：比较骨导（bone conduction，BC）与气导（air conduction，AC）的听敏度，将振动的音叉（频率 128Hz）置于受试者耳后乳突部（骨导），听不到声音后速将音叉置于该侧耳旁（气导），直至气导听不到声音，再检查另一侧。正常情况下，气导能听到的时间长于骨导能听到的时间，即气导＞骨导，称为 Rinne 试验阳性。传导性耳聋时，骨导＞气导，称为 Rinne 试验阴性；感音性耳聋时，虽气导>骨导，但两者时间均缩短。

(2) Weber 试验：将振动的音叉置于患者额顶正中，比较双侧骨导。正常时两耳感受到的声音相同，传导性耳聋时患侧较响，称为 Weber 试验阳性；感音性耳聋时健侧较响，称为 Weber 试验阴性。

2. 前庭神经 检查时观察患者的自发性症状如眩晕、呕吐、眼球震颤和平衡障碍等，也可进行冷热水试验和转椅试验，分别通过变温和加速刺激引起两侧前庭神经核接受冲动不平衡而诱发眼震。冷热水试验时患者仰卧，头部抬起 30°，灌注热水时眼震快相向同侧，冷水时快相向对侧，正常时眼震持续 1.5～2 秒，前庭神经受损时该反应减弱或消失。转椅试验让患者闭目坐在旋转椅上，头部前屈 80°，向一侧快速旋转后突然停止，让患者睁眼注视远处，正常应出现快相与旋转方向相反的眼震，持续约 30 秒，如<15 秒提示前庭功能障碍。

3. 异常表现和定位 蜗神经的刺激性病变出现耳鸣，破坏性病变出现耳聋。传导性耳聋见于外耳或中耳病变；感音性耳聋主要见于内耳或耳蜗神经病变。眩晕、呕吐、眼球震颤和平衡障碍见于前庭神经病变；冷热水试验和转椅试验有助于前庭功能障碍的评价。

(七) 舌咽神经、迷走神经

二者在解剖与功能上关系密切，常同时受累，故同时检查。

1. 运动 检查患者发音是否有声音嘶哑、带鼻音或完全失音。嘱患者发“啊”音，观察双侧软腭抬举是否一致，悬雍垂是否偏斜。一侧麻痹时，病侧腭弓低垂，软腭上提差，悬雍垂偏向健侧；双侧麻痹时，悬雍垂虽居中，但双侧软腭抬举受限，甚至完全不能。此外需询问患者是否有饮水呛咳。

2. 感觉 用棉签或压舌板轻触患者两侧软腭及咽后壁黏膜，询问其有无感觉。

3. 味觉 舌咽神经支配舌后 1/3 味觉，检查法同面神经。

4. 反射

(1) 咽反射(gag reflex)：嘱患者张口，用压舌板分别轻触两侧咽后壁，正常出现咽肌收缩和舌后缩(作呕反应)，舌咽、迷走神经损害时，患侧咽反射减弱或消失。

(2) 眼心反射(oculocardiac reflex)：检查者用中指与示指对双侧眼球逐渐施加压力 20～30秒，正常人脉搏可减少 10～12 次/分。此反射由三叉神经眼支传入，迷走神经心神经支传出。迷走神经功能亢进者反射加强(脉搏减少 12 次/分以上)，迷走神经麻痹者反射减退或消失。

(3) 颈动脉窦反射(carotid sinus reflex)：检查者用示指与中指压迫一侧颈总动脉分叉处引起心率减慢，反射由舌咽神经传入，由迷走神经传出。颈动脉窦过敏患者按压时可引起心率过缓、血压下降和晕厥，须谨慎行之。

5. 异常表现和定位

(1) 真性球麻痹：一侧或双侧舌咽、迷走神下运动神经元损害引起唇、腭、舌和声带麻痹或肌肉本身的无力被称为真性球麻痹。一侧舌咽、迷走神经麻痹时吞咽困难不明显。

(2) 假性球麻痹：双侧皮质脑干束受损产生假性球麻痹，咽反射存在甚至亢进，而肌肉萎缩不明显，常伴有下颌反射活跃和强哭强笑等。

(3) 迷走神经受刺激时可出现咽肌、舌肌和胃痉挛。

(八) 副神经

副神经为运动神经，司向对侧转颈及同侧耸肩。检查时让患者对抗阻力向两侧转颈和耸肩，检查胸锁乳突肌和斜方肌上部功能，比较双侧的肌力和坚实度。副神经损害时向对侧转颈和同侧耸肩无力或不能，同侧胸锁乳突肌和斜方肌萎缩、垂肩和斜颈。

(九) 舌下神经

舌下神经为运动神经，常与舌咽、迷走神经一起引起真性球麻痹。观察舌在口腔内位置及形态，然后观察有否伸舌偏斜、舌肌萎缩和肌束颤动。嘱患者做舌的侧方运动，以舌尖隔着面颊顶住检查者手指，比较两侧舌肌肌力。

异常表现及定位：①核下性病变伸舌偏向病侧，伴同侧舌肌萎缩。双侧舌下神经麻痹时舌不能伸出口外，出现吞咽困难和构音障碍。②核性损害除上述核下性病变的表现外，还可见舌肌束颤。③一侧核上性损害伸舌偏向病灶对侧，无舌肌萎缩或束颤。

四、运动系统检查

运动系统检查包括观察肌容积、肌张力、肌力、不自主运动、共济运动、姿势和步态等。可检测患者主动运动或对抗阻力的能力，并观察肌肉的运动幅度和运动持续时间。

(一) 肌容积(muscle bulk)

观察和比较双侧对称部位肌肉体积，有无肌萎缩、假性肥大，若有观察其分布范围。除用肉眼观察外，还可以比较两侧肢体相同部位的周径，相差大于 1cm 者为异常。观察有无束颤，还可以用叩诊锤叩击肌腹诱发束颤。下运动神经元损害和肌肉疾病可见肌萎缩；进行性肌营养不良可见肌肉假肥大，表现为外观肥大、触之坚硬，但肌力弱，常见于腓肠肌和三角肌。

(二) 肌张力(muscle tone)

肌张力是肌肉松弛状态的紧张度和被动运动时遇到的阻力。检查时嘱患者肌肉放松，触摸感受肌肉硬度，并被动屈伸肢体感知阻力。

1. 肌张力减低　表现为肌肉弛缓柔软，被动运动阻力减低，关节活动范围扩大，见于下运动神经元病变(如多发性神经病、脊髓前角灰质炎)、小脑病变、某些肌源性病变以及脑和脊髓急性病变的休克期等。

2. 肌张力增高　表现为肌肉较硬，被动运动阻力增加，关节活动范围缩小，见于锥体系和锥体外系病变。前者表现为痉挛性肌张力增高，上肢屈肌和下肢伸肌张力增高明显，被动运动开始时阻力大，终了时变小，称为折刀样肌张力增高(图 6-7)；后者表现为强直性肌张力增高，伸肌与屈肌张力均增高，向各方向被动运动时阻力均匀，也称为铅管样(不伴震颤)或齿轮样肌张力增高(伴震颤)(图 6-8)。

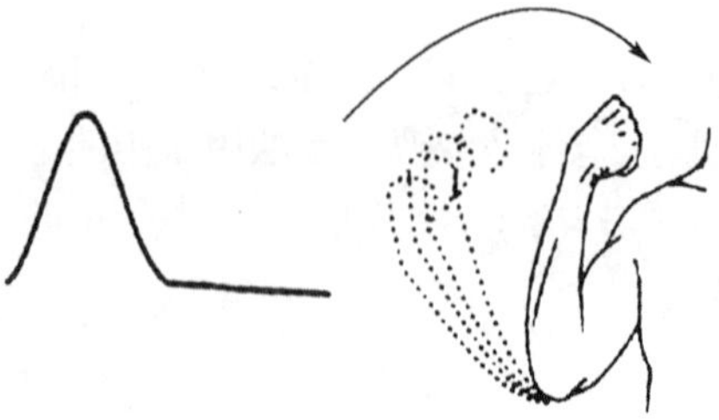

图 6-7　折刀样肌张力增高(左)

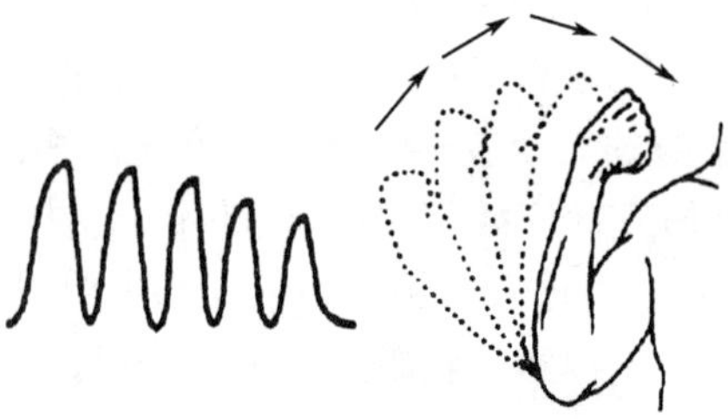

图 6-8　齿轮样肌张力增高(右)

（三）肌力（muscle strength）

肌力是指肌肉的收缩力，一般以关节为中心检查肌群的伸、屈、外展、内收、旋前和旋后等功能，适用于上运动神经元病变及周围神经损害引起的瘫痪。但对单神经损害（如尺神经、正中神经、桡神经、腓总神经）和局限性脊髓前角病变（如脊髓前角灰质炎），需要对相应的单块肌肉分别进行检查。

1. 六级（0～5 级）肌力记录法　检查时让患者依次做有关肌肉收缩运动，检查者施予阻力，或嘱患者用力维持某一姿势时，检查者用力改变其姿势，以判断肌力（表 6-3）。

表 6-3　肌力的六级记录法

0 级	完全瘫痪，肌肉无收缩
1 级	肌肉可收缩，但不能产生动作
2 级	肢体能在床面上移动，但不能抵抗自身重力，即不能抬起
3 级	肢体能抵抗重力离开床面，但不能抵抗阻力
4 级	肢体能做抗阻力动作，但不完全
5 级	正常肌力

2. 肌群肌力测定　可分别选择下列运动：①肩：外展、内收；②肘：屈、伸；③腕：屈、伸；④指：屈、伸；⑤髋：屈、伸、外展、内收；⑥膝：屈、伸；⑦踝：背屈、跖屈；⑧趾：背屈、跖屈；⑨颈：前屈、后伸；⑩躯干：仰卧位抬头和肩，检查者给予阻力。观察腹肌收缩力；俯卧位抬头和肩，检查脊旁肌收缩力。

3. 轻瘫检查法　不能确定的轻瘫可用以下方法检查：①上肢平伸试验：双上肢平举，掌心向上，轻瘫侧上肢逐渐下垂和旋前（掌心向内）。②Barre 分指试验：相对分开双手五指并伸直，轻瘫侧手指逐渐并拢屈曲。③小指征：双上肢平举，手心向下，轻瘫侧小指常轻度外展。④Jackson 征：仰卧位，双腿伸直，轻瘫侧下肢常呈外旋位。⑤下肢轻瘫试验：俯卧位，双膝关节均屈曲成直角，轻瘫侧小腿逐渐下落。

（四）不自主运动（involuntary movement）

观察患者有否不能随意控制的舞蹈样动作、手足徐动、肌束颤动、肌痉挛、震颤（静止性、动作性和姿势性）和肌张力障碍等，以及出现的部位、范围、程度和规律，与情绪、动作、寒冷、饮酒等的关系，并注意询问既往史和家族史。

（五）共济运动（coordination movement）

首先观察患者日常活动，如吃饭、穿衣、系纽扣、取物、书写、讲话、站立及步态等是否协调，有无动作性震颤和语言顿挫等，然后再检查以下试验：

1. 指鼻试验（finger-to-nose test）　嘱患者用示指尖触及前方距其 0.5cm 检查者的示指，再触自己的鼻尖，用不同方向、速度、睁眼与闭眼反复进行，两侧比较。小脑半球病变可见指鼻不准，接近目标时动作迟缓或出现动作（意向）性震颤，常超过目标（过指），称为辨距不良（dysmetria）。感觉性共济失调睁眼指鼻时无困难，闭眼时发生障碍。

2. 反击征　也称为 Holmes 反跳试验。嘱患者收肩屈肘，前臂旋后、握拳、肘关节放于桌上或悬空靠近身体，检查者用力拉其腕部，受试者屈肘抵抗，检查者突然松手。正常情况下屈肘动作立即停止，不会击中自己。小脑疾病患者失去迅速调整能力，前臂或掌部碰击自己的肩膀或面部。

3. 跟-膝-胫试验(heel-knee-shin test) 取仰卧位,上举一侧下肢,用足跟触及对侧膝盖,再沿胫骨下移时摇晃不稳;感觉性共济失调闭眼时足跟难寻到膝盖。

4. 轮替试验 嘱患者用前臂快速旋前和旋后,或一手用手掌、手背连续交替拍打对侧手掌,或用足趾反复快速叩击地面等。小脑共济失调患者动作笨拙,节律慢而不协调,称轮替运动障碍(disdiadochokinesia)。

5. 起坐试验 取仰卧位,双手交叉置于胸前,不用支撑设法坐起。正常人躯干屈曲并双腿下压,小脑病变患者髋部和躯干屈曲,双下肢向上抬离床面,起坐困难,称联合屈曲征。

6. 闭目难立征试验(Romberg test) 患者双足并拢站立,双手向前平伸、闭目。闭眼时出现摇摆甚至跌倒,称为 Romberg 征阳性,提示关节位置觉丧失的深感觉障碍。后索病变时出现感觉性共济失调,睁眼站立稳,闭眼时不稳;小脑或前庭病变时睁眼闭眼均不稳,闭眼更明显。小脑蚓部病变向前后倾倒,小脑半球和前庭病变向病侧倾倒。

(六) 姿势与步态(stance and gait)

检查者须从前面、后面和侧面分别观察患者的姿势、步态、起步情况、步幅和速度等。要求患者快速从坐位站起,以较慢然后较快的速度正常行走,然后转身。要求患者足跟或足尖行走,以及双足一前一后地走直线。走直线时可令患者首先睁眼然后闭眼,观察能否保持平衡。站立时的阔基底和行走时的双足距离宽提示平衡障碍,可见于小脑和感觉性共济失调、弥漫性脑血管病变和额叶病变等。

常见异常步态包括痉挛性偏瘫步态、痉挛性截瘫步态、慌张步态、摇摆步态、跨阈步态、感觉性共济失调步态、小脑步态等。

五、感觉系统检查

感觉系统检查主观性强,宜在环境安静、患者情绪稳定的情况下进行。检查者应耐心细致。尽量使患者充分配合。检查时自感觉缺失部位查向正常部位,自肢体远端查向近端,注意左右、远近端对比,必要时重复检查,切忌暗示性提问,以获取准确的资料。

(一) 浅感觉(superficial sensation)

1. 痛觉 检查时用大头针的尖端和钝端交替轻刺皮肤询问是否疼痛。

2. 触觉 检查时可让患者闭目,用棉花捻成细条轻触皮肤,询问触碰部位,或者让患者随着检查者的触碰数说出"1. 2. 3…"。

3. 温度觉 用装冷水(0～10℃)和热水(40～50℃)的玻璃试管,分别接触皮肤,辨别冷、热感。如痛、触觉无改变,一般可不必再查温度觉。如有感觉障碍,应记录部位、范围和是否双侧对称等。

(二) 深感觉(deep sensation,proprioceptive sensation)

1. 运动觉 患者闭目,检查者用拇指和示指轻轻夹住患者手指或足趾末节两侧,上下移动 5 度左右,让患者辨别"向上"、"向下"移动,如感觉不明显可加大活动幅度或测试较大关节。

2. 位置觉 患者闭目,检查者将其肢体摆成某一姿势,请患者描述该姿势或用对侧肢体模仿。

3. 振动觉 将振动的音叉柄置于骨隆起处,如手指、桡尺骨茎突、鹰嘴、锁骨、足趾、内外踝、胫骨、膝、髂前上棘和肋骨等处,询问有无振动感和持续时间,并两侧对比。

(三) 复合(皮质)感觉(synesthesia sensation,cortical sensation)

1. 定位觉　患者闭目,用手指或棉签轻触患者皮肤后,让其指出接触的部位。

2. 两点辨别觉　患者闭目,用分开一定距离的钝双脚规接触皮肤,如患者感觉为两点时再缩小间距,直至感觉为一点为止,两点须同时刺激,用力相等。正常值指尖为 2～4 mm,手背 2～3cm,躯干 6～7cm。

3. 图形觉　患者闭目,用钝针在皮肤上画出简单图形,如三角形、圆形或 1、2、3 等数字,让患者辨出,应双侧对照。

4. 实体觉　患者闭目,令其用单手触摸常用物品如钥匙、纽扣、钢笔、硬币等,说出物品形状和名称,注意两手对比。

六、反 射 检 查

反射(reflex)检查包括深反射、浅反射、阵挛和病理反射等。反射的检查比较客观,较少受到意识活动的影响,但检查时患者应保持安静和松弛状态。检查时应注意反射的改变程度和两侧是否对称,后者尤为重要。根据反射的改变可分为亢进、活跃(或增强)、正常、减弱和消失。

(一) 深反射

深反射为肌腱和关节反射。

1. 肱二头肌反射(biceps reflex)　由 $C_{5\sim6}$ 支配,经肌皮神经传导。患者坐位或卧位,肘部屈曲成直角,检查者左拇指(坐位)或左中指(卧位)置于患者肘部肱二头肌肌腱上,用右手持叩诊锤叩击左手指,反射为肱二头肌收缩,引起屈肘(图 6-9)。

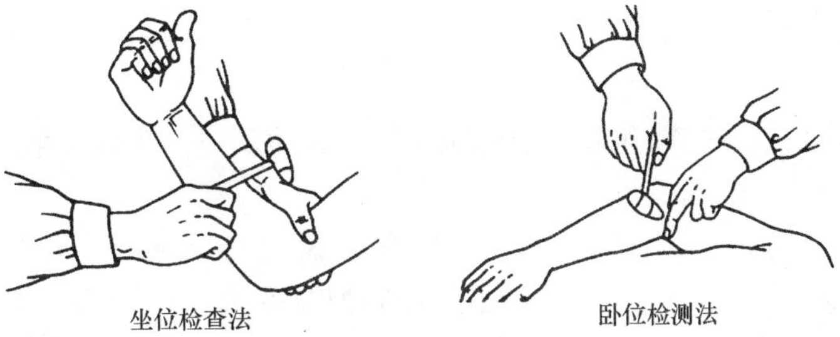

图 6-9　肱二头肌反射检查方法

2. 肱三头肌反射(triceps reflex)　由 $C_{6\sim7}$ 支配,经桡神经传导。患者坐位或卧位,患者上臂外展,肘部半屈,检查者托持其上臂,用叩诊锤直接叩击鹰嘴上方肱三头肌肌腱,反射为肱三头肌收缩,引起前臂伸展。

3. 桡骨膜反射(radial reflex)　由 $C_{5\sim8}$ 支配,经桡神经传导。患者坐位或卧位,前臂半屈半旋前位,检查时叩击桡骨下端,反射为肱桡肌收缩,引起肘部屈曲、前臂旋前。

4. 膝反射(knee jerk)　由 $L_{2\sim4}$ 支配,经股神经传导。患者取坐位时膝关节屈曲 90°,小腿自然下垂,与大腿成直角;仰卧位时检查者用左手从双膝后托起关节呈 120°屈曲,右手用叩诊锤叩击髌骨下股四头肌肌腱,反射为小腿伸展(图 6-10)。

5. 踝反射(ankle reflex)　由 $S_{1\sim2}$ 支配,经胫神经传导。患者取仰卧位,屈膝约 90°,呈外展位,检查者用左手使足背屈成直角,叩击跟腱,反射为足跖屈;或俯卧位,屈膝 90°,检查者用左手按足跖,再叩击跟腱;或患者跪于床边,足悬于床外叩击跟腱。

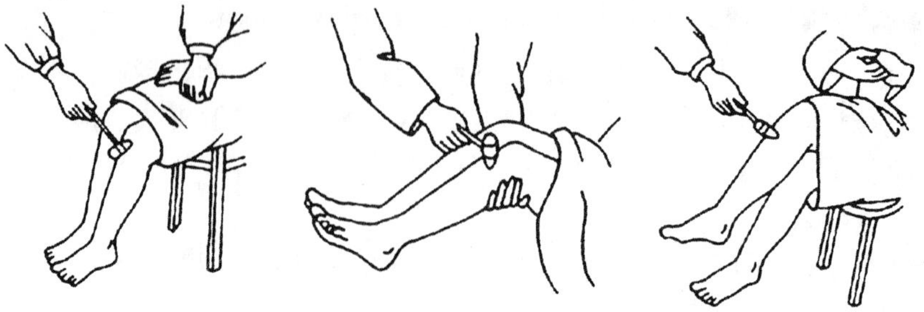

图 6-10　膝反射检查方法(坐位、卧位及加强检查法)

6. 阵挛(clonus)　是腱反射高度亢进表现,见于锥体束损害。常见的有:①髌阵挛(knee clonus):患者仰卧,下肢伸直,检查者用拇、示指捏住髌骨上缘,突然而迅速地向下方推动,髌骨发生连续节律性上下颤动。②踝阵挛(ankle clonus)较常见,检查者用左手托患者腘窝,使膝关节半屈曲,右手握足前部,迅速而突然用力,使足背屈,并用手持续压于足底,跟腱发生节律性收缩,导致足部交替性屈伸动作。

7. Hoffmann 征　由 $C_7 \sim T_1$ 支配,经正中神经传导。患者手指微屈,检查者左手握患者腕部,右手示指和中指夹住患者中指,以拇指快速地向下拨动患者中指指甲,阳性反应为拇指屈曲内收和其他各指屈曲。

8. Rossolimo 征　由 $L_5 \sim S_1$ 支配,经胫神经传导。患者仰卧,双下肢伸直,检查者用手指或叩诊锤急促地弹拨或叩击足趾跖面,阳性反应为足趾向跖面屈曲。以往该征与 Hoffmann 征被列入病理反射,实际上是牵张反射,阳性可视为腱反射亢进表现,见于锥体束损害,也见于腱反射活跃的正常人。

(二) 浅反射

浅反射是刺激皮肤、黏膜、角膜等引起肌肉快速收缩反应。角膜反射、咽反射和软腭反射见脑神经检查。

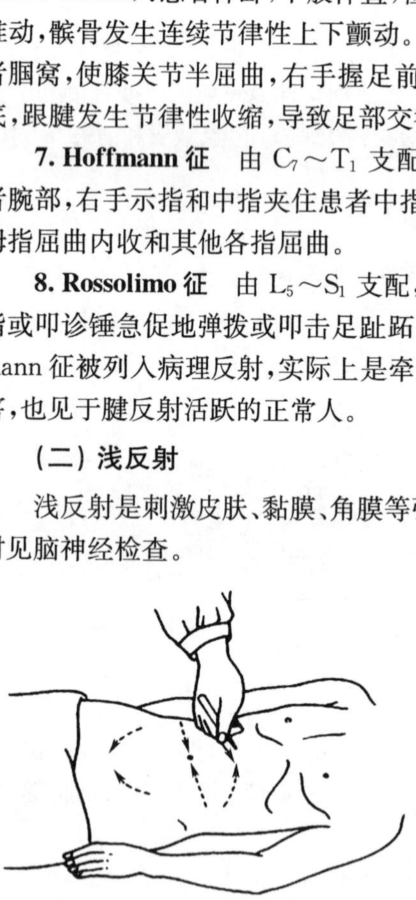

图 6-11　腹壁反射检查方法

1. 腹壁反射(abdominal reflex)　由 $T_{7\sim12}$ 支配,经肋间神经传导。患者仰卧,双下肢略屈曲使腹肌松弛,用钝针或竹签沿肋弓下缘($T_{7\sim8}$)、脐孔水平($T_{9\sim10}$)和腹股沟上($T_{11\sim12}$)平行方向,由外向内轻划两侧腹壁皮肤,反应为该侧腹肌收缩,脐孔向刺激部分偏移,分别为上、中、下腹壁反射。肥胖者和经产妇可引不出(图 6-11)。

2. 提睾反射(cremasteric reflex)　由 $L_{1\sim2}$ 支配,经生殖股神经传导。用钝针自上向下轻划大腿上部内侧皮肤,反应为该侧提睾肌收缩使睾丸上提。年老体衰患者可引不出。

3. 跖反射(plantar reflex)　由 $S_{1\sim2}$ 支配,经胫神经传导。用竹签轻划足底外侧,自足跟向前至小趾根部足掌时转向内侧,反射为足趾跖屈。

4. 肛门反射(anal reflex)　由 $S_{4\sim5}$ 支配,经肛尾神经传导。用竹签轻划肛门周围皮肤,反射为肛门外括约肌收缩。

（三）病理反射(pathologic reflex)

1. Babinski 征 是经典的病理反射，提示锥体束受损。检查方法同跖反射，阳性反应为踇趾背屈，可伴其他足趾扇形展开，也称为伸性跖反射。

2. Babinski 等位征 包括：① Chaddock 征：由外踝下方向前划至足背外侧；②Oppenheim 征：用拇指和示指沿胫骨前缘自上向下用力下滑；③Schaeffer 征：用手挤压跟腱；④Gordon 征：用手挤压腓肠肌；⑤Gonda 征：用力下压第 4、5 足趾，数分钟后突然放松；⑥Pussep 征：轻划足背外侧缘。阳性反应均为踇趾背屈。至于这些等位征阳性反应的病理意义，临床上一般认为同 Babinski 征(图 6-12)。

3. 强握反射 指检查者用手指触摸患者手掌时被强直性握住的一种反射。新生儿为正常反射，成人见于对侧额叶运动前区病变。

4. 脊髓自主反射 脊髓横贯性病变时，针刺病变平面以下皮肤引起单侧或双侧髋、膝、踝部屈曲(三短反射)和 Babinski 征阳性。若双侧屈曲并伴腹肌收缩、膀胱及直肠排空，以及病变以下竖毛、出汗、皮肤发红等，称为总体反射。

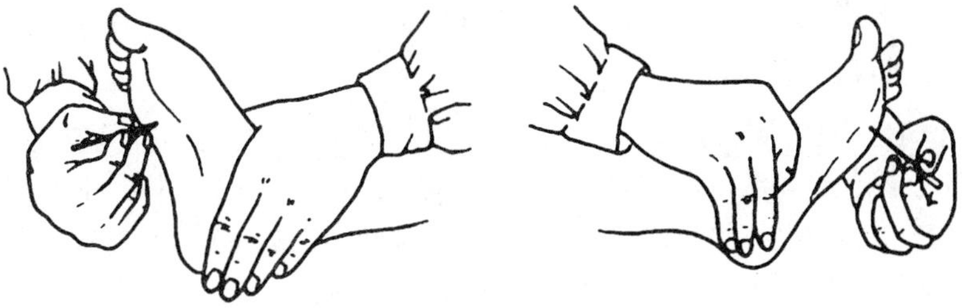

图 6-12 Babinski 检查方法

七、脑膜刺激征检查

脑膜刺激征包括颈强直、Kernig 征和 Brudzinski 征等，颈上节段的脊神经根受刺激引起颈强直，腰骶节段脊神经根受刺激，则出现 Kernig 征和 Brudzinski 征。脑膜刺激征见于脑膜炎、蛛网膜下腔出血、脑炎、脑水肿及颅内压增高等，深昏迷时脑膜刺激征可消失。检查方法包括：

（一）屈颈试验

患者仰卧，检查者托患者枕部并使其头部前屈而表现不同程度的颈强，被动屈颈受限，称为颈强直，但需排除颈椎病。正常人屈颈时下颏可触及胸骨柄，部分老年人和肥胖者除外。

（二）克匿格征(Kernig sign)

患者仰卧，下肢于髋、膝关节处屈曲成直角，检查者于膝关节处试行伸直小腿，如伸直受限并出现疼痛，大、小腿间夹角<135°，为 Kernig 征阳性。如颈强(＋)而 Kernig 征(－)，称为颈强-Kernig 征分离，见于后颅窝占位性病变和小脑扁桃体疝等。

（三）布鲁津斯基征(Brudzinski sign)

患者仰卧屈颈时出现双侧髋、膝部屈曲；一侧下肢膝关节屈曲位，检查者使该侧下肢向腹部屈曲，对侧下肢亦发生屈曲，均为 Brudzinski 征(＋)。

八、自主神经检查

自主神经检查包括一般检查，内脏和括约肌功能、自主神经反射和相关的实验检查等。

（一）一般检查

注意皮肤黏膜和毛发指甲的外观和营养状态、泌汗情况和瞳孔反射等情况。

1. 皮肤黏膜 颜色（苍白、潮红、发绀、红斑、色素沉着、色素脱失等）、质地（光滑、变硬、增厚、变薄、脱屑、干燥、潮湿等）、温度（发热、发凉）以及水肿、溃疡和压疮等。

2. 毛发和指甲 多毛、毛发稀疏、局部脱毛，指和趾甲变厚、变形、松脆、脱落等。

3. 出汗 全身或局部出汗过多、过少或无汗等。汗腺分泌增多时，可通过肉眼观察；无汗或少汗可通过触摸感知皮肤的干湿度，必要时可进行两侧对比。

4. 瞳孔 正常的瞳孔对光反射和调节反射见脑神经部分。

（二）内脏及括约肌功能

注意胃肠功能（如胃下垂、腹胀、便秘等），排尿障碍及性质（尿急、尿频、排尿困难、尿潴留、尿失禁、自动膀胱等），下腹部膀胱区膨胀程度等。

（三）自主神经反射

1. 竖毛试验 皮肤受寒冷或搔划刺激，可引起竖毛肌（由交感神经支配）收缩，局部出现竖毛反应，毛囊隆起如鸡皮状，逐渐向周围扩散，刺激后 7～10 秒最明显，15～20 秒后消失。竖毛反应一般扩展至脊髓横贯性损害的平面停止，可帮助判断脊髓损害的部位。

2. 皮肤划痕试验 用钝竹签在两侧胸腹壁皮肤适度加压划一条线，数秒钟后出现白线条，稍后变为红条纹，为正常反应；如划线后白线条持续较久超过 5 分钟，为交感神经兴奋性增高；红条纹持续较久（数小时）且明显增宽或隆起，为副交感神经兴奋性增高或交感神经麻痹。

3. 眼心反射 详见脑神经检查。迷走神经麻痹者无反应。交感神经功能亢进者压迫后脉搏不减慢甚至加快，称为倒错反应。

（四）自主神经实验检查

1. 血压和脉搏的卧立位试验 让患者安静平卧数分钟，测血压和一分钟脉搏，然后嘱患者直立，2 分钟后复测血压和脉搏。正常人血压下降范围为 10mmHg，脉搏最多增加 10～12次/分。特发性直立性低血压和 Shy-Drager 综合征的患者，站立后收缩压降低要大于等于 20mmHg，舒张压降低大于等于 10mmHg，脉搏次数增加或减少超过 10～12 次/分，提示自主神经兴奋性增高。

2. 汗腺分泌 发汗试验（碘淀粉法）：先将碘 2g、蓖麻油溶液 10ml 与 96％乙醇溶液 100ml 配制成碘液，涂满全身，待干后均匀涂淀粉，皮下注射毛果芸香碱 10mg 使全身出汗。淀粉遇湿后与碘发生反应，使出汗处皮肤变蓝，无汗处皮色不变。该试验可指示交感神经功能障碍范围。头、颈及上胸部交感神经支配来自 C_8～T_1 脊髓侧角，节后纤维由颈上（至头）和颈中神经节（至颈、上胸）发出；上肢交感神经支配来自 $T_{2\sim8}$，节后纤维由颈下神经节发出；躯干交感神经支配来自 $T_{5\sim12}$；下肢来自 $T_{10\sim12}$。但此节段性分布可以有较大的个体差异。

3. 性功能障碍的电生理检查 中枢和周围神经系统的病变，以及神经系统以外的病变均可以造成性功能障碍，电生理检查对鉴别诊断的帮助有限。①球海绵体反射：用电极刺激阴茎背神经，同心圆电极记录球海绵体肌的肌电图，观察诱发反应的潜伏期，主要用于检测骶髓节段性病变，但敏感性和特异性差。②括约肌肌电图：包括尿道括约肌肌电图和肛门外括约肌肌电图两部分，也用于检测骶髓节段性病变，因两者均由 $S_{2\sim4}$ 神经支配，为了减少患者的痛苦，后者在临床上更为常用。

4. 排尿障碍的尿道动力学检查　通过膀胱测压和容量改变，主要用于区分各种神经源性膀胱。患者排尿后在无菌条件下导尿，记录残余尿量，然后分别注入 4℃和 20℃的无菌生理盐水，了解患者有无冷热感和膨胀感，最后接压力计，以 80～100 滴/分的速度注入生理盐水，每注入 50ml 记录压力一次。正常人能辨别膀胱冷热和膨胀，膀胱容量达 50～200ml 时有尿意，无残余尿或残余尿少于 50ml。排尿障碍包括感觉障碍性膀胱、运动性无张力膀胱、自主性膀胱、反射性膀胱和无抑制性膀胱等。

第四节　内科典型病例分析

病　例　一

【病历摘要】

患者，男性，35 岁，3 天前因淋雨受凉后，出现畏寒、发热，体温达 39～40℃，并有右侧胸痛，放射到上腹部痛，咳嗽或深呼吸时加剧。咳嗽，痰少，咳铁锈色痰，同时伴有气促，为明确诊断急诊入院。查体：T 39℃，P 110 次/分，R 24 次/分，BP 110/75mmHg。神志清楚，急性病容，呼吸略促，口唇轻度发绀，口角和鼻周可见单纯性疱疹。右侧胸部叩诊浊音，语颤增强和支气管呼吸音，心音纯，心律规整，心率 110 次/分。腹软，上腹部轻度压痛，无肌紧张及反跳痛，双下肢无水肿。辅助检查：血常规示 WBC 20.0×10^9/L，N 0.85，L 0.15。胸部 X 线示：右肺下野可见大片状淡薄阴影，实变阴影中可见支气管气道征。

【诊断及诊断依据】

1. 诊断　右下叶肺炎球菌肺炎。

2. 诊断依据

(1) 壮年男性，急性起病，突然寒战、高热、胸痛、咳嗽和铁锈色痰(铁锈色痰是肺泡内浆液渗出和红、白细胞浸润，当红细胞破坏后释放出含铁血黄素，所以咳铁锈色痰)等症状。

(2) 口唇轻度发绀，口角和鼻周可见疱疹；右肺部叩诊浊音，语颤增强和支气管呼吸音。

(3) 血常规白细胞增高，以中性粒细胞为主。

(4) X 线：右肺下叶大片状淡薄阴影，其中可见支气管气道征。

【鉴别诊断】

1. 肺结核　多有结核中毒症状。X 线病变部位躲在肺尖或锁骨上下密度不均阴影；痰中可查到结核杆菌。抗炎治疗无效。

2. 肺癌　时有咳痰带血；X 线团块状阴影，如合并感染，经抗生素治疗后肿瘤阴影渐趋明显。CT、纤维支气管镜和痰脱落细胞检查可进一步诊断。

3. 急性肺脓肿　早期似大叶性肺炎，随疾病进展咳大量浓臭痰为肺脓肿的特征；X 线显示脓腔及液平。

4. 急性腹痛　肺炎球菌性肺炎或其他原发性吸入性细菌性肺炎多发生于右肺，特别是多发生在右肺下叶，其原因与患者的体位及支气管的解剖特点有关。炎症累及胸膜外周时可出现上腹痛，因此，临床上应注意要把肺炎与急腹症进行鉴别。

【辅助检查】

(1) 痰涂片或痰培养查病原菌。

(2) 血培养。

(3) 肺炎球菌性肺炎的并发症检查。

(4) 心电图。

(5) 病情不见好转复查胸片或肺 CT 及早发现胸膜炎、脓胸。

【治疗原则】

(1) 营养支持。

(2) 广谱、足量抗生素联合应用。

病 例 二

【病历摘要】

患者,男性,62 岁。因反复咳嗽、咳痰 18 年,活动后气促 5 年加重伴呼吸困难 2 天,经院外治疗效果不佳,急送我院。家族史无异常。查体:T 36.5℃,P 110 次/分,R 32 次/分,BP 140/80mmHg,神志清,精神差,高枕卧位,呼吸急促,抬入病房,皮肤潮湿,颜面肢端发绀明显,球结膜中度充血水肿,桶状胸,双肺呼吸音低,可闻及中等量痰鸣音,双肺底可闻及少量细湿啰音。心率 110 次/分,律齐,腹软,肝肋下未及,双下肢无水肿。辅助检查:血常规示 WBC 12.0×10^9/L;血气:pH 7.38,PaO_2 73mmHg,$PaCO_2$ 60mmHg,X 线两肺透光度增强,肺纹理紊乱、增多。

【诊断与诊断依据】

1. 诊断 慢性支气管炎急性加重期

肺气肿

Ⅱ型呼吸衰竭

2. 诊断依据

(1) 慢性支气管炎急性加重期:①老年男性,反复咳嗽、咳痰 18 年,呼吸困难 2 天。②双肺湿性啰音。③中性粒细胞比例升高。④X 线肺纹理紊乱、增多。

(2) 阻塞性肺气肿:①活动后气促 5 年。②体检:桶状胸、双肺呼吸音减低。③X 线两肺透光度增强。

(3) Ⅱ型呼吸衰竭:血气分析 $PaO_2<60$mmHg,$PaCO_2>50$mmHg。

【鉴别诊断】

1. 支气管哮喘 多在儿童或青少年起病,以发作性喘息为特征,常有家庭或个人过敏史。

2. 支气管扩张 有反复发作咳嗽,常有咯血。合并感染时咳大量浓痰。X 线显示卷发征。

【辅助检查】

(1) 肺 CT 。

(2) 痰培养+药敏:指导抗生素应用。

(3) 肝、肾功能。

(4) 并发症检查

1) 电解质、复查血气。了解酸碱失衡及电解质紊乱有无及呼吸衰竭情况。

2) 超声心动图和心电图右室结构改变。

【治疗原则】

急性加重期

(1) 控制感染。

(2) 氧疗(低流量):慢性呼吸衰竭患者,其呼吸中枢化学感受器对 CO_2 反应差,呼吸维持主要靠低氧血症对颈动脉窦、主动脉体的化学感受器驱动作用。因此氧疗原则应予低浓度(氧流量鼻导管 1~2L/分;氧浓度<35%)持续给氧。吸氧浓度=21+4×吸入氧流量(L/分)。

(3) 支气管舒张药。

(4) 糖皮质激素短期应用。

(5) 并发症治疗——呼吸衰竭:控制感染为主,并吸氧。如并发严重呼吸衰竭的患者可使用机械通气治疗。

病　例　三

【病历摘要】

患者，男性，52岁。刺激性咳嗽2个月余，痰中带血丝1周，伴活动后气短，来我院就诊，胸部X线示右肺中央型块影。既往体检，吸烟史30余年，1包/日。查体：T 36.5℃，P 80次/min，R 18次/min，BP 120/80mmHg，神志清，精神差，皮肤黏膜无黄染及出血点，浅表淋巴结未触及肿大，杵状指，双肺呼吸音粗糙，右下肺呼吸音低。心率80次/min，律齐，腹软，肝脾未触及。辅助检查：X线示右下肺内带见3cm×4cm肿块影，并右下肺不张。

【诊断及诊断依据】

1. 诊断　右肺中心性肺癌

右下肺阻塞性肺不张

2. 诊断依据

(1) 中年男性，长期、大量吸烟史。刺激性咳嗽为主，痰中带血丝1周，活动后气短。

(2) 体征：杵状指，双肺呼吸音粗糙，右下肺呼吸音低。

(3) X线示右下肺块影，并肺不张。

【鉴别诊断】

1. 肺脓肿　与癌性空洞鉴别；原发性肺脓肿起病急，中毒症状明显，胸片空洞厚壁，内有液平；癌性空洞多无明显中毒症状，空洞多呈偏心性，纤支镜和脱落细胞学检查有助于诊断。

2. 肺结核　常伴结核中毒症状，结核菌素实验呈阳性，抗结核治疗有效。肺部CT增强及纤维支气管镜检查可鉴别诊断。

3. 肺炎　寒战、发热，胸痛、咯血、咳嗽、咳痰，肺炎球菌性肺炎咳铁锈色痰，抗感染治疗症状多能很快吸收；纤支镜和脱落细胞学检查有助于诊断。

4. 肺癌合并胸腔积液时　应与结核性胸膜炎鉴别。

【辅助检查】

(1) 纤维支气管镜：可见支气管内病变，并发症少。

(2) 肺部增强CT、MRI。

(3) 痰查癌细胞。

(4) 病变部位靠近胸壁，在超声引导下穿刺取病理。

(5) 肿瘤标志物——CEA。

(6) 肺功能。

【治疗原则】

(1) 手术治疗。

(2) 化疗药物应用。

(3) 生物反应调节剂。

病　例　四

【病例摘要】

患者，女性，58岁，以“间断头痛、头晕2年，加重3小时”为主诉来诊。2年前无明显诱因出现头痛、头晕，持续时间不等，经休息亦可缓解，曾在社区测量血压多次，血压(140～160)/(85～90)mmHg，患者平素口服硝苯地平缓释片，未监测血压。无恶性、呕吐，无视物旋转、耳鸣，2个月前测血压160/94mmHg。3小时前因情绪激动，症状再发并加重，伴恶性，无呕吐、意识障碍及肢体活动障碍，经休息无缓解，急来我院就诊。既往无糖尿病、脑血管疾病史。查体：P 90次/分，BP185/100mmHg，神志清，精神差，急性病容，口唇无发绀,自由体位,心肺听诊未发现异常。颈部、腹部及背部两侧肋脊角未闻及血管杂音。四肢肌力及肌张力正常,生理反射存在,病理反射未引出。入院后连续 3 天后 BP (160～164)/(90～95)mmHg。辅助检查:尿常规:蛋白(+),24 小时蛋白定量 55mg;空腹血糖 5.7mmol/L;肾功能:正常;总胆固醇 4.5mmol/L,低密度脂蛋白 2.9mmol/L,血肌酐 117.6mmol/L。头部 CT:平扫未见异常。心脏超声:左心室肥厚。

【诊断及诊断依据】

1. 诊断 高血压病 2 级(高危组)。

2. 诊断依据

(1) 中年女性,慢性病程;间断头痛、头晕 2 年,既往血压高于正常。

(2) 体征:两个月前 BP160/94 mmHg,入院后连续监测血压收缩压>160mmHg,腹部未闻及血管杂音。

(3) 辅助检查:靶器官损害——尿常规:蛋白(+),24 小时蛋白定量>30mg;血肌酐>107mmol/L,心脏超声:左心室肥厚。

【鉴别诊断】

1. 肾性高血压 患者常有慢性肾源性疾病史,如肾小球肾炎、慢性肾盂肾炎、肾动脉狭窄等,通过详细问诊、仔细体格检查多数可以鉴别,尿常规、肾功能及肾脏及其血管超声可辅助诊断。

2. 内分泌疾病 如甲亢、糖尿病肾病、嗜铬细胞瘤、原发性醛固酮增多症,经相关化验检查可鉴别诊断。

3. 心血管病变 如主动脉瓣关闭不全、完全性房室传导阻滞等,经查体、心电图、心脏彩超可鉴别。

4. 其他 妊娠高血压综合征、药物(糖皮质激素)、红细胞增多症等。

【辅助检查】

(1) 血常规、血钾、肾脏超声除外继发性高血压。

(2) 眼底。

(3) 动态血压监测有条件者可用仪器自动监测 24 小时或更长时间的血压变化,有助于诊断和治疗。

(4) 血糖、电解质、血脂、血尿酸。

(5) 心电图。

【治疗原则】

1. 非药物治疗 改善生活行为:①增加运动,减轻体重;②低盐饮食;③补充钙和钾盐;④减少脂肪摄入。

2. 降血压药物 需合理选药,终身用药,维持血压在理想水平。降压药物适应证

(1) 高血压 2 级或以上患者(≥160/100mmHg)。

(2) 高血压合并糖尿病或已有心、脑、肾靶器官损害和并发症患者。

3. 有并发症和并发症的降压治疗

(1) 脑血管病:降压过程缓慢、平稳、最好不减少脑血流。

(2) 冠心病:尽可能选长效制剂,减少血压波动,控制 24 小时血压,尤其清晨血压高峰。

(3) 心力衰竭。

(4) 慢性肾衰竭:降压目的主要是延缓肾功能恶化,预防心、脑血管病发生。

(5) 糖尿病:通常 2 种以上降压药物联合治疗。

病 例 五

【病历摘要】

患者,女性,55 岁,患心绞痛 2 年余,因情绪激动突然发作严重的胸痛,呈压榨性,向左肩、后背部放射,伴濒死感,持续半小时,舌下含化硝酸甘油片无缓解。急诊入院。查体:P 110 次/分,BP 110/70mmHg,痛苦面容,口唇发绀,甲状腺不大,气管居中,胸廓无畸形,无压痛,两肺呼吸音清,心率 110 次/分,律齐,心音

低钝，未闻及杂音及额外心音，未闻及心包摩擦音。腹软，肝脾未触及。双下肢无水肿。辅助检查：心电图心率 110 次/分，Ⅱ、Ⅲ、aVF 导联分别呈 QS、QrS、QS 型，ST 段抬高 0.2～0.4mV，弓背向上单向曲线。

【诊断与诊断依据】

1. 诊断　冠状动脉硬化性心脏病

急性下壁心肌梗死

2. 诊断依据

(1) 情绪激动诱发，突然严重的压榨性胸痛，持续半小时，舌下含化硝酸甘油片未缓解。

(2) 既往有心绞痛病史。

(3) 体征：BP 110/70mmHg，痛苦面容，口唇发绀。

(4) 心电图：心率 110 次/分，Ⅱ、Ⅲ、aVF 导联分别呈 QS、QrS、QS 型，ST 段抬高 0.2～0.4mV，弓背向上单向曲线。

【鉴别诊断】

1. 心绞痛　一般疼痛程度较轻，持续时间较短，发作时心电图 ST 段一般压低（除变异性心绞痛外）。服用硝酸甘油有效。

2. 肺动脉栓塞　有长期卧床病史或下肢手术史，胸痛发作时，呼吸困难，低氧血症明显，心电图可显示 $S_{Ⅰ}Q_{Ⅲ}T_{Ⅲ}$ 征（即Ⅰ导联 S 波加深，Ⅲ导联出现 Q/q 波及 T 波倒置）。使用扩血管剂一般无效，胸痛难以缓解。胸部 X 线、胸部 CT 等影像学检查可鉴别。

3. 主动脉夹层　患者一般血压较高，胸痛为撕裂样，疼痛常放散到背、肋、腹、腰和下肢。胸腹部 CT、经食管超声、磁共振可鉴别。

4. 急性心包炎　可有较剧烈而持久的心前区疼痛。但多半有发热，呼吸和咳嗽时加重，早期有心包摩擦音，心电图除 aVR 外，其余导联均有 ST 段弓背向下抬高，T 波倒置，无异常 Q 波。

5. 食管疾病　如食管裂孔疝、食管破裂等，根据患者既往病史及影像学检查可鉴别。

【辅助检查】

(1) 血常规、心肌酶谱，肌钙蛋白特异性高。

(2) 18 导联心电图（包括右胸导联）下壁心梗，常规加做 V_7、V_8 及右胸导联。

(3) 心脏彩超。

(4) 冠脉血管造影。

【治疗原则】

1. 一般治疗　吸氧，绝对卧床休息，建立静脉通道，监测血压、呼吸、心电图。

2. 解除疼痛　选择哌替啶（杜冷丁）、吗啡等尽快解除患者疼痛。

3. 心肌再灌注

(1) 心脏介入治疗。

(2) 溶栓治疗：适用于无条件实施介入治疗或因患者就诊延误，在无溶栓禁忌证患者。

(3) 紧急主动脉-冠状动脉旁路移植术。

4. 消除心律失常

5. 控制休克　根据休克的不同原因而分别处理。

6. 治疗心力衰竭　利尿剂、血管扩张剂（右室梗死患者慎用利尿剂）。

7. 并发症处理

病　例　六

【病例摘要】

患者，女性，45 岁，农民，因劳累后气短 13 年余，下肢浮肿 6 个月，加重 2 周入院。13 年前无诱因出现活动后心悸气短，重体力活动时明显，经休息可减轻。6 个月前症状加重，家务劳动受限，咳嗽、咳痰，偶有血丝，双下肢浮肿，就诊于当地医院，给予药物治疗，症状略缓解。2周前因感冒病情明显加重，呼吸困难加重伴双下肢浮肿，急诊来院。30年前有关节疼痛史。查体：T 37.5℃，P 110次/分，R 26次/分，BP 110/75mmHg，神志清，精神差，二尖瓣面容，呼吸急促，口唇发绀，扁桃体Ⅰ度肿大、充血，颈静脉怒张，胸廓无畸形，两肺可闻及湿性啰音，散在干啰音。心前区无隆起，心尖搏动弥散，心界向左扩大。心率110次/分，律绝对不齐，第一心音强弱不等，心尖部位闻及开瓣音及低调的隆隆样舒张中晚期杂音，伴舒张期震颤。腹软，肝大肋下3cm，有压痛。双下肢中度凹陷性水肿。辅助检查：血沉60mm/h；心电图心率130次分，心房颤动，心电轴右偏，右室肥厚。胸部X线心影增大，正位可见双房影，肺动脉段突出，右下肺动脉宽12mm，右前斜位见食管压迹，心前间隙消失，左前斜位左支气管抬高，双肺淤血。

【诊断及诊断依据】

1. 诊断 风湿性心脏瓣膜病

二尖瓣狭窄（中度）

心房颤动

心功能Ⅲ级

2. 诊断依据

（1）风湿性瓣膜病、二尖瓣狭窄。

1）30年前有关节疼痛史。

2）13年前因劳累后气短，近6个月劳累后气短加重，下肢浮肿。2周前因感冒病情再度明显加重。

3）二尖瓣面容，心尖搏动弥散，心界向左扩大，心尖部位闻及舒张期杂音。

4）正位可见双房影，肺动脉段突出，右前斜位见食管压迹，心前间隙消失，左前斜位左支气管抬高，双肺淤血。

（2）心房颤动

1）风湿性瓣膜病，二尖瓣狭窄。

2）脉搏短绌，心律绝对不齐，第一心音强弱不等。

3）心电图提示心房颤动。

（3）心功能Ⅲ级

1）病因：风湿性瓣膜病，二尖瓣狭窄。

2）劳累后气短，继之下肢浮肿、咳嗽、咳痰，偶有血丝，伴夜间端坐呼吸。

3）颈静脉怒张，两肺可闻及湿性啰音，散在干啰音，心界向左扩大，肝大肋下3cm，有压痛，双下肢中度凹陷性水肿。

4）心电图示心电轴右偏，右室肥厚。胸部X线心影增大，肺动脉段突出，右下肺动脉宽，右前斜位见食管压迹，心前间隙消失，左前斜位左支气管抬高。双肺淤血。

【鉴别诊断】

1. 左房黏液瘤 常在心尖部闻及舒张期杂音，杂音可随体位改变，伴肿瘤扑落音。常伴有发热、贫血、血沉增快和体循环栓塞。

2. 相对性二尖瓣狭窄 见于一些大量血流流经左侧房室瓣的先天性心脏病、重度贫血、甲状腺功能亢进症，这类杂音发生较早且柔和和持续时间较短，无渐增性特点，超声心动图可鉴别。

3. 缩窄性心包炎 详细问诊和心脏彩超即可鉴别。

【辅助检查】

（1）抗“O”、类风湿、肝肾功能、电解质。

（2）血常规、血培养。

（3）超声心动图。

【治疗原则】

1. 一般治疗 吸氧、绝对卧床休息，抗风湿，限制钠盐的摄入。

2. 并发症治疗

(1) 咯血:镇静,应用利尿剂降低肺静脉压。

(2) 急性肺水肿。

(3) 心房颤动:治疗目的控制心室率,争取恢复窦性心律。

(3) 预防血栓。

(4) 治疗右心衰竭。

(5) 抗感染。

3. 手术及心脏介入治疗

病　例　七

【病例摘要】

患者,男性,45 岁,出租车司机,反复上腹部疼痛 5 年,加重 3 周。5 年前于劳累过度和天气骤变后出现上腹部疼痛,饥饿时明显,进餐可缓解或明显减轻。自行应用胃黏膜保护剂,具体不详,疼痛症状减轻。3 周前因劳累、不规律饮食,症状再发,疼痛较前加重,为进一步治疗来诊。二便正常。查体:T 36.7℃,P 70 次/分,R 16 次/分,BP 110/75mmHg。神志清楚,精神差,浅表淋巴结未触及,双肺呼吸音清,心率 70 次/分。腹软,上腹部压痛,以剑突下偏右明显,无肌紧张及反跳痛,双下肢无水肿。辅助检查:血常规示 WBC 5.6×10^9/L,RBC 4.6×10^{12}/L,Hb 115g/L,PLT 100×10^9/L。便潜血(+);上消化道钡餐示十二指肠球部变形,小弯侧有一龛影,大小约 1cm×1.2cm,类圆形,边缘尚光滑。

【诊断及诊断依据】

1. 诊断　十二指肠溃疡

上消化道出血

2. 诊断依据

(1) 中年男性,司机职业,反复上腹部节律性疼痛 5 年。有明显诱因,应用胃黏膜保护剂可缓解。

(2) 体征:上腹部剑突下偏右压痛。

(3) 血常规:白细胞增高,以中性粒细胞为主。

(4) 大便潜血(+)。

(5) 上消化道钡餐:十二指肠球部变形,可见一龛影,边缘尚光滑。

【鉴别诊断】

1. 胃癌　胃癌和消化性溃疡都可表现为上腹部疼痛,但无规律,多以上腹饱胀为主要表现,进食后加重,常伴消瘦。胃镜特点:①溃疡形状不规则;②底凸凹不平,苔污秽;③边缘呈结节状隆起;④周围皱襞中断;⑤胃壁僵硬,蠕动减弱;⑥活组织病理可确诊。

2. 胃泌素瘤　是胰腺分泌大量胃泌素所致。肿瘤往往较小,生长缓慢,半数为恶性,易见溃疡为多发性,发生在不典型部位,具有难治性特点。有高胃酸分泌及高空腹血清胃泌素(常大于 500pg/ml)。

3. 萎缩性胃炎　可有中上腹不适、饱胀、钝痛、食欲不振、嗳气、反酸、恶心等非特异症状,有时有贫血。可行胃镜鉴别。

4. 功能性消化不良　有消化不良症状而无消化性溃疡及其他器质性疾病,胃镜检查可完全正常或只有轻度胃炎。此症颇常见,表现为上腹疼痛或不适、嗳气、反酸、恶心和食欲减退等,其鉴别有赖于内镜或 X 线检查。

【辅助检查】

(1) 胃镜。

(2) 幽门螺杆菌检测。

(3) 胃液分析和血清胃泌素测定。

【治疗原则】

1. 一般治疗 生活规律、戒烟酒、避免劳累、慎用糖皮质激素。

2. 抑制胃酸，胃黏膜保护剂

3. 根除幽门螺杆菌药物应用

4. 并发症治疗

(1) 幽门梗阻：禁食、胃肠减压或手术治疗。

(2) 出血：抑酸、止血，必要时手术。

5. 外科手术治疗指征 ①大量出血；②急性穿孔；③瘢痕性幽门梗阻；④严格内科治疗无效的顽固性溃疡。

病 例 八

【病历摘要】

患者，男性，62岁。5个月前无明显诱因出现上腹部疼痛不适，呈间断性，疼痛无规律，并伴有进食后饱胀不适，偶有恶心，无呕吐，不伴有发热。患者近1个月来，腹痛及上腹部饱胀感加重，食欲下降，乏力，伴有恶心呕吐，呕吐物为胃内容物，偶有黑便，无黏液脓血便，大便每日1～2次，成形，近5个月来体重下降8kg左右，遂来我院进一步诊治。查体：T 36.6℃，P 80次/分，R 18次/分，BP 135/80mmHg。神清，轻度贫血貌，锁骨上淋巴结未触及肿大。双肺未闻及干湿性啰音。心率80次/min，律整，各瓣膜听诊区未闻及杂音。腹平坦，未见腹壁静脉曲张，未见胃肠型及蠕动波，上腹部剑突下深压痛，全腹无反跳痛、肌紧张，肝、脾肋下未及，腹部移动性浊音阴性，上腹部可及振水声，肠鸣音存在不亢进。双下无水肿。直肠指诊：直肠黏膜光滑完整，未触及肿物，指套无染血。辅助检查：血常规示WBC 5.6×10^9/L、RBC 4.0×10^{12}/L、Hb85g/L、PLT 100×10^9/L。大便潜血(++)；上消化道造影：胃窦变形狭窄，蠕动消失，局部壁僵硬，可见充盈缺损。

【诊断及诊断依据】

1. 诊断 胃癌

上消化道出血

幽门不全梗阻

2. 诊断依据

(1) 老年，上腹部疼痛，进食后饱胀感，伴有恶心呕吐，偶有黑便，体重下降。

(2) 贫血貌，上腹部剑突下压痛，有振水声。

(3) 辅助检查：血常规、贫血、大便潜血(++)。

(4) 上消化道造影：胃窦变形狭窄，蠕动消失，局部壁僵硬，可见充盈缺损。

【鉴别诊断】

1. 慢性胃炎 常有上腹部胀满、食欲不振、恶性、呕吐等一些非特异消化不良症状，但病情迁延，胃镜检查可鉴别。

2. 胃溃疡 患者一般状况良好，多有典型节律性上腹部疼痛，钡餐或胃镜可鉴别。

3. 慢性胆囊炎和胆结石 常有右上腹部胀痛不适，进油腻饮食诱发加重，并向右肩背部放射性疼痛，一般情况良好，腹部彩超或CT检查可鉴别。

【辅助检查】

1. 化验 肝肾功能、肝炎、CEA等化验检查。

2. 胃镜及活组织病理 胃镜检查有助于胃癌早期诊断。胃癌早期诊断最佳方法是胃镜检查结合黏膜活检。对以下情况应及早和定期胃镜检查：

(1) 40岁以上，特别是男性，近期出现消化不良、呕血或黑便者。

(2) 慢性萎缩性胃炎伴胃酸缺乏，有肠化或不典型化生者。

(3) 良性溃疡但胃酸缺乏者。

(4) 胃溃疡经正规治疗2个月无效，X线钡餐提示溃疡增大者。

(5) X线发现大于2cm的胃息肉者。

(6) 胃切除术后10年以上者。

3. 腹部超声、全腹部CT检查

【治疗原则】

(1) 手术治疗。

(2) 化学治疗。

(3) 对症、营养支持治疗。

病　例　九

【病历摘要】

患者，女性，35岁，11年前因出现乏力、腹胀伴肝区不适、食欲不振在本地就诊，当时诊断为慢性乙型肝炎、急性发作，住院治疗一个月(具体用药和剂量不详)，肝功能恢复正常，上述症状基本消失后出院。半年后症状再发，出现全身无力、食欲减退和饭后腹胀明显，时有恶心、但无呕吐，腹胀以饭后显著，持续1～2个小时后可以自己缓解，肝区出现明显不适。在当地就诊，查肝功能转氨酶异常，住院治疗一个月，肝功能恢复正常后出院。此后症状反复并多次住院治疗。今为求进一步诊治，来我院就诊。查体：T 36.5℃，P 82次/分，R 16次/分，BP 110/75mmHg。神清、慢性肝病面容，双手无震颤、可见肝掌，巩膜无黄染，全身浅表淋巴结无肿大。胸前可见3枚蜘蛛痣，心、肺检查无异常。腹部平坦、软，腹壁静脉无明显曲张及反流。肝右肋下约1.0cm，质较硬、边缘钝，有轻触痛，胆囊无明显触痛。脾脏左肋下约3.0cm、质中等、无触痛。移动性浊音阴性，肠鸣音较活跃。双下肢无水肿，神经系统检查未见异常。既往慢性乙肝病史12年，父亲死于肝硬化。辅助检查：肝功能ALT 107U/L、AST 59U/L，总胆红素25μmol/L、直接胆红素7.9μmol/L；总蛋白56.4g/L，白蛋白22.3g/L；乙肝五项：HBsAg(＋)、抗HBs(－)、HBeAg(＋)、抗HBe(－)、抗HBc(＋)；超声：肝硬化；门脉宽1.5cm，脾静脉宽0.9cm，脾厚4.8cm，肋下3cm。

【诊断与诊断依据】

1. 诊断　慢性乙型病毒性肝炎
肝硬化失代偿期

2. 诊断依据

(1) 慢性乙型病毒性肝炎

1) 乙型肝炎病史及家族史。

2) 反复乏力、腹胀伴肝区不适11年，食欲减退和饭后腹胀明显，时有恶心。

3) 乙肝五项改变。

4) 肝功能改变。

(2) 肝硬化失代偿期

1) 肝功能减退表现：慢性肝病面容，蜘蛛痣及肝掌。

2) 肝脏触诊质较硬、边缘钝，脾脏左肋下约3.0cm。

3) 门脉高压-超声：肝硬化；门脉宽1.5cm，脾静脉宽0.9cm，脾大，腹腔积液。

【鉴别诊断】

1. 肝脾肿大的鉴别　如血液病、代谢病引起的肝脾肿大，一般都有原发病特点，血常规及其他化验检查异常，必要时可行骨髓穿刺检查或肝活检。

2. 慢性胆囊炎和胆结石　常有右上腹部胀痛不适，进油腻饮食诱发加重，并向右肩背部放射性疼痛，一般情况良好，腹部彩超或CT检查可鉴别。

3. 引起肝硬化其他病因 丙肝、酒精性肝硬化、自身免疫性肝硬化等，主要鉴别病史与自身抗体等检查。

4. 肝硬化出现并发症的鉴别 如腹水应与结核性腹膜炎、腹膜肿瘤或转移癌等相鉴别；如消化道出血，应与消化性溃疡、消化道肿瘤等相鉴别。

【辅助检查】

(1) 血常规、尿常规、便常规，凝血酶检查，甲胎蛋白、血清自身抗体等化验检查。

(2) 腹部 CT 或 MRI 检查。

(3) 食管钡透，内镜检查。

【治疗原则】

肝炎后肝硬化治疗的关键在于肝硬化代偿期的早期诊断，抑制肝炎病毒的复制，加强一般治疗，延缓其进程。

1. 一般治疗 支持对症治疗，休息及加强营养、高热量、高蛋白、高维生素饮食。

2. 保肝、禁用肝损害药物

3. 抗纤维化治疗

4. 腹水治疗 限制钠、水摄入；利尿；改善低蛋白血症，提高血浆渗透压；难治性腹水可采用输注白蛋白穿刺放腹水；自身腹水浓缩回输；经颈静脉肝内门体分流术；肝移植。

5. 并发症防治 ①食管胃底静脉曲张破裂出血；②感染；③肝性脑病；④电解质和酸碱平衡紊乱；⑤原发性肝细胞癌；⑥肝肾综合征；⑦肝肺综合征；⑧门静脉血栓形成。

病 例 十

【病历摘要】

患者，男性，65 岁，14 小时前开始中上腹部疼痛，持续性钝痛，并逐渐加重，腰酸明显，疼痛在仰卧位加重，蜷曲位减轻，恶心并呕吐两次胃内容物，黄色稀便 1 次，在当地肌内注射 654-2 10mg 后疼痛无减轻。腹痛前曾饮酒半斤及进食较多。既往 3 年前发现有慢性胆囊炎、胆囊结石。查体：T 38.8℃，P 106 次/分，R 20 次/分，BP 140/85mmHg。蜷曲体位，神志清楚，痛苦面容，呼吸略促，口唇无发绀，双肺呼吸音清，心率 106 次/分、律齐，各瓣膜听诊区未闻及杂音。腹软，上腹部压痛，无肌紧张及反跳痛，肝脾肋下未触及。Cullen 阴性，Murphy 阴性。双下肢无水肿。辅助检查：血常规示 WBC 14.0×10^9/L，N 0.85，L 0.15。血淀粉酶 525U/L，尿淀粉酶 5251U/L，γ-谷氨酰氨基转移酶 287U/L，碱性磷酸酶 109U/L，ALT 76U/L，血钙 2.18 mmol/L。心电图：窦性心动过速。腹部彩超示；胆囊炎、胆囊结石，胰腺饱满回声低，肝脾肾未见异常。

【诊断及诊断依据】

1. 诊断 急性单纯水肿性胰腺炎
慢性胆囊炎
胆囊结石

2. 诊断依据

(1) 腹痛特点：中上腹部疼痛，持续性钝痛，并逐渐加重，腰酸明显，疼痛在仰卧位加重，蜷曲位减轻。

(2) 伴随症状：恶心并呕吐两次胃内容物，解痉药不缓解。Cullen 阴性，血压正常。

(3) 病因：饮酒及暴食；慢性胆囊炎、胆囊结石。

(4) 发热——中等度热、蜷曲体位，痛苦面容，上腹部压痛，无肌紧张及反跳痛。

(5) 辅助检查：血常规示白细胞增高，以中性粒细胞为主。血、尿淀粉酶升高，γ-谷氨酰氨基转移酶 287U/L，碱性磷酸酶 109U/L，ALT 76U/L，血钙正常。

(6) 腹部彩超示胆囊炎、胆囊结石，胰腺体积饱满回声低，肝脾肾未见异常。

【鉴别诊断】

1. 消化性溃疡急性穿孔　有典型溃疡病史，腹痛突然加剧，腹肌紧张，肝浊音界消失，X线可见膈下游离气体。

2. 急性肠梗阻　腹痛为阵发性，腹胀、呕吐、肠鸣音亢进，有气过水声。无排气、排便，可见肠型。X线可见液气平面。

3. 心肌梗死　多有冠心病病史，心肌酶谱、心电图可鉴别。

4. 胆石症和急性胆囊炎　常有胆绞痛病史，疼痛位于右上腹部，常放射到右肩部。Murphy阳性，腹部彩超及X线检查可确诊。

【辅助检查】

(1) 监测血、尿淀粉酶及血清脂肪酶，血钙，血糖、LDH，CRP、肾功能；重症胰腺炎时出现血钙显著降低2mmol/L以下，血糖＞11.2mmol/L(无糖尿病史)，血尿淀粉酶突然下降等。

(2) 血气分析：胰腺炎时全身并发症有急性呼吸衰竭。

(3) 腹部超声、心电图、腹平片。

(4) 必要时血培养；胰腺炎时可并发败血症及真菌感染。

(5) 腹部增强CT：是诊断胰腺坏死的最佳方法。

【治疗原则】

(1) 监护、禁食水、胃肠减压、补液、积极补充血容量，维持水电解质和酸碱平衡、镇痛等。

(2) 抗生素：多由胆道疾病引起，治疗原发病或疑合并感染者。抑酸：H_2受体拮抗剂或质子泵抑制剂，抑制胰液分泌同时预防应激性溃疡。抑制胰酶活性药物——抑肽酶。

病例十一

【病历摘要】

患者，女性，25岁，4个月前无明显诱因出现泡沫尿、尿色加深伴腰酸，乏力呈加重趋势，尿常规：蛋白150mg/dl，RBC 30～50/HP，24小时尿蛋白定量2.1g。给予泼尼松50mg/d口服，贝那普利10mg/d、双密达莫25mg tid po，治疗两周，病情无好转并见加重，急来就诊。既往体检，无高血压、糖尿病、关节痛，无发热、咽痛等。查体：T 36℃，P 70次/分，R 16次/分，BP 160/75mmHg。神志清楚，皮肤黏膜无苍白、黄染及出血点。心肺听诊未发现异常。腹软，肝脾未触及，双肾区无叩痛。双下肢浮肿(—)。辅助检查：WBC 6.2×10^9/L，RBC 5.26×10^{12}/L，Hb 165g/L，PLT 209×10^9/L，血肌酐86mmol/L，血沉32mm/h，血糖5.6mmol/L。自身抗体谱(—)。

【诊断及诊断依据】

1. 诊断　慢性肾小球肾炎。

2. 诊断依据

(1) 病史：泡沫尿、尿色加深伴腰酸、高血压。

(2) 中等量蛋白尿(1～3g/24小时)。

(3) 无高血压、糖尿病、SLE病史、自身抗体谱(—)。

(4) 血压增高，双下肢无浮肿。

(5) 尿常规：蛋白150mg/dl，RBC 30～50/HP，24小时尿蛋白定量2.1g。

【鉴别诊断】

1. 系统性红斑狼疮　好发于中青年女性，依据多系统受损的表现和免疫学检查可以检出多种自身抗体，即可明确诊断。

2. 高血压肾硬化　尿蛋白多为1～1.5g/d，罕见有持续血尿和红细胞管型。肾小管损害一般早于小球。肾穿刺有助于鉴别。病史对鉴别诊断很重要，高血压患者多有较长病史。

3. 慢性肾盂肾炎　晚期可出现蛋白尿和高血压，病史常有反复发作的尿路感染病史。肾功能损害多以小管损害为主，静脉肾盂造影和核素检查可以发现两侧肾脏损害不对称。

4. 其他 过敏性紫癜性肾炎、糖尿病肾病、痛风肾、多发性骨髓瘤肾损害、肾淀粉样变等有时也会表现为慢性肾炎的形式。本患者无相关的临床表现，故可排除。

【辅助检查】

(1) 血浆白蛋白，尿沉渣镜检，肾功能。

(2) 24 小时尿蛋白定量，慢性肾炎的蛋白尿在 1～3g/天。

(3) 肾脏超声。

(4) 肾活检：慢性肾炎是临床表现相似的一组肾小球疾病，其病理类型和病变轻重各不相同，因此肾活检对诊断和判断预后具有重要意义。

慢性肾炎的病理类型主要有：①系膜增生性肾炎；②膜性肾病；③局灶性、节段性肾小球硬化；④系膜毛细血管性肾小球肾炎；⑤增生硬化性肾小球肾炎。

【治疗原则】

(1) 休息、低蛋白饮食。

(2) 控制血压、抗凝药物应用。

(3) 激素及免疫抑制剂应用。

病 历 十 二

【病历摘要】

患者，女性，35 岁，1 周前突然寒战高热，腰痛并尿频、尿痛，体温达 39～40℃，并有全身酸痛、恶心、呕吐。既往无类似发作。查体：T 39℃，P 90 次/分，R 18 次/分，BP 110/75mmHg。神志清楚，急性病容，全身皮肤黏膜无黄染。全身浅表淋巴结无肿大。双肺呼吸音清，心率 90 次/分，心律规整。腹软，下腹部轻度压痛，无肌紧张及反跳痛，双侧肋脊角和肾区叩击痛。双下肢无水肿。辅助检查：血常规示 WBC 11.0×10^9/L，N 0.83，L 0.18。尿常规：蛋白(＋)，白细胞(＋＋)，红细胞(＋)。

【诊断及诊断依据】

1. 诊断 急性肾盂肾炎

2. 诊断依据

(1) 女性，育龄期。

(2) 全身症状：突然寒战、高热、体温达 39～40℃，并有全身酸痛、恶心、呕吐。

(3) 泌尿系症状：腰痛并尿频、尿痛。

(4) 查体：T 39℃，急性病容，下腹部轻度压痛，双侧肋脊角和肾区叩击痛。

(5) 血常规：白细胞增高，以中性粒细胞为主。

(6) 尿常规：蛋白(＋)，白细胞(＋＋)，红细胞(＋)。

【鉴别诊断】

1. 尿路感染 主要指膀胱炎，表现为尿频、尿急、尿痛、排尿不适，患者常伴有膀胱区不适症状。一般无全身症状。

2. 肾结核 膀胱刺激症状更为明显，一般抗生素无效，尿沉渣可找到抗酸杆菌，尿培养结核分枝杆菌阳性，而普通细菌培养阴性，抗结核治疗有效。静脉肾盂造影可见肾实质虫蚀样缺损。

3. 慢性肾盂肾炎 全身及局部症状均可不典型，一半有急性肾盂肾炎病史，后出现不同程度的低热、间歇性尿频、排尿不适及肾小管功能受累。

【辅助检查】

1. 涂片细菌检查 可初步确定是杆菌或球菌，革兰阳性或阳性细菌；中段尿细菌培养。

2. 肾功能

3. 影像学检查 如彩超、X 线腹平片，有助于肾周围脓肿的诊断。

4. 静脉肾盂造影 急性期,禁止行肾盂造影检查,避免细菌扩散,只有感染控制 4～8 周时可以进行。当肾乳头坏死时可见肾乳头区有特征性“环形征”。

【治疗原则】

(1) 多饮水、勤排尿、休息。

(2) 抗生素治疗,选用敏感、肾脏毒性小的抗生素、疗程足。

(3) 预防:去除诱发因素。

病 例 十 三

【病历摘要】

患者,女性,48 岁,2 年前开始出现乏力,尤其在重体力活动时明显,日常生活不受限制未加在意。此后症状渐加重,并出现面色苍白,应用中药治疗不见好转。1 个月前乏力加重,日常家务即出现心悸气短,伴头晕,为明确诊治急入院。病来皮肤黏膜无黄染、无呕血、便血及尿液颜色改变,无鼻出血及牙龈渗血。饮食正常。平素月经量多。查体:T 36℃,P 110 次/分,R 18 次/分,BP 110/75mmHg。神志清楚,重度贫血貌,口唇、睑结膜苍白,指甲扁平,薄脆,缺乏光泽。全身皮肤黏膜无黄染。全身浅表淋巴结无肿大。胸骨无压痛。双肺呼吸音清,心律规整,心率 110 次/分,心尖部闻及 2 级收缩期吹风样杂音。腹软,无压痛,无肌紧张及反跳痛,肝脾未触及。双下肢无水肿。既往无心脏疾病史。辅助检查:血常规示 WBC 5.6×10^9/L、RBC 3.2×10^9/L、Hb55g/L、PLT 340×10^9/L、MCHC 31%、MCV 70fl。超声:子宫肌瘤约 4.6cm×5cm。

【诊断及诊断依据】

1. 诊断 缺铁性贫血

子宫肌瘤

2. 诊断依据

(1) 女性,育龄期,月经量多。

(2) 主要贫血表现:乏力,面色苍白,活动时心悸气短,伴头晕。

(3) 体征:贫血改变——重度贫血貌,口唇、掌甲苍白,心尖部闻及 2 级收缩期吹风样杂音;组织缺铁改变——指甲扁平,薄脆,缺乏光泽。

(4) 血常规:血红蛋白减少,MCV<80fl, MCHC<32%。

(5) 妇科彩超:子宫肌瘤。

【鉴别诊断】

1. 铁粒幼细胞性贫血 各种原因导致的红细胞铁利用障碍性贫血。无缺铁的表现;血清铁蛋白浓度增高,骨髓小粒含铁血黄素颗粒增多,血清铁和转铁蛋白饱和度增高,总铁结合力不低。

2. 地中海贫血 有家族史,有慢性溶血表现。血片中可见多量靶形红细胞。血清铁蛋白、血清铁和转铁蛋白饱和度增高。

3. 慢性病性贫血 慢性感染、肿瘤等引起铁代谢异常性贫血。血清铁蛋白增高,血清铁和转铁蛋白饱和度、总铁结合力减低。

【辅助检查】

(1) 网织红细胞计数、血清铁、总铁结合力、血清铁蛋白。

(2) 骨髓细胞形态、铁染色。

【治疗原则】

1. 去除病因

2. 补铁治疗 以口服铁剂为主,若口服铁剂不能耐受可选用注射用铁。服用铁剂时应避免饮用乳类和茶,抑制铁的吸收。口服铁剂后网织红细胞增多,5～10 天达高峰,2 周后血红蛋白升高。铁剂治疗需在血红蛋白升至正常后至少持续 4～6 个月停药,补充储存铁。

病 例 十 四

【病历摘要】

患者,男性,37岁,二周前全身乏力,面色苍白。近3天皮肤、齿龈出血急诊入院。病来无寒战发热。查体:T 37.6℃,P 91次/分,R 18次/分,BP 110/75mmHg。神志清楚,精神,结膜苍白,口唇无发绀。皮肤出血疹。胸骨有压痛。双耳后、颏下、颈部、腋窝、腹股沟可触及多枚黄豆至鸽蛋大小的淋巴结,质硬,活动度欠佳。心肺听诊无异常,腹软,无压痛。肝脏未触及,脾肋下4cm。质地中等,无压痛。下肢无浮肿。辅助检查:血常规示WBC 20.0×10^9/L,幼稚淋巴细胞0.15,Hb 82g/L, PLT 20.0×10^9/L 。骨髓象:骨髓增生明显活跃。原始和幼稚淋巴细胞为主,占70%,红系和粒系不易见到。PAS阳性。

【诊断及诊断依据】

1. 诊断 急性淋巴细胞白血病

2. 诊断依据

(1) 贫血,出血。

(2) 多部位淋巴结肿大,胸骨压痛,脾大。

(3) 血常规示WBC 20.0×10^9/L,可见幼稚细胞,血红蛋白、血小板减少。

(4) 骨髓象:骨髓增生明显活跃。分类以原始和幼稚淋巴细胞为主,占70%,正常造血细胞增生受抑。PAS阳性。

【鉴别诊断】

1. 传染性单核细胞增多症 发热、肝脾、淋巴结肿大,白细胞增多并出现异型淋巴细胞,有时易与ALL混淆。但多无血小板减少,末梢血及骨髓检查无幼稚细胞增多,嗜异凝集反应阳性。

2. 淋巴瘤 淋巴结肿大,发热,脾大。疾病晚期可以骨髓侵犯,淋巴结活检是确诊依据。

【辅助检查】

(1) 肝功能、肾功能、血尿酸、凝血功能、心电图、腹部超声、心脏超声、肺CT。

(2) 染色体核型检查。

(3) 免疫表型分析。

【治疗原则】

1. 一般治疗 营养、支持及对症,紧急处理高白细胞血症,防治感染、输血、防高尿酸。

2. 抗白血病治疗 联合化疗——VDLP方案。

3. 髓外白血病防治 腰穿鞘内注射预防及治疗、局部放射治疗。

4. 造血干细胞移植

病 例 十 五

【病历摘要】

患者,女性,33岁,1年前因劳累后心悸、消瘦,伴颈部增粗,眼球突出。于外院诊断甲亢,给予丙硫氧嘧啶治疗,症状好转后服药1个月自行停药,未再复查。2个月前患者出现双眼刺痛、流泪、畏光,眼睑浮肿,予丙硫氧嘧啶、泼尼松治疗后无好转。为进一步治疗入院。查体:T 37℃,P 110次/分,R 18次/分,BP 110/75mmHg。双侧眼球突出,眼裂增宽,von Graefe征阳性,Mobius征阳性,双甲状腺轻度肿大。双肺呼吸音清,心率110次/分,心尖部可闻及收缩期3级杂音,柔和,无传导。腹软,无压痛,无肌紧张及反跳痛,双下肢无水肿。辅助检查:FT_3 318.8 pg/ml(正常值4.5~12pg/ml),FT_4 41.97ng/ml(正常值0.71~1.85ng/ml)。

【诊断与诊断依据】

1. 诊断 Graves病

Graves 眼病

2. 诊断依据

(1) 心悸,体重下降,眼球突出,曾确诊甲亢。

(2) 近 2 个月出现眼部症状 。

(3) 查体:T 37℃,P 110 次/分,双侧眼球突出,眼裂增宽,von Graefe 征阳性,Mobius 征阳性,双甲状腺轻度肿大。心率 110 次/分,心尖部可闻及收缩期 3 级杂音。

(4) 甲状腺功能检查:FT_3、FT_4 增高。

(5) 双眼刺痛、畏光、流泪;双侧眼球突出,眼裂增宽,von Graefe 征阳性,Mobius 征阳性。

【鉴别诊断】

1. 单纯性甲状腺肿　甲状腺肿大,但无甲亢症状,各种甲状腺功能检查均属正常范围。

2. 神经官能症　精神神经症候群与甲亢相似,但无甲亢的高代谢症群,食欲不亢进,双手平举呈粗震颤,入睡后脉率正常,无甲状腺肿和眼征,甲状腺功能检查正常。

3. 其他原因的甲亢　如垂体性甲亢、自身免疫性甲状腺炎、亚急性甲状腺炎、异原性 TSH 甲亢等,均可通过相应症状及相关检查加以鉴别。

4. 其他　消瘦、低热须与结核、癌症等鉴别;腹泻须与慢性结肠炎等鉴别;心律失常须与风心病、心肌炎及冠心病等鉴别。单侧突眼须与眼眶内肿瘤鉴别。

【辅助检查】

(1) 血清总甲状腺素 TT_4,总三碘甲腺原氨酸(TT_3),促甲状腺激素(TSH)。

(2) ^{131}I 摄取率。

(3) TSH 受体抗体;TSH 受体刺激抗体。

(4) 眼部 CT。

(5) 心电图。

【治疗原则】

1. 抗甲状腺药物是甲亢的基本治疗　适应证:

(1) 病情轻、中度患者。

(2) 甲状腺轻、中度肿大。

(3) 年龄<20 岁。

(4) 孕妇、高龄或由于其他严重疾病不适宜手术者。

(5) 手术前和 ^{131}I 治疗前准备。

(6) 手术后复发且不适宜 ^{131}I 治疗者。

不良反应:①粒细胞减少。②皮疹。③中毒性肝病。停药指标:抗甲状腺药物维持治疗 18~24 个月可以停药。

2. ^{131}I 治疗　目前是欧美国家治疗成人甲亢的首选方法。适应证:

(1) 成人 Graves 病伴甲状腺肿大Ⅱ度以上。

(2) 抗甲状腺药物治疗失败或过敏。

(3) 甲亢手术后复发。

(4) 甲状腺毒症性心脏病或甲亢伴其他病因的心脏病。

(5) 甲亢合并白细胞减少和(或)全血细胞减少。

(6) 老年甲亢。

(7) 甲亢合并糖尿病。

(8) 毒性多结节性甲状腺肿。

(9) 自主功能型甲状腺结节合并甲亢。

禁忌证:妊娠和哺乳期妇女。

3. 手术治疗 适应证：

(1) 中、重度甲亢，长期服药无效，或停药后复发，或不能坚持服药者。

(2) 甲状腺肿大显著，有压迫症状。

(3) 胸骨后甲状腺肿。

(4) 多结节性甲状腺肿伴甲亢。

禁忌证：

(1) 伴严重 Graves 眼病。

(2) 合并较重心脏、肝、肾疾病，不能手术者。

(3) 妊娠初 3 个月和第 6 个月以后。

4. Graves 眼病的治疗

(1) 戴眼镜，人工泪液。

(2) 糖皮质激素。

(3) 放射治疗。

病 例 十 六

【病历摘要】

患者，男性，54 岁。口干、多饮、多尿 8 年。7 年前因口干、多饮、多尿、体重下降到本地医院诊断为 2 型糖尿病。遵医嘱控制饮食，并服用消渴丸 5～10 粒 3/日进行治疗。治疗后症状有所好转。3 年前因血糖升高、上述治疗血糖控制不理想改为胰岛素（早 8U、午 8U、晚 8U）治疗。近 6 个月反复出现下肢浮肿，无恶心呕吐、心悸气短。为进一步明确诊治入院。查体：T 36℃，P 90 次/分，R 16 次/分，BP 130/85mmHg。肥胖体质，神志清楚，精神可，双睑无浮肿，视力差，心肺听诊未见异常。腹软，腹部无压痛，无肌紧张及反跳痛，肝脾未触及，双下肢轻度指凹性水肿。辅助检查：尿常规，尿糖（+++）、蛋白（++）、随机血糖 18.3mmol/L。

【诊断及诊断依据】

1. 诊断 2 型糖尿病

糖尿病肾病

2. 诊断依据

(1) 2 型糖尿病

1) 病史：中年男性，多尿、多饮、体重下降 8 年，确诊糖尿病 7 年，应用降血糖药物治疗有效。近 6 个月下肢浮肿。

2) 检查血糖增高，随机血糖 18.3mmol/L。

(2) 糖尿病肾病

1) 糖尿病史 8 年。

2) 查体：双下肢轻度指凹性水肿。

3) 尿常规：尿糖（+++）、蛋白（++）。

【鉴别诊断】

1. 继发性糖尿病

(1) 内分泌疾病如库欣综合征等胰高血糖素分泌过多引起，仔细体格检查，以及实验室检查有助诊断。

(2) 胰腺疾病所致胰岛素缺乏所致。患者常有肠道吸收不良、脂肪泻等症状。通过病史、有关实验室检查和特殊检查鉴别。

(3) 代谢性疾病、血色病等。

2. 药物所致血糖升高 噻嗪类利尿剂、呋塞米、糖皮质激素、口服避孕药物等可抑制胰岛素释放或拮抗胰岛素的作用,引起糖耐量减低,血糖增高,尿糖阳性。

【辅助检查】

(1) 酮体、血常规 、肝肾功能、24 小时尿蛋白定量、空腹及餐后 2 小时血糖、血脂、电解质、酸碱平衡检查。

(2) 糖化血红蛋白、胰岛 B 细胞功能检查。

(3) 心电图,心脏超声、肾脏超声或肾 CT。

(4) 眼底镜。

【治疗原则】

1. 健康教育　略。

2. 糖尿病饮食　略。

3. 体育锻炼　略。

4. 血糖监测　略。

5. 口服降血糖药物

(1) 促进胰岛素分泌剂:刺激胰岛 B 细胞分泌胰岛素。

(2) 双胍类:主要作用是抑制肝葡萄糖输出,也可改善外周组织对胰岛素的敏感性、增加对葡萄糖的摄取和利用。

(3) 噻唑烷二酮类:通过激活过氧化酶体增殖物激活受体 γ 起作用。

(4) α 葡萄糖苷酶抑制剂:延迟碳水化合物的吸收,减低餐后高血糖。

6. 胰岛素治疗适用于

(1) 1 型糖尿病:糖尿病酮症酸中毒。

(2) 高血糖高渗状态和乳酸性酸中毒伴高血糖。

(3) 各种严重的糖尿病急性或慢性并发症;手术、妊娠和分娩。

(4) 2 型糖尿病:细胞功能明显减退;某些特殊类型糖尿病。

胰岛素治疗原则:在综合治疗的基础上进行。胰岛素量决定于血糖水平、B 细胞功能缺陷程度、胰岛素抵抗程度、饮食和运动状况等。一般从小剂量开始,根据血糖水平逐渐调整。

病 例 十 七

【病历摘要】

患者,男性,56 岁,汉族,已婚。患者因“右侧上下肢无力 10 小时”于 2008 年 11 月 8 日入院。患者于 10 小时前晨起时发现语言不清,右侧上下肢无力,不能行走,只能在床面抬起,伴麻木感,8 小时前就诊于当地医院,行头部 CT 检查,未见异常,2 小时前症状逐渐加重至肢体完全不能活动。既往史:高血压病史 10 年,不规则服用硝苯地平等降压药,血压控制不理想;否认糖尿病史。家族史:母亲患高血压病,68 岁时死于脑梗死。行头颅 MRI 检查,提示大脑中动脉支配区梗死。查体:血压 180/110mmHg,神经系统检查:意识清楚,不完全性运动性失语,双侧瞳孔等大等圆,直径 2.5mm,对光反射灵敏,右侧鼻唇沟变浅,伸舌偏右;右侧上肢肌力 1 级,右侧下肢肌力 2 级;右侧偏身痛觉减退;右侧腹壁反射消失;右侧肱二头肌腱、肱三头肌腱反射、桡骨膜反射、膝腱反射活跃,右侧 Babinski 征、Chaddock 征阳性。辅助检查:头颅 CT 未见异常。头颅 MRI 如图 6-13～图 6-16 所示。

【诊断及诊断依据】

1. 诊断

(1) 左侧大脑中动脉血栓形成。

(2) 高血压病 3 级,极高危分层。

2. 诊断依据

(1) 56 岁男患,急性起病。

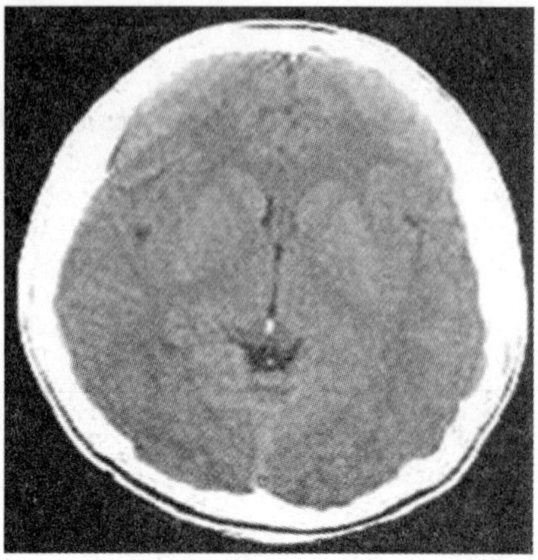

图 6-13　发病 2 小时头颅 CT 扫描正常

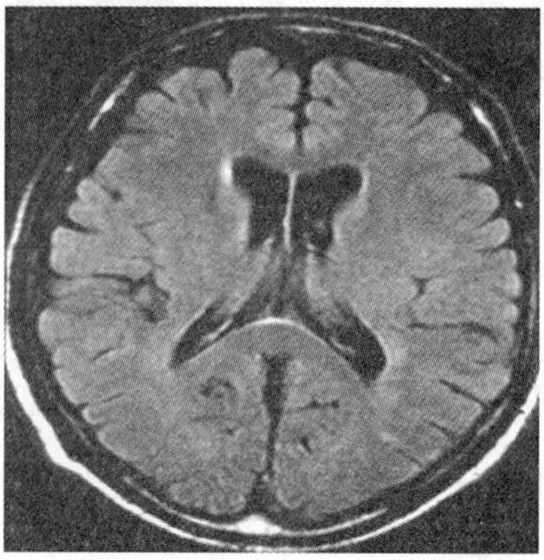

图 6-14　发病 2 周头颅 MRI 示左颞叶长 T_1 信号

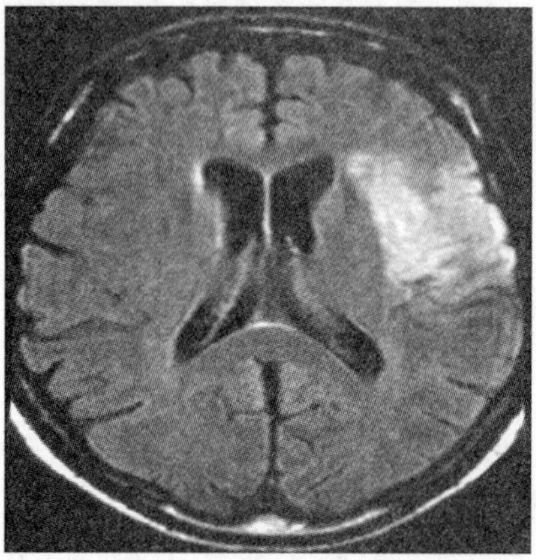

图 6-15　发病 2 周头颅 MRI 示左颞叶长 T_2 信号

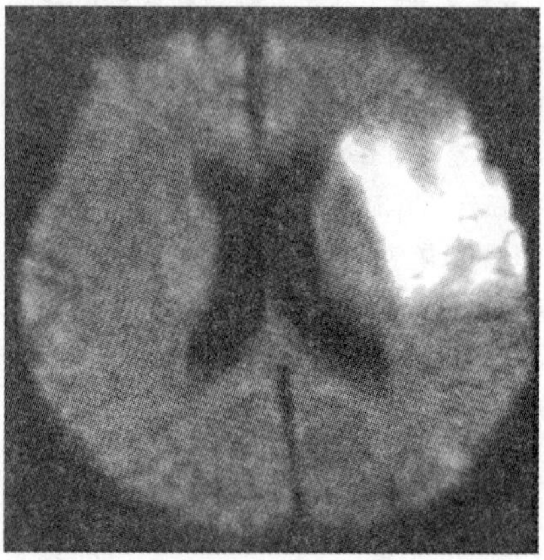

图 6-16　发病 2 周头颅 MRI 示左颞叶高信号

(2) 既往有高血压病史，血压 180/110mmHg。

(3) 因"右侧上下肢无力 10 小时"入院。

(4) 神经系统检查：意识清楚，不完全性运动性失语，右侧中枢性面舌瘫；右侧上肢肌力 1 级，右侧下肢肌力 2 级；右侧偏身痛觉减退；右侧腹壁反射消失；右侧腱反射活跃，右侧病理征阳性。

(5) 头颅 MRI 病灶支持诊断。

中年以上的高血压及动脉硬化患者，静息状态下或睡眠中急性起病，一至数日内出现局灶性脑损害的症状和体征，并能用某一动脉供血区功能损伤来解释，临床应考虑急性脑梗死可能。CT 或 MRI 检查发现梗死灶可明确诊断。有明显感染或炎症疾病史的年轻患者需考虑动脉炎致血栓形成的可能。

【鉴别诊断】

1. 脑出血　脑梗死有时与小量脑出血的临床表现相似，但活动中起病、病情进展快、发病当时血压明显升高常提示脑出血，CT 检查发现出血灶可明确诊断(表 6-4)。

表 6-4　脑梗死与脑出血的鉴别要点

	脑梗死	脑出血
发病年龄	多为 60 岁以上	多为 60 岁以下
起病状态	安静或睡眠中	动态起病
起病速度	10 余小时或 1～2 天症状达到高峰	10 分钟到数小时症状达到高峰

续表

	脑梗死	脑出血
全脑症状	轻或无	头痛、呕吐、嗜睡等高颅压症状
意识障碍	无或较轻	多见且较重
神经体征	多为非均等性偏瘫	多为均等性偏瘫(基底节区)
CT 检查	脑实质内低密度病灶	脑实质内高密度病灶
脑脊液	无色透明	可有血性

2. 脑栓塞　起病急骤,局灶性体征在数秒至数分钟达到高峰,常有栓子来源的基础疾病如心源性(心房纤颤、风湿性心脏病、心肌梗死、急性细菌性心内膜炎等),非心源性(颅内外动脉粥样硬化斑块脱落、空气、脂肪滴等)。大脑中动脉栓塞引起大面积脑梗死最常见。

【辅助检查】

辅助检查血糖、血脂、肝功能、肾功能、血尿常规等各项检查。

【治疗原则】

1. 超早期治疗　力争发病后尽早选用最佳治疗方案。

2. 个体化治疗　根据患者年龄、缺血性卒中类型、病情严重程度和基础疾病等采取最适当的治疗。

3. 整体化治疗　采取针对性治疗同时,进行支持疗法、对症治疗和早期康复治疗,对卒中危险因素及时采取预防性干预。治疗方法:脑梗死患者一般应在卒中单元接受治疗,由多科医师、护士和治疗师参与,实施治疗、护理及康复一体化的原则,以最大程度地提高治疗效果和改善预后,包括:超早期溶栓治疗、抗血小板治疗、抗凝治疗、血管内治疗、细胞保护治疗和外科治疗。

病例十八

【病历摘要】

患者,男性,19 岁,汉族,以"四肢无力 1 个月"为主诉于 2009 年 8 月 8 日入院。患者 1 个月前自觉发热,体温未测,腹泻,为稀水样便,自觉四肢无力,左侧下肢明显,足部较大小腿明显,仍能行走活动。以后四肢无力加重,以足部、小腿、大腿趋势逐渐上延,逐渐发展至右腿、双上肢,四肢无法活动,无法行走,伴有饮水呛咳,吞咽困难。既往史:平素体健。神经系统查体:神志清楚,言语流利,双侧咽反射运动减弱,双侧咽反射消失,双侧胸锁乳突肌、斜方肌饱满,转头、耸肩有力,四肢肌容积正常,双手指可伸曲,不可抵抗外力,双前臂、小腿肌力 2 级,双上臂、大腿肌力 3 级,桡骨膜反射、肱二头肌反射、膝腱反射、跟腱反射未引出,Hoffmann 征阴性, Chaddock 征阴性。颈无抵抗、布氏征阴性,克氏征阴性,双侧巴氏征阴性,皮肤划痕症阴性,括约肌功能无障碍。辅助检查:胸片、颈胸椎片未见异常;颈胸 MRI 未见异常,肌电图提示神经源性损伤。检查颅脑 MRI 未见异常。脑脊液:透明,蛋白定性阳性,细胞数 6×10^6/L,白细胞 5×10^6/L;糖 2.54mmol/L,蛋白 1.6g/L,氯化物 124 mmol/L,可见寡克隆区带;免疫球蛋白 IgA、IgG、IgM 正常。

【诊断及诊断依据】

1. 诊断　急性炎症性脱髓鞘性多发性神经病

2. 诊断依据　患者急性或亚急性起病,病前 1～4 周有感染史,四肢对称性弛缓性瘫痪,末梢性感觉障碍伴脑神经受损,脑脊液示蛋白-细胞分离,肌电图早期 F 波或 H 反射延迟,诊断不难。

【鉴别诊断】

1. 脊髓灰质炎　起病时多有发热,出现肢体瘫痪,常局限于一侧下肢(肢体瘫痪),无感觉障碍。

2. 急性横贯性脊髓炎　发病前 1～2 周有发热病史,起病急,1～2 日出现截瘫,受损平面以下运动障碍伴传导束性感觉障碍。早期出现尿便障碍,脑神经不受累。

3. 低钾性周期性瘫痪　迅速出现的四肢弛缓性瘫痪,无感觉障碍,呼吸肌、脑神经一般不受累,脑脊液检查正常。血清 K^+ 降低,可有反复发作史,补钾治疗有效。

【辅助检查】

腓肠神经活检。

【治疗原则】

1. 血浆置换 直接去除血浆中致病因子。

2. 免疫球蛋白静脉注射 成人剂量 0.4g/(kg·d),连用 5 天。

3. 辅助呼吸 重症患者可累及呼吸肌致呼吸衰竭,应定时做血气分析,保持呼吸道通畅,及时应用呼吸机辅助通气。

4. 对症治疗及预防并发症

病例十九

【病历摘要】

患者,男性,41 岁,主因"双下肢无力 3 天,排尿困难 1 天"于 2010 年 05 月 12 日入院。患者于半月前感冒、发热,3 天前出现双下肢无力,行走困难,症状逐渐加重至不能行走,1 天前排尿困难。既往史:高血压病 10 年,血压控制不理想。查体:神志清晰,语言流利,双上肢肌力 5 级,双下肢肌力 2 级,肌张力减低,T_8以下痛觉减退,音叉震动觉消失,双侧膝反射对称减弱,双侧 Babinski 征、Chaddock 征阳性,尿潴留。辅助检查:脑脊液:细胞总数 88×10^6/L,蛋白 0.76g/L,葡萄糖 4.14mmol/L,氯化物 103.0mmol/L,胸椎 MRI 示胸椎 6～10 节段脊髓增粗,呈长 T_1长 T_2信号。给予甲泼尼龙短程冲击疗法 1000mg/d,每日一次,连用 3 天,后减量,同时 B 族维生素,康复治疗,症状逐渐好转,治疗半月后,双下肢肌力恢复至 4 级,可以自主排尿。

【诊断及诊断依据】

1. 诊断 急性脊髓炎。

2. 诊断依据 根据急性起病,病前感染史,横贯性脊髓损害症状及脑脊液所见,不难诊断。

【鉴别诊断】

1. 急性感染性多发性神经炎 肢体呈弛缓性瘫痪,可有或不伴有肢体远端套式感觉障碍,颅神经常受损,一般无大小便障碍,起病十天后脑脊液常有蛋白-细胞分离现象。

2. 脊髓压迫症 脊髓肿瘤一般发病慢,逐渐发展成横贯性脊髓损害症状,常有神经根性疼痛史,椎管有梗阻。硬脊膜外脓肿起病急,但常有局部化脓性感染灶、全身中毒症状较明显,脓肿所在部位有疼痛和叩压痛,瘫痪平面常迅速上升,椎管有梗阻。必要时可作脊髓造影、磁共振等检查加以确诊,一般不难鉴别。

3. 急性脊髓血管病 脊髓前动脉血栓形成呈急性发病,剧烈根性疼痛,损害平面以下肢体瘫痪和痛温觉消失,但深感觉正常。脊髓血管畸形可无任何症状,也可表现为缓慢进展的脊髓症状,有的也可表现为反复发作的肢体瘫痪及根性疼痛、且症状常有波动,有的在相应节段的皮肤上可见到血管瘤或在血管畸形部位所在脊柱处听到血管杂音,需通过脊髓造影和选择性脊髓血管造影才能确诊。

【辅助检查】

诱发电位包括视觉诱发电位、运动诱发电位。

【治疗原则】

急性脊髓炎应早期诊断,早期治疗,精心护理,早期康复训练对预后也非常重要。

1. 一般治疗 加强护理,防治各种并发症是保证功能恢复的前提。

(1) 高颈段脊髓炎有呼吸困难者应及时吸氧,保持呼吸道通畅,选用有效抗生素来控制感染,必要时气管切开行人工辅助呼吸。

(2) 排尿障碍者应保留无菌导尿管,每 4～6 小时放开引流管 1 次,当膀胱功能恢复,残余尿量少于 10ml 时不再导尿,以防膀胱挛缩,体积缩小。

(3) 保持皮肤清洁,按时翻身、吸痰,易受压部位加用气垫或软垫以防发生压疮。皮肤发红部位可用

10%乙醇溶液或温水轻揉，并涂以3.5%安息香酊。有溃疡形成者应及时换药，应用压疮贴膜。

2. 药物治疗

(1) 皮质类固醇激素：急性期可采用大剂量甲泼尼龙短程冲击疗法，500～1000mg静脉滴注，每日1次，连用3～5天，有可能控制病情进展，也可用地塞米松10～20mg静脉滴注，每日1次。7～14天为一疗程。使用上述药物后改用泼尼松口服，按每公斤体重1mg或成人每日剂量60mg，维持4～6周逐渐减量停药。

(2) 大剂量免疫球蛋白：按每公斤体重0.4g计算，成人每次用量15～20g静脉滴注，每日1次，连用3～5天为一疗程。

(3) 维生素B族：有助于神经功能的恢复，常用维生素B_1、B_{12}肌内注射。

(4) 抗生素：根据病原学检查和药敏试验结果选用抗生素，及时治疗呼吸道和泌尿系统感染，以免加重病情。

3. 治疗早期　康复治疗早期应将瘫痪肢体保持功能位，防止肢体、关节痉挛和关节挛缩，促进肌力恢复。

第七章　外科临床基本技能

第一节　外科手术基本知识

一、手术人员术前准备

（一）一般准备

进手术室要换穿手术室准备的清洁鞋和衣裤，戴好口罩及帽子。口罩要盖住鼻孔，帽子要盖住全部头发。剪短指甲，并除去甲缘下积垢。手臂皮肤破损有化脓感染时，不能参加手术。

（二）手臂消毒法

在皮肤皱纹内和皮肤深层如毛囊、皮脂腺等都藏有细菌。手臂消毒法仅能清除皮肤表面的细菌，并不能完全消灭藏在皮肤深处的细菌。在手术过程中，这些细菌会逐渐移到皮肤表面，故在手臂消毒后，还要戴上消毒橡胶手套和穿手术衣，以防止这些细菌污染手术伤口。

沿用多年的肥皂刷手法已逐渐被应用新型灭菌剂的刷手法所代替。后者刷洗手时间短，灭菌效果好，能保持较长时间的灭菌作用。洗手用的灭菌剂有含碘与不含碘两大类。

1. 肥皂刷手法

(1) 参加手术者先用肥皂作一般的洗手后，再用无菌毛刷蘸肥皂水刷洗手和臂，从手指尖到肘上 10cm 处，两臂交替刷洗，特别注意甲缘、甲沟、指蹼等处的刷洗。一次刷完后，手指朝上肘朝下，用清水冲洗手臂上的肥皂水。反复刷洗三遍，共约 10 分钟，用无菌毛巾从手到肘部擦干手臂，擦过肘部的毛巾不可再擦手部。

(2) 将手和前臂泡在 70%乙醇溶液内 5 分钟。浸泡范围到肘上 6cm 处。

(3) 如用苯扎溴铵代替乙醇，则刷手时间可减为 5 分钟。手臂在彻底冲净肥皂和擦干后，浸入 1∶1000 苯扎溴铵溶液中，用桶内的小毛巾轻轻擦洗 5 分钟后取出，待其自干。手臂上的肥皂必须冲净，因苯扎溴铵是一种阳离子除污剂，肥皂是阴离子除污剂，带入肥皂将明显影响苯扎溴铵的杀菌效力。配制的 1∶1000 苯扎溴铵液一般在使用 40 次后，不再继续使用。

(4) 洗手消毒完毕，保持拱手姿势，手臂不应下垂，也不可再接触未经消毒的物品。否则，即应重新洗手。

2. 碘尔康刷手法　肥皂水擦洗双手、前臂至肘上 10cm 3 分钟，清水冲净。用无菌纱布擦干。用浸润 0.5%碘尔康的纱布球涂擦手和前臂 1 遍，稍干后穿手术衣和戴手套。

3. 灭菌王刷手法　灭菌王是不含碘的高效复合型消毒液。清水洗双手、前臂至肘上 10cm 后，用无菌刷蘸灭菌王 3～5ml 刷手和前臂 3 分钟。流水冲净，用无菌纱布擦干，再取吸足灭菌王的纱布球涂擦手和前臂。皮肤干后穿手术衣和戴手套。

如果手术完毕，手套未破，连续施行另一手术时，可不用重新刷手，仅需浸泡酒精或苯扎溴铵溶液 5 分钟，也可用碘尔康或灭菌王涂擦手和前臂，再穿无菌手术衣和戴手套。但应采用下列更衣方法：先将手术衣自背部向前反折脱去，使手套的腕部随之翻转于手上，然后用右手扯下左手手套至手掌部，再以左手指脱去右手手套，最后用右手指在左手掌部推下左手手套。脱手套时，手套的外面不能接触皮肤。若前一次手术为污染手术，则连接施行手术前应重新洗手。

4. 患者情况重危，来不及按常规手臂消毒时，可按以下方法处理

(1) 不进行手臂消毒，戴一副无菌手套，穿无菌手术衣后，再戴一副手套，即可进行手术。

(2) 3%～5%碘酊涂擦于前臂后，稍干，再用70%～75%乙醇溶液纱布涂擦脱碘，后穿手术衣、戴手套，做手术。

(三) 穿手术衣、戴手套方法

1. 穿无菌手术衣方法

(1) 从已打开的无菌衣包内取出无菌手术衣一件，在手术间内找一较空旷的地方穿衣。先认准衣领，用双手提起衣领的两角，充分抖开手术衣，注意勿让手术衣外面对着自己。

(2) 看准袖筒的入口，将衣服轻轻抛起，双手迅速同时伸入袖筒内，两臂向前平举伸直，此时由巡回护士在后面拉紧衣带，双手即可伸出袖口。

(3) 双手在身前交叉提起腰带，由巡回护士在背后接进腰带并协助系好腰带和后面的衣带。

2. 戴无菌手套方法

(1) 穿好手术衣后，取出手套包(或盒)内的无菌滑石粉小纸包，将滑石粉撒在手心，然后均匀地抹在手指、手掌和手背上，再取无菌手套一副。

(2) 取手套时只能捏住手套口的翻折部，不能用手接触手套外面。

(3) 对好两只手套，使两只手套的拇指对向前方并靠拢。右手提起手套，左手插入手套内，并使各手指尽量深地插入相应指筒末端。再将已戴手套的左手指插入右侧手套口翻折部之下，将右侧手套拿稳，然后再将右手插入右侧手套内，最后将手套套口翻折部翻转包盖于手术衣的袖口上。

(4) 用消毒外用生理盐水洗净手套外面的滑石粉。

二、手术区消毒

(一) 消毒方法

1. 检查消毒区皮肤清洁情况　常规手术患者，手术前日嘱患者洗澡、更换内衣，手术区域适当洗涤去污垢和油脂。有关备皮，目前主张的是不剃毛或术前即刻(进入手术室前)剃毛。患者到手术室后，将手术区充分显露，麻醉后根据手术要求摆好体位，以待手术人员消毒。急诊患者皮肤上如有粘着力强的污垢、油脂等，可先用乙醚、汽油等拭去。

2. 手术区消毒步骤　手臂消毒后(不戴手套)，用无菌海绵钳夹持纱球(1个纱球蘸3%碘酊，两个纱球蘸70%乙醇溶液)。先用3%碘酊纱球涂擦手术区皮肤，待干后，再用70%乙醇溶液纱球涂擦两遍，脱净碘酊。每遍范围逐渐缩小，最后用酒精纱球将边缘碘酊擦净。

3. 手术区消毒范围　一般来讲，应至少包括手术切口周围15cm的区域，如手术时有延长切口的可能，则适当扩大消毒范围。主要步骤如下：

(1) 从器械护士手中接过持物钳，可直接从消毒弯盘中取蘸满消毒液纱布块。

(2) 第一遍消毒由手术区中心开始，向周围皮肤无遗漏地涂布消毒液。

(3) 待第一遍消毒液晾干后，从器械护士处接取蘸满消毒液纱布块，注意接物时持物钳位置低于护士钳夹位置，同样方法第二遍消毒。第二遍消毒范围小于第一遍。

(4) 如为污染或感染伤口及肛门等处的手术，涂布消毒液由手术区周围向中心，已接触污染部位的消毒纱布不可再反擦清洁处。

(二) 消毒方式

1. 环形或螺旋形消毒 用于小手术野的消毒。

2. 平行形或迭瓦形消毒 用于大手术野的消毒。

(三) 消毒原则

1. 离心形消毒 清洁刀口皮肤消毒应从手术野中心部开始向周围涂擦。

2. 向心形消毒 感染伤口或肛门、会阴部的消毒，应从手术区外周清洁部向感染伤口或肛门、会阴部涂擦。

(四) 不同手术部位所采用的消毒溶液由于手术患者年龄和手术部位不同，消毒所用的消毒剂种类也不同

1. 婴幼儿皮肤消毒 婴幼儿皮肤柔嫩，一般用70%乙醇溶液或0.75%碘酊消毒。会阴部、面部等处手术区，用0.3%或0.5%碘伏消毒。

2. 颅脑外科、骨外科、心胸外科手术区皮肤消毒 用3%～4%碘酊消毒，待干后，用70%乙醇溶液脱碘。

3. 普通外科手术皮肤消毒 用3%～4%碘酊消毒，待干后，用70%乙醇溶液脱碘，或用1%(有效碘)碘伏消毒2遍，无需脱碘。

4. 会阴部手术消毒 会阴部皮肤黏膜用1%碘伏消毒2遍。

5. 五官科手术消毒 面部皮肤用70%乙醇溶液消毒2遍；口腔黏膜、鼻部黏膜消毒用0.5%碘伏或2%红汞消毒。

6. 植皮术对供皮区的皮肤消毒 用70%乙醇溶液涂擦2～3遍。

7. 皮肤受损沾染者的消毒 烧伤清创和新鲜创伤的清创，用无菌生理盐水反复冲洗，至创面基本上清洁时拭干。烧伤创面按其深度处理。创伤的伤口内用3%过氧化氢和1∶10碘伏浸泡消毒，外周皮肤按常规消毒。创伤较重者在缝合伤口前还需重新消毒铺巾。

(五) 手术野皮肤消毒范围

1. 头部手术皮肤消毒范围 头及前额。

2. 口、唇部手术皮肤消毒范围 面唇、颈及上胸部。

3. 颈部手术皮肤消毒范围 上至下唇，下至乳头，两侧至斜方肌前缘。

4. 锁骨部手术皮肤消毒范围 上至颈部上缘，下至上臂上1/3处和乳头上缘，两侧过腋中线。

5. 胸部手术皮肤消毒范围(侧卧位) 前后过中线，上至锁骨及上臂1/3处，下过肋缘。

6. 乳腺根治手术皮肤消毒范围 前至对侧锁骨中线，后至腋后线，上过锁骨及上臂，下过肚脐平行线。如大腿取皮，则大腿过膝，周圈消毒。

7. 上腹部手术皮肤消毒范围 上至乳头、下至耻骨联合，两侧至腋中线。

8. 下腹部手术皮肤消毒范围 上至剑突、下至大腿上1/3，两侧至腋中线。

9. 腹股沟及阴囊部手术皮肤消毒范围 上至肚脐线，下至大腿上1/3，两侧至腋中线。

10. 颈椎手术皮肤消毒范围　上至颅顶,下至两腋窝连线。

11. 胸椎手术皮肤消毒范围　上至肩,下至髂嵴连线,两侧至腋中线。

12. 腰椎手术皮肤消毒范围　上至两腋窝连线,下过臀部,两侧至腋中线。

13. 肾脏手术皮肤消毒范围　前后过中线,上至腋窝,下至腹股沟。

14. 会阴部手术皮肤消毒范围　耻骨联合、肛门周围及臀,大腿上 1/3 内侧。

15. 四肢手术皮肤消毒范围　周围消毒,上下各超过一个关节。

16. 手术区铺巾　手术区消毒后,铺无菌巾。

铺盖无菌巾目的是除显露手术切口所必需的最小皮肤区域以外,其他部分均需予以遮盖,以避免和尽量减少手术中的污染。也可在手术区的皮肤上粘贴无菌塑料薄膜,切开皮肤后薄膜仍黏附在切口边缘,可防止皮肤细菌在术中进入切口。小手术仅盖以孔巾即可,对较大的手术需铺盖无菌单、中单及大孔巾布单等。

铺盖无菌巾的原则是除手术以外,至少要有两层无菌布单遮盖。一般的铺无菌布单方法如下:用四块无菌单。通常先铺操作者的对侧,或先铺相对不洁区(会阴部、下腹部),最后铺靠近操作者的一侧,并用布巾钳夹住夹角处,以防移动。无菌单铺下后,不可随便移动,如位置不准,只能由手术区向外移动,而不应向内移动。然后根据情况,再铺中单、大孔巾。大孔巾的头端应盖过麻醉架,两侧和足端部应下垂超过手术台边缘 30cm。

第二节　常用外科手术器械及其使用

外科手术按其不同的性质而选择不同的器械,其常用的最基本的器械有以下几种:

一、手　术　刀

手术刀分为刀片、刀柄两部分,用时临时安装。刀片有圆、尖、弯及大小、长短之分,随手术需要及个人习惯而选择应用,手术刀用于术中切开各种组织。刀柄通常与刀片分开存放和消毒。刀片应用持针器夹持安装,切不可徒手操作,以防割伤手指。装载刀片时,用持针器夹持刀片前端背部,使刀片的缺口对准刀柄前部的刀楞,稍用力向后拉动即可装上。取下时,用持针器夹持刀片尾端背部,稍用力提起刀片向前推即可卸下。手术刀主要用于切割组织,有时也用刀柄尾端钝性分离组织。持手术刀的方法:

1. 持弓式　用于做较长的切口,动作范围广而灵活,用力涉及整个上肢,主要在腕部。用于较长的皮肤切口和腹直肌前鞘的切开等(图 7-1)。

2. 执笔式　用力轻柔,操作灵活准确,便于控制刀的动度,其动作和力量主要在手指。用于短小切口及精细手术,如解剖血管、神经及切开腹膜等。

3. 握持式　全手握持刀柄,拇指与示指紧捏刀柄刻痕处。此法控制刀比较稳定。操作的主要活动力点是肩关节。用于切割范围广、组织坚厚、用力较大的切开,如截肢、肌腱的切开、较长的皮肤切口等。

4. 反挑式　是执笔式的一种转换形式,刀刃向上挑开,以免损伤深部组织。操作时先刺入,动作点在手指。用于切开脓肿、血管、气管、胆总管或输尿管等空腔脏器,切断钳夹的组织或扩大皮肤切口等(图 7-2)。

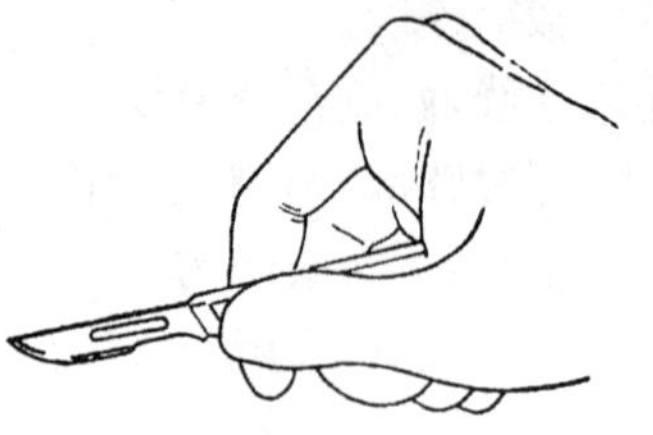

图 7-1 持弓式

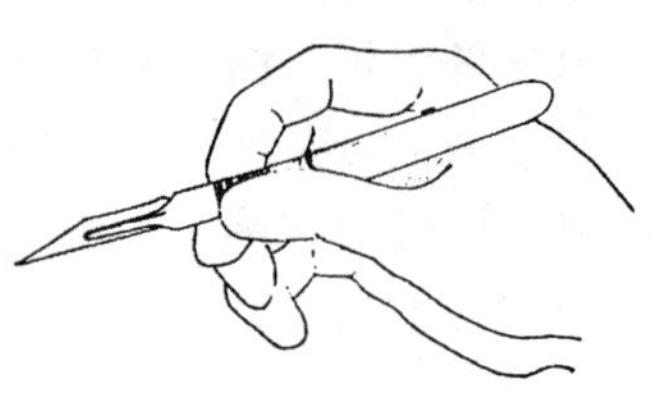

图 7-2 反挑式

二、手 术 剪

手术剪分为组织剪和线剪两大类(图 7-3)。

1. 组织剪 组织剪薄而锐利,有直、弯两型,大小长短不一,主要用于分离、解剖和剪开组织,通常浅部手术操作用直组织剪,深部手术操作一般使用中号或长号弯组织剪。

2. 线剪 线剪多为直剪,又分剪线剪和拆线剪,前者用于剪断缝线、敷料、引流物等,后者用于拆除缝线。结构上组织剪的刃较薄,线剪的刃较钝厚。使用时不能用组织剪代替线剪,以免损坏刀刃,缩短剪刀的使用寿命。拆线剪的结构特点是一页钝凹,一页尖直。多为钝头直剪刀,打结后,剪的长度应合适。一般丝线头 1～2mm,肠线头为 3～4mm,皮肤线头 1cm。深部及粗线结或重要的血管结扎留头宜长,在浅部或细线头宜短。

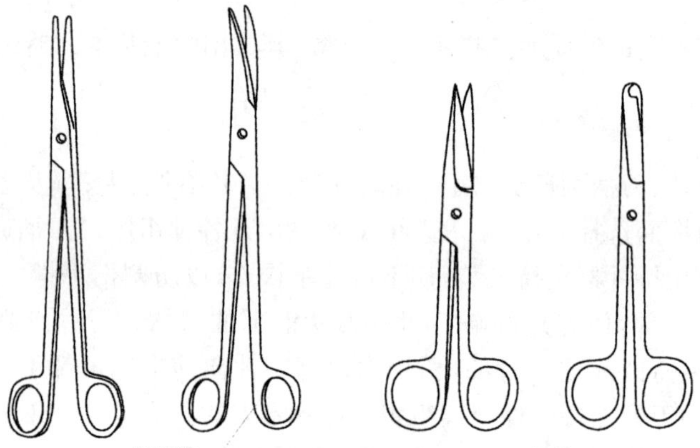

图 7-3 手术剪

正确的执剪姿势为拇指和无名指分别扣入剪刀柄的两环,中指放在无名指的剪刀柄上,示指压在轴节处起稳定和导向作用。初学者执剪常犯错误是将中指扣入柄环,而这种错误的执剪方法不具有良好的三角形稳定作用,从而直接影响动作的稳定性。剪割组织时,一般采用正剪法,也可采用反剪法,还可采用扶剪法或其他操作。

三、镊 子

手术镊用以夹持或提取组织,便于分离、剪开和缝合,也可用来夹持缝针或敷料等。其种类较多,有不同的长度,镊的尖端分为有齿和无齿,还有为专科设计的特殊手术镊。按用途分为解剖镊子及组织镊子两种,每种又有长短两种。

1. 解剖镊子(无齿) 前端平,其尖端无钩齿,分尖头和平头两种,用于夹持组织、脏器及敷料。浅部操作时用短镊，深部操作时用长镊。无齿镊对组织的损伤较轻，用于脆弱组织、脏器的夹持。尖头平镊用于神经、血管等精细组织的夹持（图 7-4）。

2. 组织镊子（有齿）　前端有齿，齿分为粗齿与细齿，粗齿镊用于提起皮肤、皮下组织、筋膜等坚韧组织；细齿镊用于肌腱缝合、整形等精细手术，夹持牢固，但对组织有一定的损伤作用（图 7-5）。

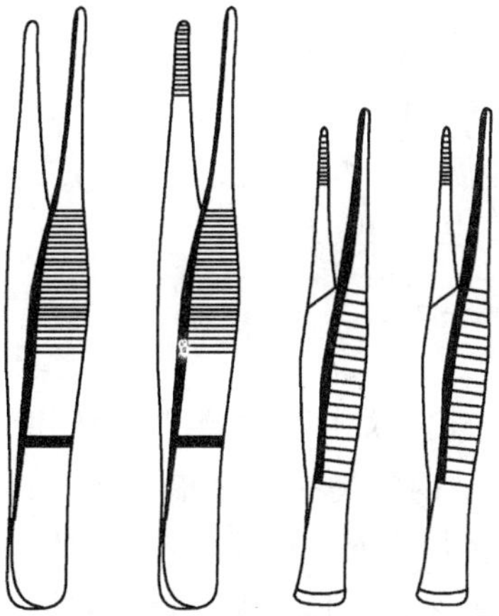

图 7-4　无齿解剖镊子

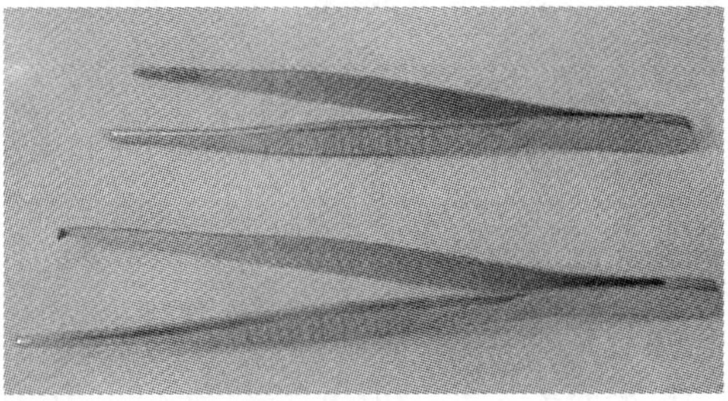

图 7-5　有齿组织镊子

正确的持镊姿势是拇指对食指与中指，把持两镊脚的中部，稳而适度地夹住组织。错误执镊既影响操作的灵活性，又不易控制夹持力度大小。

四、血　管　钳

血管钳是主要用于止血的器械，故也称止血钳，此外，还可用于分离、解剖、夹持组织；也可用于牵引缝线，拔出缝针或代替镊子使用。代替镊子使用时不宜夹持皮肤、脏器及较脆弱的组织，切不可扣紧钳柄上的轮齿，以免损伤组织。临床上血管钳种类很多，其结构特点是前端平滑，依齿槽床的不同可分为弯、直、直角、弧形、有齿、无齿等，钳柄处均有扣锁钳的齿槽。血管钳分直、弯两类，又有长、短两种（图 7-6）。正确的持钳法：

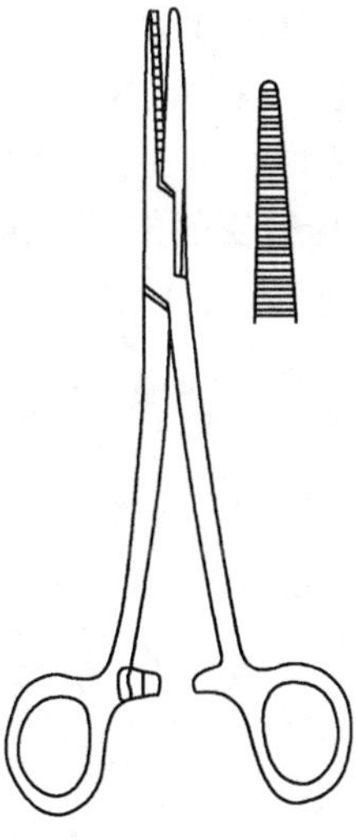

图 7-6　直、弯血管钳

（1）直血管钳夹止浅层组织出血及协助拔针使用。

（2）弯血管钳用以夹持深部组织或内脏血管出血，有长、中、短三种型号。

（3）蚊式钳有弯、直两种，为细小精巧的血管钳，可作微细解剖或钳夹小血管；用于脏器、面部及整形等手术的止血，不宜用于大块组织的钳夹（图 7-7）。

（4）有齿血管钳用以夹持较厚组织及易滑脱组织内的血管出血，如肠系膜、大网膜等，也可用于切除组织的夹持牵引。注意前端钩齿可防止滑脱，对组织的损伤较大，不能用作一般的止血（图 7-8）。

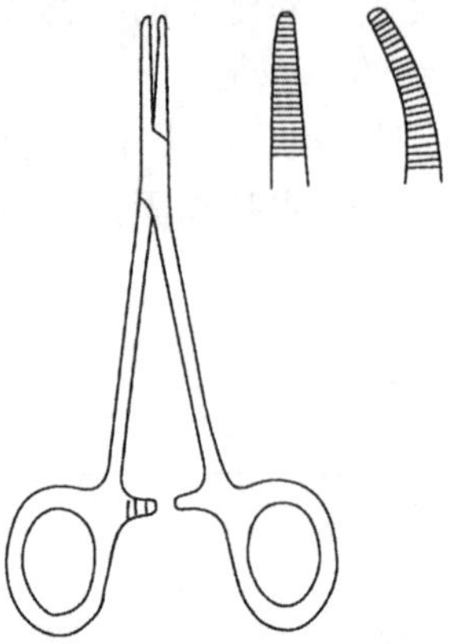

图 7-7　直、弯蚊式血管钳

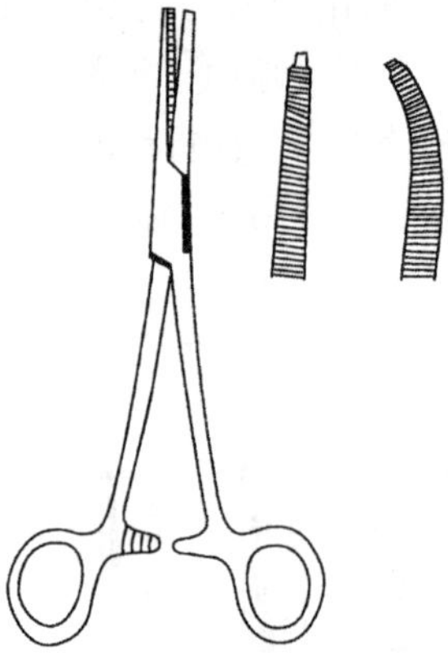

图 7-8　有齿血管钳

血管钳的正确执法基本同手术剪,有时还可采用掌握法或执钳操作,关闭血管钳时,两手动作相同,但在开放血管钳时,两手操作则不一致。开放时用拇指和示指持住血管钳一个环口,中指和无名指持住另一环口,将拇指和无名指轻轻用力对顶一下,即可开放。血管钳的传递:术者掌心向上,拇指外展,其余四指并拢伸直,传递者握血管钳前端,以柄环端轻敲术者手掌,传递至术者手中。

五、持　针　钳

持针钳也叫持针器,主要用于夹持缝合针来缝合组织,有时也用于器械打结,其基本结构与血管钳类似。持针器的前端齿槽床部短,柄长,钳叶内有交叉齿纹,使夹持缝针稳定,不易滑脱。使用时将持针器的尖端夹住缝针的中、后 1/3 交界处,并将缝线重叠部分也放于内侧针嘴内。若夹在齿槽床的中部,则容易将针折断。

1. 持针钳的传递　传递者握住持针钳中部,将柄端递给术者。在持针器的传递和使用过程中切不可刺伤其他手术人员。

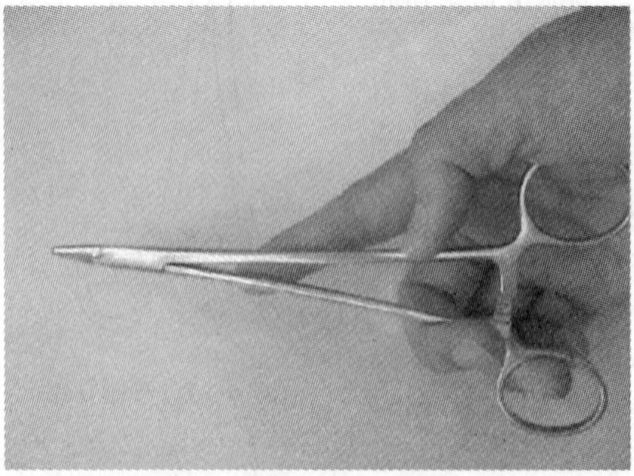

图 7-9　把抓式(掌握法)

2. 持针钳的执握方法

(1) 把抓式:也叫掌握法,即用手掌握拿持针钳,钳环紧贴大鱼际肌上,拇指、中指、无名指及小指分别压在钳柄上,示指压在持针钳中部近轴节处。利用拇指及大鱼际肌和掌指关节活动维持、张开持针钳柄环上的齿扣(图 7-9)。

(2) 指扣式:为传统执法,用拇指、无名指套入钳环内,以手指活动力量来控制持针钳关闭,并控制其张开与合拢时的动作范围(图 7-10)。

(3) 单扣式也叫掌指法,拇指套入钳环内,示指压在钳的前半部作支撑引导,其余三指压住钳环固定手掌中,拇指可上下开闭活动,控制持针钳的张开与合拢。

(4) 掌拇法:即食指压在钳的前半部,拇指及其余三指压住一柄环固定手掌中。此法关闭、松钳较容易,进针稳妥。

六、其他常用钳类器械

1. 布巾钳　简称巾钳，前端弯而尖，似蟹的大爪，能交叉咬合，主要用以夹持固定手术巾，并夹住皮肤，以防手术中移动或松开。注意使用时勿夹伤正常皮肤组织（见图 7-11）。

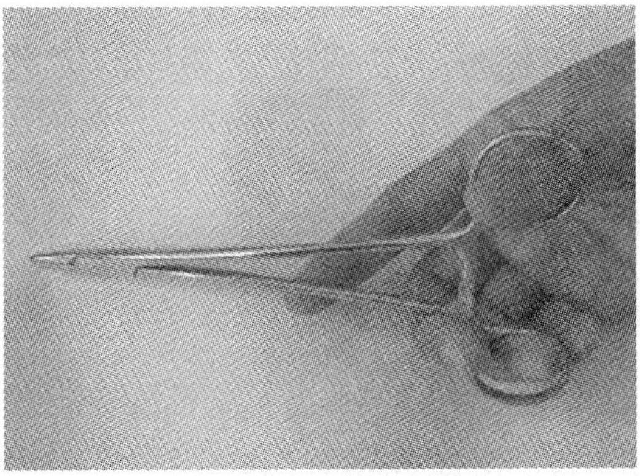

图 7-10　指扣式

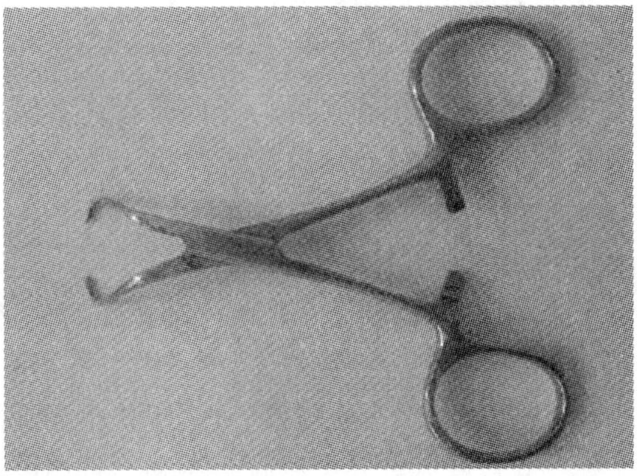

图 7-11　布巾钳

2. 组织钳　又叫鼠齿钳和 Allis 钳，其前端稍宽，有一排细齿似小耙，闭合时互相嵌合，弹性好，对组织的压榨较血管钳轻，创伤小，一般用以夹持组织，不易滑脱，如皮瓣、筋膜或即将被切除的组织，也用于钳夹纱布垫与皮下组织的固定（图 7-12）。

3. 海绵钳也叫持物钳　钳的前部呈环状，分有齿和无齿两种，前者主要用以夹持、传递已消毒的器械、缝线、缝合针及引流管等，也用于夹持敷料作手术区域皮肤的消毒，或用于手术深处拭血和协助显露、止血；后者主要用于夹提肠管、阑尾、网膜等脏器组织。夹持组织时，一般不必将钳扣关闭（图 7-13）。

4. 直角钳　用于游离和绕过重要血管及管道等组织的后壁，如胃左动脉、胆道、输尿管等。

5. 肠钳　有直、弯两种，钳叶扁平有弹性，咬合面有细纹，无齿，其臂较薄，轻夹时两钳叶间有一定的空隙，钳夹的损伤作用很小，可用以暂时阻止胃肠壁的血管出血和肠内容物流动，常用于夹持肠管。

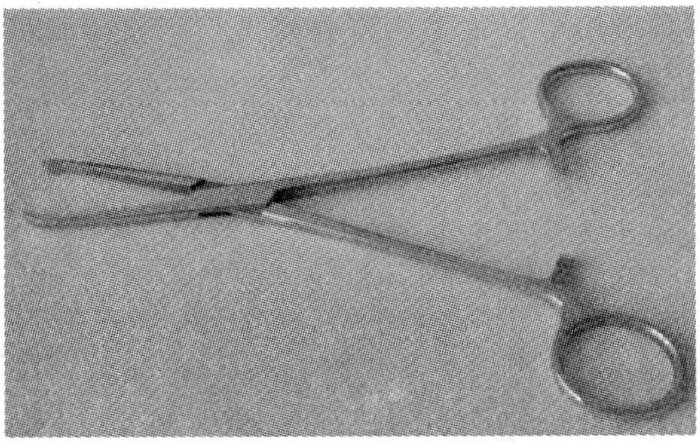

图 7-12　组织钳

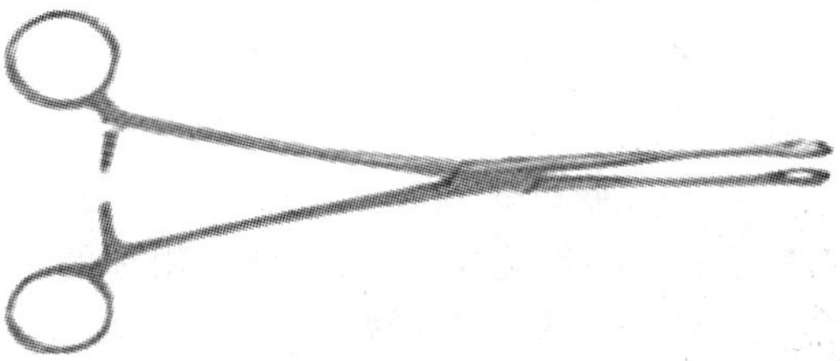

图 7-13　持物钳

6. 胃钳　胃钳有一多关节轴，压榨力强，齿槽为直纹，且较深，夹持组织不易滑脱，常用于钳夹胃或结肠。

7. 肾蒂钳、脾蒂钳和肺蒂钳 分别在术中夹持肾蒂、脾蒂或肺蒂时使用。

七、缝 合 针

缝合针简称缝针，是用于各种组织缝合的器械，它由针尖、针体和针尾三部分组成。针尖形状有圆头、三角头及铲头三种；针体的形状有近圆形、三角形及铲形三种，一般针体前半部分为三角形或圆形，后半部分为扁形，以便于持针钳牢固夹紧；针尾的针眼是供引线所用的孔，分普通孔和弹机孔。目前有许多医院采用针线一体的无损伤缝针，其针尾嵌有与针体粗细相似的线，这种针线对组织所造成的损伤较小，并可防止在缝合时缝线脱针。临床上根据针尖与针尾两点间有无弧度，将缝针分为直针、半弯针和弯针；按针尖横断面的形状分为角针和圆针。

1. 直针 适合于宽敞或浅部操作时的缝合，如皮肤及胃肠道黏膜的缝合，有时也用于肝脏的缝合。

2. 弯针 临床应用最广，适于狭小或深部组织的缝合。根据弧弯度不同分为1/2、1/4、3/8、5/8弧度等。几乎所有组织和器官均可选用不同大小、弧度的弯针作缝合。

3. 无损伤缝针 主要用于小血管、神经外膜等纤细组织的吻合。

4. 三角针 针尖前面呈三角形(三菱形)，能穿透较坚硬的组织，用于缝合皮肤、韧带、软骨和瘢痕等组织，但不宜用于颜面部皮肤缝合。

5. 圆针 针尖及针体的截面均为圆形，用于缝合一般软组织，如胃肠壁、血管、筋膜、腹膜和神经等。

临床上应根据需要合理选择缝针，原则上应选用针径较细、损伤较小的使用。

八、手术用线

手术用线用于缝合组织和结扎血管。手术所用的线应具有下列条件：有一定的张力，易打结、组织反应小，无毒，不致敏，无致癌性，易灭菌和保存。手术用线分为可吸收线和不吸收线两大类。

1. 可吸收缝线主要有肠线及合成纤维线

(1) 肠线：由绵羊的小肠黏膜下层制成。因属于异种蛋白，在人体内可引起较明显的组织反应，因此使用过多、过粗的肠线时，创口炎性反应较重。肠线的粗细通过编号来表示，正号数越大的线越粗，"0"数越多的线越细。肠线可用以缝合不适宜有异物长期存留的组织，以免形成硬结、结石等；也用于感染的深部创口的缝合。

(2) 合成纤维线：随着科学技术的进步，越来越多的合成纤维线应用于临床。它们均为高分子化合物，其优点有：组织反应轻，抗张力较强，吸收时间长，有抗菌作用。这类线因富有弹性，打结时要求以四重或更多重的打结法作结。

2. 不吸收缝线 不吸收缝线有桑蚕丝线、棉线、不锈钢丝、尼龙线、钛丝、银丝、亚麻线等数十种。根据缝线张力、强度及粗细的不同亦分为不同型号。正号数越大表示缝线越粗，张力、强度越大。"0"数越多的线越细，最细显微外科无损伤缝线编号为12个"0"。以3/0、0、4和7号较常用。

(1) 丝线和棉线：为天然纤维纺成，表面常涂有蜡或树脂。丝线是目前临床上最常用的手术用线，其优点是组织反应小，质软，易打结而不易滑脱，抗张力较强，能耐高温灭菌，价格低。缺点是为组织内永久性异物，伤口感染后易形成窦道；胆道、泌尿道缝合可致结石形成。棉线的用处和抗张力均不及丝线,但组织反应较轻,抗张力保持较久,用法与丝线相同。

(2) 金属线:为合金制成,有不锈钢丝和钽丝,具备灭菌简易、刺激较小、抗张力大等优点,但不易打结。常用于缝合骨、肌腱、筋膜,减张缝合或口腔内牙齿固定等。

(3) 不吸收合成纤维线:如尼龙、绵纶、涤纶、普罗伦(prolene)等,优点是光滑、不吸收、组织反应小、抗拉力强,可制成很细的丝,多用于微小血管缝合及整形手术。用于微小血管缝合时,常制成无损伤缝合针线。其缺点是质地稍硬,线结易于松脱,结扎过紧时易在线结处折断,因此不适于有张力的深部组织的缝合。

3. 特殊缝合材料 目前,临床上已应用多种切口钉合和粘合材料来代替缝针和缝线完成部分缝合。主要有外科拉链、医用粘合剂、外科缝合器等。其优点有:使用方便、快捷,伤口愈合后瘢痕很小。但缝合仍是最基本和常用的方法。

(1) 外科拉链:结构是由两条涂有低变应原粘胶的多层微孔泡沫支撑带组成,中间是一条拉链,其两边的串带缝合在支撑条内。在使用时必须仔细缝合伤口皮下组织层,擦干分泌物及血迹,将两边的串带分别粘贴于伤口两侧的皮肤上,最后收紧拉链并盖以无菌干纱布。其优点是无创、无痛操作,伤口自然愈合,减少伤口异物和新鲜创伤造成感染的危险,无缝线和闭合钉的痕迹,无需拆线,伤口愈合更加美观。通常适用于较整齐的撕裂伤口或手术切口的闭合,但不适用于身体毛发多、自然分泌物多以及皮肤或肌肉组织损失过多的伤口。

(2) 医用粘合剂:α-氰基丙烯酸酯同系物经变性而制成的医用粘合剂,近年广泛应用于临床,为无色或微黄色透明液体,有特殊气味。具有快速高强度粘合作用,可将软组织紧密粘合,促进愈合。粘合时间6～14秒,粘合后可形成保护膜,维持5～7天后自行脱落。主要用于各种创伤、手术切口的粘合,具有不留针眼瘢痕、促进组织愈合、止血、止痛和抗感染等作用。使用时,必须彻底止血,对合皮肤,擦去渗出液。

(3) 外科缝合器:有人称之为吻合器或钉合器,以消化道手术使用最为普遍。

消化道缝合器种类很多,根据功能和使用部位的不同,可分为管型吻合器、线型吻合器、侧侧吻合器、荷包缝合器及皮肤筋膜缝合器。根据手术的需要可选择不同种类、不同型号的吻合器。使用前应阅读说明书,了解器械结构和性能。

4. 牵开器 牵开器又称拉钩,用以牵开组织,显露手术野,便于探查和操作,可分为手持拉钩和自动拉钩两类。有各种不同形状和大小的规格,可根据手术需要选择合适的拉钩。常用的拉钩有以下几种:

(1) 甲状腺拉钩:也叫直角拉钩,为平钩状,常用于甲状腺部位牵拉暴露,也常用于其他手术,可牵开皮肤、皮下组织、肌肉和筋膜等。

(2) 腹腔拉钩:也叫方钩,为较宽大的平滑钩状,用于腹腔较大的手术。

(3) 皮肤拉钩:也叫爪形拉钩,外形如耙状,用于浅部手术的皮肤牵开。

(4) S形拉钩:也叫弯钩,是一种"S"形腹腔深部拉钩,用于胸腹腔深部手术,有大、中、小、宽、窄之分。注意S拉钩的正确使用方法。

(5) 自动拉钩:为自行固定牵开器,也称自持性拉钩,如二叶式、三叶式自动牵开器,腹腔、胸腔、盆腔、腰部、颅脑等部位的手术均可使用。

使用拉钓时,应掌握正确的持钩方法和使用方法,拉钩下方应衬垫盐水纱布垫或湿治疗巾,特别是在使用腹腔拉钩时更应注意。敷料衬垫可以帮助显露手术野,保护周围器官及组织免受损伤。使用手持拉钩时，牵引动作应轻柔，避免用力过猛，根据术者的意图及手术进程及时调整拉钩的位置，以达到最佳显露。

第三节 手术基本操作技术

一、组织切开和剥离

（一）原则

（1）切口须接近病变部位，最好能直接到达手术区，并能根据手术需要，便于延长扩大。

（2）切口在体侧、颈侧以垂直于地面或斜行的切口为好，体背、颈背和腹下沿体正中线或靠近正中线的矢状线的纵行切口比较合理。

（3）切口避免损伤大血管、神经和腺体的输出管，以免影响术部组织或器官的机能。

（4）切口应该有利于创液的排出，特别是脓汁的排出。

（5）二次手术时，应该避免在瘢痕上切开，因为瘢痕组织再生力弱，易发生弥漫性出血。

（二）方法

（1）选好切口后，酒精消毒一遍，按住皮肤，垂直皮肤一刀切开。组织应逐层切入，不可一刀切之过深，或与纤维走行垂直切开，以免误伤组织。

（2）切开皮肤，皮下组织后，为了避免损伤深筋膜下的神经和血管，一般可在深筋膜下面使其与深层组织分开，然后切开深筋膜。

（3）肌膜可用刀切开，肌肉可沿肌纤维方向用刀柄、手指、拉钩做钝性分离，必要时也可将肌纤维切断。

（4）切开胸膜和腹膜时，应该避免损伤胸、腹腔内脏器，可采用手指、纱布、刀柄等隔离深部脏器，然后切开胸膜或腹膜。

（5）空腔脏器切开前，要用盐水纱布垫保护周围器官，以免污染。在切开同时，吸净脏器内流出的内容物。

（6）骨膜切开一般根据术野需要的长度切开骨膜，然后用骨膜剥离器贴近骨质分离骨膜。

二、组 织 分 离

分离是显露深部组织和游离病变组织的重要步骤。分离的操作方法，分为两种：

1. 锐性分离 用刀或剪刀进行。用刀分离时，以刀刃沿组织间隙作垂直的、轻巧的、短距离的切开。用剪刀时以剪刀尖端伸入组织间隙内，分离组织。锐性分离对组织损伤较小，术后反应也少，愈合较快。但必须熟悉解剖，在直视下辨明组织结构时进行。

2. 钝性分离 用刀柄、止血钳、剥离器或手指等进行。方法是将这些器械或手指插入组织间隙内，用适当的力量，分离周围组织。这种万法最适用于正常肌肉、筋膜和良性肿瘤分离。钝性分离时，组织损伤较重，往往残留许多失去活性的组织细胞，因此，组织反应较重，愈合较慢，在瘢痕较大、粘连过多或血管、神经丰富的部位，不宜采取。

根据组织性质不同，组织切开分为软组织（皮肤、筋膜、肌肉、腱）和硬组织的（软骨、骨等）切开。分别叙述如下：

（一）皮肤切开法

1. 紧张切开 切口部位由术者与助手用手在切口两旁或上、下将皮肤展开固定，或用拇指及食指在切口两旁将皮肤撑紧、固定，刀刃与皮肤垂直，用力均匀地一刀切开所需长度和深度，要避免多次切割、重复刀痕，影响创缘对合和愈合。

2. 皱襞切开　在切口的下面有大血管、神经、分泌管和重要器官，而皮下组织甚为疏松，为了使皮肤切口位置正确，且不误伤其下部组织，术者和助手应在预定切线的两侧，用手指或镊子提拉皮肤呈垂直皱襞，并垂直切开。

根据手术需要，也可作下列几种形状的切口：梭形切开、“门”形或“U”形切开、“T”形及“十”字形切开等。

（二）皮下组织及其他组织的分离

切开皮肤后组织的分割宜用逐层切开的方法，以便识别组织，避免或减少对大血管、大神经的损伤，只有当切开浅层脓肿时，才采用一次切开的方法。

1. 皮下疏松结缔组织的分离　皮下结缔组织内分布有许多小血管，多用钝性分离。

2. 筋膜和腱膜分离　用刀在其中央作一小切口，然后用弯止血钳在此切口上、下将筋膜下组织与筋膜分开，沿分开线剪开筋膜。筋膜切口应与皮肤切口等长。若筋膜下有神经血管，则用手术镊将筋膜提起，用反挑式执刀法作一小孔，插入有沟探针，沿针沟外向切开。

3. 肌肉的分离　一般是沿肌纤维方向作钝性分离。在紧急情况下，或肌肉较厚并含大量腱质时，为了便于手术通路广阔和排液方便也可横断切开。

4. 腹膜的分离　腹膜切开时，为了避免伤及内脏，可用组织钳或止血钳提起腹膜一小切口，利用食指和中指或有沟探针引导，再用手术刀或剪分割。

5. 肠管的切开　肠管侧壁切开时，一般于肠管纵带上纵行切开。

6. 索状组织的分离　索状组织（如精索）的分离，除了可应用手术刀（剪）作锐性切割外，尚可用刮断、拧断等方法，减少出血。

7. 良性肿瘤、放线菌病灶、囊肿及内脏粘连分离宜用钝性分离　分离方法：粘连可用手指或刀柄直接剥离；对已机化的致密组织，可先用手术刀切一小口，再钝性分离。

（三）骨组织的分离

首先应分离骨膜，然后再分离骨组织。分离骨膜时，应尽可能完善地保存健康部分，以利骨组织愈合。分离骨膜时，先用手术刀切开骨膜（切成“十”字形或“工”字形），然后用骨膜分离器分离骨膜。骨组织的分离一般是用骨剪剪断或骨锯锯断，分离骨组织常用的器械有圆锯、线锯、骨钻、骨凿、骨钳、骨剪、骨匙及骨膜剥离器等。

（四）蹄和角质的分离

蹄和角质的分离属硬组织的分离。

三、止　　血

止血是手术过程中自始至终经常遇到而又必须立即处理的基本操作技术。手术中完善的止血，可以保证术部良好的显露，有利于争取手术时间，避免误伤重要器官，直接关系到被施术者的健康。

（一）局部预防性止血法

1. 肾上腺素止血　常配合局部麻醉进行。一般是在每 1000ml 普鲁卡因溶液中加入 0.1%肾上腺素溶液 2ml，利用肾上腺素收缩血管的作用，达到手术局部止血之目的。其作用可维持 20 分钟至 2 小时。如血栓形成不牢固，可能发生二次出血。

2. 止血带止血 适用于四肢、阴茎等部位手术。可暂时阻断血流，减少手术中的失血。使用橡皮管止血带(或绳索、绷带)。止血带的装置方法是：用足够的压力(以止血带远侧端的脉搏将消失为度)，于手术部位上 1/3 处缠绕数周固定之，其保留时间不得超过 2～3 小时，冬季不超过 40～60 分钟，如手术尚未完成，可将止血带临时松开 10～30 秒，然后重新缠扎。松开止血带时，用"松、紧、松、紧"的办法，严禁一次松开。

(二) 手术过程中止血法

1. 机械止血法

(1) 压迫止血：是用纱布或泡沫塑料压迫出血的部位，以清除术区的血液，辨清组织，找出血径路及出血点，以便进行止血措施。在毛细血管出血和小血管出血时，如凝血机能正常，压迫片刻，出血即可自行停止。为了提高压迫止血的效果，可选用温生理盐水、1%～2%麻黄碱溶液、0.1%肾上腺素溶液、2%氯化钙溶液浸湿后扭干的纱布块做压迫止血。在止血时，必须是按压，不可用擦拭。

(2) 钳夹止血：利用止血钳最前端夹住血管的断端，钳夹方向应尽量与血管垂直，钳住的组织要少，切不可作大面积钳夹。

(3) 钳夹扭转止血：用止血钳夹住血管断端，扭转止血钳 1～2 周，轻轻去钳，则断端闭合止血。钳夹扭转不能止血时，则应结扎。

(4) 钳夹结扎止血：是常用而可靠的基本止血法，多用于明显而较大血管出血的止血。其方法有两种：

1) 单纯结扎止血：用丝线绕过止血钳所夹住的血管及少量组织而结扎。

2) 贯穿结扎止血：将结扎线用缝针穿过所夹持组织(勿穿透血管)后进行结扎。常用的方法有"8"字缝合结扎和单纯贯穿结扎两种。

(5) 创内留钳止血：用止血钳夹住创伤深部血管断端，并将止血钳留在创口内 24～48 小时。

(6) 填塞止血：在深部大血管出血，一时找不到血管断端，锚夹或结扎止血困难时，而用灭菌纱布紧塞于出血的创腔或解剖腔内、压迫血管断端以达到止血之目的。填塞止血留置的敷料通常在 12～48 小时后取出。

2. 电凝及烧烙止血法

(1) 电凝止血：利用高频电流凝固组织的作用达到止血目的。使用方法是用止血钳夹住断端，向上轻轻提起，擦干血液，将电凝器与止血钳接触，待局部发烟即可。电凝止血的优点是止血迅速，不留线结于组织内，但止血效果不完全可靠，凝固的组织易于脱落而再次出血。

(2) 烧烙止血：是用电烧烙器或烙铁烧烙作用使血管断端收缩封闭而止血。其缺点损伤组织较多，兽医临诊上多用于弥漫性出血、羔羊断尾术和某些摘除手术后的止血。

3. 局部化学及生物学止血法

(1) 麻黄碱、肾上腺素止血：用 1%～2%麻黄碱溶液或 0.1%肾上腺素溶液浸湿的纱布进行压迫止血(见压迫止血)。

(2) 止血明胶海绵止血：明胶海绵止血多用于一般方法难以止血的创面出血、实质器官、骨松质及海绵质出血。使用时将止血海绵铺在出血面上或填塞在出血的伤口内，即能达到止血的目的；如果在填塞后加以组织缝合，更能发挥优良的止血效果。止血明胶海绵种类很多，如纤维蛋白海绵、氧化纤维素、白明胶海绵及淀粉海绵等。它们止血的基本原理是促进血液凝固和提供凝血时所需要的支架结构。止血海绵能被组织吸收和受伤血管日后保持贯通。

(3) 活组织填塞止血：是用自体组织如网膜，填塞于出血部位。通常用于实质器官的止血，如肝脏损伤用网膜填塞止血，或用取自腹部切口的带蒂腹膜、筋膜和肌肉瓣，牢固地缝在损伤的肝脏上。

(4) 骨蜡止血：外科临床上常用市售骨蜡制止骨质渗血，用于骨的手术和断角术。

四、缝　　合

缝合是将已切开、切断或因外伤而分离的组织、器官进行对合或重建其通道，保证良好愈合的基本操作技术。在愈合能力正常的情况下，愈合是否完善与缝合的方法及操作技术有一定的关系。缝合的目的在于：为手术或外伤性损伤而分离的组织或器官予以安静环境，给组织的再生和愈合创造良好条件；保护无菌创面免受感染；加速肉芽创的愈合；促进止血和创面对合以防哆开。为了确保愈合，缝合时要遵守下列各项原则：

(1) 严格遵守无菌操作。

(2) 缝合前必须彻底止血，清除凝血块、异物及无生机的组织。

(3) 为了方便创缘均匀接近，在两针孔之间要有相当距离，以防拉穿组织。

(4) 缝针刺入和穿出部位应彼此相对，针距相等，否则易形成皱襞和裂隙。

(5) 非污染的新鲜创口经外科常规处理后，可作对合密闭缝合。具有化脓腐败过程以及具有探创囊的创伤可不缝合，必要时做部分缝合。

(6) 在组织缝合时，一般是同层组织缝合。缝合、打结应有利于创伤愈合，打结时既要适当收紧，又要防止拉穿组织，缝合时不宜过紧，否则将造成组织缺血。

(7) 创缘、创壁应互相均匀对合，皮肤创缘不得内翻，创伤深部不应留有死腔、积血和积液。在条件允许时可作多层缝合。

(8) 缝合的创伤，若在手术后出现感染，应迅速拆除部分缝线，以便排出创液。

组织缝合的方法包括：

1. 间断缝合，较常用

2. 连续缝合

3. 胃肠道缝合法　必须使浆膜面对浆膜面，黏膜内翻。具体包括：①荷包缝合；②浆肌层间断内翻缝合法；③全层间断内翻缝合法；④浆肌层连续内翻缝合法；⑤全层连续内翻缝合法。

五、打　　结

打结是外科手术最基本的操作之一，正确而牢固地打结是结扎止血和缝合的重要环节。

(一) 结的种类

常用的结有方结、三叠结和外科结。

1. 方结　又称平结，是手术中最常用的一种，用于结扎较小的血管和各种缝合时的打结，不易滑脱。

2. 三叠结　又称加强结，是在方结的基础上再加一个结，共 3 个结。较牢固，结扎后即便松脱一道也无妨，但遗留于组织中的结扎线较多。三叠结常用于有张力部位的缝合，如大血管和肠线的结扎。

3. 外科结 打第一个结时绕两次,使摩擦面增大,打第二个结时不易滑脱和松动。此结牢固可靠,多用于大血管、张力较大的组织和皮肤的缝合。

在打结进程中常产生的错误结,有假结和滑结两种。

(二) 打结方法

常用的有三种,即单手打结、双手打结和器械打结。

1. 单手打结 左右手均可打结。

2. 双手打结 除了用于一般结扎外,对深部或张力大的组织缝合,结扎较为方便可靠。

3. 器械打结 用持针钳或止血钳打结。适用于结扎线过短、狭窄的手术部位、深处和某些精细手术的打结。

六、引 流

(一) 适应证

引流用于治疗,其适应证如下:

(1) 皮肤和皮下组织切口严重污染,经过清创处理后,仍不能控制感染时,在切口内置引流物,使切口内渗出液排出,以免蓄留发生感染,一般需要引流 24~72 小时。

(2) 脓肿切开排脓后,放置引流物,可使继续形成的脓液或分泌物不断排出,使脓腔渐缩小而治愈。

引流用于预防的适应证如下:

(1) 切口内渗血,未能彻底控制,有继续渗血可能。尤其有形成残腔可能时,在切口内放置引流物,可排除渗血、渗液,以免形成血肿、积液或继发感染。一般需要引流 24~48 小时。

(2) 愈合缓慢的创伤。

(3) 手术或吻合部位有内容物漏出的可能。

(4) 胆囊、胆管、输尿管等器官手术,有漏出刺激性物质的可能。

(二) 引流种类

1. 纱布条引流 应用防腐灭菌的干纱布条涂布软膏,放置在腔内引出腔内液体。

2. 胶管引流 应用乳胶管,壁薄,管腔直径 0.635~2.45cm。在插入创腔前用剪刀将引流管剪成小孔。引流管小孔能引流出其周围的创液,应用这种引流能减少术后血液、创液的潴留。

(三) 引流的应用

创伤缝合时,引流管插入创腔内深部,创口缝合,引流管的外部一端缝合到皮肤上。在创腔内深处一端,由缝线固定引流管不要由原来切口处通出,而要在其下方单独切开一个小口通出引流管。如果引流已经失去引流作用时,应该尽快取出。

(四) 引流的护理

应该在无菌状态下引流,引流出口应该尽可能向下,有利于排液。引流口下部皮肤涂有软膏,防止创液、脓汁等腐蚀毛和皮肤。每天应该更换引流管纱布,如果引流排出量较多,更换次数要多些。因为引流管的外部已被污染,不应该直接从引流管外部向创腔内冲洗,否则会使引流管外部细菌和异物进入创腔内。

(五) 引流的缺点

引流管或纱布插入组织内,能出现组织损伤,引流本身是动物体内异物。引流能损伤其附近的腱鞘、神经、血管或其他脆弱器官。如果引流管或纱布放置时间太长,或放置不适当,要腐蚀某些器官的浆膜表面。引流的通道与外界相通,在引流的周围,有发生感染的可能。引流的应用,虽然有很多适应证,但是不应该代替手术操作的充分排液、扩创、彻底止血和良好的缝合技术。

(六) 使用引流应该注意的事项

(1) 使用引流的类型和大小一定要适宜。

(2) 放置引流的位置要正确。一般脓腔和体腔内引流出口尽可能放在低位。不要直接压血管、神经和脏器,防止发生出血、麻痹或瘘管等并发症。手术切口内引流应放在创腔最低位。

(3) 引流管要妥善固定。

(4) 引流管必须保持畅通。

(5) 引流必须详细记录。

第四节　开放性伤口的止血包扎

一、适　应　证

适用于各种出血情况下的急救止血与包扎,尤其是大出血的急救处理,以压迫止血、保护伤口、固定敷料、减少污染、固定骨折与关节、减少疼痛。

二、术 前 准 备

1. 了解、熟悉患者病情　与患者或家属交代病情,做好解释工作,争取清醒患者配合。

2. 准备以下器械　消毒钳、持针器、镊子、缝合线、剪刀、引流条、生理盐水、棉垫、绷带、胶布、夹板、石膏绷带等。

三、操 作 步 骤

用生理盐水清洗创口周围皮肤,消毒伤口。麻醉后,切除失去活力的组织,必要时可扩大伤口,再用过氧化氢反复清洗、止血。

缝合伤口,用无菌纱布或棉垫覆盖伤口,胶布固定。伴骨折时应妥善采取固定措施。

(一) 常用开放性伤口的止血方法

1. 指压法　通常是指将中等或较大的动脉压在深面的骨骼的表面。此法仅用于短时间内控制动脉血流。应随即采用其他方法止血。

2. 压迫包扎法　常用于一般伤口止血。但应注意包扎要松紧适度。

3. 填塞法　通常用于肌肉、骨骼等渗血。先用 1～2 层大的无菌纱布覆盖伤口,再以宫纱,绷带等重填,外面加压包扎。

4. 止血带法　主要用于四肢出血,采用有弹性的材料,敷于伤口近端,压迫止血,详细记录捆扎止血带时间,系上止血带后应每半小时到一小时放松一次,3～5 分钟后再收紧。

(二) 常用开放性伤口的包扎方法

1. 绷带包扎法 主要用于四肢及手、足部伤口的包扎及敷料、夹板的固定等。包括：环形包扎法—主要用于腕部和颈部；"8"字形包扎法用于关节附近的包扎；螺旋形包扎法—主要用于上肢和大腿；人字形包扎法一多用于前臂和小腿等。

2. 三角巾包扎法 依据伤口不同部位，采用不同的三角巾包扎方法。操作简捷，能够适应各个部位。但不便于加压，不够牢固。三角巾包扎法依据伤口不同部位，采用不同的三角巾包扎方法，常见的有：

(1) 头顶部伤口：采用帽式包扎法，将三角巾底边折叠约 3cm 宽，底边正中放在眉间上部，顶尖拉向枕部，底边经耳上向后在枕部交叉并压住顶角，再经耳上绕到额部拉紧打结，顶角向二反折至底边内或用别针固定。

(2) 头顶、面部或枕部伤口：将三角巾顶角打结放在额前，底边中点打结放在枕部，底边两角拉紧包住下颌，再绕至枕骨结节下方打结，称为风帽式包扎法。

(3) 颜面部较大范围的伤口：采用面具式包扎法，将三角巾顶角打结，放在下颌处，上提底边罩住头面，拉紧两底角至后枕部交叉，再绕至前额部打结，包扎好后根据伤情在眼、鼻、口处剪洞。

(4) 头、眼、耳处外伤：采用头眼包扎法。三角巾底边打结放在鼻梁上，两个底角拉向耳后下，枕后交叉后绕至前额打结，反折顶角向上固定。

(5) 一侧眼球受伤：采用单眼包扎法。将三角巾折叠成 4 指宽的带形，将带子的上 1/3 盖住伤眼，下 2/3 从耳下至枕部，再经健侧耳上至前额，压住另一端，最后绕经伤耳上，枕部至健侧耳上打结。

(6) 双眼损伤：采用双眼包扎法。先将带子中部压住一眼，下端从耳后到枕部，经对侧耳上至前额，压住上端，反折上端斜向下压住另一眼，再绕至耳后、枕部，至对侧耳上打结。

(7) 下颌、耳部、前额或颞部伤口：采用下领带式包扎法。将带巾经双耳或颞部向上，长端绕顶后在颞部与短端交叉，将两端环绕头部，在对侧颞部打结。

(8) 肩部伤口：可用肩部三角巾包扎法、燕尾式包扎法或衣袖肩部包扎法包扎。燕尾式包扎法：将三角巾折成燕尾式放在伤侧，向后的角稍大于向前的角，两底角在伤侧腋下打结，两燕尾角于颈部交叉，至健侧腋下打结。

(9) 前臂悬吊带：前臂大悬吊带适用于前臂外伤或骨折，方法：将三角巾平展于胸前，顶角与伤肢肘关节平行，屈曲伤肢，提起三角巾下端，两端在颈后打结，顶尖向胸前外折，用别针固定。前臂小悬吊带适用于锁骨、肱骨骨折、肩关节损伤和上臂伤，方法：将三角巾叠成带状，中央放在伤侧前臂的下 1/3，两端在颈后打结，将前臂悬吊于胸前。

(10) 胸背部伤口：包括单胸包扎法、胸背部燕尾式包扎法、胸背部双燕尾式包扎法。

(11) 腹部伤口：包括腹部兜式包扎法、腹部燕尾式包扎法。

(12) 臀部伤口：单臀包扎法。需两条三角巾，将一条三角巾盖住伤臀，顶角朝上，底边折成两指宽在大腿根部绕成一周作结；另一条三角巾折成带状压住三角巾顶角，围绕腰部一周作结，最后将三角巾顶角折回，用别针固定。

(13) 四肢肢体包扎法：将三角巾折叠成适当宽度的带状，在伤口部环绕肢体包扎。

(14) 手(足)部三角巾包扎法：将手或足放在三角巾上，与底边垂直，反折三角巾顶角至手或足背，底边缠绕打结。

四、注意事项

(1) 迅速暴露伤口并检查，采取急救措施。

(2) 有条件者应对伤口妥善处理，如清除伤口周围油污，局部消毒等。

(3) 使用止血带必须包在伤口的近心端；局部给予包布或单衣保护皮肤；在上止血带前应抬高患肢 2～3 分钟，以增加静脉血向心回流；必须注明每一次上止血带的时间，并每隔 45～60 分钟放松止血带一次，每次放松止血带的时间为 3～5 分钟，松开止血带之前应用手压迫动脉干近端；绑止血带松紧要适宜，以出血停止、远端摸不到脉搏搏动为好。

(4) 包扎材料尤其是直接覆盖伤口的纱布应严格无菌，没有无菌敷料则尽量应用相对清洁的材料，如干净的毛巾，布类等。

(5) 包扎不能过紧或过松，打结或固定的部位应在肢体的外侧面或前面。

第五节 脊柱损伤的搬运

脊柱内有脊髓，如有损伤常引起截瘫。

一、判 断

(1) 从高空摔下，臀或四肢先着地者。

(2) 重物从高空落下，直接砸压在头或肩部者。

(3) 暴力直接冲击在脊柱上者。

(4) 在处于弯腰弓背时受到挤压力。

(5) 背腰部的脊椎有压痛、肿胀，或有隆起、畸形。

(6) 双下肢有麻木，活动无力。

通过询问患者或检查前 4 条有其中一条，再加第 5、6 条即考虑有脊柱骨折的可能性，即应按照脊柱骨折要求进行急救。

二、急 救

先使伤员双下肢伸直、靠拢，双上肢也伸直、贴于身旁，木板或硬担架放在伤员一侧，2～3 人扶伤员躯体，使成一整体滚动至木板上，或三人用手同时将伤员平直托住，注意不要使躯干扭转。禁止搂抱或一人抬头，一人抬足的方法，因这些方法将增加脊柱的弯曲，加重椎骨和脊髓的损伤。

在伤处垫以薄枕，使此处脊柱稍向上突，然后用几条带子把伤员固定在木板或硬质担架上，伤员不能左右转动、移动。一般使用 4 条带子：胸、肱骨水平，前臂腰水平，大腿水平，小腿水平各一条带子将伤者绑在硬质担架上。

三、脊柱损伤的搬运方法

(一) 运送工具

脊柱损伤后可用担架、木板或门板搬运(图 7-14)。

(二) 颈椎损伤的固定与搬运原则

急救员正面走向伤者，表明身份；告知伤者不要做任何动作，初步判断伤情，简要说明

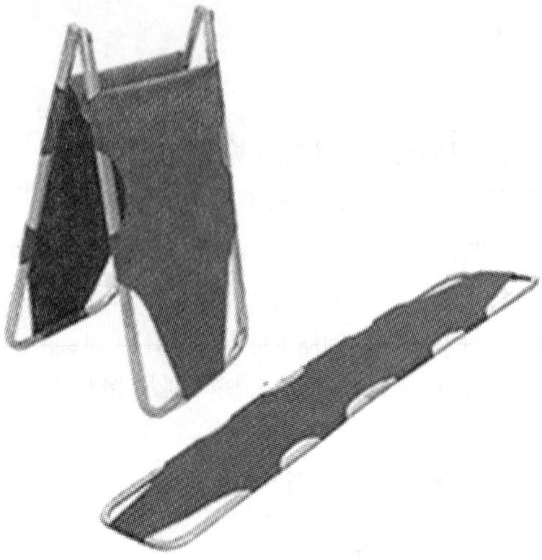

图 7-14 担架

急救目的；先稳定自己，再固定伤者，避免加重颈椎损伤；徒手固定后再用颈托固定；统一协调，整体搬运，在移动过程中保持脊柱维持成一条直线。

（三）颈椎损伤的固定与搬运操作流程

1. 判断伤情 到达抢救现场后，初步判断伤情，如果患者有意识，要嘱患者不要动，要配合急救人员的抢救，固定伤者头颈部。

2. 测量伤者颈部长度 在放置颈托前测量伤者颈部长度，用拇指与食指分开成直角，四指并拢，拇指于下颌正中，食指置下颌下缘，测量下颌角至斜方肌前缘的距离。

3. 调整颈托，塑型 略。

4. 放置颈托 放置颈托时先放置颈后，再放置颈前，保证位置居中，扣上搭扣，松紧度适中。

5. 颈托固定后，进一步检查判断伤情 检查伤者头面部、耳、鼻、气管是否居中，胸骨有无骨折，胸廓挤压试验，骨盆挤压分离试验，腹部、会阴部、背部、四肢有无损伤。

6. 搬运 一人在伤病员的头部，双手掌抱于头部两侧轴向牵引颈部，有条件时带上颈托，另外三人在伤病员的同一侧（一般为右侧），分别在伤病员的肩背部、腰臀部、膝踝部，双手掌平伸到伤病员的对侧。四人均单膝跪地，四人同时用力，保持脊柱为中立位，平稳将伤病员抬起，放于脊柱板上，头部固定器或布带固定头部，6～8 条固定带，将伤病员固定于脊柱板或木板上，2～4 人搬运。

（1）移动伤者：急救员动作统一协调，搬动必须平稳，防止头颈部转动和脊柱弯曲。

（2）固定伤者：伤者躯体和四肢固定在长脊柱板上，按从头到脚顺序固定，头部固定器固定头部，胸部固定带交叉固定，髋部、膝部固定带横行固定，踝关节固定带绕过足底成“8”字形固定。

（3）急救员平稳抬起伤者，足侧的助手先行，术者在头侧，同时观察伤者头颈部情况。

（四）脊柱骨折搬运原则

完全或不完全骨折损伤，均应在现场做好固定且防治并发症，特别要采取最快方式送往医院，在护送途中应严密观察。

（1）可疑脊柱骨折、脊髓损伤时，应按脊柱骨折要求急救。

（2）运送中用硬板床、担架、门板，不能用软床。禁止 1 人抱背，应 2～4 人抬，防止加重脊柱、脊髓损伤（图 7-15）。

（3）搬运时让伤者双下肢靠拢，双上肢贴于腰侧，并保持伤者的体位为直线。

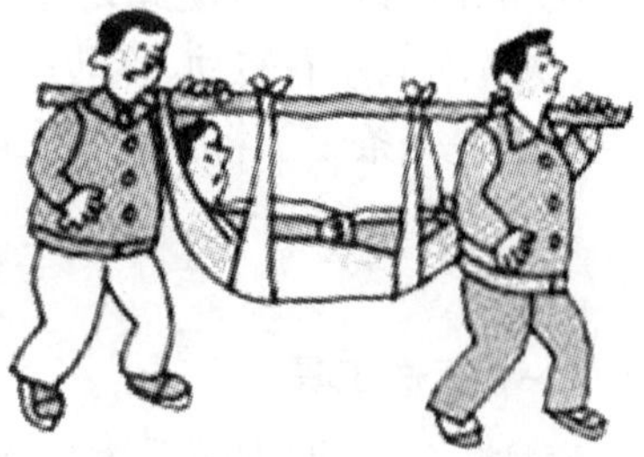

图 7-15 脊柱伤不能使用

（五）脊柱骨折徒手搬运的要点

（1）伤者情况稳定后，再搬运。

（2）位于伤者头侧的救护者为救护指挥。

(3) 其他人员要听从指挥。

(4) 所有救护人员一定要统一行动，由指挥者发布指令。

(5) 搬运距离不宜过长，如不能满足条件，要及时呼救，拨打 120，等待急救人员。

四、脊椎骨折搬运注意事项

(1) 搬运要平稳，避免强拉硬拽，防止损伤加重。

(2) 特别要保持脊柱中立位，防止脊髓损伤。

(3) 注意不要使躯干扭转，特别注意勿使伤者呈屈曲体位时搬运。

(4) 对颈椎损伤的伤员，要另有一人专门托扶头部，并沿纵轴向上略加牵引。伤员躺到木板上后，用砂袋或折好的衣物放在颈两侧加以固定。

(5) 疑有脊柱骨折时禁忌一人抬肩、一人抱腿的错误搬运方法。

(6) 转运途中要密切观察伤病员的面色、意识、呼吸、脉搏变化，并随时调整止血带和固定物的松紧度，防止皮肤压伤和缺血坏死。

第六节　现代骨折外固定技术

外固定主要用于骨折经手法复位后的患者，也有些骨折经切开复位内固定术后，需加用外固定者。目前常用的外固定方法有小夹板、石膏绷带、外展架、持续牵引和外固定器等。

一、石膏固定

1. 适用范围　对骨折复位后或骨折术后的肢体起外固定作用，是用途最广的一种外固定方法。

2. 石膏成分　生石膏为含水硫酸钙，从石膏矿中取出时坚硬似砂土岩石，细末呈晶体状，经烧烤加热至 120℃左右，其中 93%的水分蒸发而成为无水硫酸钙(熟石膏)，其结晶结构也发生了改变，冷却后容易捻成粉末，呈白色粉末状。

3. 注意点

(1) 厚度：上肢一般是 10 层，下肢 12 层。石膏太厚了容易断裂，且不美观，薄了起不到固定效果。

(2) 宽度：包围肢体周径 2/3 为宜。

(3) 衬垫：衬垫石膏主要用于创伤后和手术后可能发生肿胀的固定，对于肢体肿胀有缓冲余地。

(4) 浸泡石膏的水或盐水为温热水，石膏需光滑平整，助手托石膏用手掌，不能用手指，管型石膏在肢体肿胀消退后才可应用。石膏内衬要平整，以免压疮形成，肢体肿胀消退后，石膏过松要更换石膏。

4. 石膏固定的类型　石膏型的种类较多，按形状可分为石膏托、管型石膏、石膏围领等几种，按有无衬垫又可分为有垫石膏与无垫石膏两种，按固定部位可分上臂石膏、前臂石膏、上肢肩人字形石膏、小腿石膏、大腿石膏、下肢髋人字形石膏等。

(1) 石膏托：适用于四肢稳定或不完全骨折、软组织损伤及肢体肿胀严重者。

操作方法：在患肢肢体表层放好内衬物并用绑带包缚，将 10 至 14 层石膏条敷于肢体后侧或前方，用绑带予以包扎固定。

例：前臂石膏托

取宽 7～10cm 的石膏托，按测量的长度作成厚 10 层的石膏条，两头向中心叠好，泡水后铺在预先准备好的棉花片上展平，两端各放一纱布，将石膏条与棉花片一起按上述所需位置予以固定，缠绕绑带，把两端纱布翻转压在石膏条上，使其两端不露出棉花，再用绑带缠绕 3～4 层即可。

(2) 石膏夹板：适用于四肢稳定骨折或多段骨折、肢体肿胀严重者。

操作方法：在患肢肢体表层放好内衬物并用绑带包缚，将 10 至 14 层石膏条敷于肢体后侧和前方，前方石膏条稍短，后侧稍长，石膏条外面再用绑带予以包扎固定。

例：小腿石膏夹托

按测量的长度用 10cm 宽石膏卷制成两条厚 12 层的石膏条，前侧的石膏条稍短，后侧的稍长。浸泡水后抹平，垫上适当长度和厚度的棉片，依照胫腓骨损伤情况将踝关节置于中立 0°位，分别将两石膏条放在小腿前后两侧，石膏条外面再用绑带缠绕 3～4 圈。

(3) U 型石膏：适用于上臂、前臂、足和小腿的骨折、踝关节脱位及软组织挫伤等。

操作方法：在患肢肢体表层放好内衬物并用绑带包缚，将 10 至 14 层石膏条敷于肢体两侧，U 型底部应跨过相应关节处，石膏条外面再用绑带予以包扎固定。

例：前臂 U 型石膏

按测量的长度用 8cm 宽石膏卷制成厚 10 层石膏条，浸泡水后抹平，垫上适当长度和厚度的棉片，依照前臂尺桡骨损伤情况将肘关节固定在屈曲 90°位，用绑带缠绕 3～4 圈。

(4) 管型石膏：适用于四肢稳定骨折。

操作方法：在患肢肢体表层放好内衬物并用绑带包缚，尤其是骨骼隆起部位内衬应较厚，将 6 至 8 层石膏条敷于肢体后侧，用石膏绑带绕肢体逐层缠包，约 6 至 8 层。

例：小腿管型石膏

1) 放一剖缝绳：沿肢体前方，在髌骨中央至第 1 趾和第 2 趾之间，紧贴皮肤直线放一线绳，留作管型石膏剖缝用。

2) 准备石膏条：测量小腿后侧所需石膏条的长度，按此长度用 8～10cm 宽石膏卷制成 6 层厚的石膏条。

3) 裹好内衬：在踝前将衬里十字剪开、铺平。胫骨前缘、内外踝部、足跟处放置棉垫，并将它们固定在衬里。

4) 包裹石膏：先用水浸泡 8cm 宽石膏卷 2 个，将患肢缠绕 2 层成为锥形，再将浸泡水后的石膏条在小腿后侧放置好，再用石膏卷缠绕 2～3 层，石膏缠好后注意塑造足弓及踝关节的功能位置。

5) 安装行走铁弓：需要带铁弓走路的，待石膏靴包上 1～2 天后干硬时才能安装行走弓。

5. 适应证

(1) 骨科创伤急救：石膏在骨折等现场急救时可作临时固定，以控制患部活动。

(2) 闭合、稳定性骨折与脱位的固定：维持骨折或关节脱位复位后的体位，利于恢复。

(3) 骨与关节化脓性感染、结核的固定：可控制患部活动，减轻疼痛，预防病理性骨折、肢体畸形等。

(4) 骨性或肌性畸形矫形后的固定：维持术后矫形位置。

(5) 关节成形术后的固定：维持矫形后位置，保证组织修复和愈合。

(6) 关节融合术后的固定：维持术后关节位置，保证关节顺利融合。

6. 禁忌证

（1）全身情况差，不能耐受石膏固定者，先抢救生命稳定病情。

（2）开放性骨折。

（3）合并大块皮肤挫伤或缺损的骨折。

（4）不稳定性骨折或脱位。

（5）年老体弱的骨质疏松患者。

（6）孕妇胸腰椎骨折。

（7）小儿生长发育迅速不宜长时间石膏固定。

（8）伤口发生厌氧菌感染者。

7. 注意事项

（1）大部分四肢骨折适合石膏固定，但不适当地使用石膏，所产生的损害会比其所起的作用更大。外科医师应熟悉正确的石膏技术，石膏衬垫应平整光滑，并且不应缩窄。由于骨骼两端参与关节的活动，因此需要固定骨折部位上、下端的关节。石膏用以保持已整复的位置，提供可靠的固定，并且消除疼痛。石膏内压力因肿胀会逐渐增加，肢体内逐渐加重的疼痛、麻木以及肢端的循环障碍要加以警惕，骨折石膏固定后第二天要检查肢端的神经、血管情况。

（2）褥疮的预防

1）定时帮助患者翻身，下肢人字形石膏干固后即要帮助患者翻身俯卧，每日 2 次。

2）加强局部皮肤按摩，用手指沾酒精伸入石膏边缘里面进行皮肤、尾骶部、足外踝未包石膏的骨突部位按摩。

3）床单保持清洁、平整、干燥、无碎屑。

（3）石膏型的保护

1）防折断，帮助翻转髋人字形石膏时，应将患者托起悬空翻转。

2）保持石膏的清洁，不被大小便污染，可在臀部石膏开窗处垫塑料布，可引流尿液入便盆，大便污染后应及时用清水擦去。

3）足部行走，石膏可用步行蹬保护。

（4）下床行走和功能锻炼：石膏固定，未固定的关节应尽量活动，早期可做被动活动，尽量鼓励患者作主动锻炼。

二、夹板固定法

夹板固定法用于四肢闭合性骨折、开放性骨折而创面较小或经处理创口者（图 7-17）。下肢长骨骨折或某些不稳定的骨折，使用夹板固定的同时常加用牵引、支架等其他外固定方法。器材主要是夹板、压垫和扎带。

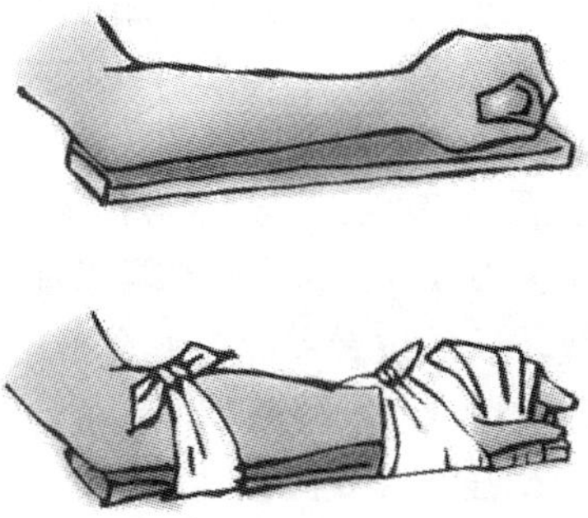

图 7-17 前臂夹板固定

1. 夹板 要求具有可塑性、有一定强度和弹性三种性能。其材料有柳木、杉树皮、竹片、塑料板、三合板、马粪纸、工业硬纸等。但用于股骨部位则需再加其他夹板双重固定。夹板的规格、长度视骨折的部位不同，分不超关节和超关节夹板两种。不超关节夹板长度以不超过骨折处上、下两个关节为准，超关节夹板用于关节附近或关节内骨折，超过该关节。夹板宽度可按肢体形状分为大致相等的四块或两宽两窄的四块，包扎时夹板间留有0.5～1cm的空隙。夹板两端和边缘要呈圆角钝边。木制、竹制或塑料板的一面衬以毛毡并用棉织套包裹夹板。树皮类夹板，两端应锤成向上翘起的刷状软边，使用时下衬棉花垫。三合板或硬纸类夹板应用时也要衬棉花垫。

(1) 夹板使用方法

1) 用于骨干骨折(不包括股骨)的单纯夹板固定。

2) 用于部分近关节骨折及关节内骨折的超关节夹板固定。

3) 用于股骨骨折和胫骨、腓骨不稳定骨折的夹板固定，结合骨牵引或外固定支架。

4) 用于关节面已破坏的超关节夹板固定并结合骨牵引。

5) 用于有分离移位的肱骨干骨折和不稳定肱骨外科颈内收型骨折的夹板固定并结合支架等。

(2) 操作步骤

1) 选用大小合适的夹板和压垫。

2) 局部涂敷油膏，以活血化瘀、清热解毒、消肿止痛、疏通经络。涂敷范围可大一些，表面应平整。

3) 将绷带缠绕4～5圈后，再在适当的部位放置压垫，并以胶布固定。

4) 安放夹板，用4道扎带捆缚，先捆缚中间两道，再捆缚远侧和近侧的，捆缚时两手平均用力缠绕两周后打结。扎带的松紧以能在夹板面上下移动1cm为准。

(3) 临床注意事项

1) 搬动患者时要防止骨折移位。

2) 抬高患肢时注意肢端血运。

3) 根据患肢肿胀消退情况，适时调整布带捆扎松紧。

4) 经常检查及时纠正错位，固定后一周内X线复查两次，如骨折有错位，宜拆除夹板重新整复固定。

5) 定期复查，更换药膏，固定后两周如X线检查对位对线良好，骨折部位有纤维性粘连，可牵引换药重新固定，每周复查一次直至愈合。

6) 指导与协助患者作功能锻炼，加强生活护理，预防褥疮。

7) 拆除夹板可用熏洗、按摩等方法促进伤肢恢复肌力和关节运动。

8) 先用手法或牵引复位后，再用此法外固定。

9) 夹板固定的时间应在骨折端达到临床愈合后。

(4) 作用原理：夹板固定法可通过扎带或绷带约束夹板，并在压垫部位增强挤压作用，达到固定骨折断端的目的。骨折复位后因受损肢体的重量和肌肉牵拉可发生移位。夹板固定后，关节面以下远端肢体的重量被外物支持，因此，伤侧远端肢体重量对骨折再移位的影响大为减少。肌肉收缩活动能产生骨折再移位，也可以纵向挤压，促使断端紧密接触，维持复位后的位置和促进愈合。夹板固定后，通过扎带、夹板、压垫的综合作用，可以控制骨折端成角、旋转、分离等再移位的因素，又保留对向挤压以利骨折愈合。

2. 压垫 安放在夹板内，增加局部的固定力量，或补充夹板塑形上的不足，使固定力更好地作用到固定的部位。常选用质地柔软、能吸潮、透气、维持一定形态、对皮肤无刺激性的材料制作，如毛头纸、棉花、毡垫等，按需要折叠或剪裁成不同形状和大小备用。常用压垫的种类有平垫、梯形垫、塔形垫、空心垫、合骨垫、分骨垫等。压垫的面积要足够大，过小易在局部形成压迫性溃疡。

3. 扎带　常用1cm左右宽的纱带，其长度以能在夹板外环绕两周并打结为度，也可用绷带。

三、牵引固定

利用外界牵引力和反牵引力的作用对肢体或躯干进行牵拉，以达到治疗和辅助治疗的目的。

(一) 皮牵引

利用紧贴皮肤的胶布或海绵带对肢体施加牵引力。牵引重量不超过5kg。它主要包括胶布牵引和海绵带牵引2种，较多采用海绵带牵引(图7-18)。

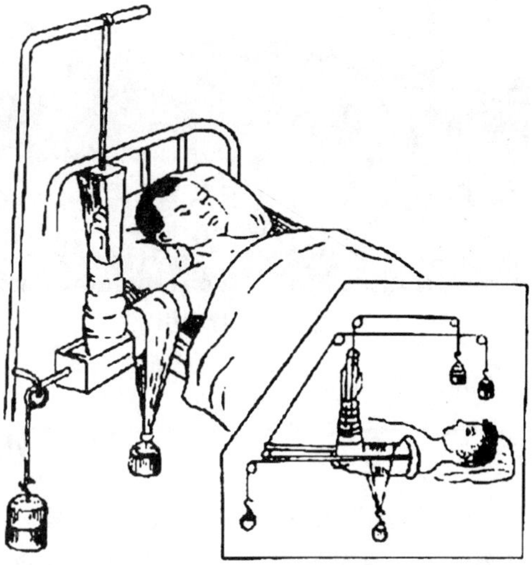

图7-18　皮牵引

1. 适用范围　小儿及年老体弱不能耐受骨牵引者或拒绝骨牵引者。

2. 牵引方法　胶布宽度为肢体最细周径的一半，上端在骨折部位，下端超过肢体远端10cm。

3. 注意事项　仔细检查牵引处皮肤，去除污物；保护骨突起部位，避免胶布粘贴骨突起；最大牵引重量一般为5kg，具体因人而异；抬高患肢，防止水肿；每天检查肢体长度，调整牵引力度。

(二) 骨牵引

1. 颅骨牵引术

(1) 适用范围：颈椎骨折和脱位。

(2) 穿刺位置：两侧乳突间连线，与鼻间和枕外粗隆点连线相交，将颅骨牵引弓的交叉部支点对准两线交点，两端钩尖放在横线上充分撑开牵引弓，钩尖所在横线上的落点即为穿刺部位。

(3) 注意点：钻孔方向与牵引弓钩尖方向一致，仅钻入颅骨外板(成人约为4mm，小儿约为3mm)。牵引重量6～8kg，有小关节交锁者，重量可加到12.5～15kg。半小时拍片一次，若骨折或脱位复位，改用维持重量牵引。

2. 胫骨结节牵引术

(1) 适用范围：股骨干骨折、股骨转子间骨折、股骨颈骨折、骨盆环骨折、髋关节中心脱位、陈旧性髋关节脱位、先天性髋关节脱位。

(2) 穿刺位置：自胫骨结节向下1cm内，画一条与胫骨结节纵轴垂直的横线，在纵轴两侧各3cm左右处，画两条与纵轴平行的纵线，与横线相交的两点，即为斯氏针进出点。注意从外侧向内进针，以免损伤腓总神经。

(3) 注意点：青壮年骨质硬，穿刺点在标准位稍向上移一点，儿童用克氏针即可、老年人骨质疏松用斯氏针，牵引重量按体重的1/7～1/8计算，床尾抬高20cm作对抗牵引。

3. 跟骨牵引术

(1) 适用范围:胫腓骨不稳定骨折、髋关节或膝关节屈曲挛缩的早期治疗。

(2) 穿刺位置:在踝关节中立位时,从内踝下端至足跟下缘连成的中点,即为穿刺点。

(3) 注意点:牵引重量4～6kg,按先轻后重再适中的原则加减重量。

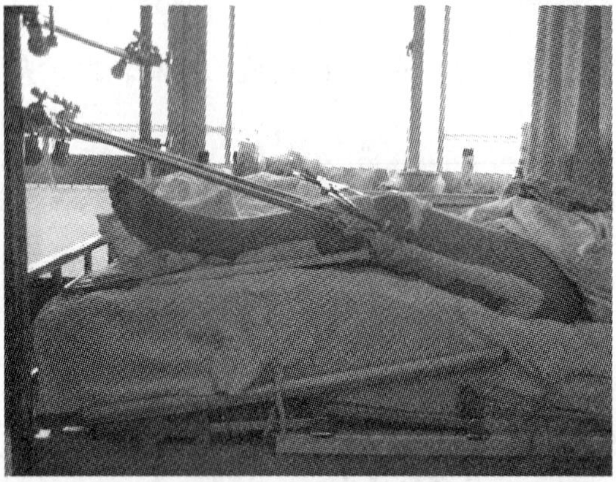

图7-19 骨牵引

4. 股骨髁上牵引术

(1) 适用范围:股骨干骨折、股骨转子间骨折、股骨颈骨折、骨盆环骨折、髋关节中心脱位、陈旧性髋关节脱位、先天性髋关节脱位。

(2) 穿刺位置:自髌骨上缘外侧1cm内作与关节面平行的横线,再分别以腓骨小头前缘和股骨内踝最高点向横线作垂线,相交的两点,即为穿刺部位(图7-19)。

(3) 注意点:钻入点从内侧向外侧,床头抬高20-25cm,牵引重量按体重的1/7～1/8计算。

四、外固定架

在骨折近端和远端插入钢针,将金属架与钢针连接,通过调节金属架达到使骨折复位和固定的目的(图7-20)。

骨外固定器治疗骨折的优、缺点

(一) 优点

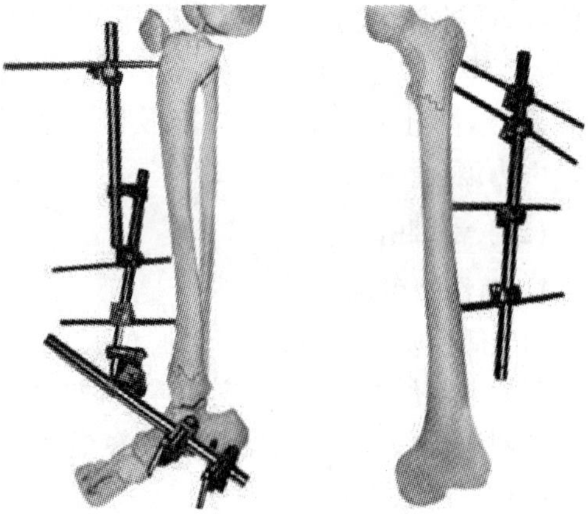

图7-20 外固定架

(1) 在各种复杂伤情下对各种类型的骨折,均可进行及时、有效的固定,即使其他方法难以固定的复杂骨折,骨外固定器也能提供有效固定。

(2) 骨外固定的操作和远离骨折端的钢针,不加重骨折局部血运的破坏,体外固定装置不影响伤肢血液循环。

(3) 提供多种生物力学环境:可根据不同骨折类型实施加压固定,牵伸位固定或中立位固定。

(4) 可改变固定强度,以实施早期的牢稳固定与后期的弹性固定,以消除应力遮挡,增加生理应力刺激,促进骨折愈合。

(5) 架空创伤处的骨折固定形式,很好地解决了开放性骨折和感染性骨折治疗中固定与伤口处理之间的矛盾。

(6) 骨折愈合快、治愈率高,并发症少。

(7) 易于掌握,无需广泛切开、创伤小、全身干扰小。比石膏固定、夹板固定更牢稳,不影响关节活动,疗效可靠。

(8) 术后允许再调整,以便矫正残余的轴线偏差。

(9) 骨折处不存留异物,无需二次手术。

(10) 缩短治疗时间,降低医疗费用和成本。

(二) 缺点

(1) 针孔易发生感染。

(2) 术后要进行经常性管理。

(3) 粗直径钢针的针孔将留下难看的瘢痕。

(4) 患者对体外装置有恐惧感。

(5) 体外装置对日常生活有一定影响。

(三) 骨外固定器治疗骨折的适应证和禁忌证

1. 适应证

(1) 四肢开放性骨折,特别是有广泛软组织伤、伤口污染严重及难以彻底清创的开放性骨折。

(2) 感染性骨折,远离病灶处穿针固定,利于创口换药。

(3) 多发伤骨折,骨外固定器能为骨折伤肢迅速提供保护。

(4) 某些闭合性骨折,因骨折粉碎严重难以用其他方法稳定骨折端,近关节端粉碎性骨折,某些关节骨折与脱位。

(5) 需多次搬动和分期处理的战伤和某种批量伤员的骨折。

(6) 烧伤合并骨折,用骨外固定器固定骨折,不但便于创面处理,将伤肢架空还可防止植皮区受压。

(7) 开放性骨盆骨折,骨外固定器可给予较好的固定,并能控制失血与疼痛。

(8) 断肢再植术及骨折伴有血管神经损伤需修复或重建,以及需用交错皮瓣、肌皮瓣、游离带血管蒂肌皮瓣移植等修复性手术。

(9) 因种种原因不能手术治疗的不稳定性骨折。

(10) 作为非坚强内固定的补充。

2. 禁忌证

(1) 伤肢有广泛的皮肤病。

(2) 因年龄及其他因素不能配合术后管理者。

第七节　四肢骨折现场急救外固定技术

一、目　　的

急救时的固定主要是对骨折临时固定,防止骨折断端刺伤血管、神经等四周组织造成继发性损伤,并减少疼痛。

二、物品预备

(1) 木质、铁质、塑料制作的夹板或固定架。

(2) 就地取材,选用适合的木板、竹竿、树枝、纸板等简便材料(图 7-21)。

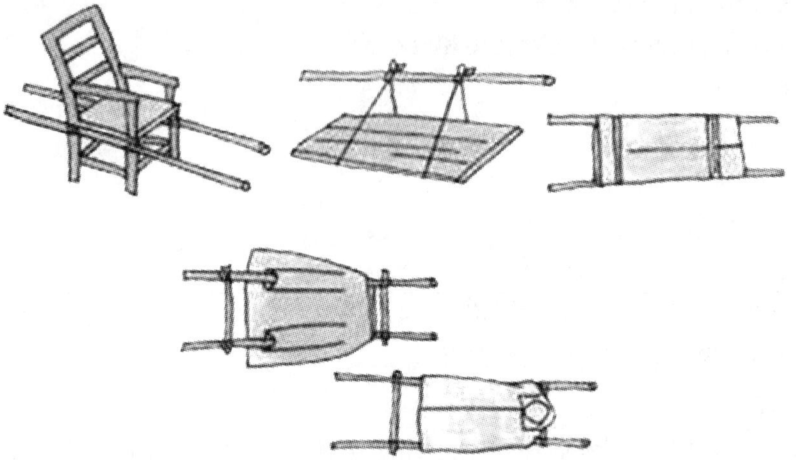

图 7-21　简便材料

三、固 定 原 则

首先检查患者意识、呼吸、脉搏，处理严重出血。根据伤情选择固定器材，如以上提到的一些器材，也可根据现场条件就地取材，用绷带、三角巾、夹板固定受伤部位，要根据现场的条件和骨折的部位采取不同的固定方式。固定要牢固，不能过松或过紧，夹板的长度要将骨折处的上下关节一同加以固定(图 7-22)。骨断端暴露，不要拉动，不要送回伤口内，开放性骨折现场不要冲洗，不要涂药；暴露肢体末端以便观察血运(图 7-23)；固定伤肢后，如有可能应将伤肢抬高；如现场对生命安全有威胁要移至安全区再固定；预防休克。

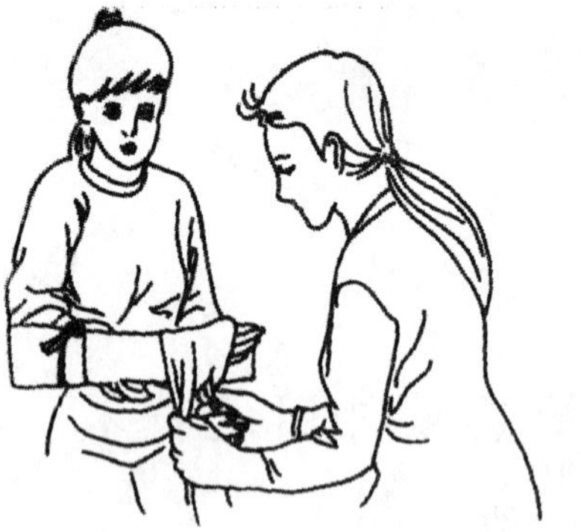

图 7-22　夹板长度要固定骨折上下关节

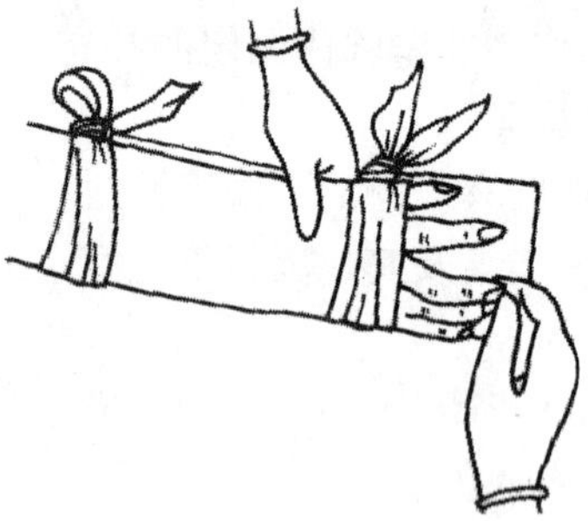

图 7-23　暴露肢体末端、观察血运

四、操 作 步 骤

1. 上臂骨折固定　将夹板放在上臂的外侧，用绷带固定；再固定肩肘关节，用一条三角巾折叠成燕尾式悬吊前臂于胸前，另一条三角巾围绕患肢于健侧腋下打结。若无夹板固定，可用三角巾先将伤肢固定于胸廓，然后用三角巾将伤肢悬吊于胸前。

2. 前臂骨折固定　将夹板置于前臂四侧，然后固定腕、肘关节，用三角巾将前臂屈曲悬吊于胸前(图 7-24)。若无夹板固定，则先用三角巾将伤肢悬吊于胸前。

3. 股骨骨折固定

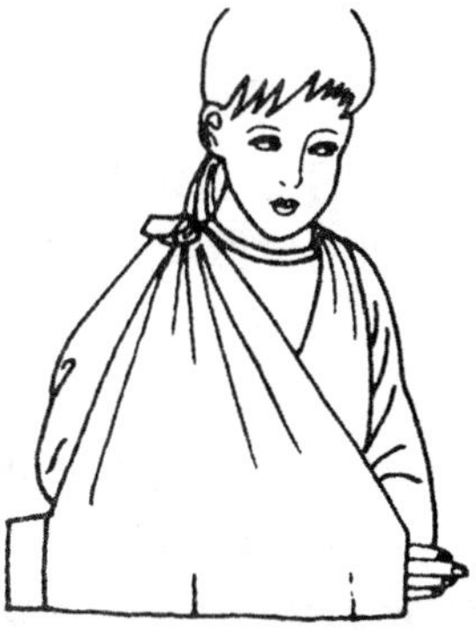

图 7-24　前臂骨折固定

(1) 健肢固定法：用绷带或三角巾将双下肢绑在一起，在膝关节、踝关节及两腿之间的空隙处加棉垫。

(2) 木板固定法：用两块木板，一块长木板从伤侧腋窝到外踝，一块短木板从大腿根部内侧到内踝，在腋下、膝关节、踝关节骨突部放棉垫保护，空隙处用柔软物品填实，用宽带固定。先固定骨折上下两端，然后固定腋下、腰部、髋部、小腿及踝部(图 7-25)，如有一块夹板则放于腿外侧，从腋下到外踝，内侧夹板用健肢代替，两下肢间加衬垫，固定方法同上，"8"字法固定足踝。将宽带置于踝部，环绕足背交叉，再经足底中部绕回至足背打结，趾端露出，检查末梢血液循环。

4. 小腿骨折固定　用长度由足跟至大腿中部的两块夹板，分别置于小腿内外侧，再用三角巾或绷带固定。亦可用三角巾将患肢固定于健肢(图 7-26)。

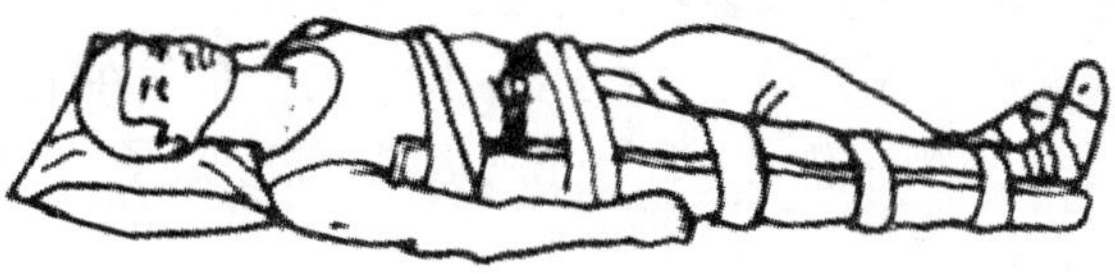

图 7-25　木板固定法

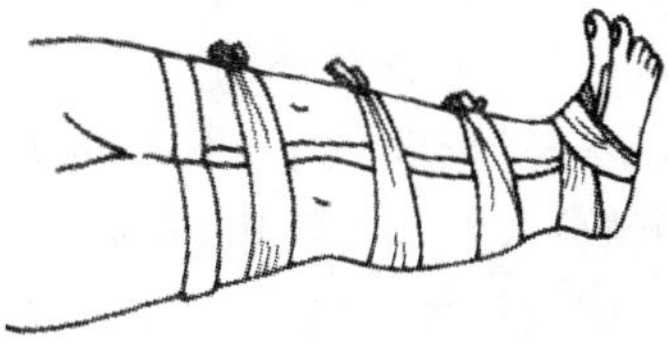

图 7-26　患肢固定于健肢

五、搬运护送原则

迅速观察受伤现场并判断伤情，做好伤病员现场的救护，先救命后治伤，先止血、包扎、固定后再搬运，伤病员体位要适宜、舒服，不要无目的地移动伤病员，保持脊柱及肢体在一条轴线上，防止损伤加重，动作要轻巧，迅速，避免不必要的震动，注意伤情变化，并及时处理。

六、注 重 事 项

(1) 有创口者应先止血、消毒、包扎，再固定。

(2) 固定前应先用布料、棉花、毛巾等软物铺垫在夹板上，以免损伤皮肤。

(3) 用绷带固定夹板时，应先从骨折的下部缠起，以减少患肢充血水肿。

(4) 大腿、小腿及脊柱骨折者，不宜随意搬动，应临时就地固定。

(5) 固定应松紧适宜。

第八节　换药、拆线

一、换　　药

(一) 换药目的

清除伤口分泌物，异物、坏死组织，控制局部感染，保持引流通畅，使肉芽组织健康生长，以利伤口愈合。

(二) 适用范围

适用于各种缝合伤口和开放伤口(擦伤、摔伤、刺伤、切割伤、裂伤、撕脱伤、烫伤等)。

(1) 手术后无菌的伤口,如无特殊反应,3～5 天后第一次换药;如切口情况良好,张力不大,可酌情拆除部分或全部拆除缝线;张力大的伤口,一般在术后 7～9 天拆线。

(2) 感染伤口,分泌物较多,应每天换药 1 次。

(3) 新鲜肉芽创面,隔 1～2 天换药一次。

(4) 严重感染或置引流的伤口及粪瘘等,应根据其引流量的多少,决定换药的次数。

(5) 烟卷引流伤口,每日换药 1～2 次,并在术后 12～24 小时转动烟卷,并适时拔除引流。橡皮条引流,常在术后 48 小时内拔除。

(6) 橡皮管引流伤口,术后 2～3 天换药,引流 3～7 天更换或拔除。

(三) 换药前准备

一般换药要求在晨间护理或换药室清洁工作后半小时进行,最好能在换药室换药。戴好口罩帽子,把患者请到换药室,观察伤口情况,评估需要的器械,和敷料的数量,种类,然后去洗手后,准备换药的物品。一般需要两个无菌弯盘,两把镊子,酒精棉球等,夹拿器械时,镊子一定要头朝下,不可以翘起来,按顺序先夹镊子,放弯盘中间,夹纱布盖在上面,碘酒,酒精分放在弯盘两边,先夹碘酒棉球后夹酒精棉球(如果先夹酒精,残存镊子的酒精夹碘酒棉球就稀释了碘酒,影响消毒效果)。

(四) 操作

(1) 外层绷带和敷料用手取下,紧贴创口的一层敷料用镊子揭去,揭除敷料的方向与伤口纵行方向平行,以减少疼痛。

(2) 左手持另一把无菌镊子将药碗内的酒精棉球传递给右手的一把镊子操作,用以创口周围皮肤擦洗。清洁伤口先由创缘向外擦洗,勿使酒精流入创口引起疼痛和损伤组织。化脓创口,由外向创缘擦拭。

(3) 交换左右手镊子,右手持的无菌镊子,处理伤口内。直接用右手的无菌镊子取药碗内的盐水棉球,轻轻清洗创口,禁用干棉球擦洗创口,以防损伤肉芽组织。

(4) 去除过度生长的肉芽组织、腐败组织或异物等,观察伤口的深度及有无引流不畅等情况,再用酒精棉球清除沾染皮肤上的分泌物。最后用消毒敷料覆盖创面。

(5) 一般创面可用消毒凡士林纱布覆盖,必要时用引流物,上面加盖纱布或棉垫,包扎固定。

(五) 注意事项

(1) 换药者操作应当稳、准、轻,禁忌动作过粗过大,严格遵守无菌外科技术。

(2) 根据伤口情况准备换药敷料和用品,应勤俭节约,物尽其用,不应浪费。

(3) 合理掌握换药的间隔时间,间隔时间过长不利伤口愈合,间隔时间过短因反复刺激伤口也会影响伤口愈合,同时增加患者痛苦,并造成浪费。

(4) 每次换药完毕,须将一切用具放回指定位置,认真洗净双手后方可给另一患者换药。

二、拆　　线

（一）目的

所有的皮肤缝线均为异物，不论愈合伤口或感染伤口均需拆线。所以外科拆线尤指在缝合的皮肤切口愈合以后或手术切口发生某些并发症时（如切口化脓性感染、皮下血肿压迫重要器官等）拆除缝线的操作过程。

（二）适应证

（1）各种伤口缝合后一般于术后3天更换伤口敷料，检视伤口愈合情况。

（2）如伤口有明显红肿、压痛，局部张力增高等感染征兆时，则应及早间断拆线或拆除有关部位的缝线。

（3）无菌手术切口，成人患者一般可根据部位不同，按如下时间拆线：头、颈、面部伤口4～5天拆线；胸、腹、背、臀部伤口7～10天拆线；双上肢伤口9～10天拆线；双下肢伤口9～11天拆线；手足背伤口10～12天拆线；足底部伤口10～15天拆线；减张切口14～16天拆线；腹壁伤口裂开再次全层缝合伤口15～18天拆线。

（三）准备工作

（1）告诉患者拆线过程非常简单，痛苦微小或基本上没痛苦，解除患者心理紧张。

（2）小儿患者位于颜面部的多针精细缝合伤口。可于时间短暂的全麻下进行（如氯胺酮麻醉）。以免患者哭闹造成误伤。必须注意，全麻应在适当的场所由麻醉医师施行。

（3）无菌换药包，小镊子2把，拆线剪刀及无菌敷料等。

（四）操作方法

（1）一般部位用酒精棉球皮肤消毒。颜面部、会阴部、黏膜、婴幼儿皮肤用0.1%苯扎溴铵棉球皮肤消毒。先清洗干净伤口血迹，并浸湿缝线线头。使线头不粘在皮肤上。

（2）操作者左手持血管钳或镊子，夹住线头，轻轻向上提起。用剪刀插进线结下空隙，紧贴针眼，从由皮内拉出的部分将线剪断，向对侧拉出。全部拆完后，用消毒液棉球再擦拭一遍，盖无菌敷料，包扎固定。

（3）如伤口缝线针孔明显红肿说明有线孔炎的情况，可用10～12层70%乙醇溶液纱布裹敷，再用凡士林纱布覆盖，以减缓酒精挥发，最后用绷带适当加压包扎，以后每日换药一次。

（五）注意事项

（1）操作中严格遵守无菌术原则。

（2）术后如无特殊情况，一般不必特殊处理，局部敷料酌情保留适当时间即可解除。

（六）禁忌证

遇有下列情况，应延迟拆线：

（1）严重贫血、消瘦、轻度恶病质者。

（2）严重失水或水电解质紊乱尚未纠正者。

（3）幼儿及老年患者。

（4）咳嗽没有控制时，胸、腹部切口应延迟拆线。

第九节　清　创　术

清创术是对新鲜开放性污染伤口进行清洗去污、清除血块和异物、切除失去生机的组织、缝合伤口，使之尽量减少污染，甚至变成清洁伤口，达到一期愈合，有利受伤部位的功能和形态的恢复。清创术是一种外科基本手术操作。伤口初期处理的好坏，对伤口愈合、受伤部位组织的功能和形态的恢复起决定性作用，应予以重视。

开放性伤口一般分为清洁伤口、污染伤口和感染伤口 3 类。严格地讲，清洁伤口是很少的；意外创伤的伤口难免有程度不同的污染；如污染严重，细菌量多且毒力强，8 小时后即可变为感染伤口。头面部伤口局部血运良好，伤后 12 小时仍可按污染伤口行清创术。

一、适　应　证

8 小时以内的开放性伤口应如伤员一般情况好，亦应行清创术。如伤口已有明显感染，则不作清创。行清创术 8 小时以上而无明显感染的伤口，仅将伤口周围皮肤擦净，消毒周围皮肤后，敞开引流。

二、术 前 准 备

(1) 清创前须对伤员全面检查，如有休克应先抢救，待休克好转后争取时间进行清创。

(2) 如颅脑、胸、腹部有严重损伤，应先予处理。如四肢有开放性损伤，应注意是否同时合并骨折，X 线片协助诊断。

(3) 应用止痛和术前镇痛药物。

三、麻　　醉

上肢清创可用臂丛神经或腕部神经阻滞麻醉；下肢可用硬膜外麻醉。较小较浅的伤口可使用局麻；较大复杂严重的则可选用全麻。

四、手 术 步 骤

1. 清洗去污　分清洗皮肤和清洗伤口两步

(1) 清洗皮肤：剪去毛发，用无菌纱布覆盖伤口，再用汽油或乙醚擦去伤口周围皮肤的油污。术者按常规方法洗手、戴手套，更换覆盖伤口的纱布，用软毛刷蘸消毒皂水刷洗皮肤，并用冷开水冲净。然后换另一只毛刷再刷洗一遍，用消毒纱布擦干皮肤。两遍刷洗共约 10 分钟。

(2) 清洗伤口：去掉覆盖伤口的纱布，以生理盐水冲洗伤口，用消毒镊子或小纱布球轻轻除去伤口内的污物、血凝块和异物。

2. 清理伤口　施行麻醉，擦干皮肤，用碘酊、酒精消毒皮肤，铺盖消毒手术巾准备手术。术者重新用酒精或苯扎溴铵液泡手，穿手术衣，戴手套后即可清理伤口。

(1) 浅层伤口：将伤口周围不整皮肤缘切除 0.2～0.5cm，切面止血，消除血凝块和异物，切除失活组织和明显挫伤的创缘组织（包括皮肤和皮下组织），并随时用无菌盐水冲洗。

(2) 对深层伤口：应彻底切除失活的筋膜和肌肉（肌肉切面不出血，或用镊子夹镊不收缩者，表示已坏死），但不应将有活力的肌肉切除，以免切除过多影响功能。为了处理较深部伤口，有时可适当扩大伤口和切开筋膜，清理伤口，直至比较清洁和显露血循环较好的组织。如同时有粉碎性骨折，应尽量保留骨折片；已与骨膜游离的小骨片则应予清除。

浅部贯通伤的出入口较接近者，可将伤道间的组织桥切开，变两个伤口为一个。如伤道过深，不应从入口处清理深部，而应从侧面切开处清理伤道。

伤口如有活动性出血，在清创前可先用止血钳钳夹，或临时结扎止血。待清理伤口时重新结扎，除去污染线头。渗血可用温盐水纱布压迫止血，或用凝血酶等局部止血剂止血。

3. 修复伤口 清创后再次用生理盐水清洗伤口。再根据污染程度、伤口大小和深度等具体情况，决定伤口是开放还是缝合，是一期还是延期缝合。未超过 12 小时的清洁伤口可一期缝合；大而深的伤口，在一期缝合时应放置引流条；污染重的或特殊部位不能彻底清创的伤口，应延期缝合，即在清创后先于伤口内放置凡士林纱布条引流，待 4～7 日后，如伤口组织红润，无感染或水肿时，再作缝合。头、面部血运丰富，愈合力强，损伤时间虽长，只要无明显感染，仍应争取一期缝合。

缝合伤口时，不应留有死腔，张力不能太大。对重要的血管损伤应修补或吻合；对断裂的肌腱和神经干应修整缝合。显露的神经和肌腱应以皮肤覆盖；开放性关节腔损伤应彻底清洗后缝合；胸腹腔的开放性损伤应彻底清创后，放置引流管或引流条。

五、术中注意事项

（1）伤口清洗是清创术的重要步骤，必须反复用大量生理盐水冲洗，务必使伤口清洁后再作清创术。选用局麻者，只能在清洗伤口后麻醉。

（2）清创时既要彻底切除已失去活力的组织，又要尽量爱护和保留存活的组织，这样才能避免伤口感染，促进愈合，保存功能。

（3）组织缝合必须避免张力太大，以免造成缺血或坏死。

六、术后处理

（1）根据全身情况输液或输血。

（2）合理应用抗生素，防止伤口感染，促使炎症消退。

（3）注射破伤风抗毒素；如伤口深，污染重，应同时肌肉注射气性坏疽抗毒血清。

（4）抬高伤肢，促使血液回流。

（5）注意伤肢血运、伤口包扎松紧是否合适、伤口有无出血等。

（6）伤口引流条，一般应根据引流物情况，在术后 24～48 小时内拔除。

（7）伤口出血或发生感染时，应即拆除缝线，检查原因，进行处理。

第十节 外科典型病例分析

病 例 一

【病例摘要】

患者，女性，33 岁，10 分钟前左上胸部被汽车撞伤，既往身体健康，无特殊病史记载。查体：BP 82/49mmHg，P 146 次/分，R 39 次/分。神志清楚，查体合作，痛苦面容，呼吸急促，吸氧时呼吸困难加重，伴口唇青紫，颈静脉怒张不明显。气管移向右侧。左侧胸廓饱满，呼吸运动较右侧弱。左侧胸壁有骨擦音（第 4，5，6 肋）局部压痛明显。皮下气肿。上自颈部、胸部直至上腹部均可触及皮下气肿。左胸叩诊呈鼓音，听诊左侧呼吸音消失，未闻及啰音，右肺呼吸音较粗，未闻及啰音。左心界叩诊不清，听诊心律整齐，心音较弱,未闻及杂音,HR 146次/分。腹部平软,无压痛肌紧张,肠鸣音正常,肝脾未触及,下肢无浮肿,四肢活动正常,未引出病理反射。

【诊断及诊断依据】

1. 诊断 ①左侧张力性气胸;②休克;③多根肋骨骨折。

2. 诊断依据

(1) 外伤性休克(胸部外伤史,BP 82/49mmHg)。

(2) 多根肋骨骨折(左胸肋有骨擦音,局限性压痛明显)。

(3) 张力性气胸(外伤性肋骨骨折,休克,呼吸困难,口唇青紫,主要是广泛性皮下气肿,气管右移,左胸叩诊呈鼓音,左肺呼吸音消失)。

【鉴别诊断】

1. 闭合性气胸 多半无发绀,无休克等。

2. 心包填塞 有颈静脉怒张,舒张压上升,脉压差缩小等。

3. 血胸 有胸腔积液体征,如伤侧胸部叩诊呈浊音等。

4. 多根多处肋骨骨折 有浮动胸壁,反常呼吸等。

【进一步检查】

(1) 立即胸腔穿刺,闭式引流 。

(2) 胸部正侧位X线检查。

(3) 心电图,血压持续监测,血气分析等。

【治疗原则】

(1) 纠正休克,输血输液,保持呼吸道通畅,吸氧。

(2) 胸腔穿刺、闭式引流,必要时开胸探查。

(3) 应用抗生素防治感染,对症治疗,局部固定胸廓以减轻疼痛。

病 例 二

【病例摘要】

患者,女性,18岁,左季肋区外伤后9小时,口渴,心悸,烦躁2小时。患者今日晨起行走于驴群中时,被踢中左季肋区,当时疼痛剧烈,立即送至当地镇医院就诊,拍片证实有肋骨骨折,卧床休息和局部固定后症状有所好转,但仍有左上腹痛伴恶心。下午起床活动时感觉全腹疼痛发胀,伴头晕、心悸、烦躁,自述口渴。查体:T 37.8℃,P 106次/分,BP 88/58mmHg。神志清楚,颜面、结膜明显苍白,心肺(一),左季肋区皮下瘀斑,腹胀,全腹有明显压痛,以左上腹为主,肌紧张不明显,有明显反跳痛,移动性浊音(±),肠鸣音减弱。实验室检查:Hb85g/L, WBC 88×10^{9}/L。

【诊断及诊断依据】

1. 诊断 ①脾破裂,腹腔内出血;②肋骨骨折。

2. 诊断依据 ①左季肋区外伤史;②胸片显示肋骨骨折;③腹痛遍及全腹,伴有失血症状;④腹腔内出血的体征。

【鉴别诊断】

1. 单纯肋骨骨折及软组织挫伤 胸部疼痛,呼吸后加重,无血压、脉搏改变;X线胸部检查所见。

2. 其他腹腔脏器损伤 肝、小肠(通过B超、腹部平片检查鉴别)。

3. 血胸 呼吸困难,胸片检查存在积液,胸部穿刺抽出血液。

【进一步检查】

(1) 腹部B超:肝脾可见血肿块。

(2) 腹部平片:有无膈下游离气体。

(3) 胸片:肋骨,胸腔积液。

(4) 腹腔穿刺。

【治疗原则】

(1) 补液及输血治疗;严密观察病情,复查血常规,监测血压,脉搏。

(2) 开腹探查:脾切除,条件许可时缝合裂口或脾部分切除。

病　例　三

【病例摘要】

患者,男性,48岁,右腰部外伤后肉眼血尿7小时。患者于7小时前盖房时不慎从房上跌落,右腰部撞到地上的一根木头,当即右侧腰腹部疼痛剧烈,伴恶心,一过性意识障碍。伤后排尿一次,为全程肉眼血尿,伴有血块。急送当地医院,经输液治疗后病情稳定转入我院。既往身体健康,否认肝炎、结核病史,无药物过敏史。查体:T 37.4℃,P 95次/分,BP 90/60mmHg。神志清楚,查体合作,痛苦病容,巩膜皮肤无黄染,心脑肺未见异常,营养发育中等。上腹部压痛(+)、反跳痛(+),腹部稍膨隆,未扪及包块,移动性浊音(-),肠鸣音弱。右腰部大片皮下瘀斑,局部肿胀,右腰部触痛明显,膀胱区叩诊实音,尿道口有血迹。实验室检查:①血常规:WBC 10.6×10^9/L, Hb 95g/L。尿常规:红细胞满视野,白细胞0~2个/高倍视野。②B超:右肾影增大,结构不清,回声异常,包膜不完整,肾脏周围呈现大片环状低回声。③X线胸片检查示正常。

【诊断及诊断依据】

1. 诊断　①右肾外伤;②轻度脑震荡。

2. 诊断依据　①右腰部外伤史;②右侧腰腹部疼痛,血压、血红蛋白偏低,脉搏增快;③肉眼血尿,尿液镜检红细胞满视野;④受伤后一度神志不清。

【鉴别诊断】

1. 肝脏破裂　通过体征和B超检查可排除。

2. 肠破裂　有明显腹膜刺激征及膈下游离气体。

【进一步检查】

1. 大剂量造影剂排泄尿路造影　可评价肾损伤程度与范围,并了解对侧肾功能情况。

2. CT检查　可清晰显示肾实质损伤,尿外渗和血肿的范围。

【治疗原则】

(1) 绝对卧床,观察生命体征(体温、脉搏、呼吸、血压等)。经积极治疗后病情仍无改善,需急诊手术探查。

(2) 抗休克、抗感染及对症处理。

(3) 注意腰部肿块范围有无增大,观察每次排出尿液颜色的深浅变化,定期检测血红蛋白和红细胞容积。

病　例　四

【病例摘要】

患者,男性,50岁,上腹部隐痛不适2个月。患者于2个月前开始出现上腹部隐痛不适,进食后明显,伴饱胀感,食欲逐渐下降,无明显恶心、呕吐及呕血,当地医院按"胃炎"进行治疗后略好转。近半个月自觉乏力,体重较2个月前下降4kg。近日大便呈黑色。来我院就诊,查2次大便潜血(+)。血常规示血红蛋白94g/L。既往史:胃溃疡病史18年,其兄死于"消化道肿瘤"。查体:一般状况尚可,浅表淋巴结未触及肿大,皮肤无黄染,结膜甲床苍白,心肺未见异常,腹软而平坦,未见胃肠型及蠕动波,肝脾未触及,腹部未触及包块,剑突下区域深压痛,无肌紧张,移动性浊音(-),肠鸣音正常,直肠指检无异常。辅助检查:上消化道造影示:胃窦小弯侧见约2cm大小龛影,位于胃轮廓内,周围黏膜僵硬粗糙。腹部B超检查未见肝异常。

【诊断及诊断依据】

1. 诊断 胃癌。

2. 诊断依据

(1) 腹痛、食欲下降、乏力、消瘦。

(2) 结膜苍白、剑突下深压痛。

(3) 上消化道造影所见。

(4) 便潜血2次(+)。

【鉴别诊断】

1. 胃溃疡、胃炎 无明显消瘦,胃镜改变。

2. 胃内单纯性息肉 无明显疼痛、消瘦,胃镜改变。

【进一步检查】

(1) 纤维内镜检查,取活体组织做病理学检查。

(2) CT检查:了解肿瘤侵犯情况,与周围脏器关系,有无切除可能。

【治疗原则】

(1) 开腹探查,胃癌根治术。

(2) 辅助化疗。

病 例 五

【病例摘要】

患者,男性,36岁。半年前无诱因出现无痛性肉眼血尿,2~3天后症状好转。近10余天来,症状加重。门诊纤维膀胱镜检查诊断为膀胱肿瘤。辅助检查:①B超显示:膀胱充盈,于膀胱底部偏右侧可见3.2 cm×3.0 cm×2.8 cm强回声光团,形态不规则,内回声不均匀。②膀胱镜检查:右侧膀胱壁可见一直径2.5cm肿物,蒂短,基底部周围膀胱壁有密集丛状、指状突起。③X线静脉肾盂造影示:膀胱显影良好,在右上方可见3.0cm×2.5cm充盈缺损影,边界欠光滑,肾盂、肾盏显影形态正常,输尿管内未见阻塞现象。④实验室检查:尿色混浊,呈红色。白细胞(++),红细胞(++),潜血试验强阳性。

【诊断及诊断依据】

1. 诊断 膀胱癌。

2. 诊断依据

(1) 肾盂造影示:膀胱右上方可见3.0cm×2.5cm充盈缺损影,边界欠光滑。

(2) 膀胱镜检查:右侧膀胱壁可见一直径2.5cm肿物,蒂短,基底周围膀胱壁有密集丛状、指状突起。

(3) 肉眼血尿。

【鉴别诊断】

(1) 肾、输尿管肿瘤(血尿特点也为全程无痛性肉眼血尿,与膀胱癌类似,可单独发生或与膀胱癌同时发生,上尿路肿瘤引起的血尿可出现条形或蚯蚓状血块,明确诊断需要B超、CT、泌尿造影等检查)。

(2) 泌尿系结核(除了血尿外,主要症状为慢性膀胱刺激症状)。

【进一步检查】

(1) 尿液脱落细胞检查。

(2) 磁共振影像检查(MRI)。

(3) 膀胱造影。

(4) CT检查。

【治疗原则】

(1) 手术治疗,根据病理及患者的全身情况选择手术方法。

(2) 放射、化学治疗。

病 例 六

【病例摘要】

患者，男性，38岁，右下胸及上腹部挫伤6小时。患者骑摩托车撞车而摔倒，右下胸及上腹部受车把直接撞击后上腹部持续剧痛并向右肩放射，感觉腹痛范围增大，以右侧明显。2小时前出现口渴，心悸和轻度烦躁不安。既往身体健康，嗜酒，否认肝炎或结核病史，无高血压史。查体：T 37.8℃，P 108次/分，BP 98/70mmHg。神志清楚，轻度烦躁不安，颜面结膜略苍白，心肺(—)，轻度腹胀，右下胸部及上腹部可见挫伤痕迹，明显压痛，全腹均有压痛、反跳痛和肌紧张，以右上腹最明显，腹部叩诊呈鼓音，移动性浊音(+)。肠鸣音明显减弱。辅助检查：实验室检查：Hb96g/L，WBC 12×10^9/L。腹部X线检查可见小肠液平面，未见膈下游离气体。B超检查提示肝脏周围有积液。

【诊断及诊断依据】

1. 诊断 闭合性腹部损伤：肝破裂。

2. 诊断依据

(1) 右上腹暴力撞击史。

(2) 右上腹持续腹痛，向右肩放射。

(3) 有腹膜刺激体征和移动性浊音，腹部X线检查示小肠液平面。

(4) 血红蛋白偏低。

【鉴别诊断】

1. 单纯腹壁和胸壁挫伤 无放射性疼痛，无生命体征改变。

2. 胃十二指肠破裂 腹部平片可见膈下游离气体。

3. 肋骨骨折 胸部疼痛，呼吸后加重；X线胸部检查所见。

【进一步检查】

(1) 肝部增强CT。

(2) 腹腔穿刺，有无血液或含有胆汁。

(3) 胸片及腹平片。

【治疗原则】

(1) 手术治疗，彻底清创、确切止血，缝合裂口、消除胆汁溢漏和建立通畅的引流。

(2) 非手术治疗。

病 例 七

【病例摘要】

患者，男性，66岁，右上腹腹痛反复发作3年，绞痛伴发热、寒战、皮肤黄染1天。该患者6年前因"胆囊结石、胆囊炎"行胆囊造瘘术，3个月后切除胆囊，术后胆绞痛症状消失。3年前开始出现右上腹绞痛，多因进食油腻食物后发作，无发热及黄疸。近2年腹痛发作频繁，偶有寒战、发热，无黄疸。半年前右上腹绞痛，伴轻度皮肤黄染，尿色深黄，经输液治疗后缓解。一天前突感右上腹绞痛，伴寒战、高热，T 38.9℃，皮肤巩膜明显黄染，急诊入院。既往无心脏、肝脏、肾脏疾病，否认肝炎或结核病史。查体：T 38.9℃，P 89次/分，BP 98/68mmHg。神清合作，皮肤巩膜黄染，腹部平坦，可见右肋缘下及上腹旁正中切口瘢痕，未见肠型及蠕动波，右上腹压痛明显，无肌紧张或反跳痛，未扪及肿物或肝脾，肠鸣音可闻及，胆红素30μmol/L，直接胆红素14.90μmol/L，余肝功能、电解质检查均在正常范围，Hb 150g/L，WBC 29.7×10^9/L，PLT 246×10^9/L。

【诊断及诊断依据】

1. 诊断

(1) 胆总管结石。

(2) 并发症。

1) 化脓性胆管炎。

2) 梗阻性黄疸。

2. 诊断依据

(1) 反复发作右上腹绞痛,近期出现Charcot三联征(腹痛、寒战、高热和黄疸)。

(2) 直接胆红素(DBIL)及白细胞升高。

(3) 有胆囊结石二次手术史。

【鉴别诊断】

1. 胆道损伤导致的狭窄、梗阻 B超检查所见,必要时做PTC,ERCP或MRCP检查。

2. 胆道下端肿瘤 疼痛不明显,逐渐消瘦,黄疸逐渐加重,可见肿瘤转移症状。

【进一步检查】

(1) 超声、CT、MRI检查。

(2) 发作期避免应用ERCP(内镜逆行胰胆管造影)或PTC(经皮肝穿刺胆管造影)。

【治疗原则】

(1) 抗感染措施。

(2) 急诊开腹探查,胆总管探查,引流。

病 例 八

【病例摘要】

患者,女性,25岁,12小时前被木块击中腹部,腹痛、腹胀逐渐加重6小时为主诉入院。患者因车祸被木块击中腹部,腹壁挫伤后剧痛,休息后逐渐缓解,但半日后腹部再次疼痛,持续压痛,伴有腹胀且逐渐加重。查体:T 37.6℃,P 85次/分,BP 118/78mmHg。神志清楚,查体合作,头、颈、心、肺部未见异常。轻度腹胀,腹式呼吸减弱,脐周可见挫伤痕迹,全腹均有压痛,而以腹中部最为明显,反跳痛较明显,腹肌稍紧张,肝浊音界存在,移动性浊音(±),肠鸣音消失。辅助检查:Hb 120g/L,WBC 12×10^9/L,X线腹部平片示膈下可见明显游离气体,B超示肠间隙增宽,腹腔穿刺有少量淡黄色液体。

【诊断及诊断依据】

1. 诊断 腹部闭合性损伤:肠管破裂(小肠破裂可能性大)。

2. 诊断依据

(1) 腹中部直接受力外伤史。

(2) 腹痛,腹胀逐渐加重。

(3) 有腹膜刺激体征。

(4) X线腹部平片示膈下可见明显游离气体。

(5) 穿刺液不除外肠液。

【鉴别诊断】

1. 其他空腔脏器破裂 胃穿孔(突然发生剧烈腹痛,患者常有一定程度休克症状,腹腔穿刺抽出脓性液体)。

2. 单纯腹壁损伤 有外伤史。

3. 肝损伤

【进一步检查】

(1) 重复腹腔穿刺。

(2) 腹腔灌洗检查。

【治疗原则】

手术治疗,行破裂肠壁缝合或肠段切除吻合术。

病　例　九

【病例摘要】

患者,男性,46岁,工人,右上腹腹痛半年,加重伴上腹部包块一个月。半年前无明显诱因出现右上腹持续性钝痛,有时向右肩背部放射,无恶心呕吐,口服索米痛片(去痛片)可缓解。近一个月来,右上腹痛加重,服止痛药效果不好,自觉右上腹饱满,有包块,伴腹胀、纳差、恶心,乏力,体重下降约7kg当地医院B超显示肝脏占位性病变。患者发病时无呕吐、腹泻,偶有发热(体温最高37.9℃),大小便正常。既往有乙型肝炎病史20年,否认疫区接触史,无烟酒嗜好,无药物过敏史,家族史中无遗传性疾病及类似疾病史。查体:T 36.5℃、P 79次/分,R 20次/分,BP 115/76mmHg,发育正常,营养一般,神志清楚,查体合作,全身皮肤无黄染,巩膜轻度黄染,双锁骨上窝未及肿大淋巴结,心肺查体未见异常。腹平软,右上腹饱满,有压痛,无腹壁静脉曲张,无肌紧张,肝脏触诊肋下5cm,边缘钝,质地硬,有触痛,未触及脾脏,Murphy征(—),腹部叩诊呈鼓音,移动性浊音(—),肝上界叩诊位于第5肋间,肝区叩痛,听诊肠鸣音8次/分,肛门指诊未触及异常。辅助检查:①Hb 90g/L, WBC 5.8×10^9/L, ALT 84U/L, AST 78U/L, TBIL 30μmol/L, DBIL 10μmol/L, ALP 188U/L, GGT 64U/L, AFP 880ng/ml, CEA 24mg/ml。②B超检查:肝右叶实质性占位性病变,直径8cm,肝内外胆管不扩张。

【诊断及诊断依据】

1. 诊断　肝癌(原发性,肝细胞性)。

2. 诊断依据

(1) 右上腹痛逐渐加重,伴纳差,体重下降。

(2) 乙型肝炎病史20年。

(3) 巩膜轻度黄染,肝功能异常,TBIL上升,GGT上升。

(4) AFP增高。

(5) B超检查结果。

【鉴别诊断】

1. 肝脏良性肿瘤　无疼痛等其他症状,无体重下降,AFP阴性。

2. 肝包虫病　动物接触史,包虫囊液皮内试验阳性,补体结合试验阳性,AFP阴性。

3. 肝脓肿　起病急,寒战、高热、肝区疼痛和肝肿大,AFP阴性。

4. 转移性肝癌　AFP阴性,肝脏本身症状轻,肝外症状重,多数为多发结节。

【进一步检查】

(1) 肝磁共振。

(2) 肝脏增强CT。

(3) 必要时行肝穿刺活检。

【治疗原则】

(1) 手术治疗:①肝切除术;②肝移植。

(2) 放射介入治疗。

(3) 化学药物治疗。

病　例　十

【病例摘要】

患者,男性,65岁,上腹部不适,皮肤巩膜黄染,全身皮肤瘙痒一月余。近一个月以来腹胀不断加重,纳差,厌油腻,体重明显减轻,无发热,尿黄。排白色大便。曾在外院就诊,服"排石汤"未见缓解。既往有乙型肝炎病史。查体:T 37.6℃,BP 136/68mmHg,皮肤巩膜黄染,右锁骨上可触及2cm×2cm肿大淋巴结。

查体上胸部未见蜘蛛痣，未见腹壁静脉曲张，肝、脾脏未触及。辅助检查：① Murphy 征（—），② ALP 143U/L，AST 145U/L，TBIL 288μmol/L，DBIL 190μmol/L，A/G 1.8，Hb88 g/L，WBC 12×10^9/L，HBsAg(＋)。③B 超：肝内胆管扩张，部分胆管壁增厚，左、右肝管分叉处有可疑实性占位。④CT 检查：胆内胆管扩张，胆囊不大，胰腺未见异常，肝外胆管未见扩张，肝内未见肿瘤。

【诊断及诊断依据】

1. 诊断 ①梗阻性黄疸；②胆道肿瘤（肝门胆管癌）。

2. 诊断依据

(1) 进行性无痛性黄疸，皮肤瘙痒，大便白色 。

(2) 纳差，乏力，体重下降，锁骨上淋巴结肿大。

(3) B 超、CT 检查提示：肝内胆管扩张，胆囊大小正常，部分胆管壁增厚及可疑占位病变 。

【鉴别诊断】

1. 肝胆管结石 腹痛发作频繁，偶有寒战、发热，可无黄疸；超声检查所见。

2. 肝癌或肝门部转移癌 肝脏肿大、结节，无黄染，超声检查。

3. 胰头癌或壶腹周围癌 超声、CT、ERCP、PTC、MRCP 检查。

【进一步检查】

(1) 胃十二指肠镜及造影（ERCP），观察十二指肠乳头及胆总管下段情况。

(2) PTC（经皮经肝胆道造影）。

【治疗原则】

(1) 手术治疗 PTCD（经皮经肝胆道引流），外引流。

(2) 开腹探查（切除或不切除），胆肠吻合，内引流。

病 例 十 一

【病例摘要】

患者，女性，17 岁，学生，右膝疼痛，跛行三个月。三个月前患者不明原因出现右膝疼痛，以右膝内侧酸胀疼痛为主，无外伤史，无畏寒发热。活动后右膝疼痛加重伴跛行，右膝无红肿、皮温升高现象。体格检查：右小腿上段内侧有 4cm×6cm 扁平包块，有压痛、质软、边界不清，局部皮温略高，右膝关节活动自如，关节间隙无压痛。X 线检查：右胫骨干骺端可见不同形态改变，密质骨和髓腔有成骨性，溶骨性或混合性骨质破坏，骨膜反应明显，呈侵袭性发展，骨膜软组织肿胀，边缘不清，右膝关节间隙无异常。诊断意见：①右胫骨骨髓炎可能；②骨肿瘤不排除。CT 检查：右胫骨上段骨结构异常，可见约 1.3cm×3cm×4.5cm 不规则破坏区，其内可见斑点状高密度影，周围可见放射状骨针及软组织肿块，肿块内密度不均匀，呈斑点状低密度影。诊断意见：右胫骨上段骨质破坏，考虑为恶性肿瘤。MRI 检查：右胫骨上段骨髓信号消失，代之以长 T_1、长 T_2 信号，注射造影剂后，有轻度不均匀强化，右胫骨上段局部骨皮质信号消失，其周围有明显强化的软组织肿块包绕，诊断意见：右胫骨中上段骨质破坏且伴明显软组织肿块占位，考虑为恶性肿瘤病变，建议穿刺活检。病理报告显示：（右胫骨）骨肉瘤（血管扩张型）。

【诊断及诊断依据】

1. 诊断 骨肉瘤（血管扩张型）。

2. 诊断依据

(1) 右胫骨中上段骨质破坏且伴明显软组织肿块占位，考虑为恶性肿瘤病变。

(2) 穿刺活检，病理报告：（右胫骨）骨肉瘤（血管扩张型）。

【鉴别诊断】

1. 慢性化脓性骨髓炎 慢性化脓性骨髓炎髓腔弥漫性密度增高，皮质增厚，但无骨质大块破坏或肿瘤骨形成，软组织肿胀亦不明显。若见死骨存在，骨髓炎的诊断更明确。

2. 尤文肉瘤 尤文肉瘤表现为髓腔内斑点状、鼠咬状溶骨破坏，范围较长，多见葱皮样骨膜反应。

3. 转移性骨肿瘤 转移性肿瘤较少侵犯膝关节附近的骨骼，好发于骨盆及脊柱等，骨质改变多为溶骨性，大多无骨膜反应和软组织肿块。

【治疗原则】

采取综合治疗。术前大剂量化疗，然后根据肿瘤浸润范围作根治性切除瘤段、灭活再植或置入假体的保肢手术或截肢术，术后继续大剂量化疗。骨肉瘤肺转移的发生率极高，属 G2 T1～2 M1 者，除上述治疗外，还可行手术切除转移灶。

病 例 十 二

【病例摘要】

患者，男性，28 岁，腹痛 2 天为主诉入院。患者于 48 小时前突然出现全腹疼痛，为阵发性绞痛，以右下腹更明显，伴有肠鸣音，呕吐数次，开始为绿色物，以后呕吐物有粪便味。两天来未进食，未排便排气，尿少，无发热。三年前曾作过阑尾切除术。查体：急性病容，神志清楚，T 37.5℃，P 128 次/分，BP 110/65mmHg，皮肤干燥弹性差，无黄染。心肺未见异常，腹部膨隆，未见肠型，触诊腹部柔软，广泛轻压痛，无反跳痛，未触及肿块，肝脾未触及，肠鸣音亢进，有气过水音。辅助检查：血红蛋白 160g/L，白细胞 10.6×10^9/L，尿常规阴性。腹部 X 线检查有多个液平面。

【诊断及诊断依据】

1. 诊断 急性肠梗阻(机械性，粘连性，低位)。

2. 诊断依据

(1) 急性阵发性腹痛，伴肠鸣音亢进。

(2) 停止排便与排气，腹胀，呕吐，呕吐物有粪便味。

(3) 有腹部手术史。

(4) 腹部 X 线检查有多个液平面。

【鉴别诊断】

1. 急性胃肠炎 有腹痛，呕吐，腹胀，但无腹泻，腹部 X 线检查无液平面。

2. 输尿管结石 持续时间不会太长，血尿等。

3. 消化道穿孔 溃疡病史，腹平片膈下游离气体。

【进一步检查】

(1) 尿常规及沉渣镜检。

(2) B 超。

(3) 血酸碱度及电解质。

【治疗原则】

(1) 禁食，胃肠减压。

(2) 补液治疗，纠正脱水及酸中毒。应用抗生素，防止感染。

(3) 手术治疗。

病 例 十 三

【病例摘要】

患者，女性，28 岁，已婚。腹痛、腹泻、发热、呕吐 18 小时入院。患者 24 小时前进食，半天后，出现阵发性腹痛，并伴有恶心，自服 654-2 等对症治疗未见好转，并出现呕吐，呕吐物为胃内容物，发热伴腹泻数次，为稀便，无脓血，体温 37～38.5℃，查便常规为阴性，按“急性胃肠炎”予颠茄、小檗碱(黄连素)等治疗，晚间腹痛加重，伴发热，体温 38.6℃，腹痛由胃部移至右下腹部，仍有腹泻，查血象 WBC 22×10^9/L。既往身体健康，无肝肾疾病史，无结核及疫区接触史，无药物过敏史。月经史 13(3～5/27～28)，末次月经

2010.2.25。查体：体温 38.5℃，脉搏 110 次/分，血压 113/76mmHg，发育营养正常，全身皮肤无黄染，无出血点及皮疹，浅表淋巴结无肿大，眼睑无浮肿，结膜无苍白，无巩膜黄染，颈软，甲状腺大小正常，心界大小正常，心率 110 次/分，听诊心律整齐，未闻及杂音；双肺未闻干湿啰音；腹部平坦，无包块，肝脾未触及，全腹压痛以右下腹麦氏点周围明显，无明显肌紧张，肠鸣音 10～15 次/分。辅助检查：Hb 163g/L，WBC 24.8×10^9/L，中性分叶粒细胞 86%，尿常规(一)，大便常规：稀水样便，白细胞 3～5/高倍，红细胞 0～2/高倍，肝功能正常。

【诊断及诊断依据】

1. 诊断 急性阑尾炎(化脓性)。

2. 诊断依据

(1) 转移性右下腹痛。

(2) 右下腹麦氏点周围明显压痛。

(3) 发热，血常规化验白细胞增高。

【鉴别诊断】

1. 急性胃肠炎 恶心、呕吐和腹泻等消化道症状较重，无右下腹固定压痛和腹膜刺激症状。

2. 右侧输尿管结石 突然发生的右下腹阵发性剧烈疼痛，向会阴部、外生殖器放射，尿中查到大量红细胞，超声检查所见。

3. 妇产科疾病 如异位妊娠(常有急性失血症状和腹腔内出血的体征，并有停经史)、卵巢囊肿蒂扭转(有明显而剧烈腹痛，腹部或盆腔检查中可有压痛性的肿块)。

4. 急性肠系膜淋巴结炎 多见于儿童，往往先有上呼吸道感染史，范围广且不固定。

【进一步检查】

(1) 复查大便常规，血常规。

(2) B超检查：注意回盲区阑尾形态。

【治疗原则】

(1) 抗感染治疗。

(2) 开腹探查、行阑尾切除术。

病 例 十 四

【病例摘要】

患者，男性，48 岁，饮酒后骤发剧烈上腹痛，伴腹胀、恶心、呕吐一天。患者无明显诱因突然发作剧烈腹痛，初起时觉剑突下偏右呈发作性胀痛，腹痛迅速波及全腹部转成持续性，刀割样剧烈疼痛，并向后背放射，伴恶心、呕吐，呕吐物为胃内容物。发病后未曾排便及排气，翻身及深呼吸时腹部疼痛剧烈。12 小时前腹痛加重并出现烦躁不安，憋气，伴体温升高。三年前诊断患有胆囊结石，从无症状，未予治疗。既往无类似腹痛，无溃疡病史。查体：T 39℃，P 120 次/分，R 34 次/分，BP 114/88mmHg。急性病容，右侧卧位，全身皮肤及巩膜可疑黄染，头颈心肺(一)，全腹膨隆伴明显肌紧张及广泛压痛，反跳痛。肝浊音界在右第 6 肋间，移动性浊音(±)，肠鸣音弱。辅助检查：Hb 96.6g/L，WBC 18.6×10^9/L，AST 211U/L，BUN 9.9mmol/L，TBIL 30μmol/L，DBIL 12μmol/L，血钙 1.75mmol/L。腹平片示肠管充气扩张，肠间隙增宽。B超：肝回声均匀，未发现异常病灶，胆囊 7cm×3cm×2cm 大小，壁厚 0.4cm，内有多发强光团，回声后有声影，胆总管直径 0.9cm，胰腺形态异常，明显肿大，尤其以胰头、胰体明显，胰周多量液性暗区，胰管增粗。

【诊断及诊断依据】

1. 诊断

(1) 急性弥漫性腹膜炎；急性胰腺炎。

(2) 胆囊炎、胆石症。

2. 诊断依据

(1) 急性上腹痛，向后腰背部放射，伴恶心呕吐，发热。

(2) 全腹肌紧张，压痛，反跳痛，有可疑腹水征。

(3) WBC 升高，血钙下降。

(4) 影像学检查所见：B超、腹平片。

【鉴别诊断】

1. 消化道穿孔　消化道溃疡病史，腹平片膈下游离气体。

2. 急性胆囊炎　右上腹疼痛，墨菲氏征阳性。

3. 急性肠梗阻　X线检查腹平片可见气液平面。

【进一步检查】

(1) 血、尿淀粉酶。

(2) 腹腔穿刺，腹水常规及淀粉酶测定。

(3) 腹部 CT 检查。

【治疗原则】

(1) 禁食水，胃肠减压。

(2) 适当应用抗生素及生长抑制素类药物。

(3) 密切观察病情，有感染征象时，可手术探查。

病 例 十 五

【病例摘要】

患者，女性，38岁，烦躁不安、畏热、消瘦2个月。患者于2个月前因工作紧张，性情急躁，常因小事与人争吵，情绪难以控制。着衣不多，仍感燥热多汗，在外就诊服用安神药物，效果不明显。发病以来食量较前增加，体重却较前下降。睡眠差，常需服用安眠药。大便成形，每日增为2次，小便正常，近2月来月经较前量少。既往身体健康，无结核或肝炎病史，家族中无精神病或高血压患者。查体：T 37.5℃，P 94次/分，R 21次/分，BP 128/75mmHg。发育营养良好，情绪比较激动，眼球略突出，眼裂增宽，瞬目减少。触诊两叶甲状腺大小均匀，可触及轻度肿大，未扪及结节，无震颤和杂音，浅表淋巴结不大，心肺(—)，腹软，肝脾未触及。

【诊断及诊断依据】

1. 诊断　甲状腺功能亢进症(原发性)。

2. 诊断依据

(1) 怕热多汗，性情急躁。

(2) 食欲增加，体重下降，大便次数增加。

(3) 甲状腺肿大，有突眼体征。

(4) 脉率加快，脉压增大。

【鉴别诊断】

1. 单纯性甲状腺肿　一般无基础代谢增高及交感神经兴奋症状，TSH 正常、TRH 兴奋试验正常，甲状腺激素测定正常，TSAb 阴性。

2. 神经官能症　可有交感神经兴奋症状，但无高代谢、甲状腺肿大及突眼等临床表现。

3. 结节性甲状腺肿伴甲亢　腺体呈结节状肿大，两侧多不对称，无突眼，容易发生心肌损害；B超、核素扫描均可见甲状腺结节。

【进一步检查】

(1) 颈部 B 超、同位素扫描。

(2) T_3、T_4、TSH 测定。

(3) ^{131}I 摄取率。

【治疗原则】

(1) 内科药物治疗。

(2) 必要时行甲状腺次全切除术。

病 例 十 六

【病例摘要】

患者,女性,45岁,大便次数增加、便中带血3个月。3个月前无明显诱因排便次数增多,3～6次/天,不成形,间断带暗红色血迹。有中、下腹痛,无明显腹胀及恶心呕吐。无发热,进食正常。最近明显乏力,体重下降约4kg。既往身体健康,家族中无类似疾病患者。查体:体温37.6℃,脉搏75次/分,呼吸19次/分,血压118/79mmHg,一般状况差,皮肤无黄染,结膜苍白,浅表淋巴结未触及肿大。腹软而平坦,未见胃肠型及蠕动波,无压痛,无肌紧张,肝脾未触及。右下腹可扪及约4cm×8cm包块,质地坚韧,可推动,边界不清,移动性浊音(—),肠鸣音正常,直肠指诊未见异常。辅助检查:大便潜血(+),血常规WBC 4.8cm×10^9/L,Hb 86g/L,入院后查血CEA 42ng/ml。

【诊断及诊断依据】

1. 诊断 结肠癌。

2. 诊断依据

(1) 排便习惯改变,便次增加。

(2) 暗红色血便,便潜血(+)。

(3) 右下腹肿块。

(4) 乏力伴消瘦。

【鉴别诊断】

1. 肠炎,肠结核 大便镜检常,可发现,如虫卵、吞噬细胞等,痢疾可培养出致病菌。

2. 阑尾脓肿 有腹部包块,但X线检查包块位盲肠外,患者有阑尾炎病史。

【进一步检查】

(1) 钡剂灌肠造影。

(2) 结肠镜检查。

(3) 腹部B超检查。

【治疗原则】

(1) 病理检查后行结肠癌根治性手术。

(2) 辅助化疗。

病 例 十 七

【病例摘要】

患者,男性,70岁,双下肢行走无力1年,加重1个月。患者1年前无明显诱因出现双下肢行走无力,并出现行走不稳,有摔倒感。休息后症状略好转,但不能彻底减轻。在当地多家医院诊治,并行MRI检查,明确为颈椎病,给予颈托牵引,按摩物理治疗,但症状未见明显减轻。近日来自诉上述症状逐渐加重,并出现行走时跛行,行走活动明显受限,上下楼梯需扶栏杆,走平路时行走不稳。休息后无明显好转。患者发病来精神状态一般、食欲好,睡眠好。二便未见异常,体重无明显减轻。查体:T 36.5℃,P 88次/分,R 19次/分,BP 128/82mmHg. 跛行步入病房,颈椎活动度无明显异常,颈椎棘突以及椎旁压痛(—),无上肢放射痛。双上肢感觉无明显异常。双侧肱三角肌、肱二头肌、肱三头肌、肱桡肌、腕屈肌、腕伸肌、指屈肌、指伸肌肌力均为Ⅳ级,双上肢肌张力稍高。双侧肱二头肌、桡骨膜反射、肱三头肌反射亢进,对称引出;双侧Hoffmann征(—),双侧臂丛牵拉实验阴性。颈部旋转试验(—)。辅助检查:颈椎MRI:第3、4颈椎间隙，第5、6颈椎对应脊髓受压明显，椎管狭窄明显。腰椎MRI：第3、4腰椎，第4、5腰椎及腰5骶1间盘有明显膨出。

【诊断及诊断依据】

1. 诊断

(1) 颈椎病。

(2) 腰椎间盘突出症。

2. 诊断依据

(1) 双下肢行走无力，并出现行走不稳，有摔倒感。休息后症状可以好转，但不能彻底减轻。

(2) 双侧肱三角肌、肱二头肌、肱三头肌、肱桡肌、腕屈肌、腕伸肌、指屈肌、指伸肌肌力均为Ⅳ级，双上肢肌张力稍高。

(3) 双侧肱二头肌、桡骨膜反射、肱三头肌反射亢进，对称引出。

(4) 辅助检查：颈椎MRI：颈椎3、4间隙，颈5、6对应脊髓受压明显，椎管狭窄明显；腰椎MRI：腰椎3、4，腰椎4、5及腰5骶1间盘有明显膨出。

【鉴别诊断】

1. 神经根型的鉴别诊断　如肩周炎、腕管综合征、胸廓出口综合征、颈神经根肿瘤。

2. 脊髓型颈椎病鉴别诊断　如颈椎骨折脱位肿瘤所致脊髓压迫症。

3. 椎动脉型和交感神经型颈椎病的鉴别诊断　如能引起眩晕的疾病、冠状动脉供血不足、锁骨下动脉缺血综合征。

4. 与腰痛为主要疾病的鉴别　如腰肌劳损、脊上脊间韧带损伤、第三腰椎横突综合征、腰椎结核和肿瘤。

5. 与腰痛伴坐骨神经痛的鉴别　如椎管狭窄症。

6. 与坐骨神经痛为主要表现的疾病鉴别　如梨状肌综合征、盆腔疾病。

【进一步检查】

(1) X线平片。

(2) X线照影。

(3) B超。

(4) CT和MRI。

【治疗原则】

1. 颈椎病

(1) 非手术治疗：颌枕带牵引、颈托和围领、推拿按摩、理疗、自我保健疗法、药物治疗。

(2) 手术治疗。

2. 腰椎间盘突出症

(1) 非手术治疗：绝对卧床休息、持续牵引、理疗推拿按摩、皮质激素硬膜外注射、髓核化学溶解法。

(2) 经皮髓核切吸术。

(3) 手术治疗。

病 例 十 八

【病例摘要】

患者，男性，48岁，反复黑便三周，呕血一天。三周前，自觉上腹部不适，偶有嗳气，反酸，口服西咪替丁(甲氰咪胍)有好转，大便呈黑色，1～2次/天，排便成形，未予注意，一天前，进食辣椒及烤馒头后出现上腹不适，伴恶心，并有便意如厕，排出柏油样便约600ml，并呕鲜血约500ml，当即晕倒，查Hb 48g/L。发病以来乏力明显，睡眠、体重匀正常，无发热。既往史：1979年发现HBsAg(+)，有“胃溃疡”史10年，常用制酸剂。否认高血压、心脏病史，否认结核史，药物过敏史。查体：T 37.3℃，P 118次/分，BP 95/73mmHg，急性病容，皮肤苍白，无出血点，面颊可见蜘蛛痣 2 个，浅表淋巴结未肿大，结膜苍白，巩膜可疑黄染，心界正常，心率 120 次/分，律齐，未闻及杂音，肺部无异常，腹部膨隆，未见腹壁静脉曲张，全腹无压痛、肌紧张，肝脏未触及，脾位于肋下 10cm，超过正中线 2cm，质地硬，肝浊音界位于第Ⅶ肋间，移动性浊音阳性，肠鸣音 3～5次/分。

【诊断及诊断依据】

1. 诊断

(1) 呕血和黑便。

(2) 食管胃底静脉曲张破裂出血可能性大。

(3) 肝硬化门脉高压、腹水。

2. 诊断依据

(1) 有乙肝病史及肝硬化体征(蜘蛛痣、脾大、腹水)。

(2) 出血诱因明确，有呕血、柏油样便 。

(3) 腹部移动性浊音(+)。

【鉴别诊断】

1. 胃十二指肠溃疡 反复规律的上腹痛生发黑便或呕血。

2. 胃癌 一般不超过 500ml，并发休克少见。

3. 咯血 咯血颜色呈鲜红色，其内混有痰及泡沫，同时多伴有喉部搔痒、胸闷、咳嗽，且既往多有呼吸系统病史。

【辅助检查】

1. 实验室检查 肝功能、肝炎九项、AFP、血常规。

2. 影像学检查 B 超、CT，缓解时可作食管造影。

3. 内镜检查

【治疗原则】

(1) 禁食水、输血、补液对症治疗。

(2) 必要时给予三腔二囊管压迫止血。

(3) 经内镜硬化剂注射及血管套扎术止血。

(4) 手术治疗：贲门周围血管离断术。

病 例 十 九

【病例摘要】

患者，男性，32 岁，腹痛 4 小时入院。患者因 5 小时前进食过量，饮酒后出现上腹部不适，4 小时前剑突下突发剧痛，伴恶心、呕吐胃内容物数次，3 小时前腹痛蔓延至右侧中、下腹部。患者因疼痛腹部查体不配合，烦躁不安，大汗。腹平坦，广泛肌紧张，剑突下及右中、下腹部压痛明显，剑突下最重，肠鸣音偶尔能闻及。既往史：间断性上腹部疼痛 8 年，饥饿时明显，进食后缓解，未经系统诊治。查体：T 37.8℃，P 108 次/分，R 23 次/分，BP 85/59mmHg。急性痛苦面容，情绪烦躁，心肺检查未见明显病变，腹平坦，未见胃肠型及蠕动波，广泛腹肌紧张，剑突下及右侧中、下腹部压痛，反跳痛明显，剑突下最重，肝、脾未触及，Murphy 征(一)，移动性浊音(一)。肠鸣音减弱，直肠指检未见异常。辅助检查：急查血常规：白细胞 11×10^9/L，Hb 140g/L；血淀粉酶 96U(正常值 32U)。

【诊断及诊断依据】

1. 诊断 胃十二指肠溃疡穿孔(弥漫性腹膜炎)。

2. 诊断依据

(1) 突然上腹部剧痛，伴腹膜刺激征。

(2) 十二指肠溃疡病史 。

【鉴别诊断】

1. 胆囊炎、胆囊结石急性发作　Murphy 征阳性，疼痛向右肩放射；B超检查结果。

2. 急性胰腺炎　血尿淀粉酶增高，前倾位时疼痛可减轻，进食后疼痛加重，疼痛可向左侧胸部及腰背部放散。

3. 急性胃肠炎　有暴饮暴食或吃不洁腐败变质食物史；起病急，恶心、呕吐频繁，剧烈腹痛，频繁腹泻，多为水样便；常有发热、头痛、全身不适及程度不同的中毒症状。

4. 急性阑尾炎　转移性右下腹疼痛，为持续性疼痛阵发性加剧。右下腹阑尾点有局限性不同程度压痛，反跳痛和肌紧张。血中白细胞增加，中性粒细胞比例升高。

【辅助检查】

(1) 立位腹部平片。

(2) B超检查。

(3) 重复血尿淀粉酶测定。

【治疗原则】

(1) 禁食水，胃肠减压，做好术前准备，给予补液对症治疗，必要时输血。

(2) 手术治疗：行穿孔修补术。

病 例 二 十

【病例摘要】

患者，男性，28 岁，半小时前因车祸（车速 180km/h）发生闭合性胸部损伤。既往身体健康，无心肺疾病。查体：神志清楚，查体合作，痛苦面容，呼吸困难，呼吸浅快，脉搏浅快，38 次/分；奇脉，脉搏 133 次/分；血压 118/78mmHg。颈静脉怒张，充盈明显，气管居正中位，心尖搏动减弱或消失。肺部叩诊呈清音；心脏叩诊心浊音界向两侧扩大，相对浊音界消失。双肺听诊呼吸音清晰，无啰音；心脏听诊心律整齐，心音遥远，未闻及病理性杂音。腹部及四肢大致正常，无病理反射引出。

【诊断及诊断依据】

1. 诊断　①心包填塞（血心包）；②心脏破裂（不能除外心包填塞型）。

2. 诊断依据　BECK 三联征（静脉压升高，血压下降，脉搏细快）。

【鉴别诊断】

1. 心脏损伤　心前区疼痛，似心梗样表现，ECG ST、T 波改变，心律失常，CPK-MB 上升，LDH1 上升，LDH2 上升，UCG 改变。

2. 心脏破裂　多见穿透伤，低血容量休克，血胸型。

3. 大血管破裂　进行性出血，患者快速死亡。

4. 室间隔破裂、瓣膜、乳头肌损伤　有杂音，急性心衰征，超声心动图可确诊。

【进一步检查】

(1) ECG：磷酸肌酸激酶-同工酶（CPK-MB）和酸脱氢酶。

(2) 超声心动图。

(3) 胸部正侧位片及 CT。

(4) 心包穿刺（最主要，既是诊断又是抢救治疗的第一步）。

【治疗原则】

(1) 抗休克治疗、输血、输液、镇静、止痛、吸氧。

(2) 心包穿刺，心包引流。

(3) 尽早开胸探查（CVP16cmH_2O 以上，升压药，扩张血管药，输血输液抗休克无效时，或心包持续进行性出血者）。

(4) 抗生素防治感染。

病例二十一

【病例摘要】

患者，女性，20岁，右颞部外伤后昏迷1小时急诊入院。患者一小时前骑车时被汽车撞倒，右颞部着地，之后曾有约7分钟的昏迷，清醒后自觉头痛，恶心。查体：BP 130/80mmHg，P 85次/分，一般状态尚可，神经系统检查未见阳性体征。头颅X线检查提示：右额颞部线性骨折。随后约1小时患者头疼逐渐加重，伴呕吐，烦躁不安，进而出现意识障碍。T 38.5℃，BP 165/105 mmHg，P 96次/分，R 19次/分，浅昏迷，左侧瞳孔直径3mm，对光反射存在，右侧瞳孔直径4.2mm，对光反射迟钝。左鼻唇沟浅，左侧Babinski征阳性。

【诊断及诊断依据】

1. 诊断 右额颞部急性硬膜外血肿。

2. 诊断依据

(1) 有明确的外伤史。

(2) 有典型的中间清醒期。

(3) 头部受力点处有线性骨折。

(4) 出现进行性颅内压增高并出现脑疝。

【鉴别诊断】

急性硬膜下血肿及颅内血肿 有外伤史；血肿多出现于对冲部位；意识障碍持续加重；明确诊断靠CT。

【进一步检查】

头部CT平扫。

【治疗原则】

手术治疗 行开颅血肿清除术。

病例二十二

【病例摘要】

患者，女性，7岁。两小时前跳动中向前跌倒，手掌着地，患儿哭闹，自诉右肘部痛，不敢活动右上肢。查体尚能合作。右肘向后突出处于半屈曲位，局部肿胀，有皮下瘀斑，压痛明显，有轴心挤压痛。右肘前方可触及骨折近端，肘后三角关系正常。右桡动脉搏动稍弱。右手感觉运动正常。

【诊断及诊断依据】

1. 诊断 右肱骨髁上骨折(伸直型)。

2. 诊断依据

(1) 好发年龄(10岁以下)。

(2) 典型受伤机制。

(3) 局部压痛及轴向挤压痛，并触及骨折近端。

(4) 肘后三角关系正常。

【鉴别诊断】

肘关节后脱位 肘后空虚感，可摸到凹陷处，肘部三点关系完全破坏，失去正常关系。

【辅助检查】

右肘部侧位X线片。明确诊断，了解骨折线的位置和骨折移位情况。

【治疗原则】

手法复位，屈肘位后侧石膏托固定4～5周。

病例二十三

【病例摘要】

患者，男性，42岁，右髋外伤后疼痛，不能活动四小时。四小时前患者乘公共汽车，左下肢搭于右下肢上，突然急刹车，右膝顶撞于前座椅背上，即感右髋部剧痛，不能活动。既往身体健康。无特殊疾病，无不良嗜好。检查：全身情况良好，心肺腹未见异常。骨科专科检查：仰卧位，右下肢短缩，右髋呈屈曲内收内旋状。各项活动均受限。右侧股骨大粗隆上移。右膝、踝及足部关节主动被动活动均可，右下肢感觉正常。

【诊断及诊断依据】

1. 诊断　右髋关节后脱位。

2. 诊断依据

(1) 典型的受伤机制。

(2) 大粗隆上移。

(3) 典型的右下肢畸形表现。

(4) 右下肢其他关节功能正常，感觉正常，说明未合并坐骨神经损伤。

【鉴别诊断】

股骨颈骨折和转子间骨折　骨折机制走路滑倒时，身体扭转倒地所致患肢短缩，患髋呈屈曲内收外旋畸形。

【辅助检查】

右髋正侧位X线片（可证实脱位，并了解脱位情况及有无合并骨折）。

【治疗原则】

(1) 无骨折或只有小片骨折的单纯性后脱位，应手法复位，皮牵引固定。

(2) 如髋臼后缘有大块骨折或粉碎骨折或股骨头骨折，属复杂性后脱位，目前主张早期手术治疗，切开复位与内固定。

病例二十四

【病例摘要】

患者，男性，57岁，右侧腰痛伴血尿3个月。3个月前，右侧腰部持续性胀痛，活动后出现血尿并伴轻度尿急、尿频、尿痛。去医院就诊，反复化验尿中有较多红细胞、白细胞，给予抗炎治疗。1月前B超发现右肾积水，来我院就诊，腹平片未见异常。静脉尿路造影（IVP）右肾中度积水，各肾盏成囊状扩张，输尿管显影，左肾正常。发病以来，食欲及大便正常。近2年来双足趾偶有红肿痛，疑有“痛风”，未作进一步检查。否认肝炎，结核等病史。吸烟30余年，1包/日。查体：发育正常，营养良好，皮肤巩膜无黄染，浅表淋巴结不大，心肺无异常。腹平软，肝脾未见异常，右肾区压痛（+），叩痛（+）。右输尿管走行区平脐水平，有深压痛。化验：血常规正常，尿pH 5.0，尿蛋白（+），尿RBC 30～50/高倍，WBC 2～4/高倍，血肌肝141μmol/L，尿素8.76mmol/L，尿酸596mmol/L（正常90～360mmol/L），肝功能正常，电解质正常。24小时尿酸定量1260mg（正常<750）。B超：右肾盂扩张，皮质厚度变薄，未见结石影，右输尿管上段扩张，内径1.2～1.5cm。左肾未见明显异常。膀胱镜检查正常。右侧逆行造影，插管至第5腰椎水平受阻，注入造影剂在受阻水平可见2.6cm×1.5cm大小充盈缺损，上段输尿管显著扩张。

【诊断及诊断依据】

1. 诊断　①右输尿管结石（尿酸结石）；②右肾积水，肾功能轻度受损。

2. 诊断依据

(1) 右侧腰痛，活动后血尿，既往疑有“痛风”病史。

(2) 右肾区压、叩痛,右输尿管走行区有深压痛。

(3) B超及IVP所见:右肾积水,右输尿管充盈缺损,上段输尿管扩张。

(4) 血尿酸及尿尿酸均增高,尿pH为5.0。

【鉴别诊断】

1. 输尿管肿瘤 常为无痛性肉眼血尿,间歇发生或排出条状血块。

2. 阑尾炎 右上腹麦氏点有压痛,压痛点固定。

3. 尿路感染 发热,明显尿路刺激症状。

【辅助检查】

(1) CT检查。

(2) 输尿管镜检查。

【治疗原则】

(1) 碎石治疗或输尿管切开取石。

(2) 术后积极采取预防结石复发的措施。

病例二十五

【病例摘要】

患者,男性,36岁,尿频、尿急、尿痛伴血尿6个月。6个月前无明显诱因逐渐出现尿频、尿急、尿痛,约一小时排尿一次,排尿初始及终末为肉眼血尿,无低热、盗汗、腰痛。在当地医院行尿液检查有大量红细胞及白细胞,给予"诺氟沙星"、"环丙沙星"等口服,疗效不明显。目前膀胱刺激症状加重,约半小时排尿一次。发病以来食欲正常,大便正常。既往身体健康,否认肝炎、肺结核等病史,无药物过敏史。吸烟15年,1包/天;饮酒10年,半斤/天。家族史无。查体:发育正常,营养中等。皮肤、巩膜无黄染,浅表淋巴结不大。心、肺、腹未见异常。左肾区轻微叩击痛。双肾未扪及。双输尿管走行区无压痛,未扪及包块,膀胱区无压痛,左阴囊、附睾尾部可扪及直径2.5cm大小不规则硬结,与阴囊皮肤无粘连,压痛不明显,双输精管粗硬,不光滑;直肠指诊:前列腺不大,质地较硬,表面不光滑。脊柱四肢未见异常。化验:血常规正常,尿蛋白(++),红细胞满视野,白细胞20~30个/高倍;尿沉渣涂片抗酸染色找到抗酸杆菌;血沉15mm/h,肝肾功能无异常。胸片:右上肺陈旧结核病灶。B超:左肾内部正常结构消失,可探及多个大小不等液性区,肾实质变薄并有破坏。右肾未见异常,右输尿管下段扩张,膀胱容量小于50ml。腹平片(—)。静脉尿路造影:左肾未显影,右肾显影,结构功能正常,右输尿管全程显影,下段扩张明显。膀胱显影,容量小。

【诊断及诊断依据】

1. 诊断 左肾结核、左附睾结核、前列腺结核、膀胱挛缩。

2. 诊断依据

(1) 男性,尿频、尿急、尿痛伴初始及终末血尿。

(2) 尿常规有较多红、白细胞,尿蛋白(++),尿沉渣涂片抗酸染色找到抗酸杆菌,一般抗感染药物无效。

(3) 左附睾尾硬结,双侧输精管粗硬,前列腺不大质硬,不光滑。

(4) 胸片:右上肺有陈旧性结核病灶。

(5) B超、IVP提示左肾结核。

【鉴别诊断】

1. 非特异性膀胱炎 主要系大肠埃希菌感染,多见女性,发病突然,开始即有显著的尿频、尿急、尿痛,经抗感染治疗后症状很快缓解或消失,病程短促,但易反复发作。

2. 泌尿系肿瘤 血尿常为全程间断无痛性肉眼血尿。

3. 泌尿系外伤 外伤史,局部肿胀、疼痛,血尿。

【辅助检查】

晨尿检查结核杆菌，连续三天。

【治疗原则】

(1) 联合用抗结核药物治疗两周后行左肾切除。

(2) 术后继续联合用药抗结核治疗。

(3) 左附睾尾结核经抗结核治疗后，无效时可手术切除。

病例二十六

【病例摘要】

患者，女性，30岁，工人。1小时前因与人争吵被他人用小刀刺伤右胸部，伤后即感胸痛，气短及呼吸困难，现场简单包扎后，急送我院急诊，途中咳痰两次，痰中无血丝；呕吐一次，为胃内容物。未进食水，未排尿排便。既往身体健康。体格检查：T 37.0℃，P 120次/分，R 28次/分，BP 90/55mmHg，发育正常，营养中等，面色苍白，急性面容，呼吸急促，神志清楚，问答准确，查体欠合作。结膜苍白，巩膜无黄染，气管左移，右胸相当于腋前线第3、4肋间可见长约2cm锐缘伤口，有气体随呼吸进出，右胸饱满，呼吸运动度减弱，右肺上叩诊成鼓音，左肺下叩诊浊实音，纵隔左移，右肺呼吸音消失。心率120次/分，律齐，各瓣膜听诊区未闻及病理性杂音。腹平，未见胃肠型及蠕动波，全腹无压痛、反跳痛及肌紧张，肝脾肋下未及，移动性浊音阴性，肠鸣音4次/分，未闻及气过水音。

【辅助检查】

胸部正位片示右肺萎缩，右第5肋可见气液平面，纵隔左移。血常规示白细胞 12.5×10^9/L，血红蛋白80g/L，复查血红蛋白60 g/L。

【诊断及诊断依据】

1. 诊断　右侧开放性血气胸、失血性休克。

2. 诊断依据

(1) 锐器致右侧胸部损伤后出现胸痛、气短及呼吸困难。

(2) 右胸饱满，呼吸运动度减弱，右肺上叩诊成鼓音，左肺下叩诊浊实音，纵隔左移，右肺呼吸音消失。右胸伤口有气体进出声音，为右侧开放气胸体征，胸片示右血气胸，血红蛋白80g/L，复查血红蛋白60 g/L提示可能有进行性血胸。

(3) 血压低、心率快、血红蛋白60g/L均提示有失血性休克。

【治疗原则】

积极抗休克同时，尽早剖胸探查。胸部损伤剖胸探查指征：①胸腹联合伤；②进行性血胸；③胸腔异物存留；④心脏大血管损伤；⑤肺、支气管广泛损伤或食管破裂者；⑥膈肌破裂；⑦胸壁大块缺损。

病例二十七

【病例摘要】

患者，男性，35岁，左枕部外伤后昏迷40分钟急诊入院。患者约1小时前骑自行车被汽车撞倒，左枕部着地，当即昏迷，15分钟后清醒，其后出现头痛并逐渐加重伴呕吐，40分钟后再次昏迷，急送医院。查体：浅昏迷，HR 110次/分，R 16次/分，BP 140/80mmHg，右侧瞳孔5.0mm，对光反射消失，左侧瞳孔3.5mm，光反射迟钝，右顶部可见头皮裂伤，长约4cm，四肢肌张力偏高，双侧病理征阳性，胸腹部检查未见异常，四肢未见明显骨折征象。辅助检查：头颅CT示右额颞顶可见弓形密度增高影。

【诊断及诊断依据】

1. 诊断　硬膜外血肿、脑疝、头皮裂伤。

2. 诊断依据

(1) 明确的外伤史,头皮裂伤。

(2) 意识障碍,右侧瞳孔 5.0mm,对光反射消失,左侧瞳孔 3.5m,光反射迟钝。

(3) 锥体束征,四肢肌张力偏高,双侧病理征阳性。

(4) 头部 CT 示右额颞顶可见弓形密度增高影。

【鉴别诊断】

脑震荡 头部外伤后立即出现短暂的脑功能障碍,临床有逆行性遗忘,神经系统检查无异常,腰穿脑脊液压力及化验正常。

【辅助检查】

(1) 复查 CT。

(2) 颅内压监测。

(3) 脑诱发电位监测(非必需)。

【治疗原则】

(1) 观察意识、瞳孔、生命体征及神经系统体征变化。

(2) 保持呼吸道通畅。

(3) 积极处理高热,躁动等,有颅内压增高表现者,给予脱水等治疗,维持良好的周围循环和脑灌注压。

(4) 有手术指征者尽早手术,已有脑疝时,先给予 20%甘露醇液 250ml 及呋塞米(速尿)60mg 静脉推注,立即手术。

第八章　儿科临床基本技能

第一节　病史采集和记录

一、一般内容

一般内容包括姓名，性别，年龄（采用实际年龄：新生儿记录天数、婴儿记录月数、一岁以上记录几岁几个月）出生地（写明省、市、县），种族，父母或抚养人的姓名、职业、年龄文化程度、住址、病史叙述者（应注明与患者的关系）、可靠程度、入院日期（急危重症患者应注明时、分），记录日期。需逐项填写，不可空缺。

二、主　诉

主诉为患者就诊最主要的原因，包括症状、体征及持续时间。主诉多于一项则按发生的先后次序列出，并记录每个症状的持续时间。主诉要简明精炼，一般在 1～2 句，20 字左右。在一些特殊情况下，疾病已明确诊断，住院目的是为进行某项特殊治疗（手术，化疗）者可用病名，如白血病入院定期化疗。

三、现　病　史

现病史为病历的主要部分。详细描述此次患病的情况，包括主要症状、病情发展和诊断经过。主要内容包括：

1. 起病情况　患病时间、起病缓急、前驱症状、可能的病因和诱因。

2. 主要症状的特点　包括主要症状出现的部位、性质、持续时间及程度。仔细询问主要症状，注意症状的特征，如咳嗽的询问应包括：持续性还是间断性、剧烈还是轻咳、单声或连续性、阵发性、有无鸡鸣样吼声、有无痰及其性状，咳嗽在一日中何时较重，有无任何伴随症状等。

3. 病情的发展与演变　包括起病后病情是持续性还是间歇性发作，是进行性加重还是逐渐好转，缓解或加重的因素等。

4. 伴随症状　各种伴随症状出现的时间、特点及其演变过程，各伴随症状之间，特别是与主要症状之间的相互关系。

5. 记载与鉴别诊断有关的阴性资料　有鉴别意义的有关症状包括阴性症状，也要询问并记录在病史中。

6. 诊疗经过　何时、何处就诊，作过何种检查，诊断何病，经过何种治疗，所用药物名称、剂量及效果。

7. 一般情况　目前的食欲、大小便、精神、体力、睡眠、体位改变等情况。

8. 相关早期病史　凡与现病直接有关的病史，虽年代久远亦应包括在内。

9. 两个以上不相关未愈疾病时　若患者存在两个以上不相关的未愈疾病时，现病史可分段叙述或综合记录。

10. 凡意外事件或可能涉及法律责任的伤害事故 应详细客观记录，不得主观臆测。

四、个 人 史

个人史包括出生史、喂养史、发育史，根据不同年龄和不同疾病，询问时各有侧重。

1. 出生史 母孕期的情况；第几胎第几产，出生体重；分娩时是否足月、早产或过期产；生产方式，出生时有无窒息或产伤，Apgar 评分情况等。新生儿和小婴儿、疑有中枢神经系统发育不全或智力发育迟缓等患儿更应详细了解围生期有关的情况。

2. 喂养史 母乳喂养还是人工喂养或部分母乳喂养，以何种乳品为主，配制方法，喂哺次数及量，断奶时间，添加其他食物的时间、品种及数量，进食及大小便情况。年长儿还应注意了解有无挑食、偏食及吃零食的习惯。了解喂养情况对患有营养性或消化系统疾病的儿童尤为重要。

3. 生长发育史 包括体格生长和神经心理发育两方面。常用的生长发育指标有：体重和身高以及增长情况，前囟闭合及乳牙萌出的时间等；发育过程中何时能抬头、会笑、独坐、走路；何时会叫爸爸、妈妈。学龄儿童还应询问在校学习成绩和行为表现等。

五、既 往 史

既往史包括以往疾病史和预防接种史。

1. 既往患病史 需详细询问既往患过的疾病、患病时间和治疗结果；应着重了解传染病史，如过去曾患过麻疹而此次有发热、皮疹的患儿，在综合分析时应多考虑其他发热出疹性疾病；认真了解有无药物或食物过敏史，并详细记录，以供治疗时参考。在年长儿或病程较长的疑难病例，应对各系统进行系统回顾。

2. 预防接种史 对常规接种的疫苗均应逐一询问。何时接受过何种预防接种，具体次数，有无反应。接种非常规的疫苗也应记录。

六、家 族 史

家族史是指家族中有无遗传性、过敏性或急慢性传染病患者；如有，则应详细了解与患儿接触的情况。父母是否近亲结婚、母亲分娩情况、同胞的健康情况（死亡者应了解原因和死亡年龄）。必要时要询问家庭成员及亲戚的健康状况、家庭经济情况、居住环境、父母对患儿的关爱程度和对患儿所患疾病的认识等。

七、传染病接触史

疑为传染性疾病者，应详细了解可疑的接触史，包括患儿与疑诊或确诊传染病者的关系、该患者的治疗经过和转归、患儿与该患者的接触方式和时间等。了解父母对传染病的认识和基本知识也有助于诊断。

第二节 体 格 检 查

一、体格检查的注意事项

（1）应以患者为中心，要关心、体贴患者，要有高度的责任感和良好的医德修养，检查过程中，应注意避免交叉感染。

(2) 医师应仪表端庄，举止大方，态度诚恳和蔼。

(3) 询问病史时就应该开始和患儿建立良好的关系。微笑、呼患儿的名字或小名、乳名、用表扬语言鼓励患儿、或用手轻轻抚摸他可以使患儿消除紧张心理。也可用听诊器或其他玩具逗患儿玩耍以消除或减少恐惧，取得患儿的信任和合作。并同时观察患儿的精神状态、对外界的反应及智力情况。

(4) 为增加患儿的安全感，检查时应尽量让孩子与亲人在一起，婴幼儿可坐或躺在家长的怀里检查，检查者顺应患儿的体位。

(5) 检查的顺序可根据患儿当时的情况灵活掌握。由于婴幼儿注意力集中时间短，因此在体格检查时应特别记住以下要点：安静时先检查心肺听诊、心率、呼吸次数和腹部触诊等易受哭闹影响的部位，一般在患儿开始接受检查时进行；容易观察的部位随时查，如四肢躯干骨骼、全身浅表淋巴结等；对患儿有刺激而患儿不易接受的部位最后查，如口腔、咽部等，有疼痛的部位也应放在最后检查。

(6) 检查时态度和蔼，动作轻柔，冬天时双手及所用听诊器胸件应先温暖；检查过程中既要全面仔细，又要注意保暖，不要过多暴露身体部位以免着凉；对年长儿还要照顾他(她)们的害羞心理和自尊心。

(7) 对急症或危重抢救病例，应先重点检查生命体征或与疾病有关的部位，全面的体检最好在病情稍稳定后进行，也可边抢救边检查。

(8) 小儿免疫功能差，为防止交叉感染，检查前后均应清洗双手，使用一次性或消毒后的压舌板；检查者的工作衣和听诊器要勤消毒。

二、检查方法

(一) 一般状况

询问病史的过程中，留心观察小儿的营养发育情况、神志、表情、对周围事物的反应、皮肤颜色、体位、行走姿势和孩子的语言能力等。视诊常可提供重要的诊断资料和线索，有时仅用视诊就可明确一些疾病的诊断。但视诊又是一种常被忽略的诊断和检查方法。只有在丰富医学知识和临床经验的基础上才能减少和避免视而不见的现象；只有反复临床实践，才能深入、细致、敏锐地观察；只有将视诊与其他检查方法紧密结合起来，将局部征象与全身表现结合起来，才能发现并确定具有重要诊断意义的临床征象。

(二) 一般测量

一般测量包括体温、呼吸、脉搏、血压、身长、体重、头围、胸围等。

1. 体温　可根据小儿的年龄和病情选用测温的方法：

(1) 腋下测温法：最常用，也最安全、方便，但测量的时间偏长。将消毒的体温表水银头放在小儿腋窝中，将上臂紧压腋窝，保持 5～10 分钟，36～37℃为正常。

(2) 口腔测温法：准确方便，保持 3 分钟，37℃为正常，实用于神志清楚且配合的 6 岁以上小儿。

(3) 肛门内测温法：测温时间短、准确。小儿取侧卧位，下肢屈曲，将已涂满润滑油的肛表水银头轻轻插入肛门内 3～4cm，测温 3～5 分钟，36.5～37.5℃为正常，1 岁以内小儿、不合作的儿童以及昏迷、休克患儿可采用此方法。

(4) 耳内测温法：准确快速，不会造成交叉感染，但仪器昂贵。临床目前比较少用。

体温测量误差的常见原因：临床上有时出现体温测量结果与患者全身状态不一致，应分析其原因，以免导致诊断和处理上的错误。体温测量误差的常见原因有以下几方面：

1) 测量前未将体温计的汞柱甩到36℃以下，致使测量结果高于实际体温。

2) 采用腋测法时，由于患者明显消瘦、病情危重或神志不清而不能将体温计夹紧，致使测量结果低于实际体温。

3) 检测局部存在冷热物品或刺激时，可对测定结果造成影响，如用温水漱口、局部放置冰袋或热水袋等。

发热的分度 按发热的高低可分为：

低热 37.5℃～38℃

中等度热 38.1℃～39℃

高热 39.1℃～41℃

超高热 41℃以上。

2. 呼吸、脉搏 应在小儿安静时进行。小儿呼吸频率可通过听诊或观察腹部起伏而得，也可将棉花少许置于小儿鼻孔边缘，观察棉花纤维的摆动而得。要同时观察呼吸的节律和深浅。对年长儿一般选择较浅的动脉如桡动脉来检查脉搏，婴幼儿最好检查股动脉或通过心脏听诊来检测。要注意脉搏的速率、节律、强弱及紧张度。各年龄组小儿呼吸脉搏正常值见表8-1。

表8-1 各年龄小儿呼吸、脉搏(次数/分)

年龄	呼吸	脉搏	呼吸:脉搏
新生儿	40～45	120～140	1∶3
<1岁	30～40	110～130	1∶3～1∶4
2～3岁	25～30	100～120	1∶3～1∶4
4～7岁	20～25	80～100	1∶4
8～14岁	18～20	70～90	1∶4

3. 血压 通常指动脉血压或体循环血压，是重要的生命体征。血压测定方法有二：

(1) 直接测压法：即经皮穿刺将导管由周围动脉送至主动脉，导管末端接监护测压系统，自动显示血压值。本法虽然精确、实时且不受外周动脉收缩的影响，但为有创方式，仅适用于危重、疑难病例。

(2) 间接测量法：即袖带加压法，以血压计测量。血压计有汞柱式、弹簧式和电子血压计，诊所或医院常用汞柱式血压计或经国际标准(BHS和AAMI)检验合格的电子血压计进行测量。间接测量法的优点为简便易行，但易受多种因素影响，尤其是周围动脉舒缩变化的影响。测量血压时应根据不同的年龄选择不同宽度的袖带，一般说来，袖带的宽度应为上臂长度的1/2～2/3。袖带过宽时测得的血压值较实际值偏低，过窄时则较实际值为高。新生儿多采用多普勒超声监听仪或心电监护仪测定血压，简易潮红法也可用。年龄越小，血压越低。不同年龄小儿血压的正常值可用公式推算：收缩压(mmHg)＝80＋(年龄×2)；舒张压应该为收缩压的2/3(mmHg与kPa的换算为：mmHg测定值÷7.5＝kPa值)。

(三) 发育

应通过患者年龄、智力和体格成长状态(包括身高、体重及第二性征)之间的关系进行综合评价。发育正常者，其年龄、智力与体格的成长状态处于均衡一致。成年前，随年龄增长，体格不断成长，在青春期，尚可出现一段生长速度加快的青春期急速成长期，属于正常发育状态。机体发育受种族遗传、内分泌、营养代谢、生活条件及体育锻炼等多因素影响。

（四）营养状态

营养状态与食物摄入、消化、吸收和代谢等因素密切相关，可作为鉴定健康和疾病程度的标准之一。尽管营养状态与多种因素有关，但对营养状态异常通常采用肥胖和消瘦进行描述。营养状态一般较易评价，通常根据皮肤、毛发、皮下脂肪、肌肉的发育情况进行综合判断。最简便而迅速的方法是观察皮下脂肪充实程度，尽管脂肪分布存在个体差异，男女亦各有不同，但前臂曲侧或上臂背侧下1/3处脂肪分布的个体差异最小，为判断脂肪充实程度最方便、适宜的部位。此外，在一定时间内监测体重变化亦可反映机体营养状态。

（五）意识状态

意识是大脑功能活动的综合表现，即对环境的知觉状态。正常人意识清晰，定向力正常，反应敏锐精确，思维和情感活动正常，语言流畅、准确、表达能力良好，凡能影响大脑功能活动的疾病均可引起程度不等的意识改变，称为意识障碍。患者可出现兴奋不安、思维紊乱、语言表达能力减退或失常、情感活动异常、无意识动作增加等。根据意识障碍的程度可将其分为嗜睡、意识模糊、谵妄、昏睡以及昏迷。

（六）语调与语态

语调指言语过程中的音调。神经和发音器官的病变可使音调发生改变，如喉部炎症、结核和肿瘤可引起声音嘶哑，脑血管意外可引起音调变浊和发音困难，喉返神经麻痹可引起音调降低和语言共鸣消失。语音障碍可分为失音（不能发音）、失语（不能言语，包括运动性失语和感觉性失语）和口吃。

（七）面容与表情

面容是指面部呈现的状态；表情是在面部或姿态上思想感情的表现。健康人表情自然，神态安怡。患病后因病痛困扰，常出现痛苦、忧虑或疲惫的面容与表情。某些疾病发展到一定程度时，尚可出现特征性的面容与表情，对疾病的诊断具有重要价值。通过视诊即可确定患者的面容和表情，临床上常见的典型面容改变有以下几种。

1. 急性病容　面色潮红，兴奋不安，鼻翼扇动，口唇疱疹，表情痛苦。多见于急性感染性疾病，如肺炎球菌肺炎、疟疾、流行性脑脊髓膜炎等。

2. 慢性病容　面容憔悴，面色晦暗或苍白无华，目光暗淡。见于慢性消耗性疾病，如恶性肿瘤、严重结核病等。

3. 贫血面容　面色苍白，唇舌色淡，表情疲惫。见于各种原因所致的贫血。

4. 肝病面容　面色晦暗，额部、鼻背、双颊有褐色色素沉着。见于慢性肝脏疾病。

5. 肾病面容　面色苍白，眼睑、颜面水肿，舌色淡、舌缘有齿痕。见于慢性肾脏疾病。

6. 甲状腺功能亢进面容　面容惊愕，眼裂增宽，眼球凸出，目光炯炯，兴奋不安，烦躁易怒。见于甲状腺功能亢进症。

7. 黏液性水肿面容　面色苍黄，颜面水肿，睑厚面宽，目光呆滞，反应迟钝，眉毛、头发稀疏，舌色淡、肥大。见于甲状腺功能减退症。

（八）体位

体位指患者身体所处的状态其改变对诊断某些疾病具有一定意义。常见体位包括：

1. 自主体位 身体活动自如，不受限制。见于正常人、轻症和疾病早期患者。

2. 被动体位 患者不能自己调整或变换身体的位置。见于极度衰竭或意识丧失者。

3. 强迫体位 患者为减轻痛苦，被迫采取某种特殊的体位。临床上常见的强迫体位可分为以下几种：

(1) 强迫仰卧位：患者仰卧，双腿蜷曲，借以减轻腹部肌肉紧张程度。见于急性腹膜炎等。

(2) 强迫俯卧位：俯卧位可减轻脊背肌肉的紧张程度。见于脊柱疾病。

(3) 强迫侧卧位：有胸膜疾病的患者多采取患侧卧位，可限制患侧胸廓活动而减轻疼痛和有利于健侧代偿呼吸。见于一侧胸膜炎和大量胸腔积液的患者。

(4) 强迫坐位：亦称端坐呼吸，患者坐于床沿上，以两手置于膝盖或扶持床边。该体位便于辅助呼吸肌参与呼吸运动，加大膈肌活动度，增加肺通气量，并减少回心血量和减轻心脏负担。见于心、肺功能不全者。

(5) 强迫蹲位：患者在活动过程中，因呼吸困难和心悸而停止活动并采用蹲踞位或膝胸位以缓解症状。见于先天性发绀型心脏病。

(6) 强迫停立位：在步行时心前区疼痛突然发作，患者常被迫立刻站住，并以右手按抚心前部位，待症状稍缓解后才继续行走。见于心绞痛。

(7) 辗转体位：患者辗转反侧，坐卧不安。见于胆石症、胆道蛔虫症、肾绞痛等。

(8) 角弓反张位：患者颈及脊背肌肉强直，出现头向后仰，胸腹前凸，背过伸，躯干呈弓形。见于破伤风及小儿脑膜炎。

(九) 步态

步态指走动时所表现的姿态。健康人的步态因年龄、机体状态和所受训练的影响而有不同表现，如小儿喜急行或小跑，青壮年矫健快速，老年人则常为小步慢行。当患某些疾病时可导致步态发生显著改变，并具有一定的特征性，有助于疾病的诊断。常见的典型异常步态有以下几种。

1. 蹒跚步态 走路时身体左右摇摆似鸭行。见于佝偻病、大骨节病、进行性肌营养不良或先天性双侧髋关节脱位等。

2. 醉酒步态 行走时躯干重心不稳，步态紊乱不准确如醉酒状。见于小脑疾病、酒精及巴比妥中毒。

3. 共济失调步态 起步时一脚高抬，骤然垂落，且双目向下注视，两脚间距很宽，以防身体倾斜，闭目时则不能保持平衡。见于脊髓痨患者。

4. 慌张步态 起步后小步急速趋行，身体前倾，有难以止步之势。见于震颤麻痹患者。

5. 跨阈步态 由于踝部肌腱、肌肉弛缓，患足下垂，行走时必须抬高下肢才能起步。见于腓总神经麻痹。

6. 剪刀步态 由于双下肢肌张力增高，尤以伸肌和内收肌张力增高明显，移步时下肢内收过度，两腿交叉呈剪刀状。见于脑性瘫痪与截瘫患者。

(十) 皮肤和皮下组织

应在自然光线下仔细观察身体各部位皮肤的颜色，有无苍白、黄染、发绀、潮红、皮疹、瘀点(斑)、脱屑、色素沉着，毛发有无异常，触摸皮肤的弹性、皮下组织及脂肪的厚度、有无水肿及水肿的性质。

（十一）淋巴结

淋巴结分布于全身，一般体格检查仅能检查身体各部表浅的淋巴结。正常情况下，淋巴结较小，直径多在0.2～0.5cm之间，质地柔软，表面光滑，与毗邻组织无粘连，不易触及，亦无压痛。淋巴结检查包括淋巴结的大小、数目、活动度、质地、有无粘连和（或）压痛等。颈部、耳后、枕部、腹股沟等部位尤其要认真检查，正常情况下在这些部位可触及单个质软的黄豆大小的淋巴结，活动，无压痛。

（十二）头部

1. 头颅　观察大小、形状，必要时测量头围；前囟大小及紧张度、有无凹陷或隆起；小婴儿要观察有无枕秃和颅骨软化、血肿或颅骨缺损等。头颅的大小以头围来衡量，测量头围时以软尺自眉间绕到颅后通过枕骨粗隆。头围在发育阶段的变化为：新生儿约34cm，出生后的前半年增加8cm，后半年增加3cm，第二年增加2cm，第三、四年内约增加1.5cm，4～10岁共增加约1.5cm，到18岁可达53cm或以上，以后几乎不再变化。

2. 面部　有无特殊面容、眼距宽窄、鼻梁高低，注意双耳位置和形状等。

3. 眼、耳、鼻　有无眼睑浮肿、下垂、眼球突出、斜视、结膜充血、眼分泌物、角膜混浊、瞳孔大小、形状、对光反应。检查双外耳道有无分泌物、局部红肿及外耳牵拉痛；若怀疑有中耳炎时应用耳镜检查鼓膜情况。观察鼻形、注意有无鼻翼扇动、鼻腔分泌物及通气情况。眼的检查包括四部分：视功能、外眼、眼前节和内眼。

4. 口腔　口唇色泽有无苍白、发绀、干燥、口角糜烂、疱疹。口腔内颊黏膜、牙龈、硬腭有无充血、溃疡、黏膜斑、鹅口疮、腮腺开口处有无红肿及分泌物。牙齿数目及龋齿数。舌质、舌苔颜色。咽部检查时医生一手固定小儿头部使其面对光源，一手持压舌板，在小儿张口时进人口腔，压住舌后根部，利用小儿反射性恶心暴露咽部的短暂时间，迅速观察双扁桃体是否肿大，有无充血、分泌物、脓点、伪膜及咽部有无溃疡、充血、滤泡增生、咽后壁脓肿等情况。腮腺导管位于颧骨下1.5cm处，横过嚼肌表面，开口相当于上颌第二磨牙对面的颊黏膜上检查时应注意导管口有无分泌物。

（十三）颈部

检查颈部是否软，有无斜颈、短颈或颈蹼等畸形，颈椎活动情况；甲状腺有无肿大，气管位置；颈静脉充盈及搏动情况，有无颈肌张力增高或弛缓等。

颈部包块检查时应注意其部位、数目、大小、质地、活动度、与邻近器官的关系和有无压痛等特点。如为淋巴结肿大，质地不硬，有轻度压痛时，可能为非特异性淋巴结炎；如质地较硬、且伴有纵隔、胸腔或腹腔病变的症状或体征，则应考虑到恶性肿瘤的淋巴结转移；如为全身性、无痛性淋巴结肿大，则多见于血液系统疾病。如包块圆形、表面光滑、有囊样感、压迫能使之缩小，则可能为囊状瘤。若颈部包块弹性大又无全身症状，则应考虑囊肿的可能。肿大的甲状腺和甲状腺来源的包块在做吞咽动作时可随吞咽向上移动，以此可与颈前其他包块鉴别。

（十四）胸部

1. 胸廓　注意有无胸廓畸形，如鸡胸、漏斗胸、肋膈沟；胸廓两侧是否对称、心前区有无隆起，有无桶状胸。触诊有无肋间隙饱满、凹陷、增宽或变窄、肋骨串珠等。胸壁有无静脉曲张、皮下气肿。

2. 肺　望诊应注意呼吸频率和节律有无异常，呼吸频率过快见于发热、疼痛、贫血、甲状腺功能亢进及心力衰竭。过慢见于颅内压增高、镇静剂过量。呼吸节律基本是均匀整齐的,病理状态下常会出现各种呼吸节律变化,常见呼吸节律变化有:潮式呼吸、间停呼吸、抑制性呼吸、叹气样呼吸。吸气性呼吸困难时可出现"三凹征",即胸骨上窝、肋间隙和剑突下吸气时凹陷;呼气性呼吸困难时可出现呼气延长。触诊在年幼儿可利用啼哭或说话时进行。因小儿胸壁薄,叩诊反响比成人清,故叩诊时用力要轻或可用直接叩诊法(用两个手指直接叩击胸壁)。听诊时正常小儿呼吸音较成人响,呈支气管肺泡呼吸音,应注意听腋下、肩胛间区及肩胛下区有无异常,因肺炎时这些部位较易听到湿性啰音。听诊时尽量保持小儿安静,利用小儿啼哭后深吸气时容易闻及细湿啰音。

3. 心 心脏检查是心血管疾病诊断的基本功,在对患者详细地询问病史的基础上,进一步认真的心脏检查,多能及早地做出准确的诊断,而给予患者及时的治疗。望诊时观察心前区是否隆起,心尖搏动强弱和搏动范围,正常小儿搏动范围在 2～3cm 之内,肥胖小儿不易看到心尖搏动。触诊主要检查心尖搏动的位置及有无震颤,并应注意出现的部位和性质(收缩期、舒张期或连续性)。通过叩心界可估计心脏大小、形状及其在胸腔的位置,心界叩诊时用力要轻才易分辨清浊音界线,3 岁以内婴幼儿一般只叩心脏左右界;叩左界时从心尖搏动点左侧起向右叩,听到浊音改变即为左界,记录为第几肋间左乳线外或内几厘米;叩右界时先叩出肝浊音界,然后在其上一肋间自右向左叩,有浊音改变时即为右界,以右胸骨线(胸骨右缘)外几厘米记录。各年龄小儿心界参考见表 8-2。小儿心脏听诊应在安静环境下进行,听诊器的胸件要小。小婴儿第一心音与第二心音响度几乎相等;随年龄的增长,心尖部第一心音较第二音响,而心底部第二音超过第一音。小儿时期肺动脉瓣区第二音比主动脉瓣区第二音响($P_2>A_2$)。有时可出现吸气性第二心音分裂。学龄前期及学龄儿童常于肺动脉瓣区或心尖部听到生理性收缩期杂音或窦性心律不齐。

表 8-2 各年龄小儿心界

年龄	左界	右界
<1 岁	左乳线外 1～2cm	沿右胸骨旁线
2～5 岁	左乳线外 1cm	右胸骨旁线与右胸骨线之间
5～12 岁	左乳线上或乳线内 0.5～1cm	接近右胸骨线
>12 岁	左乳线内 0.5～1cm	右胸骨线

(十五) 腹部

望诊应注意腹部外形是否对称,有无全腹的膨隆和凹陷,有腹水和腹部包块的,还应测量腹围大小。在新生儿或消瘦小儿常可见到肠型或肠蠕动波,新生儿应注意脐部有无分泌物、出血、炎症等。触诊应尽量争取小儿合作,可让其躺在母亲怀里或在哺乳时进行,检查者的手应温暖、动作轻柔,如小儿哭闹不止,可在其吸气时快速扪诊。检查有无压痛主要观察小儿表情反应,不能完全依靠小儿回答。腹腔内的病变,如脏器的炎症、淤血、肿瘤、破裂、扭转以及腹膜的刺激(炎症、出血等)等均可引起压痛,压痛的部位常提示存在相关脏器的病变。如有腹肌紧张、压痛、反跳痛称为腹膜刺激征。腹腔内重要脏器较多,如肝、脾、肾、胆囊、胃肠等。在其发生病变时常可触及到脏器增大或局限性肿块,对诊断有重要意义。正常婴幼儿肝脏可在肋缘下 1～2cm 处扪及,柔软无压痛;6～7 岁后不应在肋下触及。小婴儿偶可触及脾脏边缘。叩诊可采用直接叩诊或间接叩诊法,其检查内容同成人。小儿腹部听诊有时可闻及肠鸣音亢进，如有血管杂音时应注意杂音性质、强弱及部位。

（十六）脊柱和四肢

注意脊柱有无病理性变形，脊柱活动度范围，是否有叩击痛。注意有无畸形、躯干与四肢比例和佝偻病体征，如"O"型或"X"型腿、手镯、脚镯样变、脊柱：活动度，有无畸形（侧凸、前凸、后凸）、压痛和叩击痛等。四肢有无畸形，杵状指（趾），静脉曲张，骨折及关节红肿、疼痛、压痛、积液、脱臼，强直，水肿，肌肉萎缩，肌张力变化或肢体瘫痪等，记录肌力。脊柱侧弯或后凸等；观察手、足指（趾）有无杵状指、多指（趾）畸形等。

（十七）会阴肛门和外生殖器

生殖器、肛门和直肠的检查是全身体格检查的一部分，全面正确的检查对临床诊断和治疗具有重要的意义，但在临床实际中，非专科医师对该检查的意义认识不足，且因有的患者不愿意接受，故常被视为体格检查之外，以至发生误诊或漏诊，延误治疗，造成严重后果。观察有无畸形（如先天性无肛、尿道下裂、两性畸形）、肛裂；女孩有无阴道分泌物、畸形；男孩有无隐睾、包皮过长、包皮过紧、鞘膜积液和腹股沟疝等。

（十八）神经系统

根据病种、病情、年龄等选择必要的检查。掌握神经系统的基本检查方法，能获取对疾病的定位和诊断的信息，是医学生临床教学中不可缺少的部分。在进行神经系统检查时，首先要确定患者对外界刺激的反映状态，即意识状态。

1. 一般检查　观察小儿的神志、精神状态、面部表情、反应灵敏度、动作语言能力、有无异常行为等。

2. 运动功能检查　肌力、肌张力是否正常，注意有无不自主运动，共济失调。

3. 神经反射　新生儿期特有的反射，如吸吮反射、拥抱反射、握持反射是否存在；有些神经反射有其年龄特点，如新生儿和小婴儿期提睾反射、腹壁反射较弱或不能引出，但跟腱反射亢进，并可出现踝阵挛；2 岁以下的小儿 Babinski 征可呈阳性，但一侧阳性，另一侧阴性则有临床意义。

4. 脑膜刺激征　如颈部有无抵抗、Kernig 征和 Brudzinski 征是否阳性，检查方法同成人。如小儿不配合，要反复检查才能正确判定。正常小婴儿由于在胎内时屈肌占优势，故生后头几个月 Kernig 征和 Brudzinski 征也可阳性。

5. 自主神经功能检查　自主神经可分为交感与副交感两个系统，主要功能是调节内脏、血管与腺体等活动。大部分内脏接受交感和副交感神经纤维的双重支配，在大脑皮质的调节下，协调整个机体内、外环境的平衡。因此，在解释检查结果意义时一定要根据病情、结合年龄特点全面考虑。

三、体格检查记录方法

体格检查项目虽然在检查时无一定顺序，但结果记录应按上述顺序书写；不仅阳性体征应记录，重要的阴性体征结果也要记录。

第三节　儿科技能操作

一、一般性测量

（一）身长的测量

1. 方法　头部、脊柱与下肢长度的总和。3 岁以上立位测量，3 岁以下仰卧位测量。

2. 公式

出生	50cm
1 岁	75cm
2～12 岁	年龄（岁）×7＋75 cm

（二）体重的测量

1. 方法　准确校正体重计，测量前先矫正零点。被测者脱去鞋、及衣物，仅穿内衣裤。应注意保暖及室内温度。

2. 公式

出生	3.3kg
12 个月	10kg
2～12 岁	年龄（岁）×2＋8 kg

（三）头围的测量

1. 方法　经眉弓上方、枕后结节绕头一周的长度为头围。

2. 公式

出生	34cm
1 岁	46m
2 岁	48cm
5 岁	50cm
15 岁	54～58cm

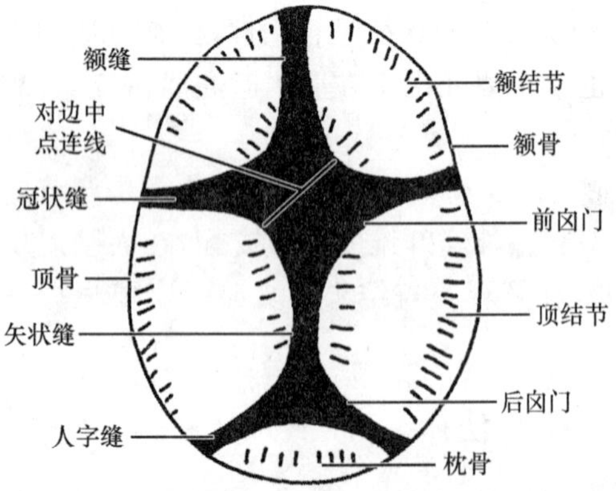

图 8-1　前囟的测量

（四）前囟的测量

1. 方法　菱形两个对边中点连线的长度（图 8-1）。

2. 各年龄的数值　出生 1～2cm，6 个月左右逐渐变小，最迟 1.5 岁闭合。

（五）血压的测量

1. 方法　患儿安静环境下至少休息 5 分钟。体位仰卧或坐位。右上肢裸露并轻度外展，肘部和血压计零点与心脏同一水平。血压计气袖带宽度为被测患儿上臂之三分之二。将气袖带缠于上臂，使其下缘在肘窝以上约 2～3cm，松紧度以能容小指为限。听诊器胸件置于肱动脉搏动点之上，然后向袖带内充气，使汞柱升高到肱动脉搏动声消失，再升高 20～30mmHg 后放气，速度为 2mmHg/s，双眼平视汞柱表面，根据听诊结果读出血压值。首先听到的响亮拍击声为收缩压，声音渐小至消失前为舒张压。至少应测量两次血压，读数均值为末次测量结果。

2. 公式　收缩压(mmHg)＝80＋(年龄×2)；舒张压＝2/3 收缩压

二、一般性检测

(一) 新生儿原始反射

1. 觅食反射(rooting reflex)　用左手托婴儿呈半卧位，右手食指触其一侧面颊，婴儿反射性的头转向该侧。

2. 吸吮反射(sucking reflex)　将乳头或奶嘴放入婴儿口内，会出现有力的吸吮动作。

3. 握持反射(grasp reflex)　将笔或手指置于婴儿手心中，婴儿立即将其握紧。

4. 拥抱反射(Moro reflex)　新生儿仰卧位，从背部托起婴儿，一手托起婴儿颈及背部，另一手托着枕部，然后托住枕部的手突然下移数厘米(不是放手)使婴儿头及颈部"后倾"数厘米，正常可见两上肢外展并伸直，手指张开，然后上肢屈曲回缩。

(二) 面神经征(Chvostek sign)

用手指尖或叩诊锤骤击患儿颧弓与口角间的面颊部(第七脑神经孔处)，引起眼睑和口角抽动为面神经征阳性。新生儿期可呈假阳性。

(三) 腓反射(peroneal sign)

以叩诊锤叩击膝下外侧腓骨小头上腓神经处，引起足向外侧收缩者即为腓反射阳性。

(四) 陶瑟征(Trousseau sign)

以血压计袖带包裹上臂，使血压维持在收缩压和舒张压之间，5 分钟之内该手出现痉挛症状，属于陶瑟征阳性。

三、技 能 操 作

(一) 硬膜下穿刺

1. 适应证　用于前囟未闭之婴儿疑有硬膜下积液、积脓或有血肿等的诊治。

2. 禁忌证　前囟已闭婴儿。

3. 方法(图 8-2)

(1) 让患儿仰卧，剃去其前囟及周围头发，助手固定头部。

(2) 常规消毒局部皮肤，戴无菌干手套，铺孔巾。

(3) 穿刺点为前囟侧角。用腰穿针或斜面较短 7 号针头，垂直进约 0.2～0.5cm，有突破感时停止进针，去除针芯可见液体流出，每侧放液不超过 15ml。

(4) 放液毕，纱布按压穿刺点，拔针，穿刺点消毒，稍加压包扎。如必要时可穿另一侧。

(二) 骨髓穿刺

适应证、禁忌证及方法　同成人。

小儿穿刺部位有髂前上棘、髂后上棘、胫骨、棘突、胸骨。

胫骨穿刺方法(图 8-3)

(1) 患儿仰卧，将穿刺侧小腿上部垫高，小腿稍向外展。

(2) 穿刺点位于胫骨前内侧，胫骨粗隆水平下 1cm 骨面最宽处。

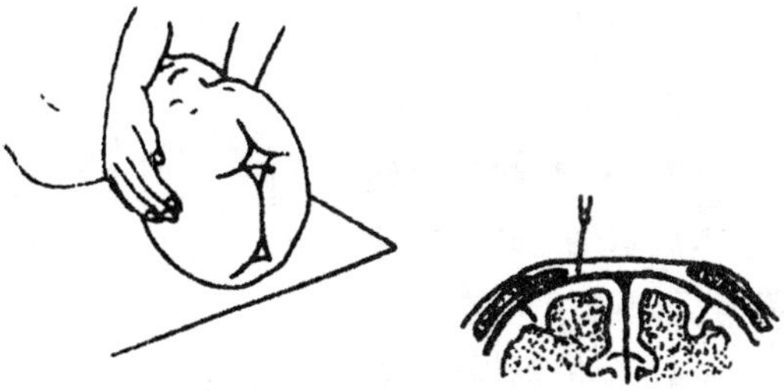

A　　B

图 8-2　硬膜下穿刺

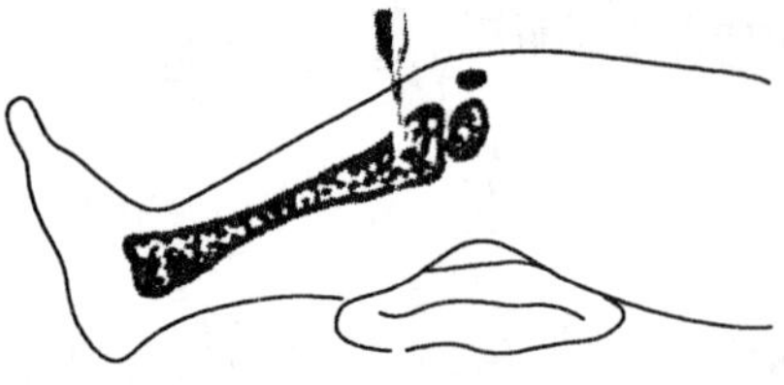

图 8-3 胫骨穿刺

(3) 常规消毒局部皮肤，戴无菌干手套，铺孔巾，局部麻醉至骨膜。

(4) 将穿刺针的长度固定在1～1.5cm处，左手拇指和示指绷紧皮肤，右手持穿刺针垂直刺入，触及骨质时再旋转进针，当阻力消失，穿刺针固定时表明已达骨髓腔。

(5) 余步骤同成人。

(三) 腰椎穿刺

同成人。新生儿及小婴儿马尾位置较成人低，穿刺部位多选择腰4、5间隙进针。

(四) 胸腔穿刺、腹腔穿刺、心包穿刺

同成人。

(五)洗胃

操作同成人，但每次灌入量为同年龄胃容量的1/3为宜，洗胃液总量一般5岁以下患儿为1000～2000ml，5～10岁为2000～3000ml为宜。

(六) 小儿人工喂养

1. 配方奶粉 是以牛乳为基础的改造奶制品，使宏量营养素成分尽量接近人乳，使之适合于婴儿的消化能力和肾功能，如降低其酪蛋白、无机盐的含量等；添加一些重要的营养素，如乳清蛋白、不饱和脂肪酸、乳糖；强化婴儿生长时所需要的微量营养素如核苷酸、维生素A、D、β胡萝卜素和微量元素铁、锌等。使用时按年龄选用。合理的奶粉调制在保证婴儿营养摄入中至关重要。一般市售配方奶粉配有统一规格的专用小勺，一勺宜加入60ml温开水(重量比均为1∶7)。市售婴儿配方奶粉100g供能约500kcal(2029kJ)，婴儿能量需要量约为100kcal/(kg·d)[418.4 kJ/(kg·d)]，故需婴儿配方奶粉20g/(kg. d)可满足需要。

2. 全牛乳的家庭改造 若无条件选用配方奶而采用兽乳喂养婴儿时必须改造，不宜直接采用兽乳喂养婴儿。

(1) 加热：煮沸可达灭菌要求，且能使奶中的酪蛋白变性，使之在胃中不易凝成大块。

(2) 婴儿食用全牛乳应加糖。这不是为增加牛乳甜味，或增加能量(因牛乳与母乳能量相近)，而是改变牛乳中宏量营养素的比例，利于吸收，软化大便。一般每100ml牛奶中可加蔗糖5～8g。加糖过多或过少均不利于婴儿喂养。

表 8-3 三种乳类宏量营养素产能比较

	人乳	8%糖牛乳	牛奶
蛋白质	9	13	19
脂肪	50	36	52
糖类	41	51	29
总能量	67	99	67

(3) 加水：降低牛奶矿物质、蛋白质浓度，减轻婴儿消化道、肾负荷。稀释奶仅用于新生儿，生后不满2周者可采用2∶1奶(即2份牛奶加1份水)；以后逐渐过渡到3:1或4:1奶；满月后即可用全奶。

(4) 全牛奶摄入量估计：100ml全牛奶67kcal(280.33 kJ)，8%糖牛乳100ml供能约100 kcal(418.4kJ)，婴儿的能量需要量为100 kcal/(kg. d) [418.4kJ/ (kg. d)]，婴儿需8%糖牛乳100ml/(kg. d)。全牛奶喂养时，因蛋白质与矿物质浓度较高，应两次喂哺之间加水，使奶与水量达 150ml/(kg. d)。

表 8-3 给出三种乳类宏量营养素的产能比较。

(七) 新生儿黄疸的光照疗法

光疗是临床常用于新生儿高未结合胆红素血症的治疗方法，此方法安全有效。光疗标准：健康足月儿生后 3 天内血清总胆红素 221～257μmol/L；早产低体重儿(无溶血)，＜1.5kg为 85μmol/L(5mg/dl)，1.5～2.0kg 为 136.8μmol/L(8mg/dl)，2.0～2.5kg 为 171μmol/L(10mg/dl)，＞2.5kg 为 222.3μmol/L；有免疫溶血指征阳性的新生儿，总胆达 221μmol/L(13mg/dl)；均应进行光疗。

1. 目的　辅助治疗方法，使未结合胆红素经光氧化分解为无毒的水溶性衍生物，易于胆汁和尿液中排出。

2. 光照原理　胆红素能吸收光线，以波长 450～460nm 作用最强，蓝光的波长主峰在 425～475nm。

3. 光疗的指征及适应证

(1) 凡胆红素在 205.2～256.5μmol/L(12～15mg/dl)以上者。

(2) 生后 36 小时出现黄疸、进展较快、低体重应放宽指征。

(3) 已知胎儿为 Rh 溶血者。

(4) 在换血治疗前。

(5) 适用于未结合胆红素增高者。

4. 设备　蓝光箱治疗仪：单面，双面光疗箱。

5. 光疗时间　连续照射：24～48 小时；间断照射：10～12 小时，停 10～12 小时再照，不超过 72 小时。

6. 光疗的护理　治疗时的护理

(1) 暴露患儿的皮肤并遮盖生殖器。

(2) 剪短指甲，包好患儿的手脚。

(3) 眼罩。

(4) 灯管与婴儿皮肤距离为 33～50cm。

(5) 皮肤受光均匀，单面蓝光要定时翻身每 2 小时一次。

(6) 监测体温和箱温。

(7) 保证水分及营养。

(8) 严密观察病情，预防核黄疸发生：生命体征，黄疸消退情况，皮肤变化，嗜睡，二便颜色和形状。

7. 光疗的副作用

(1) 发热：监测体温。

(2) 腹泻：深绿色稀便，不需特殊处理。

(3) 皮疹：轻者不需处理，重者暂停光疗。

(4) 青铜症：停止光疗，可缓慢恢复。

(5) Vit B_2 缺乏。

8. 停止光疗的指征　血清胆红素下降 171μmol/L(10mg/dl)。

9. 继续观察皮肤黄疸反跳现象　略。

第九章　妇产科临床基本技能

第一节　妇科常用基本操作和特殊检查

一、盆腔检查

【检查目的】

盆腔检查是诊断妇科疾病的重要手段之一。通过盆腔检查，直接观察外阴、阴道及宫颈的病变，还可以通过触摸子宫、附件、宫旁组织，了解内生殖器的情况，发现病变。

【检查方法】

1. 外阴部检查　观察外阴发育、阴毛分布情况，皮肤和黏膜色泽，注意有无畸形、水肿、皮炎、溃疡、赘生物等。用拇指和食指轻轻分开小阴唇，观察阴道前庭及尿道口和阴道口。注意有无红肿、触痛或脓液溢出。未婚者的处女膜完整未破，阴道口勉强可容一食指；已婚者的阴道口两指可顺利通过；经产妇的处女膜仅余残痕或可见会阴侧切瘢痕。必要时让患者用力向下屏气或咳嗽，观察有无阴道前后壁膨出、子宫脱垂或尿失禁等。

2. 阴道窥器检查

(1) 窥器放置：放置时将阴道窥器上下两叶合拢，前端用石蜡油或肥皂液润滑。若拟作宫颈刮片或阴道涂片细胞学检查，则不宜用润滑剂，以免影响检查结果，可改用生理盐水润滑。放置窥器时先用一手的食指和拇指分开两侧小阴唇，暴露阴道口，一手持准备好的阴道窥器，倾斜 45°沿阴道侧后壁缓慢插入阴道内，边向内推进边将两叶转平，并逐渐张开两叶，直至完全暴露宫颈为止(图 9-1)。动作要轻柔防止窥器顶端摩擦宫颈造成出血。取出窥器时应两叶合拢慢慢取出。

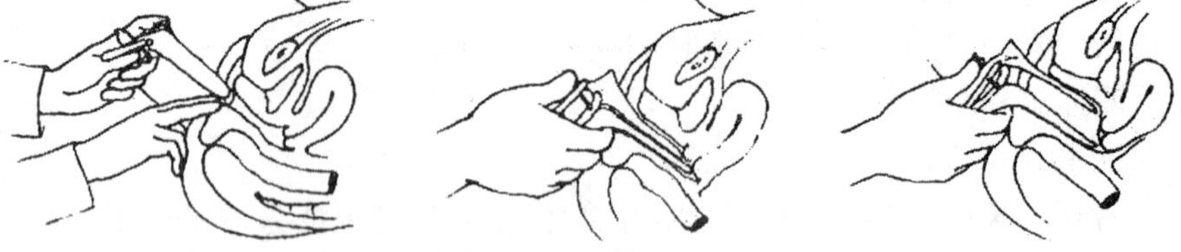

A　　B　　C

图 9-1　阴道窥器检查

(2) 阴道视诊：轻轻旋转窥器观察阴道前后左右壁的黏膜色泽，有无溃疡、赘生物、囊肿及紫蓝色结节或畸形等。注意阴道分泌物的量、颜色、性质及有无异味。分泌物异常者应在此时作涂片或细菌培养，以检查滴虫、真菌、淋菌等。

(3) 宫颈视诊：观察宫颈大小、颜色和外口形状。注意有无糜烂、出血、撕裂、外翻、腺囊肿、息肉、肿块或赘生物等；注意宫颈管内有无出血或分泌物。若需行宫颈细胞学检查、取宫颈管分泌物涂片和做细菌培养，应于此时采集标本。

3. 双合诊检查

(1) 目的与方法:双合诊用于扪清阴道、宫颈、宫体、双附件、子宫韧带和宫旁结缔组织以及盆腔内其他器官和组织有无异常。检查者一手戴好无菌手套,食指、中指涂润滑剂后插入阴道,另一手在下腹部配合检查(图 9-2)。

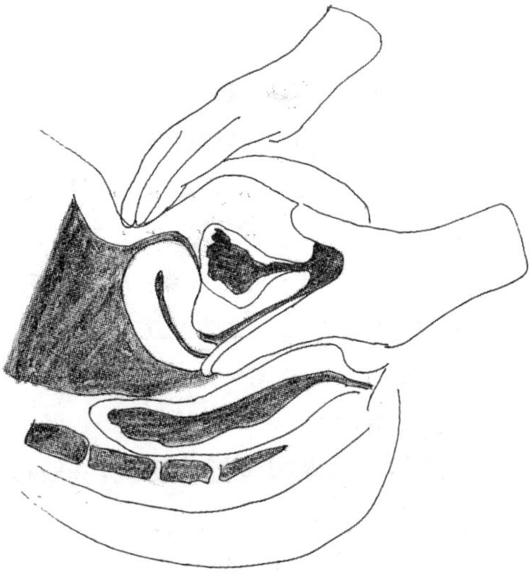

图 9-2　双合诊检查

(2) 阴道检查:了解阴道松紧度、通畅和深度,注意有无先天畸形、瘢痕、结节、肿块或触痛。

(3) 宫颈检查:了解宫颈大小、形状、硬度及宫颈外口情况,注意有无宫颈脱垂、接触性出血、有无宫颈举痛,摇摆痛。

(4) 子宫检查:将阴道内的食指、中指放在宫颈后方阴道后穹隆处,向上向前方抬举宫颈,另一手以四指自腹部平脐处向下向后按压腹壁,并逐渐向耻骨联合部移动,通过阴道内、腹壁外手指同时分别抬举和按压,将子宫夹在两手之间,可查清子宫的位置、大小、软硬度、活动度、表面情况以及有无压痛。

(5) 附件检查:阴道内的两指移向一侧阴道穹隆,同时位于腹壁的一手也从同侧脐旁开始,由上向下逐渐移动按压腹壁,与阴道内的手指相互对合,以触摸该侧子宫附件有无增厚、肿物或压痛。如触及肿物,应查清其位置、大小、形状、质地或硬度、活动度、边界和表面情况、与子宫关系以及有无压痛等。正常输卵管不能触及,正常卵巢有时可触及,约为 3cm×2cm×1cm 大小可活动的块状物,触之有酸胀感。

4. 三合诊检查

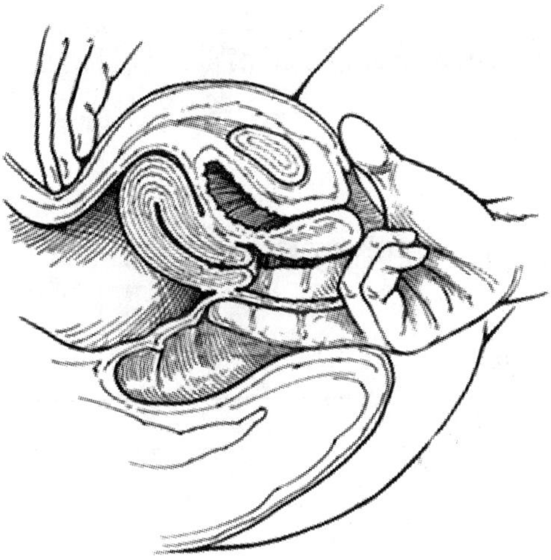

图 9-3　三合诊检查

(1) 目的:是腹部、阴道、直肠的联合检查,是双合诊检查的补充。通过三合诊检查可更进一步了解后倾或后屈子宫的大小,发现子宫后壁、直肠子宫陷凹、宫骶韧带和双侧盆腔后部病变及其邻近器官的关系,扪清主韧带及宫旁情况以估计盆腔内病变范围,特别是恶性肿瘤时了解癌肿与盆壁之间的关系,以及扪诊阴道直肠隔、骶骨前方或直肠内有无病变等。子宫内膜异位症子宫切除术后患者也需做三合诊。

(2) 方法:检查者将一手食指放入阴道,中指放入直肠(图 9-3),其余检查步骤同双合诊。

5. 直肠-腹部诊　经腹壁与直肠联合检查称直肠-腹部诊。检查者以食指伸入直肠内,另一手放在下腹部配合检查。多适用于未婚女性、阴道狭窄、阴道闭锁或月经期不宜行双合诊检查者。

附:盆腔检查记录格式

外阴:发育情况及婚产式(未婚、已婚未产或经产式)。有异常发现时应详加描述。

阴道:是否通畅,黏膜情况,分泌物量、色、性状以及有无臭味。

宫颈:大小、硬度、有无“糜烂”样改变、撕裂、息肉、腺囊肿,有无接触性出血,有无举痛及摇摆痛等。

宫体:位置、大小、硬度、活动度、有无压痛等。

附件:有无块物、增厚或压痛。若扪及块物,记录其位置、大小、硬度、表面光滑与否、活动度、有无压痛以及与子宫及盆壁关系。左右两侧情况分别记录。

【注意事项】

(1) 检查前嘱患者排空膀胱,一般取膀胱截石位,使腹肌松弛,危重患者不宜搬动时可在病床上检查。

(2) 尽量避免经期做盆腔检查,有异常阴道流血必须检查时,应消毒外阴,并使用无菌手套和器械,以防感染。

(3) 未婚或无性生活史者禁止作双合诊及阴道窥器检查,可食指放入直肠内行直肠-腹部诊。若确有检查必要时,须先征得患者及家属同意,并在同意书上签字后,方可以食指缓慢放入阴道扪诊或麻醉下行阴道内检查。

(4) 男医生行妇科盆腔检查时,必须有其他女性医护人员在场,以避免发生误会。

二、阴道分泌物检查

【检查目的】

通过悬滴、涂片、培养等方法协助诊断患者是否患有阴道炎症,并找出病原体。

【标本采集】

采集前24小时禁止性交、盆浴、灌洗、上药。一般用无菌棉拭子或消毒刮板自阴道深部、阴道穹隆后部及宫颈口擦拭采集。

【检查内容】

1. 阴道清洁度检查

(1) 方法:用棉拭子采取阴道分泌物,加生理盐水涂片,显微镜下观察。

(2) 分度:(表9-1)。

表9-1 阴道清洁度判读表

清洁度	所见成分
Ⅰ度	大量阴道杆菌和上皮细胞,白细胞0～5个/HP,杂菌无或极少
Ⅱ度	中等量阴道杆菌和上皮细胞,白细胞10～15个/HP,杂菌少量
Ⅲ度	少量阴道杆菌和上皮细胞,白细胞15～50个/HP,杂菌较多
Ⅳ度	无阴道杆菌有少量上皮细胞,白细胞>30个/HP,大量杂菌

(3) 临床意义:Ⅰ～Ⅱ度为正常,Ⅲ度提示有炎症,Ⅳ度多见于严重的阴道炎症。Ⅲ～Ⅳ度者应注意进行滴虫、假丝酵母菌、淋球菌、沙眼衣原体、解脲支原体或其他细菌学检查等确定病原体,指导临床诊断及治疗。

2. 病原微生物检查

(1) 滴虫

1) 悬滴法:取阴道分泌物涂于玻片上,滴 2 滴生理盐水,低倍显微镜下观察,可见波状或螺旋状运动的虫体将周围白细胞或上皮细胞推动,在高倍镜下可见虫体为 8～45μm,呈顶宽尾尖倒置梨形,大小约为白细胞的 2～3 倍。

2) 涂片染色法:用 1%甲酚基蓝生理盐水溶液染色,上皮细胞呈红色,滴虫不着色。当临床高度怀疑滴虫感染而上述两种方法都找不到滴虫时,可采用培养法。

(2) 白假丝酵母菌

1) 悬滴法:取阴道深部典型分泌物涂于玻片上,滴上 2 滴 10%的氢氧化钾溶液,加盖玻片显微镜下观察。若在涂片上见到芽孢及假菌丝可诊断为外阴阴道假丝酵母菌病。

2) 涂片染色法:同法取分泌物做涂片,固定后革兰染色,油镜下可观察到成群的革兰染色阳性孢子、假菌丝,此法阳性率 80%。

3) 培养法:当患者有假丝酵母菌感染症状,上述两种方法检查阴性时可取培养法,此法阳性率最高。

(3) 淋病奈瑟菌

1) 涂片法:将宫颈表面脓液拭去,用棉拭子插入宫颈管 lcm,旋转一周,停留 10～30 秒取出,将分泌物涂在玻片上,革兰染色后油镜观察,细胞内外可找到成双排列、呈肾形的革兰阴性双球菌,可确诊。

2) 培养法:是确诊淋病的重要手段。国内采用巧克力琼脂或血琼脂培养基,均含有抗生素,可选择地抑制许多其他细菌生长。培养阳性率为 80%～90%。

(4) 高危型 HPV 检测:目前,在国际上临床应用最广的是核酸杂交技术,可以检测与宫颈癌关系密切的 13 种高危型 HPV(16、18、31、33、35、39、45、51、52、56、58、59、68 型)。该法为标准化仪器操作,易于质控。其阴性预测值达 98%以上。

【检测适应证】

(1) 对宫颈细胞学结果为 ASC-US 的女性进行分流,只有高危型 HPV DNA 阳性者需要进行阴道镜检查及活检,这样可减少阴道镜的检查数量。

(2) 阴道镜检查后有异常细胞学结果女性的随访。

(3) CINⅡ～CINⅢ接受治疗的患者治疗后随访。

(4) 联合细胞学进行宫颈癌筛查或作为细胞学检查的辅助手段,对 30 岁以上的女性进行筛查。

【取材】

(1) 经期出血多时不宜收集标本。

(2) 采样前 3 天不用阴道栓剂。

(3) 采样前 1 天禁止性生活。

(4) 取膀胱截石位,用窥器暴露宫颈后,用采样器伸入宫颈管内,同一方向旋转三圈,停留十秒,取出采样器,放入盛有特制检测液的小瓶中 HC2 方法检测 HPV DNA。

三、宫颈细胞学检查

【检查目的】

筛查早期宫颈癌的重要方法。

【检查时间】

美国妇产科学会(ACOG)2009年新指南建议,宫颈癌筛查的起始时间应为21岁(有性生活史);21~30岁人群每2年筛查一次;≥30岁人群,若连续3次筛查结果为阴性,则可每3年筛查一次;65~70岁人群,若连续3次筛查结果为阴性,且近10年未获异常结果,则可停止筛查。我国癌症基金会宫颈病变筛查指南中建议:开始筛查时间在经济发达地区为25~30岁,经济欠发达地区35~40岁,高危妇女人群,筛查年龄适当提前。65岁以上妇女可以不再进行宫颈癌筛查。有HPV感染等高危人群需要增加筛查频率。

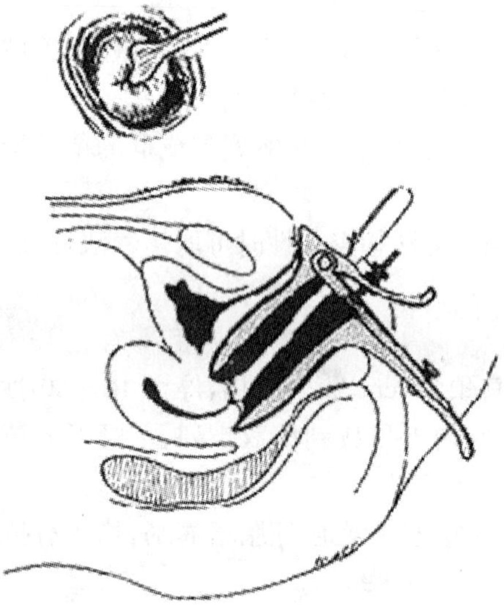

图9-4 宫颈刮片

【操作方法】

1. 宫颈刮片 取材应在宫颈外口鳞柱状上皮交接处,以宫颈外口为圆心,用木质小脚刮板轻轻刮取一周,避免损伤组织引起出血影响检查结果(图9-4)。然后均匀地涂于玻片上,立即固定于95%的乙醇溶液内15分钟,取出后用巴氏染色法染色。该法大量细胞随刮板的丢弃而丢失,故灵敏度低,现已少用。

2. 宫颈管涂片 为了解宫颈管内情况,先将宫颈表面分泌物拭净,以小型刮板放入宫颈管内,轻轻刮取一周宫颈管分泌物,制成涂片。

随着制片技术提高,目前多采用液基细胞学制片,国际通用两种制片法Thin Prep(TCT)和AutoCyte prep(LCT)的方法。该法有专门的细胞采集器,可同时采取宫颈鳞柱上皮交接处及宫颈管上皮两处标本,可将取得的宫颈口内外的脱落细胞全部刷洗在装有特殊缓冲固定液的容器中;经离心、分层等处理,制作出均匀超薄玻片,克服了传统取材、制片的缺点,灵敏度比传统涂片提高了10%~15%。

四、活体组织检查

(一)外阴及阴道活检

【适应证】

(1)外阴部、阴道部赘生物或性质不明溃疡。

(2)外阴、阴道皮肤或黏膜色素减退性疾病需明确其类型或排除恶变。

【禁忌证】

(1)外阴、阴道急性炎症。

(2)疑为恶性黑色素瘤。

(3)疑为恶性滋养细胞疾病转移。

(4)尽可能避免在月经期施行。

【方法】

患者取膀胱截石位,常规外阴消毒,铺无菌孔巾,以0.5%利多卡因作局部浸润麻醉。根据需要选取取材部位,以刀片或剪刀切取或剪取适当大小的组织块,有蒂的赘生物可以自蒂部剪下,小赘生物也可以活检钳钳取。局部压迫止血、电凝止血或缝扎止血。标本以固定液(多为10%甲醛溶液或95%乙醇溶液)固定后作常规组织病理检查。

【注意事项】

(1) 所取组织须有足够大小直径5mm以上。

(2) 表面有坏死溃疡的病灶,活检组织应包括病灶、病灶周围的皮肤和部分皮下组织。

(二) 宫颈活检

多点活检

【适应证】

(1) 宫颈脱落细胞学检查巴氏Ⅲ级及以上或TBS分类鳞状上皮细胞异常。

(2) 阴道镜检查时反复可疑阳性或阳性者。

(3) 疑有宫颈癌或慢性特异性炎症者。

【方法】

(1) 患者取膀胱截石位,阴道窥器暴露宫颈。

(2) 用活检钳在宫颈外口柱状上皮与鳞状上皮交接处取材。可疑宫颈癌者可选3、6、9、12点多点取材。为提高取材的准确性,可在阴道镜指导下定位活检。多点取材时,应分别置标本瓶内固定,注明取材部位(图9-5)。

(3) 宫颈局部填带尾纱布压迫止血,4～6小时后取出。

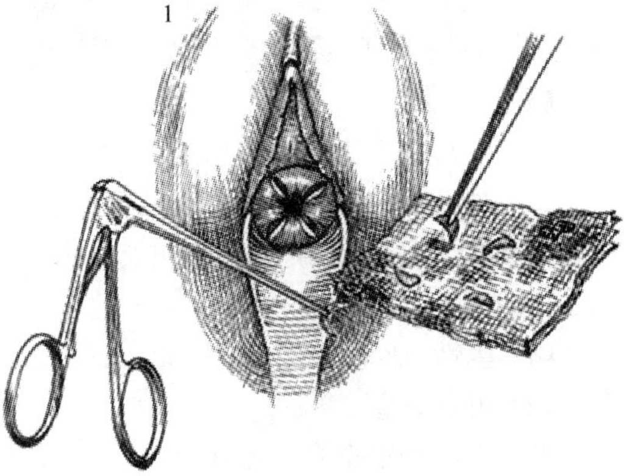

图9-5 宫颈多点活检

【注意事项】

(1) 选宫颈鳞-柱交界部位多点取材、或在碘试验不着色区、阴道镜下上皮及血管异常区或肉眼观察的可疑癌变部位取多处组织。

(2) 取材不可过浅,应包括上皮及足够的间质组织。

宫颈管搔刮术

【适应证】

确定宫颈管内有无病变或癌灶是否已侵犯宫颈管。

【方法】

宫颈管搔刮术是用细小刮匙伸入宫颈管全面搔刮,所得组织送病理检查。也可使用宫颈管刷取代替宫颈刮匙。

诊断性锥切术

【适应证】

(1) 宫颈脱落细胞检查多次见到恶性细胞,而宫颈多处活检及分段刮宫均未发现病灶。

(2) 宫颈活检为原位癌或镜下早期浸润癌,而临床可疑为浸润癌,为明确病变累及程度及确定手术范围。

(3) 宫颈点活检证实有重度不典型增生者。

【方法】

(1) 腰麻或硬膜外麻醉下,患者取膀胱截石位,外阴、阴道消毒,铺无菌巾。

(2) 导尿后,用阴道窥器暴露宫颈并消毒宫颈、阴道及宫颈外口。

(3) 在病灶外或碘不着色区外 0.5cm 处做环形切口，斜向宫颈管 30°～50°向内作宫颈锥形切除。根据不同的手术指征，可深入宫颈管 1～2.5cm，呈锥形切除。

(4) 于切除标本的 12 点处做标记，送病理检查。

(5) 术后留置导尿 24 小时，持续开放。

【注意事项】

(1) 用于治疗者，应在月经净后 3～7 日内施行。术后 6 周探查宫颈管有无狭窄，2 个月内禁性生活。

(2) 用于诊断者，不宜用电刀、激光刀，以免破坏切缘组织，影响诊断。

(三) 子宫内膜活检

子宫内膜活检又称诊断性刮宫简称诊刮，其目的是刮取宫腔内容物作病理检查协助诊断。若同时疑有宫颈管病变时，需对宫颈管及宫腔分步进行刮宫，称分段刮宫。

【适应证】

(1) 子宫异常出血或阴道排液，疑为功能失调性子宫出血、子宫内膜癌或宫颈管癌者。

(2) 月经失调，需了解子宫内膜变化及其对性激素的反应。

(3) 不孕症，需了解有无排卵或疑有子宫内膜结核者。

【禁忌证】

(1) 急性、亚急性生殖道炎症。

(2) 可疑妊娠。

(3) 急性严重全身性疾病。

(4) 体温大于 37.5℃者。

【方法】

一般不需麻醉。对宫颈内口较紧者，酌情给镇痛剂、局麻或静脉麻醉。

(1) 排尿后取膀胱截石位，外阴、阴道常规消毒，铺无菌巾。行双合诊查，了解子宫大小及位置。阴道窥器暴露宫颈，再次消毒宫颈与宫颈管，钳夹宫颈前唇或后唇，子宫探针探明宫腔深度。若宫颈口过紧，可用宫颈扩张器扩张至小刮匙能进入为止(图 9-6)。

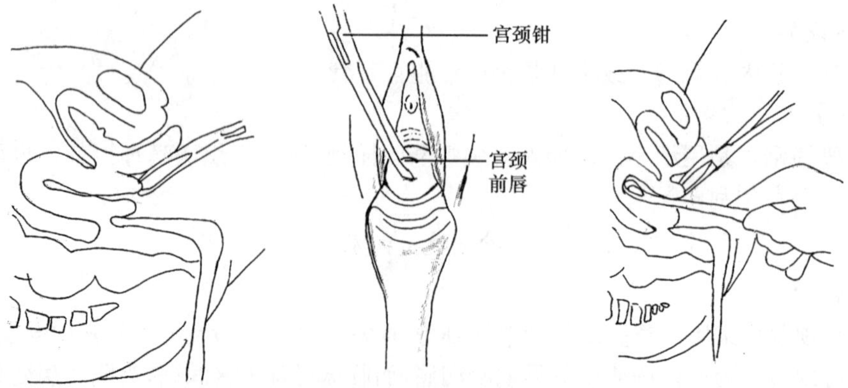

图 9-6 诊断性刮宫

(2) 阴道后穹隆处置盐水纱布一块，以刮匙刮取宫腔内组织，特别注意刮宫底及两侧宫角处。取下纱布上的全部组织送病理检查。查看有无活动性出血，术毕。

(3) 为排除宫颈管病变，应做分段刮宫。先不要探查宫腔深度，以免将宫颈管组织带入宫腔混淆诊断。先以小刮匙自宫颈内口顺序刮一周，刮取宫颈管组织后再探宫腔深度并刮取子宫内膜。刮出宫颈管及宫腔组织分别装瓶、固定，送病理检查。

(4) 若刮出物肉眼观察高度怀疑为癌组织时，不应继续刮宫，以防出血及癌扩散。若肉眼观察未见明显癌组织时，应全面刮宫，以免漏诊。

【注意事项】

(1) 不孕症或功能失调性子宫出血患者，应选在月经前或月经来潮 6 小时内刮宫，以判断有无排卵或黄体功能不良。

(2) 出血、子宫穿孔、感染是刮宫的主要并发症。术前应查清子宫位置，术中严格无菌操作。刮宫患者术后 2 周内禁性生活及盆浴，以防感染。

(3) 疑有子宫内膜结核者，应于经前 1 周或月经来潮 6 小时内诊刮。诊刮前日及术后 4 日每日肌内注射链霉素 0.75g 及异烟肼 0.3g 口服，以防诊刮引起结核病灶扩散。刮宫时要特别注意刮子宫两角部，因该部位阳性率较高。

五、经阴道后穹隆穿刺术

女性直立或取半坐卧位时，子宫直肠陷凹为腹腔(或盆腔)最低凹的部分，腹腔内只要有少量的液体就会积聚于此。因而，当可疑患者有少量腹水或盆腔积血、积脓时，可经此处穿刺检查以协助诊断。

【适应证】

(1) 明确子宫直肠陷凹内积液性质。

(2) 穿刺引流或注射药物等治疗。

【方法】

(1) 患者取膀胱截石位，常规消毒外阴、阴道。

(2) 窥器暴露宫颈，以宫颈钳钳夹宫颈后唇，向前上方牵拉，暴露后穹隆再次消毒穿刺部位。

(3) 用 10ml 注射器，于宫颈阴道黏膜交界下方 1cm 处的后穹隆正中，与宫颈管平行方向刺入，当针穿过阴道壁后失去阻力，有落空感时，表示进入子宫直肠陷凹，一边抽吸，一边退针，抽吸出液体 5～10ml，以助诊断。

(4) 穿刺针拔出后，注意检查穿刺点有无出血(图 9-7)。

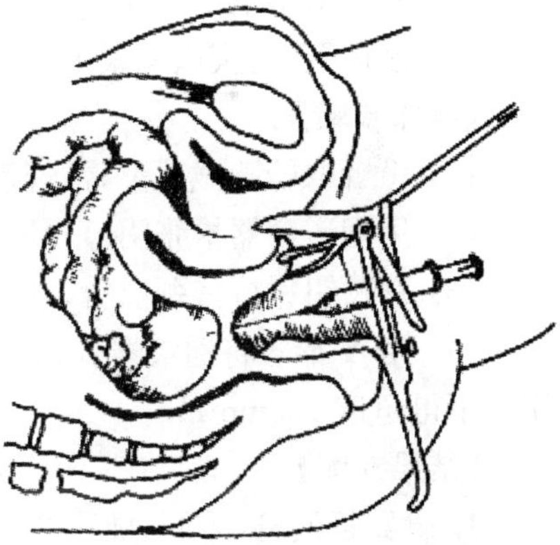

图 9-7　阴道后穹隆穿刺

【结果判断】

(1) 抽出陈旧性、暗红色血液，放置 5 分钟以上不凝固为阳性结果，说明有腹腔内出血需结合症状、体征做出临床诊断。

(2) 抽出新鲜血液，放置后凝固迅速，提示穿刺针进入血管，应重新进行穿刺。

(3) 抽出脓液应进行细菌涂片检查及培养。抽出腹水按腹水常规送检，并做细胞学检查。

【注意事项】

(1) 避免损伤直肠、子宫。

(2) 子宫后壁有炎性粘连者慎用，如有肠管粘连应禁用。

六、输卵管通畅检查

(一) 输卵管通液术

【适应证】

(1) 原发或继发不孕症疑有输卵管阻塞者。

(2) 输卵管成形术后,检查手术效果。

(3) 检查和评价各种绝育术后的效果。

(4) 使轻度阻塞之输卵管恢复通畅。

【禁忌证】

(1) 有急性或亚急性盆腔、阴道炎症存在。

(2) 经期、或有不规则阴道流血时。

(3) 不能除外妊娠者。

(4) 有严重的全身性疾病,如心脏病、肺功能不良等。

【术前准备】

(1) 月经干净后一周以内进行。

(2) 排空膀胱。

(3) 测体温(术前两次体温相隔 4 小时以上,均在 37.5℃以上者暂不操作)。

(4) 妇科检查了解子宫大小、位置及附件有无异常。检查有无阴道炎症。

(5) 冲洗外阴及阴道。

(6) 术者应穿清洁工作服,戴帽子、口罩,常规刷手并戴无菌袖套及手套。

(7) 液体配制:庆大霉素 8 万单位,地塞米松 5mg,透明质酸酶 1500U,注射用水 20ml。

【操作步骤】

(1) 患者取膀胱截石位,常规消毒外阴及阴道,铺无菌巾。

(2) 用阴道窥器扩张阴道、暴露宫颈,碘伏消毒。

(3) 宫颈钳钳持宫颈前唇,沿宫腔方向置入宫颈导管,并使其与子宫颈外口紧密相贴。

(4) 用 Y 形管将通液器、压力表与注射器相连接,将注射器内液体缓慢注入宫腔,注入压力不得超过 160mmHg。

【结果判读】

1. 输卵管通畅 顺利推注 20ml 液体无阻力,压力维持在 60～80mmHg 以下。或开始稍有阻力,随后阻力消失,无液体回流,患者也无不适,提示通畅。

2. 输卵管阻塞 勉强注入 5ml 即感有阻力,压力表见压力持续上升不降,患者感下腹胀痛,停止推注后液体又回流至注射器内,表明输卵管阻塞。

3. 输卵管通而不畅 注射液体有阻力,再经加压后能推进,说明轻度粘连已分离,患者感轻微疼痛。

【注意事项】

术后禁性生活及盆浴 2 周。

(二) 子宫输卵管造影术

【适应证】

(1) 生殖道畸形如双角子宫、纵隔子宫等。

(2) 疑有输卵管慢性炎症、积水及结核性病变或盆腔粘连。余同输卵管通液术。

【禁忌证】

对碘过敏。余同输卵管通液术。

【术前准备】

(1) ～(6) 同输卵管通液术。

(7) 碘过敏试验阴性。

【操作过程】

(1) ～(3) 同输卵管通液术。

(4) 若应用金属导管将造影剂充满导管，排尽空气，而后将导管插入子宫颈，堵紧宫颈外口，使造影剂不能外溢，在X线透视下观察造影剂流经宫腔及输卵管情况并摄片。20分钟左右待造影剂在盆腔内充分弥散时拍最后一张延迟造影片。

【注意事项】

(1) 造影后禁盆浴及性生活2周。

(2) 造影检查后最好避孕2个月，以减少X线照射有可能产生的影响。

【结果判读】

1. 宫腔异常　患者子宫内膜结核时失去子宫原有的倒三角形态，内膜呈锯齿状不平；患黏膜下肌瘤时可见宫腔充盈缺损；子宫畸形时则有相应显示。

2. 输卵管通畅　子宫充盈呈倒三角形，两侧输卵管像细虫样弯曲在子宫两侧，造影剂先充盈输卵管近端的峡部，然后迅速向壶腹部充盈，继而自伞端弥散至盆腔。

3. 输卵管阻塞　输卵管完全不显影或显影一段后不再显影，且造影剂注入到一定剂量时阻力加大，盆腔内无造影剂影弥散。

4. 输卵管通而不畅　推注造影剂有阻力，造影剂进入盆腔缓慢，在停注造影剂十数分钟后，可见造影剂在盆腔内弥散，但弥散欠佳。

5. 输卵管积水　造影剂积聚在输卵管内，输卵管异常扩张呈囊状或腊肠状，以远端明显，多伴有输卵管伞端阻塞。盆腔内一般无造影剂弥散。

6. 输卵管伞端周围粘连　造影剂可以进入腹腔，但积聚在输卵管伞端周围，弥散不佳。

七、妇科内镜技术

(一) 阴道镜检查

【适应证】

(1) 宫颈刮片细胞学检查巴氏Ⅲ级或者以上，或者TBS提示ASC-US伴高危型HPV DNA阳性者及≥ASC-H。

(2) 有接触性出血，肉眼观察宫颈无明显病变者。

(3) 肉眼观察可疑癌变，可疑病灶行定位活检。

(4) 可疑下生殖道尖锐湿疣。

(5) 可疑阴道腺病、阴道恶性肿瘤。

(6) 宫颈、阴道及外阴病变治疗后复查和评估。

【检查步骤】

(1) 检查前24小时避免阴道冲洗、双合诊和性生活。

(2) 患者取膀胱截石位，阴道窥器充分暴露宫颈阴道部，用棉球轻轻擦净宫颈分泌物，避免出血。

(3) 打开照明灯，将物镜调至与被检部位同一水平，调整焦距(一般物镜距被检物约为20cm)，调至物像清晰。在白光下10倍低倍镜粗略观察宫颈外形、颜色及血管等。

(4) 3%～5%醋酸棉球涂擦宫颈阴道部，精密观察血管时应加绿色滤光镜片，并放大20倍。最后涂以复方碘液，在碘试验阴性区或可疑病变部位取活检送病理检查。

(二) 宫腔镜检查与治疗

【适应证】

(1) 异常子宫出血。

(2) 不孕症和反复自然流产。

(3) 超声、子宫输卵管碘油造影或诊刮检查提示有宫腔内异常或可疑者，可经宫腔镜检查确诊或排除。

(4) 疑有子宫腔内粘连或宫腔内异物残留者，后者包括胎儿骨片等。

(5) 疑有子宫内膜癌及癌前病变者，应用宫腔镜检查、定位活检结合组织病理学评估，有助于早期诊断和及时处理。

(6) 宫内节育器定位及取出。

(7) 鉴别宫颈管或宫腔内异物、赘生物的部位及性质。

(8) 镜检直视下内膜息肉或小型黏膜下肌瘤切除、子宫纵隔切除或宫腔粘连的分离。

【禁忌证】

1. 绝对禁忌证

(1) 全身及生殖道疾病急性期。

(2) 近期子宫穿孔或子宫手术史。

(3) 生殖道结核未经抗结核治疗者。

(4) 宫颈恶性肿瘤或宫颈过度狭窄难以扩张者。

2. 相对禁忌证

(1) 大量子宫出血。

(2) 妊娠。

【术前准备及麻醉】

1. 检查时间 最佳宫腔镜检查时间为月经净后1周内，此时子宫内膜薄而不易出血，宫腔病变易见。

2. 术前准备 病史询问，体格检查，妇科检查，宫颈脱落细胞学检查及阴道分泌物检查。术前禁食水6～8小时。

3. 麻醉及镇痛 单纯检查可用局麻及镇痛剂，也可用异丙酚静脉注射全麻。治疗手术一般选用硬膜外麻醉或静脉麻醉。

【操作步骤】

(1) 患者排空膀胱，取膀胱截石位，常规消毒外阴、阴道，铺消毒巾。

(2) 阴道窥器暴露宫颈，再次消毒阴道、宫颈及宫颈管，宫颈钳夹持宫颈前唇固定宫颈。探针探宫腔深度，扩张宫颈至大于宫腔镜外鞘直径半号。

(3) 将宫腔镜与电视摄像、光源、膨宫系统连接。排出膨宫液内气泡，边膨宫边将宫腔镜缓慢置入宫腔。详细检视宫腔，顺序为宫底、四壁、宫角、输卵管口，在退出过程中观察宫颈内口及颈管。

(4) 短时间、简单的手术可在诊断后立即进行，如节育环嵌顿、易切除的内膜息肉、内膜活检等。耗时长、较复杂的手术不宜局麻下进行，要根据宫腔病变择期在手术室内麻醉下进行。

(5) 目前最常用的膨宫介质是5%葡萄糖溶液或生理盐水，安全、价廉、易得。使用单极电切或电凝时，膨宫液体必须选用非导电的葡萄糖液，双极电切或电凝可选用生理盐水，后者可减少过量低渗溶液灌注导致的过度水化综合征。

(6) 患者检查或手术后卧床观察、给予抗生素预防感染。术后2周内禁止性生活。

【并发症】

1. 损伤　多与操作粗暴有关。可引起宫颈撕裂、子宫穿孔、输卵管假道、输卵管破裂。

2. 出血　宫腔镜检查一般不引起严重出血，如有过量出血应积极找寻原因，针对原发病进行处理。

3. 感染　罕见，多有慢性盆腔炎史，应严格掌握适应证。

4. TURP综合征　宫腔镜电切术中使用非导电膨宫灌流液，灌流液过度吸收可能造成低钠血症和低渗透压，患者出现恶心、呕吐、肌肉抽搐及昏迷等神经症状。低钠血症的程度与手术时间、灌流液量和切除组织重量有关。如患者出现恶心、呕吐、头晕和烦躁等，血钠较术前降低15mmol/L以上时，应警惕。一旦发生TURP综合征，应及时诊断和处理，连续监测血清钠、钾水平及尿量，给予利尿、处理急性左心衰、肺水肿、脑水肿、低钾和低钠血症。

(三) 腹腔镜检查与治疗

【适应证】

1. 诊断性腹腔镜

(1) 怀疑子宫内膜异位症，腹腔镜可观察盆、腹腔尤其是盆腔深处的异位病灶，对可疑病灶活检，并行镜下分期，是诊断子宫内膜异位症的准确方法。

(2) 了解腹盆腔肿块性质、部位或取活检诊断。

(3) 不明原因急、慢性腹痛和盆腔痛检查。

(4) 对不孕、不育患者可明确或排除盆腔疾病，判断输卵管通畅情况，明确输卵管阻塞部位，观察排卵状况，判断生殖器有无畸形。

(5) 计划生育并发症的诊断：包括寻找及取出异位节育环、确诊吸宫术或取环术导致的子宫穿孔或腹腔脏器损伤。

2. 手术性腹腔镜

(1) 输卵管相关手术。

(2) 卵巢良性肿瘤可行肿瘤剥离术、患侧卵巢或附件切除术。但巨大卵巢肿瘤不宜行腹腔镜手术。

(3) 多囊卵巢综合征患者行卵巢打孔术。

(4) 子宫肌瘤行肌瘤剥除、子宫切除及腹腔镜辅助的阴式子宫切除等手术。

(5) 盆腔子宫内膜异位症行病灶电凝或切除，剥除卵巢巧克力囊肿，分离粘连等。

(6) 行盆腔脓肿引流，增加抗生素疗效，缩短应用抗生素的时间。

【禁忌证】

1. 绝对禁忌证

(1) 严重心肺功能不全。

(2) 凝血系统功能障碍。

(3) 绞窄性肠梗阻。

(4) 大的腹壁疝或膈疝。

(5) 腹腔内广泛粘连。

(6) 弥漫性腹膜炎。

(7) 腹腔内大出血。

2. 相对禁忌证

(1) 既往有下腹部手术史或腹膜炎病史。

(2) 过度肥胖或过度消瘦。

(3) 盆腔肿块过大,超过脐水平。

(4) 妊娠>16 周。

【操作步骤】

1. 常规准备 常规消毒腹部及外阴、阴道,放置导尿管和举宫器(无性生活史者不用举宫器)。

2. 人工气腹 在脐部纵切 1cm,将气腹针刺入腹部,确定气腹针位于腹腔后,启动气腹机,向腹腔内注入 CO_2 气体,建立人工气腹(腹腔内压力达 13mmHg)。

3. 建立手术通道 根据手术需要做 2～4 个 5～15mm 的手术切口,置入 Trocar,建立手术操作通道。

4. 手术操作 将腹腔镜与冷光源、摄像系统等连接,经 Trocar 进入腹腔。通过光学数字转换系统,将盆、腹腔内影像反应在显示器上。经 Trocar 置入腹腔镜手术器械进行手术。手术操作原则遵循微创原则,按经腹手术的操作步骤进行镜下手术。

5. 术毕 手术结束检查无出血,无内脏损伤,停止充入 CO_2气体,并放尽腹腔内 CO_2,取出腹腔镜及 Trocar,缝合穿刺口。

【并发症及预防处理措施】

1. 出血性损伤

(1) 腹膜后大血管损伤:妇科腹腔镜手术穿刺部位邻近后腹膜腹主动脉、髂血管,损伤这些血管患者预后差,应避免此类并发症发生。

(2) 腹壁血管损伤:多发生于第 2 或第 3 穿刺部位,可在穿刺过程中使用腹腔镜透视法避开腹壁血管。若损伤,应及时发现并进行缝合。

2. 脏器损伤 主要指与内生殖器官邻近脏器损伤,如膀胱、输尿管及肠管损伤,多因周围组织粘连导致解剖结构异常、电凝伤所致。

3. 与气腹相关的并发症 包括皮下气肿、气胸和气体栓塞等。皮下气肿是由于腹膜外充气、套管针切口太大或套管针多次进出腹壁使气体进入皮下所致。如手术中发现胸壁上部及颈部皮下气肿,应立即停止手术。气体栓塞少见,一旦发生有生命危险。主要原因是气腹针穿刺过程中意外地穿入血管,使大量气体进入体循环。因此,在穿刺气腹针时应确认气腹针已进入腹腔内。

4. 其他并发症

(1) 体位摆放不当导致的神经损伤:如上肢过度外展导致臂丛神经损伤、膝关节或髋关节过度伸展和硬物直接压迫引起腓神经和坐骨神经损伤等。

(2) 腹腔镜切口疝,大于 10mm 直径的穿刺孔,其筋膜层应予以缝合。

八、卵巢功能检查

(一) 基础体温测定

基础体温(basal body temperature,BBT)是机体处于最基本情况下的体温。反映机体在静息状态下的能量代谢水平。

在月经后及卵泡期基础体温较低，排卵后因卵巢有黄体形成，产生的孕酮作用于下丘脑体温调节中枢，使体温上升 0.3～0.5℃，一直持续到经前 1～2 日。月经第一日，体温又降至原来水平。因此，正常月经周期，将每日测得的基础体温连线则呈双相曲线。若无排卵，基础体温无上升改变而呈单相曲线。正常排卵妇女，体温升高后应持续 12～14 日(图 9-8)。

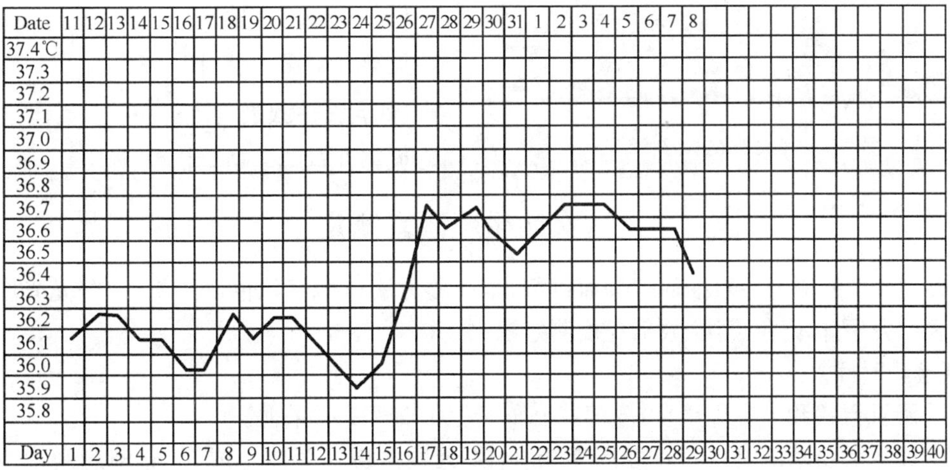

图 9-8　基础体温测定表

【测量方法】

每晚睡前将体温表水银柱甩至 36℃以下，置于伸手可取的地方。第二日清晨醒后，不讲话，也不活动，取体温表放于舌下，测口腔温度 5 分钟。每天测体温时间最好固定不变。将测得结果逐日记录于基础体温单上，并连成曲线。将生活中有可能影响体温的情况如月经期、性生活、失眠、感冒等也随时记在体温单上。一般需连续测量至少 3 个月经周期以上。

【临床应用】

1. 指导避孕与受孕　基础体温上升前后 2～3 日是排卵期范围，易受孕称易孕期。可依此法指导避孕及受孕。

2. 协助诊断妊娠　妊娠后由于妊娠黄体的作用，雌、孕激素水平增高，基础体温于排卵后持续升高，基础体温上升持续 18 日即可协助诊断早孕，若超过 20 日，其早孕诊断准确率达 100%。

3. 协助诊断月经失调　基础体温可反映排卵功能。无排卵型功能失调性子宫出血的基础体温为单相。经促排卵药物治疗后，也可用基础体温监测治疗效果。

(二) 宫颈黏液

【方法】

(1) 暴露宫颈，用棉球拭去分泌物。

(2) 用长平镊(或长钳、吸管)伸入宫颈管内 1cm 左右，夹取或抽吸黏液，观察容量、性状、色泽及牵延性，并作涂片镜检。

外观：月经后黏液量少，稠厚，越近排卵期量越多，质越稀薄、透明。

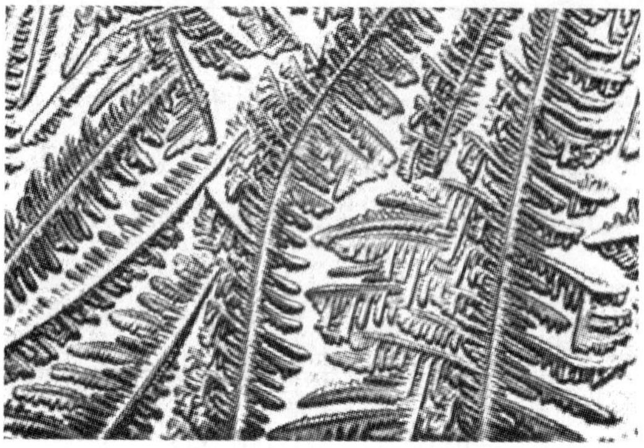

图 9-9　宫颈黏液羊齿状结晶

【临床意义】

雌激素促进宫颈黏液羊齿状结晶形成(图 9-9)，产生大量稀薄、牵延性高的宫颈黏液。孕激素则呈抑制作用，产生椭圆体及黏稠、量少、牵延性低的宫颈黏液。宫颈黏液的检查可用以判断卵巢功能，指导避孕与受孕。

(三) 子宫内膜检查

见第九章第一节，四，(三)。

(四) 女性激素测定

见第九章第一节，九。

九、女性生殖激素测定

激素水平的测定一般抽取外周血进行，常用的方法包括气相色谱层析法、分光光度法、荧光显示法、酶标记免疫法、放射免疫测定法。

【检测时间】

1. 泌乳素检测　应于禁食、安静状态下于上午 9～11 时采血。

2. 卵巢储备功能测定　月经周期第 2～4 天抽血检查黄体生成素、卵泡刺激素、雌激素、孕激素、雄激素。

3. 排卵检测　月经周期中的黄体期抽血检查孕激素。

4. 月经稀发及闭经者　月经稀发及闭经者可排除妊娠，随时检测。

【正常值及临床意义】

1. 雌激素　雌激素(E)包括雌二醇(estradiol,E_2)、雌酮(estrone,E_1)、雌三醇(estriol,E_3)。E_2生物活性最强，是卵巢产生的主要雌激素。E_3是 E_2和 E_1的降解产物，活性最弱。

(1) 雌二醇来源：绝经前雌激素主要是 E_2，来源于卵巢，由卵泡分泌，分泌量多少取决于卵泡的发育和黄体功能。

(2) 雌二醇正常值

卵泡期 37～330pmol/L

排卵期 367～1835pmol/L

黄体期 184～881pmol/L

绝经期 37～110pmol/L

(3) 雌激素测定的临床意义

1) 判断闭经原因：雌激素持续低水平，表明卵巢无卵泡发育，闭经可能由于卵巢早衰或继发于下丘脑、垂体功能失调或药物抑制；雌激素水平符合正常的周期变化，表明卵泡发育正常，应考虑子宫性闭经。

2) 判断有无排卵：雌激素持续在早、中期卵泡水平，无周期性变化，常见于无排卵性功血、多囊卵巢综合征等。

3) 监测卵泡发育。

4) 其他：女性性早熟，8 岁以前出现第二性征发育诊断性早熟，血 E_2水平高于 275pmol/L 为诊断性早熟的激素指标之一；妊娠期雌激素水平升高；卵巢颗粒细胞瘤或使用促排卵药物如氯米芬、绒促性素、尿促性素等可使 E_2 达到超生理水平；肝硬化时雌激素水平升高。卵巢切除、化学治疗或放射治疗时卵巢功能受损均可使 E_2 水平下降。

2. 孕激素　孕酮是卵巢分泌的具有生物学活性的主要孕激素。

（1）孕酮的来源：孕酮由卵巢、肾上腺皮质分泌，在妊娠期主要来源于胎盘。

（2）孕酮的正常值：卵泡期 0.6～1.9nmol/L；黄体期 20.7～102.4 nmol/L；绝经期＜3.20nmol/L。

（3）孕酮测定的临床意义

1）了解有无排卵：正常月经周期中排卵后 7～8 日孕酮水平达高峰，血孕酮＞16.0nmol/L，提示有排卵。使用促排卵药时，可用孕酮观察促排卵效果。

2）了解黄体功能。

3）观察胎盘功能：妊娠期胎盘功能减退时，血中孕酮水平下降。

3. 促性腺激素的测定

（1）卵泡刺激素（follicle-stimulating hormone，FSH）与黄体生成素（luteinizing hormone，LH）来源：FSH 和 LH 是腺垂体分泌的主要促性腺激素。

正常月经周期中，卵泡早期（月经 2～3 天）血 FSH、LH 均维持在低水平，排卵前迅速升高，LH 可高达基础值的 8 倍以上，而 FSH 只有基础值的 2 倍左右，很少＞30IU/L，排卵后 FSH、LH 迅速回到卵泡期水平。

（2）FSH 和 LH 正常值（表 9-2）

表 9-2　FSH 和 LH 的正常值

时期	FSH(IU/L)	LH(IU/L)
青春期前	＜5	
卵泡期	5～10	5～10
排卵期	15～20	75～150
黄体期	5～15	3～30
绝经期	＞40	30～130

（3）FSH 及 LH 测定的临床意义

1）判断闭经的原因：FSH 及 LH 水平低于正常，提示闭经原因在腺垂体或下丘脑；FSH 及 LH 水平高于正常，甚至达到绝经水平，病变在卵巢，如卵巢早衰、双侧卵巢切除术后等。

2）诊断性早熟：有助于区别真性和假性性早熟。真性性早熟由促性腺激素分泌增加引起，FSH 和 LH 呈周期性变化；假性性早熟 FSH 及 LH 水平较低，且无周期性变化，应考虑外周原因如卵巢功能性肿瘤或外源激素所致。

3）测定 LH 峰值可以估计排卵时间及了解排卵情况，有助于不孕症的治疗。

4. 催乳素

（1）催乳素（prolactin，PRL）来源：PRL 由腺垂体催乳激素细胞合成和分泌。情绪、运动、进食均可影响其分泌状态，而且随月经周期有较小的波动。首次检查 PRL 升高者，应进行第二次检查；对已确诊的高泌乳素血症（HPRL），尚应测三碘甲状腺原氨酸（T_3）、甲状腺素（T_4）、TSH 水平，以排除甲状腺功能低下。

（2）PRL 正常值：5～25ng/ml。

（3）临床意义

1）闭经、不孕及月经失调者，无论有无泌乳，均应测 PRL，以除外高催乳激素血症。

2）PRL 异常增高时应考虑垂体催乳素瘤。

3）PRL 水平升高还见于性早熟、原发性甲状腺功能低下、卵巢早衰、黄体功能欠佳、长期哺乳、神经精神刺激、某些药物作用如氯丙嗪、避孕药、大量雌激素、利血平等因素均可引起 PRL 升高；PRL 降低多见于垂体功能减退、单纯性催乳激素分泌缺乏症。

5. 雄激素　女性血循环中有 4 种雄激素，即睾酮（T）、雄烯二酮（A）、脱氢表雄酮

(DHEA)、硫酸脱氢表雄酮(DHEAS)。睾酮为血循环中的主要雄激素来源，睾酮主要由卵巢产生，且可为卵巢内 E_2 合成的前体。睾酮正常值 0.4～3.6 nmol/L。雄激素测定的临床意义：

(1) 多囊卵巢综合征：睾酮分泌增加最常见，呈轻度到中度升高，但一般<5.2nmol/L；A 可有升高，部分患者有 DHEAS 的升高。

(2) 肾上腺皮质增生或肿瘤，血睾酮水平异常增高。

(3) 两性畸形的鉴别。

(4) 卵巢男性化肿瘤(睾丸母细胞瘤、门细胞瘤)，血睾酮水平明显增高。

第二节　围生期保健及监护

一、围生期保健

(一) 孕前期保健

注意双方年龄及健康情况，女性<18 岁或>35 岁是妊娠的危险因素；妊娠前夫妇身体应保持健康，排除存在影响孕妇及胚胎发育的疾病。

(二) 孕期保健

1. 产前检查时间　早孕期检查应于确诊早孕开始；孕 20 周起进行系统产前检查。孕 20～36 周，每4 周检查一次；孕 36 周以后每周检查一次，高危孕妇应酌情增加产前检查次数。

2. 检查内容

(1) 早孕期

1) 询问既往病史、遗传病家族史、平时月经情况、既往妊娠史、本次妊娠情况、是否接触致畸因素等。

2) 检查项目：身高、体重、血压、全身体检、妇科内诊、化验、心电图等。

妇科检查：外阴、阴道、宫颈、子宫大小与孕周是否相符。

化验检查：包括血常规、尿常规、血型、梅毒、乙肝五项、HIV、肝功等。

全身检查：了解有无影响生育的疾病。

(2) 孕中期

1) 体检：体重、血压、宫高、腹围、胎位、胎心率、下肢有无浮肿。

2) 化验检查：血尿常规、妊娠合并糖尿病筛查(孕 24 周以后)、唐氏综合征血清筛查(孕 14～20 周)。

3) B 超检查：孕 20～24 周。

(3) 孕晚期

1) 一般检查：体重、血压、宫高、腹围、胎位、胎心率、血尿常规。

2) 特殊检查：孕 37 周做骨盆测量。胎心监护(37 周以后每周一次)。

3. 妊娠期用药　在妊娠期选择安全、有效药物，适时适量用药，对提高胎儿质量，保护母婴健康均很重要。

根据美国药物和食品管理局(FDA)颁布的药物对胎儿的危险性进行危害等级(A、B、C、D、X)的分类表，分级标准如下：

A 级：对照研究显示无害，已证实此类药物对人胎儿无不良影响，是最安全的。

B 级：对人类无危害证据，动物实验对胎畜无害，但在人类尚无充分研究。

C 级：不能除外危害性，动物实验可能对胎畜有害或缺乏研究，在人类尚无有关研究。

本类药品只有在权衡了解对孕妇的好处大于对胎儿的危害之后，方可应用。

D级：有对胎儿有害的明确证据。尽管有危害，但孕妇用药后有绝对好处，如孕妇有严重疾病或受死亡威胁急需用药时，可考虑应用。

X级：在动物或人类的研究均表明可致胎儿异常，或根据经验认为在人、动物都是有害的。本类药物禁用于妊娠或将要妊娠的患者。

（三）产褥期保健

产褥期保健的目的，是防止产后出血、感染等并发症发生，促进产后生理功能恢复。

1. 适当活动及做产后健身操 经阴道自然分娩的产妇，产后6～12小时内起床轻微活动，于产后第2日可在室内随意走动，按时做产后健身操。行会阴侧切或行剖宫产的产妇，可适当推迟活动时间，避免或减少静脉栓塞的发生，且能使骨盆底及腹肌张力恢复。

2. 有性生活者 已恢复性生活，应采取避孕措施。

3. 产后检查 产后检查包括产后访视和产后健康检查。产妇访视至少3次，第一次在产妇出院后3日内，第二次在产后14日，第三次在产后28日，目的了解产妇及新生儿健康情况，内容包括：①了解产妇饮食、睡眠及心理情况；②检查两乳房，了解哺乳情况；③观察子宫复旧及恶露；④观察会阴切口、剖宫产腹部切口等，若发现异常应给予及时指导。

4. 产妇应于产后6周去医院常规随诊 包括全身检查及妇科检查。内容：①血压、脉搏、血尿常规、了解哺乳情况，若有内科并发症或产科并发症应作相应检查；②盆腔内生殖器是否已恢复至未孕状态；③婴儿全面检查。

二、围生期监护

（一）产前诊断

产前诊断方法依据取材和检查手段的不同，一般分为两大类，即创伤性方法和非创伤性方法。前者主要包括羊膜腔穿刺、绒毛取样、脐血取样、胎儿镜和胚胎活检等；后者包括超声波检查、母体外周血清标志物测定和胎儿细胞检测等。目前产前诊断中仍以创伤性方法为主，以羊膜腔穿刺最常用。

经腹壁羊膜穿刺术（amniocentesis）是在中晚期妊娠时，用穿刺针经腹壁、子宫壁进入羊膜腔抽取羊水供临床分析诊断。

【适应证】

需行羊水细胞染色体核型分析、染色质检查以明确胎儿性别。诊断或估计胎儿遗传病可能：孕妇曾生育遗传病患儿；夫妻或其亲属中患遗传性疾病；近亲婚配；孕妇年龄＞35岁；孕早期接触大量放射线或应用有可能致畸药物；性连锁遗传病基因携带者等。

【禁忌证】

（1）孕妇曾有流产征兆。

（2）术前24小时内两次体温在37.5℃以上。

【术前准备】

1. 孕周选择 宜在孕16～22周，此时子宫轮廓清楚，羊水量相对较多，易于抽取，不易伤及胎儿，且羊水细胞易存活，培养成功率高。

2. 穿刺部位的选择 超声定位：穿刺前先行胎盘及羊水暗区定位。穿刺时尽量避开胎盘，在羊水量相对较多的暗区进行。

【操作步骤】

孕妇排空膀胱后取仰卧位，腹部常规消毒铺巾。在穿刺点用0.5%利多卡因溶液行局部浸润麻醉。用22号或20号腰穿针垂直刺入腹壁，穿刺阻力第一次消失表示进入腹壁。继续进针又有阻力表示进入宫壁，阻力再次消失表示已达羊膜腔。拔出针芯即有羊水溢出。抽取所需羊水量，将针芯插入穿刺针内，迅速拔针，敷以无菌干纱布，加压5分钟后胶布固定。

【并发症】

母体损伤，损伤胎儿、胎盘及脐带，羊水渗漏，流产或早产，宫内感染。故羊膜腔穿刺应严格掌握操作规范，无菌操作。

（二）胎儿成熟度的测定

1. 临床判定 以胎龄大小估计胎儿是否成熟；胎龄<37周为早产儿；37～42周为足月儿；>42周为过期儿。

2. 超声检查

（1）根据胎盘成熟度判断胎儿成熟度。

胎盘0级：早、中孕期胎盘，未成熟。

胎盘Ⅰ级：为成熟的早期表现，出现在孕30周左右，表示胎盘尚未成熟，但有少数病例维持至分娩。

胎盘Ⅱ级：可疑成熟。

胎盘Ⅲ级：成熟胎盘。

（2）胎头双顶径(BPD)：胎头双顶径>8.5cm，孕周在36周以上，体重2500g，左右作为胎儿成熟的指标。

3. 羊水成熟度分析法

（1）羊水卵磷脂/磷脂(lecithin/sphingomyelin，L/S)比值：该值>2，提示胎儿肺成熟。能测出羊水磷脂酰甘油，提示胎儿肺成熟。此值更可靠。

（2）羊水泡沫试验(foam stability test)或震荡试验：是一种快速而简便测定羊水中表面活性物质的实验。若两管液面均有完整的泡沫环，提示胎肺成熟。

（3）羊水肌酐值：该值≥176.8μmol/L(2mg%)，提示胎儿肾成熟。

（4）羊水胆红素类物质：用ΔOD_{450}测该值≤0.02，提示胎儿肝成熟。

（5）羊水淀粉酶值：碘显色法测该值≥450U/L，提示胎儿唾液腺成熟。

（6）羊水含脂肪细胞出现率：该值达20%，提示胎儿皮肤成熟。

（三）胎儿宫内储备能力监测

1. 胎动 嘱孕妇自数胎动，每日早中晚各一个小时，每小时在3～5次以上或计算出12小时胎动≥30次为正常，20～30次/12小时为警戒。每小时胎动<3次，或12小时胎动<20次，提示胎儿缺氧。

2. 胎儿电子监护 一般37周开始，每周一次。高危妊娠，如妊娠期高血压疾病或妊娠糖尿病等，可于32～34周开始监测。

3. 胎儿生物物理评分(fetal biophysic score，BPS) 在超声下观察胎儿在30分钟内的呼吸运动、肌张力、胎动，结合羊水暗区垂直深度及无激惹试验(NST)进行综合评分。采用Manning评分法(表9-3)，满分为10分，8～10分是胎儿正常的可靠质保；≤6分表明胎儿缺氧可能性，在BPS正常的胎儿中1周内胎死宫内发生率为0.7‰。

(四) 胎儿-胎盘功能测定

1. 孕妇尿中雌三醇值 正常值为 15mg/24 小时尿，10～15mg/24 小时尿为警戒值，<10mg/24 小时尿为危险值。若于妊娠晚期连续多次测得雌三醇值<10mg/24 小时尿，表示胎盘功能低下。

2. 孕妇血清人胎盘生乳素(human placental lactogen，HPL)值 足月妊娠 HPL 值为 4～11mg/L。若该值于足月妊娠时<40mg/L，或突然降低 50%，提示胎盘功能低下。

表 9-3 Manning 评分法

项目	2 分(正常)	0 分(异常)
无应激试验(20 分钟)	≥2 次胎动伴胎心加速	<2 次胎动，胎心加速
	≥15bpm，持续≥15 秒	<15bpm，持续<15 秒
胎儿呼吸运动(30 分钟)	≥1 次，持续≥30 秒	无；或持续<30 秒
胎动(30 分钟)	≥3 次躯干和肢体活动	≤2 次躯干和肢体活动
	(连续出现计 1 次)	无活动肢体完全伸展
肌张力	≥1 次躯干和肢体伸展复屈，手指摊开合拢	无活动；肢体完全伸展；伸展缓慢，部分复屈
羊水量	羊水暗区垂直直径≥2cm	无或最大暗区垂直直径<2cm

3. 催产素激惹试验 无应激试验无反应(阴性)，缩宫素激惹试验阳性提示胎盘功能减退。

4. 阴道脱落细胞检查 舟状细胞成堆、无表层细胞、嗜酸细胞指数<10%、致密核少者，提示胎盘功能良好，否则提示胎盘功能减退。

此外，胎动计数、B 型超声进行生物物理相检测，均有实用价值。

第三节 产科常用操作技术

一、腹部四部触诊法

四步触诊法是产前检查的常用方法，通过四步触诊法可以判定胎产式、胎先露、胎方位、胎先露是否衔接、子宫大小是否与孕周相符，并估计胎儿的大小和羊水量的多少。

【操作前准备】

孕妇排尿后，仰卧于检查床上，暴露腹部，双腿略屈外展，腹肌放松。

【操作过程】

检查者站立于患者右侧，前三步检查时检查者面向孕妇头侧，第四步检查面向孕妇足端(图 9-10)。

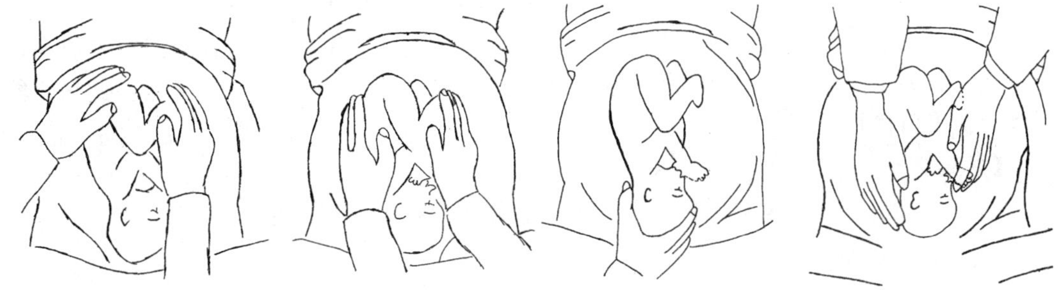

(1) (2) (3) (4)

图 9-10 四步触诊法

第一步：检查者两手置于宫底部，手测宫底高度，根据其高度估计胎儿大小与妊娠周数是否相符。后以两手指腹相对交替轻推，若宫底部的胎儿部分为胎头则感觉硬而圆且有浮球感，若为胎臀则柔软且形态不规则。

第二步：检查者双手掌置于腹部左右两侧，轻轻深按进行检查。触到平坦饱满部分为胎背，并确定胎背向前、向侧方或向后。触到可变形的高低不平部分为胎儿肢体，有时可感到胎儿肢体在活动。

第三步：检查者右手拇指与其他 4 指分开，置于耻骨联合上方握住胎先露部，进一步查清是胎头还是胎臀，左右推动以确定是否衔接。若可推动则未衔接。

第四步：检查者左右手分别置于胎先露部的两侧，沿骨盆入口向下深按，进一步核实胎先露部的诊断是否正确，并确定胎先露部入盆程度。先露部为胎头时，一手可顺利进入骨盆入口，另手则被胎头隆起部阻挡，该隆起部称胎头隆突。枕先露时，胎头隆突为额骨，与胎儿肢体同侧；面先露时，胎头隆突为枕骨，与胎背同侧。

二、骨 盆 测 量

（一）骨盆外测量

【操作步骤】

产妇排空膀胱，仰卧位，头稍抬高，测量者站立于产妇右侧。

1. 髂棘间径 产妇仰卧位，双腿伸直，测量两髂前上棘外缘距离，正常值为23～26cm。

2. 髂嵴间径 产妇仰卧位，双腿伸直，测量两髂嵴最宽外缘的距离，正常值为 25～28cm。以上两径线能间接推测骨盆入口横径长度。

3. 骶耻外径 孕妇取左侧卧位，右腿伸直，左腿屈曲。测量第 5 腰椎棘突下至耻骨联合上缘中点的距离，正常值为 18～20cm。此径线能间接推测骨盆入口前后径长度，是骨盆外测量中最重要的径线。

4. 坐骨结节间径 取仰卧位，两腿弯曲，双手抱双膝。测量两坐骨结节内侧缘的距离，正常值为 8.5～9.5cm。也可用检查者拳头测量，若其间能容纳成人手拳，则大于 8.5cm 即属正常。此径线直接测得骨盆出口横径长度。若此径值＜8.5cm 时，应测量出口后矢状径。

5. 出口后矢状径 是骶尾关节到坐骨结节连线中点的距离。检查者将戴有指套的右手食指伸入孕妇肛门后向骶骨方向，拇指置于孕妇体外骶尾部，两指共同找到骶尾尖端，将尺放于坐骨结节径线上，用汤姆斯出口测量器一端放于坐骨结节间径的中点，另一端放于骶骨尖端处，测量器刻度标出的数字即为出口后矢状径长度，正常值为 8～9cm。出口后矢状径与坐骨结节间径之和大于 15cm 时，表明骨盆出口无明显狭窄。

6. 耻骨弓角度 用两手拇指指尖斜着对拢，放于耻骨联合下缘，左右两拇指平放在耻骨降支上。测量两拇指间的角度即是耻骨弓角度，正常值为 90°，＜80°为不正常。此角度能反映骨盆出口横径长度。

【意义】

前三个径线反映骨盆入口平面是否狭窄，后三个径线反映骨盆出口平面。

（二）骨盆内测量

【操作步骤】

孕妇取膀胱截石位，外阴常规消毒，检查者戴无菌手套，食、中指涂润滑剂后，轻轻伸入阴道，动作轻柔地测量径线。

1. 骶耻内径（又称对角径）　为耻骨联合下缘至骶岬上缘中点的距离。正常值应大于12cm。此数值减去1.5～2cm，即为真结合径长度。测量时将伸入阴道的中指尖触到骶岬上缘中点，使食指上缘紧贴耻骨联合下缘，用另一手的食指标记此点后，抽出阴道内手指，测量中指尖至此标记点的距离，即为骶耻内径，再换算成真结合径。如中指尖触不到骶岬，表示此径线正常（图9-11）。

2. 坐骨棘间径　测量时检查者将阴道内的手指扪触到两侧坐骨棘，只能估计其间距离，正常值为10cm（图9-12）。也可用中骨盆测量器测量，但临床少用。内测量时还应注意骶骨弯度、坐骨切迹之宽度及耻骨弓角度。

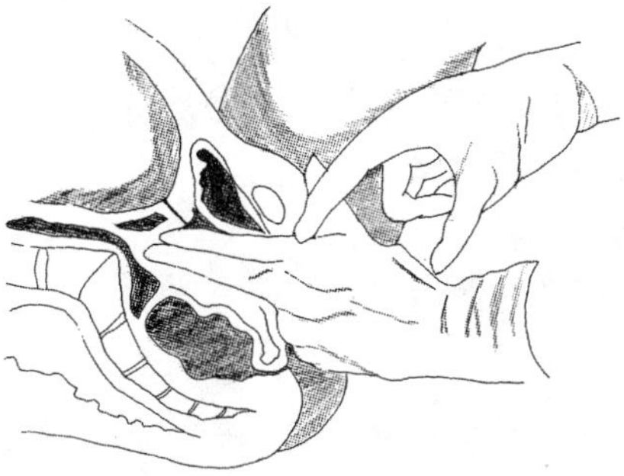

图9-11　对角径测量

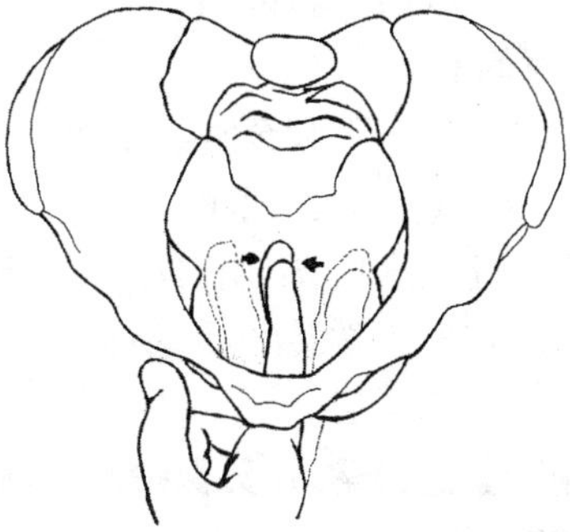

图9-12　坐骨棘间径

3. 坐骨切迹宽度　代表中骨盆后矢状径，其宽度是坐骨棘与骶骨下部间的距离，即骶棘韧带的宽度，如能容纳3横指（5.5～6cm），正常；否则，属中骨盆狭窄。

【意义】

经阴道检查骨盆内径能较准确地测知骨盆大小，适用于骨盆外测量有狭窄者，一般于妊娠24～36周时测量。

第四节　计划生育操作技术

一、宫内节育器放置及取出术

（一）宫内节育器放置术

【适应证】

凡育龄妇女要求放置宫内节育器（intrauterine device，IUD）而无禁忌证者均可放置。

【禁忌证】

（1）妊娠或可疑妊娠者。

（2）生殖器官急性或亚急性炎症，未经治疗及未治愈者。

（3）3个月以内有月经频发、月经过多或不规则阴道出血者。

（4）子宫颈内口过松、重度撕裂伤及重度狭窄者以及子宫脱垂Ⅱ度以上者。

（5）有各种严重的全身急慢性疾病，如心功能Ⅲ级及以上者，血液系统疾病及各种疾病的急性期。

（6）生殖器官畸形：如纵隔子宫、双角子宫、双子宫。

(7) 子宫腔小于 5.5cm 或大于 9cm 。

(8) 人工流产术后出血多,可疑组织残留或感染者。

(9) 有严重的全身急、慢性疾病。

(10) 对铜过敏者,不能放置带铜的节育器。

【相对禁忌证】

(1) 产后 42 天,恶露未净或会阴伤口未愈者,暂缓放置。

(2) 葡萄胎史未满 2 年慎用。

(3) 有严重痛经慎用。

(4) 生殖器官肿瘤:如子宫肌瘤、卵巢肿瘤等慎用。

(5) 有异位妊娠史者慎用。

【放置时间】

(1) 月经期第三天起至月经干净后 7 天内均可放置,以月经干净后 3~7 天为最佳。

(2) 月经延期或哺乳期闭经者,应在排除妊娠后放置。

(3) 人工流产术后;中期引产 12 小时内清宫术后可放置。

(4) 自然流产正常转经后,药物流产二次正常月经后。

(5) 剖宫产半年后。

(6) 用于紧急避孕,在无保护性生活后 5 天内放置。

【术前准备】

同输卵管通液术(3)~(7)。

【操作步骤】

同输卵管通液术(1)~(3)。

(4) 左手持宫颈钳钳夹宫颈前唇,右手持子宫探针,顺着子宫方向轻轻探入宫腔直达宫底,测量宫腔深度,并轻轻向两侧摆动,估计宫腔宽度。

(5) 根据子宫腔的大小选择适当的节育器型号。

(6) 将选好的节育器顺宫腔方向轻轻送入宫腔直达宫底部,退出放置器。带尾丝的节育器则将尾丝露出在宫颈口外 2cm,其余剪除。

【并发症】

1. 子宫穿孔、节育器异位 发现或怀疑子宫穿孔,必须立即停止手术操作。若术中发生单纯性子宫穿孔,未放入 IUD、无出血症状及腹膜刺激症状等,患者一般情况良好,应住院严密观察。若 IUD 已放置到子宫外(进入盆腹腔),无论有无症状,均应及早取出。

2. 感染 放置 IUD 后一旦确定感染,应选用抗生素治疗。感染控制后取出 IUD。

3. 宫内节育器下移、脱落 多发生于放置宫内节育器后第一年,尤其是前三个月内,常于月经期排出,放置宫内节育器后一年内应定期随访。IUD 下移或脱落易发生带器妊娠,故发现 IUD 下移应及时取出,择期重新放置。

4. 带器妊娠 应予人工流产同时取出 IUD。

5. 出血 月经量增多、流血时间延长、点滴或不规则出血,而月经周期较少改变。可给予止血药并预防感染。保守治疗无效,应取出节育器。

【术后处置】

(1) 一周内不做过重体力劳动。

(2) 禁性生活和盆浴 2 周。

(3) 术后1、2、3、6、12个月，以后每年一次进行随访。

(4) 如果出血多、腹痛、发热、白带异常随时就诊。

(二) 宫内节育器取出术

【适应证】

(1) IUD到期更换者。

(2) 计划再生育者。

(3) 放置IUD后因副作用或并发症，经治疗无效者。

(4) 经超声或X线检查IUD移位或变形，须取出重新放置。

(5) 带器妊娠，做人工流产同时取出。

(6) 绝经1年以上。

【禁忌证】

全身情况不良或处于疾病急性期。患急性生殖器炎症者，应控制感染后再取，情况严重者可在积极抗感染同时取出。

【术前准备】

(1) 取出时间以月经来潮第一天或月经后3～7天为宜，若子宫出血、腹痛剧烈，随时可取。

(2) 金属节育器不带尾丝者，术前应做超声或X线检查，以确定其存在并了解IUD的位置，避免盲目操作。

其他准备同放置术。

【操作步骤】

(1)～(4)项同放置术。

(5) 见有尾丝者用长血管钳夹住尾丝轻轻向外牵引取出。无尾丝IUD的取出法：宫颈钳钳夹宫颈前唇，用探针测宫腔深度、方向及IUD的位置，用取环器钩住环的下缘轻轻牵出。取下宫颈钳，拭干宫颈及阴道，取出阴道窥器。

【注意事项】

(1) 防止损伤。必须查清子宫倾屈度，取环器须与子宫纵轴一致。如钩取困难，应在超声引导、X线透视下操作或等下次月经后再取。

(2) 如果IUD器嵌入宫壁，难以取出，可在宫腔镜下取出。

【并发症】

同放置术(1)～(4)项。

【术后处置】

2周内禁性生活和盆浴。

二、人工流产术

(一) 吸宫术

【适应证】

(1) 妊娠在10周以内自愿要求终止妊娠而无禁忌证者。

(2) 因某种疾病(包括遗传性疾病)不宜继续妊娠者。

【禁忌证】

(1) 各种疾病的急性阶段。

(2) 生殖器炎症,性传播性疾病未经治疗者。

(3) 全身健康状况不良不能耐受手术者。

(4) 术前两次体温在 37.5℃以上者暂缓手术。

【术前准备】

(1) 尿妊娠试验、血常规、心电图、血压、体温。

(2) 必要时超声检查确定胎囊大小及孕周。妇科检查有无生殖器炎症。

其他准备同宫内节育器放置术。

【操作步骤】

(1)～(4)同宫内节育器放置术。

(5) 用宫颈扩张器以执笔式逐号轻轻扩张宫口(扩大程度比所用吸管大半号到 1 号)。如宫颈内口较紧,应避免强行扩张,可加用润滑剂。

(6) 吸管及负压的选择:根据孕周及宫颈口大小,选择适当号的吸管,负压一般在400～500mmHg 左右。

(7) 依子宫方向将吸管徐徐送入宫腔,达宫底部后退出少许,寻找胚胎着床处。开放负压 400～500mmHg 左右,将吸管顺时钟或逆时钟方向顺序转动,并上下移动,吸到胚囊所在部位时吸管常有震动并感到有组织物流向吸管,同时有子宫收缩感和有宫壁粗糙感时,取出吸管(注意不要带负压进出宫颈口)。再将负压降低到 200～300mmHg,继续用吸管按上述方法在宫腔内吸引一周,取出吸管。如组织物卡在子宫口,可用卵圆钳将组织取出。

(8) 如需放置 IUD 者,可按常规操作。

(9) 用纱布拭净阴道,除去宫颈钳,取出阴道窥器。

(10) 手术结束前将吸出物过滤,检查胚胎及绒毛是否完全。分别测量血及组织物的容量,如发现异常,应送病理检查。

【术后处置】

(1) 受术者在观察室休息 0.5～1 小时,注意阴道出血及一般情况。

(2) 酌情给予子宫收缩药及抗生素。

【并发症】

1. 子宫穿孔 应停止手术,给予缩宫素和抗生素,严密观察患者生命体征,有无腹痛、阴道流血及腹腔内出血征象。子宫穿孔后,若患者情况稳定,可给予缩宫素预防感染,待 1 周后清除宫腔内容物。发现内出血增多或疑有脏器损伤者,应立即剖腹探查修补穿孔处。

2. 人工流产综合征 术中因宫颈被牵拉、扩张以及负压、刮匙对宫壁的影响患者出现心动过缓、心律失常、血压下降、面色苍白、头晕、胸闷,甚至呕吐、大汗淋漓,严重者可发生晕厥、抽搐等迷走神经兴奋症状,经吸氧或暂停手术操作多可自行恢复。症状明显者,立即取平卧位,静脉缓慢推注或皮下注射阿托品 0.5～1mg。

3. 吸宫不全 为人工流产后常见并发症。主要是部分胎盘残留,也可能有部分胎儿残留。术后流血超过 10 日,血量过多,或流血停止后又有多量流血,超声检查有助于诊断。若无明显感染征象,应行刮宫术,刮出物送病理检查,术后用抗生素预防感染。

4. 漏吸 确定为宫内妊娠,但术时未吸到胚胎及胎盘绒毛,往往因胎囊过小、子宫过度屈曲或子宫畸形造成。应复查子宫位置并重新探查宫腔,若未见绒毛或胚胎组织,除考虑漏吸外,还应排除宫外孕可能。

5. 术中出血 可在扩张宫颈后,注射缩宫素促使子宫收缩。

6. 术后感染　主要表现为体温升高、下腹疼痛、白带混浊或不规则流血，双合诊时子宫或附件区有压痛。及时应用抗生素。

【注意事项】

(1) 禁止盆浴二周。

(2) 禁止性生活 1 个月。

(3) 指导避孕方法。

(4) 如有阴道多量出血、发热、腹痛等异常情况，随时就诊。

(二) 钳刮术

【适应证】

(1) 妊娠 11～14 周要求终止妊娠者。

(2) 妊娠在 14 周以内因各种疾患不宜继续妊娠者。

【禁忌证】

同吸宫术。

【术前准备】

(1) 检查除与负压吸宫术相同外，还须做出凝血时间、血型检查，必要时做肝功能检查。

(2) 药物软化或机械扩张宫颈。

【操作步骤】

(1)～(4)同宫内节育器放置术。

(5) 破膜：用有齿卵圆钳，按子宫屈度进入宫腔，夹破羊膜后，卵圆钳退至宫颈管内口张开钳叶，使羊水流净。

(6) 钳夹胎盘与胎儿：卵圆钳沿子宫后壁进入宫腔，达宫底后略退出少许，在后壁或侧壁寻找胎盘，钳夹到软而厚的组织便向外轻轻牵拉并左右转动，使胎盘逐渐松动、剥离，完整或大块地钳出。大部分或完整的胎盘被钳出后再分别钳取胎儿各部，先钳出胎儿躯体、四肢，最后夹取胎头。

(7) 清理宫腔：胎盘及胎儿大部分钳出后，核对胎儿胎盘是否完整，并观察宫腔有无活动性出血及宫缩情况。如出血多，宫颈注射催产素 10U，用 6～7 号吸管 300～400mmHg 负压吸引宫腔，最后用刮匙自宫底左侧开始逆时针搔刮宫壁，当感到宫壁粗糙，子宫紧缩，即已干净。

【术后处置】

同吸宫术。

【注意事项】

同吸宫术。

三、药物流产术

【适应证】

(1) 确诊为正常宫内妊娠，停经天数在 7 周内，年龄在 40 岁之内的健康妇女。

(2) 手术流产的高危对象。

(3) 对手术流产有顾虑或者有恐惧心理的妇女。

【药物选择】

米非司酮和米索前列醇。

【术前准备】

妇科检查取阴道分泌物检查滴虫、念珠菌、清洁度，如有阳性发现，应治愈后再行药物流产。

【服用方法】

服药前后需空腹 2 小时。

米非司酮第一天晚 25mg，第二天早晚各 50mg，第三天早 25mg，1 小时后到医院服米索前列醇 600μg。

【用药后观察】

1. 生命体征观察 体温、血压、脉搏变化。

2. 副反应 恶性、呕吐、腹泻、头晕、腹痛、手心瘙痒；警惕过敏性休克及喉头水肿等严重不良反应。

3. 出血及胎囊排出情况 胎囊排出后再观察 1 小时方可离院，阴道流血超过月经量应及时清宫，2 周后复诊。胎囊未排出者 6 小时后离院，1 周后复诊。如失败及时手术终止妊娠。

第十章　急救基本技能

一、心脏电除颤与电复律术

心脏电除颤(defibrillation)又称心脏电复律(cardioversion),是用高功率与短时限的电脉冲(直流电),经过胸壁或直接作用于心脏,在短时间内使全部心肌纤维瞬间同时除极,中断折返通路,消除异位兴奋灶,转复为窦性心律的方法。分为同步和非同步电复律。用于消除心室颤动者常称为电除颤,均用非同步电复律;用于转复各种快速心律失常者常称为电复律,均用同步电复律。

【适应证】

1. 电除颤

(1) 心室颤动与心室扑动。

(2) 无脉性室性心动过速。

(3) 心电图无法立即识别的快速型心律失常伴有血流动力学障碍者,或无法进行心电图检查但不能排除室颤或室速者。

2. 同步电复律

(1) 快速性心律失常(包括室性心动过速、室上性心动过速、预激综合征伴发心动过速等)经药物治疗无效者。

(2) 心房扑动。

(3) 慢性心房颤动具备转复窦性心律的适应证

1) 新近发生的(半年以内)房颤,心室率快速者。

2) 二尖瓣病变手术后后 3～4 周房颤不消失者。

3) 甲亢合并房颤。

【禁忌证】

1. 电除颤的禁忌证

(1) 室性自主节律或室性逸搏性心律。

(2) 心电静止或无脉电活动。

2. 同步电复律的禁忌证

(1) 反复发作而药物不能维持疗效或伴有病态窦房结综合征的异位快速心律失常。

(2) 病史多年,心脏明显增大,伴高度或完全性房室传导阻滞的心房颤动,或伴有完全性房室传导阻滞的心房扑动。

(3) 有洋地黄中毒和低血钾时。

【用物准备】

除颤器、导电糊或生理盐水纱布。

【操作步骤】

(1) 将患者放在木板床上或患者背下垫木板,如呼吸、心脏骤停,立即进行人工呼吸、心脏按压,通过心电监护或心电图确认患者为心室扑动或心室颤动。如为快速性心律失常,需术前应用镇静剂(地西泮 10mg 静脉注射)。

(2) 打开除颤器电源开关,非同步电除颤按“非同步”按钮;同步电复律则按“同步”按钮。

(3) 电极板涂导电糊或包裹生理盐水纱布。

(4) 选择除颤能量:成人室颤电除颤单相波能量为 300～360J,双相波能量为 150～300J。电复律者依病情选择能量:心房扑动:单相波能量为 50～150J,双相波能量为 25～100J;室上性心动过速、心房颤动、室性心动过速:单相波能量为 250～300J,双相波能量为 150～250J。

(5) 按下“充电”按钮(主机上或右手所持电极板手柄上“充电”电钮),充电至所需能量(若充足电,则可听到报警或看到表示充足电的指示灯亮了),准备除颤。

(6) 放置电极板:两个电极板分别放在胸骨右缘第 2 肋间和左侧腋前线第 5 肋间平剑突。

(7) 除颤:操作者两手用力使电极板紧贴患者皮肤,两手拇指同时按下手柄上的“放电”按钮,进行除颤。

(8) 放电后心脏听诊或立即观察心电监护仪上心电波形,了解除颤效果,若未转复,则应继续心肺复苏,准备下一次电除颤;若已恢复窦性心律,则密切观察病情变化,进行下一步治疗(具体方法见心肺复苏)。

(9) 除颤结束,关闭除颤器电源,擦净电极板上的导电糊备用。

【注意事项】

(1) 除颤前,除去患者身上所有的金属物品。包括操作者在内的所有人不得接触患者及床边,操作者不要接触盐水纱布或将导电糊涂在电极板以外的区域,以防触电。

(2) 电极板要与患者皮肤紧密接触,以保证良好效果。

(3) 除颤时,应保持患者呼吸道通畅,如呼吸停止应持续人工呼吸和胸外心脏按压,必须间断时,时间不能超过 5 秒。

(4) 一次未成功可加大能量再行除颤,但最大能量不能超过 360J。

(5) 如患者室颤波为细颤,应行心脏按压或肾上腺素 0.5～1mg 静脉注射,使细颤变粗颤再行除颤,以提高成功率。

(6) 电击部位如出现轻度红斑、疼痛或肌肉疼痛,3～5 天后可自行缓解,一般无需特殊处理。

(7) 除颤完毕,应将电极板上的导电糊擦干净,防止干涸后电极板表面不平,影响使用,也易造成患者皮肤烧伤。

二、胸腔闭式引流术

【适应证】

(1) 中、大量气胸,开放性气胸,张力性气胸。

(2) 胸腔穿刺术治疗下,肺无法复张者。

(3) 需使用机械通气或人工通气的气胸或血气胸者。

(4) 拔除胸腔引流管后气胸或血胸复发者。

(5) 剖胸手术。

【禁忌证】

病情危重，出血性疾病，对麻醉药过敏者。

【准备工作】

(1) 术前应向患者阐明引流的目的和大致过程，以消除其顾虑，取得配合。

(2) 术前查出凝血时间、血小板计数；操作前记录血压、脉搏、呼吸。

(3) 有药物过敏史者，必要时做普鲁卡因皮肤试验。

(4) 器械准备：无菌手术器械包，治疗盘(含碘伏、棉签、纱布、胶布、局部麻醉药等)，椅子，水封瓶(瓶中置外用生理盐水使水面高于引流管下端开口 1～2cm)。术者准备无菌手套、戴无菌帽、口罩。

【操作方法】

1. 体位　嘱患者取坐位，患侧前臂上举抱于枕部。

2. 穿刺点定位　气胸引流一般在前胸壁锁中线第 2 肋间隙，血胸则在腋中线与腋后线间第 6 或第 7 肋间隙。如为局限性气胸或胸腔积液者则应根据 X 线胸片或在 X 线透视或 B 超检查下选择适当部位，切开点用蘸甲紫(龙胆紫)的棉签在皮肤上标记。

3. 消毒　用碘伏在穿刺部位自内向外进行皮肤消毒，消毒直径约 15cm。打开无菌器械包，戴无菌手套，检查包内器械。铺消毒孔巾。

4. 局部麻醉　用 2%利多卡因溶液 5ml 在切开点下一肋骨上缘自皮肤至胸膜壁层进行局部浸润麻醉。

5. 手术　术者左手固定切开点周围皮肤，右手握手术刀沿肋骨走向切开 1～2cm 皮肤切口，用血管钳钝性分离皮下组织至胸膜，轻轻刺破胸膜，取出血管钳，然后用直钳夹住引流管送入胸腔，松开直钳，调整引流管使引流管置于胸腔内 4～6cm，在助手帮助下接水封瓶确定有气体或液体流出，夹住引流管，然后用角针缝合切口并固定引流管。

6. 术后处理　用无菌纱布覆盖切口，用胶布固定后嘱患者静卧。松开引流管检查引流管是否通畅，询问患者是否有不适。术后 2 小时内由操作者或助手完成操作记录。

【注意事项】

(1) 操作前应向患者说明引流目的，消除顾虑。对精神紧张者，可术前半小时给安定 10mg，或可待因 30mg 镇静止咳。

(2) 严格无菌操作，避免胸膜腔感染。

(3) 操作中应密切观察患者的反应，如发生连续咳嗽或出现头晕、出汗、胸闷、面色苍白、心悸等胸膜反应时，应立即停止手术，并皮下注射肾上腺素或做相应处理。

(4) 术后经常挤压引流管以保持管腔通畅，记录每小时或 24 小时引流液量。引流后肺膨胀良好，已无气体和液体排出，可在患者深吸气屏气时拔除引流管，并封闭伤口。

知情同意书：

为诊断和治疗的需要，拟对患者行胸腔闭式引流术。在该操作过程中患者可能出现头晕、面色苍白、出汗、心悸、胸部压迫感或剧痛、昏厥、咳嗽、气短、咳泡沫痰等不良反应。出现上述反应时，将停止操作并给予相应处理。如果患者及家属同意接受该操作，签字为证。

三、心包穿刺术

【适应证】

(1) 为确定心包积液的性质和病因。

(2) 大量积液时,为了防止心包填塞,放液治疗。

(3) 向心包腔内注药。

【禁忌证】

(1) 心包积液是否存在尚未明确者。

(2) 慢性缩窄性心包炎。

【操作前准备】

(1) 对患者说明穿刺的目的及意义,消除患者的紧张情绪,取得患者的合作。

(2) 备心包穿刺包(内有洞巾,20ml 或 50ml 的注射器 1 个,2ml 注射器 1 个,皮下针头,18 号或 20 号心包穿刺针各一个,无菌手套,消毒盘,血管钳)。

(3) 心电图机及两端有银夹的导线。

(4) 1%～2%普鲁卡因或利多卡因注射液。

【操作程序】

1. 对部分精神紧张患者 术前 1 小时口服镇静药。

2. 取坐位或半卧位

3. 消毒局部皮肤 术者戴无菌手套,铺无菌洞巾,用 1%～2%普鲁卡因溶液行局部浸润麻醉至心包膜壁层为止。

4. 穿刺部位 常用的有两个部位。

(1) 心前区:于左侧第 5 肋间或第 6 肋间,心浊音界内 1～2cm 处,沿第 5 或第 6 肋骨上缘向内后进针。

(2) 胸骨下:取剑突与左肋弓交点下为穿刺点,穿刺针与腹壁成 30°～40°角,向上稍向左,进入心包腔下部。

5. 穿刺步骤 将心包穿刺针的胶管用止血钳夹住尾端,由原麻醉点刺入皮肤至皮下,然后按规定的角度及方向缓慢进针。接近心包壁层时,连接注射器,边进针边抽,待感到阻力消失或抽出液体时,说明针尖已达到心包腔。用左手固定针头,防止针尖再深入或退出,缓慢抽吸液体,按需要抽出液体量。每取下针管前,先用止血钳夹住胶管尾端,防止进入空气。

6. 抽液完毕 拔出穿刺针,局部盖以纱布,用胶布固定。

【注意事项】

(1) 严格掌握适应证。此术有一定的危险性,应由有经验的医师操作或指导,并应在心电监护下进行。

(2) 心包积液较少,穿刺时可能无明显突破感,针头触及心脏搏动时,应稍后退 0.5～1.0cm,抽液。如穿刺针边进边抽,抽出鲜血时,应立即退针或终止穿刺,应严格观察有无心包填塞征出现。

(3) 大量心包积液,需排液解除压迫时,抽液量第一次不超过 100ml。如需继续放液,第二次后可放液 300～500ml。

(4) 术中术后密切观察患者的脉搏、面色、心律、心率变化。如有虚脱等情况,应立即停止穿刺,将患者置于平卧位,并给予相应处理。

(5) 麻醉要充分,以避免疼痛引起神经源性休克。

(6) 如抽出鲜血,应立即停止抽吸,并严密观察有无心包压塞症状出现。

(7) 取下空针前应夹闭橡皮管,以防空气进入。

(8) 术中、术后均应密切观察呼吸、血压、脉搏等的变化。

心包穿刺的危险:

(1) 发生心律失常,包括室颤及心搏停止。

(2) 撕裂心腔或冠状动脉。

(3) 心肌或冠状动脉损伤引起的出血本身产生心包压塞。

(4) 刺破肺脏引起气胸。

【临床意义】

诊断性穿刺并进行细胞学、生化学及细菌学检查,有助于明确心包积液的病因。化脓性积液见于急性化脓性心包炎;血性积液见于恶性肿瘤、结核性心包炎及外伤性心包积血;细菌学检查有助于病原菌的诊断;细胞学检查有助于恶性肿瘤的诊断。

附:心电图机或心电示波监护下进行心包穿刺

此方法较为安全,用一根两端带银夹的导线,连接在胸导和穿刺针上,接好地线,检查机器确无漏电。穿刺中严密观察心电图的变化,一旦出现ST段抬高或室性心律失常,表示针尖刺到心脏,应立即退针。穿刺步骤同上述。

知情同意书:

为诊断和治疗的需要,拟对患者行心包穿刺术。在该操作过程中可能出现如下危及生命的不良反应:心律失常(包括室颤及心搏停止),撕裂心腔或冠状动脉,心肌或冠状动脉损伤引起的出血本身产生心包压塞,刺破肺脏引起气胸。如果患者及家属同意接受该操作,签字为证。

四、经口气管内插管术

气管内插管术是指将气管导管插入患者气管内,是保持上呼吸道通畅的最可靠手段,便于清除气管、支气管内分泌物,也是实施麻醉的一项安全措施。包括经口气管插管、经鼻气管插管、经气管切开造口置管。经口气管插管比较容易,适合急救场合,是临床抢救时最常用的方法,本节予以重点介绍。

【适应证】

1. 危重患者的抢救 呼吸衰竭需要进行机械通气者,心肺复苏,药物中毒以及窒息时,都必须行气管内插管。

2. 有误吸风险者 不能自行清除上呼吸道分泌物、胃内反流物和出血,随时有误吸危险者。

3. 外科手术和麻醉 如需长时间麻醉的手术、低温麻醉及控制性低血压手术,部分口腔内手术预防血性分泌物阻塞气道、特殊手术的体位等。

【禁忌证】

气管内插管没有绝对禁忌证,相对禁忌证如下:

(1) 喉头水肿,急性喉炎。

(2) 喉头黏膜下血肿，咽喉部脓肿等。

(3) 出血性血液病(如血友病，血小板减少性紫癜等)。

(4) 主动脉瘤压迫气管者。

【插管前评估】

插管前应检查牙齿、口腔、张口度、颈部活动度、咽喉部情况。一般头后仰小于80度，张口度小于2.5cm，常会造成插管困难。结合患者情况选择合适的插管途径和麻醉方法；估计可能遇到的困难并准备解决方案。除了心脏骤停不需麻醉外，其他情况均需麻醉后进行气管插管。可采用全麻或清醒表面麻醉。

【物品准备】

选择合适的气管导管，一般成人男性选择内径为8.0～8.5mm的导管，成人女性选择7.5～8.0mm的导管，小儿可按下列公式计算：年龄/4＋4.5。用注射器检查充气套囊是否漏气，放入导丝并塑型，润滑导管前端和气囊；准备合适的喉镜，检查光源；吸引管、牙垫、注射器、听诊器、固定胶布等；准备面罩或通气装置。

【操作步骤】

1. 患者仰卧，头后仰 尽可能先用面罩和气囊进行纯氧辅助通气1～2分钟，改善缺氧。

2. 摆放体位，开放气道 患者仰卧位，将头后仰，下颌向前、向上托起以使口张开。

3. 暴露声门 右手拇指、示指交叉分开上下唇，左手持喉镜柄将喉镜片由右口角放入口腔，将舌体向左侧缓慢推开，将镜片沿舌背向前推进，显露悬雍垂、咽部和会厌，挑起会厌以显露声门。如采用弯镜片插管则将镜片置于会厌与舌根交界处(会厌谷)，用力向前上方提起，使舌骨会厌韧带紧张，会厌翘起紧贴喉镜片，即显露声门。

4. 插入气管导管 以右手持笔式持住导管的中、上段，由右口角沿镜片进入口腔，对准声门，准确轻巧地将导管尖端插入气管内，拔出导丝。成人导管尖端距门齿的距离常在21～23cm。

5. 确认导管位置 插管完成后，要确认导管已进入气管内再固定。人工呼吸时，可见双侧胸廓对称起伏，并可听到清晰的肺泡呼吸音，证明导管位置正确。

6. 固定导管 确认导管位置正确后，将套囊充气，用注射器注入3～5ml气体，一般不超过10ml。放置牙垫后将喉镜取出，用胶布以“八字法”将牙垫与气管导管固定于面颊。

7. 连接通气装置

【并发症】

(1) 插管操作技术不规范，用力不当，可致黏膜损伤、出血、牙齿损伤或脱落。

(2) 气管内插管可引起剧烈呛咳，喉头及支气管痉挛，血压波动，心率增快、心律失常，甚至心跳骤停。

(3) 气管内插管可引起喉炎、喉水肿、声带麻痹、呼吸道炎症等。

(4) 导管插入太深可误入一侧支气管内；导管插入太浅时，容易脱出而导致严重意外发生。因此，插管后应仔细检查导管插入深度，并常规听诊两肺的呼吸音。

【注意事项】

(1) 插管前，检查物品是否齐全，特别是喉镜光源是否良好、导管气囊是否漏气。

(2) 如果患者嗜睡或浅昏迷，咽喉反应灵敏，应行咽喉部表面麻醉，然后插管。

(3) 插管动作要轻柔，操作迅速准确，勿使缺氧时间过长，以免引起反射性心搏、呼吸骤停；以免损伤黏膜，牙齿脱落可引起窒息。

(4) 上提喉镜时将着力点始终放在喉镜的顶端，严禁用门齿作支点。

(5) 检查导管的位置。

(6) 插管后吸痰时，必须严格无菌操作，吸痰持续时间一次不应超过 30 秒。经导管吸入气体必须注意湿化，防止气管内分泌物稠厚结痂，影响呼吸道通畅。

(7) 气管导管套囊充气要适当，一般囊内压不超过 30mmHg，导管留置时间一般不宜超过 72 小时，72 小时后病情不见改善，可考虑气管切开术。导管留置期间套囊每 2～3 小时放气 1 次。

知情同意书：

为抢救患者需要，拟对患者行气管插管术。在该操作过程中可能出现如下并发症：气道损伤，包括出血、牙齿松动或脱落、勺状软骨脱臼、咽喉及气管黏膜损伤和缺血坏死、喉头水肿等；气道梗阻；导管误入食管；长期插管拔管的近期并发症有部分或完全喉梗阻与关闭不全、声音嘶哑、急性喉水肿(多见于小儿)，远期并发症有喉狭窄、肉芽肿形成及永久性声音嘶哑。如果患者及家属同意接受该操作，签字为证。

五、洗　胃　术

洗胃术是通过胃管向胃腔内重复输入液体与胃内容物混合后再吸出的方法以达到冲洗胃腔、清除胃内容物的目的。

【目的】

(1) 清除胃内毒物或刺激物，防止毒物吸收。

(2) 减轻胃黏膜水肿、幽门梗阻饭后滞留引起的上腹胀满、恶心呕吐等现象，通过洗胃将胃内潴留食物洗出，以减轻患者痛苦。

(3) 为某些手术或检查做准备。

【适应证】

除腐蚀性中毒外所有服毒患者，一般在服毒后 6 小时内洗胃效果最好。但服用大量的毒物、服毒后饮用牛奶或鸡蛋清等黏膜保护剂、毒物为微小颗粒隐藏在胃黏膜皱襞内等，服毒 6 小时以上仍需洗胃。

【禁忌证】

(1) 强酸、强碱等腐蚀性毒物中毒者。

(2) 正在抽搐、大量呕血者。

(3) 有食管静脉曲张或上消化道大出血病史者。

(4) 严重心肺疾患。

【方法】

1. 口服催吐法　用于神志清醒且能合作的患者。令患者尽快口服灌洗液，至饱胀感时再让患者自行用手指(或压舌板、筷子)刺激咽部或舌根诱发呕吐排出胃内容物。如此反复，直至排出洗胃液清洁无味为止。本法操作简单，方便易行，但洗胃常不彻底，不能有效防止毒物进入肠道。

2. 插管洗胃法　用于神志不清、不合作的患者。

【用物准备】

1. 洗胃用物　全自动洗胃机、塑料桶 2 个、橡胶单、治疗巾、弯盘、胃管(26～28 号)、石蜡油、棉签、胶布、听诊器、止血钳、20ml 注射器、纱布、标本瓶、一次性水杯、84 消毒液、另备污物桶 1 个，必要时备开口器和压舌板。

2. 常用洗胃液 清水或生理盐水；1∶5000 高锰酸钾溶液；2%碳酸氢钠溶液；牛奶或鸡蛋清；2%～5%硫酸镁或硫酸钠。

【操作步骤】

(1) 将用物携至患者床旁，核对患者姓名，做好解释工作，以取得其合作。

(2) 准备洗胃机，连接电源，检查洗胃机性能。

(3) 将进水管放于洗胃液桶内，排水管放于污物桶中。

(4) 清醒患者取半卧位或左侧卧位，昏迷患者去枕取左侧卧位，头下、胸前垫橡胶单和治疗巾，有义齿应取下，弯盘置于患者口角处。

(5) 测量胃管插入长度(测量方法：前额发际至剑突或鼻尖至耳垂到剑突)，大约 45～55cm，并做好标记。

(6) 润滑胃管前端 10～15cm，将胃管从口腔插入，当插入 14～16cm 时，嘱患者做吞咽动作或深呼吸。昏迷患者先将头后仰，当胃管插入 14～16cm 时，再托起患者头部并前屈，使下颌靠近胸骨，加大咽部弧度，有利于胃管插入。

(7) 证明胃管在胃内后再行洗胃，证明胃管在胃内的方法有三种：第一种是用注射器抽吸，如有胃内容物吸出，证明胃管在胃内；第二种是将胃管末端置于水中，如有气泡逸出，证明胃管插入气管内，应立即拔出重插；第三种是用注射器抽吸 10ml 空气，注入胃管内，同时用听诊器在患者胃部听气过水声，证明胃管在胃内。用胶布固定胃管。

(8) 连接胃管，打开电源开关，按下工作开关，按动计数复位键使计数显示回零位。洗胃机开始工作，进入自动调节系统(进出胃一个循环计数一次)，正常情况下，每次进胃的液体量约为 400ml 左右，根据洗胃次数、排出水的混浊与清亮程度估计洗胃效果。

(9) 排出的液体澄清无味，可停止洗胃，关闭开关。

(10) 拔胃管，帮助患者擦脸、漱口，整理用物。

(11) 观察并记录洗胃液的量、颜色、气味及患者情况，必要时送检标本。

【注意事项】

(1) 胃管要选择大口径且有一定的硬度，胃管前端要有多个侧孔，以免堵塞或负压回吸导致管壁塌陷，造成引流不畅。

(2) 开始洗胃前，一定要证明胃管在胃内。

(3) 洗胃液温度要适宜，应在 35～37℃之间，不可过热或过凉。过热可使胃黏膜血管扩张，循环加快，加速毒物吸收；过凉可加快胃蠕动，将毒物排入肠腔，也加速毒物吸收。

(4) 严格掌握“先出后入、快进快出、出入基本平衡”的原则。

(5) 洗胃过程中应密切观察患者的病情变化，如出现腹痛、面色苍白、大汗淋漓，洗出液呈血色等，应立即停止洗胃，根据病情迅速处理。如无上述原因，出现出入不平衡，应立即查找原因，是否有胃管堵塞。解决的方法：将胃管轻轻旋转或变换患者体位，在变换体位时要避免胃管脱出。

(6) 如患者呼吸、心跳骤停应立即实施心肺复苏，心跳恢复而呼吸困难，为保证患者有效呼吸，可先行气管内插管再洗胃。

(7) 洗胃完毕，不宜立即拔出胃管，应保留一定时间，以利再次洗胃，特别是有机磷杀虫剂中毒的患者。

(8) 每次洗胃后要严格清洗、消毒，以防交叉感染。

知情同意书：

为抢救患者需要，拟对患者行插管洗胃术。在该操作过程可能引起窒息、吸入性肺炎、上消化道出血等不良后果，如果患者及家属同意接受该操作，签字为证。

六、中心静脉穿刺术

早年由于在某些特殊状况下，外周静脉塌陷不能输液或可供输液的外周静脉太少，使医师必须寻找优秀的静脉输液途径。1945 年，Meyes 首先应用塑料导管进行静脉输液。1952 年，法国的 Aubaniac 报告了经锁骨下途径行锁骨下静脉穿刺置管为战场伤员进行快速输液。1968 年，美国的 Dudrick 等首先将锁骨下静脉导管技术应用于长期 TPN 支持治疗。

【定义】

中心静脉：中心静脉是指接近右心房的大静脉，其中包括上腔静脉和下腔静脉。中心静脉穿刺术是指通过外周较大静脉将穿刺导管植入血管，而使导管的开口位于或接近中心静脉的操作技术。常用的穿刺血管有：颈内静脉、锁骨下静脉和股静脉。

中心静脉插管术是经皮穿刺或切开置入各种不同用途的导管，使导管的开口达到中心静脉或接近中心静脉。

【中心静脉导管的用途】

(1) 快速静脉输液，特别是大量输注低渗、高渗或刺激性溶液。

(2) 维持较长时间的静脉通路。

(3) 中心静脉压监测。

(4) 血液透析或血液滤过。

(5) 解决外周静脉穿刺困难。

(6) 需要多次大量静脉抽血。

【禁忌证】

(1) 严重的出/凝血障碍。

(2) 上腔静脉、无名静脉、锁骨下静脉、颈内静脉等通路上存在损伤或梗死。

(3) 穿刺部位存在感染。

【插管方法】

1. 准备物品　无菌手套，碘酒/酒精等局部消毒物品，无菌洞巾、镊子、生理盐水、1%～2%普鲁卡因或 1%利多卡因，带长针头的麻醉用注射器，中心静脉导管穿刺套装，缝合包。

2. 体位　如果允许，通常患者取仰卧。行颈内静脉穿刺或锁骨下静脉穿刺时，可在患者肩下放置一个小枕头，并采取头低脚高位。患者头转向穿刺对侧。穿刺侧手臂靠紧身体侧面。股静脉穿刺时患者穿刺下肢稍屈曲外展。

3. 进针点及方向

(1) 颈内静脉：推荐的颈内静脉穿刺的穿刺点为胸锁乳突肌锁骨头内侧缘中点，相当于胸锁乳突肌三角的顶点。与乳突肌锁骨头内侧缘平行穿刺，针尖对准乳头，针轴与额平面呈 45°～60°角，见图 10-1。

(2) 锁骨下静脉:锁骨下静脉穿刺的方法很多。笔者认为成功率较高的穿刺点位于患者锁骨中点下方 1～1.5cm,穿刺方向为对准喉结的方向。和皮肤成角以能通过锁骨的最小角度为宜。进针深度以见到通畅的回血为准,通常为 3～5cm,见图 10-2。

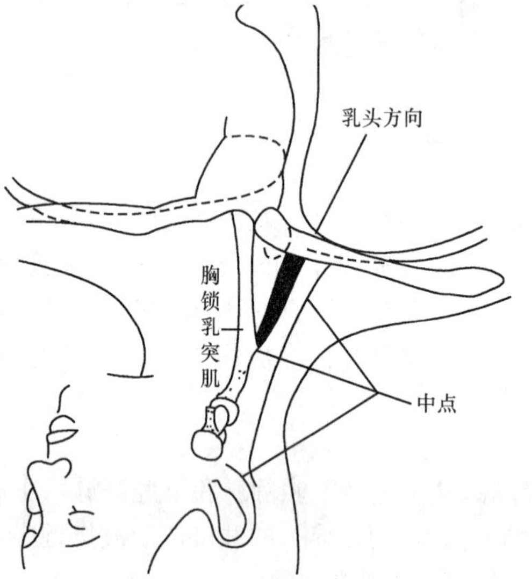

图 10-1 颈内静脉穿刺点

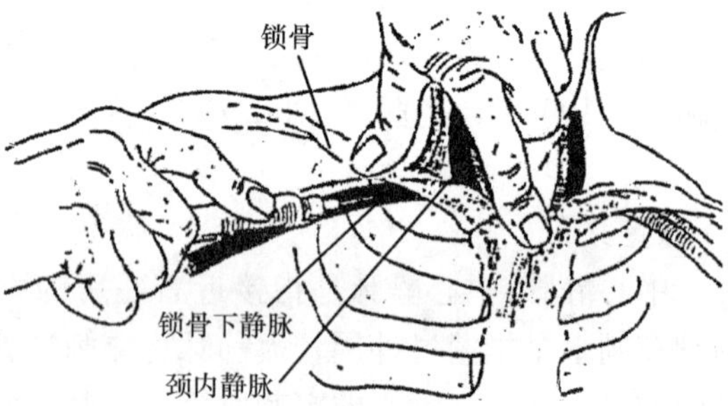

图 10-2 锁骨下静脉穿刺点

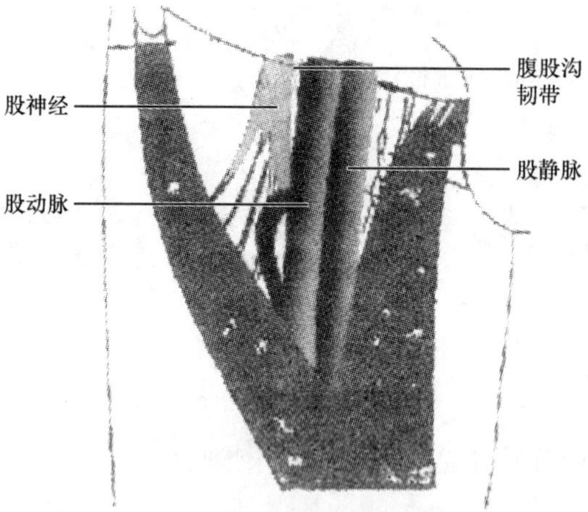

图 10-3 股静脉、股动脉和股神经的位置

(3) 股静脉:股静脉穿刺与其他方法有很大的区别,在解剖上股静脉位于腹股沟韧带下股动脉内侧,外侧为股神经,因此,股静脉穿刺需要在摸到股动脉搏动后在其内侧穿刺,见图 10-3。穿刺点位于腹股沟韧带下方 1.5～2.5cm,股动脉搏动的内侧 1cm。针与皮肤呈 45°角,平行动脉走行进针。

4. 置管方法

(1) 在已经选定的穿刺点上,先做消毒/铺巾/局部麻醉的准备。麻醉时,应当使用较长的针头。小心进针,每次向前进针后先回吸,如果没有回血,再推入少量麻醉药物。大量注入后因为局部肿胀而影响穿刺的成功率。回吸见到血液后,应当立即停止进针,并判断回血的通畅程度,以确定血管的大小和针头和位置。当确定已经进入较大血管,并且针头在一个比较好的位置时,应当记住进针的方向、角度、深度。然后撤出麻醉针。

(2) 取出穿刺用空针,抽吸 1ml 生理盐水在其中,按麻醉针探及的角度、方向及深度进针。见到回血即停止。如果见不到回血,则小心地进出试探。如果仍没有回血,应当撤出穿刺针,使用麻醉针重新定位。然后重复上述工作。

(3) 在穿刺针见到回血后,大多数状况下可以通过观察血液的颜色(动脉血为鲜红色,静脉血为暗红色)来确认穿刺针尖是否在静脉内。某些状况下(如:低氧血症,贫血),可能不能用颜色区分动脉/静脉。此时，可以将注射器和针头分开，观察出血情况判断血管压力来确定是动脉还是静脉。有些穿刺导管提供了可以帮助判断血管的设备，如ARROW提供了可以帮助判断血管的设备，如ARROW提供了压力探针(pressure probe)。可以连接压力换能器后插入蓝空针尾端的小孔，自监护仪上得到静脉波形。或者，将压力探针接到静脉输液器的尾端后，插入蓝空针尾端的小孔，若见到盐水滴入通畅即为静脉，若盐水不能滴入说明位置错误，若有血液返回到输液器中说明穿刺入动脉。

(4) 确认针尖在静脉中后，要植入金属导丝。通畅应当选择金属导丝的"J"端植入。首先将"J"尖端退回呈直线，然后，将支架尖端插入蓝空针尾端，轻轻用拇指推送导引钢丝并观察刻度和感受进入是否通畅，使导引钢丝通畅进入至30cm(即在导引钢丝上的三道黑线到达蓝空针尾端的小孔处)。

(5) 轻柔退出穿刺针。开始退出时，针尖尚未离开皮肤，为防止针将导丝带出，拇指应稍用力顶到导丝。针尖离开皮肤后，另一只手捏住导丝的皮肤端，将穿刺针完全退离导丝。

(6) 使用皮肤扩张器将皮肤和皮下组织扩张。当将要插入的导管较粗时(如:7E以上)，需要用刀片将穿刺点的皮肤切开部分，然后再使用扩张器扩皮肤和皮下组织，以防置管时阻力太大。方法是将扩张器沿导丝置入到穿刺点，旋转进入皮肤及皮下组织，以扩张未来的导管途径，扩张后将该扩张器退回。

(7) 自包装盒中取出导管，沿导丝旋转送入患者静脉内。在导管进入皮肤前，必须将导丝撤至露出导管尾端的位置。并用手指捏住导丝然后向体内送导管，以防导丝和导管同时进入血管内。颈内静脉途径的导管送入14～15cm深度，锁骨下静脉途径的导管送入15～16cm深度，股静脉途径的导管送入25～30cm深度。然后撤出导丝。撤出导丝后应当立即用手指、肝素帽或者输液管封住导管口，以防气体进入体内或出血。

(8) 导管置入后，用注射器连接延长管尾端并抽吸，应当回血通畅，证明导管尖端在静脉血管中。然后，将不会立即使用的管径中注入肝素生理盐水以防止凝血。缝合点缝在皮肤上固定。

七、急诊心脏心搏

【应用器材】

1. 中心静脉置管装置　包括局部消毒物品、无菌孔巾、穿刺针、注射器、导丝、静脉导管鞘等。

2. 局部麻醉药　1%利多卡因溶液或2%普鲁卡因溶液。

3. 临时起搏器和双极起搏导管一套　X线直视置管选择无气囊导管，心电监护下置管应选用有气囊导管。

4. 可直视X线机　无条件者可使用心脏监护器或心电图机。

【适应证】

(1) 完全性房室传导阻滞。

(2) 严重心动过缓伴脑供血不足的症状:包括药物或其他因素引起的心动过缓。

(3) 病态窦房结综合征伴脑供血不足者。

【操作方法】

(1) 将起搏器和起搏导管连接好。起搏频率定为70次/分，起搏电流调至最大。

(2) 取颈内静脉、股静脉或锁骨下静脉穿刺。应当选择操作者最熟悉的穿刺静脉(穿刺方法见中心静脉穿刺术)。

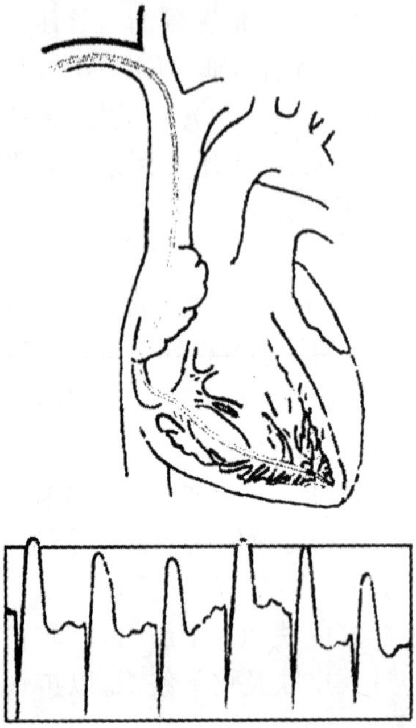

图 10-4　起搏导管的正确位置

(3) 置入导丝后，延导丝送入静脉导管鞘，并撤出导丝，送入起搏导管。在 X 线直视下安装可以选用无气囊起搏导管。无囊导管导管体较硬，便于旋转，即使外径降低，也不会降低控制性。在床旁心电监护下放置应当选用有气囊起搏导管。有囊导管的柔软，顶端有球囊，插入时依靠球囊漂浮，不用使用 X 线定位。特别适用于急诊室、ICU、CCU、普通手术室。有囊滴灌的缺点是：导管柔软，起搏位置有时不稳定。

(4) 连接心电监护器或心电图机。

(5) 如果是在 X 线直视下置管，则可以通过屏幕观察导管头的位置，直至导管头到达右心室尖部为止，见图 10-4。

(6) 开启起搏器，观察起搏波型。见到频率为 70 次/分的起搏波型后，让患者适当活动或咳嗽，观察导管头是否易位。同时逐渐调低患者的触发电流，直至起搏波型消失。此点为起搏阈值。通常小于 1mA，将起搏电流调至阈值上 2～3 倍，固定导管，见图 10-5。

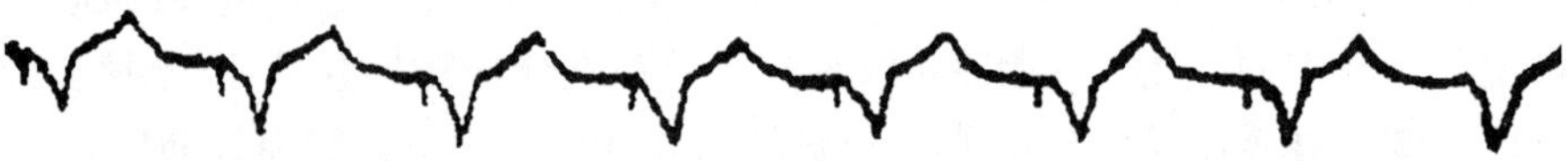

图 10-5　正常起搏心电图波形

(7) 心电监护下放置临时起搏器时，需要根据显示的波形确定导管的位置，待得到稳定的起搏波形后，固定导管。

【并发症及紧急处理】

1. 穿刺局部出血、血肿、感染　此项并发症见于所有介入性治疗和检查。特别是对于有出血性疾病和凝血功能障碍的患者以及有潜在感染危险，如糖尿病或免疫功能低下的患者，这些并发症的可能性更大。避免这些并发症的发生主要是严格掌握适应证以及熟练的穿刺，以减少局部损伤，同时应当注意无菌操作，术后局部加强护理。在凝血正常的患者出现局部的出血，可以进行压迫止血。有血小板和凝血因子不足的患者，局部处理效果不佳者应当适当补充缺乏的凝血因子。一般情况下，拔除导管并不能减轻局部出血。

2. 穿刺部位及远端静脉血栓形成和肺栓塞　此项并发症在股静脉穿刺的患者居多。除了与血管的解剖结构有关之外，患者下肢的活动减少导致的血流减慢也是其中的一个因素。与其他静脉内介入的患者不同，安装临时起搏器的患者应当适当制动，以防止出现导管头的易位。但是，不可嘱患者穿刺侧下肢完全制动，特别是导管保留时间较长者。应当嘱患者做等长收缩，或者嘱患者家属对穿刺侧下肢进行适当的按摩，以保证下肢的血液回流，防止局部血栓形成。

3. 心脏内结构操作和右心室穿孔　如果出现起搏失败，有和起搏频率一致的腹肌、肋间肌收缩和心包摩擦音，应当高度怀疑患者出现右心穿孔。右心室穿孔多没有严重后果，心脏压塞也比较少见。避免出现心内结构损伤和右心室穿孔的主要手段是避免暴力操作。如果出现右心室穿孔，只需将导管退回至典型的右心室波形出现的位置固定。

八、机械通气

（一）机械通气的目标

生理目标：

1. 改善或者维持动脉氧合　略。

2. 支持肺泡通气　略。

3. 维持或增加肺容积　略。

4. 减少呼吸功　临床目标主要包括：

（1）通过改善肺泡通气量、增加功能残气量、降低氧耗，纠正低氧血症和组织缺氧。

（2）纠正严重的呼吸性酸中毒。

（3）缓解缺氧和二氧化碳潴留引起的呼吸窘迫。

（4）防止或改善肺不张。

（5）防止或改善呼吸肌疲劳。

（6）保证镇静剂和肌松剂使用的安全性。

（7）减少全身和心肌氧耗。

（8）通过控制性的过度通气，降低颅内压。

（9）胸壁完整性受损的情况下，机械通气可促进胸壁稳定，维持通气和肺膨胀。

（二）肺保护性机械通气策略

（1）限制气道平台压力不超过 30cmH_2O。

（2）选择最佳 PEEP 避免剪切伤，减少肺内分流，改善氧合。

（3）“小潮气量”通气，允许性高碳酸血症（$PaCO_2$最好在 70～80mmHg，pH 一般不低于 7.20）。

（三）有创机械通气常用参数

有创机械通气常用参数见表 10-1。

表 10-1　有创机械通气常用参数

项目	标准	项目	标准
潮气量(ml/kg)	8～10(根据平台压力调整)	氧合目标	
平台压(cm H_2O)	<30	PaO_2(kPa)	7.3～10.7
呼吸频率(/min)	12～25	SpO_2(%)	88～95
吸呼比	1∶1～1∶3	PEEP 和 FiO_2	根据预设组合设定(PEEP 5～24cm H_2O之间)

（四）无创通气

无创通气时必须具备的基本条件是：①意识清楚；②有自主咳痰能力和呼吸触发能力；③血流动力学稳定；④能够耐受无创通气。

无创通气可以避免人工气道的不良反应和并发症（气道损伤、呼吸机相关性肺炎等），但是不具有人工气道的部分作用（如气道引流、良好的密封性等等）。无创通气可以应用于有创机械通气的撤机过程（即有创—无创—撤机），对于 AECOPD 患者，急性心源性肺水肿和免疫抑制患者，较早应用无创通气可以降低患者气管插管率和住院病死率（见表 10-2）。

表 10-2 无创通气常用通气参数

参数	参考值
潮气量	7～15ml/kg
呼吸频率	16～30 次/分
吸气流量	递减型，足够可变，峰值 40～100L/分
吸气时间	0.8～1.2s
吸气压力	10～25cmH_2O
呼气压力(PEEP)	依患者情况而定（常用 3～5cmH_2O） Ⅰ型呼吸衰竭时需增加

九、血液灌流救治急性中毒技术

血液灌流（HP）是将血液借助体外循环引入装有活性炭、树脂、氧化淀粉等特定吸附剂的净化装置中，血液与上述具有丰富表面积的吸附材料接触后清除其中某些外源性或内源性的毒物，从而达到血液净化和治疗目的。HP 主要用于急性药物和毒物中毒，对分子量大，脂溶性高，在体内易与蛋白结合的药物和毒物，HP 的清除效果较好。尤其是镇静、安眠类药物中毒引起的昏迷，应首选 HP 治疗。对深昏迷而又无特效解毒剂的中毒患者，可以考虑进行 HP 治疗。对于水溶性，不与蛋白或血浆其他成分结合的毒物或药物中毒，如酒精、甲醇中毒等，HP 效果不如血液透析。HP 能吸附的药物和毒物有：

1. 巴比妥类 苯巴比妥、异戊巴比妥、司可巴比妥、甲基巴比妥、硫喷妥钠、司可巴比妥（速可眠）。

2. 非巴比妥类催眠镇静药类 安定、甲丙氨酯（眠尔通）、甲喹酮（安眠酮）、异眠能、氯氮（利眠宁）、硝西泮（硝基安定）、水合氯醛、苯海拉明。

3. 抗精神失常药 奋乃静、氯丙嗪、氯普噻吨（泰尔登）。

4. 解热、镇痛药 阿司匹林、对乙酰氨基酚（扑热息痛）、水杨酸类。

5. 心血管药 洋地黄类、奎尼丁。

6. 除草剂、杀虫剂、灭鼠药 氯丹、敌草快、百草枯、有机磷类、有机氯类、氟己酰胺。

7. 其他 茶碱类、抗癌药等。

HP 的指征：在已知灌流器对引起中毒的药物或毒物有吸附作用的前提下，只要具备以下指征之一，应立即行 HP：

（1）严重临床症状，如低体温、心力衰竭、心律失常、呼吸衰竭、深度昏迷等；药物或毒物的浓度已达致死量者，或虽未达到，但估计毒物会被继续吸收者；中毒后虽未出现严重症状，但该毒物后期才出现生命危险者。

（2）患者原有肝病或肾病，存在解毒功能障碍者。

（3）摄取未知成分和数量的药物和毒物，出现深度昏迷者。

HP 后患者临床症状改善，昏迷程度减轻，血药浓度降至安全水平，可停止灌流。脂溶性高的毒物或药物进入人体后主要分布于脂肪组织，易引起二次中毒，应密切观察病情，必要时可连续灌流治疗 2～3 次，甚至更多。

HP 无绝对禁忌证，但是在下列情况下应该慎重考虑：

（1）有重要脏器严重出血或者存在全身出血倾向者。

（2）处于严重低血压休克状态，积极抗休克治疗效果不明显者。

(3) 血小板低于(30～70)×10^9/L。

HP 主要并发症:①血小板减少;②低血压;③发热;④出血、溶血;⑤栓塞。

血液灌流只能清除毒物本身,不能纠正毒物引起的水、电解质和酸碱失衡,对合并急性肾衰、心力衰竭、肺水肿的危重患者还需要联合进行血液透析。血液灌流过程中不但吸附毒物,同样也吸附部分治疗用药物。如果患者胃内仍然有毒物存在,并不断吸收,将大大影响血液灌流的效果,故特别强调血液灌流应在充分洗胃、导泻、补液、解毒药物拮抗等内科抢救措施的基础上进行。

十、成人无脉性心跳骤停抢救流程

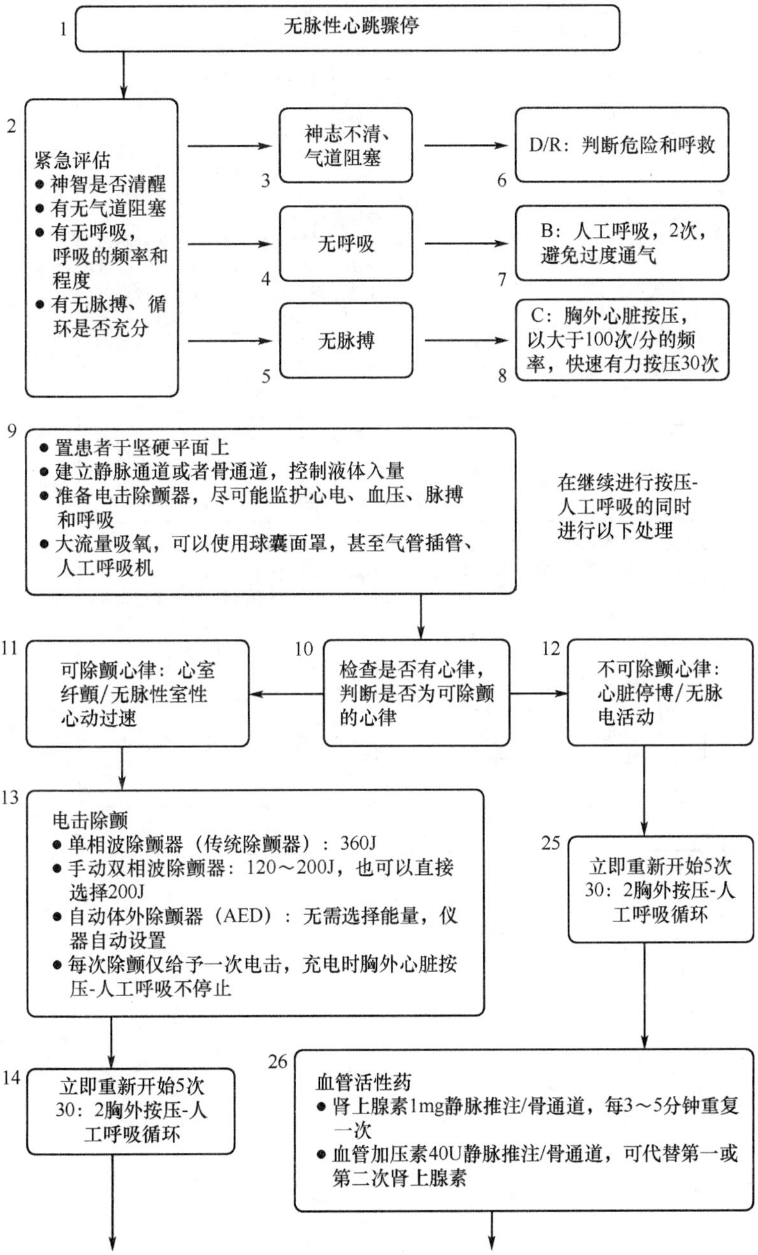
1 无脉性心跳骤停
2 紧急评估
● 神智是否清醒
● 有无气道阻塞
● 有无呼吸，呼吸的频率和程度
● 有无脉搏、循环是否充分
3 神志不清、气道阻塞
4 无呼吸
5 无脉搏
6 D/R：判断危险和呼救
7 B：人工呼吸，2次，避免过度通气
8 C：胸外心脏按压，以大于100次/分的频率，快速有力按压30次
9 ● 置患者于坚硬平面上
● 建立静脉通道或者骨通道，控制液体入量
● 准备电击除颤器，尽可能监护心电、血压、脉搏和呼吸
● 大流量吸氧，可以使用球囊面罩，甚至气管插管、人工呼吸机
在继续进行按压-人工呼吸的同时进行以下处理
10 检查是否有心律，判断是否为可除颤的心律
11 可除颤心律：心室纤颤/无脉性室性心动过速
12 不可除颤心律：心脏停博/无脉电活动
13 电击除颤
● 单相波除颤器（传统除颤器）：360J
● 手动双相波除颤器：120～200J，也可以直接选择200J
● 自动体外除颤器（AED）：无需选择能量，仪器自动设置
● 每次除颤仅给予一次电击，充电时胸外心脏按压-人工呼吸不停止
25 立即重新开始5次30：2胸外按压-人工呼吸循环
14 立即重新开始5次30：2胸外按压-人工呼吸循环
26 血管活性药
● 肾上腺素1mg静脉推注/骨通道，每3～5分钟重复一次
● 血管加压素40U静脉推注/骨通道，可代替第一或第二次肾上腺素

15 检查是否为可除颤 —否→ 27

16 除颤：电击一次能量与首次相同或更高

17 血管活性药
（除颤前后均可用，给药时按压和人工呼吸不停止）
- 肾上腺素1mg静脉推注/骨通道，每3～5分钟重复一次
- 血管加压素40U静脉推注/骨通道，可代替第一或第二次肾上腺素

18 立即重新开始5次30：2胸外按压-人工呼吸循环

19 检查是否为可除颤的心律 —否→ 27；是↓

20 除颤：电击一次能量与首次相同或更高

21 抗心律失常药物（除颤前后给药，不中断按压-人工呼吸过程）
- 胺碘酮300mg静脉推注/骨通道，追加150mg静脉推注/骨通道
- 没有胺碘酮时使用利多卡因1～1.5mg/kg，继以0.5～0.75 mg/kg静脉推注/骨通道，或最多3次总计量不超过3mg/kg

22 检查是否为可除颤的心律

23 重新开始按压-人工呼吸→除颤→药物

24 开始复苏后处理

27 立即重新开始5次30：2胸外按压-人工呼吸循环

28 检查是否有心律，判断是否为可除颤的心律 —是→ 30 转框13；否↓

29 检查是否有脉搏 —否→ 32 转框12；是↓

31 开始复苏后处理

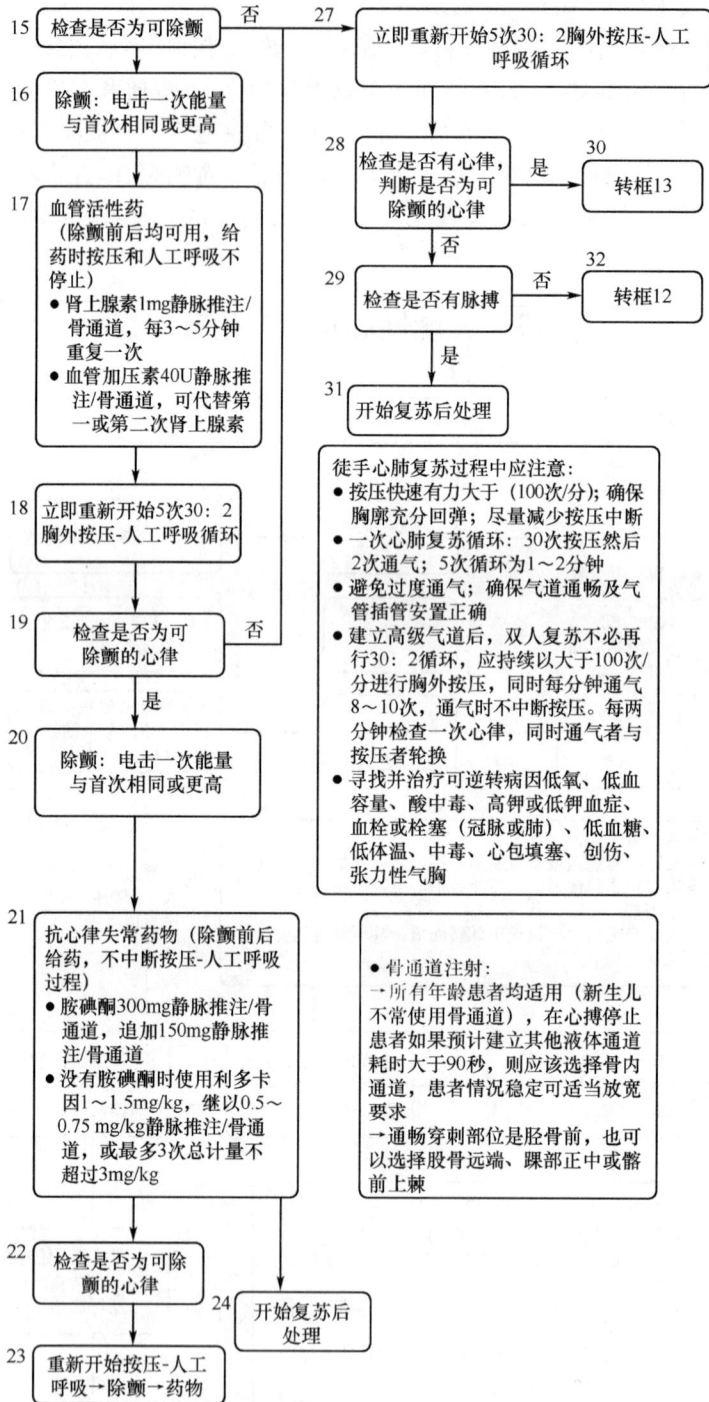

徒手心肺复苏过程中应注意：
- 按压快速有力大于（100次/分）；确保胸廓充分回弹；尽量减少按压中断
- 一次心肺复苏循环：30次按压然后2次通气；5次循环为1～2分钟
- 避免过度通气；确保气道通畅及气管插管安置正确
- 建立高级气道后，双人复苏不必再行30：2循环，应持续以大于100次/分进行胸外按压，同时每分钟通气8～10次，通气时不中断按压。每两分钟检查一次心律，同时通气者与按压者轮换
- 寻找并治疗可逆转病因低氧、低血容量、酸中毒、高钾或低钾血症、血栓或栓塞（冠脉或肺）、低血糖、低体温、中毒、心包填塞、创伤、张力性气胸

- 骨通道注射：
→所有年龄患者均适用（新生儿不常使用骨通道），在心搏停止患者如果预计建立其他液体通道耗时大于90秒，则应该选择骨内通道，患者情况稳定可适当放宽要求
→通畅穿刺部位是胫骨前，也可以选择股骨远端、踝部正中或髂前上棘

第十一章　基础护理技能

第一节　手的清洁和消毒

医务人员在接触传染源后或为患者进行操作前，均应洗手或消毒双手，以除去手上的污垢及沾染的致病菌，避免或减少感染和交叉感染的发生率(表 11-1，图 11-1)。

表 11-1　洗手、消毒手的操作

操作步骤	注意点与说明
一、卫生洗手	用于各种操作前后清洁双手
1. 取适量皂液或肥皂于手掌表面，以环形动作，双手相互揉搓，产生泡沫	每处至少揉搓 15 秒
2. 双手手指交叉摩擦，并将右手手掌覆盖于左手手背揉搓，然后双手交换	
3. 手指掌面与手掌揉搓	
4. 左手手指屈于右手手掌中进行揉搓，然后交换	
5. 右手拇指置于握拳状的左手手掌中揉搓，然后交换	彻底清洗，不要遗漏拇指、小指侧面，指关节、指甲下面等部位
6. 右手指尖置于左手掌中摩擦，然后交换	
7. 用脚踏开关或手肘开关开启水源，从上到下彻底冲洗双手，擦干(图 11-1)	让污水从前臂流向指尖，防止水溅到身上或地上操作中保持水龙头清洁
二、浸泡消毒手 将双手浸泡于盛消毒液的盆中，用小毛巾或手刷反复擦洗 2 分钟，再在清水盆内洗净，用小毛巾擦干	消毒液泡手能有效地去除手上的微生物。常用泡手的消毒液有：0.2%过氧乙酸、碘伏、必洗泰等。手不可触及桶口

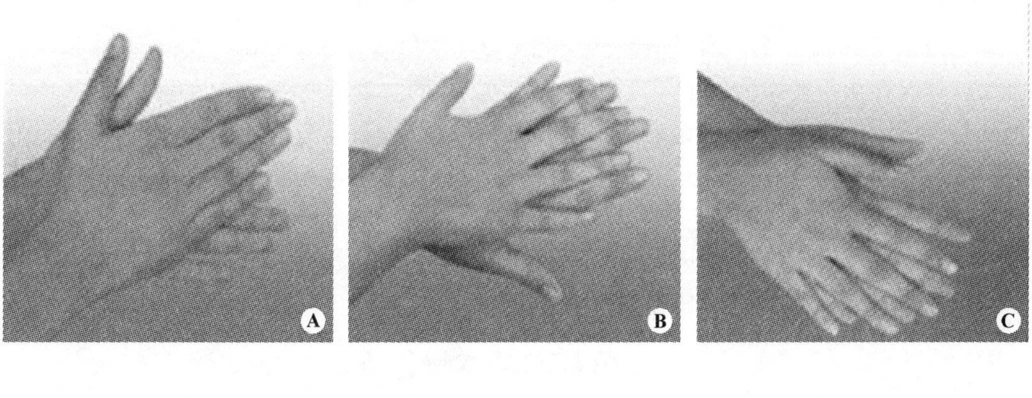

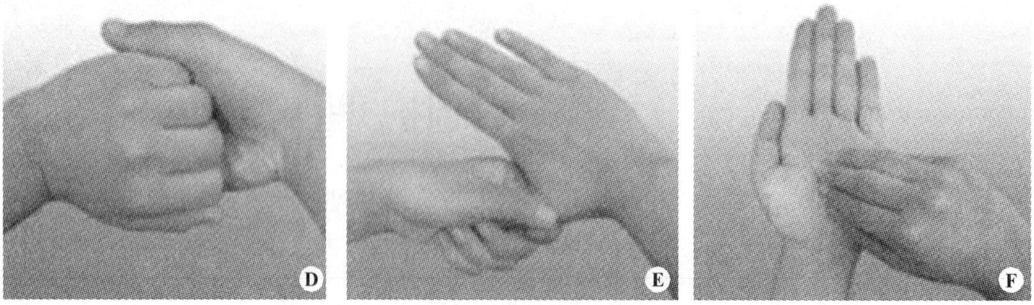

图 11-1 六步洗手法(续)

第二节 无 菌 技 术

无菌技术是指在医疗、护理操作中，防止一切微生物侵入人体和防止无菌物品、无菌区域被污染的操作技术。对医护人员而言，掌握无菌技术的相关理论知识并正确运用无菌技术及相关规程对预防、控制感染十分重要。无菌技术及操作规程是根据相关科学原则制定的，每个医护人员必须严格遵守，以保证患者的安全。

一、有关概念

1. 无菌区 无菌区指经过灭菌处理且未被污染的区域。

2. 非无菌区 非无菌区指未经灭菌处理，或虽经灭菌处理但又被污染的区域。

3. 无菌物品 无菌物品指经过物理或化学方法灭菌后保持无菌状态的物品。

二、无菌技术操作的基本原则

(1) 保持无菌操作环境的清洁，在进行无菌技术操作前 30 分钟，应停止清扫工作并减少走动，以防尘埃飞扬导致污染。

(2) 工作人员进行无菌操作前应着装整齐、戴口罩、帽子，并剪短指甲、洗手。必要时穿无菌衣，戴无菌手套。

(3) 无菌物品与非无菌物品应分开放置，无菌物品必须存放在无菌容器内，一经取出，虽未经使用，亦不可再放回无菌容器内。

(4) 无菌包外应标明包内无菌物品的名称及灭菌日期。无菌包应放在清洁、干燥、固定的地方，其保存期一般为 7～14 天，过期或包布受潮，均应重新灭菌。

(5) 取用无菌物品须使用无菌持物钳或无菌持物镊，未经消毒的用物、手、臂不可触及无菌物品，不可跨越无菌区。无菌操作时，操作者的身体应与无菌区域保持一定距离，手、前臂应保持在腰部水平以上。

(6) 一切无菌操作均应使用无菌物品，禁用未经灭菌或疑有污染的物品。

(7) 一份无菌物品仅供一位患者使用一次。

三、无菌技术基本操作方法

(一) 无菌持物钳(镊)的使用

取用无菌物品必须使用无菌持物钳或无菌镊。临床常用的持物钳(镊)有卵圆钳、三叉钳和长、短镊子。

无菌持物钳(镊)的存放方法有两种:

1. 湿式保存法　使用时先将已进行灭菌处理的无菌持物钳浸泡在盛有器械消毒液的大口有盖容器内,消毒液液面高度应浸没持物钳轴节以上 2～3cm 或镊子长度的 1/2,每一容器内只能放置一把无菌持物钳(图 11-2)。

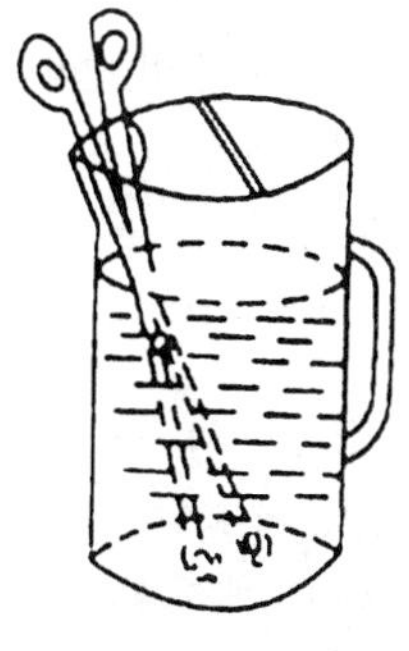

图 11-2　无菌持物钳

2. 干式保存法　随着对医院感染链的监测,发现将无菌持物钳浸泡的传统方法存在消毒液易被污染、消毒液的浓度及微生物学检测手续繁杂等缺陷,故目前正积极宣传、推广无菌持物钳(镊)的干式存放法,即运用无菌干罐保存无菌持物钳(镊),在进行集中治疗前开包,取出无菌持物钳(镊)使用,一般 4～8 小时更换一次。无菌持物钳(镊)的干式存放法能减少污染、节约医疗费用并能大大减少化学消毒剂对人体的毒性作用,在手术室、ICU 等较多需要集中使用无菌持物钳(镊)的病区较适用。

此外也提倡使用一次性无菌持物钳和无菌持物钳的单个包装化。

若使用湿的无菌持物钳应严格按照以下操作方法(表 11-2):

表 11-2　湿的无菌持物钳使用方法

操作步骤	注意点与说明
1. 洗手,并擦干双手,戴口罩,检查有效日期	去除手上污垢
2. 将浸泡无菌持物钳的容器盖打开	容器盖闭合时不可从盖孔中取、放无菌持物钳
3. 手持无菌持物钳上 1/3 处,将钳移至容器中央,使钳端闭合,垂直取出	取出持物钳时,持物钳下 2/3 部分不可触及容器口缘及液面以上的容器内壁,以免污染
4. 使用时应保持钳端一直向下,不可倒转向上(图 11-3)	防止消毒液倒流而污染钳端
5. 用后闭合钳端,立即垂直放回容器,浸泡时将轴节松开	避免触及容器口周围;松开轴节,使轴节与消毒液充分接触
6. 钳取远处的无菌物品时,应将持物钳连同容器一起搬移,就地使用	防止无菌持物钳在空气中暴露过久污染
	不能用无菌持物钳夹取油纱布,防止油粘于钳端而影响消毒效果;不能用无菌持物钳换药或消毒皮肤,防止持物钳被污染
7. 无菌持物钳及浸泡容器每周清洁、消毒一次,同时应更换器械消毒液	保持无菌持物钳的无菌状态

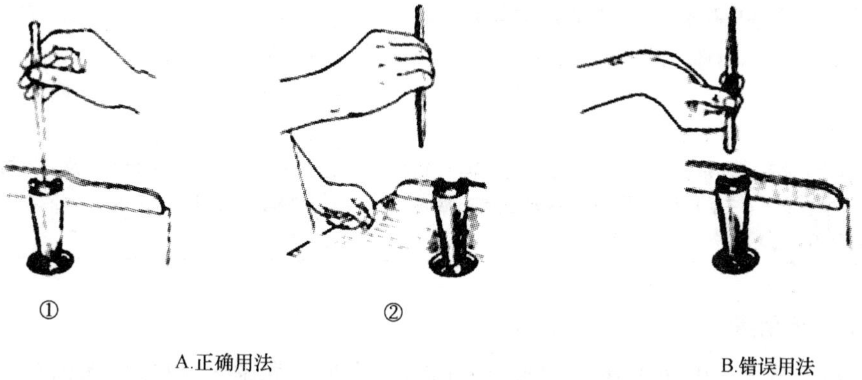

图 11-3　无菌持物钳的使用

(二) 无菌容器的使用

经灭菌处理的盛放无菌物品的器具称无菌容器。如无菌盒、贮槽、罐等。操作方法如表 11-3 所示：

表 11-3　无菌容器的使用

操作步骤	注意点与说明
1. 洗手并擦干双手，戴口罩，检查无菌容器的标记、灭菌日期	
2. 从无菌容器内取物时，先拿起容器盖平移离开容器，内面向上置于桌面上，或内面向下拿在手中	防止容器盖盖口污染或灰尘落入容器盖内 防止盖内面触及任何非无菌区域 手拿盖时，手勿触及盖的内面及边缘
3. 取物完毕后，立即将容器盖反转，使内面向下，移至容器口上，小心盖严	避免容器内无菌物品在空气中暴露过久
4. 手持无菌容器(如无菌碗)时，应托住容器底部	手指不可触及容器边缘及内面

(三) 无菌包的使用

一般敷料与器械应包于质厚、致密、未脱脂的双层包布内，高压灭菌后备用。操作方法如表 11-4 所示：

表 11-4　无菌包的使用

操作步骤	注意点与说明
1. 洗净双手并擦干，戴口罩	
2. 包扎无菌包，将物品放在包布中央，用包布的一角盖住物品，然后遮盖左右两角，并将角尖向外翻折，盖上最后一角后，将带以“十”字形包扎，或用化学指示胶带贴妥	包玻璃物品时，应先剪棉垫包裹后再用包布包扎
3. 贴上注明物品名称及灭菌日期的标签，送灭菌	
4. 打开无菌包	
(1) 查看无菌包名称和灭菌日期	无菌包的有效期为 7～14 天，超过有效期则不能使用
(2) 将无菌包放在清洁、干燥、平坦处，解开并将系带卷放于包布下，按原折顺序逐层打开无菌包	如无菌包放在潮湿处，可能会因毛细现象而导致无菌包的污染 打开无菌包时仅能以手接触包布四角的外面，不可触及包布内侧
(3) 用无菌持物钳取出所需物品，放在事先备好的无菌区域内	
(4) 将包布按原折痕包起，将系带以“一”字形包扎，并注明开包日期、时间	表示此包已开过，所剩物品 24 小时内可使用。如不慎污染包内物品或包布被浸湿，应重新灭菌处理
5. 需将包内无菌物品一次取完时，可在手上打开包布，使物品显露在无菌包布上，一手托住包布，另一手抓住包布四角及系带，将包内无菌物品全部投入无菌区域内	开包时，手不可触及包布内面及无菌物品。投放时，包布之无菌面朝向无菌区域

(四) 铺无菌盘

无菌盘是将无菌巾铺在清洁干燥的治疗盘内，形成一无菌区，以放置无菌物品，供治疗之用。操作方法如表 11-5 所示：

表 11-5　无菌盘的使用

操作步骤	注意点与说明
1. 洗净双手并擦干，戴口罩	
2. 折叠治疗巾	折叠后便于铺盘及展开治疗巾时保持治疗巾的无菌
(1) 纵折法：将治疗巾纵折两次成 4 折，再横折两次，开口边向外	
(2) 横折法：将治疗巾横折后再纵折，成为 4 折，再重复一次	
3. 铺盘	
(1) 单层底铺盘	
1) 打开无菌包，用无菌持物钳取一块治疗巾放在治疗盘内	打开包布后，注意保持包内无菌
2) 双手捏住无菌巾一边外面两角，轻轻抖开，双折铺于治疗盘上，上面一层向远端呈扇形折叠，开口边向外	手不可触及无菌巾内面
3) 放入无菌物品，拉平扇形折叠层盖于物品上，上下边缘对齐，将开口处向上翻折两次，两侧边缘向下翻折一次	保持盘内无菌，4 小时内有效
(2) 双层底铺盘	
1) 取出无菌巾，双手捏住无菌巾一边的外面两角，轻轻抖开，从远到近，3 折成双层底，上层呈扇形折叠，开口边向外	
2) 放入无菌物品，拉平扇形折叠层，盖于物品上，边缘对齐	

（五）取用无菌溶液

取用无菌溶液前要认真核对药名、剂量、浓度、有效期并检查瓶盖有无松动、瓶子有无裂缝、溶液的澄清度等，在确信质量可靠后，方可使用。操作方法如表 11-6 所示：

表 11-6　取用无菌溶液的操作

操作步骤	注意点与说明
1. 洗手并擦干双手，戴口罩	
2. 取盛有无菌溶液的密封瓶，擦净瓶外灰尘，经查对后用启瓶器撬开铝盖，用拇指与示指或双手拇指将橡胶盖边缘向上翻起	手不可触及瓶口及瓶塞内面
3. 一手示指和中指套住橡胶塞并将其拉出瓶口，置于手中	防止瓶塞被污染
4. 另一手拿起无菌瓶，标签面朝向掌心，倒出少量溶液冲洗瓶口(图 11-4)	倒液时，勿将标签沾湿，瓶口，不能接触任何物体
5. 从已经冲洗的瓶口处倒出所需溶液至无菌容器中	完毕后立即塞好瓶塞，以防污染
6. 记录开瓶日期、时间	已开启的溶液瓶内的溶液，可保存 24 小时
7. 如自烧瓶内倒取无菌溶液，解开系带，手拿瓶口盖布外部，取出瓶塞，倾倒溶液的方法同上	手不可触及盖布内面及瓶口。不可将物品伸入无菌溶液瓶内蘸取溶液，已倒出的溶液不可再倒回瓶内

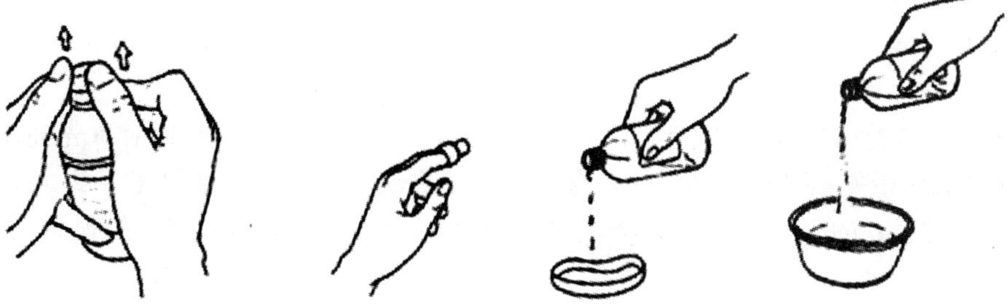

A　B　C　D

图 11-4　取用无菌溶液

第三节 隔 离

隔离是将传染病患者或高度易感人群安置在指定地方，以暂时避免与周围人群接触的措施。对传染病患者采取的隔离称传染源隔离，对易感人群采取的隔离称保护性隔离。

一、隔离的基本知识

（一）清洁区与污染区的划分

1. 清洁区 指未被病原微生物污染的区域，如办公室、治疗室、更衣室等；以及病区以外的地区，如食堂、药房等。

2. 半污染区 指有可能被病原微生物污染的区域，如化验室、消毒室等。

3. 污染区 指患者直接和间接接触、被病原微生物污染的区域，如病室、厕所、浴室等。

（二）传染病区隔离单位的设置

传染病区与普通病区分开，相邻病区楼房相隔约 30 米，侧面防护距离为 10 米，防止空气对流传播。分别设立门户，以便工作人员与患者分门进出。配置必要的卫生、消毒设备。

1. 以患者为隔离单位 每个患者应有独立的环境与用具，与其他患者及不同病种间进行隔离。

2. 以病室为隔离单位 同一病种患者安排在同一病室内，但病原体不同者，应分室收治。

凡未确诊，或发生混合感染及重、危症患者且具有强烈传染性者，应安排在单间隔离室。

（三）隔离原则

1. 一般隔离

（1）病室门前及病床前均应悬挂隔离标志，病室门口应设置擦鞋垫（用消毒液浇湿，供出入时消毒鞋底之用）及泡手用的消毒液。

（2）工作人员进入隔离室要按规定戴工作帽、口罩，穿隔离衣，并只能在规定的范围内活动。一切操作要严格遵守隔离规程，接触患者或污染物品后必须消毒双手。

（3）穿隔离衣前，必须将进行各种操作所需的用物备齐，以保证各项操作能集中执行，以省却反复多次穿、脱隔离衣和洗手、消毒的过程。

（4）患者用过的物品须经严格消毒后方可给他人使用，患者的排泄物等也须消毒后排放，必须送出进行处理的物品、污物袋应有明显的标志，不宜消毒的物品（如手表等）应用纸、布或塑料袋进行包装，以免被污染。

（5）病室每日进行空气消毒，可用紫外线照射或消毒液喷雾；每日晨间护理后，用消毒液擦拭床、床旁桌椅。

（6）严格执行陪伴和探视制度并尽量减少陪伴，必须陪伴或探视时，应事先向患者及陪伴、探视者进行相关隔离防护知识的教育、解释，使之能严格遵守各种制度。

（7）满足患者的心理需要，尽力解除患者的恐惧感和因被隔离而产生的孤独、悲观等不良心理反应。

2. 终末消毒处理 终末消毒处理是指对转科、出院或死亡的患者及其所住过的病室、用物、医疗器械等进行的消毒处理。

（1）患者本人的终末处理：患者在转科或出院前应洗澡，换上清洁的衣服，个人用物按规定消毒处理后一并带出。若患者已死亡，需用消毒液擦拭尸体，并用无菌棉球填塞住口、鼻、耳、肛门、阴道等孔道及瘘管并更换伤口处敷料。尸体用一次性尸体单包裹。

（2）病室的终末处理：将病室的门、窗封闭，打开床旁桌，摊开棉被，竖起床垫，按规定用消毒液进行熏蒸消毒。熏蒸结束后打开门、窗，用消毒液擦洗家具；被服类放入标明"隔离"字样的污物袋内，消毒后再行清洗；床垫、被芯和枕芯可用日光暴晒处理。

（四）隔离的种类及措施

隔离可按病原体传播的途径不同分为以下几种，并按不同种类实施相应的隔离措施。

1. 严密隔离　传染性强、感染后死亡率高的传染病需严密隔离，以严格控制其病原体的播散。适用于对经飞沫、分泌物、排泄物直接或间接传播的烈性传染病的隔离，如霍乱、鼠疫等。主要隔离措施包括：

（1）患者应住单间病室，通向走廊的门、窗必须关闭。病室内的物品力求简单并应耐消毒，室外须挂有醒目的隔离标志。禁止患者出病室和访视。

（2）接触患者时，必须戴口罩、帽子，穿隔离衣、隔离鞋，必要时戴手套，消毒措施必须严格。

（3）室内空气及地面用消毒液喷洒或紫外线照射消毒，1 次/日。

（4）患者的排泄物、分泌物须经严格消毒处理后方可排放。

（5）污染敷料装袋标记后送焚烧处理。

2. 呼吸道隔离　呼吸道隔离主要用于防止通过空气中的飞沫短距离传播的感染性疾病，如流感、流脑、麻疹等。主要隔离措施包括：

（1）同一病原菌感染者可同住一室，有条件时应尽量使隔离病室远离其他病室。

（2）通向走廊的门、窗必须关闭，以防病原体通过走廊的门、窗随空气向外传播。

（3）工作人员进入病室时应戴口罩，并随时保持口罩干燥，必要时穿隔离衣。

（4）用紫外线照射或以过氧乙酸喷雾消毒室内空气，1 次/日。

（5）为患者准备痰杯，口、鼻分泌物须经严格消毒处理后方可排放。

3. 肠道隔离　肠道隔离适用于由患者的消化道分泌物及粪便直接或间接污染了食物或水源而传播的疾病，如伤寒、细菌性痢疾、甲型肝炎等。主要的隔离措施包括：

（1）不同病种的患者最好分室隔离，无条件者可在病室一角安置需隔离患者，床间距保持 1 米以上，床边应有明显隔离标志，患者之间禁止交换书、报及用物。

（2）接触不同病种肠道隔离患者时，应更换隔离衣，消毒双手并更换手套。

（3）病室内应有防蝇、灭蟑螂的设备。

（4）患者的食具、便器应各自专用并严格消毒，剩下的食物及排泄物均应按规定消毒处理后再排放。

（5）被患者粪便污染的物品要随时装袋，做好标记后消毒或焚烧处理。

4. 接触隔离　接触隔离适用于经体表或伤口直接或间接接触而感染的疾病，如破伤风、气性坏疽等。主要的隔离措施包括：

（1）患者应住单间病室隔离。

（2）接触患者或进行医护操作时，需穿隔离衣、戴手套，医护人员的手、臂有破损时则不宜对此类患者进行医护操作。

（3）凡患者接触过的一切物品，包括被单、衣物、换药器械等，均应在先行灭菌处理后，再行清洁、消毒、灭菌。

(4) 被患者伤口分泌物污染的敷料应焚烧处理。

5. 血液-体液隔离 血液-体液隔离主要用于预防通过直接或间接接触具有传染性的血液或体液而传播的感染性疾病，如乙型肝炎、艾滋病、梅毒等。主要的隔离措施包括：

(1) 同种病原体感染者可同室进行隔离，但在患者生活自理能力低下或出血不能控制，易造成环境污染的情况下则应单人隔离。

(2) 为防止因血液、体液飞溅而引发感染，医护人员均应戴口罩及护目镜。

(3) 若血液或体液可能污染衣服时，需穿隔离衣。

(4) 可能接触血液或体液时应戴手套。

(5) 操作时若手已被血液、体液污染或可能发生污染时，应立即用消毒液洗手。完成操作后对另一患者进行医护操作前也应严格洗手。

(6) 被血液或体液污染或高度怀疑被污染的物品，应装入标记污染袋，销毁或进行消毒处理。患者用过的针头、尖锐物品应放入防水、防刺破并有标记的容器内，消毒处理。

(7) 血液污染的室内物品表面，应立即用 5.25%氯酸钠溶液(含有效氯 5000～10 000ppm)擦拭消毒。

6. 昆虫隔离 昆虫隔离适用于部分由昆虫传播的疾病，如乙型脑炎、疟疾等。根据昆虫类型确定各类措施。由蚊子传播的疾病，如疟疾、乙型脑炎，病室应有蚊帐及其他防蚊设施，并定期采用灭蚊措施；由虱类传播的疾病，如斑疹伤寒、回归热患者入院时，应经灭虱处理后，才能住进同病种病室。

7. 保护性隔离 保护性隔离也称反向隔离，适用于严重烧伤、早产儿、白血病及器官移植等抵抗力低或极易感染的患者。主要的隔离措施包括：

(1) 患者应住单间病室或隔离单元内进行隔离。

(2) 患呼吸道疾病或咽部携带病原菌者，应避免接触患者。接触患者前，医护人员应戴帽子、口罩，穿隔离衣(外面为清洁面，内面为污染面)和消毒后的拖鞋，以防医护人员携带的病原体造成患者感染。

(3) 接触患者前、后或护理另一患者前均应洗手。

(4) 未经消毒处理的物品不得带入隔离区。

(5) 病室内空气、地面、家具等均应按规定严格消毒。

(6) 探视者应采取相应隔离措施，必要时谢绝探视。

二、隔离技术

(一) 工作帽的应用

戴工作帽可防止头发上的灰尘及微生物落下造成污染。医治传染病患者时，也可保护自己。工作帽应大小适宜，头发全部塞入帽内，不得外露。每周更换两次，手术室或严密隔离单位，应每次更换。

(二) 口罩的应用

使用口罩是为了保护患者和工作人员，避免互相传染，防止飞沫污染无菌物品、伤口或清洁食品等。操作方法如表 11-7 所示：

表 11-7　口罩的使用

操作步骤	注意点与说明
1. 洗手并擦干	除去手上的污垢
2. 取出清洁口罩	口罩用6～8层纱布制成,或用过氯乙烯纤维滤纸制成,宽14cm,长16～18cm,带长30cm,两侧打褶3cm
3. 拿起口罩上方2根带子,罩住鼻和口,在头顶打活结;下方2根带子在颈后或头顶打活结	松紧度要合适,不可用污染的手接触口罩;口罩潮湿时,立即更换
4. 不用时,解开口罩带子,取下口罩 5. 将已污染的口罩,丢入污物桶内,洗手	需先洗手,再取下口罩;不可将口罩挂在胸前。一般情况下,口罩使用4～8小时后应更换;每次接触严密隔离的传染患者后,应即更换;使用一次性口罩时间不得超过4小时

(三)穿脱隔离衣

为保护患者和医护人员,避免相互感染,在护理隔离患者时,需按规定穿脱隔离衣。穿脱隔离衣的方法如表11-8,图11-5,图11-6所示:

表 11-8　穿脱隔离衣的操作

操作步骤	注意点与说明
1. 穿隔离衣(图11-5)	
(1) 戴好口罩、帽子,取下手表,卷袖过肘(冬季卷过前臂中段)	避免污染
(2) 手持衣领取下隔离衣,使清洁面面向自己;将衣领两端向外折齐,露出肩袖内口	衣领及隔离衣内侧为清洁面
(3) 一手持衣领,另一手伸入袖内,举起手臂将衣袖抖上,换手持衣领,依上法穿好另一袖	衣袖勿触及面部
(4) 两手持衣领,由领子中央顺着边缘向后将领扣(带)扣(系)好,再扣(系)袖扣(带)	
(5) 解开腰带活结,将隔离衣一边(约在腰下5cm处)渐向前拉,见到边缘则捏住;同法捏住另一侧边缘,双手在背后将边缘对齐,向一侧折叠;以手按住折叠处,另一手将腰带拉至背后,压住折叠处,将腰带在背后交叉,回到前面打一活结	手不触及衣里面;勿使折叠处松散;隔离衣长短要合适,应将工作服全部遮盖,有破损时不可使用。穿隔离衣后不得进入清洁区
2. 脱隔离衣(图11-6)	
(1) 解开腰带,在前面打一活结	
(2) 解开袖口及肩部扣子(系带),在肘部将部分衣袖塞入工作服袖下,消毒双手	
(3) 解开领口,一手伸入另一侧袖口内,拉下衣袖过手,用衣袖遮盖着的手握住另一手隔离衣袖的外面,将袖子拉下,双手转换渐从袖管中退出至衣肩	保持衣领清洁,解领扣时污染的袖口不可触及衣领、面部和帽子
(4) 两手持领,将隔离衣两边对齐,挂在衣钩上;挂在半污染区,隔离衣的清洁面应向外;挂在污染区,则清洁面向内;不再穿的隔离衣,脱下后清洁面向外,卷好后置于污衣袋中	双手不可触及隔离衣外面;隔离衣每天更换,如有潮湿或污染,应立即更换

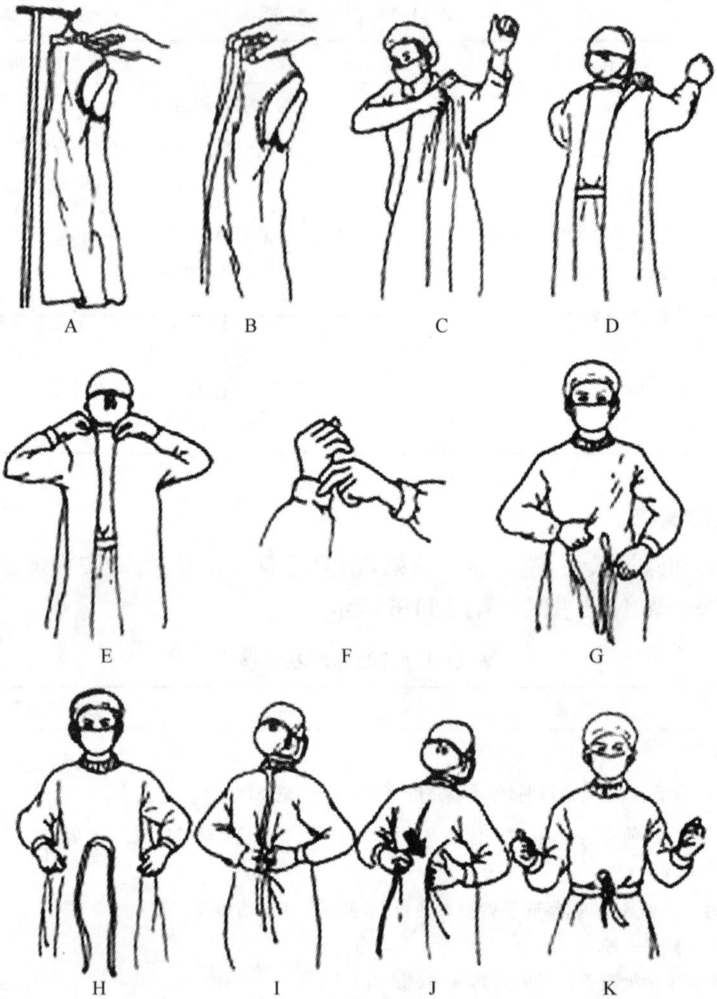

图 11-5　穿隔离衣法

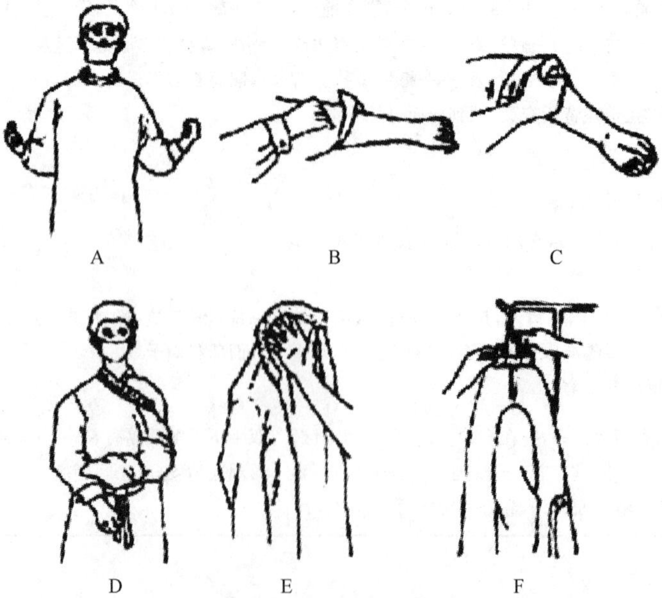

图 11-6　脱隔离衣法

(四) 避污纸的使用

避污纸即备用的清洁纸片。用避污纸垫着拿取物品或做简单操作,可保持双手或物品不被污染以省略消毒手续。使用方法如表 11-9,图 11-7 所示:

表 11-9 避污纸的使用

操作步骤	注意点与说明
1. 取避污纸时,应从页面抓取,不可掀页撕取(图 11-7)	清洁的手拿取污染物品或污染的手拿取清洁物品,均可使用避污纸
2. 避污纸用后丢入污物桶,定时焚烧	病室门口备避污纸,病室内备污物桶

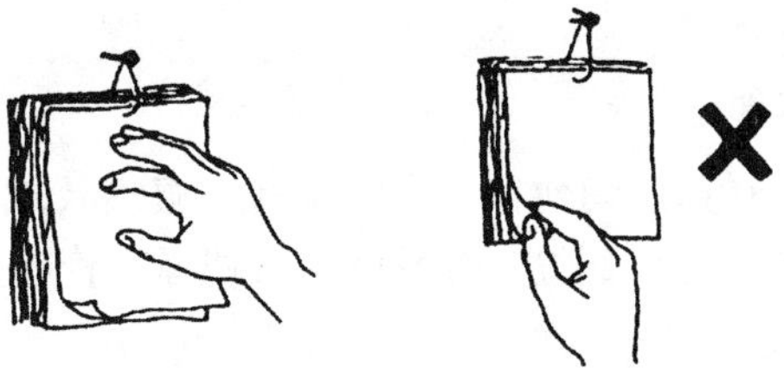

图 11-7 取避污纸

第四节 常用注射术

注射术是将一定量的无菌药液或生物制品用无菌注射器注入体内,使其达到预防、诊断、治疗目的的技术。常用注射术有皮内注射、皮下注射、肌内注射及静脉注射。注射给药药物吸收快,血药浓度迅速升高,吸收的量也较准确,因而适用于需要药物迅速发挥作用、因各种原因不能经口服给药、某些药物易受消化液影响而失效或不能经胃肠道黏膜吸收的情况。但注射给药造成组织一定程度的损伤,引起疼痛,产生感染等并发症,又由于药物吸收快,某些药物的不良反应出现迅速,加大了处理难度。

一、注射的原则

注射原则是施行一切注射术都必须遵循的原则。

(一) 严格执行查对制度

(1) 严格执行“三查七对”,确保药物准确无误给患者。

(2) 仔细检查药物质量,发现药液有变质、沉淀、浑浊,药物超过有效期,安瓿、密闭瓶有裂痕,密闭瓶盖有松动等现象,则不能应用。

(3) 注意药物配伍禁忌,需要同时注射几种药物,应确认无配伍禁忌才可备药。

(二) 严格遵守无菌操作原则

1. 环境 清洁,无尘埃飞扬,符合无菌操作的基本要求。

2. 操作者 注射前必须洗手,戴口罩,衣帽整洁。

3. 注射器 空筒内壁、乳头、活塞、针尖、针梗必须保持无菌。

4. 注射部位 按要求消毒,并保持无菌。

常规消毒:用无菌棉签蘸 2%碘酊,以注射点为中心,由内向外螺旋式旋转涂擦,直径应在 5cm 以上，待干(约 20 秒后)，用 70%乙醇溶液棉签以同样方式脱碘，乙醇挥发后，方可注射。

安尔碘消毒：取无菌棉签蘸安尔碘原液，以注射点为中心，由内向外螺旋式均匀涂擦 1～2 遍，待干后即可注射。

5. 注射药液 药液应现抽现用或现配现用，以免放置时间过长，药物被污染或药物效价降低。已抽取药液的注射器，必须用无菌物品遮盖，不可暴露在空气中。

(三) 选择合适的注射器及针头

根据药液量、黏稠度和刺激性的强弱选择合适的注射器和针头，注射器应完整无裂缝，不漏气；针头应锐利，型号合适，无钩，无弯曲；注射器和针头的衔接必须紧密；一次性注射器的包装应密封，在有效期内。

(四) 选择合适的注射部位

注射部位应避开神经血管处，切勿在有炎症、硬结、瘢痕及患皮肤病处进针。对需长期进行注射的患者，应经常更换注射部位。静脉注射时选择血管应由远心端到近心端。

(五) 排尽空气

注射前，应排尽注射器内空气，以免空气进入血管形成空气栓塞。排气时，也应防止药液的浪费。

(六) 检查回血

进针后，注射前，应抽动活塞，检查有无回血。动、静脉注射必须见有回血后方可注入药液。皮下、肌内注射，抽吸无回血，才可注入药液。

(七) 掌握无痛技术

(1) 解除患者思想顾虑，分散注意力，并取舒适卧位，使肌肉松弛，易于进针。

(2) 注射时做到二快一慢(进针、拔针快，推药液慢)，推药速度要均匀。

(3) 对刺激性强的药物，针头宜粗长，且进针要深，以免引起疼痛和硬结。如需同时注射数种药物，需注意配伍禁忌，一般应先注射无刺激性或刺激性弱的药物，再注射刺激性强的药物，以减轻疼痛。

(八) 严格执行消毒隔离制度，预防交叉感染

注射时，要做到一人一副注射器，一人一根止血带，一人一个垫枕。所有用过的注射器和针头都要先浸泡消毒后，再进行处理。

二、常用注射术

(一) 皮内注射术

皮内注射术是将小量药液或生物制品注射于表皮与真皮之间的技术。

1. 目的

(1) 各种药物过敏试验，以观察有无过敏反应。

(2) 预防接种。

(3) 局部麻醉的先驱步骤。

2. 用物

注射盘	1 套	1ml 注射器	1 副

针头（$4\frac{1}{2}$～5号）	1枚	注射单或医嘱单	按要求备
药液	按医嘱备		

3. 部位

（1）皮内试验：常选用前臂掌侧下段，因该处皮肤较薄，易于注射，且此处皮色较淡，易于辨认局部反应。

（2）预防接种：常选用上臂三角肌下缘部位注射。

（3）需实施局部麻醉处的局部皮肤。

4. 实施　具体实施操作见表11-10。

表11-10　皮内注射术操作

操作步骤	注意点与说明
1. 洗手、戴口罩，在治疗室按医嘱备好药液，放入已铺无菌巾的注射盘内	严格执行查对制度和无菌操作规程
2. 携物品至患者处，核对，向患者解释操作的目的和方法	确认患者，建立信任与安全感。做皮试者，应详细询问用药史、过敏史、家族史
3. 选择注射部位，以70%乙醇溶液消毒皮肤，再核对并排除注射器内空气	忌用碘类消毒剂，以免影响局部反应的观察
4. 左手绷紧前臂掌侧皮肤，右手以平执式持注射器，使针尖斜面向上，与皮肤呈5°刺入皮内	进针角度过大，易注入皮下
5. 待针尖斜面进入皮内后，放平注射器，左手拇指固定针栓，右手注入药液0.1ml使局部形成一皮丘	针尖斜面必须全部进入皮内，以免药液漏出。注入药量要准确。标准皮丘：圆形，隆起，皮肤变白，毛孔变大
6. 注射完毕，迅速拔出针头	切勿按揉。嘱患者：不可用手拭去药液和按压皮丘，以免影响观察结果 应嘱患者20分钟内不可离开病房、不可剧烈活动；如有不适立即告知医务人员
7. 再次核对，清理用物，整理床单位	确保无误，使患者舒适
8. 按时观察反应，并记录	20分钟后观察结果。若需作对照试验，应在另一侧前臂相同部位，注入0.1ml生理盐水作对照

（二）皮下注射术

皮下注射术是将少量药液或生物制品注入皮下组织的技术。

1. 目的

（1）需在一定时间内产生药效，而不能或不宜口服给药时。

（2）预防接种。

（3）局部麻醉用药。

2. 用物

注射盘	1套	注射器（1～2ml）	1副
针头（$5\frac{1}{2}$～6号）	1枚	注射单或医嘱单	按要求备
药液	按医嘱备		

3. 部位　上臂三角肌下缘、腹部、后背、大腿前侧及外侧。

4. 实施　具体实施操作见表11-11。

表 11-11　皮下注射术操作

操作步骤	注意点与说明
1. 洗手、戴口罩，治疗室内铺盘、按医嘱备药	对皮肤有刺激作用的药物一般不作皮下注射
2. 携用物至患者处，核对，向患者解释操作目的及方法	操作过程严格执行查对制度和无菌操作规程
3. 选择注射部位，常规消毒或安尔碘消毒皮肤、待干	
4. 再次核对，排尽注射器内空气，左手绷紧局部皮肤(过瘦者提起皮肤)，右手以平执式持注射器，示指固定针栓，针尖斜面向上，与皮肤呈 30°～40°快速刺入皮下，进针约 1/2 或 2/3，松左手，抽吸无回血后，缓慢推注药液	三角肌下缘注射时，针头稍向外侧，免伤神经。持针时，手不可触及针梗以免污染。针头刺入角度不宜超过 45°，以免刺入肌层
	经常注射者，应更换部位，建立轮流交替注射部位的计划，这样可达到在有限的注射部位，吸收最大药量的效果。药液<1ml，须用 1ml 注射器
5. 注射毕，用干棉签轻压针刺处，快速拔针	减轻疼痛，防止药液外溢
6. 再次核对，协助患者取舒适卧位，整理床单位	确保无误，使患者舒适
7. 回治疗室整理用物，必要时做记录	观察治疗效果

(三) 肌内注射术

肌内注射术是将一定量药液注入肌肉组织的技术。人体肌肉组织有丰富的毛细血管网，药液注入肌肉组织后，可通过毛细血管壁进入血液循环，作用于全身，起到治疗的作用。由于毛细血管壁是多孔的类脂质膜，药物透过的速度较透过其他生物膜快。

1. 目的

(1) 给予需在一定时间内产生药效，而不能或不宜口服的药物。

(2) 药物不宜或不能作静脉注射，要求比皮下注射更迅速发生疗效时采用。

(3) 注射刺激性较强或药量较大的药物。

2. 用物

注射盘	1 套	注射器(2～5ml)	1 副
针头(6～7 号)	1 枚	注射单或医嘱单	按要求备
药液	按医嘱备		

3. 部位　一般选择肌肉较厚，远离大神经、大血管的部位。如臀大肌、臀中肌、臀小肌、股外侧肌及上臂三角肌，其中最常用的部位是臀大肌。

(1) 臀大肌注射定位法：臀大肌起自髂骨翼外面和骶骨背面，肌纤维束斜向外下，止于髂胫束和股骨的臀肌粗隆。坐骨神经起自骶丛神经，自梨状肌下孔出骨盆至臀部，在臀大肌深部，约在坐骨结节与大转子之间中点处下降至股部，其体表投影：自大转子尖至坐骨结节中点向下至腘窝。臀大肌定位方法有两种：

1) 十字法：从臀裂顶点向左或右侧划一水平线，然后从髂嵴最高点作一垂直线，将臀部分为四个象限，选其外上象限并避开内角(内角定位：髂后上棘至大转子连线)，即为注射区。

2) 连线法：取髂前上棘和尾骨连线的外上三分之一处为注射部位。2 岁以下婴幼儿不宜选用臀大肌注射，因其臀大肌尚未发育好，注射有损伤坐骨神经的危险。

(2) 臀中肌、臀小肌的注射定位法：该处血管、神经较少，且脂肪组织也较薄，故目前使用日趋广泛。其定位方法有两种：

1）构角法：以示指尖和中指尖分别置于髂前上棘和髂嵴下缘处，这样在髂嵴、示指、中指之间构成一个三角形区域，此区域即为注射部位。

2）三指法：髂前上棘外侧三横指处（以患者的手指宽度为标准）。

（3）股外侧肌注射定位法：取大腿中段外侧，膝上 10cm，髋关节下 10cm 处，宽约 7.5cm。此区大血管、神经干很少通过，同时部位较广，适用于多次注射或 2 岁以下幼儿注射。

（4）上臂三角肌注射定位法：上臂外侧，肩峰下 2～3 横指处。此区肌肉不如臀部丰厚，只能作小剂量注射。

4. 实施　具体操作见表 11-12。

表 11-12　肌内注射术操作

操作步骤	注意点与说明
1. 洗手、戴口罩，铺盘、按医嘱备药	操作过程，严格执行查对制度和无菌技术操作原则
2. 携用物至患者处，核对，向患者解释操作目的及方法	确认患者，建立信任感与安全感，取得合作
3. 协助患者取舒适体位，选择注射部位	为使臀部肌肉松弛，可取下列体位：侧卧位-上腿伸直，下腿稍弯曲；俯卧位-足尖相对，足跟分开；仰卧位-常用于危重患者及不能翻身的患者；坐位-便于操作，但坐位要稍高
4. 常规消毒或安尔碘消毒注射部位皮肤	防止感染
5. 再次查对；排气，以左手拇指、示指错开绷紧局部皮肤，右手以执笔式持注射器；用前臂带动腕部的力量，将针头迅速垂直刺入肌肉，一般刺入 2.5～3cm，固定针头	切勿将针梗全部刺入，以防针梗从根部衔接处折断，无法取出。消瘦者及病儿，进针深度应酌减。若针头折断，应嘱患者保持局部与肢体不动，用止血钳夹住断端取出，如全部埋入肌肉，须请外科医师诊治
6. 松左手，抽动活塞，观察无回血后，缓慢推药，同时注意患者的表情及反应	若有回血，酌情处理，如拔出少许或进针少许再试抽，一定要无回血方可推药
7. 注药毕，用干棉签轻压进针处，迅速拔针，并按压	减轻疼痛，防止药液外溢与渗出
8. 再核对，协助患者穿好衣裤，安置舒适卧位，整理床单位	长期注射者，若出现局部硬结，可采用热敷、理疗或外敷活血化瘀的中药如蒲公英、金黄散等
9. 回治疗室，清理用物，必要时做记录	观察药物治疗效果

（四）静脉注射与采血术

静脉注射与采血术是自静脉注入无菌药液或抽取血标本的技术。

1. 目的

（1）静脉注射：①注入药物，用于不宜口服、皮下或肌内注射，需要迅速发生药效的药物；②诊断性检查，由静脉注入药物，如为肝、肾、胆囊等 X 线摄片；③输液或输血；④静脉营养治疗。

（2）采集血标本：①全血标本：测定血沉及血液中某些物质如血糖、尿素氮、肌酐、尿酸、肌酸、血氨的含量；②血清标本：测定肝功能、血清酶、脂类、电解质等；③血培养标本：培养检测血液中的病原菌。

2. 用物

注射盘	1套	注射小垫枕	1个
注射单或医嘱单	1本	输液固定贴膜(必要时)	1卷
药液	按医嘱备	注射器(按药量或采血量准备)	1副
针头或头皮针头($6\frac{1}{2}$,7~9号)		1~2枚	
止血带	1根		

采集血标本另备:

标本容器(干燥试管、抗凝管、血培养管)		按需备	
无菌手套(必要时)	1副		
无菌纱布(必要时)	1块	酒精灯(必要时)	1盏
火柴(必要时)	1盒		

3. 部位

(1) 四肢浅静脉:常用肘部浅静脉(贵要静脉、正中静脉、头静脉),以及腕部、手背、足背部浅静脉。

(2) 小儿头皮静脉:小儿头皮静脉极为丰富,分支甚多,互相沟通交错成网,且静脉浅表易见,不易滑动易于固定,尤其在冬天选用头皮静脉,患儿不易着凉,故目前患儿多采用头皮静脉穿刺法。常用的头皮静脉有:额静脉、颞浅静脉、耳后静脉、枕静脉等,需注意头皮静脉与头皮动脉的鉴别(表11-13)。

表11-13　头皮静脉与头皮动脉的鉴别

特征	头皮静脉	头皮动脉
颜色	微蓝	深红或与皮肤同色
搏动	无	有
管壁	薄、易压瘪	厚、不易压瘪
血流方向	多向心	多离心
血液颜色	暗红	鲜红
注药	阻力小	阻力大,局部血管树枝状突起,颜色苍白,患儿疼痛,尖叫

4. 实施　具体操作见表11-14。

表11-14　静脉注射与采血术操作

操作步骤	注意点与说明
四肢静脉注射术	
1. 洗手,戴口罩,铺盘,按医嘱备药	操作过程,严格执行三查七对制度
2. 携物品至患者处,核对,向患者解释操作目的和方法	确认患者,建立信任与安全感,以取得合作
3. 选择合适静脉,以手指探明静脉方向及深浅,在穿刺部位的肢体下垫小枕	应选择粗直、弹性好、不易滑动而易固定的静脉,避开关节及静脉瓣
	需要长期静脉给药者为保护静脉,应有计划地由小到大,由远心端到近心端选择血管
4. 在穿刺部位的上方,(近心端)约6cm处扎紧止血带,局部皮肤常规消毒或安尔碘消毒2次待干,若为上肢注射,嘱患者握拳	使静脉回流受阻,远心端静脉充盈,以利穿刺止血带末端向上

续表

操作步骤	注意点与说明
5. 查对，接头皮针头并排气；以左手拇指绷紧静脉下端皮肤，使其固定，右手持针，针尖斜面向上，并与皮肤呈 15°～30°，由静脉上方或侧方刺入皮下，再沿静脉方向潜行刺入静脉	穿刺务必沉着，如未见回血，可平稳地将针头退至刺入口下方，略改变方向，再尝试穿刺；一旦出现局部血肿，应立即松止血带，拔出针头，按压局部，另选其他静脉注射对组织有强烈刺激的药物，应另备一盛有生理盐水的注射器，注射时先作穿刺，穿刺成功后先注入少量盐水，证实针头确在血管内后，再取下注射器（针头留置），调换另一抽有药液的注射器进行推药，以免药液外溢引起组织坏死
6. 见回血，证明针头已入静脉，应再顺静脉进针 0.5～1cm，松开止血带，嘱患者松拳，用输液固定贴固定针头，缓慢注入药液	根据患者的年龄及药物性质，掌握注入药物的速度，并随时听取患者的主诉，观察局部及病情变化推注药液的过程中，若局部疼痛、肿胀、抽吸无回血时，提示针头脱出静脉，应拔出针头，更换部位，重新注射
7. 注射毕，将干棉签放于穿刺点上方，快速拔出针头，用棉签按压片刻或嘱患者屈肘	防止渗血或皮下血肿
8. 再次核对，协患者取舒适卧位，整理床单位	确保无误 患者舒适
9. 回治疗室清理用物，必要时作记录	观察药物治疗效果
静脉采血术	
1. 核对医嘱、检查单上的姓名、床号、住院号、检验项目，检查标本容器有无破损是否符合检验要求	避免发生差错及标本损坏。采集标本的方法、量、时间必须正确 作生化检验，应再空腹时采取血标本，因此时血液的各种化学成分处于相对恒定状态，检查结果比较正确，因此事先应告知患者有关事项
2. 洗手，戴口罩，准备用物	严格执行操作规程
3. 核对患者，解释目的和需要合作的事项	解除患者的思想顾虑，取得合作
4. 选择合适的采血部位，协助患者采取舒适的体位	严禁在输液、输血的针头处抽取血标本，以免影响检验的结果
5. 选择合适的静脉，在穿刺部位的肢体下垫小枕，在穿刺部位上方 6cm 处扎紧止血带；常规消毒局部皮肤，待干，嘱患者握拳	使静脉充盈
6. 按静脉注射术将针头刺入静脉，如见回血，证明针头已入静脉，抽动活塞，抽血至所需量	一般血培养取血 5ml，亚急性细菌性心内膜炎患者为提高培养阳性率，采血量增至 10～15ml
7. 抽血毕，松开止血带，嘱患者松拳，迅速拔出针头，用干棉签按压穿刺点上方；嘱患者屈肘按压进针点片刻	防止渗血或皮下血肿
8. 立即取下针头，将血液注入标本容器内	同时抽取几个项目的标本时，一般应先注入血培养瓶，其次注入抗凝管，最后注入干燥试管
(1) 血清标本，将血液顺管壁缓慢注入干燥试管内	不可摇动，以免破坏血球，造成溶血
(2) 全血标本，将血液顺管壁缓慢注入盛有抗凝剂的试管内，并立即轻轻转动试管，使血液和抗凝剂混匀	防止血液凝固 作CO_2 结合力测定，抽取血液后，立即注入有液体状石蜡的抗凝试管，注入时针头应插在液状石蜡面以下，以隔绝空气或将血液注入抗凝剂管后，立即盖紧橡胶盖送检防止血液中 CO_2 逸出，数值降低

续表

操作步骤	注意点与说明
(3) 血培养标本,注入密封培养瓶时,先除去铝盖中心部,消毒瓶盖,更换无菌针头后,将血液注入瓶轻轻摇匀;若培养瓶为三角烧瓶,则先将纱布松开,取出塞子,迅速在酒精灯火焰上消毒瓶口然后将血液注入瓶内,轻轻摇均,再将塞子经火焰消毒后塞好,扎紧纱布封瓶	血培养标本应注入无菌容器内,不可混入消毒剂、防腐剂、药物,以免影响检查结果
9. 采血完毕,协助患者取舒适卧位,整理床单位处理用物	
10. 将血标本贴上标签连同检验单及时送到检验室,并记录执行时间	血培养标本应在使用抗生素前采集,如已使用应在检验单上注明 特殊标本注明采集时间
头皮静脉注射术	
1. 吸药、查对,同四肢静脉注射	严格执行查对制度和无菌操作原则
2. 选择静脉,消毒皮肤,待干	患儿取仰卧位或侧卧位,必要时剃去注射部位头发
3. 由助手固定患儿头部,术者一手拇指绷紧静脉远端皮肤,使静脉固定,另一手持头皮针小柄,沿静脉向心方向,针头与皮肤呈15°～20°,由静脉上方或侧方刺入皮下,再沿静脉方向潜行刺入静脉,见回血后推药少许,如无异常,用输液固定贴膜固定针头,缓慢推注药液	注药过程中,注意约束患儿,防止其抓捏注射部位 如局部疼痛或肿胀隆起,抽吸无回血,提示针头滑出静脉,应拔出针头,更换部位,重新穿刺 应用刺激性药物,可先推注少量生理盐水,无异常再换上药物注射
4. 注射毕拔出针头,按压局部,再次核对清理用物	
股静脉注射与采血术	常用于急救时加压输液、输血或采集血标本
1. 吸药、查对,同四肢静脉注射	严格执行无菌操作规程,防止感染
2. 协助患者仰卧,下肢伸直,并略外展,确定注射部位,常规消毒局部皮肤,待干;同时消毒术者左手示指和中指	
3. 于股三角区扪及股动脉搏动最明显的部位或以髂前上棘和耻骨结节连线中点作为股动脉的定位,并用左手示指加以固定,右手持注射器,使针尖与皮肤呈90°或45°,在股动脉内侧0.5cm处刺入,抽动活塞或慢慢边抽边上提注射器,见抽出暗红色血,提示针头已进入股静脉,固定针头,根据需要注射药物或采取血标本	若抽出鲜红色血液,即提示刺入股动脉,应立即拔出针头,紧压穿刺处5～10分钟,直至无出血为止
4. 注射完毕或抽血后,局部用无菌纱布加压止血3～5分钟,确认无出血,方可离开	以免引起出血或形成血肿
5. 协助患者取舒适体位,整理床单位	
6. 回治疗室清理用物,必要时作记录,血标本及时送检	

5. 不同患者四肢静脉的穿刺要点

(1) 肥胖患者:皮下脂肪多,静脉较深,静脉显露不明显,但较固定,摸准血管后再行正面刺入,进针角度应稍大(30°～40°)。

(2) 消瘦患者:皮下脂肪少,静脉较滑动,但静脉较明显,穿刺时须固定静脉,正面或侧面刺入。

(3) 水肿患者:静脉不明显,可按静脉走行的解剖位置,用手指压迫局部,以暂时驱散皮下水分,显露静脉后迅速穿刺。

(4) 脱水患者:静脉萎陷,充盈不良,可作局部热敷、按摩,待血管扩张显露后再穿刺。

(5) 老年患者：皮肤松弛，静脉多硬化，脆性增强，血管易滑动，针头不易刺入。可采用手指固定穿刺段静脉上下两端后在静脉上方直接穿刺。

6. 静脉注射失败的常见原因

(1) 针头未刺入血管内：刺入过浅，或因静脉滑动，针头未刺入血管，表现为抽吸无回血，推注药液局部隆起、疼痛。

(2) 针头(尖)未完全进入血管内，针头斜面部分在血管内，部分尚在皮下，表现为：可抽吸到回血，但推注药液可有局部隆起、疼痛。

(3) 针头(尖)刺破对侧血管壁：针头斜面部分在血管内，部分在血管外，表现为：抽吸有回血。

(4) 针头(尖)穿透对侧血管壁：针头刺入过深，穿透下面的血管壁，表现为：抽吸无回血。

7. 微量注射泵的应用　微量注射泵是将小剂量药液持续、均匀、定量注入人体静脉的注射装置。临床上常用于：ICU 或 CCU 的液体药剂连续低流量注射；连续注射麻醉药、抗癌剂或抗凝剂；早产儿或新生儿营养剂的连续注射；低流量注射、输血；各种激素的连续注射。现以 JMS-SP-500 型注射泵为例，介绍其他使用方法。

(1) 插好电源，打开开关。

(2) 将已抽吸药液的注射器稳妥地固定在注射泵上。

(3) 设定注射速度。一般 10ml 注射器注射速度为 0.1～200ml/h，20～50ml 注射器注射速度为 0.1～300ml/h。

(4) 将注射器与静脉穿刺针连接。

(5) 消毒皮肤，穿刺进针，用胶布将穿刺针固定好后按“开始” 键，注射开始。

(6) 当药液即将注射完毕时，“即将结束”键闪烁并报警，注射继续进行。

(7) 药液注射完毕，机器自动停止，“完毕”键闪烁并发出连续铃声。

(8) 按压“静音”键，停止铃声；再次按压：“静音”键，关闭“完毕”和“操作”灯。

(9) 拔出针头，或松开注射器与静脉穿刺针的连接。

(10) 取出注射器，关闭微量注射泵，切断电源。

在微量注射泵应用过程中，应观察患者的反应和药液输入情况。

8. 常见输液故障及排除办法

(1) 溶液不滴：①针头滑出血管外，液体注入皮下组织，局部肿胀、疼痛，应另选静脉重新穿刺；②针头斜面紧贴血管壁，妨碍液体滴入，可调整针头位置或适当变换肢体位置，直到滴注通畅为止；③压力过低，输液瓶位置过低所致，适当抬高输液瓶位置点滴即可通畅；④静脉痉挛，液体滴入不畅，由于穿刺肢体在冷的环境中暴露时间过长或输入的液体温度过低所致，局部热敷可解除痉挛；⑤针头阻塞，液体不滴，又无回血抽出时，表明针头阻塞，应拔出后更换针头，重选静脉进行穿刺，切忌强行挤压导管或用溶液冲洗针头，以免血凝块进入静脉造成栓塞。

(2) 茂菲滴管内液面过高：①滴管侧壁有调节孔时，先夹紧滴管上端的输液管，然后打开调节孔，待滴管内液体面降至漏出液面，见到点滴时，可关闭调节孔，松开滴管上端的输液管即可；②滴管侧面无调节孔时，可将输液瓶取下，倾斜瓶身，使插入瓶内的针头漏出液面，溶液缓缓流下直至滴管漏出液面，再消毒瓶口插入针头继续点滴。

(3) 茂菲滴管内液面过低：①滴管侧壁有调节孔时 先夹紧滴管下端的输液管，再打开调节孔，当滴管液面升至所需高度时，关闭调节孔，松开滴管下端输液管即可；②滴管侧面无调节孔时，可夹住滴管下端的输液管，用手挤压滴管，使液体下流至滴管内，当滴管液面升至所需高度时，停止挤压，松开滴管下端输液管即可。

(4) 茂非滴管内液面自行下降：输液过程中，若滴管内液面自行下降，应检查滴管上端输液管与滴管的衔接是否紧密，滴管有无漏气或裂隙，必要时更换输液管。

(五) 动脉注射与采血术

动脉注射与采血术是自动脉内注入无菌药液或抽取血标本的技术。

1. 目的

(1) 采集动脉血标本：作血液气体分析。

(2) 施行某些特殊检查：注入造影剂，如脑血管造影、下肢动脉造影等。

(3) 施行某些治疗：如注射抗癌药物作区域性化疗。

(4) 抢救重度休克：经动脉加压输入血液，以迅速增加有效血容量。

2. 用物

注射盘	1套	注射单或医嘱单	1本
无菌纱布	1～2块	针头(7～9号)	1枚
无菌手套	1副	药液	按医嘱备
注射器(按需准备)	1副		

采集血标本另备

标本容器	按需要	无菌软木塞	1个
酒精灯(必要时)	1盏	火柴(必要时)	1盒

治疗或造影：根据需要备药及其他用物。

3. 部位 穿刺点应选择动脉搏动最明显处。采集血标本常用桡动脉、股动脉。区域性化疗时，头面部疾患选用颈总动脉，上肢疾患选用锁骨下动脉或肱动脉，下肢疾患选用股动脉。

4. 实施 具体操作见表11-15。

表11-15 动脉注射与采血术操作

操作步骤	注意点与说明
1. 洗手，戴口罩，按医嘱备药	有出血倾向者，慎用动脉穿刺术
2. 携物品至患者处，核对，向患者解释操作目的和方法	确认患者，建立信任与安全感，以取得合作
3. 选择注射部位	桡动脉穿刺点位于掌侧腕关节上2cm
4. 协助患者取适当卧位	患者仰卧，股动脉穿刺者，下肢稍屈膝外展，以充分暴露穿刺部位
5. 局部皮肤消毒，范围大于5cm，待干	严格执行无菌技术，以防感染
6. 术者立于穿刺侧，戴手套或消毒左手示指和中指，在已消毒的范围内摸到欲穿刺动脉的搏动最明显处，固定于两指间	
7. 右手持注射器，在两指间垂直或与动脉走向成40°刺入动脉，见有鲜红色回血，右手固定穿刺针的方向及深度，左手以最快的速度注射药液或采血	采血标本者，需先抽吸1∶500肝素0.5ml，使注射器管腔润湿后，余液弃去，防血液凝固，注意针头固定，防止针尖在管腔内移动而损伤血管内壁，造成血管栓塞
8. 操作完毕，迅速拔出针头，局部加压止血5～10分钟	

续表

操作步骤	注意点与说明
9. 采血作血气分析时，针头拔出后立即刺入软塞以隔绝空气，然后用手搓动注射器以使血液与抗凝剂混匀，避免凝血	注射器内不可留空气，若标本中混入空气，将影响检验结果。动脉血气分析一般取血标本 0.5～1ml
10. 协助患者取舒适体位，整理床单位	
11. 如有血标本，贴上标签连同检验单及时送检，并记录执行时间	保证检验结果的准确性及便于查对
12. 回治疗室清理用物，必要时记录	

5. 动脉穿刺技术常见失败原因分析及处理

(1) 对穿刺位置判断有误，进针位置一定在血管上，切忌在血管旁进针造成血管滑动导致穿刺失败。

(2) 穿刺过浅，针尖没进入血管内或针尖斜面没有完全进入血管内，导致失败。此时，可试将针尖再次入少许。

(3) 穿刺过深，针尖刺穿血管或针尖斜面没有完全刺穿血管，导致失败。此时，可试将针尖缓慢向上拔出少许，见搏动回血即可。

(4) 术者手指按压固定时用力过度，将血管压瘪阻断动脉血流导致失败。处理方法：在判断针尖进入到血管内之后，将术者按压的手指减力，仅起固定作用，可避免此种失败。

(5) 患者血管不充盈或穿刺处有气体存在，导致失败，处理方法：在操作前评估患者的血管充盈度。

(6) 手套破裂、穿刺针、孔巾污染无备用导致操作失败。

6. 特殊患者的穿刺技巧　①对于年老，血管脆性较大的患者穿刺时应注意进针角度不宜过大，用力不宜过猛应先进皮肤再小心缓慢进血管，防止用力过猛或进针角度太大刺破血管引起血肿影响穿刺；②对于全身水肿明显患者，应评估血管后，用拇指按压拟穿刺处皮肤，驱散皮下多余水分，快速进针，应注意进针角度宜由浅入深，操作要快要准，以免操作时间太长皮下水分重新聚集影响穿刺；③对于长时间未进食的患者，血容量不足时，应先评估患者，补充血容量后穿刺；④长期定点穿刺血管纤维化的患者应告之患者在透析结束后 24 小时对穿刺部位进行湿热敷，在穿刺时尽量避免定点重复穿刺，注意保护血管；⑤桡动脉和肱动脉穿刺部位暴露不佳时可在穿刺前将患者置于舒适体位，在搏动最明显处下方加以厚度适宜软枕，是血管充分暴露，固定拉直血管可提高穿刺成功率；⑥对于消瘦血管不固定的患者在穿刺前请助手帮忙固定穿刺侧肢体，操作者左手中指在穿刺部位固定血管食指在穿刺点下方固定，小角度进针，用力不宜太大防止刺破血管；⑦对于躁动不安的患者应酌情使用约束带，请助手帮忙，穿刺成功后应立即固定针头不能松手，防止针头脱出，导致穿刺失败；⑧天气太冷室温不高时，患者血管收缩搏动不明显可在穿刺前用 50℃左右温水毛巾湿敷 5～15 分钟，或用装有 50～60℃热水的热水袋热敷 5～15 分钟，使局部血管扩张后再行穿刺。注意防止烫伤。

第五节　静脉输液与输血

一、静 脉 输 液

静脉输液是利用大气压和液体静压形成的输液系统内压高于人体静脉压的原理，将大量无菌溶液或药液直接输入静脉的技术。静脉输液的目的：

1. 补充水和电解质,维持酸碱平衡 常用于各种原因的失水、酸碱平衡紊乱者,或因某些原因不能进食者,如腹泻、剧烈呕吐、大手术后。

2. 增加血容量,维持血压,改善微循环 常用于治疗严重烧伤、大出血、休克等。

3. 输入药液达到解毒、控制感染、利尿和治疗疾病的目的 常用于中毒、各种感染、脑及各种组织水肿,以及各种需经静脉输入药物的治疗。

4. 补充营养,供给热量,促进组织修复,增加体重,获得正氮平衡 常用于慢性消耗性疾病,胃肠道吸收障碍、不能经口进食如昏迷、口腔疾病等患者。

(一)周围静脉输液术

1. 用物

注射盘	1套	静脉穿刺针(头皮针)	1枚
止血带	1根	胶布	1卷
棉签	1包	输液敷贴(或消毒小纱布)	1块
弯盘	1只	输液溶液及药物	按医嘱备
加药用注射器	1个	输液架及网套	1套
开瓶器	1个	输液卡	1张
输液器	1副	笔	1支
小夹板及绷带	视需要备	有秒针的表	1个

2. 实施 具体操作见表11-16。

表11-16 周围静脉输液术操作

操作步骤	注意点与说明
1. 洗手、戴口罩	
2. 核对药液瓶签(药名、浓度、剂量和时间)和输液卡	根据医嘱严格进行查对制度。三查七对,防止差错
3. 检查药液及输液器质量	检查名称、剂量、有效期、瓶口有无松动,瓶身有无裂缝,药液有无变质,将瓶上下摇动几次,对光检查药液有无浑浊、沉淀、絮状物等
4. 消毒加药启开液体瓶铝盖中心部分,常规消毒瓶塞后,按医嘱加入药物,并在液体瓶标签上注明床号、姓名、药名、剂量、浓度、加药时间并签名	根据医嘱和治疗原则、病情急、缓及药物半衰期等情况,合理分配用药,安排液体输入顺序,注意配伍禁忌
5. 准备输液器 检查输液器后取出,将输液导管和通气管针头同时插入瓶塞至针头根部,关闭调节器	检查输液器的包装有无破损,是否过期
6. 备齐用物,携至患者床前,核对床头卡及患者,向患者解释,嘱患者排尿	再次进行查对,杜绝差错解释输液目的及过程,消除患者顾虑,取得患者配合,并避免输液后如厕不便
7. 备胶布,将输液瓶倒挂于输液架上,排除输液器内空气:倒置茂菲滴管,打开调节器,使药液下降,当药液平面达茂菲滴管1/3～1/2时,迅速倒转滴管,使药液下降,充满导管,排尽空气(图11-8)	排除输液器及针头内空气,防止发生空气栓塞
8. 排气成功后,关闭调节器,待用	注意保持导管接头的无菌状态
9. 协助患者取舒适卧位,选择静脉	根据病情、药物性质和患者的合作情况选择合适的静脉:选择粗、直、弹性好,避开关节处静脉,注意保护和合理使用静脉,一般从远端小静脉开始穿刺
10. 在待输液肢体下垫小枕,在穿刺点上方6cm处,扎止血带,常规消毒穿刺部位皮肤	

续表

操作步骤	注意点与说明
11. 静脉穿刺，再次核对药液，嘱患者握拳，将静脉穿刺针与输液导管相接，再次排气后，取下护针帽，行静脉穿刺，见回血后，将针头平行送入血管少许	使静脉充盈便于穿刺再次执行三查七对制度排液于弯盘内，确认穿刺前输液导管内无气泡，使针头斜面全部进入血管
12. 一手扶针头，一手松止血带和调节器，嘱患者松拳，待药液滴入通畅后，用输液固定贴膜固定针头(图 11-9)	使针头斜面全部进入血管遮盖穿刺部位，以防感染 必要时用夹板固定肢体，以防脱落
13. 根据药物的性质、患者的病情、年龄以及心肺肾功能状况调节输液速度	一般成人(40～60)gtt/min，儿童(20～40)gtt/min。对心、肺、肾功能不良者，老年体弱者，婴幼儿以及输入刺激性较强的药物、含钾药物、高渗性药物或血管活性药物等，应减慢滴速 对严重脱水、血容量不足，心肺功能良好者输液速度可适当加快
14. 取出止血带和小垫枕，协助患者取舒适卧位	
15. 对患者及家属进行健康教育，将呼叫器置于患者易取之处	不可随意调节滴速，注意保护输液部位，不要按压、扭曲输液导管，若输液部位肿胀、疼痛或全身不适及时报告
16. 在输液卡上记录输液时间、药物、滴速、患者情况，并签名，挂于输液架上	
17. 输液过程中加强巡视，倾听患者主诉，观察输液部位状况，及时处理输液故障，并填写输液巡视卡	观察滴速、余液量，防止液体滴尽，及时更换输液瓶。保持输液通畅，防止针头堵塞及滑出。密切观察有无输液反应，如有心悸、畏寒、持续咳嗽等情况，应立即减慢滴速或停止输液，及时处理
18. 如需更换输液瓶时，常规消毒瓶塞，先将第 1 瓶中的通气管拔出，插入第 2 瓶液体内，再将第一瓶中的输液管拔出后插入第 2 瓶液体内，待输液通畅后，方可离开	及时换瓶，以防滴管下端进入空气，形成空气栓塞 避免若 2 瓶中有负压对输液产生的影响 更换时注意无菌操作，防污染对 24 小时持续输液者，每日更换输液器
19. 输液毕，夹闭输液导管，揭开固定贴膜，用干棉签或小纱布轻压穿刺点上方，快速拔针，按压片刻至无出血	拔针时按压用力不可过大，以免引起疼痛和损伤血管 按压部位稍靠皮肤穿刺点以压迫静脉进针点，防止皮下出血
20. 协助患者取舒适卧位，整理床单位	
21. 清理用物，记录	防止病原微生物传播

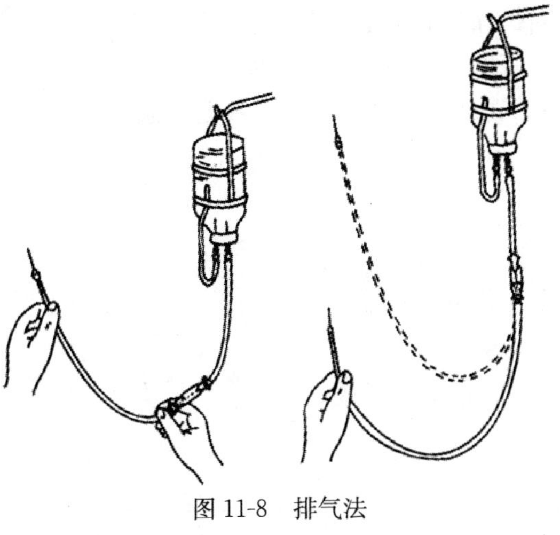

图 11-8　排气法

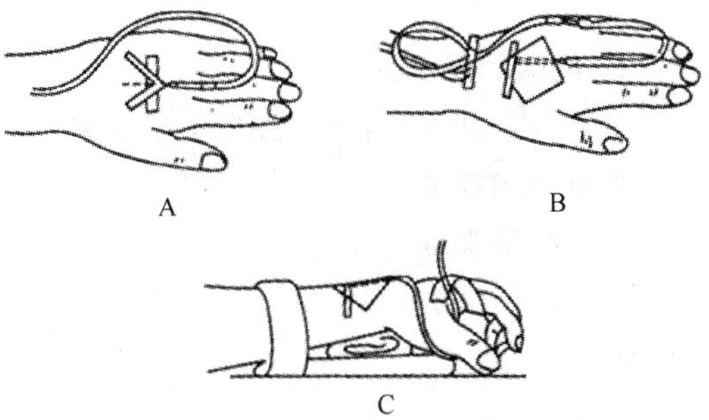

图 11-9　静脉输液固定法

(二) 头皮静脉输液术

1. 用物

(1) 同周围静脉输液术。

(2) 另备 4～5 $\frac{1}{2}$号头皮针。

2. 实施 具体操作见表 11-17。

表 11-17 头皮静脉输液术操作

操作步骤	注意点与说明
1. 同密闭式静脉输液术 1～5	
2. 必要时剃去局部头发,由助手固定患儿肢体及头部,操作者立于患儿头侧选择静脉	注意需与动脉相鉴别:静脉外观呈微蓝色,无波动,管壁薄,易被压瘪,较易固定,不易滑动,血液多呈向心方向流动
3. 用 70%乙醇溶液消毒局部皮肤、待干	
4. 用 5ml 注射器抽取适量生理盐水接上静脉头皮针头	备穿刺时用
5. 用左手拇指、示指分别固定静脉两端,右手持静脉头皮针沿静脉向心方向平行刺入	避免穿破血管
6. 见回血,缓缓推入少许生理盐水,以确定针是否在血管内	
7. 未见异常,则固定针头,并接上输液导管	固定方法同周围静脉输液术
8. 根据病情和年龄调节滴数	一般不超过 20gtt/min
9. 其余操作同周围静脉输液术	

二、静 脉 输 血

静脉输血是将全血或成分血如血浆、红细胞、白细胞或血小板等通过静脉输入体内的方法。输入血液和血制品的管理,要求遵循输血原则,准确配血,正确核对输入血和受血者,并监测输血过程中的患者有无输血反应。静脉输血的目的:

(1) 补充血容量,增加有效循环血量,提高血压,增加心输出量。

(2) 纠正贫血,增加红细胞、血红蛋白含量,提高红细胞携氧能力,改善组织器官的缺氧状况。

(3) 补充抗体和补体,增加机体抵抗力,提高机体抗感染能力。

(4) 补充凝血因子和血小板,改善凝血功能,有助于止血。

(5) 补充血浆蛋白,维持胶体渗透压,减少组织渗出和水肿,保持有效循环血量。

(一) 用物

1. 间接静脉输血

静脉注射用物(含 9 号或以上针头)　　1 套

血液或血制品　　按医嘱备

一次性输血器	1 套	治疗盘	1 个
0.9%氯化钠溶液	适量	输液固定贴膜	1 块
输液架	1 个		

2. 直接静脉输血

静脉注射用物	1套	血压袖带	1副
治疗盘	1个	3.8%枸橼酸钠溶液	适量
50ml注射器(含9号或以上针头)		数副	

一次性输血器装置与密闭式输液器基本相同,只是用滤血器替代茂菲滴管,滤血器的网孔,可去除大的细胞碎屑和纤维蛋白微粒,而血细胞、血浆等均能通过滤网。

(二) 实施

静脉输血的具体操作见表11-18。

表11-18　静脉输血的操作

操作步骤	注意点与说明
间接静脉输血术	将已抽出的血液按静脉输液法输入给患者的方法
1. 洗手,戴口罩,携用物至患者床旁	遵循无菌原则,减少微生物的交叉感染
2. 按周围静脉输液技术进行操作,穿刺成功后,先输入少量生理盐水,确认滴注通畅后,准备输血	选用9号以上粗针头,有利于红细胞的通过,避免红细胞破坏而引起溶血。以一次性输血器代替一次性输液器。等渗生理盐水输入可冲净输血管道,避免溶血产生
3. 向患者解释输血的目的和经过	以取得患者合作
4. 双人再次核对医嘱、"三查八对"确认无误后,以手腕旋转动作将血袋内血液轻轻摇匀	防止差错发生,避免剧烈震荡
5. 戴手套,打开血袋封口,常规消毒开口处胶管,将输血器针头插入胶管内,将血袋挂于输液架上	
6. 打开输血导管调节器,开始输血	
7. 开始输血速度宜慢,观察患者情况15分钟如无不良反应,根据病情调节滴速	一般不超过20gtt/min。 成人40～60 gtt/min,儿童酌减,年老体弱、严重贫血、心衰患者应谨慎,速度宜慢
8. 向患者及家属进行输血知识的健康教育,说明有关注意事项,将呼叫器置于患者易取处,告知患者如有不适及时反映	以便发生输血反应时能得到及时处理,减轻不良反应程度
9. 输血过程中严密巡视,持续观察有无输血反应	
10. 输血完毕,再继续滴入少量生理盐水,直到输血器内的血液全部输入体内,再拔针	输入两袋以上血液时,两袋之间输入生理盐水;输血针头较粗,拔针后穿刺部位按压时间应长些
11. 整理床单位,清理用物,洗手	防止病原微生物传播
12. 进行输血记录	记录输血的时间、种类、量、血型、血袋号、滴速、生命体征和输血反应
直接静脉输血术	是将供血者血液抽出后,立即输给患者的方法,适用于无血库而患者又急需输血时,也适用于婴幼儿的少量输血
1. 准备工作同间接静脉输血术	
2. 向供血者和患者解释目的和过程	解除患者顾虑以取合作
3. 请供血者和患者分别卧在床上,露出一侧手臂	
4. 核对受血者和供血者姓名、血型、交叉配血试验结果	防止差错发生
5. 在注射器内加入抗凝剂	每50ml血中加入3.8%枸橼酸钠溶液5ml

续表

操作步骤	注意点与说明
6. 将测血压用的袖带缠于供血者上臂并充气，选择粗大血管，常规消毒皮肤，进行静脉穿刺、用加有抗凝剂的注射器抽取供血者的血液，立即静脉注射给受血者	压力维持在 100mmHg 左右，抽取供血者血液时不可过快过急，并注意观察其面色，询问有无不适，给受血者输入血液时不可过快，并注意观察患者有无不适和病情变化
7. 三人协作，一人采血，一人传递，另一人输注	连续抽血时，可更换注射器而不需拔出针头，同时放松袖带，用手压迫穿刺部位，减少出血
8. 输血完毕，拔出针头，用小纱布按压穿刺点至无出血，以纱布覆盖穿刺点，胶布固定	
9. 其余操作同密闭式输血术	

第六节　氧气吸入术

氧气吸入术是常用的改善呼吸的技术之一。通过给氧，增加吸入空气中氧的浓度，以提高动脉血氧分压和动脉血氧饱和度，增加动脉血氧含量，从而预防和纠正各种原因所造成的组织缺氧。

（一）氧气吸入的适应证

1. 肺活量减少，因呼吸系统疾患而影响肺活量者　如哮喘、支气管肺炎或气胸等。

2. 心肺功能不全，使肺部充血而至呼吸困难者　如心力衰竭时出现的呼吸困难。

3. 各种中毒引起的呼吸困难　氧不能由毛细血管渗入组织而产生缺氧，如巴比妥类药物中毒、麻醉剂中毒或 CO 中毒等。

4. 昏迷患者　如脑血管意外或颅脑损伤患者。

5. 其他　某些外科手术前后患者、大出血休克患者、分娩时产程过长或胎儿心音不良等。

（二）用氧安全

氧气是助燃气体，氧气筒内的氧气压力很高，氧气在高浓度和高压的情况下容易引起火灾和爆炸。因此用氧的过程中，操作者必须遵循用氧的安全，严格按照操作规程进行，切实做到“四防”：防火、防油、放热、防震。

1. 氧气筒的使用安全

（1）在氧气装置上挂上写明“四防”的安全标志。

（2）氧气筒应安置在阴凉处，周围严禁烟火和易燃品，氧气表及螺旋处不可抹油，搬运时避免倾倒和振动，以防引起爆炸。

（3）氧气筒内的氧气不可全部用尽，压力表上指针降至 $5kg/cm^2$ 时，即不可再用，以防灰尘进入筒内，再次充氧时可能引起爆炸事故。对未用或已用空的氧气筒，应分别标明“满”或“空”的字样，避免急用时搬错而影响抢救。

（4）氧气筒外应有明显标记，平时应有固定放置地点，切不可与其他气体钢筒并放在一起，以防急用时搬错。

2. 用氧过程中的安全

（1）指导患者及探视者用氧时禁止吸烟。

(2) 确保电器(如电剃刀、助听器、电视、电热毯等)正常工作状态以防产生短路火花而引起火灾。

(3) 避免使用产生静电的材料如毛毯、合成纤维等。患者和照顾者最好穿棉质物品。

(4) 避免附近有不稳定、易燃的物品。如油、酒精等。

(5) 工作人员应知道灭火器的位置,掌握使用方法。

(三) 氧浓度与氧流量的换算

1. 氧流量　氧流量是指调节的供患者使用的氧气的流量,单位为L/分。根据患者状况和用氧途径调节氧流量的大小。由于氧气的渗漏及与大气的混合,氧流量并不完全等于患者实际吸入的氧的浓度。更精确地描述氧气用量的方法可用吸入气体的百分比表示,即吸氧浓度。

2. 给氧浓度　氧浓度即氧在空气中的百分比。氧气在空气中的浓度为20.93%。根据给氧浓度的高低,可分为:①低浓度给氧:吸入氧浓度低于35%;②中浓度给氧:吸入氧浓度为35%～60%;③高浓度给氧:吸入氧浓度高于60%。

3. 氧浓度和氧流量的换算　操作者必须密切进行氧流量监控,必须掌握氧流量与给氧浓度的换算方法。

(1) 鼻导管、鼻塞、漏斗等方法:吸氧浓度(%)=21+4×氧流量(L/分)

慢性阻塞性肺病患者鼻导管给氧时能耐受的氧流量为2L/分,对此类患者给氧时需密切观察动脉血气分析的结果。

(2) 面罩给氧:浓度与氧流量的关系如表11-19。面罩给氧氧流量必须>5L/分,以免呼出气体在面罩内被重复吸入,导致CO_2蓄积。吸入气中的氧浓度随氧流量的增加而增加,但超过8L/分增加幅度则很小,若需增加吸入气体中的氧浓度,可在面罩后接一贮气囊。

表11-19　面罩给氧时氧流量和氧浓度的关系

给氧方法	氧流量(L/分)	吸氧浓度近似值(%)
开放式面罩	5～6	40
	6～7	50
	7～8	60
密闭式(加贮气囊)	6	60
	7	70
	8	80
	9	90
	10	99

(3) 简易呼吸器给氧:若氧流量为6L/分时,吸入气中的氧浓度大约为40%～60%。

(4) 呼吸机(定容型)氧浓度计算:

$$\text{吸氧浓度}=\frac{80\times\text{氧流量(L/分)}}{\text{通气量(L/分)}}+20$$

(5) 氧气罩给氧:氧流量约10～20L/分,氧浓度可达到60%～70%。

(6) 高压氧:利用特殊的加压舱,使患者处于高于一个大气压的环境中吸入高浓度氧。

（四）氧气吸入的方法

1. 鼻导管和鼻塞法　此类方法的特点是简单、经济、方便、易行。但给氧浓度只能达到40%～50%，氧流量一般<6L/分。

（1）单侧鼻导管：需将鼻导管从一侧鼻腔插入至鼻咽部，此法节省氧气，但对鼻腔黏膜刺激大，因而此方法在临床不太常用。鼻导管对鼻腔产生压力，并可被分泌物堵塞，所以需每8小时更换导管1次。

（2）双侧鼻导管：鼻导管有两根短管，可分别插入两个鼻腔。方法简单，且不会干扰患者进食和说话，相对比较舒适，并允许患者有一定的活动度，患者对此法耐受性也比较好。该法的氧流量最高为6L/分。用氧时操作者需观察患者耳部、鼻翼的皮肤黏膜情况，防止因导管太紧而引起皮肤破损。

（3）鼻塞：鼻塞是一种用塑料制成的球状物，有单侧和双侧两种。使用时将鼻塞塞入鼻前庭内即可。此方法对鼻黏膜刺激性小，患者感觉较舒适，且使用方便，临床使用广泛。但鼻塞法吸氧浓度一般<50%。

2. 漏斗法　以漏斗代替鼻导管连接通气管，调节流量4～6L/分，将漏斗置于患者口鼻处1～3cm，用绷带设法固定。此法使用比较简单，且无导管刺激黏膜的缺点，但耗氧量较大，多用于婴幼儿或气管切开术后的患者。漏斗可用塑料或胶片制成。

3. 面罩法　将特制面罩置于患者的口鼻部给氧，氧气自下端输入，呼出的气体从面罩的侧孔排出。有两种给氧面罩：

（1）开放式面罩：无活瓣装置，利用高流量氧气持续喷射所产生的负压，吸入周围空气以稀释氧气，面罩底部连接一中空管，管上有一阀门，可通过阀门，调节空气进入量，从而调节吸氧浓度。呼出气体可由面罩上呼气口排出。

（2）密闭式面罩：面罩上设有单向活瓣，将吸气与呼气通路分开，给氧浓度可达60%以上。

面罩给氧对气道黏膜刺激小，给氧效果好，简单易行，患者也感到舒适。其缺点是饮食、咳痰时，需要去掉面罩，中断给氧。

4. 氧气帐法　氧气帐是透明的、可折叠的塑料结构的帐篷，带有电动机线，用于循环帐篷内空气并使其降温，达到冷却的作用。氧气帐有自动调温装置以使帐内温度恒定在患者比较舒适的范围。氧气帐放在病床的床头，使患者的头和胸部位于氧气帐内。帐篷的侧壁上有开口，以便实施护理。氧气帐的氧流量一般为6～10L/分，氧浓度可达45%～60%。每次放开帐后，需加大氧流量至12～14L/分，持续3分钟，以恢复帐内氧浓度。氧气帐给氧需定时换气，以避免CO_2蓄积。此方法主要适用于需要冷而湿空气的儿科患者，如肺炎患儿。因为氧气帐给氧法不能保持恒定或准确的给氧浓度，所以一般不在儿科病房以外的科室使用。

5. 氧气枕法　氧气枕是一长方形橡胶枕，枕的一角有一橡胶管，上有调节器可调节氧气流量。氧气枕内充入氧气，接上湿化瓶、导管即可使用。在家庭氧疗、危重患者的抢救或转运途中，可以氧气枕临时替代氧气装置供氧。

新购的氧气枕因枕内含有粉粒，充气前应用自来水灌满氧气枕，在枕外用手揉捏放水，再灌水揉捏，如此反复多次，直到放出水洁净为止。

（五）给氧的用物

1. 供氧装置　　　　　　按需备

2. 治疗盘　　一个

内备：

通气管	一根	棉签	一包
胶布	一卷	玻璃接管	一个
小药杯(内盛冷开水)	一只	安全别针	一枚
弯盘	一个	纱布	数块

3. 给氧设备

4. 输氧卡及笔　　一套

(六) 实施

氧气吸入的具体操作见表 11-20。

表 11-20　氧气吸入的操作

操作步骤	注意点与说明
1. 核对医嘱,包括用氧方法及流量	给氧要根据医嘱
2. 洗手,备齐用物,携至患者床旁,核对	确认患者
3. 向患者解释操作目的和方法,告知患者及周围的人安全用氧的有关知识	降低患者的焦虑,取得良好的合作
4. 连接给氧装置	
5. 将通气管与湿化瓶的出口相连;打开氧气开关,检查设备功能是否正常,管道有无漏气	
6. 给氧	
单侧鼻导管给氧	
(1) 选择较通畅的一侧鼻孔,并用湿棉签清洁该侧鼻孔	检查鼻孔有无痛肿或生理性异常及通气情况 患者若痰量较多,可先协助患者排痰,如变换体位、叩背,必要时采用吸痰术
(2) 将鼻导管与通气管上的玻璃接头连接,先开流量调节阀(小开关),确定氧气流出通畅后,调节至所需氧流量	检查氧气流出是否通畅可用以下方法:①将导管放入洁净水中,看有无气泡溢出;②将管口靠近手背,感觉有无气流冲出
(3) 测量鼻导管插入长度,一般为自鼻尖至耳垂的 2/3,将鼻导管蘸水,自所选择侧鼻孔轻轻插入至鼻咽部	
(4) 如无呛咳,用胶布将鼻导管固定于鼻翼及面颊部,再用安全别针固定通气管于床单上	持续给氧者,每班更换鼻导管,双侧鼻腔交替插管
双侧鼻导管给氧	
将鼻导管鼻塞部轻轻插入患者双侧鼻腔,再将导管环绕患者耳部向下放置,根据患者情况调整其松紧度	固定导管,不宜太紧,以免引起皮肤破损
面罩给氧	
将面罩置于患者口鼻部,用松紧带固定,再将氧气接于氧气进口上,调节氧流量	面罩所需最小氧气流量是 6L/分,以避免重复吸气 用带贮气囊的面罩时,贮气囊至少应保持 1/3 充盈
鼻塞给氧	一般置鼻塞于鼻前庭,切勿深塞
擦净鼻腔,将鼻塞连接通气管,调节氧流量,将鼻塞塞入鼻孔内	鼻塞大小以恰能塞满鼻孔为宜

续表

操作步骤	注意点与说明
中心供氧装置给氧	
(1) 装流量表 1) 将流量表接头用力插进墙上氧气出口 2) 向外轻轻下拉接头，证实已接紧 3) 查看接头是否漏氧气，若有氧气逸出，拔出接头后重新插入 4) 将湿化瓶接到流量表上	操作者应熟悉医院所用的墙壁氧气出口系统，以便在紧急情况下迅速正确使用而不致接错
(2) 导管接于湿化瓶出口处的小孔接头上	
(3) 连接不同的给氧装置，调节氧流量	
7. 记录给氧时间、流量、患者的反应	有利于评价及保证治疗的连续性
8. 给氧期间常规观察患者病情、用氧后的效果，定时观察氧流量、湿化瓶内水量，检查用氧设备工作状态是否良好，供养管道是否通畅，保证用氧安全	观察内容有：患者焦虑水平、皮肤颜色及呼吸情况；有无缺氧、心跳过速、意识障碍、呼吸困难、烦躁不安、发绀等表现；动脉血气分析结果；鼻腔有无堵塞或黏膜红肿；必要时用水溶性润滑剂保护鼻黏膜
9. 停用氧气时，先取下给氧装置，关流量调节阀，放出余气后，再关流量表，用松节油擦尽患者面部胶布痕迹，协助患者取舒适体位	以免一旦关错开关，大量氧气突然冲入呼吸道而损伤肺部组织
10. 清洁消毒用物，记录患者给氧时间和停止时间、用氧后呼吸改善情况	预防交叉感染

（七）给氧的副作用及预防

1. 呼吸道分泌物干燥 从供氧装置出来的氧气是干燥的，吸入后可使呼吸道黏膜干燥，分泌物干燥，不易排出。氧气吸入前一定要先湿化，以预防呼吸道黏膜和分泌物干结。

2. 呼吸抑制 低氧血症时，PaO_2的降低可刺激周围化学感受器，反射性兴奋呼吸中枢，增加肺部通气。如果患者长期是靠这一反射性兴奋维持呼吸时，(如肺源性心脏病、Ⅱ型呼衰的患者)，吸入高浓度氧后，PaO_2的升高可使这一反射机制消除，抑制患者的自主呼吸，甚至出现呼吸停止。因此对这类患者需进行低流量、低浓度的控制性给氧，并监测PaO_2的变化，维持患者的PaO_2在60mmHg即可。

3. 吸收性肺不张 患者吸入高浓度的氧气后，肺泡内氮气(不能被吸收)被大量置换，一旦支气管阻塞，肺泡内的氧气可被循环的血流迅速吸收，导致肺泡塌陷引起肺不张。患者表现为烦躁不安，呼吸心跳加快，血压升高，呼吸困难，发绀，甚至昏迷。预防呼吸道阻塞是防止吸收性肺不张的关键，预防措施包括鼓励患者深呼吸和咳嗽、加强痰液的排除、常改变位、降低给氧浓度(＜60%)等。使用呼吸机的患者可加用呼气末正压通气(PEEP)来预防。

4. 晶状体后纤维组织增生 施用高浓度氧后，过高的动脉氧分压(PaO_2达到140mmHg以上)是引起新生儿(特别是早产儿)晶状体后纤维组织增生的主要危险因素。透明的晶状体后血管增生，最后纤维化，可导致不可逆转的失明。因新生儿给氧浓度应严格控制在40%以下，并控制吸氧时间。

5. 氧中毒 氧为生命活动所必需，但0.5个大气压以上的氧对任何细胞都有毒性作用，可引起氧中毒。长时间高浓度给氧，肺泡气和PaO_2升高，使血液与组织细胞之间氧分压差升高，氧弥散加速，组织细胞因或氧过多而中毒。氧中毒有两型：

(1) 肺型氧中毒：发生于吸入一个大气压左右的氧 8 小时后，患者出现胸骨后锐痛、烧灼感、咳嗽、继而出现呼吸困难、恶心、呕吐、烦躁不安，三日后可有肺不张，晚期表现为肺间质纤维化及多脏器功能受损，以致死亡。

(2) 脑型氧中毒：吸入 2～3 个大气压以上的氧，可在短时间内引起脑型氧中毒。患者出现视觉和听觉障碍，恶心、抽搐、晕厥等神经症状，严重者可昏迷、死亡。

预防氧中毒的主要措施是通过控制氧吸入的浓度与时间。在常压下，吸入 60%以下的氧是安全的，60%～80%的氧吸入时间不能超过 24 小时，100%的氧吸入时间不能超过 4～12 小时。应尽量避免长时间使用高浓度的氧气，给氧期间应经常监测动脉血液中的氧分压和氧饱和度，密切观察给氧的效果和副作用。

(八) 吸氧术常见失败原因及分析处理

1. 湿化瓶内无气体溢出

(1) 原因分析：总阀未开，通气管连接不严。

(2) 处理：逆时针旋转总阀，注意连接通气管时应对接准确、拧紧。

2. 流量达不到所需标准

(1) 原因分析：漏气、各连接处连接不严。

(2) 处理：注意各个连接部位连接紧密(通气管连接处、总开关处、湿化瓶处)。

第七节　雾化吸入术

雾化吸入术是指用雾化装置将水分或药液吹散成细小的雾滴，使其悬浮在吸入的空气中，经口或鼻吸入，以达到湿化呼吸道黏膜、祛痰、解痉、抗炎等目的。支气管扩张剂、抗生素等药物也可通过雾化吸入用药。常用的雾化吸入的方法有射流式雾化吸入、超声雾化吸入和蒸汽吸入。

一、超声雾化吸入术

超声雾化吸入术是利用超声波声能产生高频震荡，将药液变成细微雾滴，随着吸入的空气散布在气管、支气管、细支气管等深部呼吸道而发挥疗效。

1. 超声雾化器(图 11-10)

(1) 构造

1) 超声波发生器：通电后输出高频电能，雾化器面板上操纵调节器有电源开关、定时开关和雾量调节旋钮。

2) 水槽：盛蒸馏水，水槽下方有一晶体换能器，接受发生器发生的高频电能，将其转化为超声波声能。

3) 雾化罐(杯)：盛药液，雾化罐底部是半透明膜，称透声膜，声能可透过此膜与罐内药液作用，产生雾滴喷出。

4) 螺纹管和口含嘴或面罩。

(2) 作用原理：超声波发生器通电后输出高频电

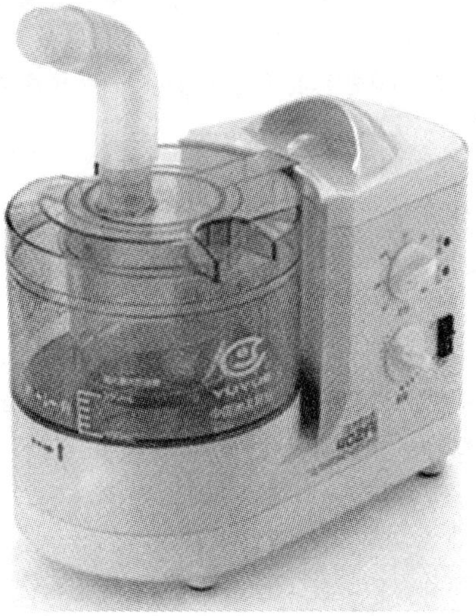

图 11-10　超声雾化吸入器

能，使水槽底部晶体换能器发生超声波声能，声能震动并透过雾化罐底部的透声膜，作用于罐内的液体，破坏了药液的表面张力，成为微细雾滴喷出，通过导气管随患者吸气而进入呼吸道。

(3) 作用特点：雾量大小可以调节，雾滴小而均匀(直径在 5μm 以下)，药液随着深而慢的吸气可被吸到终末支气管及肺泡。因雾化器电子部分产热，能对雾化液轻度加温，使患者吸入温暖、舒适的气雾。

2. 目的

(1) 湿化呼吸道。

(2) 稀释和松解黏稠的分泌物。

(3) 解除支气管痉挛。

(4) 减轻呼吸道炎症反应，预防和控制呼吸道感染。

3. 常用药物

(1) 控制呼吸道感染，消除炎症：常用抗生素。

(2) 解除支气管痉挛：常用氨茶碱、沙丁胺醇等。

(3) 稀释痰液，帮助祛痰：常用 α-糜蛋白酶、乙酰半胱氨酸(痰易净)等。

(4) 减轻呼吸道黏膜水肿：常用地塞米松等。

4. 用物

超声雾化器	1个	冷蒸馏水	适量
药液(按医嘱备)	30～50ml	灭菌生理盐水	适量
水温计(按需备)	1支		

5. 实施 具体操作见表 11-21。

表 11-21 超声雾化吸入术的操作

操作步骤	注意点说明
1. 洗手	预防病原微生物的传播
2. 准备用物	严格执行三查七对制度
(1) 水槽内加冷蒸馏水(约 250ml)，要浸没雾化罐底部的透声膜	水槽内无水时，不可开机工作，以免烧毁机芯
(2) 核对药物，将药物用 30～50ml 灭菌注射用水稀释，加入雾化罐内	水槽和雾化罐内禁忌加入温水、热水或生理盐水，以免损坏晶片。水槽底部的晶体换能器和雾化罐底部的透声膜薄而质脆，易损坏，操作时应小心
(3) 正确连接雾化器的各个部分及雾化管道	
3. 将用物携至患者床边，向患者解释操作目的和指导使用方法，协助患者取舒适卧位	雾化过程需要患者配合
4. 将雾化器接通电源，打开电源开关，指示灯亮，预热 3～5 分钟；设定雾化时间；再将雾量调节旋钮开至所需量，此时药液成雾状喷出	一般每次雾化时间需要 15～20 分钟
	雾量调节旋钮按顺时针方向分 3 档：大档雾量为 3ml/min，中档为 2ml/min，小档为 1ml/min，一般用中档

续表

操作步骤	注意点说明
5. 将口含器放入患者口中(或将面罩罩在患者的口鼻上),嘱患者紧闭口唇深呼吸	在使用过程,要始终维持水槽中有足够的蒸馏水,温度不超过50℃,必要时调换蒸馏水,换水时关闭机器
6. 治疗毕,取下口含器或面罩,先关雾化开关,再关电源开关	连续使用雾化器时须间隔30分钟,以免损坏电子管
7. 协助患者擦净面部,取舒适体位	
8. 整理用物;清洁和消毒口含器及雾化管	预防交叉感染
9. 记录及观察治疗效果	

二、氧气雾化吸入术

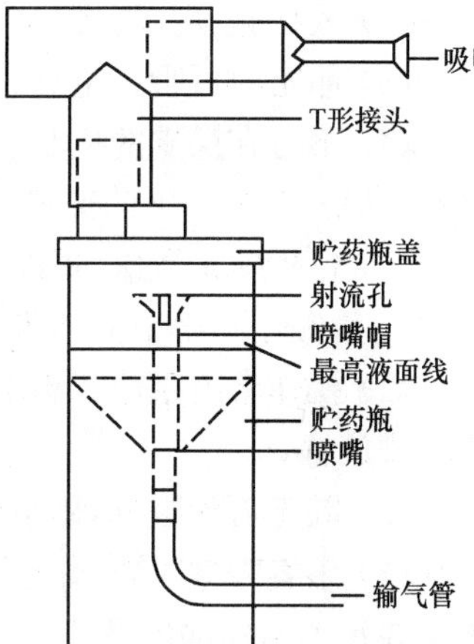

图 11-11　氧气雾化吸入器

氧气雾化吸入术是利用一定压力的氧气或空气产生高速的气流使药液形成雾状,随着吸气进入呼吸道而产生疗效。

1. 目的　消炎,减轻支气管痉挛,稀释痰液,减轻咳嗽。临床上常用于咽喉炎、支气管炎、支气管扩张、支气管哮喘、肺炎、肺脓肿、肺结核等患者。

2. 作用原理　氧气雾化器也称射流式雾化器(图11-11),是借助高速气流通过毛细管并在管口产生负压,将药液由邻近的小管吸出;所吸出的药液又被毛细管口高速的气流撞击成细小的雾滴,形成气雾喷出。

氧气雾化吸入器	1个	无菌生理盐水	适量1套
氧气装置(不用湿化瓶)	1套	弯盘	1个
药液(按医嘱备)	5ml		

3. 用物

4. 实施　具体操作请见表11-22。

表 11-22　氧气雾化吸入的操作

操作步骤	注意点与说明
1. 洗手	预防病原微生物的传播
2. 按医嘱抽取药液,用蒸馏水或生理盐水稀释或溶解药物至5ml,注入雾化器	严格执行查对制度
3. 备齐用物携至患者床旁,核对,向患者解释,教会患者使用雾化吸入器	确认患者,取得患者合作,提高患者自护能力,确保治疗顺利进行
4. 协助患者取舒适体位并漱口,将雾化器的进气口接在氧气装置的输出管(不用湿化瓶),调节氧流量6～8L/分	气流不可太大,以免损坏雾化器颈部,避免湿化瓶内液体进入雾化器而使药液稀释
5. 有药雾形成后,将口含器放入口中,紧闭口唇	
6. 指导患者用嘴深而慢地吸气,用鼻呼气	使药物能到达深呼吸道
7. 持续雾化吸入直至药物吸入完毕,取下雾化器,关闭氧气	如患者感到疲劳,可关闭氧气,休息片刻,再行吸入操作时,保证用氧安全
8. 协助患者清洁口腔,整理床单位	促进舒适
9. 清理用物,用温水冲洗雾化器,放在干净的毛巾上待其自然晾干;必要时用消毒液浸泡消毒	准备重新使用

第八节 吸痰技术及标本采集

一、协助患者咳嗽排痰术

1. 叩击 叩击是用手叩打胸背部使呼吸道分泌物松脱而易于排出体外的技术。方法如下：

(1) 患者取仰卧或俯卧位，操作者将手固定成背隆掌空状(握杯姿势)。

(2) 放松腕、肘、肩部，有节奏地叩击需引流的肺段，从下往上叩击胸和背部。

(3) 叩击时可听见空洞声，患者应无疼痛感觉。

(4) 不可在裸露的皮肤上叩打，患者可穿单层内衣；不得在纽扣、拉链上叩打；不得叩击脊柱、乳房、肋骨以下的部位，以防损伤组织。

(5) 每天叩击数次，每次 30～60 秒。

2. 震颤 常用于胸部叩击后或与叩击交替使用。方法如下：

(1) 操作者将手放于患者需引流的部位，手掌朝下，另一手重叠放置(手指交叉、伸直)或并排放置。

(2) 嘱患者深吸气，用鼻或撅嘴缓慢呼气。

(3) 患者呼气时，操作者收缩手和手臂肌肉，用手掌做手部震颤。患者吸气时，停止震颤。在每个治疗部位做 5 次，每次做完震颤后，嘱患者咳嗽以排出痰液。

3. 体位引流 体位引流是将患者置于特殊的体位，借重力的作用将肺及支气管内所存积的分泌物引流至较大的气管，通过咳嗽排出体外的过程。引流的部位不同，采取的卧位也不同。在体位引流之前常做胸部震颤或叩击。体位引流的步骤如下：

(1) 将痰盂和卫生纸准备好放在床边，为患者咳嗽、排痰做准备。

(2) 根据引流的肺段采取合适的体位：引流肺上叶时取高坡位；引流肺上叶后段时取半俯卧位，左右侧交替；引流右侧肺时，取左侧卧位，胸下垫枕头；引流肺下段时，取头低脚高位。

(3) 每日晨起早饭前和晚上睡眠前各实施 1 次，每次约 20～30 分钟，当患者感觉疲乏或虚弱时，停止引流。

(4) 体位引流同时可辅以叩击等，可促进痰液的排出。

(5) 监测患者对体位引流的耐受程度，评估其生命体征，特别是脉搏、呼吸的稳定性。如出现脸色苍白、出冷汗、呼吸困难、疲劳应停止引流。

二、吸 痰 术

吸痰术：当患者不能通过咳嗽排出痰液时，可通过吸痰术帮助患者保持呼吸道通畅。吸痰术是指利用负压作用，用导管经口、鼻腔、人工气道将呼吸道分泌物吸出，以保持呼吸道通畅的一种方法，适用于年老体弱、新生儿、危重、麻醉未醒、气管切开等不能进行有效咳嗽者。临床上常用的吸痰装置有中心负压吸引装置和电动吸引器两种。

(一) 目的

(1) 清除呼吸道分泌物，保持呼吸道通畅。

(2) 促进呼吸功能，改善肺通气。

(3) 预防肺不张、坠积性肺炎等肺部感染。

(二) 电动吸引器吸痰法

1. 电动吸引器

(1) 构造：主要有马达、偏心轮、气体滤过器、压力表、安全瓶、贮液瓶、连接管等组成。安全瓶和贮液瓶是两个容量为 1L 的容器，瓶塞上有两个玻璃管，并有橡胶管相互连接。

(2) 作用原理：接通电源后，马达带动偏心轮，从吸气孔吸出瓶内的空气，并由排气孔排出，这样不断地循环转动，使瓶内产生负压，将痰液吸出。

(3) 维护：①使用前，须检查电源的电压和吸引器的电压是否相符，各管连接是否正确；②贮液瓶内液体达 2/3 满时，应及时倾倒，以免液体过多，被吸入马达内损坏机器；③电动吸引器连续使用时间不宜过久，每次不超过两小时；④贮液瓶内应放少量消毒液，使吸出液不致黏附于瓶底，便于清洗消毒；⑤吸引器应有专人管理，定期检查其效能，并做好清洁保养工作，搬运时避免剧烈震动。

2. 用物准备

电动吸引器	1 台	吸痰盘	1 套
内置：			
有盖罐(分别盛无菌生理盐水和消毒吸痰管)		2 只	
无菌纱布	适量	无菌碗	1 个
无菌手套	1 副	痰标本容器	按需要备
型号合适的吸痰管	数根	无菌生理盐水	1 瓶
治疗巾	1 块	弯盘	1 个
开口器、压舌板、舌钳		按需要备	

3. 实施　具体操作见表 11-23。

表 11-23　吸痰术的操作

操作步骤	注意点与说明
1. 评估患者呼吸和痰液阻塞情况，确定是否需要吸痰	只有在患者呼吸道有分泌物积聚时或听见痰鸣音，肺部有湿啰音，呼吸音低，呼吸频率加快，或排痰不畅时需进行吸痰
2. 备齐用物携至患者床边，向患者或家属解释吸痰的目的、方法及可引起的不适如恶心、咳嗽和喷嚏等	消除紧张情绪，以取得良好的合作
3. 接电源、打开开关，检查吸引器性能是否良好，连接是否正确	根据患者情况及痰黏稠情况调节负压(成人：－400～－300mmHg；儿童：－300～－250mmHg)，负压过大可引起呼吸道黏膜的损伤
4. 将患者转向操作者一侧，使其张口，将治疗巾围于患者胸前	减少微生物的传播，保护衣物不被污染
5. 准备吸引用物	
(1) 用无菌技术打开吸痰管	保持无菌，减少微生物的传播
(2) 备好无菌碗，倒入 100ml 灭菌生理盐水	润滑吸痰管，并用于每次吸引时冲洗吸痰管
6. 戴上无菌手套，持吸痰管的手必须保持无菌，另一手可保持干净	避免将微生物带入呼吸道，同时可自我保护
7. 一手连接负压管，另一手持吸痰管，试吸少量的生理盐水	检查管道是否通畅，润滑导管前端

续表

操作步骤	注意点与说明
8. 吸引	
(1) 口咽吸引法	
1) 让患者的舌前伸,必要时用纱布包裹协助	昏迷患者可用压舌板、开口器协助开口
2) 一手返折吸痰管末端,另一手持吸痰管前端,从口腔的一侧将导管插入 10~15cm 进入咽部,同时鼓励患者咳嗽	插管时不可使用负压,以免负压吸附呼吸道黏膜引起损伤,从口腔的一侧插入导管可预防恶心。咳嗽可使下呼吸道的分泌物进入口腔或上呼吸道,便于吸出
3) 使用负压吸引,放松导管末端,吸净口咽部分泌物	若鼻腔,口腔和气管切开需同时吸痰时,先吸气管切开处,再吸鼻腔或口腔
4) 更换吸痰管,在患者吸气时顺势将吸痰管插入气管的一定深度(约 15cm),松开导管开始吸引	如痰液黏稠,可叩拍胸背部,或经雾化吸入后再吸痰
5) 手法:左右旋转,自深部向上提拉吸净痰液	有利于呼吸道的充分吸引,吸痰动作应轻柔,每次吸引时间<15 秒,以免造成缺氧 每根吸痰管只用一次,不可反复上下提插 吸痰过程中注意观察患者面色、呼吸、吸出物性状
6) 吸痰管退出时,抽吸生理盐水冲洗导管,根据患者情况必要时重复吸引	以防痰液阻塞吸痰管。观察气道是否通畅,如一次未吸尽,隔 3~5 分钟重吸,反复吸引,应每次更换吸痰管
7) 如果痰液污染了脸部皮肤,给患者洗脸	如自口腔吸痰有困难,可由鼻腔吸引,插管长度约 25cm;小儿吸痰时,吸痰管宜软,吸力宜小;有人工气道者,可直接从人工气道内吸引;可从人工气道内滴入 α-糜蛋白酶,以稀释痰液,便于吸出
(2) 鼻咽和经鼻气管吸引	鼻咽吸引插入导管长度为患者鼻尖至耳垂的距离,成人约为 16cm,儿童 8~12cm,婴幼儿 4~8cm
1) 用拇指和示指将导管轻而快地插入鼻腔,并在患者吸气时沿着鼻腔壁向深处插入	经鼻气管内吸引时,插入导管的长度:成人约 20cm,儿童 14~20cm,婴幼儿 8~14cm
2) 其他操作方法同口咽吸痰	
(3) 经气管内插管或气管切开套管吸引	
1) 情况许可时,可在吸引前给患者过度通气或提高给氧浓度数分钟,再调至原来的水平	减轻吸引可导致的低氧血症和肺不张
2) 移开给氧或湿化装置,不带负压将吸痰管插入人工气道,遇到阻力或者患者咳嗽时,往外提出 1cm	往回提出导管可刺激患者咳嗽,并可使导管口离开气管壁
3) 间歇使用负压吸引,手法同口咽吸引,鼓励患者咳嗽:观察患者有无呼吸窘迫的情况	
4) 给患者用上吸氧装置:如果可能,鼓励患者深呼吸	
5) 观察患者呼吸道通畅情况,有无吸引导致的并发症,必要时重复吸引	每次吸引应间隔至少 1 分钟,让患者有适当的时间通气和氧合
9. 吸痰毕,关闭吸引器,取下吸痰管和负压管,处理一次性用物,清洗和消毒重复使用的用物,为下次吸引作准备;脱手套,洗手	严格无菌操作,吸痰盘内物品应每班消毒更换
10. 帮助患者取舒适卧位;听诊患者呼吸音	判断患者呼吸道是否已通畅
11. 口腔护理	分泌物过多时,刺激黏膜,患者感觉不适
12. 记录吸引的情况,分泌物的量和性状,记录患者吸引前后的呼吸情况	准确记录有利于正确评估病情

三、中心吸引装置吸痰法

目前,在一般的大医院均设有中心负压吸引装置,吸引管道连接到各病床单位,使用时只需要接上贮液瓶和吸痰管,打开开关即可。具体吸痰方法和要求同电动吸引器吸痰术。

四、注射器吸痰法

一般在紧急状态下,没有负压吸引装置时可采用此方法。用50～100ml的注射器连接吸痰管进行抽吸。

第九节　管饲饮食

管饲饮食是指对于胃肠功能正常的患者,通过管道(可通过鼻胃管或胃造瘘管)将食物、水分及药物灌入胃内,以提供营养素,是一种既安全又经济的营养支持方法。管饲饮食的营养液在营养素组成及营养密度方面有很大不同,其种类包括标准蛋白质规格、水解蛋白质规格、特殊疾病规格等。标准蛋白质配方用于消化和吸收功能未改善者,水解蛋白配方适用于消化与吸收功能比较弱者,特殊疾病的管饲饮食营养液是在某些营养素的组成或热能密度方面有所改变。几乎所有的管饲饮食营养液配方都不含乳糖。鼻饲术是实施管饲饮食的最常用的方法。

鼻　饲　术

该方法是将导管经鼻腔插入胃肠道,从管内输注流质食物、水分和药物,以维持患者营养和治疗需要的技术。

(一) 适应证与禁忌证

1. 适应证

(1) 不能经口进食者,如昏迷、口腔疾患、口腔术后的患者;不能张口的患者,如破伤风患者。

(2) 早产儿及病情危重的患者。

(3) 拒绝进食的患者。

2. 禁忌证

(1) 食管、胃底静脉曲张患者。

(2) 食管癌和食管梗阻患者。

(二) 用物

1. 消毒鼻饲包　1个

内备:

普通胃管或硅胶胃管	1根	治疗碗	2只
压舌板	1支	纱布	数块
50ml注射器(灌食用)	1副	治疗巾或餐巾	1块
镊子	1把		

2. 治疗盘(内铺治疗巾)　　1个

内备:

液状石蜡(润滑胃管用)	适量	松节油(视需要备)	适量
棉签	1包	胶布	1卷
调节夹或血管钳(夹管用)	1只	别针	1～2个
听诊器	1副	弯盘	1个
温开水	适量	鼻饲液(温开水38～42℃)	200ml
卫生纸	适量	漱口或口腔护理用物	1套

(三) 实施

鼻饲术的具体操作见表11-24。

表11-24　鼻饲术的操作

操作步骤	注意点与说明
1. 洗手,戴口罩,备齐用物,携至患者床旁,根据医嘱查对患者的床号及姓名	
2. 向患者解释操作目的、过程及配合方法	减轻患者的焦虑,取得理解并能配合操作者完成操作
3. 患者准备	
(1) 询问是否需要用便器及屏风	
(2) 观察鼻腔,选择通畅一侧,用棉签清洁鼻腔	观察鼻腔可了解有无鼻腔疾患,如鼻中隔偏曲、鼻甲肥大、鼻息肉等,如有鼻腔疾患,应选择健侧
(3) 根据病情,帮助患者取半卧位或坐位,无法坐起者取右侧卧位,头颈部自然伸直	半卧位或坐位可减少胃管通过鼻咽部时的呕吐反射,使胃管易于插入,如果患者呕吐,也防止窒息;右侧卧位可借体位使胃管易于进入胃内
(4) 将治疗巾围于患者颌下,同时把弯盘和卫生纸放在便于取用处	防止污染患者的衣服;卫生纸用于随时擦净脸面部以保持患者的自尊
(5) 患者如戴眼镜或义齿,应取下妥善放置	插管刺激可致流泪,取下眼镜便于擦拭;取下义齿可防止脱落勿吞
4. 准备插管	
(1) 备胶布2～3条	固定胃管用
(2) 打开胃管包,用纱布和镊子夹持胃管用空注射器注入少量空气	以防手弄污胃管;检查胃管是否通畅
(3) 测量胃管插入的长度,并做一标记	自鼻尖经耳垂至剑突的距离(图11-12),或参照胃管上刻度,以保证插入胃管的长度达到胃内,一般成人由鼻到胃的距离为45～55cm
(4) 用液状石蜡润滑胃管的前端,用血管钳夹闭胃管尾端	减少插入时的摩擦力,防止胃内容物多时反流
5. 插胃管	
(1) 左手持纱布托住胃管,右手持镊子夹住胃管,沿选定侧鼻孔先稍向上平行再向后下缓缓插入	鼻腔内有丰富的海绵状静脉组织,摩擦后易损伤出血,插管时手法要轻、慢,尤其应注意避开鼻中隔前下部的"易出血区"向后下缓慢推进,可避免刺激咽后壁而引起恶心

续表

操作步骤	注意点与说明
(2) 插入至10～15cm(咽喉部)时嘱患者做吞咽动作,同时顺势将胃管轻轻插入	吞咽时软腭上举,关闭鼻咽部;会厌肌、提咽肌收缩及舌体后缩使会厌覆盖喉入口;喉上提,声门关闭,胃管越过会厌经梨状窝进入食管。无法做吞咽动作的患者可饮少量温开水以助胃管顺利进入食管。吞咽动作可帮助胃管顺利进入食管并且减轻患者对操作的恐惧
(3) 患者如出现剧烈恶心、呕吐、可暂停插入,嘱患者深呼吸或张口呼吸	降低迷走神经兴奋性,减轻胃肌收缩。插入不畅时可用手电筒及压舌板检查患者的咽部,了解胃管是否盘在口咽部。如果发现患者出现咳嗽、呼吸困难或脸色发绀等现象,表明胃管误入气管,应立即停止插入且把胃管撤回,休息片刻再重新插入
(4) 继续插入至预定长度,如遇阻力可将胃管抽回一小段,再小心插入	通过食管三个狭窄处易遇阻力:食管入口处,距切牙约15cm;平气管分叉处,距切牙约25cm;穿过膈肌的食管裂孔处,距切牙约40cm减少不舒适及对患者造成的损伤
(5) 为昏迷患者插管:插管前先助患者去枕头向后仰,当胃管插入约15cm时,左手将患者头部托起,使下颌靠近胸骨柄,将胃管沿后壁滑行缓缓插入至预定长度(图11-13)	头向后仰便于胃管沿咽后壁下行,以免误入气管。下颌靠近胸骨柄可增大咽喉部通道的弧度,便于胃管顺利通过会厌部。颈椎骨折患者禁用此法
(6) 验证胃管是否在胃内:①用注射器抽吸胃内容物;②向管内注入10ml空气,用听诊器在左上腹部听到气过水声;③将胃管末端置于盛水碗内,无气泡逸出(图11-14)	
(7) 用胶布将胃管固定在鼻翼及面颊部	防止胃管移动或滑出
6. 鼻饲	
(1) 接注射器于胃管末端,先回抽见有胃内容物抽出,再注入少量温开水	确定胃管在胃内,了解有无胃潴留及导管堵塞。温开水可湿润管腔,防止食物黏附于管壁。鼻导管吸氧患者,勿将胃管与吸氧管混淆
(2) 遵医嘱缓慢灌入鼻饲液或药物	一次鼻饲量不超过200ml,时间间隔不少于2小时。药片应研碎溶解后注入,避免灌入速度过快、避免鼻饲液过冷过热,避免灌入空气。新鲜果汁与奶液应分别灌入,避免产生凝块
(3) 每次用注射器抽吸鼻饲液时,应反折胃管末端	防止导管内容物反流或空气进入造成腹胀
(4) 鼻饲毕,应再次注入少量温水	冲净胃管,以避免食物积存于管腔中干结变质,造成胃肠炎或堵塞管腔
(5) 将胃管末端反折并用纱布包好,用别针把胃管固定于大单、枕旁或患者衣领处	防止灌入食物反流。防止胃管脱出
(6) 洗净注射器,放入治疗盘内,用纱布盖好备用	所有用物应每日消毒1次
(7) 帮助患者清洁口腔、鼻腔,携走用物,整理好床单位,嘱患者维持原卧位20～30分钟	保持口腔干净及湿润,增加舒适感。维持原卧位以防呕吐长期鼻饲者,应给予口腔护理和蒸汽吸入,2次/日
(8) 洗手,记录	洗手能阻止微生物的传播、记录插管时间、患者反应、胃潴留情况、鼻饲种类及量

续表

操作步骤	注意点与说明
7. 拔管	用于停止鼻饲或长期鼻饲需要更换胃管时。长期鼻饲者应每周更换胃管;晚间拔管,次晨再从另一侧鼻孔插入
(1) 准备工作同插胃管	
(2) 将弯盘置于患者颌下,夹紧胃管末端置于弯盘内,轻轻揭去固定的胶布	防止拔管时管内液体反流
(3) 用纱布包裹近鼻孔处胃管,嘱患者深呼吸,在患者呼气时拔管,边拔管边用纱布擦胃管,到咽喉处快速拔出	至咽喉部时快速拔出胃管,以免液体滴入气管
(4) 置胃管于弯盘中,移出患者视线外	以免弄污被单和对患者的感官刺激
(5) 清洁患者口、鼻、面部,擦去胶布痕迹,协助患者漱口,取舒适卧位,整理床单位,清理用物	维持患者个人卫生。可用汽油、松节油擦去胶布痕迹
(6) 洗手,记录	记录拔管时间和患者反应

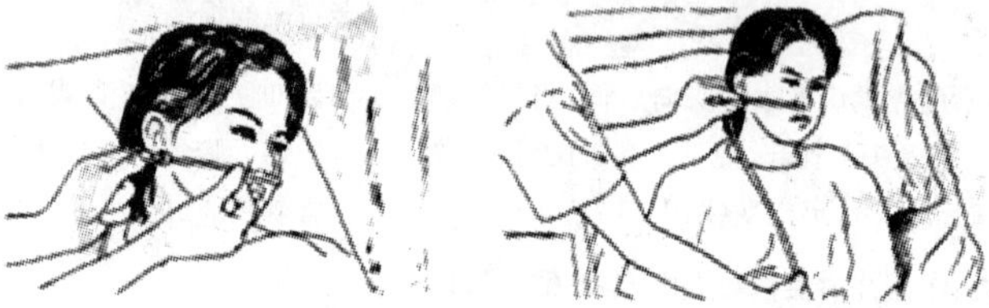

A B

图 11-12 量胃管插入长度

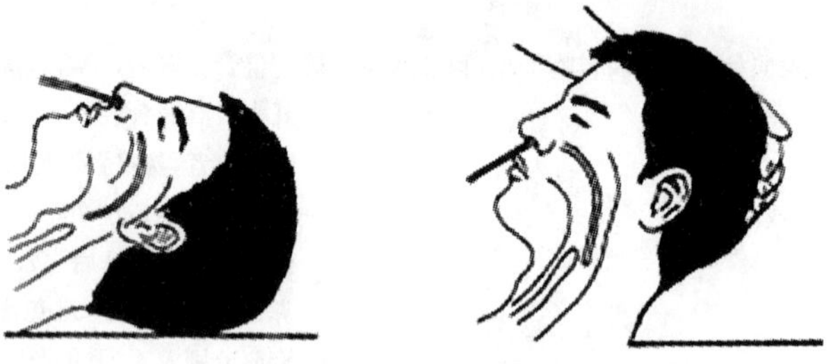

A B

图 11-13 昏迷患者插管

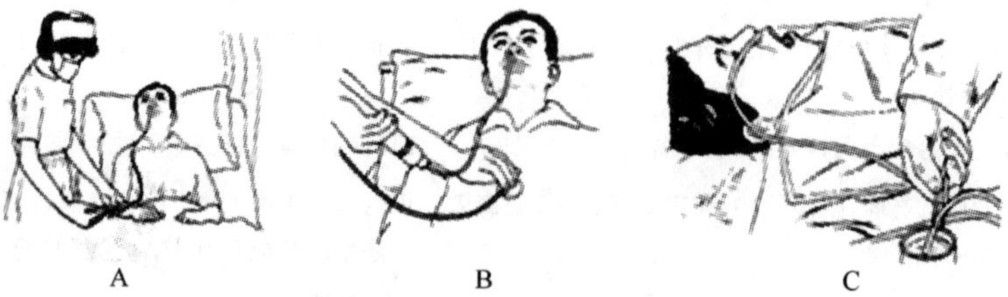

A B C

图 11-14 判断胃管是否在胃内

1. 管饲饮食的主要并发症及主要护理措施(表 11-25)

表 11-25　管饲饮食的主要并发症及主要护理措施

并发症	主要护理措施
误吸	管饲前检查管道的位置
	卧床患者如病情许可在管饲时及管饲后 2 小时抬高床头 30°～45°持续、缓慢地滴注营养液或变换胃肠内营养的方式
腹泻	袋中的营养液悬挂不超过 4～8 小时
	检查胰腺的功能是否良好,用低脂肪、不含乳糖的营养液持续喂养
便秘	选择含有纤维素的营养液
	监测患者的活动能力,为患者制定活动计划
管道堵塞	在给药前后用 20ml 温水冲洗管道
	熟悉有关营养液的药理学知识
	在管饲前摇匀营养液

2. 插胃管常见失败原因分析及处理

(1) 下胃管环节易失败原因如下:①胃管打折:由于下胃管过程中用力过猛,造成胃管打折。处理:将胃管少退一些再下;②胃管盘口中:下胃管时一定要观察胃管是否盘在口中。处理:拔出胃管清洁另一侧鼻腔再下;③胃管下时有阻力:石蜡油润滑胃管不充分。处理:应多取些石蜡油充分润滑胃管。

(2) 回抽胃液不成功的原因如下:①胃管贴在胃壁上。处理:轻轻旋转胃管,再回抽胃液;②胃管深度不够,胃液量较少。处理:继续下 3～5cm 胃管,回抽时加大注射器压力,通过增加负压回抽胃液;③胃管在胃内打折。处理:将胃管退出少许再回抽胃液。

第十节　尿标本采集及导尿术

一、尿标本采集术

1. 目的　采集尿液标本,通过实验室检查,协助疾病诊断。

(1) 常规标本:检查尿液颜色、透明度、有无细胞及管型,测定比重,并作尿蛋白及尿糖定性。

(2) 尿培养标本:收集未被污染的尿液作细菌学检查。

(3) 12 小时或 24 小时尿标本:进行尿的各种定量检查,如钠、钾、氯、17-羟类固醇、肌酐、肌酸及尿糖定量或尿浓缩查结核杆菌等。

2. 用物

(1) 常规标本

标本容器(50ml 或 100ml)　1 个

(2) 尿培养标本

有盖培养试管	1 支	1∶5000 高锰酸钾液	适量
无菌纱布	2 块	消毒液	适量
无菌棉签	1 包	酒精灯	1 盏
长柄木夹	1 个	导尿包(必要时)	1 个
火柴	1 盒	便器及便巾	1 套

(3) 12 小时或 24 小时尿标本

有盖便器　　1个　　防腐剂(依检验项目而定)　　适量

3. 实施　具体操作见表 11-26。

表 11-26　尿液标本采集操作

操作步骤	注意点与说明
1. 按医嘱填写检验单,在检验单联号上注明病室、床号、姓名;根据检验目的,选择适当容器,检查标本容器有无破损	避免发生差错和损坏标本
2. 洗手、戴口罩;将容器携至患者处,核对患者床号、姓名,向患者解释留取标本的目的及过程	确认患者,以取得合作
3. 收集尿标本	
(1) 常规标本	
1) 嘱患者将晨起第一次尿留于容器内;除测定尿比重需留尿100ml外,其余检验留尿30ml即可	晨尿浓度较高,未受饮食影响,所得检验结果较准确 不可将粪便混于尿液中,女患者月经期不宜留取尿标本,以免影响检验结果的准确性
2) 对不能自理的患者应协助其留尿	
3) 留取标本后贴上检验单联号	
(2) 尿培养标本	
1) 中段尿留取法	
A. 嘱患者晨起先用 1:5000 高锰酸钾溶液清洗外阴,男患者须将包皮翻开清洗,再用无菌纱布擦干外阴	防止外阴部杂菌污染尿培养标本。应在晨间患者膀胱充盈时留尿
B. 左手戴无菌手套,分开女患者阴唇或持住男患者阴茎,用消毒棉球消毒尿道口	
C. 点燃酒精灯,用燃烧法消毒试管管口和盖子,用长柄夹子夹住试管管身	以防杂菌污染标本
D. 嘱患者排尿,弃去前段尿,以试管接取中段尿 5～10ml	患者应持续不停顿排尿,前段尿起到冲洗尿道的作用
E. 再次用燃烧法消毒试管口和盖子,随即盖紧试管,熄灭酒精灯,贴好检验单联号	标本不得倒置,以免受污染
F. 协助患者穿裤、整理床单位,清理用物	
2) 导尿术留取法:通过插入导尿管的方法将尿液引出,留取标本具体步骤见导尿术	适用于昏迷患者
(3) 12 小时或 24 小时尿标本	
1) 取有盖便器,贴上检验单联号,注明起止日期、时间	留12小时尿标本,时间为晚上7时至次晨7时;留24小时尿标本,时间为早晨7时至次晨7时
(2) 嘱患者于晨7时或晚7时排空膀胱,弃去尿液后开始留尿,至次晨7时留完最后一次尿,将24小时或12小时的全部尿液留于容器中送检	不得将粪便混于尿液中,盛尿容器加盖置阴凉处,并根据检验要求加入防腐剂(表 11-27),避免尿液久放变质
(3) 及时送检标本,并记录	必须是全部的尿液,检验结果才可靠

表 11-27 常用防腐剂的作用及方法

名称	作用	用法	举例
甲醛	固定尿中有机成分，防腐	24 小时尿液加 40%甲醛溶液 1～2ml	爱迪计数
浓盐酸	防止尿中激素被氧化防腐	24 小时尿液加 5～10ml	17-酮类固醇 17-羟类固醇
甲苯	保持尿液的化学成分不变，防腐	每100ml 尿液加 0.5%～1%甲苯溶液 2ml（甲苯应在第一次尿液倒入后加，使形成薄膜覆盖于尿液表面，防止细菌污染）	尿蛋白定量、糖定量、钠、氯、肌酐、肌酸

二、导 尿 术

导尿术是在严格无菌操作下，用导尿管经尿道插入膀胱引出尿液的技术。

1. 目的

（1）为尿潴留患者引流出尿液，以减轻痛苦。

（2）协助临床诊断，如留取未受污染的尿标本作细菌培养，测量膀胱容量、压力及残余尿，进行尿道或膀胱造影等。

（3）为膀胱肿瘤患者进行膀胱内化疗。

2. 用物

（1）治疗车	1 辆	（2）治疗盘	1 个
（3）无菌导尿包	1 个		
内置：			
尿管(10 号、12 号)	各一根	治疗碗	1 个
弯盘	1 个	小药杯（4 个棉球）	1 个
液状石蜡棉球瓶	1 个	血管钳(或镊子)	2 把
标本瓶	1 个	洞巾	1 块
纱布	2 块		
（4）外阴消毒包	1 个		
内置：			
治疗碗(内置棉球若干个)	1 个	血管钳(或镊子)	2 把
纱布(男患者导尿用)	2 块	无菌手套(左手)	1 只
（5）无菌手套	1 副	（6）无菌持物钳	1 把
（7）弯盘	1 个	（8）消毒用品	1 套
（9）小橡胶单及治疗巾	各 1 条	（10）便器及便巾	1 套
（11）浴巾	1 条	（12）屏风	1 架

3. 实施 具体操作请见表 11-28。

表 11-28 导尿术的操作

操作步骤	注意与说明
1. 洗手准备物品，将用物置治疗车上层，便器置治疗车下层，推至患者处	仔细检查导尿包是否过期，有无破损、潮湿，确保无菌物品合格，预防尿路感染

续表

操作步骤	注意与说明
2. 核对患者床号、姓名，向患者解释导尿的目的和过程	确认患者，通过解释，消除患者紧张和窘迫的心理，以取得配合
3. 关闭门窗，用屏风遮挡患者	保护患者的隐私
4. 嘱咐或帮助患者清洗外阴部	保持外阴部清洁，减少尿路逆行感染的机会
5. 根据男、女性尿道解剖特点行导尿术	严格执行无菌技术
(1) 女患者导尿术	
1) 操作者站在患者右侧，帮助患者脱去对侧裤腿，盖在近侧腿部，并盖上浴巾，对侧腿用盖被遮盖；患者取仰卧屈膝位，两腿略外展，露出外阴	尽量少暴露患者，以减少患者的窘迫感，注意保暖
2) 将小橡胶单和治疗巾垫于患者臀下，在患者两腿间打开外阴消毒包，弯盘置于患者外阴旁；取出治疗碗和棉球，倒消毒液浸湿棉球，将治疗碗置于弯盘后	保护床单免受污染
3) 左手戴手套，右手持血管钳夹取消毒棉球由外向内，自上而下，依次初步消毒阴阜、大阴唇；接着以左手分开大阴唇，同样顺序消毒小阴唇和尿道口，污棉球置弯盘内；消毒完毕，脱下手套置治疗碗内，污物放至治疗车下层，弯盘移至床尾	弯盘内放置污物。每只棉球限用一次。夹取棉球时应夹棉球中心部位，使棉球裹住钳尖，避免消毒时损伤组织
4) 在患者两腿之间，打开导尿包，用无菌持物钳放好小药杯，倒入消毒液，浸湿棉球	嘱患者勿移动肢体，保持原有体位，以免污染无菌区
5) 戴无菌手套，铺洞巾，使洞巾和包布内层形成一无菌区，按操作顺序排列用物，选择合适的导尿管，用润滑剂润滑尿管前端	扩大无菌区域，便于操作。成人选 10～12 号导尿管，小儿选 8～10 导尿管，尿管过粗易损伤尿道黏膜，过细尿液自尿道口漏出。润滑尿管，便于插入尿道，减少刺激和损伤
6) 左手拇指、示指分开并固定小阴唇，右手持血管钳夹取消毒棉球，由内向外，自上而下依次消毒尿道口、两侧小阴唇，最后在尿道口处加强消毒一次；污棉球置床尾弯盘内	每只棉球只用一次，确保消毒过的部位不受污染。消毒尿道口时停留片刻，使消毒液与尿道口黏膜接触，达到消毒目的
7) 左手继续固定小阴唇，右手将无菌治疗碗或弯盘移至洞巾旁，嘱患者张口呼吸，用另一血管钳夹持导尿管对准尿道口轻轻插入尿道 4～6cm，见尿液后再插入 1～2cm 左右，松开左手，下移固定导尿管，将尿液引入治疗碗或弯盘内(图 11-15)	继续固定小阴唇，可避免尿道口受污染又可充分暴露尿道口，便于插管。插管时，患者张口呼吸，减轻腹肌和尿道括约肌的紧张，有助于插管。插管动作要轻柔，避免损伤尿道黏膜。老年女性尿道口回缩，插管时应仔细辨认。如果导尿管误插入阴道，应更换重新插入
8) 治疗碗或弯盘内尿液盛满后，可用血管钳夹住导尿管末端，将尿液倒入便器内，再打开导尿管继续放尿。注意询问患者的感觉，观察患者的反应	若尿液引流不畅，可用手轻轻按压膀胱，以助膀胱排空对膀胱高度膨胀且又极度虚弱的患者第一次放尿不应超过 1000ml，因为大量放尿，使腹腔内压突然降低，血液大量滞留于腹腔血管内，可导致血压下降而虚脱；而膀胱内突然减压，会导致膀胱黏膜急剧充血而发生血尿
9) 如需作尿培养，用无菌试管接取尿液 5ml，盖好瓶盖，置合适处	
10) 导尿毕，轻轻拔出导尿管，撤下洞巾，擦净外阴，脱去手套，置导尿包内，包好；撤出患者臀下的小橡胶单和治疗巾，放在治疗车下层；协助患者穿裤，整理床单位	

续表

操作步骤	注意与说明
11) 清理用物，测量尿量，尿标本贴检验单联号后送检	尿培养标本须及时送检
12) 洗手、记录导尿时间、尿量、尿液颜色及性质、患者反应等情况	
(2) 男患者导尿术	
1) 协助患者仰卧，脱下裤子退至腿部，露出外阴部，两腿平放略分开；上身及腿部分别用被子及浴巾盖好	男性尿道长而弯曲，必须根据解剖特点，进行导尿，以免造成尿道的损伤和导尿失败
2) 将小橡胶单和治疗巾垫于患者臀下，弯盘置患者右腿外侧；备消毒棉球	
3) 左手戴手套，用纱布裹住阴茎略提起，将包皮向后推，暴露尿道外口，右手持血管钳夹棉球自尿道口向外向后旋转擦拭消毒尿道口、龟头及包皮数次，污棉球置弯盘内	包皮和冠状沟易留有污垢，应注意擦拭干净。每只棉球限用一次，确保消毒部位不受污染
4) 在患者腿间打开导尿包，按女患者导尿术操作步骤 4)、5)进行操作	
5) 左手用纱布裹住阴茎并提起，使之与腹壁成 60°(图 11-16)，将包皮向后推以露出尿道口，用消毒棉球如前法消毒尿道口及龟头，污棉球置弯盘内	当阴茎上提时，尿道的耻骨前弯可被拉直，便于插管
6) 左手固定阴茎，右手将无菌弯盘置洞巾口旁，嘱患者张口呼吸，用另一血管钳夹持导尿管前端，对准尿道口轻轻插入约 20～22cm，见尿液流出后，再插入约 2cm，将尿液引流入治疗碗或弯盘内	男性尿道较长，又有三个狭窄处，插管时会略有阻力。当插管受阻时，应稍停片刻嘱患者深呼吸，再徐徐插入导尿管；切忌用力过猛而损伤尿道
7) 其余步骤同女患者 8)～12)	

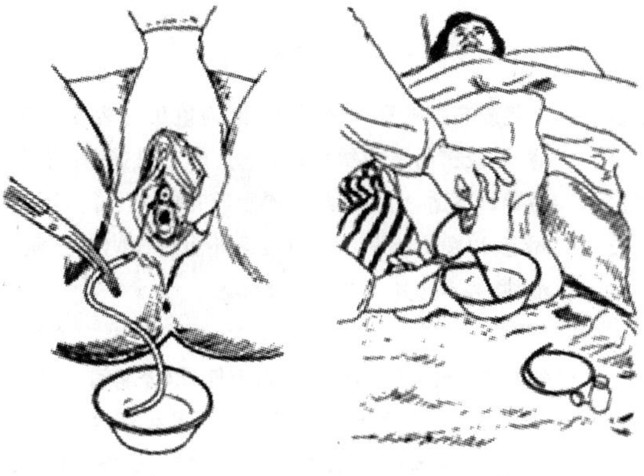
A　　　　B

图 11-15　女患者导尿术

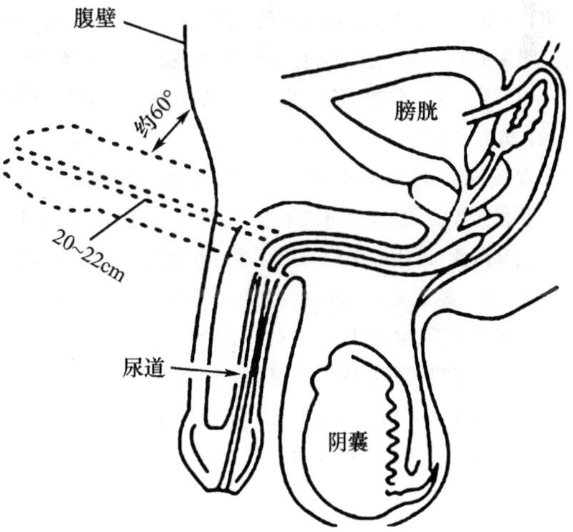

图 11-16　男患者导尿术

三、导尿管留置术

1. 目的

(1) 抢救危重患者时准确记录每小时尿量，测量尿比重，以密切观察病情变化。

(2) 在盆腔脏器手术中，保持膀胱空虚，避免术中误伤。

(3) 某些泌尿系统疾病手术后留置导尿管,便于引流和冲洗,并可以减轻手术切口的张力,有利于愈合。

(4) 为尿失禁或会阴部有伤口的患者引流尿液,保持会阴部清洁干燥。

(5) 为尿失禁患者行膀胱功能训练。

2. 用物 同导尿术。另备:

无菌硅胶气囊导尿管(16~18 号)	1 根	宽胶布	1 段
橡皮圈	1 个	无菌注射器(10ml)	1 个
别针	1 枚	无菌生理盐水(10ml)	1 支
备皮用物	1 套	无菌集尿袋	1 只
丝线	一小段		

3. 实施 具体操作请见表 11-29。

表 11-29 导尿管留置术的操作

操作步骤	注意点与说明
1. 洗手、戴口罩、准备物品,置治疗车上,推至患者处	
2. 核对患者床号、姓名,向患者解释导尿及留置导尿管的目的和过程	确认患者,消除患者紧张和窘迫的心理,以取得配合
3. 关闭门窗,用屏风遮挡患者	维护患者的隐私
4. 嘱咐或帮助患者清洗外阴,并剃去阴毛	清洁外阴,减少逆行感染的机会。按外科备皮法剃去阴毛,以便粘贴胶布固定导尿管,严格执行无菌技术
5. 按男、女患者导尿术操作 1)~7)进行操作	
6. 夹住导尿管末端,脱去手套,固定导尿管	
(1) 女患者留置导尿管固定法	
将1 块宽 4cm、长 12cm 的胶布的一端剪成 3 条,长约胶布的 2/3,将未剪的一端贴于阴阜上,另一端 3 条的中间 1 条螺旋形粘贴于导尿管上,其余 2 条分别交叉贴在对侧大阴唇上(图 11-17)	女性尿道短,导尿管易滑出,应固定牢固
(2) 男患者留置导尿管固定法	
取宽 2cm、长 12cm 的胶布,在一端 1/3 处两侧各剪 1 个小口,折叠成无胶面,制成单翼碟形胶布;将 2 条碟形胶布分别粘贴于阴茎两侧,再用条形胶布以大半环形加固蝶形胶布,开口处向上,在距离尿道口 1cm 处,用胶布环形固定蝶形胶布的折叠端于导尿管上(图 11-18)	不得将胶布直接贴于龟头上,因为龟头的表皮非常薄,贴胶布易造成损伤;且龟头非常敏感,贴胶布易导致不适,用胶布加固蝶形胶布时,不可作环形固定,以免影响阴茎的血液循环而造成阴茎充血、水肿,甚至坏死
(3) 硅胶双腔气囊导尿管固定法	
向气囊内注入无菌生理盐水 5~10ml 轻拉导尿管有阻力感,证实导尿管已固定于膀胱内(图 11-19)	硅胶导尿管与组织有较好的相容性,留置期间可减轻对组织的刺激;并且双腔管的一个腔可注入空气或液体至前端的气囊内,使导尿管固定存留于膀胱内,不致滑出。膨胀的气囊不宜卡在膀胱下口(尿道内口),应向内推约 2cm,以免气囊压迫造成损伤和不适
7. 移开洞巾,将导尿管末端与集尿袋的引流管接头处相连,用橡皮圈和安全别针将集尿袋的引流管固定在床单上(图 11-20)	引流管应留出足够长度,以防止翻身时牵拉,使导尿管滑脱
8. 将集尿袋置于低于膀胱高度的位置固定	以防尿液回流引起尿路感染
9. 协助患者穿裤,取舒适卧位,整理床单位,清理用物	
10. 洗手,记录操作情况及患者反应	

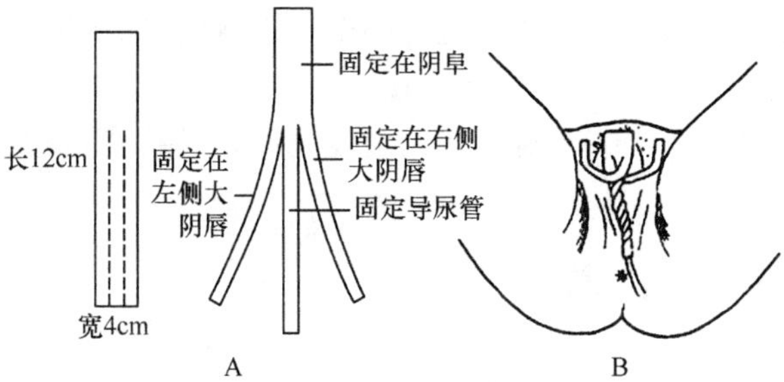

图 11-17 女患者留置导尿管固定

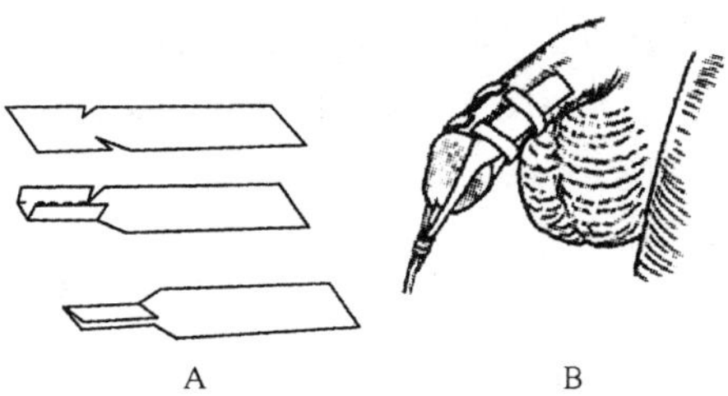

图 11-18 男患者留置导尿固定

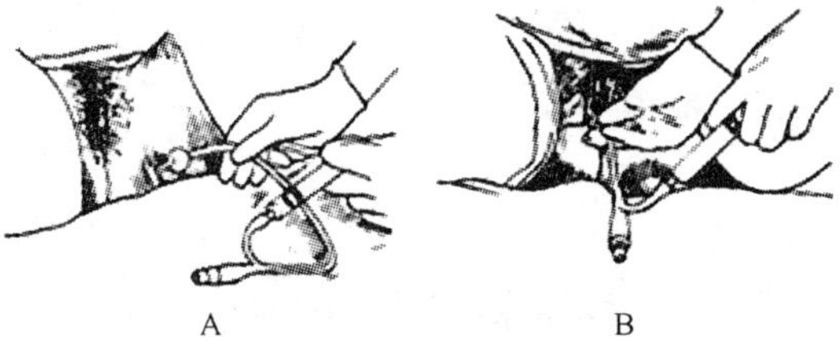

图 11-19 气囊导尿管固定

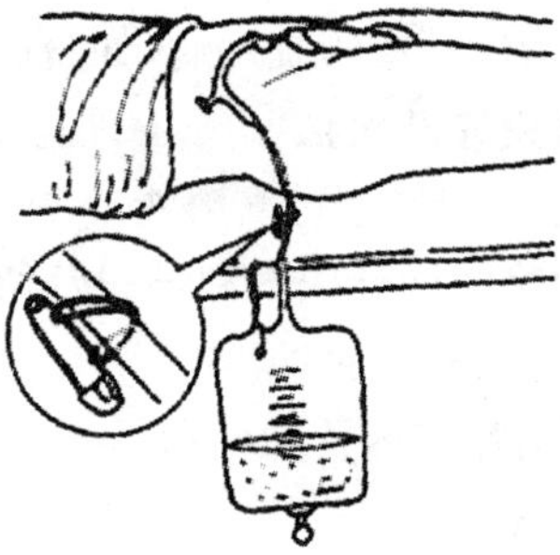

图 11-20 集尿袋固定

4. 留置导尿管患者的护理

(1) 向患者及其家属解释留置导尿管的护理方法,使其认识到预防泌尿道感染的重要性,并主动参与护理。

(2) 鼓励患者每日摄入足够的液体,使尿量维持在 2000ml 以上,达到自然冲洗尿路的目的,以减少尿路感染和结石的发生。

(3) 保持引流通畅,避免导尿管受压、扭曲、堵塞。

(4) 防止泌尿系统逆行感染:①保持尿道口清洁,女患者用消毒棉球擦拭外阴及尿道口,男患者用消毒棉球擦拭尿道口、龟头及包皮,1~2 次/天;②更换集尿袋 1 次/天,定时排空集尿袋,并记录尿量;③更换导尿管 1 次/周,硅胶导尿管可酌情延长更换周期。

(5) 患者离床活动时,应用胶布将导尿管远端固定在大腿上,集尿袋不得超过膀胱高度,防止尿液逆流。

(6) 采用间歇性夹管方式,训练膀胱反射功能。夹闭导尿管,每 4 小时开放 1 次,使膀胱定时充盈和排空,促进膀胱功能的恢复。

(7) 倾听患者主诉,并观察尿液,若发现尿液混浊、沉淀、有结晶,应作膀胱冲洗,尿常规检查 1 次/周。

5. 导尿术常见失败原因分析及处理

(1) 患者膀胱内液体过少,插管后无尿液流出。处理:操作前评估膀胱内液体量,液体过少必要时由助手挤压膀胱底至尿液流出。

(2) 导尿管过粗,插管困难。处理:在备用导尿管中尽量选择较细的一根,最好使用 14F 或 12F。

(3) 导尿管润滑不充分,插管阻力大。处理:操作前充分润滑导尿管,尤其是男性导尿管,应润滑导尿管的 1/2 长,便于插管。

(4) 男性导尿插管方法不正确,插管困难。处理:男性尿道有四个生理弯曲,插入尿管后操作者左手用纱布提起阴茎,使之与腹壁呈 60°角,即可顺利插管。

(5) 违反无菌原则。处理:反复强化训练,操作中严格遵守无菌技术原则,用物污染及时更换。

四、膀胱冲洗术

1. 目的

(1) 对留置导尿管的患者,保持其尿液引流通畅。

(2) 清除膀胱内的血凝块、黏液、细菌等异物,预防感染。

(3) 治疗某些膀胱疾病,如膀胱炎、膀胱肿瘤。

2. 常用冲洗溶液 ①生理盐水;②0.02%呋喃西林液;③3%硼酸液;④氯己定(洗必泰)溶液;⑤0.1%新霉素溶液。

3. 用物 同导尿术和导尿管留置术,另备:

(1) 开放式膀胱冲洗

无菌治疗盘内置无菌物品:

治疗碗	2个	70%乙醇棉球(置治疗碗内)	数个
镊子(置治疗碗内)	1把	冲洗液	按医嘱备
纱布	1块	2) 无菌膀胱冲洗装置	1个

(2) 密闭式膀胱冲洗术

治疗盘(消毒物品)	1套	无菌膀胱冲洗装置	1套
冲洗液	按医嘱备	血管钳	1把
输液调节器	1个	启瓶器	1个
输液架	1个	输液吊篮	1个
便器及便巾	1套		

4. 实施 具体操作见表 11-30。

表 11-30 膀胱冲洗术的操作

操作步骤	注意点与说明
1. 洗手,戴口罩,准备物品和冲洗溶液,仔细检查冲洗液有无混浊、沉淀或絮状物,备齐用物,携至患者床边	遵医嘱准备冲洗液,冬季冲洗液应加温至 38~40°C,以防低温刺激膀胱
2. 核对患者床号、姓名,向患者解释操作目的和过程	确认患者,取得配合
3. 按导尿术为患者插入导尿管,按导尿管留置术固定导尿管;选择冲洗方式,冲洗膀胱	严格执行无菌操作技术
(1) 开放式膀胱冲洗术	
1) 分开导尿管与集尿袋引流管接头连接处,消毒导尿管口和引流管接头,并分别用无菌纱布包裹	以防导尿管和引流管接头被污染
2) 取膀胱冲洗器吸取冲洗液,接导尿管,缓缓注入膀胱	避免压力过大,造成患者不适
3) 注入 200~300ml。取下冲洗器,让冲洗液自行流出或轻轻抽吸;如此反复冲洗,直至流出液澄清为止	冲洗抽吸时不宜用力过猛,吸出的液体不得再注入膀胱,若流出液量少于注入量,可能系导尿管内有脓块或血块阻塞,可增加冲洗次数或更换导尿管。冲洗中若患者感到剧痛或流出血性液体时,应停止冲洗

续表

操作步骤	注意点与说明
(2) 密闭式膀胱冲洗术	使用原装密闭瓶插入冲洗导管进行膀胱冲洗
1) 用启瓶器启开冲洗液瓶铝盖中心部分，常规消毒瓶塞，打开膀胱冲洗装置，将冲洗导管针头插入瓶塞，将冲洗液瓶倒挂于输液架上，排气后用血管钳夹闭导管	膀胱冲洗装置类似静脉输液导管，其末端与Y形管的主管连接，一个分管连接引流管，另一个分管为与导尿管相连接处；应用三腔导尿管时，可免用Y形管
2) 打开引流管夹子，排空膀胱	降低膀胱内压，便于冲洗液顺利滴入膀胱，有利于药液与膀胱内壁充分接触，并保持有效浓度
3) 分开导尿管与集尿袋引流管接头连接处，消毒导尿管口和引流管接头，将导尿管和引流管与Y形管的两个分管相连接，将引流管的玻璃接头用无菌纱布包裹	
4) 夹闭引流管，开放冲洗管，使溶液滴入膀胱，调节滴速；待患者有尿意或滴入溶液200～300ml后，夹闭冲洗管，放开引流管，将冲洗液全部引流出来后，再夹闭引流管	瓶内液面距床面约60cm，以便产生一定的压力，使液体能够顺利滴入膀胱，滴速一般为60～80滴/分钟，以免患者尿意强烈，膀胱收缩，迫使冲洗液从导尿管侧溢出尿道外。如滴入治疗用药，须在膀胱内保留30min后再引流出体外。Y形管须低于耻骨联合，以便引流彻底
5) 按需要量，如此反复冲洗，冲洗过程中，经常询问患者感受，观察患者反应及引流液性状	若患者出现不适或有出血情况，应立即停止冲洗，并与医生联系。每天冲洗3～4次，每次500～1000ml
4. 冲洗完毕，取下冲洗管，消毒导尿管口与引流管接头连接	
5. 清洁外阴部，固定好导尿管	如系注入药物，可根据治疗需要拔除导尿管
6. 协助患者取舒适卧位，整理床单位，清理物品	
7. 洗手，记录冲洗液名称、冲洗量、引流量、引流液性质，冲洗过程中患者的反应	

第十一节　灌　肠　术

灌肠术是将一定量的溶液通过肛管，由肛门经直肠灌入结肠的技术，以帮助患者清洁肠道、排便、排气或由肠道供给药物，达到确定诊断和治疗的目的。灌肠可分为保留灌肠和不保留灌肠。不保留灌肠又分为大量不保留灌肠、清洁灌肠和小量不保留灌肠。

一、大量不保留灌肠

1. 目的

(1) 软化和清除粪便，驱除肠内积气。

(2) 为肠道手术、诊断性检查或分娩作清洁肠道准备。

(3) 稀释或清除肠道内的有害物质，减轻中毒。

(4) 灌入低温液体，为高热患者降温。

2. 禁忌证　妊娠、急腹症、消化道出血、严重心血管疾病。

3. 常用灌肠溶液

(1) 0.1%～0.2%的肥皂液：降低水的表面张力，使水迅速渗入粪便，从而稀释、软化粪便，并刺激肠蠕动，使粪便易于排出。但肥皂水不宜过浓，以免刺激损伤肠黏膜。肝昏迷患者禁用肥皂水灌肠。

(2) 生理盐水：充血性心力衰竭、水钠潴留患者禁用。

4. 常用溶液量和温度 溶液量：成人：每次 500～1000ml；小儿：每次 200～500ml；1 岁以下小儿：每次 50～100ml。溶液温度：以 39～41°C 为宜，降温时用 28～32°C，中暑时用 4°C。

5. 用物

(1) 治疗盘	1个		
内备：			
消毒灌肠筒	1套	灌肠溶液	按医嘱备
消毒肛管(24～26 号)	1根	弯盘	1个
血管钳(或调节夹)	1把(或一个)	润滑剂	适量
棉签	1包	治疗巾	1块
水温计	1支	卫生纸	适量
(2)橡胶单或塑料单	1块	(3) 便器及便巾	1套
(4) 输液架	1个	(5) 屏风	1架

6. 实施 具体操作见表 11-31。

表 11-31 大量不保留灌肠的操作

操作步骤	注意点与说明
1. 洗手，备齐用物携至患者床旁，核对患者姓名、床号，向患者解释操作目的和方法	确认患者，避免差错。消除紧张、恐惧心理、取得合作
2. 关闭门窗，用屏风遮挡患者	保护好患者的隐私，使之精神松弛
3. 协助患者取左侧卧位，双腿屈曲，退裤子至膝部，臀部移至床沿，垫橡胶垫和治疗巾于臀下；不能自我控制排便的患者可取仰卧位，臀下垫便器；盖好盖被，只暴露臀部	该姿势使乙状结肠、降结肠处于下方，利用重力作用使灌肠液顺利流入乙状结肠和降结肠。保持床单清洁，防止患者受凉，维护患者自尊
4. 将灌肠筒挂于输液架上，筒内液面高于肛门约 40～60cm	保持一定灌注压力和速度。灌肠筒越高，压力越大，液体流入速度也越快，溶液不易保留，且易造成肠道损伤。伤寒患者灌肠时筒内液面不得高于肛门 30cm，灌入液体量不得超过 500ml
5. 连接肛管，在肛管前端涂润滑剂，排尽管内气体，见液体流出后，用止血钳夹闭橡胶管	使肛管易于插入，避免引起直肠的疼痛和损伤排气后插管防止气体进入直肠
6. 用左手垫卫生纸分开臀部，暴露肛门口嘱患者张口深慢呼吸，用右手将肛管轻轻插入直肠(成人 7～10cm，小儿 4～7cm)固定肛管，放开血管钳，开放橡胶管，使液体缓缓流入(图 11-21)	深呼吸可促使肛门外括约肌放松，转移注意力，便于插入肛管，插管时应顺应直肠生理弯曲，勿用强力，以防损伤肠黏膜，如插入受阻，可退出少许，旋转肛管再插。一般流入 1000ml，需 16～17min
7. 观察筒内液面下降和患者的反应，若液体流入受阻，可前后旋转移动肛管或挤捏肛管；如患者感到腹胀或有便意，可告知患者是正常感觉，嘱患者张口深慢呼吸，放松腹肌并适当降低灌肠筒的高度，减慢流速，或夹管暂停灌肠 30 秒，再缓慢进行灌肠	使阻塞肛管孔的粪块脱落。使患者放松，减轻腹压缓慢灌肠和暂时的停止灌肠可降低肠痉挛和溶液过早被排出的可能性；如患者出现面色苍白、出冷汗、剧烈腹痛、心慌、气急、脉速，应立即停止灌肠，与医生联系给予处理

续表

操作步骤	注意点与说明
8. 待灌肠液即将流尽时，夹管，用卫生纸包裹肛管，左手持卫生纸抵住肛门，右手轻轻拔出肛管放入弯盘	避免空气进入肠道，灌肠液和粪便随管流出
9. 擦净肛门，嘱患者平卧，保留 5～10 分钟后再解便，不能下床者，给予便器，将卫生纸、呼叫器置于易取处	以利粪便充分软化，容易排出。降温灌肠，液体应保留 30 分钟，排便 30 分钟后，测量体温并记录
10. 排便后及时取出便器，清洁肛门，协助患者穿裤，整理床单位，开窗通风	保持病房的整齐，去除异味
11. 观察大便性状，必要时留取标本送检	
12. 消毒、清理用物	防止病原微生物传播
13. 洗手，记录灌肠的情况，包括溶液种类、保留时间，以及排出粪便的量、颜色和性状、腹胀的解除情况等	

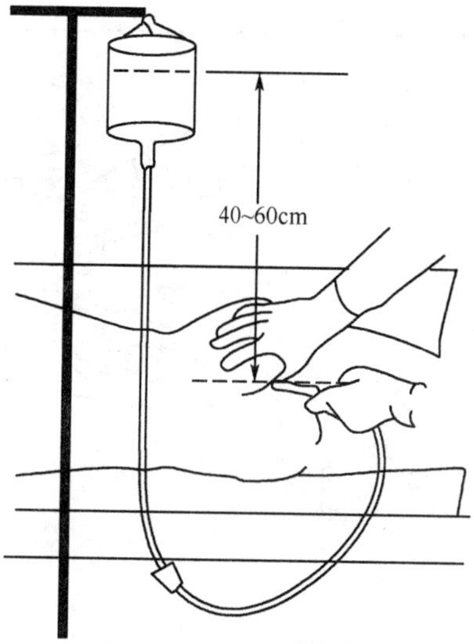

图 11-21　大量不保留灌肠

二、小量不保留灌肠

1. 目的

(1) 软化粪便，解除便秘。

(2) 排出肠道内的气体，减轻腹胀。

2. 适用证　由于灌入溶液量小，对肠道刺激性小，常用于腹部或盆腔手术后患者、危重患者、年老体弱者、小儿、孕妇等。

3. 常用溶液

(1) “1.2.3”溶液：50%硫酸镁 30ml、甘油 60ml、温开水 90ml。

(2) 甘油 50ml 加等量温开水。

4. 用物

(1) 治疗盘　1个

内备：

消毒注洗器或小容量灌肠筒	1个
弯盘	1个
消毒肛管(22～24号)	1根
灌肠溶液	按医嘱备
棉签	1包
水温计	1支
温开水	5～10ml
血管钳(或调节夹)	1把(或1个)
润滑剂	适量
治疗巾	1块
卫生纸	适量
量杯	1个

(2) 橡胶单或塑料单　1块

(3) 便器及便巾　1套

(4) 屏风　1架

5. 实施 具体操作见表11-32。

表 11-32 小量不保留灌肠的操作

操作步骤	注意点与说明
1. 准备工作同大量不保留灌肠1～3	同大量不保留灌肠
2. 将弯盘置于患者臀边，用注洗器抽吸药液，连接肛管，润滑肛管前端，排气夹管	减少插管时的阻力和对黏膜的刺激
3. 手垫卫生纸分开肛门，暴露肛门口，嘱患者深呼吸，将肛管轻轻插入直肠7～10cm(图11-22A)	
4. 固定肛管，松开血管钳，缓缓注入溶液，注毕夹管，取下注洗器再吸取溶液，松夹后再行灌注，如此反复直至溶液注完	注入速度不得过快过猛，以免刺激肠黏膜，引起排便反射，造成溶液难以保留更换注洗器时，要防止空气进入肠道；如用小容量灌肠筒，筒内液面距肛门的高度低于30cm(图11-22B)
5. 注入温开水5～10ml，抬高肛管尾端，使管内溶液全部灌入，夹管或反折肛管，按大量不保留灌肠术拔管，擦净肛门	防止空气进入肠道，引起腹胀
6. 嘱患者平卧，尽量保留溶液10～20分钟再行排便	灌肠液有足够的作用时间，以软化粪便
7. 余步骤同大量不保留灌肠10～13	同大量不保留灌肠

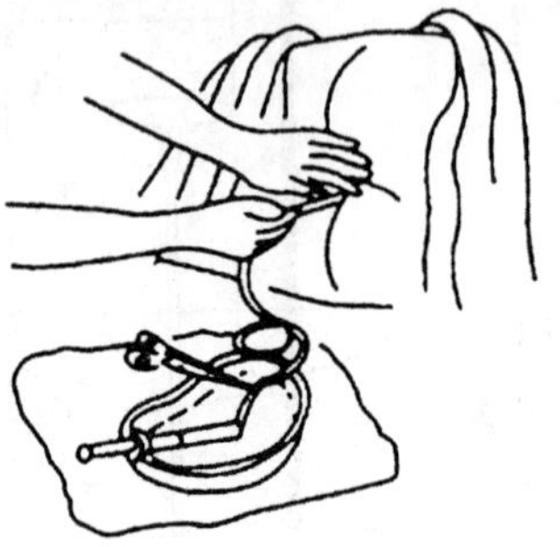
A

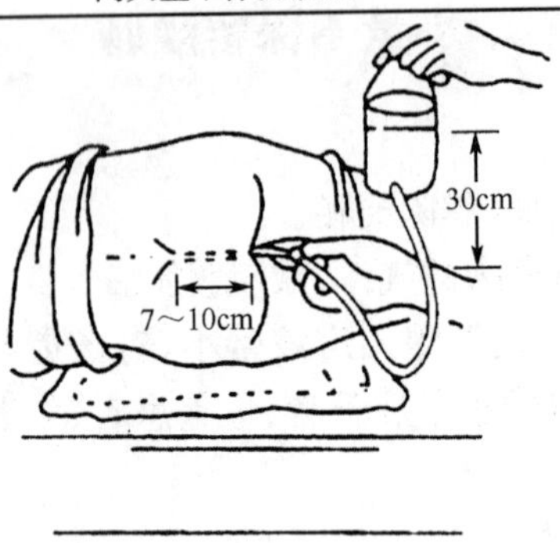

B

图 11-22 小量不保留灌肠

三、保留灌肠

1. 目的 灌入药液，保留在直肠或结肠内，通过肠黏膜吸收达到治疗的目的，常用于镇静、催眠、治疗肠道感染。

2. 常用溶液 根据治疗目的不同用多种：

(1) 镇静催眠：10%水合氯醛等。

(2) 肠道抗感染：2%小檗碱(黄连素)液、0.5%～1%新霉素液、5%大蒜浸液或其他抗生素溶液。

3. 用物

(1) 同小量不保留灌肠，选择较细肛管(20号以下)。

(2) 灌肠溶液(按医嘱备)：200ml以下。

4. 实施 具体操作见表11-33。

表 11-33 保留灌肠的操作

操作步骤	注意点与说明
1. 准备工作同大量不保留灌肠	同大量不保留灌肠。肠道疾病以晚间睡眠前进行为宜，此时活动减少，药液易于保留吸收

续表

操作步骤	注意点与说明
2. 嘱患者先排便排尿	以减轻腹压，清洁肠道，利于药物保留 排便后休息 30～60 分钟，再行灌肠
3. 根据病情为患者安置不同的卧位，臀部抬高 10cm	慢性细菌性痢疾病变部位多在直肠或乙状结肠，取左侧卧位；阿米巴痢疾病变多在回盲部，取右侧卧位，抬高臀部可防止药液溢出，利于药物保留，提高疗效
4. 嘱患者深慢呼吸，轻轻插入肛管 15～20cm，按小量不保留灌肠操作方法注入药液	为保留药液，减少刺激，应做到肛管细、插入深、注入药液速度慢、量少，液面距肛门不超过 30cm
5. 药液注入完毕，拔出肛管，用卫生纸在肛门处轻轻按揉片刻，嘱患者卧床休息，尽量忍耐，保留药液在 1 小时以上	使药液充分被吸收
6. 整理床单位，清理用物，观察患者反应和治疗效果，并做好记录	

四、清 洁 灌 肠

1. 目的

(1) 彻底清除滞留在结肠中的粪便，为直肠、结肠检查和手术做肠道准备。

(2) 协助排出体内毒素。

2. 常用溶液　生理盐水、0.1%～0.2%肥皂液。

3. 用物　同大量不保留灌肠。

4. 实施

(1) 反复多次使用大量不保留灌肠，首次用肥皂水，以后用生理盐水，直至排出液澄清，无粪质为止。

(2) 注意每次灌肠的溶液量约 500ml，液面距肛门高度不超过 40cm。

五、口服高渗溶液清洁肠道

通过口服高渗性溶液，在肠道内造成高渗环境，使肠道内水分大量增加，从而软化粪便，刺激肠蠕动，加速排便，达到清洁肠道的目的。

1. 常用溶液　硫酸镁。

2. 适应证　直肠、结肠检查和手术前肠道准备。

3. 方法　患者术前 3 日进半流质饮食，每晚口服 50%硫酸镁溶液 10～30ml。术前 1 日进流质饮食，术前 1 日下午 2～4 点口服 25%硫酸镁溶液 200ml(50%硫酸镁溶液 100ml＋5%葡萄糖盐水 100ml)，然后再口服温开水 1000～1500ml。一般服后 15～30 分钟，即可反复自行排便，2～3 小时内可排便 2～5 次。

操作者观察患者一般情况，注意排便次数及性质，确定是否达到清洁肠道目的，记录。

第十二节　胃肠外营养

胃肠外营养是指由胃肠道外途径供给机体营养素，使患者在不进食的状况下仍然可以维持良好的营养状态、增加体重、修复创伤等的一种营养治疗方法。若全部营养素都通过胃肠外途径补充称全胃肠外营养。胃肠外营养可按照患者的需要提供足够的能量、氨基酸、脂肪、碳水化合物、电解质、维生素和微量元素。其特点是不受患者食欲和消化功能的影响，在患者不能进食、没有消化酶参与的情况下，仍能使患者得到所需全部营养，并可减少体内蛋白质消耗、消化液的分泌、胃肠蠕动，使消化道处于休息状态，从而维持机体正常功能，达到正氮平衡，促进伤口愈合和机体康复。自 20 世纪 60 年代以来，全胃肠外营养广泛应用于临床，成为危重患者营养支持、疾病治疗、恢复健康的重要措施。

一、适应证和禁忌证

(一) 适应证

1. 不能或不宜经消化道进食的患者　如消化道瘘、肠梗阻、坏死性胰腺炎、食管和胃肠道先天畸形、短肠综合征等。

2. 消化道需要休息或消化、吸收不良的患者　如长期腹泻、消化道大出血、严重胃肠水肿、Crohn 病、溃疡性结肠炎等。

3. 超高代谢的患者　如大面积烧伤、严重创伤、吸收不良综合征等。

4. 补充治疗　如营养不良患者的术前准备、慢性感染、吸收不良综合征等。

5. 恶性肿瘤患者接受化疗、放疗期间和接受骨髓移植的患者

6. 其他　如急性肝、肾功能衰竭、急性心力衰竭等患者。

全胃肠外营养治疗所需费用较大，技术要求高，且有并发败血症的危险，而适应证又和要素饮食的适应证有一定共同之处，因此，凡尚有部分消化道可被利用时则应试用要素饮食来代替全胃肠外营养。

(二) 禁忌证

(1) 严重呼吸、循环衰竭患者。

(2) 严重水、电解质平衡紊乱患者。

二、应用方法

(一) 营养液输入方法

可采用经周围静脉或中心静脉插管插入上腔静脉而进行静脉输入营养液的方式。若输入高渗营养液，宜选用中心静脉，以免高渗液刺激静脉内膜导致静脉炎和血栓形成。目前临床上常采用经颈内静脉、锁骨下静脉、颈外静脉等将导管送入上腔静脉的方法。

(二) 营养液配制

胃肠外营养液是一种混合液，包括 10％～50％葡萄糖溶液、氨基酸及特殊的添加剂如维生素、矿物质、微量元素。应在洁净的环境和严格无菌技术操作条件下配制，有层流罩装置则更为理想。配制后最好立即应用，若不能立即应用，须储存于 4℃冰箱内，24 小时内用完。

三、护理要点

1. 胃肠外营养患者的护理应达到3个目标　①防止感染；②维护好胃肠外营养输注系统；③防止发生代谢、水、电解质平衡方面的并发症。

2. 严格无菌操作　配制营养液和穿刺置管均应严格无菌操作，所有用具均应灭菌后方能使用。营养大袋及输液导管每日更换1次。

3. 穿刺置管及导管的护理

(1) 穿刺置管前做好患者及家属解释工作，说明操作的目的及配合方法，以取得理解与合作。

(2) 备齐穿刺用物，做好局部皮肤清洁，必要时备皮。

(3) 置管时严格无菌操作，防止污染。穿刺时嘱患者勿紧张、勿过度呼吸或深呼吸，准确选择穿刺部位，防止发生气胸、血胸、神经损伤等。

(4) 置管后固定好导管，防止牵拉脱出。局部用敷料或手术贴膜封闭，观察有无出血。

(5) 导管进皮处保持干燥，每日或隔日更换敷料1次，每周做1次细菌培养。

(6) 静脉导管与输液导管接头应牢固连接，并用无菌敷料包裹，以防导管脱落与污染。

(7) 禁止经中心静脉营养管道输血、抽血、监测中心静脉压等。

(8) 留置导管期间，为预防导管内残余血液凝固、管腔堵塞，每次输液结束时应在静脉导管内推注肝素封管。

4. 营养液滴注的观察与护理

(1) 在开始滴注前，操作者应准备好营养液，做好查对，一般用输液泵来管理营养液。

(2) 因为胃肠外营养液含糖高，输注应逐渐增加速度，以免发生高血糖症。一般开始滴注的速度为40～60ml/h，逐渐增加速度，一般在几小时或一日内达到目标速率，大多数患者接受胃肠外营养的时间要超过24小时。

(3) 保持输液速度恒定，不可突然大幅度改变输液速度或突然换用无糖溶液，以免发生低血糖。

(4) 经常巡视液体滴入情况，防止导管扭曲、堵塞等。输液瓶内液体不可滴空，以防输入空气造成气栓。

(5) 如患者出现恶心、心慌、出汗、胸闷及寒战、高热时，及时查明原因，给予相应处理。

5. 监测

(1) 定期检查血糖、尿糖、电解质、肝肾功能等项目，以便根据体内代谢变化及时调整营养液配方，防止发生并发症。

(2) 定期做好营养状况的评估。

6. 了解患者的饮食、胃肠道功能状况　如病情允许，可少量多次给患者进食，刺激胃肠道尽早恢复功能，逐步由胃肠外营养转向胃肠内营养。

四、常见并发症的预防

1. 与中心静脉穿刺置管有关的并发症　常见的有气胸、血胸、空气栓塞、臂丛神经损伤、颈动脉或锁骨下动脉损伤、导管扭曲或折断等。操作者应熟悉穿刺部位的组织解剖结构，熟练掌握正确的穿刺技术，并在滴注过程中加强巡视，及时发现异常情况。

2. 感染　感染是全胃肠外营养最为严重的并发症之一，严重时可导致败血症的发生。

导致感染的常见原因有插管时无菌操作不严格、局部伤口护理不当、营养液或导管污染等。因此当发现患者突然发热而又无明确诱因时，应立即更换输液器和营养液，同时分别抽血和取营养液作细菌培养，若仍无缓解，则应拔出导管，更换穿刺部位，同时剪下一小段原静脉内导管作培养，作为选用抗生素的参考。

3. 与代谢有关的并发症的预防和处理 长期应用全胃肠外营养可发生一些与代谢有关的并发症，如高血糖症、低血糖症、脂肪代谢异常、氨基酸代谢异常、水和电解质失衡、微量元素缺乏症、肝脏毒性损害等。其中以高血糖症和低血糖症最为严重。

(1) 高血糖症的预防及处理：高血糖症是由于输入葡萄糖总量过多或速度过快，超过机体耐受的限度所引起。表现为血液内高浓度的葡萄糖引起渗透性利尿和细胞内脱水，造成水、电解质紊乱和中枢神经系统功能失常，严重时发展为高渗性非酮性昏迷。

预防：①逐渐增加葡萄糖液的输注浓度，使机体有一个适应过程，以分泌足够的胰岛素；②输注高渗营养液时，应根据血糖、尿糖监测结果，适当应用外源性胰岛素；③可用脂肪乳剂满足部分能量需求，以减少葡萄糖的用量。

处理：一旦发生高血糖症，应立即换用5%葡萄糖溶液或等渗(或低渗)盐水溶液，加适量胰岛素，并调整营养液的组成和输入速度。

(2) 低血糖症的预防及处理：全胃肠外营养液输入突然中断或速度突然减慢常可造成反跳性低血糖反应，患者出现发抖、心悸、多汗及饥饿感等症状，严重时出现运动失调、昏迷或抽搐等。

预防：①不要突然中断或突然减慢营养液的输注，如病情需要，应采取其他途径补给葡萄糖或逐步减量；②外源性胰岛素的应用要根据血糖、尿糖的监测予以及时调整，尤其对一些应激状态解除的情况应更加注意。

处理：①立即停用外源性胰岛素；②轻者进食糖水或糖果，重者静脉注射50%葡萄糖50～100ml，严重者除静脉注射50%葡萄糖溶液外，还需继续给予5%～10%葡萄糖静脉滴注。

第十三节 冷热应用

一、机体对冷热应用的反应

皮肤上存在着冷觉感受器(冷点)和温觉感受器(热点)，分别感受冷热温度变化的刺激。将冷与热作用在人体表面，通过皮肤的感受和体温调节活动，引起局部与全身血液分布的变化及局部与全身温度的变化，从而可产生一定的治疗作用。

(一) 用冷用热术的生理效应

用冷用热术虽然都是从皮肤表面实施的，但却可以引起局部和全身的反应。

用热术产生的生理效应有：

(1) 增加机体的基础代谢率，使体温升高。

(2) 扩张局部血管，使血流量增加，血液循环速度加快。

(3) 增加微血管的通透性。

(4) 增加白细胞的数量和活动度。

(5) 使肌肉组织和结缔组织的伸展性增强，柔韧性增强。

(6) 降低关节腔滑液的黏稠度。

(7) 加快神经传导速度。

用冷术产生的生理效应与用热术产生的生理效应正好相反。

(二) 机体对冷热应用反应的特点

1. 感受器的适应　在皮肤上用热或用冷时,冷热刺激会引起温度感受器产生强烈的反应,但在几秒钟后,对温度的感受就会逐渐减弱,这种现象称感受器的适应。适应现象有时会造成严重的问题,因为,如果不能感受到过热过冷的刺激,就有可能使机体组织遭受过冷或过热的损伤。

2. 继发性效应　局部用热或用冷,最典型的效应是引起周围小血管的扩张或收缩。用热可引起小动脉的扩张,但持续用热 1 小时后,却可引起小动脉收缩;同样用冷可以引起小动脉的收缩,但持续用冷 30 分钟至 1 小时后,局部可发生小动脉扩张 10 至 15 分钟。以上这两种现象称为继发性效应,是机体为了避免长时间用热或用冷引起局部组织损伤的防御反应,因为小动脉长时间扩张会造成组织水肿,而小动脉长时间收缩则会造成组织缺血缺氧。根据这个特点,在用热用冷时注意:①用热时,血液循环和组织温度达到高峰的时间是在 20 分钟至 45 分钟后,超过该时间后,必须停止用热并给予 1 小时的复原时间,否则继发性效应将抵消用热术的治疗效应。②用冷时,时间应当从开始起持续 30 分钟至 1 小时,超过该时间后,必须给予 1 小时的复原时间,否则继发性效应就会发生。

二、影响冷热应用的因素

(一) 方法

无论是用热术还是用冷术,均有湿法和干法两大类。一般来说,湿法的效果要优于干法,这是由于水的传导能力比空气强很多。因此,使用干热法的温度应比湿热法的高一些,使用干冷法的温度应比湿冷法的低一些,才会有好的效果。

(二) 面积

冷热应用产生的效应与应用面积的大小有关。应用面积越大,产生的效应就越强;应用面积越小,效应就越弱。

(三) 时间

冷热应用需要有一定的时间才能产生效应,而此效应是随着时间的延长而增强的。但应用时间过长,则会发生继发性效应,反而抵消治疗效应,有时还可引起不良反应,如烫伤或冻伤。

(四) 温度差

用冷用热的温度与体表的温度相差越大,机体对冷热的刺激反应越强烈;反之则对冷热刺激反应越小。其次,环境温度也可能影响冷热效应,如室温过低,则散热过快,热效应减低。

(五) 部位

皮下冷感受器比热感受器多 8～10 倍,故浅层皮肤对冷较敏感。此外,人的身体皮肤有厚有薄,如手和脚的皮肤较厚,对冷热刺激的耐受力强;而躯体的皮肤较薄,对冷热的刺激较为敏感。

(六) 个体差异

由于不同的机体状态、精神状态、年龄、性别以及神经系统对冷热刺激的分调节功能，局部皮肤对冷热的耐受力有所差异，所以，用同一强度的温度刺激，会产生不同的效应。老年人的感觉功能减退，故对冷热刺激的反应比较迟钝；婴幼儿的体温调节中枢发育不完善，对冷热温度的刺激反应较为强烈。

三、用　热　术

(一) 作用

1. 使体温上升　在体表用热后使皮肤血管扩张，促进血液循环，将体热带往全身，使体温升高。一般用于早产儿、身体虚弱的患者。

2. 促进炎症的消散或局限　用热可使血液循环加速，促进炎症渗出物的吸收与消散；可使白细胞数量增多，并增强其吞噬能力，加速炎症过程，促进化脓，使炎症局限。

3. 减轻深部组织的充血与肿胀　用热可使皮肤血管扩张，皮肤血流量增多。由于全身的循环血量的重新分布，可减轻深部组织的充血与肿胀。

4. 缓解疼痛　用热可增加肌肉组织和结缔组织的伸展性，增加关节的活动度，从而减轻因肌肉痉挛、关节强直所引起的疼痛；同时，由于血液循环的改善，加速了组胺等致痛物质的运出和炎性渗出物的吸收，解除了对神经末梢的刺激和压迫，缓解疼痛。

5. 促进伤口愈合　用热可促进局部新陈代谢，改善局部血液循环，使组织得到更多的氧及营养物质，有助于肉芽组织的生长，加速伤口的愈合。

6. 增进舒适　环境温度降低时，用热可使全身有温暖舒适的感觉，还可以促进睡眠。

(二) 用热术的禁忌

1. 急腹症未明确诊断前　用热术可减轻疼痛，从而掩盖病情真相而贻误诊断和治疗。

2. 面部危险三角区感染　该处血管丰富，且与颅内海绵窦相通，用热可使该处血流量增多，导致细菌及毒素进入血液循环，促进炎症扩散，造成颅内感染或败血症。

3. 软组织损伤 48 小时内　用热可促使血管扩张，通透性增高，加重皮下出血和肿胀，从而加重疼痛。

4. 细菌性结膜炎　用热使局部温度升高，有利于细菌繁殖和分泌物增多而加重眼病。

5. 出血性疾病　用热会加重出血倾向。

6. 感觉功能损伤、意识不清的患者　用热术可能会造成损伤，最好不要采用。

7. 治疗部位有金属移植物者　禁用热疗，因为金属是热的良导体，用热容易造成烫伤。

(三) 热湿敷

1. 目的　消炎、消肿、解痉、止痛

2. 用物

治疗盘	1个	小橡胶单	1条
敷钳	2把	治疗巾	1块
棉签	1包	棉垫	1块
敷垫(略大于患处面积)	2块	锅(内盛热水)	1只
凡士林	1瓶	电炉	1只
纱布	1块	水温计	1支

塑料纸(略大于敷垫)	1张	热水袋(酌情备用)	1只

3. 实施　具体操作见表11-34。

表11-34　用热术的操作

操作步骤	注意点与说明
1. 洗手,准备用物,携至患者处	若患处为开放性创口,使用的敷垫、敷钳、凡士林及热水均是无菌物品
2. 核对患者床号、姓名,并向患者解释目的和过程	确认患者并取得合作
3. 指导或协助患者取适当卧位,暴露患处,不垫橡胶单和治疗巾,必要时用屏风遮挡	保护床单不受潮
4. 将敷垫放于热水锅内浸透;将锅放在电炉上,水温保持在50～60℃	敷垫必须浸透,方可使温度平均分散在敷垫上
5. 用棉签在受敷部位涂上薄层凡士林,上盖一层纱布	涂凡士林范围要大于热敷面积,以保护皮肤免于烫伤
6. 用敷钳取出敷垫,拧至不滴水,抖开放在手腕内侧试温,以不烫手为宜,敷于患处,依次盖上塑料纸、棉垫	保湿、保温,因为温热的穿透性强,热敷效果好
7. 每3～5分钟更换一次敷垫,并注意观察患者局部皮肤状况	谨防烫伤皮肤
8. 若患者感觉过热时,可将敷垫一角揭起散热	
9. 持续温热敷15～20分钟	如果病情需要,并且患处不忌压破时,也可将热水袋压在棉垫上以维持温度
10. 热敷完毕,揭开纱布,轻轻擦去凡士林,局部保暖;作面部热敷后,嘱患者过30分钟后再外出	热敷使局部皮肤血管扩张,如不注意保暖,易受凉感冒
11. 整理床单位,清理物品,洗手,记录热敷部位、时间、效果及患者的反应	伤口部位热敷后,按换药法处理伤口

四、用　冷　术

(一) 作用

1. 降低体温　冷直接与皮肤接触,通过传导作用散热,降低体温;头部降温,可降低脑细胞的代谢,提高脑组织对缺氧的耐受性,减少脑细胞损害。

2. 减轻局部出血或止血　冷可使局部血管收缩,血流速度减慢,血流量减少,血液黏度增加,有助于血液凝固而控制出血。

3. 控制炎症扩散　冷可使局部血流减少,降低细胞的活力和代谢,在炎症早期用冷,可抑制炎症扩散。

4. 减轻组织肿胀和疼痛　冷可抑制组织细胞的活动,降低神经末梢的敏感性,减轻疼痛;同时,冷可使血管收缩,通透性降低,渗出减少,减轻组织肿胀和疼痛。

(二) 用冷术的禁忌

1. 局部血液循环明显不良　用冷会加重血液循环障碍,可出现组织变性及坏死。

2. 慢性炎症或深部有化脓性病灶　用冷可使局部血流量减少,妨碍炎症吸收。

3. 对冷过敏、心脏病及体质虚弱者　均应慎用冷。

4. 用冷术的禁忌部位

(1) 枕后、耳廓、阴囊处:用冷易引起冻伤。

(2) 心前区:用冷易引起反射性心率减慢、心律不齐。

(3) 腹部:用冷易引起腹痛、腹泻。

(4) 足底:用冷可引起反射性的冠状动脉收缩。

(三) 冷湿敷

1. 目的 高热患者头部降温、止血、消炎、扭伤早期止痛。

2. 用物

脸盆(内盛冰块及水少许)	1个	敷垫(略大于患处面积)	2块
敷钳	2把	小橡胶单	1条
治疗巾	1块		

3. 实施 具体操作见表11-35。

表11-35 冷湿敷的操作

操作步骤	注意点与说明
1. 洗手,准备用物,携至患者处	
2. 核对患者床号、姓名,向患者解释	确认患者并取得合作
3. 指导或协助患者取适当卧位,暴露患处,下垫小橡胶单和治疗巾	保护床单不受潮
4. 将敷垫置于冰水内浸透,再用敷钳将敷垫拧至不滴水,抖开,敷于患处;高热患者降温敷于前额部	敷垫需浸透,方可使温度平均分散在敷垫上
5. 每3~5分钟更换一次敷垫	确保冷敷效果
6. 持续冷敷15~20分钟用于降温时,则于冷湿敷30分钟后测量体温,降至38℃以下,停用	
7. 冷敷完毕,擦干冷敷处,整理床单位,清理用物,洗手,记录冷敷的部位、时间效果、患者反应;降温后的体温记录在体温单上	

(四) 乙醇擦浴

1. 目的 全身用冷,为高热患者降温。

2. 用物

治疗盘	1个	大毛巾	1条
小毛巾	2个	屏风	1架
治疗碗(内盛25%~30%乙醇溶液200ml)		1个	
冰袋及布套	各1个	衣裤	1套
热水袋及布套	各1个		

3. 实施 具体操作见表11-36。

表11-36 乙醇擦浴的操作

操作步骤	注意点与说明
1. 洗手,准备用物,携至患者处	
2. 核对患者床号、姓名,向患者解释目的和过程	确认患者并取得合作

续表

操作步骤	注意点与说明
3. 用屏风遮挡患者	乙醇擦浴系全身用冷，须暴露患者，应尊重患者，保护患者隐私部位
4. 揭开盖被，协助患者排空大小便	
5. 置冰袋于患者头顶部，置热水袋于足底部	头部放冰袋，以助降温；足底放热水袋，使患者感觉舒适，促进下肢血管扩张，利于散热
6. 按以下顺序进行全身擦浴	
(1) 协助患者脱去上衣，将大毛巾垫于擦拭部位的下面，将小毛巾浸入乙醇内，再拧至半干，缠于手上成手套状，以离心方向边擦边按摩；从近侧颈部开始，沿手臂外侧擦至手背，再从腋下沿手臂内侧擦至手心，重复数次；擦拭毕，用大毛巾擦干皮肤；更换小毛巾，以同法擦拭对侧	保护床单不受潮；用毛巾套擦拭有舒适感；利用乙醇的挥发作用及其刺激皮肤血管扩张的作用，达到散热降温的目的；腋窝和肘窝等有大血管经过的浅表处，应多擦拭片刻，以促进散热
(2) 协助患者侧卧，露出背部，下垫大毛巾；更换小毛巾，用同样手法从颈部向下擦拭全背；再用大毛巾擦干皮肤，更换上衣，协助患者仰卧	
(3) 协助患者脱去近侧裤腿，露出下肢，下垫大毛巾；更换小毛巾，自其髂骨处沿腿外侧擦至足背，再自腹股沟沿腿内侧擦至内踝，再自股下经腘窝擦至足跟重复数次，擦拭毕，用大毛巾擦干皮肤更换小毛巾，以同法擦拭对侧；全部擦拭完毕，更换裤子	腹股沟和腘窝处多擦拭片刻；擦浴全程应控制在 20 分钟内
7. 擦拭过程中应注意观察患者病情变化	由于全身用冷，血管的收缩和扩张的反应较强烈，容易发生病情变化；一旦患者出现寒战、面色苍白、脉搏和呼吸异常等情况，应立即停止擦浴，给予相应处理。禁擦胸前区、腹部及足底，这些部位对冷的刺激较敏感，可引起不良反应
8. 盖好盖被，取下热水袋，整理床单位，清理用物，洗手，记录擦浴时间、患者反应	
9. 擦浴后 30 分钟，测量体温并记录于体温单上，如果体温降至 39℃以下，应取下头部冰袋	

(五) 温水擦浴

温水擦浴：使用低于患者皮肤温度的温水擦浴，可使机体的热量通过传导发散；另外皮肤接受冷的刺激后，初期可使皮肤血管收缩，继之扩张，加之擦浴时应用按摩手法刺激血管被动扩张，更加促进了热的发散。温水擦浴适用于高热患者降低体温。除脸盆内盛 2/3 满的 32～34℃温水外，其余用物同乙醇擦浴。操作步骤参见乙醇擦浴。

第十二章　眼科临床基本技能

第一节　眼的一般检查

眼的一般检查,包括眼附属器和眼前段检查。

一、眼附属器检查

眼附属器检查包括眼睑、泪器、结膜、眼球位置和眼眶的检查。

1. 眼睑检查　一般是在自然光线下用望诊和触诊检查。主要观察:①眼睑有无先天异常,如眼睑缺损、睑裂狭窄、上睑下垂等。②眼睑皮肤异常,如红、肿、热、痛、皮下气肿、肿块等。③眼睑位置异常,如比较双侧睑裂宽窄,有无睑内外翻。④睑缘及睫毛异常。

2. 泪器检查　包括泪腺、泪道两部分。检查泪腺区有无肿块,注意泪点位置有无内外翻及闭塞,泪囊区有无红肿、压痛和瘘管,挤压泪囊时有无分泌物自泪点溢出,并通过器械检查泪液的分泌量,泪道是否狭窄及阻塞。

对于溢泪症,可采取下列方法检查泪道有无阻塞。

(1) 荧光素钠试验将1%～2%荧光素钠液滴入结膜囊内,2分钟后擤涕,如带绿黄色,即表示泪道可以通过泪液。

(2) 泪道冲洗用小注射器套上6号钝针头,向下泪点注入生理盐水,如患者诉有水流入口、鼻或咽部,表示泪道通畅。

(3) X线碘油造影检查:可进一步了解泪道阻塞的部位及泪囊大小,以便考虑手术问题。

对于眼干燥症的检查(眼干燥症由泪液分泌减少或其成分异常引起),可采用Schirmer试验或检查泪膜破裂时间帮助诊断。

(1) Schirmer试验:用一条5mm×35mm的滤纸,将一端折弯5mm,置于下睑内侧1/3结膜囊内,其余部分悬垂于皮肤表面,轻闭双眼,5分钟后测量滤纸被泪水渗湿的长度。若检查前点了表麻药,该试验主要评价副泪腺的作用,短于5mm为异常;如不点表麻药,则评价泪腺功能,短于10mm为异常。

(2) 测量泪膜破裂时间(breaking up time,BUT):通过裂隙灯钴蓝色滤光片观察,在球结膜颞下方滴2%荧光素钠一滴,嘱患者眨眼数次使荧光素均匀分布在角膜上,再睁眼凝视前方,不得眨眼,检查者从患者睁眼时起立即持续观察患者角膜,同时开始计时,直到角膜上出现第一个黑斑(泪膜缺损)时为止。如短于10秒则表明泪膜不稳定。

3. 结膜检查　注意其颜色,以及是否透明光滑,有无充血、水肿、乳头肥大、滤泡增生、瘢痕、溃疡、睑球粘连,有无异物或分泌物潴留。

检查球结膜时,以拇指和食指将上、下睑分开,嘱患者向上、下、左、右各方向转动眼球,观察有无充血,特别注意区分睫状充血(其部位在角膜周围)与结膜充血(其部位在球结膜周边部),有无疱疹、出血、异物、色素沉着或新生物。

4. 眼球及眼眶检查

(1) 眼球位置及运动：注意两眼直视时，角膜位置是否位于睑裂中央，高低位置是否相同，有无眼球震颤、斜视。眼球大小有无异常、有无突出或内陷。

检测眼球突出的简单方法，是使患者采取坐位，头稍后仰，检查者站在患者背后，用双手食指同时提高患者上睑，从后上方向前下方看两眼突出度是否对称。如需精确测量眼球前后位置是否正常，并记录其突出的程度，可用 Hertel 突眼计测量，方法是将突眼计的两端卡在被检者两侧眶外缘，嘱其向前平视，从反光镜中读出两眼角膜顶点投影在标尺上的毫米数。我国人眼球突出度的正常平均值为 12～14mm，两眼差不超过 2mm。

检查眼球运动时，嘱患者向上下左右及右上、右下、左上、左下八个方向注视，以了解眼球向各方向运动有无障碍。

(2) 眼眶：观察两侧眼眶是否对称，眶缘触诊有无缺损压痛或肿物。

二、眼球前段检查

眼球前段检查包括角膜、巩膜前段、前房、虹膜、瞳孔、晶体的检查。

1. 角膜检查　注意角膜大小、弯曲度、透明度及表面是否光滑。有无异物、新生血管及混浊(瘢痕或炎症)，感觉如何，角膜后有无沉着物(keratic precipitate，KP)。角膜荧光素染色：为了查明角膜上皮有无缺损及角膜混浊有无溃疡，可用消毒玻璃棒蘸无菌的 1%～2% 荧光素钠液涂于下穹隆部结膜上，过 1～2 分钟后观察，黄绿色的染色可显示上皮缺损的部位及范围。

角膜弯曲度检查：最简单方法是观察 Placido 板在角膜上的映像有无扭曲。嘱受检者背光而坐，检查者一手持板，将板的正面向着受检眼睑裂，通过中央圆孔，观察映在角膜上黑白同心圆的影像。正常者影像为规则而清晰的同心圆，呈椭圆形者表示有规则散光，扭曲者表示有不规则散光。如需测定角膜的曲率半径及屈光度，以便配戴眼镜，进行屈光手术及人工晶状体植入术，则需用角膜曲率计(keratometer)或角膜地形图(topogrphy)检查。

角膜感觉的检查：简单的方法是从消毒棉签拧出一条纤维，用其尖端从被检者侧面移近并触及角膜，如不引起瞬目反射，或两眼触及力有明显差别，则表明角膜感觉减退，多见于疱疹病毒所致的角膜炎或三叉神经受损者。

2. 巩膜检查　注意巩膜有无黄染、结节、充血和压痛。

3. 前房检查　注意前房深浅，房水有无混浊、积血、积脓、异物等。

4. 虹膜检查　注意虹膜颜色、纹理，有无新生血管、萎缩、结节、囊肿、粘连，有无虹膜根部离断、缺损、震颤和膨隆现象。

5. 瞳孔检查　注意瞳孔的大小、位置、形状，瞳孔区有无渗出物、机化膜及色素，瞳孔的直接对光反射、间接对光反射、近反射是否存在。

6. 晶体检查　注意晶体透明度、位置和晶体是否存在。

晶状体混浊分级：LOCSII 将晶状体核混浊(N)、皮质混浊(C)、后囊膜下混浊(P)和晶状体核颜色(NC)分成标准等级(表 12-1)。

表 12-1 晶状体混浊分级

部位	混浊情况	分类
核(N)	透明,胚胎核清楚可见	N_0
	早期混浊	N_1
	中等程度混浊	N_2
	严重混浊	N_3
皮质(C)	透明	C_0
	少量点状混浊	C_{tr}
	点状混浊扩大,瞳孔区内出现少量点状混浊	C_1
	车轮状混浊扩大,瞳孔区约 50%混浊	C_3
	瞳孔区约 90%混浊	C_4
	混浊超过 C_4	C_5
后囊膜	透明	P_0
下(P)	约 3%混浊	P_1
	约 30%混浊	P_2
	约 50%混浊	P_3
	混浊超过 P_3	P_4

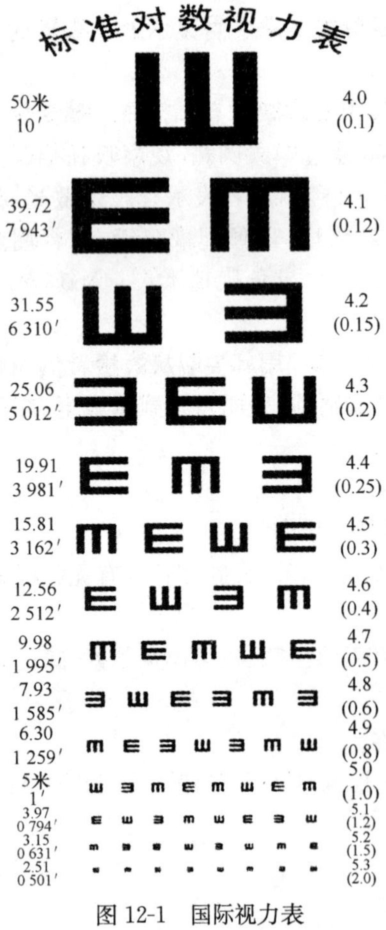

图 12-1 国际视力表

第二节 眼部功能检查

一、视力检查

视力即视锐度(visual acuity),主要反映黄斑的视功能。可分为远、近视力,后者为阅读视力。临床诊断及视残评定的等级一般是以矫正视力为标准,矫正视力即验光试镜后的视力(图 12-1)。

在眼病流行病学调查中,采用日常视力为指标,即日常生活中经常佩戴或不佩戴眼镜的视力,它反映了受试者对视力的需求程度。视力好坏直接影响人的工作及生活能力。临床上通常将 1.0 的视力作为正常视力。一些发达国家将视力低于 0.5 称为视力损伤,作为能否驾车的标准。世界卫生组织的标准规定,患者的双眼矫正视力均低于 0.3 为低视力,矫正视力低于 0.05 为盲。

1. 视力检查方法

(1) 注意事项:查视力须两眼分别进行,先右后左,可用手掌或小板遮盖另眼,但不要压迫眼球。视力表须有充足的光线照明。远视力检查的距离为 5m,近视力检查的距离为 30cm。检查者用杆指着视力表的试标,嘱受试者说出或用手势表示该试标的缺口方向,逐行检查,找出受试者的最佳辨认行。

(2) 检查步骤

1) 正常视力标准为1.0。如果在5m处连最大的试标(0.1行)也不能识别,则嘱患者逐步向视力表走近,直到识别试标为止。此时,再根据V=d/D的公式计算,如在3m处才看清50m(0.1行)的试标,其实际视力应为V=3m/50m=0.06。

2) 如受试者视力低于1.0时,须加针孔板检查,如视力有改进,则可能是屈光不正,戴小孔镜可降低屈光不正的影响,因此查小孔视力可作眼病筛查的手段。如患者有眼镜,应检查戴镜的矫正视力。

3) 如走到视力表1m处仍不能识别最大的试标时,则检查指数。检查距离从1m开始,逐渐移近,直到能正确辨认为止,并记录该距离,如"指数/30cm"。如指数在5cm处仍不能识别,则检查手动。如果眼前手动不能识别,则检查光感。在暗室中用手电照射受试眼,另眼须用手掌捂紧不让透光,测试患者眼前能否感觉光亮,记录"光感"或"无光感"(no light perception,NLP)。并记录看到光亮的距离,一般到5m为止。对有光感者还要检查光源定位,嘱患者向前方注视不动,检查者在受试眼1m处,上、下、左、右、左上、左下、右上、右下变换光源位置,"+"、"-"表示光源定位的"阳性"、"阴性"。

4) 近视力检查:视力检查必须检查远、近视力,这样可以大致了解患者的屈光状态。例如,近视眼患者,近视力检查结果好于远视力结果;老视或调节功能障碍的患者远视力正常,但近视力差;同时还可以比较正确地评估患者的活动及阅读能力,例如有些患者虽然远视力很差而且不能矫正,但如将书本移近眼前仍可阅读书写。

早期的Jaeger近视力表分7个等级,从最小的试标J_1到最大的试标J_7,此近视力表与标准远视力表的分级难以对照。50年代徐广第参照国际标准远视力表的标准,1.0为1′角的试标,研制了标准近视力表,使远、近视力表标准一致,便于临床使用。

2. 儿童视力检查 对于小于3岁、不能合作的患儿检查视力,需要耐心诱导和观察。

新生儿有追随光及瞳孔对光反应;1月龄婴儿有主动浏览周围目标的能力;3个月时可双眼集合注视手指。交替遮盖法可发现患眼:当遮盖患眼时患儿无反应,而遮盖健眼时患儿试图躲避。

视动性眼球震颤(optokinetic nystagmus,OKN)是检测婴幼儿视力的方法。将黑白条栅测试鼓置于婴儿眼前。转动鼓时,婴儿双眼先随着测试鼓顺向转动,随之骤然逆向转动,故称之为视动性眼球震颤。逐渐将测试鼓条栅变窄,直至被检婴儿不产生视动性眼球震颤为止,即为婴儿的评估视力。视诱发电位可客观地记录闪光刺激对视皮层的诱发电位。

二、检　　查

检查包括眼睑、睫毛、结膜、瞳孔、眼底和眼压等,这些检查只限医生动手,体检者只要听从指挥即可。但如有下列情况,体检者应该主动告知医生。

1. 视力障碍 指突然或逐渐视力下降或视物模糊,看远(近视)或看近(远视或老视)不清楚;视物形状有改变,变小、变色、变盲、单眼或双眼复视等;视野缩小,眼前有固定或飘动的黑影。

2. 感觉异常 眼睛有刺痛、痒、异物感或畏光、流泪,这些症状被统称为眼部刺激征,常见于角膜炎、眼外伤、急性虹膜炎、青光眼等。

3. 视力下降 包括一过性视力丧失,视力可在24小时内(通常在1小时内)自行恢复正常,常见于视盘水肿(数秒,双眼),一过性缺血发作(数分钟,单眼),椎基底动脉供血不足(双眼),体位性低血压,精神刺激性黑矇,视网膜中央动脉痉挛,癔症,过度疲劳及偏头痛等。无眼痛的突然视力下降往往由视网膜动静脉阻塞、缺血视神经病变、视网膜脱离等引起。白内障、屈光不正、开角型青光眼、慢性视网膜疾病等也会有视力下降,也无眼痛症状。若眼痛的同时,突然视力下降,常见于急性闭角型青光眼、葡萄膜炎、角膜炎等疾病。

4. 用药情况 许多药物会造成眼部改变,如长期应用糖皮质激素、安定、抗结核药、心血管系统药物、避孕药及抗疟药物等,故体检者应将自己的用药情况告诉医生。

5. 全身性疾病 眼睛是全身器官中的一部分,许多疾病都可以引起眼睛病变。如动脉硬化、高血压病、糖尿病、肾脏疾病、血液病、结核病、感染性心内膜炎、维生素缺乏、结节病等。外科方面的颅脑外伤,是最常见的可引起眼睛改变的疾病。其他疾病,如神经系统的脑血管疾病、脱髓鞘病、脊髓退行性疾病,颅脑肿瘤、炎症,精神病,妇产科的妊娠高血压,口腔科、耳鼻喉科疾病,性传播疾病,遗传代谢性疾病,风湿免疫性疾病等,也都可引起眼部病变。

第三节 色觉检查

色觉检查就是辨别由各种颜色组成的色谱或图案,以检查人的辨色能力。色觉检查结果一般分为:正常、色弱、单色能辨(通常称为色盲,是指有任何一种颜色不能辨别)和单色不能辨四种。色觉检查和视力检查是两种不同的体检项目,前者是检查眼睛的辨色能力;后者是检查眼睛的视物远近能力。从事交通运输、建筑、美术、化学、医学等工作的人必须有正常色觉,这是服兵役、就业、就学前体检必需的项目。

正常人能辨别各种颜色,凡不能准确辨别各种颜色者为色觉障碍。临床上按色觉障碍的程度不同,色觉检查可分为色盲与色弱。色盲中以红绿色盲较为多见,蓝色盲及全色盲较少见;色弱者主要表现辨色能力迟钝或易于疲劳,是一种轻度色觉障碍。

色盲有先天性及后天性两种,先天性者由遗传而来,后天性者为视网膜或视神经等疾病所致。偶见于服药之后,如内服山道年可以发生黄视,注射洋地黄可以发生蓝视。中国先天性色盲的发生率,男性约 5.14%,女性约为 0.73%。

色觉是视器的重要功能之一,色觉功能的好坏,对要求辨色力的工作具有一定的影响。对国防军事,尤其是特种兵具有重要意义。如在空军航空兵中,必须辨别各种颜色的信号。为此,在选兵时色觉检查被列为重要的检查项目之一,色觉的检查方法包括:

1. 假同色图检查法 通常采用俞自萍、石原忍色盲本在白昼明亮的自然光照明下进行检查。被检者与色盲本之间的距离为 75~100cm。嘱被检者读出色盲本上的数字或图形。每辨认一张图不得超过 10 秒,对照色盲本的说明,记录检查结果。

2. 彩色绒线检查法 把各种规定颜色的绒线或纸放在被检查者前,让其选出类似的颜色,然后进行评定。

3. 色相排列法

(1) FM-100 色彩试验:由 93 个色相子组成,其中 8 个为固定参考子,85 个为可移动的色相子,共分 4 盒。检查在自然光线或标准照明下进行。两眼分别检查,要求受检者按颜色变化的规律顺序排列好色相子。把色相子背面标明的序号记录在记分纸上,画出轴向图,并计算出总错误分,由此色觉正常者看到的是"C"。判断色觉异常的类型和严重程度。每盒排列时间一般为 2 分或稍延长。正常人总错误分在 113 分以下。色盲患者可达 400~500 分以上。由轴向分析可判断色盲性质。

(2) D-15 色盘试验:由 16 个色相子组成,其中一个为参考子,15 个为色相子。检查方法大致同 FM-100 色彩试验。

第四节　视 野 检 查

视野(visual field)　是指眼向前方固视时所见的空间范围，相对于视力的中心视锐度而言，它反映了周边视力(图 12-2)。距注视点 30°以内的范围称为中心视野，30°以外的范围为周边视野。如同视力，视野对人的工作及生活有很大影响，视野狭小者不能驾车或从事较大范围活动的工作。WHO 规定视野小于 10°者，即使视力正常也属于盲。许多眼病及神经系统疾病可引起视野的特征性改变，所以视野检查在疾病诊断有重要意义。

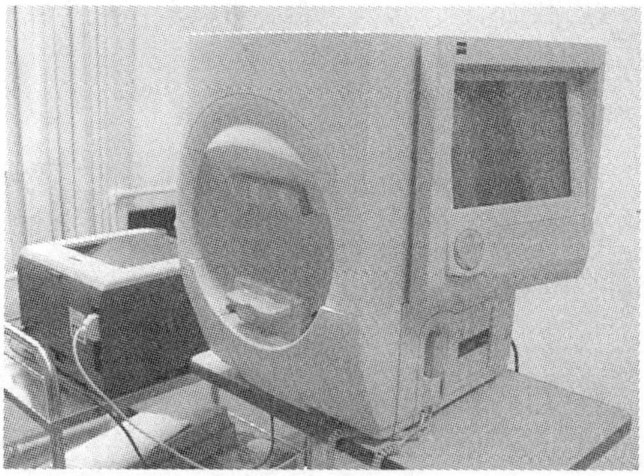

图 12-2　视野计

一、视野计的设计及检查方法

1. 视野计的发展阶段分为 3 个阶段

(1) 早期为手动的中心平面视野计和周边弓形视野计。

(2) 第二阶段始于 1945 年，以 Goldmnn 半球形视野计的产生为标志，它仍属于手工操作的动态视野计，其特点是建立了严格的背景光和刺激光的亮度标准，为视野定量检查提供了标准。

(3) 第三阶段为 20 世纪 70 年代问世的自动视野计，利用计算机控制的静态定量视野检查。

2. 常用的视野检查法

(1) 对照法：此法以检查者的正常视野与受试者的视野作比较，以确定受试者的视野是否正常。方法为，检查者与患者面对面而坐，距离约 1m。检查右眼时，受检者遮左眼，右眼注视医生的左眼；而医生遮右眼，左眼注视受检者的右眼。医生将手指置于自己与患者的中间等距离处，分别从上、下、左、右各方位向中央移动，嘱患者发现手指出现时即告之，这样医生就能以自己的正常视野比较患者视野的大致情况。此法的优点是操作简便，不需仪器。缺点是不够精确，且无法记录供以后对比。

(2) 平面视野计：是简单的中心 30°动态视野计。其黑色屏布 1m 或 2m，中心为注视点，屏两侧水平径线 15°～20°，用黑线各缝一竖圆示生理盲点。检查时用不同大小的试标绘出各自的等视线。

(3) 弧形视野计：是简单的动态周边视野计。其底板为 180°的弧形板，半径为 33cm，其移动试标的钮与记录的笔是同步运行的，操作简便。

(4) Goldmann 视野计：为半球形视屏投光式视野计，半球屏的半径为 30cm，背景光为 31.5asb，视标的大小及亮度都以对数梯度变化。试标面积是以 0.6 对数单位(4 倍)变换，共 6 种。视标亮度以 0.1 对数单位(1.25 倍)变换，共 20 个光阶。此视野计为以后各式视野计的发展提供了刺激光的标准指标。

(5) 自动视野计：电脑控制的静态定量视野计，有针对青光眼、黄斑疾病、神经系统疾病的特殊检查程序，能自动监控受试者固视的情况，能对多次随诊的视野进行统计学分析，提示视野缺损是改善还是恶化。国外 Octopus、Humphery 视野计具有代表性。

1) 自动视野计的检查方法有三大类：

A. 阈上值检查，为视野的定性检查，分别以正常、相对暗点或绝对暗点表示。此方法检查快，但可靠性较低，主要用于眼病筛查。

B. 阈值检查，为最精确的视野定量检查，缺点是每只眼约检查15分钟，患者易疲劳。

C. 快速阈值检查，如TOP程序通过智能趋势分析，减少了检查步骤，每只眼检查仅需5分钟。

2）自动视野计结果判读的要点：

A. 视野中央部分正常变异小，周边部分正常变异大，所以中央20°以内的暗点多为病理性的，视野25°～30°上、下方的暗点常为眼睑遮盖所致，30°～60°视野的正常变异大，临床诊断视野缺损时需谨慎。

B. 孤立一点的阈值改变意义不大，相邻几个点的阈值改变才有诊断意义。

C. 初次自动视野检查异常，可能是受试者未掌握测试要领，应该复查视野，如视野暗点能重复出来才能确诊缺损。

D. 有的视野计有缺损的概率图，此图可辅助诊断。

二、视野检查的临床意义

我们知道，视野检查离不开检查医师与被检者之间的配合，它属于心理物理学的检查，那么在视野检查中应当注意哪些问题呢？首先，在检查的全过程中，受检眼必须始终注视中心注视点，在检查中还应注意照明度，一般使用人工照明，将灯放在患者头的后面，使光线均匀地照在视野计上。此外，应注意视标大小不同，视标越小，视野越小，有时用大视标不能发现轻微视野改变，而用小视标反而可以发现，因此必要时用大小不同的视标测量视野。不同疾病对颜色的敏感度不同，视网膜疾病患者一般采用蓝色和黄色视标，视神经疾病患者采用红色和绿色视标。视标的颜色必须保持原有浓度，否则检测结果会不准。视标移动时要与进行方向垂直摆动，白色视野以看见视标处作为视野边界，颜色视野以能明确分辨视标颜色之处为界。

在视野检查中，要注意影响视野大小的因素：①受检者的合作：受检者在检查中注意力应集中，必须始终注意中心固视点，同时不能太疲劳。②面形：受检者的脸形、睑裂大小、鼻梁的高低均可影响视野大小及形状。③瞳孔大小：缩小的瞳孔可使视野缩小，这对青光眼患者尤为重要，反之瞳孔散大则视野增大。④屈光不正：平面视野计检查时，未矫正的屈光不正常常使视野缩小，检查周边视野时，患者最好不戴眼镜，以免镜框阻碍视线。⑤对随访观察的患者，每次检查条件必须一致，方可比较观察。

三、视野改变反映眼及全身病变

某些眼与全身的病变常可反映视野的改变，表现为中心暗点、生理盲点扩大，弓形暗影，周边视野收缩，水平性偏盲，双鼻侧偏盲和双颞侧偏盲等。

能引起中心暗点的疾病有：①黄斑疾患：中心性脉络膜视网膜病变，黄斑部变性、囊肿、破孔、出血等；②视神经疾患：球后视神经炎、视乳头炎；③中毒性弱视（中心暗点型）；④家族性视神经萎缩；⑤枕叶皮质疾患；⑥维生素 B_1 缺乏。

引起生理盲点扩大的疾病有：①视乳头水肿；②视神经乳头炎；③青光眼；④有髓神经纤维；⑤视乳头玻璃疣；⑥视神经缺损；⑦视乳头旁脉络膜炎；⑧伴有弧形斑的高度近视。

引起弓形暗点的疾病有：①青光眼；②视乳头玻璃膜疣；③视乳头先天性缺损；④缺血性视乳头病变；⑤视神经孔脑膜瘤；⑥视乳头小凹。

引起周边视野收缩的疾病有：①视神经萎缩；②视网膜色素变性；③周边部视网膜脉络膜病变；④青光眼；⑤视神经炎；⑥癔病；⑦中毒性弱视（周边收缩型）；⑧慢性萎缩性视乳头水肿。

引起水平性偏盲的疾病有：①上或下视网膜动脉阻塞；②青光眼；③视乳头先天性缺损；④缺血性视乳头病变；⑤视交叉上方或下方病变；⑥距状裂两侧的上唇或下唇病变。

引起双鼻侧偏盲的疾病有：①视交叉蛛网膜炎；②多发性硬化症的双侧球后神经炎；③颈内动脉硬化；④双侧视网膜颞侧对称性病变；⑤青光眼双眼对称性鼻侧周边收缩。

引起双颞侧偏盲的疾病有：①脑垂体肿瘤；②视交叉疾患、血管性疾患，如动脉硬化血栓、视交叉神经炎、肿瘤；③鞍周围疾患、颅咽管瘤、鞍上脑膜瘤、松果体瘤等。

第五节　瞳孔检查

一、瞳孔一般检查

检查时要注意两眼瞳孔是否等大、形状是否等圆、边缘是否整齐、位置是否居中、有无与晶状体之间形成后粘连、瞳孔区有无瞳孔残膜与网状的机化膜。必要时可在裂隙灯显微镜下采用弥散光线照明法进行仔细检查。

二、瞳孔大小的检查

正常成人瞳孔在自然光线下直径约为2.5～4.0mm，女性瞳孔较男性略大，幼儿、老年人和远视眼瞳孔较小，近视瞳孔则较大。检查瞳孔大小应在正常光线下进行，最简单的方法是让被检者向正前略向上注视，用透明的直尺来直接测量瞳孔的直径。如有条件，可用上有大小不同圆环的标尺（也称瞳孔尺）测量。以尺上的圆与被检眼的瞳孔大小相比较，即可测出被测瞳孔的大小。小于2mm常被认为瞳孔缩小，大于4.5mm为瞳孔散大。检查瞳孔和各种反射对于视路及全身病的诊断都有重要意义，现分述如下。

1. 直接光反射　在暗室内用手电筒照射受检眼，该瞳孔迅速缩小的反应。此反应需要该眼瞳孔反射的传入和传出神经通路共同参与。

2. 间接光反射　在暗室内用手电筒照射另侧眼，受检眼瞳孔迅速缩小的反应。此反应只需要受检眼瞳孔反射的传出途径参与。

3. 相对性传入性瞳孔障碍（relative afferent pupillary defect，RAPD）　亦称Marcus-Gunn瞳孔。譬如左眼传入性瞳孔障碍时，用手电筒照射右（健）眼时，双眼瞳孔缩小，患眼瞳孔由于间接反射而缩小；随后移动手电筒照在左（患）眼上，双眼瞳孔不缩小或轻微收缩，因左眼传入性瞳孔障碍；以1秒间隔交替照射双眼，健眼瞳孔缩小，患眼瞳孔扩大。这种体征特别有助于诊断单眼的黄斑病变或视神经炎等眼病。

4. 集合反射　先嘱被检者注视一远方目标，然后嘱其立即改为注视15cm处自己的食指，这时两眼瞳孔缩小。

5. Argyll-Robertson 瞳孔　直接光反射消失而集合反射存在，见于神经梅毒。

第六节　裂隙灯显微镜检查

眼科暗室中有一台既像望远镜，又像显微镜的仪器，叫裂隙灯显微镜，这是眼科检查必不可少的重要仪器。裂隙灯显微镜由照明系统和双目显微镜组成，它不仅能使表浅的病变观察的十分清楚，而且可以调节焦点和光源宽窄，作成“光学切面”，使深部组织的病变也能清楚地显现。裂隙灯显微镜检查方法：

1. 斜照法 裂隙灯取45°位置，显微镜正面观察，这是最常用的方法。用斜照法可观察眼前大部分病变，如结膜乳头增殖、结膜滤泡、沙眼瘢痕、角膜异物、角膜云翳、晶体前囊色素和晶体混浊等。这一方法主要是检查有关部分的颜色和形态的变化，以判断病变。

2. 反光法 当裂隙灯照入眼部遇到角膜前面、后面，晶体前面、后面等光滑面，将发生反射现象。这时如转动显微镜支架，使反射光进入显微镜，则用显微镜观察时，有一眼将看到一片很亮的反光。前后移动显微镜可以看清反光表面的微细变化。如果转动裂隙灯和显微镜的夹角以改变照射的部位而不动显微镜，亦能达到反射光的目的（注意：显微镜必须调焦在反光表面上）。本法可用来检查角膜水肿时角膜表面“起粒”。角膜上皮剥落，角膜溃疡愈合的瘢痕，晶体前囊的反光或彩色反光等。

3. 后照法 对焦方法基本同斜照法，但此时观察者不去看那境界清楚的被照处，而把视线转到虹膜，形成一个模糊的光斑。将视线转向虹膜光斑前方的角膜部分观察，便可看到在光亮背景上出现的角膜病变。当角膜有新生血管或后沉着物、角膜深层异物、角膜深层血管、角膜血管翳等这类病症用斜照法无法明确诊断，用本法往往易于初诊。

4. 弥散光线照明法 此法光线照射方式为：裂隙照明系统从较大角度斜向投射，同时将裂隙充分开大，广泛照射，利用集中光线或加毛玻璃，用低倍显微镜进行观察。普通光线照明时，若加上毛玻璃，因光线较暗，不易观察细微病变。而用裂隙照明光，光线高度集中，因光线太强，不可持续较长时间。此种方法采用亮度高度集中的裂隙光，且利用双眼视觉同时进行检查，故检查中十分便利、舒适，易于掌握；所观察的部位形态完整、具立体感。其主要用于检查结膜、巩膜、角膜、晶状体等眼前部组织的情况。例如，此法可将角膜全部、虹膜表面、晶状体表面作全面的观察，并有立体感；对角膜后弹力膜的皱褶、晶状体囊和老年人晶状体核的形态等得到完整的概念，比一般斜照法优越。

5. 调整光栅的用法 调整光栅大小时，可得不同长度的裂隙像一般用于横扫眼部，综观眼部病变。检查晶体时可适当缩短裂隙像长度，以减少眩目。配合前置镜或接触镜进行眼底或后部玻璃体检查时，裂隙像长度必须适当缩短。蓝色滤光片常用于荧光观察，绿色滤色片则用于观察血管。

第七节 前房角镜检查

前房角镜（gonioscope）有直接（折射式）和间接（反射式）两型（图12-3，图12-4）。间接型可借助裂隙灯显微镜照明并放大，使房角结构清晰可见，已广泛应用，使用时与一般裂隙灯检查方法相同。

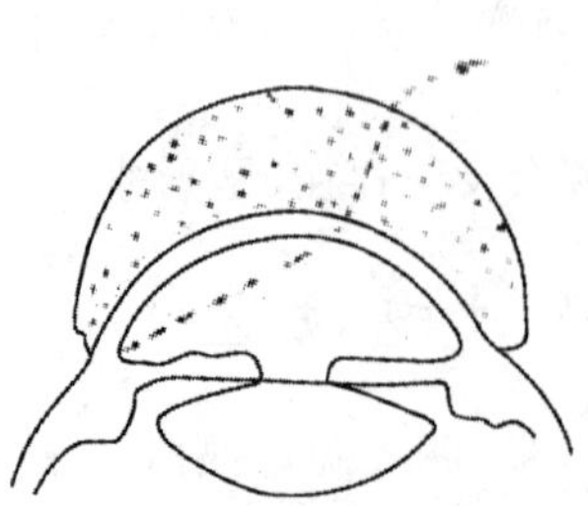

图12-3 直接房角镜（折射式）

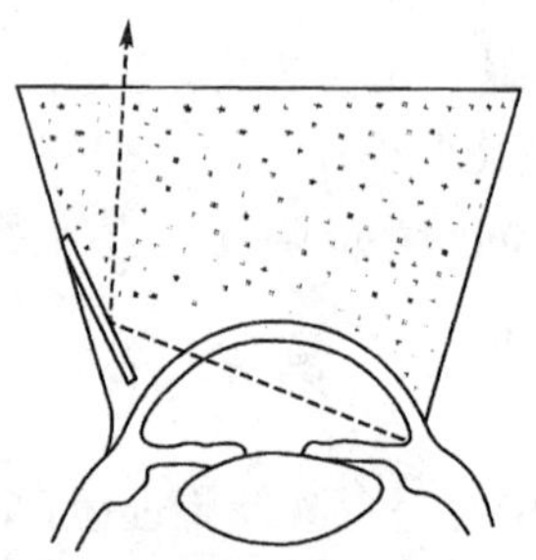

图12-4 间接房角镜（反射式）

使用前应将前房角接触镜用肥皂水洗净，清水冲洗，拭干后浸于1∶6000升汞液中15～30分钟待用。安放时，先在结膜囊内滴0.5%丁卡因溶液2～3次，令患者眼向下看，检查者把患眼的上睑向上提起，将盛满1%甲基纤维素或生理盐水的接触镜安放在结膜囊内，令患者双眼轻轻紧闭，以防脱落，使用时镜面与角膜空隙内不许有气泡，方能保持一个完整的屈光间质，有利于检查。

正常前房角镜所见：

1. 房角前壁

(1) 前界线，即Schwalbe，是一条灰白色发亮略突起的细线条，为后弹力层止端，也是角膜与小梁的分界线。

(2) 小梁网(trabecular meshwork)亦称滤帘，是一条较宽的浅灰色透明带，随着年龄的增加，透明度降低，呈白色、黄色或深棕色，它的后中部可隐约透见巩膜静脉窦，其上常有色素附着，是房水排出的主要区域。

(3) 巩膜突，是紧接小梁网之后的一条极窄的黄白色带，也是前壁的终点。

2. 房角后壁　为虹膜根部，是衡量前房角宽窄的主要标志。如虹膜根部位置靠前，虹膜末卷隆起，则房角后半部的结构都被遮挡而看不见，房角就窄；反之，虹膜平坦，位置靠后，房角隐窝就能清楚显示。

3. 房角隐窝又称睫状体带　介于巩膜突与虹膜根部之间，由睫状体前端的构成，为一条灰黑色带。有时可见到一些棕黄色树枝状分叉条索，横跨在房角隐窝的前面，称为梳状韧带，这是哺乳动物的残遗组织，不影响房水排出。

检查前房角时先作静态(原位状态)的观察，以区分其宽窄。患者两眼向前方平视，前房角镜放在角膜正中位置，不施加压力，这样就能准确地看到房角的本来状态。窄角者可用动态观察，就是嘱患者稍向某一方向注视，并将前房角镜略倾斜，使房角的结构尽可能地看清楚，以区分窄角的等级。检查时先把房角镜的反射镜置于上方，观察下方房角，然后将裂隙灯光及镜面横向或垂直移动，把四周都看清，写出检查结果。

房角的宽度按Scheie(1975)分类法(图12-5)。

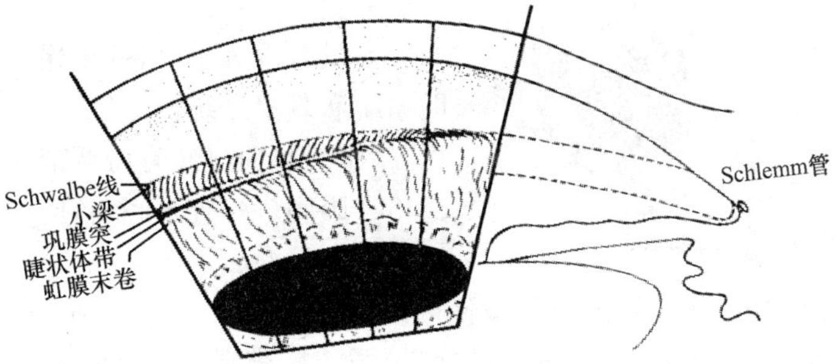

图12-5　Scheie房角分类法

宽角(wide angle，W)：静态观察下，从前界线到睫状体带、虹膜根部等所有结构均能看到，有时还可看到梳状韧带。

窄角(narrow angle，N)：分Ⅰ～Ⅳ级

窄角Ⅰ(NⅠ)：从前界线到巩膜突都能看到，睫状体带看不见或仅见其前缘，但在动态观察下，可见睫状体带范围增宽或从看不见变为可见。

窄角Ⅱ(NⅡ):能看到前界线与滤帘,不见巩膜突;动态下能看见巩膜突,但看不见睫状体带。

窄角Ⅲ(NⅢ):只能看到前界线与滤帘的前1/3,动态下仍看不到滤帘后半部,可见光带错位。

窄角Ⅵ(NⅥ):房角结构完全看不见,动态下可见前界线,或仅能见其部分,仍可见光带错位。

闭角(closure angle,C):在眼压已下降的情况下房角仍不能开放,说明已发生虹膜周边前粘连,称为闭角。

前房角的宽窄及其在眼内压波动时的宽度变化情况,对诊断和治疗各种青光眼有重要价值。此外,前房角镜检查对前房角的异物或虹膜根部肿瘤、新生血管等的诊断也有帮助。

第八节　眼底检查法

眼底检查是利用检眼镜检查玻璃体、视网膜、脉络膜及视神经乳头等眼球后部的方法。分直接和间接两种。

1. 直接检眼镜检查法　直接检眼镜可直接检查眼底,不必散大瞳孔,在暗室中进行检查,检查者眼睛必须靠近患者的眼睛,用右眼检查患者的右眼,右手拿检眼镜,坐在或站在患者的右侧,左眼则反之,医者的另一手牵开患者的眼睑,先将检眼镜置于患者眼前约20cm,用+10D镜片检查患者的屈光间质是否透明,检查屈光间质后,可开始检查眼底各部分,转动透镜片的转盘可矫正医者和患者的屈光不正,若医者为正视眼或已配矫正眼镜,则看清眼底所用的屈光度表示被检眼的屈光情况(图12-6)。一般先令患眼向前直视,检查视乳头,再沿网膜血管检查颞上、颞下,鼻上、鼻下各象限,最后令患眼向颞侧注视,检查黄斑部。眼底病变的大小,以视乳头直径表示,以透镜的屈光度测量病变的凹凸程度,3D相当于1mm。有的检眼镜附有绿色滤光片,对视神经纤维及黄斑观察更佳。

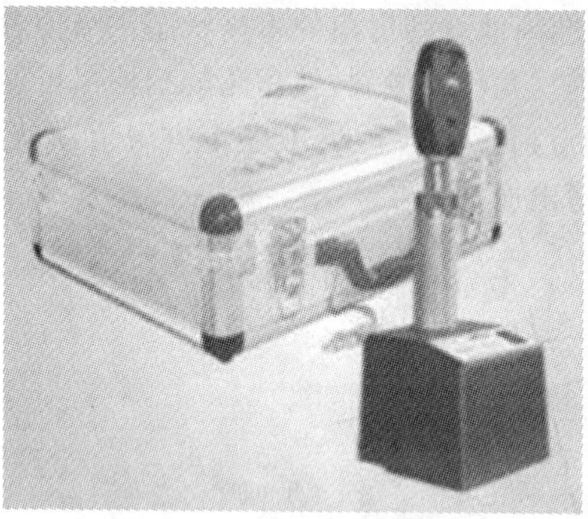

图12-6　直接检眼镜

所见是放大16倍的正像。镜的构造包括照明系统和观察系统,灯光由一小镜反射入被检眼内,检眼者可通过装有可调节屈光不正的系列镜盘检查眼底。检查眼底前,应先行彻照法检查屈光间质有无混浊。

2. 间接眼底镜检查法　间接检眼镜使用时须充分散大瞳孔,在暗室中检查,医者接通电源,调整好距离及反射镜的位置,开始先用较弱的光线观察,看清角膜、晶体及玻璃体的混浊,然后将光线直接射入被检眼的瞳孔,并让被检眼注视光源,一般用+20D物镜置于被检眼前5cm处,物镜的凸面向检查者,检查者以左手持物镜,并固定于患者的眶缘,被检眼、物镜及检查者头固定不动,当看到视乳头及黄斑时再将物镜向检查者方向移动,在被检眼前5cm处可清晰见到视乳头及黄斑部的立体倒像。检查眼底其余部分时,应使被检者能转动眼球配合检查,检查者围绕被检者的头移动位置,手持的物镜及检查者的头也随之移动。所查的影像上下相反,左右也相反。为检查眼底周边部,如检查6点方位,检查者位于被检者的头顶处,令患眼向下看6点方位。检查眼底的远周边部,则必须结合巩膜压迫法,金属巩膜压迫器戴在检查者右手的中指或食指上，将压迫器的头置于被检眼相应的眼睑外面，必要时可表麻后，自结膜囊内进行检查，操作时应使检查者的视线与间接检眼镜的照明光线、物镜的焦点、被检的眼位、压迫器的头部保持在一条直线上，检查时应注意随时嘱患者闭合眼睑以湿润角膜，当怀疑有眼内占位性病变时，切忌压迫检查。

所见是放大4倍的倒像。所见眼底范围大，立体感强，可同时看清眼底不在同一平面上的病变，利用巩膜压迫器，还可检查极周边的眼底。其工作原理与低倍显微镜的工作原理相同。

(1) 双目间接检眼镜(图12-7)：检查时充分散瞳，检查者戴双目间接检眼镜，检查者与被检者相距约40cm，将光线射入瞳孔区，检查者在手持一凸透镜(通常用+20D)，置于被检眼前，前后调节距离，即可看清眼底。其工作距离远，还可戴此镜在直视下作手术。

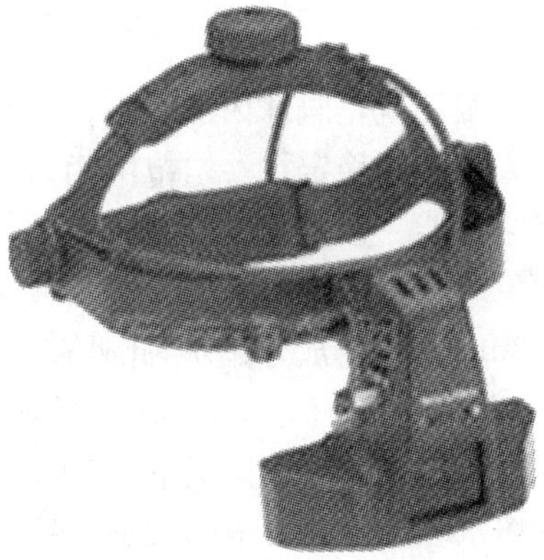

图12-7　双目间接检眼镜

(2) 三面镜的检查(图12-8)：在裂隙灯检查眼底时三面镜起了很大作用，而且操作方便。借助于三面镜，很容易辨认视神经乳头、视网膜、脉络膜的高低差别，对囊肿、血管瘤、视网膜裂孔、脉络膜肿瘤等的鉴别以及对视网膜表面与玻璃体后界膜的关系、视网膜脉络膜间的浆液及视网膜剥离其下方的观察都有很大的帮助。

检查前应充分散瞳，先滴表面麻醉剂，三面镜接触角膜的凹面滴以甲基纤维素，然后放于结膜囊内，使凹面紧贴角膜，然后以较小角度(但不是零度)投射光线照射，分别用三面镜三个反光镜面观察眼底。三个镜面倾角分别为75°、67°和59°，镜面1可看清眼底的中央部分，镜面2可以看清赤道部至眼底30°之间的部分，镜面3可以看清周边部分，镜面4可看清玻璃体与眼底周边部及前房角。

在使用三面镜检查前应充分散瞳，当瞳孔散大超过8mm时，锯齿缘及周围区域都能比较容易地观察到。

(3)前置镜(图12-9)：为了便于保存资料，应绘制眼底图像，此图为三个同心圆及12条放射线组成。最外圆为睫状体与玻璃体基础部，最内圆为赤道部，中间圆为锯齿缘。12条放射线表示按时钟方位的子午线，12点方向对着患者的脚部。

另外，还可利用裂隙显微镜加三面镜及眼底荧光血管造影检查眼底。后者由于注入的染料随血液运行可动态地观察眼底变化。当视网膜毛细血管与色素上皮屏障功能受损时，可发生染料渗漏而显示出用检眼镜发现不了的情况。

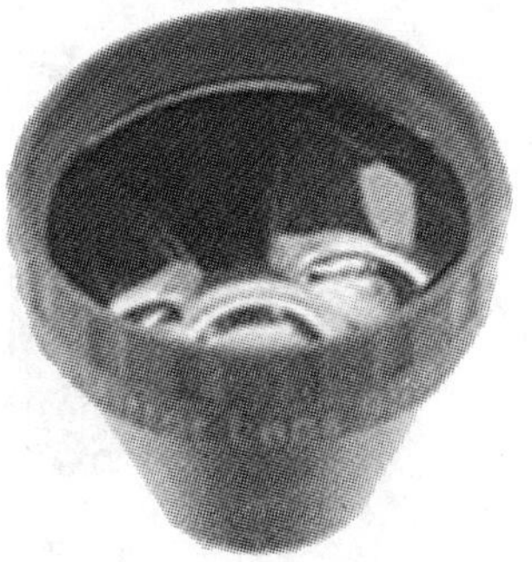

图12-8　三面镜

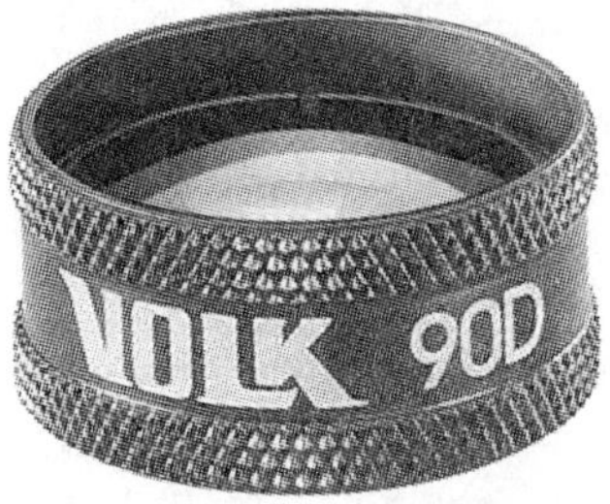

图12-9　前置镜

眼底检查记录：应记录视盘大小、形状（有否先天发育异常）、颜色（有否视神经萎缩）、边界（有否视盘水肿、炎症）和病理凹陷（青光眼）；视网膜血管管径大小、是否均匀一致、颜色、动静脉比例（正常 2∶3）、形态、有无搏动及交叉压迫征；黄斑部及中心凹光反射情况；视网膜有否出血、渗出、色素增生或脱失，描述其大小、形状、数量等。对明显的异常可在视网膜图上绘出。

第九节　眼压测量法

眼压就是眼球内部的压力，简称为眼压。它是眼内容物对眼球壁施加的均衡压力。正常人的眼压稳定在一定范围内，以维持眼球的正常形态，同时保证了屈光间质发挥最大的光学性能。正常眼压的范围为 1.47～2.79kPa（11～21mmHg）。

眼内容物有房水、晶状体、玻璃体，但对眼压影响最大的是房水。房水的总量为 0.13～0.3ml，其主要成分是水，此外还有蛋白质、电解质、抗坏血酸、乳酸、葡萄糖、脂类、酶类等，pH 为 7.3～7.5。房水由睫状体中睫状突产生，然后进入后房，并经瞳孔流入前房，再经前房角排出。在一般情况下，房水的产生和排出保持着一种动态平衡，即在一定时间内，产生的房水和排出的房水的量是相等的。如果房水的排出通道受阻碍，或因某种原因使房水产生的量增加，都可导致房水的蓄积，使眼压升高。若房水产生的量过少，房水的蓄积达不到一定量，眼压就会过低。眼压的检测方法主要有指测眼压法和眼压计测量法。

1. 指测法　是令患者双眼自然向下看，检查者以两食指尖由睑板上缘之上方轻触眼球，其余各指置于患者的前额部作支持，两食指尖交替轻压，根据传达到指尖的波动感，估计眼球压力的高低。一般正常为 Tn，眼压高为 T+1、2、3，眼压低为 T−1、2、3。

2. 眼压计测量法　分为压陷式和压平式两种。

(1) Schiotz 压陷式眼压计（图 12-10）：本仪器为临床常用，它是以一定重量的砝码压陷角膜中央部，以测量眼压。电眼压计是根据 Schiotz 标准眼压计规格制成的，它与自动电流计记录系统相连接，可作眼压描记。压平式眼压计是以一定的重量压平角膜，根据所压平的角膜面积测量眼压，或以可变的重量压平一定的角膜，根据所需的重量来测定眼压。眼内压与施加的外力成正比，与压平的角膜面积成反比。

(2) 压平式眼压计：主要为 Goldmann 眼压计（图 12-11）。

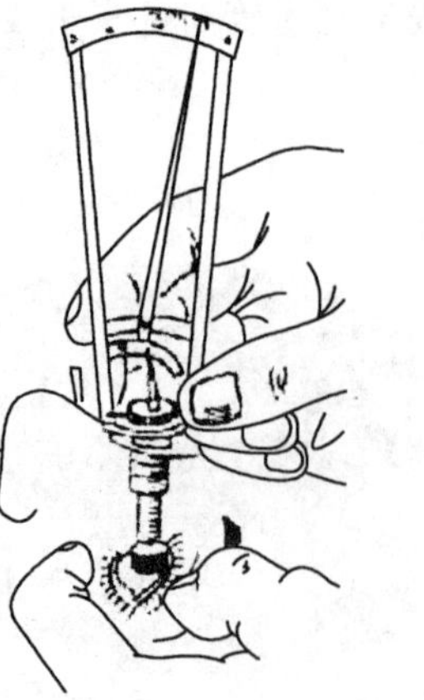

图 12-10　Schiotz 压陷式眼压计

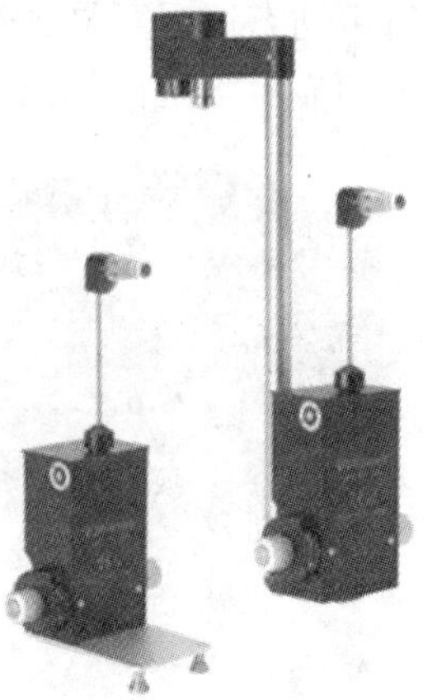

图 12-11　Goldmann 眼压计

(3) 非接触眼压计(图 12-12):其原理是利用可控的空气脉冲,其压力具有线性增加的特性,使角膜压平到一定的面积,通过监测系统感受角膜表面反射的光线,并记录角膜压平到某种程度的时间,将其换算为眼压值。其优点是避免了眼压计接触角膜所致的交叉感染,可用于角膜表面麻醉剂过敏的患者。缺点是所测数值不够准确。

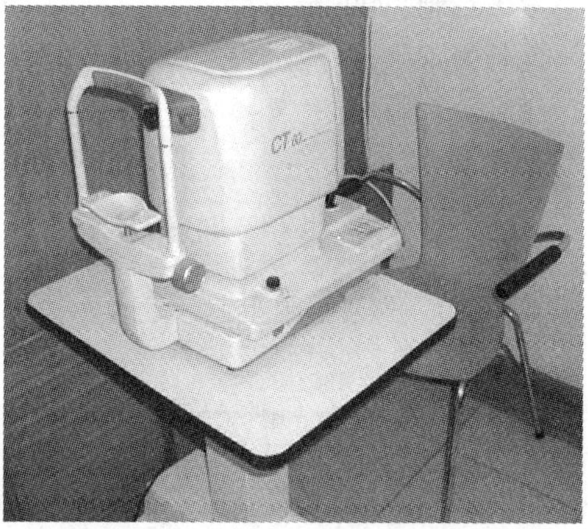

图 12-12　气压式眼压计

眼压描记是测量活体眼的房水流畅系数(C 值)和房水生成率(F 值)的一种方法。当按摩眼球或在眼球上施加压力后,可使正常眼的房水排出加快,眼压下降,而青光眼测眼压很少下降或完全不下降。

检查青光眼还需作眼压日曲线,了解一天内的眼压波动状况。方法为 24 小时内,每 4 小时测眼压一次。大致时间为 5、7、10、14、18、22 时。

第十节　暗适应检查法

从明处到暗处眼敏感度增高的适应过程为暗适应。暗适应的测定方法为先在一标准照明及一定时间下作光适应,再在绝对暗室中注视一照明强度可变的目标,作为刺激视网膜的标准,每经过一定时间测定其恰好能看到该目标时的照明强度,将暗适应时间作横坐标,照明强度的对数值作纵坐标,即可得出一条暗适应曲线。测定装置一般用 Goldmam-Weele 半球形暗适应计。

高世宏等研制的 YJS-1 夜间视觉检查仪也可快速测定暗适应。先用 2000asb 明适应 2 分钟,暗适应(亮度为 0.002asb)时间在 1 分钟内为正常。

无暗适应计者,可利用患者健眼或检查者的正常光觉为标准进行对比测定。将患者引入暗室,闭合两眼,用检眼镜或手电筒每眼约 2 分钟照一次,询问患者两眼光感程度是否相同,根据患者主观感觉的强弱,调节投射光的距离,直至感觉相同为止。如病眼的光感距离只有健眼一半,则病眼的光觉为健眼的四分之一(光强与距离平方成反比)。

暗适应异常表现为夜盲,可见于维生素 A 缺乏症、视网膜色素变性等眼病。

第十一节　视觉电生理检查

由于眼睛受光或图形的刺激,会产生微小的电位、电流等电活动,这就是视觉电生理。正常人与眼病患者的电活动有所差别,因此可以通过视觉电生理的检查,来诊断某些眼病。视觉电生理检查包括眼电图(EOG)、视网膜电图(ERG)及视觉诱发电位(VEP)三大部分。

各种视觉电生理检测方法及其波形与视网膜各层组织的关系

视网膜组织结构与相应的电生理检查

视网膜组织结构	电生理检查
色素上皮	EOG
光感受器	ERG 的 a 波

双极细胞、MUller 细胞	ERG 的 b 波
无长突细胞	ERG 的 Ops 波
神经节细胞	图形 ERG
视神经	VEP 和图形 ERG

一、眼电图(electro-oculogram，EOG)

眼电图主要反映视网膜色素上皮——光感受器复合体的功能(图 12-13)。

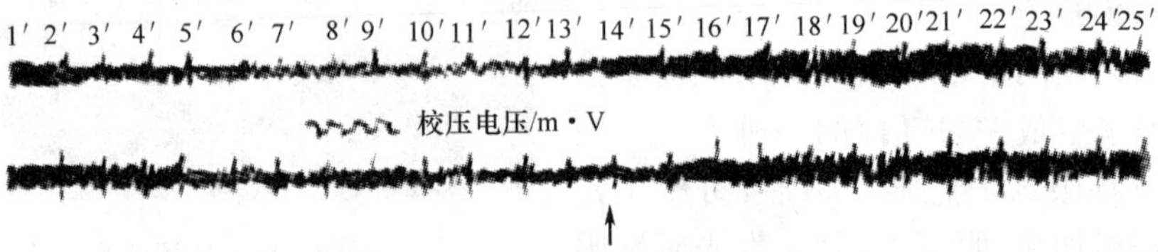

图 12-13 眼电图

眼电图是测量在视网膜色素上皮和光感受器细胞之间存在的视网膜静电位。根据在明、暗适应条件下视网膜静止电位的变化，可反映光感受器细胞的光化学反应和视网膜外层的功能状况，也可用于测定眼球位置及眼球运动的生理变化。视网膜的电反应是来自结构复杂的视网膜神经网状组织。视网膜感光上皮为正电位，色素上皮方向为负电位，二层间电位差可达 60mV。正电位可向前传到角膜，负电位向后传到巩膜后面。当眼球转向内眦角时，正极的角膜移近内眦角而负极的后极移近外眦角；反之，向外眦角转动就得到相反的结果。于暗、明适应条件下在被检者内、外眦角各置一电极所检测到的电流随眼球的转动而变化，记录下来的电位就是眼电图。

操作记录法

目前只有使用较间接的方法，在内、外眦角皮肤上各置一氯化银电极，患者头部固定，眼注视一个在 30°内作水平移动的红灯。因为眼球的电轴跟随眼球的转动而改变，所以内、外眦角电极的电位也不断变化，比较明、暗适应下的这种变化并将此电位加以放大及记录，即得眼电图。

分析方法：上为右眼，下为左眼，中间的方形波代表 1 毫伏的定标电位。图中共分 30 小段，每小段代表每分钟取样记录的结果，表示眼球以 1 次/秒的频率运动被记录下的图形。

以定标电压的高度去测量每小段中的波形，并取其平均值，共取 30 个数值，分别代表每分钟的静止电位量。若以纵坐标代表静电位量，横坐标代表测定时间，便可作出 EOG 的电位一时间曲线，简称 P-T 曲线。

从 P-T 曲线观察在 15 分钟的暗适应过程中，静止电位逐渐下降至最低点，然后又逐渐上升。在后 15 分钟的明适应过程中，静止电位逐渐上升。至最高点，而后又逐渐下降。从 P-T 曲线可求得下列 5 个基本数据：

1. 暗谷电位 在暗适应过程中测得最小静止电位。

2. 暗谷时间 从检查开始至暗谷电位出现的时间。

3. 光峰电位 在明适应过程中测得最大静止电位。

4. 光峰时间 从打开背景光开始至出现光峰电位的时间。

5. Q 值 光峰电位除以暗谷电位(即光峰电位/暗谷电位)其商即为 Q 值。

EOG 的正常值：在文献中由于各家测试的条件和方法不尽相同，特别是明适应过程中的背景光强度不一，所以 EOG 的各数据都有很大的差异，但 Q 值相近似。Arden(1962)公布的 Q 值为 2.23±0.232，汤识美都子(1978)测定的 Q 值 2.26±0.37。我国李海生在 1980 年测定，定为 Q 值正常范围 3.00～1.85；3.10～3.5，1.80～1.50 可为异常；暗谷时间正常值为 6～12 分，大于 12 分为异常。光峰时间为 6～10 分，大于 10 分为异常。

临床应用：EOG 异常只表明视网膜第一个神经元突触前的病变，也即视网膜最外层的病变。它的价值是能较客观地反映出器质性病变。

(1) 视网膜色素变性，某些药物性视网膜病变、脉络膜缺损、脉络膜炎、维生素 A 缺乏、夜盲、全色盲、视网膜脱离等眼病，在光亮照明下 EOG 的上升值可以较低或完全不上升。

(2) 对某些视网膜感光上皮遗传变性患者，在年幼时还未出现临床症状前也可查出异常，甚至对这些疾病的基因携带者也可查出 EOG 低于正常。

(3) 对年幼不合作患者或眼球震颤者也可进行 EOG 检查。

二、视网膜电图(ERG)

ERG 主要反映视网膜感光细胞到双极细胞及无长突细胞的功能。为一个复合的电反应。引导的方法是将一个引导电极与角膜接触，将另一个面积较大的参照电极放在额部，当给视网膜以光刺激时，可在示波器上记录到一系列电变化，即视网膜电图。

1. 闪光 ERG 主要由一个负相的 a 波和一个正相的 b 波组成，叠加在 b 波上的一组小波为振荡电位(oscillatory potentials，Ops)。其各波改变的临床意义如下：①a 波和 b 波均下降：反应视网膜内层和外层均有损害，见于视网膜色素变性、玻璃体积血、脉络膜视网膜炎、全视网膜光凝后、视网膜脱离、铁质或铜质沉着症，以及药物中毒等。②b 波下降、a 波正常：提示视网膜内层功能障碍，见于先天性静止性夜盲症Ⅱ型、小口病(延长暗适应时间，b 波可恢复正常)、青少年视网膜劈裂症、视网膜中央动脉或静脉阻塞等。③ERG 视锥细胞反应异常、视杆细胞反应正常：见于全色盲、进行性视锥细胞营养不良。④Ops 波下降或消失：见于视网膜缺血状态，如糖尿病视网膜病变、视网膜中央静脉阻塞的缺血型和视网膜静脉周围炎等。

2. 图形 ERG 由 P1(P-50)的正相波和其后 N1(N-95)的负相波组成。图形 ERG 的起源与神经节细胞的活动密切相关，它的正相波有视网膜其他结构的活动参与。临床应用于开角型青光眼(图形 ERG 的改变早于图形 VEP)，黄斑病变等。

3. 多焦点 ERG(multi focus ERG) 上述的闪光 ERG 反映了整个视网膜的功能，图形 ERG 主要反映黄斑部的功能，而多焦点 ERG 能同时记录中央 30°以内 100 多个视网膜位点上的 ERG 波。它通过三维立体图表示不同视网膜位点的功能电位图，如果结合眼底视网膜的形态检查，有利于诊断及判断术后视网膜功能。

三、视觉诱发电位(VEP)

VEP 主要反映视网膜神经节细胞至视觉中枢的传导功能。

诱发电位(evoked potential，EP)是指给予神经系统某一部位适宜刺激，在神经系统相应部位所记录到的电位变化。通常把与刺激信号有严格关系的特定反应电位称为特异性诱发电位，这种特异性诱发电位是诱发信息以神经发放形式，在神经通路不同水平上不断组合形成的一系列神经电活动。由于诱发反应与诱发刺激之间在时间上有恒定的关系，因此根据神经冲动传导时间便可以判定诱发电位中不同的反应所代表神经通路的水平。如果某一水平发生病变或功能障碍时，诱发电位的相应部分就会出现潜伏期、波幅及波形的改变。一般地说：

(1) F-VEP异常提示视网膜至视皮层之间的病变，异常程度与视功能障碍程度相一致，视网膜病变通过ERG可以识别。

(2) F-VEP正常、P-VEP异常提示屈光系统的病变，屈光系统的病变通过眼科常规检查可以验证。

(3) F-VEP正常、P-VEP正常表示视功能正常。

(4) F-VEP正常、P-VEP检查不配合或眼科常规检查正常提示自诉的视功能障碍情况不真实。

VEP除对视功能障碍可以进行定量评定外，对于各种视功能障碍的病变也有一定诊断和鉴别诊断的价值。虽然VEP是一种客观评定视功能的方法，但在法医学鉴定中应用还注意以下问题：

(1) VEP属于皮层电位，精神状态对VEP的结果有一定的影响，因此测试中应保持被试者处于清醒、安静的状态。

(2) 对于P-VEP的测试结果判定，要特别注意被试者的注视程度，注视不良可以造成P-VEP的潜伏时间延长，波幅降低甚至消失，对此不要误认为视功能的障碍。

(3) 个别视野严重损伤的患者，虽然有时视力较好(0.1～0.3)，但也可以造成VEP的无波，因此在分析VEP结果的同时要注意中心视功能和周边视功能情况。

(4) 视力低的患者其VEP、ERG不一定就会出现异常，这可以作为伪盲的一种鉴别手段，伪盲的VEP、ERG均正常。

第十二节　眼底荧光素血管造影检查法

眼底血管造影是将造影剂从肘静脉注入人体，利用特定滤光片的眼底照相机拍摄眼底血管及其灌注的过程。它可分为荧光素血管造影(fundus fluorescence angiography，FFA)及吲哚菁绿血管造影(indocyanine green angiography，ICGA)两种，前者是以荧光素钠为造影剂，主要反映视网膜血管的情况，是常用的眼底血管造影方法；后者以吲哚菁绿为造影剂，反映脉络膜血管的情况，有助于发现早期的脉络膜新生血管、渗漏等。

一、适　应　证

各种黄斑疾病，各种视网膜、脉络膜、视神经疾病，各种全身性疾病所引起的视网膜病变，如糖尿病性视网膜病变、高血压性视网膜病变、动脉硬化性视网膜病变等。

二、禁　忌　证

患严重心、肝、肾疾病者或对药物有过敏史者、孕妇。

三、造影设备的选用

眼底造影机有照相与摄像两种。早期的眼底照相机为胶卷照相，随着计算机、数码照相机技术的发展，胶卷照相逐渐淡出市场，数码照相成为当今的宠儿。由于眼底荧光造影讲究的是动态过程，为达此目的，数码照相只能不断的单幅拍照，因此被称之为准动态。对于需要拍摄荧光早期的动态图像，数码照相显然能力不足。而眼底造影摄像机，其拍摄的是视频图像，因此获取的图像信息是完全实时的，全动态的。

四、操 作 步 骤

(1) 详询病史,包括有无过敏史,详细检查全身及眼部情况,严重的心、肝、肾疾病及眼部屈光间质混浊者不宜造影。

(2) 询问有无青光眼病史,必要时应进行检查。由于青光眼不能散瞳,因此造影也就无从谈起。

(3) 提前 30～60 分钟开始散瞳,被检眼要充分散瞳,使瞳孔直径能达 8mm 为宜。至少要达到 7 毫米以上,许多人对此不是很重视,瞳孔太小可导致眼底周边图像拍摄不全。

(4) 准备 10%荧光素钠溶液 5ml 或 20%溶液 3ml,荧光素钠稀释液(无菌生理盐水 4.5ml 加于 10%荧光素钠 0.1ml 内)抽入空针内备用。

(5) 将照影机准备妥当,患者取坐位,头部固定,位置调整合适。在注射荧光素钠之前先摄眼底普通照相及加用激发滤光片和栅滤光片的对比照相。

(6) 在患者肘部常规消毒后作静脉穿刺,用 8 号针头先缓慢注入荧光素钠稀释液,待 10 分钟、15 分钟后如无反应,调换含有 10%或 20%荧光素钠的注射器,在统一口令下快速注入(2～4 秒)并同时启动计时,约 5 秒后开始拍照。

(7) 告知患者在 24 小时内尿液呈黄绿色,是排出的药液,不必恐惧,可多喝水以利排药。

(8) 造影需在暗室进行,为预防意外,须备有必要的急救药品如肾上腺素、氨茶碱、氢化可的松注射液及器械,如血压计、听诊器、氧气筒、开口器、轻便手持复苏器、静脉输液器等。一旦需要,可立即取用。

(9) 如拟作眼底激光治疗,注射前先调整好激光治疗机,在需要时,立即治疗。

五、异常眼底荧光形态

1. 强荧光

(1) 透见荧光:见于视网膜色素上皮萎缩和先天性色素上皮减少。特点:①在荧光造影早期出现,与脉络膜同时充盈,造影晚期随着脉络膜染料的排空而减弱或消失。②在造影晚期,其荧光的形态和大小无变化。

(2) 异常血管及其吻合:如血管迂曲扩张、微动脉瘤,常见于视网膜静脉阻塞、糖尿病视网膜病变、视网膜前膜、先天性血管扩张、视乳头水肿、视乳头炎等。

(3) 新生血管:可发生在视网膜或视盘上,并可伸入玻璃体内或视网膜下。越新鲜的新生血管,渗漏荧光素越强。视网膜新生血管主要由视网膜缺血所致,常见于糖尿病视网膜病变、视网膜静脉阻塞、视网膜静脉周围炎等;视网膜下新生血管常见于年龄相关性黄斑变性等。

(4) 视网膜渗漏:由于视网膜血管内皮和色素上皮屏障受到破坏、染料渗入到组织间隙。特点是出现在造影晚期。黄斑血管渗漏常表现为囊样水肿。

(5) 脉络膜渗漏:分为池样充盈和组织染色。①池样充盈(pooling),又称为积存,荧光形态和亮度随时间的进展扩大并增强,荧光维持时间可达数小时之久。荧光素积聚在视网膜感觉层下(边境不清)与色素上皮层下(边界清)。②组织染色(staining),指视网膜下异常结构或物质可因脉络膜渗漏而染色,以致形成晚期强荧光,如玻璃膜疣染色、黄斑瘢痕染色。

2. 弱荧光

(1) 荧光遮蔽:正常情况下应显示荧光的部位,由于其上存在混浊物质,如血液、色素,使荧光明显减低或消失。

(2) 血管充盈缺损:由于血管阻塞、血管内无荧光充盈所致的弱荧光。如无脉病、颈动脉狭窄、眼动脉或视网膜中央动脉阻塞。视网膜静脉病变可致静脉充盈不良。如果毛细血管闭塞则可形成大片无荧光的暗区,称为无灌注区,常见于糖尿病视网膜病变、视网膜静脉阻塞等。

第十三节 眼用 A/B 超

A 超是 A 型超声波的简称(图 12-14),它是根据声波的时间与振幅的关系,来探测声波的回波情况,其定位准确性较高。眼用 A 超是将探头置于眼前,声束向前传播,每遇一个界面发生一次反射,回声按返回时间以波峰形式排列在基线上,以波峰的高度表示回声强度,回声越强,波峰越高。A 超形成一维图像,对病变解释较困难,但对组织鉴别力较高。A 超轴向分辨力高,可用液晶数字显示前房深度、晶体厚度、玻璃体腔长度和轴长度,精确度达 0.01mm,用于眼活体结构测量。A 超型角膜厚度测量仪可用于测量角膜厚度,精确度达 0.01mm,用于角膜屈光手术前测量角膜厚度。A 超对球后视神经和眼肌不能测量。目前许多 A 超都输入了人工晶体计算公式,当测量眼轴和角膜曲率后,可自动转入人工晶体计算模式,得出所需的人工晶体的精确度数。

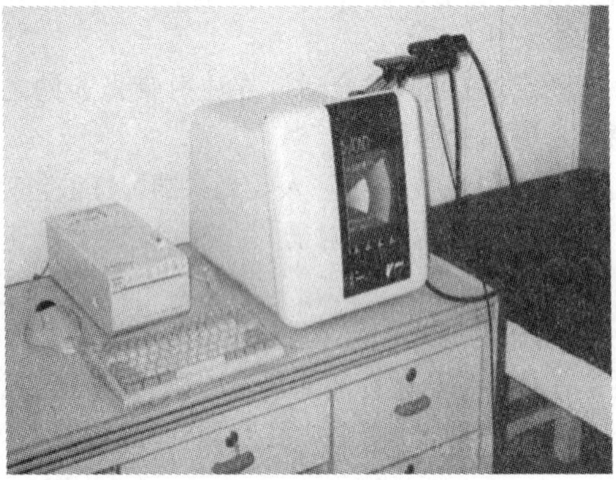

图 12-14 眼用 AB 超

B 超在医院的临床诊断中已经被广泛地应用,但你知道吗,B 超也可用于眼科的眼病诊断。B 超的回声以光点表示,每一回声在显示屏上形成一个光点,光点亮度表示回声强度,回声越强,光点越亮,把光点连接起来就成为一幅二维图像。当屈光间质不透明时,B 型超声探测是了解眼内情况的方法之一,可检查白瞳孔症、屈光间质不清、视网膜和脉络膜脱离、眼底隆起物、眼球萎缩、原因不明的视力减退和高眼压、可疑眼内寄生虫和后巩膜炎、术后浅前房、玻璃体混浊或积血;各种原因引起的眼球突出,如肿瘤、炎症、血管病及假性眼球突出;可疑眼球筋膜炎、原因不明的视力减退及眼球运动障碍;泪囊区、眼睑和眶缘肿物及眼肌及视神经的测量;眼球穿孔伤及后部破裂伤、异物定性和磁性试验、可疑眶内血肿或气肿;可疑炎症、肿瘤、囊肿、血管畸形、动静脉直接交通等。

介入性超声是指用超声引导针穿刺活检、眼球非磁性异物取出的手术导引及眼肿瘤手术的台上探查。较先进的 B 超,具有玻璃体增强功能,可探测到细小的玻璃体混浊及后脱离,对玻璃体视网膜手术意义较大。目前三维立体眼科超声已研制成功,它可对数百幅二维 B 超进行三维重建,合成三维立体断层影像,并可多层面及轴向上进行旋转、剖切,可精确定位定量肿瘤、玻璃体及视网膜等病变的范围和结构,为诊断及手术计划提供科学的、精确的、直观的三维立体影像,对病理学研究同样有重要意义。

第十四节 彩色超声多普勒成像

当超声探头与被检测界面间有相对运动时,使回声频率发生改变,这种现象称多普勒效应。彩色超声多普勒成像(color doppler imaging,CDI)是利用多普勒原理,将血流特征以彩色的形式叠加在B型灰阶图上，红色表示血流流向探头(常为动脉)，蓝色为背向探头的血流(常为静脉)。以血流彩色作为指示，定位、取样及定量分析。可检测眼动脉、视网膜中央动脉、睫状后动脉血流以及眼内、眶内肿瘤等。

第十五节　眼科CT、MRI检查

CT，又称电子计算机断层摄影术，它是利用X线、超声波、同位素等作为能源，通过被检部位的扫描和电子计算机的重建而得到断层图像。

MRI，中文称为磁共振成像术，原名称为核磁共振。因为“核”在医学中有不稳定和放射性之嫌，故近年来统称为磁共振成像。它是利用磁共振原理(当置于强磁场中的原子核被特定频率的电磁波所激发，使其吸收能量，由低能级跃迁到高能级，这种现象称磁共振，随后被激发的核子将回到原来的状态，同时释放能量)将这种来自人体氢原子核释放的能量以电磁波形式探测到后，输入电子计算机，经处理得出人体的断层图像。

MRI同CT一样，具有无痛、无危险、灵敏度高，对肿瘤及神经学的诊断以及治疗计划的制定意义重大。同时MRI含有独特的化学结构信息，被认为比超声、CT具有更大的潜在优越性，但它对软组织钙化斑很难显示，对骨折线及骨破坏亦不能直接显示。CT、MRI适应以下眼病的检查：①眼球突出；②进行性视力障碍及视野缺损；③原因不明的眼肌麻痹；④眼球运动异常伴有眼球震颤；⑤视盘水肿；⑥视神经萎缩；⑦外伤后视力及视野障碍，异物检查；⑧眼内肿物；⑨斜视、弱视的病因学研究；⑩X线上发现眶周围的骨病变；⑪超声检查怀疑眼球外病变；⑫头痛、眼眶痛、面部痉挛。

第十六节　眼科计算机图像分析

计算机图像处理、扫描共焦激光等技术的应用是现代眼科发展的重要标志，为眼科诊断及研究提供了更精密的检查方法。简介如下：

1. 角膜拓扑仪(corneal topography)　对激光投射在角膜上规则的、十多层圆环进行计算机图像分析、三维重建，描绘角膜表面的地形图。可进行角膜散光、圆锥角膜的定量分析，指导屈光性角膜手术。

2. 角膜共焦显微镜　利用共焦激光对活体角膜进行不同层面的扫描，可显示角膜的超微结构，辅助真菌、棘阿米巴角膜炎等的诊断。

3. 角膜内皮镜　可记录角膜内皮细胞的排列状况及计数，有利于角膜内皮功能的评价。正常人30岁前，平均细胞密度为3000～4000个/mm^2，50岁左右2600～2800个/mm^2，大于69岁为2150～2400个/mm^2。临界值为1000个/mm^2，如果角膜内皮细胞数低于这个值，内眼术后发生角膜内皮功能失代偿的几率将会大大增加。

4. 扫描激光偏振仪(scanning laser polarinletry)　采用相互垂直的两束偏振激光、扫描视盘周围的视网膜神经纤维层(retinal nerve fiber layer，RNFL)，平行于RNFL排列的光反射比垂直于RNFL的光反射快，两者反射的时间差称为偏振延迟值，此值间接反映RNFL的厚度，可辅助青光眼早期诊断。

5. 扫描激光拓扑仪(scanning laser topography)　利用共焦激光进行视盘32个层面的扫描，对视盘表面地形给予三维描绘，自动检测视盘、视杯、盘沿有关参数几十个，用于青光眼早期诊断及视神经随诊监测。

6. 干涉光断层扫描仪(optical coherence tomography,OCT)　进行视网膜断层扫描的工作原理类似B超,不同的是OCT采用的是850nm波长的激光扫描,而B超采用的是声频扫描,主要用于黄斑水肿、裂孔的测量及青光眼RNFL厚度的测量等。

7. 超声活体显微镜(ultrasound biomicroscopy,UBM)　利用30～50MHz的高频高分辨率的B超,由于其穿透力差,仅用于眼前段的疾病诊断。尤其对闭角型青光眼、睫状环阻滞型青光眼、眼前段肿瘤及外伤的诊断具有重要意义。

附录　眼科测量的正常值

解剖生理部分

眼球　前后径24mm,垂直径23mm,水平径23.5mm。

眼内轴长(角膜内面～视网膜内面)22.12mm,容积6.5ml,重量7g。

突出度12～14mm,两眼相差不超过2mm。

泪膜　厚度7um,总量7.4ul,更新速度12%～16%/min,pH6.5～7.6。

渗透压296～308mOsm/L。

角膜　横径11.5～12mm,垂直径10.5～11mm。厚度　中央部0.5～0.55mm,周边部1mm。曲率半径　前面7.8mm,后面6.8mm。屈光力　前面+48.83D,后面-5.88D,总屈光力+43D。屈光指数1.337,内皮细胞数2899/mm^2±410/mm^2。

角膜缘　宽　1.5～2mm。

巩膜　厚度　眼外肌附着处0.3mm,赤道部0.4～0.6mm,视神经周围1.0mm。

瞳孔　直径　2.5～4mm(双眼差<0.25mm)。

瞳距　男60.9mm,女58.3mm。

睫状体　宽度约6～7mm。

脉络膜　平均厚度约0.25mm,脉络膜上腔间隙10～35um。

视网膜　视盘　直径1.5×1.75mm,黄斑　直径2mm,中心凹位于视乳头颞侧缘3mm,视盘中心水平线下0.8mm。

视网膜动静脉直径比例　动脉:静脉=2:3。

视网膜中央动脉收缩压60～75mmHg,舒张压36～45mmHg。

视神经全长40mm(眼内段1,眶内段25～30,管内段6～10,颅内段10)。

前房中央深度2.3～3mm。

房水容积0.15～0.3ml,前房0.2ml,后房0.06ml,比重1.006 pH7.5～7.6。屈光指数1.3336～1.336。

晶状体　直径9mm,厚度4mm,体积0.2ml,曲率半径　前面10mm,后面6mm。

屈光指数　1.437,屈光力　前面+7D,后面+11.66D,总屈光力+19D。

玻璃体　容积4.5ml,屈光指数1.336。

睑裂　平视时高8mm,上睑遮盖角膜1～2mm,长26～30mm。

内眦间距30～35mm,平均34mm。

外眦间距88～92mm,平均90mm。

睑板中央部宽度上睑6～9mm,下睑5mm。

睫毛　上睑100～150根,下睑50～75根。平视时倾斜度分别为110°～130°、100°～120°,寿命3～5个月。拔除后1周生长2mm,10周可达正常长度。

结膜　结膜囊深度(睑缘至穹隆部深处)上方20mm,下方10mm。

穹隆结膜与角膜缘距离上下方均为8～10mm,颞侧14mm,鼻侧7mm。

泪器

泪点　直径 0.2～0.3mm，距内眦 6～6.5mm。

泪小管　直径 0.5～0.8mm，垂直部 1～2mm，水平部 8mm 直径可扩张 3 倍。

泪囊　长 10mm，宽 3mm；上 1/3 位于内眦韧带以上。

鼻泪管　全长 18mm；下口位于下鼻甲前端之后 16mm。

泪囊窝　长 17.86mm，宽 8.01mm。

泪腺　眶部 20mm×11mm×5mm 重 0.75g。

睑部　15mm×7mm×3mm，重 0.2g。

泪液　正常清醒状态下，每分钟分泌 0.9～2.2μl。

每眼泪液量 7～12ul，比重 1.008，pH7.35，屈光指数 1.336，渗透压 295～309mmol/L，平均 305mmol/L。

眼眶　深 40～50mm，容积 25～28ml。

视神经孔　直径 4～6mm，视神经管长 4～9mm。

有关的其他数据：

眼外肌：

肌腱宽度　内直肌 10.3mm，外直肌 9.2mm，上直肌 10.8mm，下直肌 9.8mm，上斜肌 9.4mm，下斜肌 9.4mm。

直肌止点距角膜缘距离　内直肌 5.5mm，下直肌 6.5mm，外直肌 6.9mm，上直肌 7.7mm。

锯齿缘距角膜缘 7～8mm。

赤道部距角膜缘 14.5mm。

黄斑部距下斜肌最短距离（下斜肌止端鼻侧缘内上）2.2mm，距赤道 18～22mm。

涡静脉 4～6 条，距角膜缘 14～25mm。

视功能检查

视野　用直径为 3mm 的白色视标，检查周边视野。

正常　颞侧 90°，鼻侧 60°，上方 55°，下方 70°。

用蓝、红、绿色视标检查，周边视野依次递减 10°左右。

立体视觉　立体视敏度<60 弧秒。

对比敏感度　函数曲线呈“U”型，也称为山型或钟型

泪液检查

泪膜破裂时间　10～45s，<10s 为泪膜不稳定。

Schirmer 试验（10～15）mm/5min；<10mm/5min 为低分泌；<5mm/5min 为干眼。

眼压和青光眼的有关数据

平均值 10～21mmHg；病理值>21mmHg

双眼差异不应大于 5mmHg

24h 波动范围不应大于 8mmHg

房水流畅系数（C）　正常值 0.19μl(min · mmHg)～0.65μl(min · mmHg)
病理值≤0.12μl(min · mmHg)

房水流量（F）　正常值 1.84μl/min ± 0.05μl/min，>4.5μl/min 为分泌过高。

压畅比（P/C）　正常值≤100　病理值≥120

巩膜硬度（E）　正常值 0.0215

C/D 比值　正常≤0.3，两眼相差≤0.2；C/D 比值≥0.6 为异常。

饮水试验　饮水前后相差　正常值≤5mmHg　病理值≥8mmHg

暗室实验　试验前后　眼压相差正常值≤5mmHg　病理值≥8mmHg

暗室加俯卧试验　试验前后眼压相差　正常值≤5mmHg　病理值≥8mmHg

眼底荧光血管造影　臂-脉络膜循环时间平均 8.4s　臂-视网膜循环时间为 7～12s

第十三章　耳鼻咽喉头颈外科临床基本技能

第一节　耳鼻咽喉头颈外科门诊及病房设置

一、门诊设置及设备

耳鼻咽喉头颈外科主要分为门诊和病房两大部分，门诊担负着接诊患者、处理不住院患者的检查、诊断和治疗工作。门诊主要有诊室、处置室、注射室、手术室、听功能和前庭功能检查室、候诊室等。

（一）门诊设置

1. 诊室　是医生接诊患者给予检查和完成门诊各项医疗文件，收集整理资料，进而做出诊断和进一步治疗的办公地点，一般分为专家诊室、急诊诊室和普通诊室，还可设鼻科诊室、咽科诊室等专科诊室。诊室内主要有综合治疗台、资料文件桌、医生和患者的桌椅、条件简单的则可单设光源、耳鼻咽喉头颈外科专科的检查设备，有丁卡因麻醉喷雾器、麻黄碱喷雾器、氯霉素粉喷粉器、酒精灯、间接喉镜、间接鼻咽镜、鼻镜、枪状镊、膝状镊、耵聍钩、耳检查用的卷棉子、耳镜等。

2. 处置室　是医护人员完成鼓膜穿刺、上颌窦穿刺、取耳耵聍、雾化吸入、耳鸣理疗等处置的地点，应配备相应的无菌消毒物品、敷料等，并应配备负压吸引器、雾化吸入器、耳鸣治疗仪器等设备。

3. 注射室　是完成门诊患者听力检查前用药、手术前用药、门诊治疗用药的工作地点。

4. 手术室　门诊手术室可以完成扁桃体摘除术、耳前瘘管摘除术、头颈部肿瘤取病理、直接喉镜检查取病理等局麻手术处置，可以缓解病房手术患者集中的压力，又能方便患者，同时还可完成住院患者手术后的鼻内镜复查、喉癌患者的术后换药等处置，特别是对于耳鼻咽喉头颈外科急诊外伤患者的清创缝合，能更快、更及时的决定进一步方案。

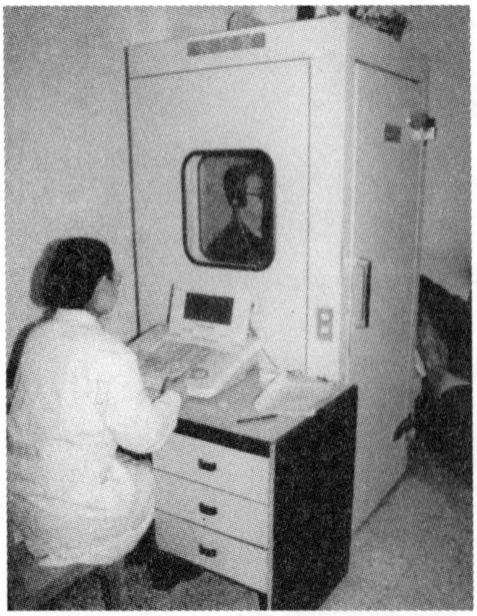

图 13-1　听力检查室

5. 候诊室　是门诊患者等候诊查和休息的场所。

还应有主任和护士长办公室、医务人员休息室和仓库。

（二）听力和前庭功能检查室

由于耳鼻咽喉头颈外科涉及人体的系统和器官功能较多，使听功能检查和前庭功能检查成为门诊的一个重要组成部分，主要包括：

1. 纯音听力检查室（图 13-1）　要求接受纯音测听检查的患者应在屏蔽室内、检查室的房间应大于 5 米长的距离，应能完成耳语检查和纯音测听检查，声导抗检查，耳声发射检查仪都应在屏蔽室内进行。纯音测听室应有纯音听力计、耳声发射检查仪声、导抗检测仪等设备。

2. 多频稳态脑干诱发电位检查室　听力检查的客观诊断主要是脑干诱发电位检查仪和耳声发射仪，这要求检查室内要有屏蔽室，使患者在检查时避免外界噪音、电磁波等的干扰，以求得到更加精细、准确的检查结果。

3. 助听器验配室　耳聋患者的诸多治疗中助听器是一种无损伤、较经济的改善患者听力、完成语言培训的治疗手段，助听器的验配是一项严肃、认真，需要十分耐心的工作，同时还是需接受耳蜗移植、改善听力的重要检查、准备地点。应配备完善的助听器检配设备和各种类型的助听器，包括耳内式和耳背式等多种样式。

4. 前庭功能检查室　前庭功能检查是一个十分复杂的内容，应当完成过指试验、踏步试验、垂直书写试验、行走试验等简单的检查手段，还应完成眼震电图检查，眼震电图描记仪、可以接受不同的刺激方式，如冷热水刺激、冷热气刺激、旋转刺激（转椅）和前庭脊髓姿势刺激，所以前庭功能检查室可以设有眼震电图仪、低频正弦谐波加速度的转椅检查仪和前庭脊髓姿势检查仪，上述设备可选一至两项，听力和前庭功能检查人员应是正式的专业培训人员，并有国家正式任命的执业证书者。

（三）其他

1. 纤维喉镜、频闪喉镜检查室　通过上述设备检查，改善患者在间接喉镜下不配合检查的状态，如吞咽、恶心、呕吐等，并可获得清晰的影像学资料，同时观察声带的运动情况。要有完善的消毒条件和暗室。检查人员应是掌握咽喉解剖特点和有一定临床经验的医师。

2. 鼻内镜检查室（图 13-2）　通过鼻内镜完成患者鼻内镜检查、换药、处置工作，完成门诊患者鼻内镜下病变的简单处理。应配备完善的鼻内镜检查设备及相应手术器械。

3. 激光室　通过激光设备完成耳鼻咽喉头颈外科患者浅表激光病变的处置，如面部小痣、鼻中隔小出血点、鼻下甲肥大、咽炎、轻度阻塞性睡眠呼吸暂停患者的治疗等，应配备离子刀、激光刀等设备。

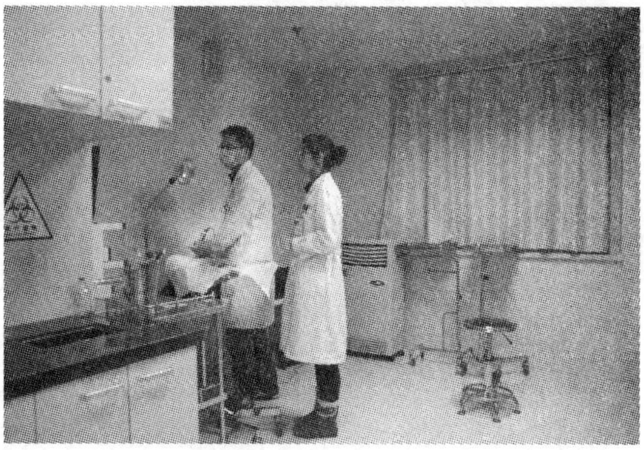

图 13-2　鼻内镜检查室

二、病房设置及设备

病房设置主要分为患者生活区、治疗区和医护人员工作区，三大部分相互交融在一起，形成一个融工作人员精心工作，患者密切配合，共同战胜疾病的卫生治疗中心。

（一）患者生活区

1. 抢救病房　是危重患者的抢救地点，要求在抢救病房内配备各种抢救药品、心电监护仪、氧气、吸引器和能完成气管插管、气管切开等紧急抢救处置的地点，并能及时完成抢救记录，如颈内动脉假性动脉瘤大出血的患者，重症的喉外伤、鼻外伤及复合伤的患者、中耳炎并颅内并发症手术的患者和重症喉癌、上颌窦癌手术后需较频繁的换药处置、观察的患者。待患者度过危险期后可转入普通病房。

2. 重症监护室 是阻塞性睡眠呼吸暂停患者术前、术后检测用药的地点，全麻术后患者清醒前的监护等。还包括耳鼻咽喉头颈外科疾病的患者伴有心功能不全，老年人、极度衰弱的患者等。

3. 高级病房 满足患者的要求，提高患者住院期间的生活质量，可以配备单独洗手间、会客室、配餐室、电话、空调、电视等设备，并保证特需服务。

4. 普通病房 每个房间可设 3～6 张病床，床与床之间可设隔离帘，在保证安静、消毒完备、有吸氧等简洁明快的治疗条件，在完成一～三级各项护理要求的条件下，最大程度的给予患者以经济实惠的关照。

(二) 医护人员办公区

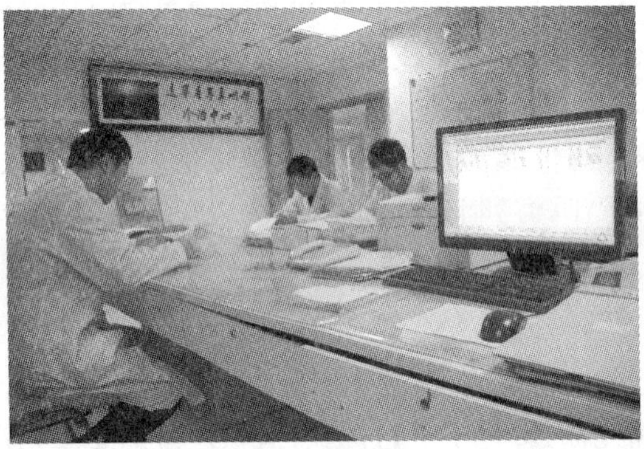

图 13-3 医生办公室

1. 医生办公室(图 13-3) 配备电脑处理系统、办公桌、办公椅及病历柜和医疗文件客栈(墙壁悬挂式文件夹)根据医师、进修医师及临床耳鼻咽喉头颈外科专业学生的实习人数设定房间的大小，要求与护理站相邻并能够方便观察抢救室、重症监护室患者的病情变化情况，并应注意医疗文件的保管。

2. 护士站 为接诊住院患者、执行医嘱、完成治疗计划办理患者出科手续等的地点，设有接待台、电脑、电话、办公桌、椅、护理文件档案及护理病例柜等。护士站 24 小时有值班护士，护士站应与医生办公室相邻，与注射准备室等相邻。

3. 注射准备室 注射室准备室分为清洁区和污染区并有常规消毒设备，如紫外线照射灯。备有各种抢救药品，肌注和静点药品。并有静点用药操作台、静点用药车等，特殊处置器械及常规应用设备备品，并做到专人保管、人尽其责。

4. 敷料室 是耳鼻咽喉头颈外科换药所用物品准备制作的地方，有专科器械及常规应用设备，各种消毒液，专人管理。

5. 阅览室 在耳鼻咽喉头颈外科病房设立阅览室，使医护人员在午休等闲暇时间能及时地浏览耳鼻咽喉头颈外科国内外的专业资料，掌握本专业的新进展、新动态，向医疗科研的深度和广度努力，培养良好的医德医风，能极大地促进科室的发展，阅览室内设立简单的桌椅，本专业国内外文献期刊和现刊及专业工具书电脑等。

主任办公室、护士长办公室、高职医师办公室、副高职医师办公室、医师值班室、护士值班室等可根据科室规模做相应的增减。

(三) 治疗区

1. 换药室 是耳鼻咽喉头颈外科患者入院检查和手术后换药处置的场所，应注意保持通风、消毒、常规应备 1～2 张检查床，2～3 台耳鼻咽喉检查椅，并备有冷光源、照明侧灯、吸引器、氧气等(图 13-4)。

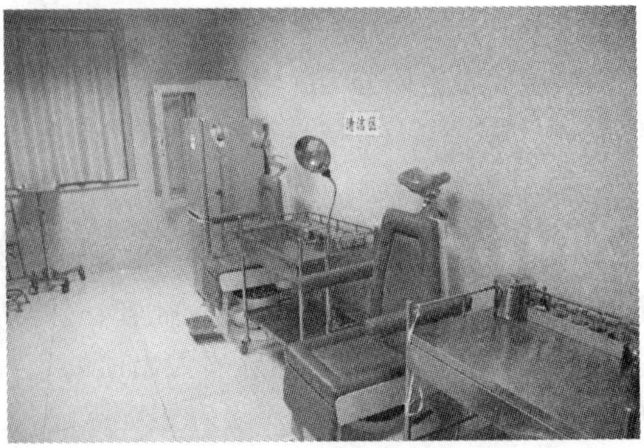

图 13-4 病房换药室

2. 鼻内镜检查室　是鼻内镜手术后，患者检查换药的场所，同时可施行直接喉镜检查等专业特点较强的检查处置，应设有鼻内镜检查冷光源、0°30°60°90°检查镜和手术设备，各种钳、剪和镰状刀等，专科用检查椅、吸引器等。

3. 病房手术室　根据医院规模和要求安排，病房手术室可设1张手术床，2张检查椅及相应设备，能够完成耳鼻咽喉头颈外科轻-中度的外伤清创缝合，扁桃体、增殖体、耳前瘘管、甲状舌管囊肿切除等局麻手术。而相对较大、复杂的手术都尽量在医院大手术室完成，特别是在注重人性化的现在，更应征求患者及家属意见，将手术安排在麻醉、抢救都十分完善的医院大手术室进行。

（四）与其他科室的联系

耳鼻咽喉头颈外科在综合性医院中处于一个风险较高的位置，对于气管切开、急性喉炎、鼻衄、眩晕等疾病担负会诊和协作治疗的任务，与麻醉科、手术室、儿科、妇产科、脑外科、眼科、口腔科、血液科、消化科、神经内科、普外科等科室联系较多。同时对于颈部CT、MRI、彩色超声、中子直线加速器等设备的应用也相当广泛，这就要求耳鼻咽喉科医师对上述知识要有深刻的理解与掌握。

第二节　耳鼻咽喉头颈外科常规检查法

一、鼻及鼻窦的检查法

（一）耳鼻咽喉检查所需的基本设备

耳鼻咽喉科检查室的基本要求：一般应配有检查台、光源、额镜（head mirror）、头灯（最好用冷光源头灯）以及常用的检查器械。

条件较好的医院可配备耳鼻咽喉科多功能综合治疗台，其优点是：将常用器械及功能（如吸引及清洗系统）集中于一体，主体可随意升降、旋转，便于操作。如果在此基础上再配置耳鼻咽喉内镜、显微镜、图像显示及处理系统，则更为实用。可在综合治疗台放置常用药品，如75%乙醇溶液、3%双氧水、1%麻黄碱生理盐水、1%～2%丁卡因溶液、30%～50%三氯醋酸溶液及1%甲紫（龙胆紫）溶液等。

戴镜、对光是耳鼻咽喉科医生的一项基本操作，对光时须注意：①保持瞳孔、镜孔、反光焦点和检查部位成一直线；②单眼视，但另眼不闭。

（二）外鼻及鼻腔的检查法

病史询问：鼻腔、鼻窦的病变与某些全身疾病互为影响，故应重视患者主诉，鼻部疾病常见的症状（如鼻塞、流涕、鼻出血、局部疼痛及头痛、打喷嚏、嗅觉障碍、鼻音等），全身疾病在鼻部的表现等。并了解患者的现病史、既往史、家族史和个人生活史。

受检者体位：正坐，腰靠检查椅背，上身稍前倾，两手置膝上，腰直、头正。检查不合作的小儿，应由家属或助手抱住小儿，作于检查椅上。

1. 外鼻检查法　观察外鼻的形态（如有无外鼻畸形，前鼻孔是否狭窄等）、鼻翼是否一侧隆起（如鼻前庭囊肿）、颜色（如早期酒渣鼻时皮肤潮红）、活动（如面神经瘫痪时鼻翼塌陷及鼻唇沟变浅）等。有时需触诊（如鼻骨骨折时鼻骨的下陷、移位，鼻窦炎时的压痛点，鼻窦囊肿时的乒乓球样弹性感等）。还需注意患者有无开放性鼻音或闭塞性鼻音。

2. 鼻腔检查法　鼻前庭检查法：①徒手检查法：以拇指将鼻尖抬起并左右活动，利用反射的光线观察鼻前庭的情况。另一方法是借助前鼻镜检查，适用于鼻孔狭窄、鼻翼塌陷等患者。②前鼻镜检查法：先将前鼻镜(anterior rhinoscope)的两叶合拢，与鼻腔底平行伸入鼻前庭，勿超过鼻阈，然后将前鼻镜的两叶轻轻上下张开，抬起鼻翼，扩大前鼻孔，按下述3种头位顺序检查。

第一头位：患者头面部呈垂直位或头部稍低，观察鼻腔底、下鼻甲、下鼻道、鼻中隔前下部分及总鼻道的下段。

第二头位：患者头稍后仰，与鼻底成30°，检查鼻中隔的中段以及中鼻甲、中鼻道和嗅裂的一部分。

第三头位：头部继续后仰30°，检查鼻中隔的上部、中鼻甲前端、鼻丘、嗅裂和中鼻道的前下部。

检查过程中需要注意的几个问题：①正常鼻甲形态与鼻黏膜色泽：正常鼻甲呈特殊的几何构筑，表面光滑，从下向上三个鼻甲依次后退1/3，三个鼻甲及其与鼻中隔之间均分别有一定距离；被覆于鼻甲的黏膜呈淡红色、光滑、湿润，如以卷棉子(applicator)轻触下鼻甲，可觉黏膜柔软而具弹性，各鼻道均无分泌物积聚。②辅助检查：如鼻甲肿胀或肥大，可用1%麻黄碱生理盐水或其他鼻用减充血剂喷雾，以达到收敛鼻黏膜之目的。③阳性体征：鼻甲充血、水肿、肥大、干燥及萎缩等，鼻道中分泌物积聚(应进一步区分其性质)，鼻中隔病变(偏曲或骨嵴、骨棘、穿孔)，异物、息肉或肿瘤等。

后鼻镜检查法：后鼻镜检查可弥补前鼻镜检查的不足。利用间接鼻咽镜、纤维鼻咽镜分别经口及鼻腔，检查后鼻孔及鼻甲和鼻道的形态、颜色、分泌物等，是耳鼻咽喉科的一项基本操作。

(三) 鼻窦检查法

鼻窦位置深在而隐蔽，常规前鼻镜和后鼻镜检查，配合体位引流、上颌窦穿刺等，可以直接或间接发现许多病变。

前鼻镜及后鼻镜检查目的：①观察鼻道中分泌物的颜色、性质、量、引流方向等。如前组鼻窦炎时，脓性分泌物常自中鼻道流出，后组鼻窦炎则常从嗅裂处流向后鼻孔，是临床上以鼻涕倒流为主诉的常见疾病之一。中鼻道及嗅裂是重点检查部位。②注意各鼻道内有无息肉或新生物，鼻甲黏膜有无肿胀或息肉样变。钩突及筛泡肥大是慢性鼻窦炎常见的体征之一。

体位引流法：作为对前鼻镜及后鼻镜检查的补充，通过判断鼻脓性分泌物的来源，借以确定患者是否有鼻窦炎。以1%麻黄碱收敛鼻黏膜，使各窦口(中鼻道及嗅裂等处)通畅。嘱咐患者固定于所要求的位置15分钟，然后进行检查。若疑为上颌窦积脓，侧卧头低位，健侧向下，检查中鼻道后部的脓性分泌物引流情况；如疑为额窦积脓，则头位直立；如疑为前组筛窦积脓，则头位稍向后仰，如疑为后组筛窦积脓，则头位稍向前俯：如疑为蝶窦，则须低头，面向下将额部或鼻尖抵在某一平面。另有头低位引流法：患者取坐位，下肢分开，上身下俯，头下垂近膝，约10分钟后坐起检查鼻腔，视有无脓液流入鼻道。

上颌窦穿刺冲洗法：具有诊断和治疗的双重作用，是耳鼻咽喉头颈外科的一项基本操作。

(四) 鼻功能检查法

呼吸功能检查法：主要检查患者的鼻腔通气功能。除常规前鼻镜及后鼻镜检查外，还可借助仪器检查，分述如下：

1. 鼻测压　鼻测压计(rhinomanometer)又名鼻阻力计。鼻阻力是鼻腔对呼吸气流的阻力。鼻瓣膜区(nasalvalvearea)是鼻阻力的主要来源。测量鼻阻力可作为衡量鼻通气度的客观指标之一。借助鼻测压计，将压差和流速的关系描成曲线，称为压速关系曲线。正常人双侧总鼻阻力平均为0.126～0.328kPa·s·L。鼻阻力的大小取决于鼻腔气道最狭窄处的横断面积，即鼻腔有效横断面积(nasal effective cross-sectionalarea，NECA)，故临床多测定NECA。成人NECA值为(0.52±0.17)cm^2，儿童为(0.4±0.12)cm^2。

2. 鼻声反射测量(acoustic rhinometry)　包括两部分：①声波管及探头：声波管包括声音发生器及传声筒，负责发出声波并接收声波反馈信号；②微机：负责对资料的收集及分析处理。基本原理：声波管发出的声波经鼻探头进入鼻腔，随鼻腔横截面积的不同产生不同的反射，其发射信号及发生率由传声筒记录放大并传入微机，经微机分析处理，确定以距离前鼻孔不同距离为函数的鼻腔横截面积，称之为鼻腔面积一距离曲线。该曲线起始较为平坦的一段表示鼻管的反射曲线，向后代表鼻腔的反射曲线。鼻腔反射曲线中有两个明显的切迹，其中第一切迹也称I切迹(isthmus notch)，与鼻瓣膜区相对应；第二切迹也称C切迹(concha)，与下鼻甲前端相对应。2个切迹分别代表鼻腔的2个狭窄部位。鼻声反射测量为一客观测定方法，可以准确反映鼻腔的几何形态，成人、儿童、婴儿均可使用，结果与患者客观感觉一致，且不需利用鼻腔内气流，鼻腔完全堵塞时仍可使用。最常测定的指标有：平均鼻腔最狭窄面积(MCSA)、鼻腔容积(NV)、鼻咽部容积(NPV)等。MCSA是决定鼻腔开放程度的重要因素。成人MCSA为0.44cm^2。我国正常儿童、少年(3～15岁)双侧NV及NPV分别为9.175～17.213cm^3和22.158～52.228cm^3；正常成人NV及NPV分别为17.991cm^3和52.645cm^3，由此可知，NV及NPV的变化与年龄呈现直线正相关关系。

嗅觉检查法：人类嗅觉功能远不如其他哺乳类动物。对嗅觉的研究明显落后于视觉、听觉和前庭功能。迄今尚无统一的检查方法和评定标准。

1. 简易法　检查有无嗅觉功能。将不同嗅剂，如香精、醋、樟脑油、煤油等，分别装于同一颜色的小瓶中，嘱受检者选取其中任一瓶，手指堵住一侧鼻孔，以另一侧鼻孔嗅之，并说明气味的性质，依次检查完毕。

2. 嗅阈检查法　单位时间内一定数量的某种气味分子随气流到达嗅区，刚能引起嗅细胞兴奋的最小刺激，该气体分子的量称为该嗅素的嗅阈。Amoore根据嗅觉立体化学理论提出7种原嗅素，即醚类、樟脑、麝香、花香、薄荷、辛辣、腐臭气味。以多数人可以嗅到的最低嗅剂浓度为一个嗅觉单位，按1、2、3、4、5、6、7、8、9、10嗅觉单位配成10瓶。规定7种嗅剂，共配成70瓶，检查时测出对7种物质的最低辨别阈，用小方格7×10标出，称为嗅谱图。对某一嗅素缺失时，则在嗅谱图上出现一条黑色失嗅带。

二、咽的检查法

(一) 口咽检查法

受检者端坐，放松，自然张口，用压舌板轻压舌前2/3处，观察口咽黏膜有无充血、溃疡或新生物；软腭有无下塌或裂开，双侧运动是否对称；悬雍垂是否过长、分叉。注意双侧扁桃体及腭舌弓、腭咽弓有否充血、水肿、溃疡。扁桃体除观察形态外，须注意表面有无瘢痕，隐窝口是否有脓栓或干酪样物。观察咽后壁有无淋巴滤泡增生、肿胀和隆起。咽部触诊可以了解咽后、咽旁肿块的范围、大小、质地及活动度。

(二) 鼻咽检查法

1. 间接鼻咽镜检查 常用而简便。对于咽反射较敏感者,可经口喷雾1%丁卡因溶液,使咽部黏膜表面麻醉后再进行检查。受检者端坐,用鼻呼吸以使软腭松弛。检查者左手持压舌板,压下舌前2/3,右手持加温而不烫的鼻咽镜(或称后鼻镜),镜面朝上,由张口之一角伸入口内,置于软腭与咽后壁之间,勿触及周围组织,以免引起恶心而妨碍检查。调整镜面角度,依次观察鼻咽各壁、软腭背面、鼻中隔后缘、后鼻孔、咽鼓管咽口、咽鼓管圆枕、咽隐窝及腺样体。观察鼻咽黏膜有无充血、粗糙、出血、溃疡、隆起及新生物等。

2. 鼻咽内镜检查 有硬质镜和纤维镜两种。硬质镜可经口腔或鼻腔导入;纤维镜是一种软性内镜,其光导纤维可弯曲,从鼻腔导入后,能随意变换角度,全面观察鼻咽部。现代鼻咽内镜能连接摄影和摄像系统,可在观察的同时摄影,也可在监视器上同步显示并可录制下来,以供存档、会诊和教学用。

3. 鼻咽触诊 主要用于儿童。助手固定患儿,检查者立于患儿的右后方,左手食指紧压患儿颊部,用戴好手套的右手食指经口腔伸入鼻咽,触诊鼻咽各壁,注意后鼻孔有无闭锁及腺样体大小。若发现肿块,应注意其大小、质地以及与周围组织的关系。撤出手指时,观察指端有无脓液或血迹。此项检查有一定痛苦,应向患者或患儿家长说明。检查者操作应迅速、准确而轻柔。

(三) 喉咽检查法

喉咽检查法见间接喉镜检查

三、喉的检查法

(一) 喉的外部检查法

喉的外部检查法主要是视诊和触诊。先观察喉的甲状软骨是否在颈部正中,两侧是否对称。然后进行喉部触诊,主要是触诊甲状软骨、环状软骨、环甲间隙,注意喉部有无肿胀、触痛、畸形,颈部有无肿大的淋巴结。然后用手指捏住甲状软骨两侧向左右摆动,并稍加压力使之与颈椎发生摩擦,正常时应有摩擦音,环后癌患者的摩擦音消失。行气管切开时喉部触诊也很重要,触到环状软骨弓后在环状软骨弓下缘和胸骨上窝之间作切口,在作环甲膜穿刺时应触及环甲间隙。

(二) 间接喉镜检查法

间接喉镜(laryngeal mirror)检查已有一百多年历史,至今仍是喉部最常用且最简便的方法,所用器械是间接喉镜和额镜。检查时患者端坐、张口、伸舌,检查者坐在患者对面,先将额镜反射光的焦点调节到患者悬雍垂处,然后用纱布裹住舌前1/3,用左手拇指和中指捏住舌前部,并将其向前下方拉,食指抵住上唇,以求固定。右手持间接喉镜,将镜面稍加热,防止检查时起雾,放入患者咽部前先在检查者手背上试温,确认不烫时,方可将间接喉镜放入患者口咽部,镜面朝前下方,镜背将悬雍垂和软腭推向后上方。此时先检查舌根、会厌谷、会厌舌面、喉咽后壁及侧壁。然后再嘱患者发"衣"声,使会厌抬起暴露声门,此时可检查会厌喉面、杓区、杓间区、杓会厌襞、梨状窝、室带、声带、声门下,有时还可见到气管上段的部分气管软骨环,在发声时可见到两侧声带内收,吸气时两侧声带外展。

正常情况下,喉咽及喉部的结构两侧对称。梨状窝黏膜为淡粉红色,表面光滑,无积液。两侧声带为白色，声带运动两侧对称。杓区黏膜无水肿。多数患者可以顺利地接受间接喉镜检查，有的患者咽反射敏感，需要行口咽黏膜表面麻醉后才能完成检查，常用的口咽黏膜表面麻醉药物是1%丁卡因溶液或1%达克罗宁溶液。如经口咽黏膜表麻后仍不能顺利完成间接喉镜检查，则可选用纤维喉镜或电子喉镜检查。

四、气管、食管检查法

(一) 气管支气管检查

首先应详细询问病史，然后按常规体格检查内容顺序作全面而有重点的体检。根据病史、症状将所得阳性体征分析后，再选择采用何种特殊检查以明确诊断和决定治疗方案。

1. 望诊 望诊是检查者通过视觉来检测患者的整体和局部的方法。对深在洞腔部位者，可借助于特殊器械如气管、支气管镜、食管镜、纤维内镜等进行检查。

(1) 一般望诊：是对患者全身状态进行概括性观察，通过望诊除掌握一般状态外，还应就专科重点观察。可发现一般性质及有意义的征象，除患者性别、年龄、体质、意识、表情、营养状况、体位、姿势、步态等外。气管支气管镜检查前还应观察患者呼吸是否平顺，有无鼻翼扇动及点头呼吸、端坐呼吸，吸气时是否伴有三凹征，皮肤、口唇及指甲有无发绀，对小儿应注意有无躁动不安，是否因缺氧而烦躁哭闹，通过观察大致了解患者的呼吸功能情况。对高龄患者或肥胖者，应注意有无面色涨红、颈静脉怒张等，并要进一步检查心血管功能。

(2) 局部望诊：在进行常规头、颈部及胸、腹望诊时，要重点注意下颏有无发育异常，如小下颏畸形、舌体是否过厚较大。颈部是否粗短、活动灵活否、有无颈椎或胸部畸形、张口有无受限；如有以上任何情况存在，则将给硬支检查气管镜带来困难。对口腔望诊时，还要观察牙齿特别是上切牙有无松动，口内有无活动义齿。如情况允许，支气管镜检查前要先处理好松动的上切牙，以免支气管镜检查时牙齿脱落，甚至被误吸入气管中或吞入胃内。胸部望诊，要重点注意胸廓形态、呼吸运动时两侧扩张度是否一致，有无肋间隙变窄或增宽，心尖搏动位置有无移动。

2. 触诊 触诊是检查者借助手指感觉来判别器官或组织的物理特性(位置、大小、境界、轮廓、表面性质、温度、湿度、硬度、移动性、波动、震动及摩擦感)的检查方法。触诊可以进一步确定望诊所发现的体征及补充望诊所未能察觉的体征。触诊时，检查者对解剖知识的掌握及临床经验和手指的敏感程度直接影响其结果。触诊多用手最敏感的指尖、掌指关节面皮肤进行。可根据检查部位的不同，采用浅部触诊法、深部触诊法或感觉触诊法。除常规触诊外还要注意颈部、胸部的检查。

(1) 颈部触诊：要观察甲状腺是否肿大、有无结节、喉结有无偏斜、环甲膜位置是否清楚，气管位置是否居中。检查时患者取坐位或平卧位，头部固定于正中位，触诊甲状腺时头略低使胸锁乳突肌放松，检查者位于患者对面(或背后)以一手拇指将甲状腺向对侧推，使之隆起，另一手示、中二指沿甲状腺表面伸向胸锁乳突肌深部进行触诊，同时让患者做吞咽动作使甲状腺叶上升以触摸下极。触诊时患者常感觉不适，手法宜轻柔。检查环甲膜及气管时要令患者头略仰伸，以右手示指及无名指分别置于左、右胸锁关节上，中指沿颈中线触摸，辨别气管位置在左、右二指间距是否一致，以确定气管位置是否在颈部正中、有无偏斜，以示指触诊环甲膜，注意环甲间隙是否增宽。

(2) 胸部触诊：重点触诊心尖搏动部位及胸部两侧语震颤。检查心尖搏动时患者取坐位或仰卧位，肥胖或肺气肿患者，应取坐位。检查者右手五指并拢以手掌前部或尺侧缘触诊，以便与肋间隙紧贴，以感触心脏搏动。检查者以两手掌平放在胸部两侧对称部位，令患者重复说"1、2、3"，或发"衣"声，此时手上可有震颤的感觉。震颤是由于喉发声的震动通过气管、肺到胸壁发生。语音的传导必须是在气管、支气管通畅，胸膜的壁层与脏层互相贴近的条件下发生，震颤强弱也受发声的声强、声调以及胸壁厚薄度的影响。语言震颤增强，应考虑肺组织炎症、实变；肺内大空洞；压迫性肺不张等。语言震颤减弱是由于气管、支气管阻塞或脏层胸膜与壁层胸膜距离加大，不利于声波向胸壁传导所致，可由肺气肿、支气管哮喘、阻塞性肺不张、气胸、胸腔积液、胸壁皮下水肿或气肿等情况引起。

3. 叩诊 叩诊是依靠叩音判断脏器的状态及病变情况，或根据是否出现叩痛来诊断有无病变和病变程度。叩诊检查，一要有正确的叩诊方法；二要熟悉各种叩诊音的性质，叩诊音，因所叩部位的组织或器官的密度、弹性、含气量以及与体表的距离不同而异。胸部叩诊要注意肺部定界，观察肺下界有无上移或下降。心脏叩诊时应注意心脏浊音界范围有无扩大或移位。胸部叩诊音通常分为：

(1) 清音系正常肺部叩诊音。

(2) 浊音为叩击不含气组织或被少量含气组织覆盖的实质脏器（心脏、肝脏被肺的边缘覆盖部分）以及病理状态下的组织（如肺炎）的叩诊音。

(3) 实音为不含气的实质器官（心脏、肝脏）和病理状态组织（肺实变、胸腔积液）的叩诊音。

(4) 鼓音为含大量气体的空腔器官（腹部，胃的 Traube 区）或气胸、肺大泡、气腹时的叩诊音。

4. 听诊 听诊是检查者直接用耳或借助听诊器来听取人体内发生的声音的检查法。人体内有运动能力的组织和器官在正常或病理情况下都可自行发出声音。听诊系根据音响的变化或消失来判断脏器的状态或病变的性质。是检查心脏和肺的重要方法之一。也是气管支气管镜检查前必不可少的一项体检。患者取坐位、暴露胸部，直接听诊时，注意患者呼吸时有无哮鸣或哮喘性呼吸音。令患者平静呼吸，表现为吸气时间正常或稍短，呼气时间明显延长，同时两肺出现高调哮鸣音，常为支气管痉挛或管腔狭窄所致。如：支气管哮喘、气管支气管异物、支气管肿瘤等。听诊还应注意患者呼气末期或咳嗽时，有无气管内"拍击音"，此系由于气管内活动异物随呼出气流在气管内上下移动，在咳嗽时气流的冲动，使异物撞击声门下而产生的声音。胸部听诊主要是应用听诊器进行，检查时先听心脏，依次对心脏的几个听诊区如左房室瓣区（心前区）、右房室瓣区、肺动脉瓣区、主动脉瓣区及主动脉瓣第二区等，注意心音频率、节律、心音强度和特性以及有无心脏杂音、心包摩擦音等。肺部听诊时应让患者平静呼吸、深吸气、深呼气或屏气。小儿检查时多哭闹不合作，但哭也是深呼吸动作，哭声在呼气期内（吸气期无哭声）可以听诊。注意呼吸音性质、有无啰音、哮鸣、语音传导有无改变、两侧肺部呼吸音对比是否对称等。支气管部分或完全受阻时可引起一侧或局部呼吸音减弱或消失。

(二) 食管检查

食管疾病虽为局部器官疾患，但可引起消化系统病理改变和功能障碍，严重者可导致消化系统乃至全身病变，故食管疾病检查时，首先应对患者全身情况做必要的检查，然后再做食管检查。

一般检查了解患者性别、年龄、身高、体重及营养状态，肥胖或消瘦，颈部是否过短，颈椎运动有无受限，下颌发育有无畸形，牙齿有无松动，佩戴义齿与否，精神状况如何，是否精神紧张，有无张口流涎（吞咽梗阻的表现），呼吸是否平稳等。对患者一般情况加以分析，将有助于鉴别诊断，并有助于食管镜检查的准备工作。对高度营养不良患者，食管镜检查前应给予支持疗法，如输液、纠正水电解质平衡紊乱。对肥胖、颈短舌体肥厚、甚或小下颌患者，食管镜检查较困难，可酌情选用全身麻醉。颈椎或胸椎病患者，平卧或垂头位有困难时宜选用纤维食管镜检查。切牙松动患者术中要加强保护牙齿或术前请口腔科医师予以处理。一般情况不允许或心理素质不能承担局麻下食管镜检查者，应安排全身麻醉下检查。

血压、脉搏、呼吸及胸、腹的物理检查亦应常规进行，以期对患者健康全面了解。针对具体情况，做好食管镜检查前的准备工作，如高血压患者应给予镇静剂并控制血压。心功能不良者，除术前用药外，应在术中给予心电监测等。

五、耳检查法

（一）耳廓及耳周检查法

耳廓的检查以望诊和触诊为主，注意有无以下异常。

1. 耳廓畸形　多为先天性。包括：①副耳廓（accesory auricle）：又称副耳，最常见。其耳廓正常，在耳屏的前方或后方有皮赘，触诊可初步确定副耳内有无软骨。②招风耳（protrudingear）：由于耳轮和舟状窝向前下倾斜造成耳廓整体前倾。③猿耳（macacus）：耳轮后上部位突出呈三角状。④小耳（microtia）：耳廓发育不全，常伴外耳道、中耳或内耳畸形。小耳畸形分为3级：Ⅰ级主要为耳廓小，外耳道部分闭锁；Ⅱ级伴中耳畸形；Ⅲ级伴内耳畸形。⑤先天性耳前瘘管（congenital preauricularfistula）：多在耳轮脚前有瘘口，有时能挤压出白色皮脂样物，炎症时瘘管周围红肿，化脓期间有波动感，严重时脓肿破溃。

2. 耳廓囊肿　耳甲腔或耳甲艇局限性隆起，伴从耳廓背面光照时透光阳性是耳廓假性囊肿积液的表现。

3. 耳廓炎性表现　皮肤红肿、触痛、有簇状疱疹多为带状疱疹。伴同侧周围性面瘫或耳聋、眩晕等表现时称 Hunt's 综合征。

耳后骨膜下脓肿，耳后沟消失、肿胀，有波动感，并将耳廓向前外方推移，应考虑为化脓性中耳乳突炎的颅外并发症。

弥漫性耳廓红肿呈暗红色，是耳廓软骨膜炎的表现，常常是耳廓冻伤和外伤的结果，后期耳廓变形挛缩。

耳屏前压痛尤其是张口痛和压痛，应考虑为颞颌关节炎或颞颌关节功能紊乱。

（二）外耳道及鼓膜检查法

患者受检耳朝正面，检查者相对而坐，检查用光源置于患者头部左上方，调整额镜的反光焦点投照于患者外耳道口。

1. 徒手检查法（manoeuvre method）　由于外耳道呈弯曲状，应用单手亦可用双手将耳廓后、上、外方轻轻牵拉，使外耳道变直；同时可用手食指将耳屏向前推压，使外耳道口扩大，以便看清外耳道及鼓膜。婴幼儿外耳道呈裂隙状，检查时应向下牵拉耳廓，方能使外耳道变直。检查外耳道时，首先应牵拉耳廓，如出现牵拉痛，常常伴外耳道软骨部局限性红肿，是外耳道疖肿的表现。外耳道耵聍为黄白色，一般为片状，有部分人的耵聍为褐色或酱油色液状呈油性耵聍，当耵聍堆积成团后经常为褐色硬块，需用3%苏打水软化后再清理。

外耳道炎皮肤弥漫性红肿。外耳道黑污状物或黄白色片状分布的污物常为外耳道真菌的表现。外耳道有脓液时，早期化脓性中耳炎的脓液为透明稀薄，慢性化脓性为黏稠脓液并有臭味。需将脓液彻底洗净、拭干，以便窥清鼓膜。外耳道无黏液腺，当拭出黏液或黏脓时应考虑为中耳疾病，并有鼓膜穿孔。

2. 耳镜检查法(otoscopy)　当耳道狭小或炎症肿胀时，可使用漏斗状的耳镜(耳道撑开器)撑开狭窄弯曲的耳道，避开耳道软骨部耳毛，保证光源照入。耳镜管轴方向与外耳道长轴一致，以便窥见鼓膜。骨性耳道缺乏皮下脂肪，无伸缩性，故耳镜前端勿超过软骨部，以免引起疼痛。耳镜检查可采用双手或单手法。

察看鼓膜需要调整耳镜的方向，方能看到鼓膜的各个部分。可先找从鼓脐到前下方的光锥，然后相继观察锤骨柄、短突及前、后皱襞，区分鼓膜的松弛部和紧张部。正常鼓膜呈半透明乳白色，急性炎症时鼓膜充血、肿胀:鼓室内有积液时，鼓膜色泽呈橘黄、琥珀或灰蓝色，透过鼓膜可见液平面或气泡。鼓室硬化症时鼓膜增厚，或萎缩变薄，出现钙斑。胆固醇肉芽肿或颈静脉球高位、颈静脉球瘤表现为蓝鼓膜。鼓膜表面肉芽，需用鼓气耳镜鼓气观察，如肉芽伴随鼓膜运动是慢性肉芽型鼓膜炎的表现。

大疱性鼓膜炎在鼓膜表面特别是松弛部有暗红色疱疹。

鼓膜穿孔按其位置分为紧张部穿孔和松弛部穿孔，边缘性穿孔和中央性穿孔。化脓性中耳炎穿孔仅为针尖样大小，急性期有液体搏动，称“灯塔征”(+)，无脓液时可用鼓气耳镜观察。

慢性化脓性中耳炎紧张部穿孔围绕锤骨柄呈肾形，锤骨柄有时赤裸，严重时无残余边缘，锤骨柄亦腐蚀。后天原发性胆脂瘤早期在松弛部仅有黄白色饱满感，鼓膜逐渐出现穿孔。通过穿孔的鼓膜，可观察到鼓室黏膜是否充血、水肿，鼓室内有无肉芽、钙质硬化灶、息肉或胆脂瘤等，胆脂瘤为白色片状脱落鳞状上皮堆积成团，潮湿时如豆渣样。

为了判断鼓膜运动度以及难以观察的小穿孔，需要借助具有放大和鼓气功能的耳镜，最常用的是鼓气耳镜(pneumatic otoscoe)，即在漏斗型耳镜后端安装一放大镜，在耳镜的一侧通过一细橡皮管与橡皮球连接。检查时，将鼓气耳镜与外耳道皮肤贴紧，然后通过反复挤压、放松橡皮球，在外耳道内交替产生正、负压，引起鼓膜向内、向外的运动。鼓室积液或鼓膜穿孔时鼓膜活动度降低或消失，咽鼓管异常开放和鼓膜菲薄时鼓膜活动度明显增强。鼓气耳镜检查可发现细小的、一般耳镜下不能发现的穿孔，通过负压吸引作用还可使一般检查时不能见及的脓液从小的穿孔向外流出。

使用自带光源和放大镜电耳镜检查(electro-otoscope)，能观察鼓膜较细微的病变如扩张的微血管等。电耳镜便于携带，适用于卧床患者及婴幼儿。电耳镜与鼓气耳镜的结合，尤其适合门诊检查。

(三) 咽鼓管功能检查法

咽鼓管的基本检查是经口咽部向上用间接鼻咽镜观察咽鼓管咽口和隆突的结构和状态。也可经鼻腔通过鼻窥镜进行检查。正常咽鼓管位于鼻咽部两侧，咽口被隆起的隆突包围，色淡红。当鼻咽部炎症时，隆突及咽口红肿，镜下可见鼻窦炎的脓涕分泌物阻塞咽口。儿童反复不愈的分泌性中耳炎要观察鼻咽部，以排除腺样体肥大压迫隆突和咽口。成年患者单侧不愈的分泌性中耳炎，也应警惕鼻咽肿瘤压迫咽鼓管口。直接观察咽鼓管管腔的情况，需采用直径小的纤维内镜伸入咽鼓管管腔。除上述咽鼓管形态检查外，还可用吞咽试验法、捏鼻鼓气法、声音抗鼓室压力测试等方法估价咽鼓管功能。

（四）音叉试验

音叉试验（tuning fork test）是门诊最常用的基本听力检查法。用于初步判定与鉴别耳聋性质，但不能判断听力损失的程度。音叉检查可验证电测听结果的正确性。每套音叉由5个钢质或合金材料所制，其结构由两个振动臂（叉臂）和一个叉柄组成。5个倍频程频率音叉 C_{128}，C_{256}，C_{512}，C_{1024}，C_{2048}，分别发出不同频率的纯音，其中最常用的是 C_{256} 及 C_{512}。

检查气导（air conduction，AC）听力时，检查者手持叉柄，向另一手掌的鱼际肌或肘关节处轻轻敲击叉臂（不要敲击过响以免产生泛音影响检查结果）。将振动的两叉臂末端与耳道口置于同一平面1cm处呈三点一线。检查骨导（bone conduction，BC）时，应将叉柄末端的底部压置于颅面骨上或鼓窦区。林纳试验（Rinne test，RT）又称气骨导比较试验，通过比较同侧耳气导和骨导听觉时间判断耳聋的性质。先测试骨导听力，当听不到音叉声时，立即测同侧气导听力。也可先测气导听力，气导消失时立即测同耳骨导听力。气导听力时间大于骨导时间（气导＞骨导或 AC＞BC），为阳性（＋）。骨导时间大于气导时间（骨导＞气导或 BC＞AC），为阴性（－）。气导与骨导相等（AC＝BC），以“（±）”示之。结果评价：听力正常者，C_{256} 音叉测试时，气导较骨导长2倍左右。（＋）为正常或感音神经性聋。（－）为传导性聋，（±）为中度传导性聋或混合性聋。

连续音叉气骨导比较试验用于判断耳硬化患者镫骨底板是否固定。方法是用5个倍频程音叉分别作气骨导比较试验。镫骨底板完全固定者，各频程音叉都呈（－）。

韦伯试验（Webertest，WT）又称骨导偏向试验，用于比较受试者两耳的骨导听力。方法：取 C_{256} 或 C_{512} 音叉，敲击后将叉柄底部紧压于颅面中线上任何一点（多为前额或颏部），以“—”标明受试者判断的骨导偏向侧，而以“：”示两侧相等。结果评价：“：”示听力正常或两耳听力损失相等：偏向耳聋较重侧，示病耳为传导性聋；偏向健侧示病耳为感音神经性聋。

施瓦巴赫试验（Schwabachtest，ST）又称骨导比较试验，用于比较受试者与正常人（一般是检查者本人）的骨导听力。方法：当正常人骨导消失后，迅速测受试者同侧骨导听力，再按反向测试。受试者耳骨导较正常人延长为（＋），缩短为（－），（±）示两者相似。结果评价：（＋）为传导性聋，（－）为感音神经性聋，（±）为正常。

盖莱试验（Gelletest，GT）用于检查其镫骨底板是否活动。方法：将鼓气耳镜置于外耳道内，当橡皮球向外耳道内交替加减压力的同时，将振动音叉的叉柄底部置于鼓窦区。若镫骨活动正常，受试者感觉到随耳道压力的变化一致的音叉声强弱变化，为阳性（＋），反之为阴性（－）。耳硬化或听骨链固定者为阴性。

六、颈部及颅底检查法

颈部检查法

1. 问诊　询问病史，包括年龄、性别、病程、骤起或缓起，是否伴有发热、疼痛，有无上呼吸道、上消化道及全身有关的症状。有无手术、放射或表皮黑色素痣烧灼史。

根据患者年龄可初步估计颈部肿块大致属于哪种类型。婴幼儿多数为先天性肿块，如鳃裂囊肿、甲状舌囊肿、囊性水瘤；青少年患者多为炎性或病毒性淋巴结肿大；青壮年和中年应警惕恶性肿瘤，特别是淋巴肉瘤或甲状腺瘤；还应注意除外颈部结核；老年绝大多数为转移性恶性肿瘤，多来源于鼻咽部、扁桃体、喉部等。

根据发病期长短(即病程),数日者以颈部急性炎症居多,亦不能完全排除恶性肿瘤的可能性;数月者如系老年男性多为恶性肿瘤;数年者,多属先天性疾患。

炎症患者的病史长短颇不一致,急性者可为几日,慢性者可长达几个月,甚至几年。

2. 视诊 立于患者正前方,解开患者领扣,使颈部充分暴露。注意是否两侧对称,有无肿胀,着色,明显搏动,结节,窦道,瘘管及肿块数目。检查者必须熟悉颈部各解剖三角的结构及颈部淋巴结群。有时通过视诊就可以对颈部肿块做出初步诊断,如甲状腺肿块随吞咽上下活动,甲状舌囊肿于伸舌时肿块可内缩,囊性水瘤可透光等。

3. 触诊 以手指掌面由上而下,由外而内,由浅及深对颈部诸三角区进行系统检查,触及肿块时应注意肿块部位、深浅、形状、大小、数目、质地(硬、软、实感或囊性感),是否光滑或不平,有无压痛,活动度及有无搏动。有时需双手进行检查,甚至手伸入口内压迫口底、舌根或咽侧壁进行双合诊。

炎性肿块一般有疼痛或压痛,可移动,表面发红,并常伴有口腔或咽、喉等处炎性病灶,诊断不难,但必须注意早期淋巴结转移病变也有并发感染的可能,而出现炎症征象,如经抗炎治疗肿块仍不消失,应继续随诊观察,以排除转移性病变。

先天性肿块一般质柔软,呈囊性,无痛,触之移动或有波动感,多为圆形或椭圆形,生长缓慢,有时伴有瘘管。转移性肿块一般质坚实,开始多为单个、无痛、可移动,其部位多首先出现于其原发灶淋巴管所引流的区域。以后随着病程的进展,可由单个变为多个,由一侧发展成两侧,或一侧肿块彼此相互融合成串或成团,且与周围组织粘连,触之固定不动,有继发性感染者,甚至表面有糜烂溃疡。

4. 听诊 听诊主要检查颈部肿块有无血管杂音(颈动脉体瘤)及气过声(咽或颈段食管憩室,可于吞咽时听到气过声)。

颅底分为前颅底和侧颅底,临床疾病表现主要以耳、鼻、咽部症状为主,请见耳、鼻、咽部检查法。

第三节 耳鼻咽喉头颈外科特殊检查法

一、鼻 检 查

(一) 嗅觉检查

嗅觉是一个复杂的生理、心理反应;嗅功能及其情绪反应,除嗅神经主司外,尚有Ⅴ、Ⅸ、Ⅹ颅神经参与作用;如气味可引起人们“喜欢”或“讨厌”的感情;可唤起久远的记忆;随风飘来的菜香可诱起饥肠辘辘的感觉;伤风鼻塞、食而无味等,均表示嗅觉反应,常由上述诸神经共同参与,这自然增加了嗅觉功能检查的复杂性,因为这种精神物理因素,远非简单的测试和数字所能表示。

迄今,世界上对嗅功能检查的方法、评定标准和基本测嗅物的气味特性要求等,均无统一的方法,各国分别采用自己的测嗅物和检查方法。大体可分为两大类,即主观嗅觉检查法和客观嗅觉检查法。

嗅觉阈值 检查嗅功能通常是检测三个阈值。

一般阈值指产生感觉的最小刺激(minimum perceptible odor,MPO),就嗅觉而言,是指可闻到气味,但不能加以命名时的刺激阈,称察觉阈(detection thresholds,DT)。

特殊阈值指与一个特定刺激相关联的特殊感觉产生时的最小刺激(minimum identifiable odor,MIO)。即为能指出有味气体的特征或名称时的刺激阈,称识别阈(recognition thresholds,RT)。

一般情况下察觉阈值均比识别阈值小。如果这两种阈值间出现明显的差异时,就可能有临床意义,已观察到颞叶病变时,识别阈值显著提高。推论是否因两个阈的感受部位不同所致。察觉阈通常均易测出,但有些人根本测不到识别阈,因为对测嗅物命名,在很大程度上受被试者以往的生活经验以及对气味知识掌握程度等因素的影响。因此,察觉阈是衡量嗅觉灵敏度的方式。

人的嗅觉阈值并不恒定,每个人之间都有差异,就个体而言,一天内嗅阈也不相同。影响嗅觉的因素极多。

(1) 有味气体的强度:即嗅物质粒子的数量、经鼻孔至嗅区输送时的扩散情况、嗅物质在嗅上皮表面溶解状态及嗅觉通路的功能等因素均直接影响嗅功能。

(2) 年龄:大多认为嗅阈随年龄升高而增加,研究发现不同年龄组,嗅觉均随年龄增高呈有规则的减退。老年嗅阈增加的原因,不是由于记忆力下降,而是老化后,嗅丝减少的缘故。老年人经受病毒感染的机会随生命历程加长而加多,也是引起嗅阈高的因素。有认为察觉阈值因年高而增加,但识别阈无改变。

(3) 性别:女性嗅觉是否比男性敏感这一点,尚有争论,多数认为差异不大。实验证明对男、女均有陌生的气味,受试者的嗅阈基本相同。用语音学差异测验,显示女性对涉及三叉神经反应的刺激,冷的反应较男性为低。但女性月经期或妊娠期间,似乎嗅阈降低。

(4) 其他因素:如受试者的身心状况、注意力集中与否、空腹或饭后、室内湿度、温度等均能影响嗅阈水平。喉切除后使嗅区黏膜旷置、长期吸烟、木屑、煤烟接触等,对嗅阈均有不同程度影响。

(二) 嗅物的选择条件及常用嗅物

1. 嗅物的选择 试嗅物必须气味纯正、易于复制,不能选择在同一名称下有多种混合气味的物质做试嗅物,如肥皂;嗅物应为人类所熟悉的气味,可以用日常已知的名称来表达,如清凉油常代表薄荷味;嗅物不能在闻试后带来不良反应或留下不舒服的感觉;对三叉神经产生刺激的嗅物如醋酸,常用来鉴别伪失嗅。

2. 常用的嗅物质 如柠檬酸、果香(香蕉味)、洋葱、咖啡、丁香、粪臭、氨、次氯酸钠、醋酸等。

(三) 嗅觉检查方法

主观嗅觉检查方法大体有三种方法,一种是令受检者自己闻吸嗅物法,以 Proetz(1924)的百瓶方阵式试嗅剂为代表;另一种是将试嗅物装于特制小瓶内,可以人为将测嗅物喷入鼻内;还有静脉注入测嗅药物测嗅法。近代常见的方法如下:

1. T&T 嗅觉计定量检查法 以嗅物的稀释倍数作为定量分析依据。日本目前使用的 T&T 嗅觉计较为典型。选择 A、B、C、D、E 5 种嗅物,分别代表不同的性质及成分的物质,以每 10 倍间隔对嗅物进行稀释。共稀释 8 个阶段。用 5、4、3、2、1、0、-1、-2 表示。0 为正常嗅觉的阈值浓度,5 为浓度最高,依次减弱,-2 最低。制剂分别用 5ml 的褐色瓶装成。按 A 至 E 顺序排列,放在特制的盒中,试验时,取宽为 0.7cm、长 15cm 的无味滤纸,浸沾试嗅剂,令受试者闻嗅,每种嗅物用一滤纸条,每次浸沾均定限度。把结果记录在以嗅物名称为横坐标、嗅物浓度为纵坐标的嗅表上(olfactory-gram),用曲线反应嗅阈水平。

2. PM-甲醇嗅觉检查法 以苯乙基-甲乙基-甲醇(phenylethyl-methylethyl-carbinol,简称 PM-甲醇法)做嗅觉检查。方法是将不同浓度的 PM-甲醇,分装在 9 个小瓶内,代表 9 个阈值。手压法将瓶内嗅物喷入鼻内。PM 阈值范围从－2.5～－55ds(ds＝decismell 嗅觉单位)。正常人嗅觉平均阈值为 8.5ds。PM 法简便易行,气味芬芳,无刺激性。

3. 标准微胶囊嗅功能检查法 美国宾州嗅觉研究中心嗅觉检法于 1984 年应用于临床和实验室。取 40 种嗅物,分装于微胶囊内,再分装在按不同气味编排的小册子内,在每页上印有 4 个答案,患者可用指甲或铅笔划破胶囊,自行测试,并记分。根据记分标准,评价嗅觉功能 UPSIT 法,使用简便,不需检查用的空间环境或设备。小册子可邮购,试验重复可信系数 $r>0.09$。

4. CCCRC(connecticut chemosensory clinical research center)**嗅觉检查法** 用不同的嗅物,测试 2 个项目,即察觉阈和识别阈。察觉阈的测定,是用 n-butyl alcohol(1-butan01)丁醇作为嗅物。丁醇在离子水中的最高浓度为 4%,试验用的系列稀释度从 0～11(4%～2.3×10^{-5}%),相当于气相浓度范围从 3055ppm 至 46ppb(vol/vol)。把每种浓度的嗅物 60ml 放在聚乙烯瓶内,患者同时拿到 2 只瓶,一为嗅物,另为白水,自行挤压瓶子使内部液体喷至一侧鼻孔。一般从低浓度 9 开始。如能对同一稀释度 4 次均辨别出丁醇,即停止试验,计分。若第一次不能正确区分,则逐步增加浓度至 4 次准确辨认为止。要求在 20 分钟内分别二侧鼻孔测试完毕。识别阈测定是取 8 种日常用物作为嗅物(痱子粉、巧克力、桂皮、咖啡、樟脑丸、奶油花生、象牙皂、黑胡椒、烟草等),放入塑料缸内,上面覆以纱布,两鼻孔分别测试,患者对所闻物命名。全部试验时间 15 分钟,记分后,将上述两项检查积分综合计数。分值从 0～7,以表示从失嗅～正常嗅觉。此法的优点是丁醇嗅味易于辨别,且毒性低。容器易清洗,采用的辨别嗅物为人所熟悉,检查方法简便。

5. 静脉嗅觉检查法——新维生素 B_1 静脉嗅觉检查法 静脉注入新维生素 B_1 后,其分解物从肺泡排出,随呼出的气体嗅味从后鼻孔到嗅裂,直接刺激嗅神经末梢,引起嗅觉反应,另外静脉血中的嗅物质分泌在唾液和鼻分泌物中,可刺激嗅区黏膜,受试者即闻到嗅味。方法是取右肘正中静脉,于 10 秒钟内以均匀速度注入新维生素 B_1 10mg(2ml),受试者平静呼吸,即可感知嗅味。从静脉注射开始到出现嗅味,称潜伏期,正常为 8～9 秒。以后到新维生素 B_1 的嗅味消失,为持续期,正常为 1～2 分。嗅觉障碍者,潜伏期延长,持续期缩短,静脉嗅觉检查的潜伏期受呼气时间影响,易产生 2～3 秒的误差。静脉检查的嗅刺激,高于正常阈值的一万倍,故阴性结果,可认为嗅觉完全丧失。用本检查和标准 T&T 嗅觉检查对比使用,更有利于对嗅觉障碍的分析和估计其预后。

客观嗅觉检查方法

1. 生理学测定 根据刺激能引起不同的生理功能改变的规律,也可观察嗅觉-瞳孔反射;讨厌的气味-升血压反射;心率、呼吸率;心理电流图的改变等。但这种反应均是非特异性且极不稳定的,因此参考价值不大。

2. 呼吸阻力测定 可作为嗅觉阈评定的客观定量检查方法,把鼻腔空气流量对嗅刺激物引起的呼吸反应,作为试验参数。采用鼻通气测量计,测定嗅物对呼吸阻力的影响。可经一侧鼻孔给嗅物刺激,测定另侧鼻腔空气流量。测定结果阻力上升者为阳性。在察觉阈值以下嗅觉障碍受试者,不存在嗅呼吸反应。

3. 嗅觉诱发电位测定(olfactory evoked potentials,OEP) 1959 年,Ottoson 记录了动物头皮用嗅物刺激嗅觉上皮所引起的诱发电位,并命名为电反应嗅觉图(electro-olfactogram,EOG)。在人类,由于嗅区解剖深在,存在一些技术的困难。但利用 Olympus 自窥式

(Selfscope)内镜，在嗅区放置并保持电极，同步输入嗅物。结果已成功地记录到与Ottoson所见相似的峰值为负性的放电。正常人68%可获得EOG阳性放电，而嗅觉障碍患者阳性率下降，失嗅患者不存在EOG阳性的效果。作为嗅觉客观检查方法，EOG将在继续研究提高过程中逐步完善，以成为嗅觉检查中重要方法之一。

二、鼻测压法

(一) 前鼻测压法

Courtade(1903)将水柱压力计的一端联橄榄头插入前鼻孔，测量呼吸时鼻腔压力的变化，当时称为前鼻测压法。Sercer(1929)用此法决定鼻手术适应证并检查鼻手术效果。但此法只能测量一侧鼻腔呼吸时压力的最高和最低值，结果不稳定。并因受橄榄头的形状、导管横切面积以及肺呼吸量的影响而不准确。据Scheideler(1939)的研究，橄榄头和导管内径不得小于9±1毫米方可避免误差。为了避免肺呼吸的影响，他将定量空气吹入鼻腔，测量鼻呼吸时的鼻腔内压力变化，遂开始了被动前鼻测压法。以后Malcomson(1959)，Mclaurin(1960)，Ingel-ste(1964)等先后以面罩代替橄榄头，将加温、加湿的空气或氧气吹入面罩内，力求避免误差。

另一方面，Spoor(1956)，Semerak(1958)，Cottle(1960)等开展了经前鼻同时测压并测流速的方法。即一侧鼻孔插橄榄头测压力，另一侧鼻孔插管测流量。此法对鼻测压计的发展影响较大，但仍受橄榄头和导管的影响。Dressier(1977)改进了橄榄头，使之不改变内孔的形态，用电动机筒每分钟向鼻内吹入6.5L的空气，测量鼻腔阻力，并以此研究鼻血管收缩药物的作用。

关于鼻测压的记录装置，最早为读数记录。Stoksted(1953)用膜式鼓记录，1957年改为压电仪加直流放大器记录。至Cottle(1960)以后，压力用压差传感器记录，流速用流量传感器(pneumotachograph)记录，除计波外，还可数字计算。

(二) 后鼻测压法

Spiess(1900)用细玻璃管经口腔插至软腭后方，管的外端与玻璃管压力计相联，测量闭口安静呼吸时鼻咽部的压力变化，即双侧鼻腔总的压力变化，此方法称后鼻测压法。若测量一侧压力时，则可将另一侧鼻孔堵塞。Seebohm，Hamilton(1958)改为双管向口咽部插入。一管吹入流速为每分钟10L的氧气，同时令受试者关闭声门，使空气完全自前鼻孔流出，避免肺呼吸的影响；另一管测鼻咽部压力变化。用换能器和示波器记录，称为被动后鼻测量法。此法能排除干扰，可测每侧鼻腔或双侧鼻腔。但受试者常难以忍受，口咽肌肉不能放松可影响记录。为此，将舌放于上下齿列之间并与颊部接触以保证口咽肌放松。

(三) 联合测压法

此法是在前鼻测压法和后鼻测压法的基础上，由Ferris(1964)，Fox-On(1971)，Solomon，Stohler(1965)，Princi-pato(1970)，Salman，Proctor(1971)和长谷川(1973)等人取长补短改进而成的方法。其特点为面罩式，从而避免橄榄头的缺点。面罩联接呼吸流速描记器记录，并通过面罩将导管插到口咽部后方，则鼻和鼻咽部的压差可用压差传感器记录。最后再描压速关系线。

三、鼻内镜检查法

1. 硬质鼻内镜检查法　一套完整的鼻内镜包括0°和侧斜30°、70°及120°的4种视角镜，镜长 20～23cm，外径 2.7mm 和 4.0mm，同时配有冲洗及吸引系统，视频编辑系统（供做图像摄取及图文处理），微型电动切割器（poweredmi crodebrider）等。使用时先用 1%丁卡因溶液及麻黄碱液收缩并麻醉鼻黏膜，按顺序逐一部位检查。

（1）鼻腔检查：鼻腔内镜检查法第一步：观察下鼻甲表面、下鼻道和鼻中隔。通常使用 0°内镜从鼻底和下鼻道进镜，从前向后逐步观察。第二步：观察中鼻甲、中鼻道、鼻咽侧壁及咽鼓管口、咽隐窝、蝶筛隐窝，多使用 30°或 70°镜，从鼻底直达后鼻孔，观察鼻咽侧壁及咽鼓管口、咽隐窝；然后退镜，以下鼻甲上表面为依托观察中鼻甲前端和下缘，徐徐进镜观察中鼻道和额窦、前组筛窦、上颌窦的开口。继续进镜到中鼻甲后端，将镜面外转 35°～40°即可观察蝶筛隐窝、蝶窦开口和后组鼻窦的开口。第三步：观察鼻咽顶、嗅裂、上鼻甲、上鼻道，多使用 70°镜。检查鼻咽顶时，先进镜至后鼻孔观察鼻咽顶；于中鼻甲和鼻中隔之间进镜观察上鼻甲与上鼻道；也可从中鼻甲后端观察上鼻甲及上鼻道。第四步：观察后鼻孔。鼻内镜检查可以发现鼻腔深部出血部位及早期肿瘤，确定颅底骨折及脑脊液鼻漏的瘘孔部位，还可以在直视下取活组织检查，行电凝止血等。

（2）鼻窦检查

1）上颌窦内镜检查法：经下鼻道前端行上颌窦钻孔，将各种角度的内镜依次经套管插入上颌窦内进行观察，也可选尖牙窝进路。

2）蝶窦内镜检查法：以中鼻甲后端为标志，在鼻中隔与上鼻甲之间寻找蝶筛隐窝。蝶窦开口位于该隐窝顶部附近。可适当扩大其自然窦口，以便于观察。

3）额窦内镜检查法：①鼻外眉弓进路于眉弓内侧相当于额窦底部作一 1.0cm 切口，用环钻在额窦前下壁钻通额窦，插入鼻内镜进行检查。②鼻内筛窦进路：如额窦在隐窝处开口，可使用 70°内镜于中鼻甲前上方找到额窦开口；如额窦向前上筛房引流，则应先做前筛切除术，再插入 70°内镜进行观察。

2. 软质鼻内镜检查法 冷光源纤维导光鼻内镜，管径很细，可在表面麻醉下经前鼻孔送入鼻腔，术中可随需要将内镜的末端弯曲，进入中鼻道、半月裂、钩突、筛漏斗等处，可观察上颌窦、额窦、筛窦和蝶窦的自然开口及其附近的病变。

第四节 咽 检 查

鼻咽光导纤维镜的应用

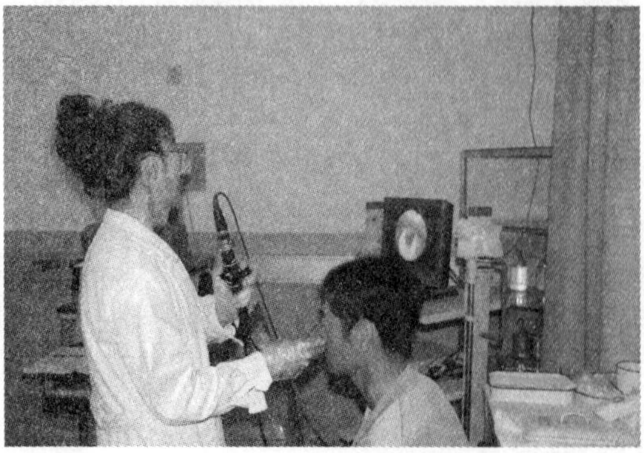

图 13-5 鼻咽纤维镜检查

鼻咽光导纤维镜（简称鼻咽纤维镜，图 13-5）是由导光性能强，可弯曲的玻璃纤维制成，故镜体柔软而纤细。其长度较用于其他部位的光导纤维镜为短，Olympus ENF-LB 型全长 570mm，操作部分长 160mm，镜身长 416mm，外径 5mm，管腔内径 2mm。其远端的外径为 4.8mm，可向上弯 160°，向下弯 90°并具有抽吸和活检功能。国产 XH-I 型鼻咽纤维镜全长 630mm，有效长（镜体）410mm，外径 6mm，远端外径 5.8mm，视角 70°，观察深度 5～

50mm，远端弯曲角度向上 130°，向下 90°，钳孔内径 2.2mm。因此，不仅可向各个方向转动做仔细的观察，而且对局部组织创伤少，患者易于接受。

第五节 喉 检 查

肌电图在喉科的应用

肌电图自从 1944 年 Weddell 首次运用于喉科以来，目前已广泛推广，用处如下：

1. 鉴别声带运动障碍的性质 Kotby(1970)认为，肌电图有助于鉴别神经麻痹性运动障碍及其他原因引起的环杓关节固定。他认为神经损伤，典型的肌电改变是：①运动单位数量减少；②电位时限增宽；③出现纤颤电位。Faaborg-Anderson(1957)认为喉神经麻痹的电位改变是：①电位时限延长；②电位数量下降；③波幅降低。

2. 辨别喉神经损伤的部位 Guindi 认为喉肌电图检查有助于判断喉神经损伤的部位。这主要是指能鉴别喉上或喉返神经的单独损伤或联合性损伤，如单一性损伤，可诊断为喉上或喉返神经麻痹；如联合性损伤，则诊断为声带联合性麻痹。Dedo 单独切断喉返神经，声带居旁正中位，甲杓肌、环杓后肌电位消失；如将喉上及喉返神经同时切断，声带居中间位，此时环甲肌、甲杓肌、环杓后肌电位全消失。参照各喉内肌的电位改变，即可确诊为喉上神经，喉返神经或喉上、喉返神经同时麻痹，这是其他方法所不能代替的，如甲状腺术后，发音出现障碍，但声带运动未见异常，声门也未见明显其他异常改变，对这一类患者，虽然能高度怀疑喉上神经麻痹，但没有确切的客观依据，只有用肌电检查环甲肌的电位，如环甲肌出现失神经电位，即可确诊为喉上神经麻痹。如环甲肌电位正常，此种发音障碍可能是由于喉外肌受损伤所致。

第六节 气管、食管特殊检查

一、支气管镜检查

支气管镜检查法(bronchoscopy)是用支气管镜查看气管、支气管内的情况，有助诊断，并可同时进行治疗的一种检查方法。其应用已有 200 年历史，最初是一金属制成的空心硬质镜，1964 年日本池田推出了用导光玻璃纤维制成的软管镜，现已在临床广泛应用。

(一) 手术器械

常用支气管内镜(bronchoscope)有两类：

1. 硬质支气管镜 是金属制成的细长中空直管镜，远端为一斜面开口，边缘光滑圆钝，易插入气管而不损伤黏膜，远端一段管壁上有几个孔，有利于各支气管通气用，光源通过一个与管壁平行内管插入到达镜管远端，近端有一镜柄与远端斜坡形开口前唇在同一侧，可确定开口方向。硬质支气管镜主要有 3 种：

(1) Jackson 式：创始于上世纪初，国产支气管镜多仿此式。镜管两端之内径一致，管径较小，视野受限，目前已很少应用。

(2) Negus 式：形状与 Jackson 式相仿，但近端内径较大，视野较广，已被普遍应用。目前这两种支气管镜都配有灯杆式或软管式冷光源，照明效果良好。

(3) 配 Hopkins 窥镜的支气管镜：此种支气管镜与用杆状透镜光学系统制成的 0°、30°、70°、90°及 120°的窥镜配合使用，视野广，光亮度强，便于操作，并备有吸引和供氧通道，还可配上教学镜及照像、摄录像系统，便于临床应用及教学。

2. 纤维支气管镜(fibrobronchoscope)　由导光性强并可弯曲的导光玻璃纤维束制成，由镜柄和镜体两部分构成。镜柄为操纵部分，有观察用的目镜、屈光度调节转盘、吸引及活检孔口和调节钮；镜体即导光纤维所在部分，其远端可通过操纵调节钮向上、下弯曲，有的也可左右弯曲，便于观察各支气管。

近年来，又一种称电子支气管镜(video bronchoscope)的软管纤维内镜已用于临床，其外形与纤维支气管镜相似，但导像系统不是采用导光纤维聚束而是电子导像，摄录像装置、监视器等与纤维内镜组装成一体，摄像头位于镜管前端，直接拍摄检查部位，检查者既可目视，也可通过监视器屏幕观察，图像清晰，并可与计算机系统相连，将图像打印或保存。

支气管镜钳：常用支气管异物钳及活检钳有以下几种：

(1) Jackson 式异物钳：根据异物的不同，可在钳杆上配上不同钳芯，便于钳取。由于钳取时，钳头后退，操作有一定难度，已很少使用。

(2) 鳄口式支气管镜钳：此种钳在张开、闭合时均不变位，钳头有不同形状以适合钳夹各种异物及钳取组织。钳杆也有粗细之分，可供不同情况使用。是目前使用最广泛的一种支气管镜钳。

(3) 带 HopKins 窥镜的异物钳：优点是接上光源后，可在直视下钳取异物。

(4) 纤维支气管镜钳：纤维支气管镜有与其配套的标本钳，呈细绳状，细而长，能弯曲，钳头有各种形状，通过活检孔插入，通过目镜窥视或通过监视系统操作。

(二) 适应证

支气管镜检查可用于诊断和治疗。

1. 诊断用

(1) 原因不明的肺不张、肺气肿，反复发作的肺炎，久治不愈的咳喘，疑有呼吸道异物或其他疾病需查明原因。

(2) 原因不明的咯血，疑有气管、支气管肿瘤，结核或支气管扩张了解病变情况，同时可行活检或涂片检查。

(3) 其他如气管切开术后呼吸困难未解除或拔管困难，气管、支气管狭窄，气管、食管瘘，明确病变部位。

(4) 收集下呼吸道分泌物做细菌培养等检查。

(5) 支气管造影术，通过支气管镜将药液导入。

2. 治疗用

(1) 取出气管、支气管异物。

(2) 吸出下呼吸道潴留的分泌物、血液，或取出干痂及假膜，通畅引流，解除阻塞。

(3) 气管支气管病变的局部治疗。如激光切除小的良性肿瘤或肉芽组织，止血或气管内滴药或涂布药物。

纤维支气管镜由于细长而软，可弯曲，更适用于检查气管、支气管及肺内病变，钳取组织行病理检查，吸出阻塞的分泌物，取除肺叶支气管的小异物等。特别是有颈椎病或下颌关节病变的患者，硬质支气管镜检查困难者，可行纤维支气管镜检查。如取较大的异物，仍需用硬质支气管镜。

（三）禁忌证

以下情况暂缓手术：①严重心脏病及高血压；②近期有严重咯血；③上呼吸道急性炎症；④活动性肺结核；⑤颈椎病、张口困难及全身情况较差，不宜行硬质支气管镜检查。

（四）术前准备

1. 受检者的准备

（1）详细询问病史，对呼吸道异物患者要了解异物的种类、大小、形状等以便选择适当手术器械。

（2）除全身体格检查外，要特别注意口腔、牙齿、咽喉情况及有无颈椎病变等。并应做胸部X线检查，必要时做CT扫描。

（3）术前4小时禁食，以免术中呕吐。

（4）酌情应用阿托品及镇静剂。

（5）局麻者，术前应向受检者做详细解释，以取得其配合。

2. 器械准备

（1）支气管镜：硬质支气管镜检查应按年龄大小选择适当管径的支气管镜。

（2）吸引器、氧气、开口器、光源及灯芯等，必要时准备好摄录像系统。

（五）麻醉

1. 局部麻醉　适用于成年人或年龄较大能合作的儿童。纤维支气管镜检查多采用局部麻醉，常用1%达克罗宁凝胶（胃镜胶）含服，或1%～2%丁卡因液喉部喷雾、滴入，亦可经环甲膜注入，使咽、喉、气管、支气管黏膜表面麻醉。经鼻腔行纤维喉镜检查时，应行鼻腔黏膜收缩和表面麻醉。注意丁卡因总量不得超过60mg（1%丁卡因液6ml），否则可引起中毒。

2. 全身麻醉　目前，常用静脉复合麻醉，适用于儿童，或局麻下难以完成检查、治疗的成年人。

（六）检查方法

1. 硬质支气管镜检查

（1）体位：受检者取仰卧垂头位，助手固定受检者头部，将头后仰并高出手术台面约15cm，使口、咽、喉基本保持在一直线上（搏-西位），以利检查。

（2）支气管镜插入方法

1）直接插入法：适用于成人。检查者立于患者头端，右手以执钢笔姿势握持支气管镜后段，镜柄向上，左手拇指、中指在下，食指在上扶住镜管前段，将支气管镜由口腔沿舌面中部送达下咽时，见到会厌，然后以镜管远端挑起会厌，看清声门后将镜柄右转90°，使镜口斜面朝向左侧声带，待受检者吸气时顺势将镜管通过开放的声门送入气管。

2）经直接喉镜送入法：适用于儿童。由于小儿用支气管镜细，视野小，从镜管内不易窥见声门。因此，先用直接喉镜暴露声门，待吸气声门开放时，再将支气管镜经声门裂插入气管内。支气管镜经过声门时斜口面向左，以减少阻力避免声带损伤。

（3）支气管镜检查所见：支气管镜进声门后，镜柄转向前，使支气管镜保持在气管轴线上，可看到气管腔及各壁，达气管末端，可见纵形的隆嵴，是左右支气管的分叉处。

检查右支气管时，将受检者头略向左偏，便于支气管镜经隆嵴右侧坡面进入右主支气管。距隆嵴约1cm，在前、外侧壁相当于时钟2～4点处可见右肺上叶支气管开口，此开口与右主支气管几乎成90°角，须将镜柄向左转使镜管斜口向右，才易看清。镜管继续向下插入距右肺上叶开口约1～1.5cm，气管前壁相当于时针11～1点处，有一横嵴(横隔)，其前上为半圆形右肺中叶支气管开口，后下为右肺下叶支气管开口。小儿气管镜一般不能再向下插入，成人如用7mm细长支气管镜可进入右肺下叶支气管，见其各肺段支气管开口。

右侧检查完毕后，将镜前端徐徐退至隆嵴处，助手将受检者头向右转，因左主支气管较右侧细，与气管纵轴所成角度较大，故不如右侧易插入，须看清左主支气管口后，再将支气管镜送入左主支气管。自隆嵴向下约5cm处，相当于时钟8～2点部位，可见一斜嵴(斜隔)，其前上方为左肺上叶支气管开口，后方为左肺下叶支气管开口，成人如用7mm细支气管镜向下可见下叶支气管分出的各段支气管开口。

2. 纤维支气管镜检查

(1) 体位：一般采取仰卧位，也有取坐位者。

(2) 检查方法：仰卧位时，检查者站在受检者头端，左手握持镜体的操纵部，右手握持镜体远端，右眼从目镜下观察。可经鼻或口腔插入到达喉部，待患者吸气，声门开放时，进入气管、支气管。检查所见与硬质支气管镜相同。但由于镜管较细，可插入较深、更细的支气管腔内进行检查。此外，由于纤维支气管镜的末端可以弯曲，对硬质支气管镜不易窥及的部位，如右肺上叶支气管开口，能较容易看到。如取坐位，由于检查者与受检者相对而坐，所见方位与卧位时相反。

(七) 注意事项

(1) 为使手术顺利进行，术前须做好充分准备，详细了解病情，备好各种器械及气管切开手术包。术中密切观察全身情况，全麻者应有心电监护及氧分压监护，发生意外及时抢救。

(2) 硬质支气管镜检查，尤其用直接喉镜引入时，应注意保护切牙，以防损伤及脱落。

(3) 检查时术者动作应轻巧，支气管镜应顺管腔送入。异物钳夹持异物或活检钳钳取组织后，如退出钳子受阻碍，应避免用力牵拉，以免损伤管壁造成出血，或管壁穿破而发生皮下气肿，甚至发生纵隔气肿或气胸等并发症。

(4) 术后应注意呼吸，尤其是全麻后的小儿患者，术后仍有窒息可能，因此，必须完全清醒后才能出手术室。选用适当管径的支气管镜，尽量缩短操作时间，可避免并发喉水肿。

(5) 局麻下检查时，麻醉药不可过量；但麻醉不充分时，可能引起喉痉挛，应及时给氧，必要时退出检查镜。

(6) 纤维支气管镜的玻璃导光纤维易折断损坏，使用时应仔细，用后注意清理、消毒，妥善保养。不宜用于取较大的异物。

二、食管镜检查法

食管镜检查法(Esophagoscopy)是用食管内镜进行诊断和治疗食管疾病的一种方法。食管镜包括硬质镜和纤维镜两类。

(一) 硬质食管镜检查法

1. 适应证

(1) 明确食管异物的诊断，取除食管异物。

(2) 查明吞咽困难和吞咽疼痛的原因。

(3) 了解食管肿瘤的部位及范围，取组织做病理检查。小的良性肿瘤可在食管镜下切除。

(4) 检查食管狭窄的部位、范围及程度，对范围局限者可行食管镜下扩张术。

(5) 查明吐血的原因，并可做局部电烧灼、涂药止血，还可对食管静脉曲张施行填塞止血或注射硬化剂治疗。

2. 禁忌证

(1) 食管腐蚀伤的急性期。

(2) 严重心血管疾病、重度脱水、全身衰竭，如非绝对必要，应待情况改善后手术。

(3) 严重食管静脉曲张。

(4) 明显脊柱前突，严重颈椎病变，或张口困难者。

3. 术前准备

(1) 除常规询问病史及查体外，检查前24小时应行食管X线钡剂检查。有异物史时，了解异物种类、形状，以便选择合适的手术器械，并向患者做好解释工作，以取得配合。

(2) 食管异物影响进食或合并感染者，术前应补液，并给抗生素治疗。

(3) 术前4小时禁食，以免术中发生呕吐。术前30分钟给适量阿托品及镇静剂。

4. 器械准备

(1) 食管镜(esophagoscope)：硬质食管镜有圆形和扁圆形2种。目前多为扁圆形，管腔的左右径略大于前后径，光源在镜管前端。食管镜根据其长度和内径不同，有不同规格，应按年龄、病变部位或异物种类等选用合适的食管镜。

(2) 食管镜钳：有异物钳和活检钳2类，形状不一，术前应根据需要挑选。

(3) 其他：光源、吸引器等。

5. 麻醉

(1) 局部麻醉：成人多采用黏膜表面麻醉。用1%达克罗宁凝胶(胃镜胶)含服，或用1%～2%丁卡因液喷布咽部并令其吞咽，麻醉咽及食管黏膜。

(2) 全身麻醉：适合于儿童及不能合作或估计检查有困难的成人。

6. 检查方法

(1) 体位：多取仰卧垂头位。为了使食管镜与食管纵轴走向一致，手术时须调整受检者头位。开始颈部伸直，头后仰并高出手术台面约15cm，当食管镜到达中段后将头位放低，进入下段时，头位常低于手术台5cm。

(2) 操作步骤：检查者左手拇指及食指捏住镜管远处，中指及无名指固定于上切牙，将上唇推开予以保护，右手握持食管镜近端。食管镜自口腔导入食管口的方法有两种，环后间隙狭窄的老年人，尤其使用圆形食管镜时宜从右侧梨状窝进入，食管镜前端沿舌背右侧下行，看到会厌及右侧杓状软骨后，进入右侧梨状窝，然后渐移到中线，继续向下，并将食管镜前端稍上抬，可见放射状收缩的食管入口，成人食管入口距上切牙约16cm，吞咽或恶心时即开放，顺势插入食管内。儿童及年轻患者，尤其使用扁圆形食管镜时，常从口腔、咽正中进入，沿舌背正中向下见到会厌、杓状软骨，入杓状软骨后方的环后隙，将食管镜前端抬起即见食管入口。食管镜向下送入过程中应置于食管中央，以充分暴露各壁。仔细观察管腔内有无异物、狭窄，管壁黏膜有无出血、水肿、溃疡、新生物等情况。发现病变应记录距上切牙的距离。在距上切牙约23cm管壁左前方可见主动脉搏动。继续向下距上切牙约36cm处，为第四狭窄，食管腔平时呈裂隙状。再向下约4cm，即可看到放射状的贲门。

7. 注意事项

(1) 顺利通过食管入口是手术成功及避免并发症发生的关键。由于环咽肌的收缩，不仅使食管入口狭窄并常呈闭合状态，还将环状软骨拉向颈椎，在后壁形成隆起，如一门槛，使食管镜不易进入。因此，术前必须选好适当的食管镜，充分麻醉，并做好解释工作取得患者配合，术中调整好患者的体位，操作用力适当，看清食管入口，待其张开后顺势进入。否则，操作不当即可损伤食管，引起出血或穿孔，继发纵隔气肿、感染等，还可致环杓关节损伤。食管镜向下推进时，切勿以患者切牙作支点强行滑动，以免意外损伤切牙。

(2) 小儿病例，如食管镜过粗可压迫气管后壁，而发生呼吸困难或窒息，应及时取出食管镜。为避免发生意外，可行气管插管全身麻醉。

(3) 合并呼吸困难者，术中应特别注意保持呼吸道通畅，必要时先行气管插管或气管切开。

(二) 纤维食管镜检查法

纤维食管镜(fibroptic esophagoscope)是由光导玻璃纤维束构成的软食管镜，配有相应的活检钳。由于镜体软而细，插入时患者痛苦小。其前端可以弯曲，视野广，照明度强，能观察细微病变，又配有充气、冲洗等设备，还可录像、摄影留下记录，因此已被广泛应用于食管疾病的诊断及术后复查。有张口困难、脊椎疾病或全身情况差的患者，也不受限制。但由于手术器械较纤细，不能用于取出较大异物，也不能进行食管狭窄扩张术。

检查常在1%丁卡因黏膜表面麻醉后进行，受检者取左侧卧位，双腿弯曲。术者立于患者对面，经口插入镜管，达喉咽、梨状窝至环后区，嘱患者做吞咽动作，待食管入口开放顺势将镜插入食管，然后自上而下逐步深入检查。镜下所见解剖标志与硬质食管镜相同。

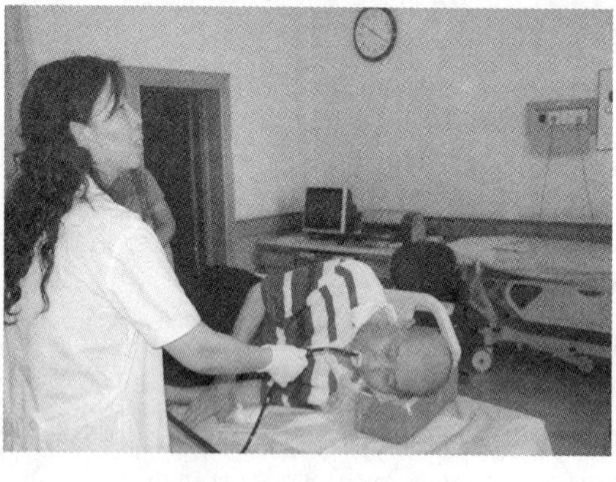
图 13-6 纤维食管镜检查

电子食管镜(videoesophagoscope)是一种新型纤维食管镜，采用电子导像系统，操作方法与纤维食管镜基本相同，但检查图像更清晰，并可通过大屏幕观察，与计算机系统相连，便于图像打印和保存。

第七节 耳的特殊检查法

一、中耳窥镜、显微镜下检查

为了精确观察鼓膜和中耳的结构，目前临床已有光导纤维耳窥镜，将观察的结果通过显示屏和照相打印等方法记录。耳窥镜有硬质镜和软质镜2种。观察鼓室病变时需在鼓膜表面麻醉后切开一小孔，伸入鼓室进行检查。可观察咽鼓管有无炎症，听骨链是否完整，鼓峡是否通畅。对内耳病变，可在手术显微镜下用0.3～0.4mm直径的微窥镜(microendoscope)通过鼓阶造瘘进行观察。

二、听功能检查法

(一) 纯音听力计检查法

纯音听力计(pure tone audiometer)是通过音频振荡发生不同频率的纯音，其强度(声级）可以调节。用于测试听觉范围内不同频率的听敏度，判断有无听觉障碍，估计听觉损害的程度，对耳聋的类型和病变部位做出初步判断。纯音听力的结果是受试者自己判断是否听到耳机发出的声音，以每个频率能听到的最小声音为听阈，将各频率的听阈在听力坐标图上连线，即听力曲线。

普通纯音听力计的纯音频率范围为 125～10 000Hz。250Hz 以下为低频。500～2000Hz 为中频段，又称言语频率。4000Hz 以上为高频段。超高频纯音听力的频率范围为 8000～16 000Hz（一般听力计不能达到 10 000Hz 以上频率）。美国 AAO-HNS1995 年标准，将 3000Hz 列入语言频率。言语频率平均听阈的测算是将 500Hz、1000Hz 和 2000Hz3 个频率的听阈相加后除以 3。声音的强度以分贝（dB）为单位。声压级是声强级客观的物理量，单位为 dB SPL（sound pressure level，SPL）；感觉级 dB SL（sensation level，SL）是每个人受试耳的阈上分贝值；听力级单位为 dBHL（hearing level，HL），是参照听力零级计算出的声级。因此，感觉级和听力级都是在声压级基础上的相对量。人耳对不同频率纯音的声压级听阈不同，故各频率听力零级的物理量的 dBSPL 值并不相同，听力零级是听力正常的青年受试者在各频率的声压级 dBSPL 条件下测出的平均听阈值 dBnHL。纯音听力计以标准的气导和骨导听力零级作为基准，强度增减的声级（一般均以 5dB 为一档）即听力级。由于听力级是参照声压级的相对值，每个听力计的听力零级都应定时进行校正。听力测试应在隔音室内进行，环境噪声不得超过 28dB（A）。听阈（hearing threshold）是足以引起某耳听觉的最小声强，听阈提高即为听力下降。

由于气导的传导途径经过外耳和中耳达到内耳，因此，特定范围内的气导听阈多用于代表中耳传音功能；骨导听觉是声音通过颅骨振动引起内耳骨迷路和膜迷路振动，故骨导听阈多可代表内耳的功能。

纯音听阈测试法：包括气导听阈及骨导听阈测试两种，一般先测试气导，然后测骨导。检查从 1000Hz 开始，以后按 2000Hz，3000Hz，4000Hz，6000Hz，8000Hz，250Hz，500Hz 顺序进行，最后再对 1000Hz 复查一次。可以 1000Hz40dB 的测试声刺激受试耳，此时该耳若能听到测试声，则每 5dB 一档递减直到阈值。否则，递增声强直至阈值。

在阈值处，应再降低 5dB，确定听不到后仍以阈值声强重复确认。临床测试有上升法和下降法 2 种，根据经验选用。

测试骨导时，将骨导耳机置于受试耳乳突区，也可将骨导耳机置于前额正中，测试步骤和方法与气导相同。气导测试除通过气导耳机进行外，尚有自由场测听法（free-field audiometry），给声由安装在隔音室四周的扩音器组成自由声场，受试者可从各个方向听到同样声强的测试音，主要用于儿童和佩戴助听器患者的听力测试。

在测试纯音听阈时，应注意采用掩蔽（masking process）。掩蔽法是用适当的噪声干扰非受试耳，以暂时提高其听阈，防止“影子曲线”。当单侧耳聋，或双耳听力下降程度不一致，在测试聋耳或听力较差耳的骨导和气导时，刺激声经过两耳间衰减后仍传到对侧健耳，出现对侧耳听力图相似的曲线。由于颅骨的声衰减仅为 0～10dB，故测试骨导时，对侧耳一般均予掩蔽。气导测试声绕过或通过颅骨传至对侧耳，其间衰减 30～40dB，故当两耳气导听阈差值＞40dB 或测试较差耳气导时，对侧耳亦应予以掩蔽。掩蔽噪声的声强一般为对侧阈上 40dB 左右，并根据实际情况进行调整，目前多数听力计的掩蔽声强都自动给出并标明。掩蔽的噪声有白噪声和窄频带噪声 2 种，一般倾向于采用以测试声音频为中心的窄频带噪声。

纯音听阈图的分析：纯音听阈图以横坐标为频率（Hz），纵坐标为声级（dB）记录受试耳的各频率的听阈，各频率气导听阈和骨导符号连线，称纯音听阈图（或称听力曲线，audiogram）。对最大声强无反应时，在该频率最大声强处作向下的箭头“↓”。“↓”符号与相邻频率的符号不能连线。正常情况下，气导和骨导听阈曲线都在25dB以内，气骨导之间无明显差距。气导听阈大于骨导听阈，是传导性耳聋的表现，一般不会出现骨导听阈高于气导听阈。各种型号的听力计能自动打印听阈符号，且采用的符号不一，应以该听力计使用的符号为准。根据听力计的配置，各频率的最大声强输出不一，一般听力计气导最大输出声强为90～110dBHL，骨导最大输出声强在60dB，低频的最大输出声强常低于60dB。根据纯音听阈图的不同特点，可对耳聋做出初步诊断：

1. 传导性聋 各频率骨导听阈正常或接近正常；气导听阈提高；气骨导间距大于10dB，一般不大于40dB(HL)，最大不超过60dB；传导性聋气导听阈提高以低频为主，呈上升型曲线，气骨导差以低频区明显。严重传导性耳聋气导曲线平坦，各频率气骨导差基本相同。对鼓膜穿孔，平坦型听力曲线，气骨导差达到40dB，应考虑为听骨链中断。一般传导性聋气骨导差达到60dB，要考虑有无测试误差。严重耳硬化症或听骨链固定，气骨导差较大。

2. 感音神经性聋 由于气导和骨导的传导路径最终都进入内耳，感音神经性聋患者的气、骨导听力曲线呈一致性下降（即听阈提高），由于高频听力损失较重，故听力曲线呈渐降型或陡降型。严重感音神经性聋低频听阈也提高，其曲线呈平坦型。特别严重者，只有部分或个别频率有听力，称岛状听力。感音神经性聋如突发性聋经治疗，听力恢复的趋势一般是低频先恢复，中高频恢复较慢。少数感音神经性聋亦可以低频听力损失为主。梅尼埃病的早期呈典型的下降型感音神经性聋听力曲线，目前注意到这种下降型听力曲线最高峰在2000Hz，其后的频率阈值略有下降。早期梅尼埃病的听力曲线有随时间波动的倾向，随病程发展而出现平坦型听力曲线。

3. 混合性聋 兼有传导性聋与感音神经性聋的听力曲线特点，特征是气导和骨导听阈都提高，即气骨导听力都下降，但有气骨导差存在。部分可表现为低频以传导性聋的特点为主，而高频的气、骨导曲线呈一致性下降。亦有全频率气、骨导曲线均下降，但存在一定气骨导间距者，此时应注意和重度感音神经性聋相鉴别。听骨链固定或耳硬化者，听骨链的共振频率2000Hz骨导听阈提高15dB左右，称Carhart切迹。此时伴气骨导差，不是混合性聋，仍属传导性耳聋曲线。

（二）阈上听功能测试

感音性耳聋是蜗性病变所致，神经性耳聋是蜗后听神经病变引起的，两种耳聋统称为感音神经性聋。采用阈上听功能测试有助于鉴别耳聋的性质是蜗性病变还是蜗后病变。阈上听功能测试包括重振试验、短增量敏感指数试验、听觉疲劳和病理性适应试验等。

重振试验：声音的强度是一种物理量，可进行客观测量。响度则是人耳对声强的主观感觉，它不仅与声音的物理强度有关，而且与频率有关。正常情况下，强度和响度之间按一定的比值关系增减，声强增加，人耳所感到的响度亦随之增大，声强减弱响度变小。耳蜗病变时，声强轻度增加却能引起响度的异常增大，称为重振现象（recruitment phenomenon），或称复响现象。响度重振现象在临床上表现为听觉过敏，不能耐受过响的声音；选配助听器时，频响动态范围受到限制，对音量提高的耐受能力有限。

1. 双耳交替响度平衡试验法（alternate binaural loudness balance test，ABLB） 适用

于一侧耳聋,或两侧耳聋但一耳较轻,两耳听阈差大于20dB(中频)。方法:选用1kHz测试气导听力,先在该频率坐标两侧分别记录两耳听阈(听阈差大于20dB),以10～20dB固定为一档,提高健耳或听力较佳耳声级,随即提高听力较差耳的声强到响度与对侧相同,并划线连接两侧声强;继而再提高听力佳侧耳声强,并使对侧声强提高到两耳响度一致的程度,直到两耳从听阈差大于20dB达到同一声强级并感到响度一致,提示有重振。若虽经调试,两耳始终不能在同一声级上达到相同的响度感,表示无重振。若病耳响度增加较正常侧慢,即需要增加更多的声强才能达到响度平衡,称减振(decruitment),是蜗后病变如听神经瘤的表现。

2. Metz 重振试验法　同一频率纯音听阈和声导抗镫骨肌声反射阈之间的差值75～95dB为正常,≤60dB示耳蜗性聋的重振;≥100dB属蜗后性聋。

3. 短增量敏感指数试验法(short increment)　测试受试耳对阈上20dB连续声信号中出现的微弱强度变化(1dB)的敏感性,以每5秒出现一次,共计20次声强微增变化中的正确辨别率,即敏感指数来表示。耳蜗病变时,敏感指数可高达80%～100%,正常耳及其他耳聋一般为0～20%。

听觉疲劳及病理性适应现象测试:听觉器官在高强声的持续刺激后所出现的听敏度下降现象称为听觉疲劳;在声刺激的持续过程中产生的短暂而轻微的听力减退,即响度感随声刺激时间的延长而下降的现象,则称为听觉适应。听觉疲劳和听觉适应通称音衰变(tone decay)。神经性聋时,听觉疲劳和听觉适应现象在程度及速度上均超出正常范围,称病理性适应。测试病理性适应现象的方法有音衰变试验和Bekesy自描听力计测试。

音衰变试验

(1) 纯音听力计测试法:选1～2个中频纯音作为测试声。测试时先以听阈的声级连续刺激,受试耳能听及1分钟为止。若1分钟之内即已不能听及,则立即提高5dB刺激,直至同一声强连续听满1分钟。正常耳及传导性聋刺激声的声级和听阈之间的差值为0～5dB,耳蜗性聋差值增大,一般为10～25dB,30dB或>30dB属神经性聋。

(2) 镫骨肌声反射音衰变试验法:镫骨肌声反射测试中,当声反射阈上10dB刺激时,镫骨肌反射性收缩通过声导抗仪记录收缩曲线。正常情况下,镫骨肌反射幅度衰变50%经历的时间一般为10秒左右。小于5秒,提示衰变现象,是蜗后病变(如听神经瘤)的表现。

(3) Békésy 自描听力计测试:由Békésy设计的自描听力计可同时发放连续性和脉冲纯音。根据受试者的指示,仪器可自动描绘出具有两条锯齿形曲线的听力图。其结果分为4型。Ⅰ型为2条曲线重叠,为正常和传导性病变曲线。Ⅱ型在500～1000Hz处连续音曲线与脉冲反应曲线分离并下降5～20dB,是响度重振的表现,提示蜗性病变。Ⅲ型在125～500Hz以内,连续音反应突然下降达40～50dB,多为蜗后病变。Ⅳ型在500Hz以内,连续音曲线与脉冲音曲线分离,间差大于Ⅱ型曲线,亦见于蜗后病变。Ⅲ型和Ⅳ型是音衰的表现,用于判别蜗后性聋。

(三) 言语测听法

言语(speech)是通过声音进行语言(language)交流,言语交流不但依赖于听见声音,而且必须能够理解语言。言语信息的传递,除了耳蜗Corti's器对声音频率的地址编码和时间编码外,还与听神经复合电位的神经纤维同步排放的组合形式、耳蜗核等低级听觉中枢和听觉通路的频率分析能力,以及听觉皮层中枢的综合分析才能形成对语言的理解。听觉通路任何部位的病变,都可能影响对言语的理解能力。严重耳聋,特别是言语频率的听力下降，耳聋患者即使佩戴助听器也可能只听见声音而不理解语言的意义。听皮层的病变或发育不良，特别是双侧性病变，即使耳蜗功能正常也不能理解语言。先天性耳聋儿童，由于受不到声音的刺激，听觉皮层在6岁以后停止发育，人工耳蜗植入后虽能听见声音但学会言语交流仍有一定困难，这是因为语言的识别能力缺乏。全面反映听功能状况，除了采用纯音测听检测听敏度外，还需采用言语测听法（speecha udiometry）。

言语测听法是将标准词汇录入声磁带或言语唱片上，通过耳机或自由声场进行测试。除普通话词汇外，还有广东方言等标准词汇。主要测试项目有言语接受阈（speech reception threshold，SRT）和言语识别率（speech discrimination score，SDS）。言语接受阈以声级（dB）表示，在此声级上，正常受试耳能够听懂50%的测试词汇。言语识别率是指受试耳能够听懂所测词汇中的百分率。将不同声级的言语识别率绘成曲线，即成言语听力图（speech audiogram）。根据言语听力图的特征，可鉴别耳聋的种类。

言语测听法目前在临床用于听觉康复工作，主要是佩戴助听器和人工耳蜗植入后的语言训练和评价耳蜗植入术及康复训练效果，估价助听器的效能等。

（四）耳声发射检测法

声波引起耳蜗基底膜振动时，具有相应频率特性的外毛细胞产生的主动收缩运动反应，并由内耳向中耳、外耳道逆行传播；其意义可能是增加基底膜对声刺激的机械性反应，使频率相应部位的振动达到最大，形成有频率特性的行波运动。这种产生于耳蜗、经听骨链和鼓膜传导释放到外耳道的音频能量称为耳声发射（oto-acoustic emission，OAE）。外耳道内除衰减的刺激声外，用特殊的、高灵敏度的微音器能够记录到延迟数毫秒的声能。耳声发射在一定意义上反映耳蜗的功能状态，主要是外毛细胞的功能。

目前倾向于认为，“自发性耳声发射（spontaneous oto-acoustic emisson，SOAE）”是受试耳在无声刺激情况下记录到的耳声发射，40%正常人出现。“诱发性耳声发射（evoked otoacoustic emisson，EOAE）”通过对受试耳进行一定声刺激而诱发的耳声发射。

诱发性耳声发射根据刺激声的种类不同分为：“瞬态诱发性耳声发射（transiently evoked OAE，TEOAEs）”以单个短声或短音等短时程声讯号为刺激源；“刺激声频率耳声发射（stimulusfreequence OAE，SFOAE^{s}）”以稳态单个纯音信号为刺激声；“畸变产物耳声发射（distortion product acoustic emisson，DPOAE）。”用两个不同频率但相互间有一定频比关系的长时程纯音为刺激源。DPOAE是临床上最常用的检查方法，诱发性耳声发射阈值与主观听阈呈正相关，听力正常人的瞬态诱发性耳声发射的出现率为90%～100%。纯音听阈＞30dB（HL）时，诱发性耳声发射消失，表明与短声频率范围相关的1～4kHz纯音听阈在30dBHL以内。畸变产物耳声发射具有较强的频率特性，虽可反映1～8kHz频率，但在低频区敏感度差，主要反映4kHz以上频率的外毛细胞的功能。因此将TEOAEs与DPOAE综合分析，能相对准确地反映耳蜗的功能状态。由于诱发性耳声发射的检测具有客观、简便、省时、无创、灵敏等优点，目前已将其作为婴幼儿听力筛选方法之一。

（五）声导抗测试法

外耳道压力变化产生鼓膜张力变化，对声能传导能力发生改变，利用这一特性，能够记录鼓膜反射回外耳道的声能大小。通过计算机分析结果，反映中耳传音系统和脑干听觉通路功能。这一方法称声导抗测试（acoustic immittance measurement），或声阻抗测试，是临床最常用的客观听力测试的方法之一。声导抗是声导纳（acoustic admittance）和声阻抗

(acousti cimpedance)的总称。声阻抗是声波克服介质分子位移所遇到的阻力，是作用于单位面积的声压与容积速度的比；声导纳是被介质接纳传递的声能，是声阻抗的倒数。声强不变，介质的声阻抗越大，声导纳就越小。介质的声导抗取决于它的摩擦(阻力)，质量(惯性)和劲度(弹性)。中耳传音系统的质量(鼓膜和听骨的重量)比较恒定。听骨链被肌肉韧带悬挂，摩擦阻力很小。劲度取决于鼓膜、听骨链、中耳气垫等的弹性，易受各种因素影响，变化较大，是决定中耳导抗的主要部分，因此声导抗仪主要通过测量鼓膜和听骨链的劲度以反映出整个中耳传音系统的声导抗状态。

中耳导抗仪(临床习惯称为声阻抗仪)是根据等效容积原理工作，由导抗桥和刺激信号两大部分组成。导抗桥有 3 个小管被耳塞引入密封的外耳道内：上管发出 220Hz 或 226Hz85dB 的探测音，以观察鼓膜在压力变化时的导抗动态变化，并以强度为 40～125dB、刺激频率为 250，500，1000，2000，4000Hz 纯音、白噪声及窄频噪声，测试同侧或对侧的镫骨肌声反射。下管将鼓膜反射到外耳道的声能经引入微音器，转换成电信号，放大后输入电桥并由平衡计显示。中管与气泵相连使外耳道气压由＋2kPa 连续向－4 或－6kPa 变化。

鼓室导抗测量

1. 鼓室导抗图(tympanogram)**或声顺图**　随外耳道压力由正压向负压的连续过程，鼓膜先被压向内，逐渐恢复到自然位置，再向外突出。由此产生的声顺动态变化，以压力声顺函数曲线形式记录下来，称之为鼓室功能曲线。曲线形状，声顺峰在压力轴的对应位置(峰压点)，峰的高度(曲线幅度)以及曲线的坡度、光滑度较客观地反映鼓室内病变的情况。A 型曲线：中耳功能正常；As 型：见于耳硬化，听骨固定和鼓膜明显增厚等中耳传音系统活动度受限时；Ad 型：鼓膜活动度增高，如听骨链中断，鼓膜萎缩，愈合性穿孔以及咽鼓管异常开放时；B 型曲线：鼓室积液和中耳明显粘连者；C 型曲线：咽鼓管功能障碍。

2. 静态声顺(static compliance)**值**　鼓膜在自然状态和被正压压紧时的等效容积 ml 数(声顺值)之差，代表中耳传音系统的活动度。正常人因个体差异此值变化较大，应结合镫骨肌声反射与纯音测听综合分析。比较捏鼻鼓气法或捏鼻吞咽法前后的鼓室导抗图，若峰压点有明显移动，说明咽鼓管功能正常，否则为功能不良。

镫骨肌声反射(acoustic stapedius reflex)　声刺激在内耳转化为听神经冲动后，由蜗神经传至脑干耳蜗腹侧核，经同侧或交叉后从对侧上橄榄核传向两侧面神经核，再经面神经引起所支配的镫骨肌收缩，随后鼓膜松弛，鼓膜顺应性的变化由声导抗仪记录，称镫骨肌声反射。正常人左右耳分别可引出交叉(对侧)与不交叉(同侧)两种反射。镫骨肌声反射的用途较广，目前主要用在估计听敏度；声反射阈的响度重振用于鉴别传导性与感音性聋；声反射衰减试验确定音衰鉴别蜗性和蜗后性聋(参见阈上听功能测定和音衰变试验)。并可用于识别非器质性聋；对周围性面瘫做定位诊断和预后估价；对重症肌无力做辅助诊断及疗效评估等。

(六) 电反应测听法

电反应测听法(electric response audiometry，ERA)，是用于检测声波经耳蜗毛细胞换能、听神经的兴奋和听觉通路传到大脑过程中产生的各种生物电位(听觉诱发电位 auditory evoked potentials)的客观测听法。

目前，用于临床测听有耳蜗电位和脑干电位、中潜伏期反应及皮层电位等，它们都极微弱(微伏级 μV)，被人体许多自发电位如脑电(毫伏级 mV)、本底噪声与交流电场等所掩盖。通过多次重复声刺激后记录的微伏级电位，采用电子计算机叠加技术后变大，而原无极性规律的脑电则因多次叠加效应,正负电位相抵消。需在隔音和电屏蔽室内,受检者安静或睡眠状态下,方能保证检测和记录效果的准确性。

耳蜗电图描记法(electrocochleography):是指声刺激后记录源自耳蜗及听神经的近场电位的方法。耳蜗电图(electrocochleogram,ECochG)的成分有:耳蜗微音电位(cochlear microphonic potential,CM)来自于耳蜗外毛细胞的交流电位,几乎没有潜伏期,波形与刺激声的波形相同,持续的时间相同或略比声刺激为长,振幅随声强增加。

总和电位(summating potential,SP)来源于与耳蜗毛细胞的负直流电位,同样无潜伏期和不应期。以及来源于耳蜗神经的复合动作电位(compound action potential,AP),AP 主要由一组负波(N1～N3)组成,潜伏期与刺激强度呈反比,振幅与刺激强度呈正比。临床上用能引起最佳神经排放同步短声(click)作刺激声,以每秒 10 次的重复率刺激。引导电极经鼓膜刺到鼓岬部,以近场方式记录;或用极小的银球电极紧放在鼓膜后下缘近鼓环处,以远场方式记录。耳蜗电图主要指标是观察 AP 波。

采用相位交替的声刺激消除 CM,得到 SP 与 AP 的综合波。内淋巴积水时,－SP/AP 振幅的比值变大。AP 潜伏期、振幅和宽度(时程)、强度与振幅函数曲线及强度与潜伏期函数曲线可用于鉴别耳聋性质、评定治疗效果。具有频率特性的短纯音(tone burst)用于客观测定听阈。耳蜗电图具有客观性、单侧性、可重复性和精确性,是评价外周听觉与听神经功能的理想方法。

听性脑干反应测听:听性脑干反应(auditory brainstem response,ABR)是利用声刺激诱发潜伏期在 10ms 以内的脑干电反应,检测听觉系统与脑干功能的客观检查。用每秒 20～30 次短声刺激,记录电极放置在前额发际皮肤上,参考电极置于同侧耳垂,以远场方式记录和放大和叠加 1000 次。脑干听性反应由潜伏期 1～10ms 的 7 个正波组成。临床上采用最稳定的Ⅰ、Ⅲ、Ⅴ波潜伏期,Ⅰ-Ⅲ、Ⅲ-Ⅴ、Ⅰ-Ⅴ波的峰间期,以及两耳Ⅴ波峰潜伏期和Ⅰ-Ⅴ波峰间期差,判断听觉和脑干功能,并用Ⅴ波阈值判断中高频听阈。在规范的测听条件下,ABR 的Ⅴ波反应阈在一定程度上反映了 1000～4000Hz 范围行为听阈,但并不能准确反映和代替行为听阈,且较行为听阈高 15～20dB。可用做新生儿和婴幼儿听力筛选,鉴别器质性与功能性聋。ABR 对诊断桥小脑角占位性病变,估价脑干功能,手术脑干功能监测和脑死亡的判定,提供有价值的客观资料。40Hz 听觉相关电位(40Hz auditory event related potential,40HzAERP)是以 40 次/s 刺激率的短声或短音,诱发类似 40Hz 的正弦波电反应,每 25ms 出现 1 次,属于中潜伏期反应的一种衍生的诱发电位测试法。

40HzAERP 主要用于对听阈阈值的客观评定,当用短音(tone burst)作刺激声时,具有频率特性,尤其是对 1000Hz 以下频率的阈值确定更有价值,500Hz、1000Hz、2000Hz 的平均反应阈为 10dBnHL 左右。如与 ABR 阈值测试(反应中高频的听阈)相结合,可作为客观听阈评估的较理想的方法。

三、前庭功能检查法

(一) 姿势描记法

姿势描记法(posturography):目前一般所用的静平衡功能检查法均凭主观判断,无定量指标。姿势描记法则可取得客观而精确的检查结果。

1. 静态姿势描记法(static posturography)　将人体睁眼和闭眼站立时姿势摆动产生的重心移位信息,通过脚底的压力平板中四周的压力传感器传递到计算机进行分析。通过重心移位的轨迹定量 Romberg 试验。由于该法不能去除体感信息，提取的前庭功能信息有一定限制，临床价值有限。

2. 动态姿势描记法(dynamic posturography)

(1) 运动协调试验(movement coordination test，MCT)：当平板移动和转动时，检测肢体重力拮抗肌肌电的振幅和潜伏期。

(2) 感觉组织试验(sensory organization test，SOT)：检查时平衡台前树一块可调节倾角的视野板，测试睁眼闭眼、平台倾角改变和视野板倾角改变 6 种条件下的 SOT，用以消除踝、膝、髋关节的本体感觉的影响，以睁眼和闭眼方式消除视觉的影响，所提取的信息较准确反映前庭对平衡功能的影响。前庭代偿期，自发性眼震、位置性眼震和旋转试验 3 项眼震电图正常后 SOT 仍可能异常，因此 SOT 可作为前庭代偿程度的监测指标。

3. 步态试验　用于分析主动行走时的平衡功能，受试者脚套两个踏板，板上两个触压开关，并与重力拮抗肌肌电图结合分析。

(二) 眼震电图描记法

眼震电图描记法(electro-nystagmography，ENG)：将眼球视为一电偶，角膜具正电荷，视网膜具负电荷，角膜和网膜间电位差形成的电场。眼球运动时，电场相位的改变，引起眶周变化，眶周眼球电位差变化的描记形成眼震电图(electro-nystagmography，ENG)。眼震电图可以对振幅、频率及慢相角速度等各种参数进行定量分析。在暗室检查可消除固视的影响。在水平方向和垂直方同时都出现眼震曲线常常提示为旋转性眼震。

前庭和眼球运动的关系有两种，一是前庭眼动反射，是前庭受刺激后诱发的眼球运动，目的是产生于头转动方向相反的眼动，以维持视网膜成像的稳定。二是视眼动反射，通过视觉的刺激引起眼动反射，目的是通过视觉调整前庭的活动。前庭眼动性眼震异常一般提示外周前庭功能障碍，而视眼动性眼震异常主要为中枢性前庭通路的功能障碍。

1. 前庭眼动反射检查

(1) 温度试验：通过将冷、温水或空气注入外耳道内诱发前庭反应。尚可用以研究前庭重振与减振，固视抑制等，以区别周围性和中枢性前庭系病变。①微量冰水试验：受试者正坐，头后仰 60°，使外半规管呈垂直位，向外耳道注入 4℃融化冰水，0.2ml，记录眼震，若无眼震，则每次递增 0.2ml4℃水，2ml 冰水刺激无反应，示该侧前庭无反应。5 分钟再试对侧耳。前庭功能正常者 0.4ml 可引出水平性眼震，方向向对侧。②冷热试验：又称 Hallpike caloric test。受试者仰卧，头前倾 30°后向外耳道内分别注入 44℃和 30℃水(或空气)，每次注水(空气)持续 40 秒，记录眼震。一般先注温水(空气)，后注冷水(空气)，先检测右耳，后检测左耳，每次检测间隔 5 分钟。有自发性眼震者先刺激眼震慢相侧之耳。

以慢相角速度作为参数来评价一侧半规管轻瘫(canal paresis CP)和优势偏向(directional preponderance，DP)，计算公式为

$$CP=\frac{(RW+RC)-(LW+LC)}{RC+RC+LW+LC}\times 100(\pm 20\%\text{以内为正常})$$

$$DP=\frac{(RW+LC)-(LW+RC)}{RW+RC+LW+LC}\times 100(>\pm 30\%\text{以上为异常})$$

RW＝右侧 44℃，RC＝右侧 30℃，LW＝左侧 44℃，LC＝左侧 30℃

(2) 旋转试验：基于以下原理：半规管在其平面上沿一定方向旋转，开始时，管内淋巴液由于惰性作用而产生和旋转方向相反的壶腹终顶偏曲；旋转骤停时，淋巴液又因惰性作用

使壶腹终顶偏曲，但方向和开始时相反。旋转试验常用脉冲式旋转试验、正旋摆动旋转试验和慢谐波加速度试验等。温度试验和旋转试验是判断外周前庭功能状况的主要定位方法。

2. 视眼动反射检查

(1) 视动性眼震(optokinetic nystagmus，OKN)：是注视不断向同一方向移动的物体时出现的眼震。检查时以等速运动或等加、减速度运动的、黑白条纹相间的转鼓作视刺激，记录当转鼓正转和逆转时出现之眼震。正常人水平性视动性眼震的方向与转鼓运动方向相反，两侧对称，速度随转鼓运动速度而改变。如诱发的眼震不对称、眼震减弱或消失，或方向逆反，示中枢病变。

(2) 扫视试验(saccade test)：又称视辨距不良试验(ocular dysmetria test)、定标试验。受试者的视线由视标迅速转向设定的另一视标。脑干或小脑病变时结果异常。

(3) 平稳跟踪试验(smooth pursuit test)：受试者头部正中位，平视 50～100cm 处的视标，跟随水平向匀速的正弦波摆动的视标，视线随视标运动而移动。正常眼震电图曲线光滑，脑干或小脑病变时曲线异常。

(4) 注视试验(gaze test)：正视前方正中、左、右、上、下标点，当眼球向一侧偏移时出现的眼震称注视性眼震(又称凝视性眼震，gaze nystagmus)。眼震的快相与眼球偏转的方向一致，强度随偏转角度增大而加强，眼球向前直视时眼震消失，多示中枢性病变。

四、低频正弦谐波加速度试验

低频正弦斜波加速度试验(The slow harmonic acceleration test，SHA)，是通过给予患者角加速度刺激，通过眼震电图描记设备，微机控制下获得患者的相位(phase)、增益(Gain)、和非对称(Asymmetry)的数据，为医生提供患者前庭功能状态的资料，同时还可以做视固定、视动性眼振等多项前庭功能检查。是一个系统性前庭功能检查设备，对于区分中枢和外周性眩晕、病变的定侧等有极大的应用价值。

五、面神经电图

最早的面神经电诊断方法是用直流电和感应电反应(galvanic and faradic current reactions)。将电极置于面神经部位，利用直流电通、断电时和感应电刺激时的面肌收缩来观察面神经功能。神经功能障碍时，首先感应电反应消失，若病变进行性加重，直流电反应消失。此时肌肉可对直流电刺激发生收缩，若肌肉对直流电无反应，表明肌肉萎缩。神经无反应而肌肉反应正常时，称之为完全变性反应。此种电诊断方法粗糙，感应电反应消失并非变性，神经传导阻滞时即可出现。神经受损后约 10～14 日才可出现变性反应，因此延误正确诊断时间。60 年代初，神经兴奋试验(nerve excitability test，NET)开始用于面神经麻痹的检查。NET 是用每秒发放 1～2 次负向方波的神经刺激器刺激面神经干(出茎乳孔处)或其分支，电流由 0mA 逐渐加大，直到面部出现可见的肌肉收缩时所使用的 mA 数值即为兴奋阈。比较健侧和患侧的阈值，相差 3.5mA 以上时，面瘫恢复多数将不完全，低于 3.5mA，绝大多数可以自然恢复。

May 认为刺激面神经的电流量与神经纤维受激兴奋的数量成正比，面部肌肉的收缩范围和强度取决于参与兴奋活动的神经纤维的数量。NET 是用最小电流引发可见的面肌收缩，因而在损伤 70％和损伤 40％的神经纤维的病例，所得的 NET 结果可能是一致的。他主张采用最大的电刺激，使所有的面神经纤维兴奋，引发最大的面部肌肉收缩。比较患侧和健侧的差别将可判断神经的损伤程度。此种方法称为最大刺激试验（maximal stimulation test，MST）。May 的比较标准是两侧相等、略弱、很弱及无反应。这仍然是目测的标准，所以将因测试人的水平及经验而有所差别。

Esslen 在 MST 的基础上加以改进，使用超最大刺激引起全部面肌收缩，用表面电极导出面肌收缩时的复合动作电位（com-pound action potential，CAP），加以放大并记录。比较健侧及患侧的 CAP，根据其差值估计神经损伤程度。这就是面神经电图（ENoG）。

第八节　颈部及颅底特殊检查

颈部、颅底病变最后确诊尚有赖于组织细胞学的检查，应根据具体病例，选用以下不同的方法。

1. 细胞涂片检查　用于转移性颈部肿块，从可疑原发癌灶区取材作涂片检查，或将切除组织块作印片检查。

2. 内镜活检　应用于转移灶颈部肿块，采用各种内镜（包括前、后鼻镜，鼻内镜，喉镜，支气管镜，食管镜及胃镜等）观察，对可疑原发癌病区取活组织送检查，其阳性率及准确率一般高于脱落细胞涂片检查。

3. 穿刺抽吸活检　多用于原因不明的颈部肿块，行穿刺检查实为一项极有价值的诊断方法。常一经穿刺即可辨明肿块的性质，如囊肿可抽出棕黄色或咖啡色胶质样物质，血管瘤可抽出血凝液；囊性淋巴管瘤有淡黄色清液；抽不出液体而抽得少许组织则为实质性肿块。器械准备：18 号针头 3 根，长度分别为 5cm、10cm、15cm；20ml（不漏气有刻度）空针一副；玻璃片数块。操作方法：消毒准备穿刺区皮肤，用 1% 普鲁卡因溶液在穿刺点做皮层皮下浸润，然后用尖的外科刀将皮层戳破，使针容易插进去，并可避免抽出的组织带有表皮。将针头缓缓地穿过表层组织，在另一只手触摸引导下，直到感觉进入确为新生物的肿块内，固定针尖，将空针筒芯向后拉，造成真空，并根据肿块大小和位置，可将针头在新生物内作几个方向的穿刺，要注意防止穿破对侧包膜（超过肿块范围），引起肿瘤的扩散。针头插入肿块内后，将空针筒芯向后抽，始终保持空针内负压，肿块组织进入针头内靠两种力量，一种是针头前进时切削的力量，一种是负压吸引的力量，若只作抽吸而针头不动，就不能取得更多的组织，这是不能取得组织的最常见原因。

当针头还没有完全抽出之前，应将空针慢慢放松取出，然后将针头拔出，假若仍保持负压，就会使针内组织吸进空针内，难以收集标本。

针头完全拔出之后，将针芯再放入或用空针推出针头内组织至玻片上染色检查。

颈部肿块切开活检和超声引导下组织检测技术：前者只适用于经各方反复寻找原发灶无结果时，才可采用。切口应选择在将来可能进行广泛切除的手术范围内，要选择有代表性的部位或单个淋巴结肿块的切除。对单个淋巴结最好是整个切除活检，必须切开与楔形切除不可时，也应妥善缝合被膜，防止癌细胞对创面接种，有条件时还应作好经病检证实为癌转移后的颈廓清手术。后者在超声引导下，避开颈部的血管、神经，使取病理更微创、精确。

第十四章　口腔科临床基本技能

第一节　口腔科基本检查

口腔科基本检查是口腔及颌面部的临床检查,是诊断和治疗口腔颌面部疾病的重要基础和科学依据。临床检查方法掌握的正确与熟练程度,是口腔颌面部疾病要做出正确诊断,进行合理有效治疗的基础。另外,口腔及颌面部是整个机体的组成部分,某些口腔颌面部疾病可以影响全身;同时全身某些系统性疾病也可在口腔及颌面部出现表征。因此,在作口腔颌面部常规检查时,除着重检查牙、牙周、口腔黏膜和颌面部组织器官外,还需具有整体观念,必要时还应进行全身或系统的检查。

一、口腔内常规检查

(一)检查前准备

1. 检查体位　随着口腔综合治疗椅的不断发展,电子乃至数字化操控系统已使口腔综合治疗设备的操作与控制变得非常方便。同时四手操作的规范化,使医师坐于工作椅位上即可完成其诊疗工作。故目前常规的口腔内检查方法是检查者位于患者头部右侧或右后侧,患者仰卧于口腔综合治疗椅上,配合医师的护士或助理位于患者头部左侧位。开始检查前,应根据具体情况调节综合治疗椅的位置,使患者既感到舒适,又便于医师操作。

2. 检查光源　检查中,光源必须充足。现代综合治疗椅均配备了良好的适合于口腔内检查的光源,它能真实地反映牙冠、牙龈和口腔黏膜的色泽。口腔内某些光线不能直射到的部位,可借口镜反光照射及反映的影像来观察。

(二)常规检查方法

1. 问诊　询问患者疾病的部位、发病时间、发生、发展及检查治疗经过,过去健康状况以及家庭成员健康状况等。问诊目的主要在于弄清患者主诉、现病史、既往史和家族史。

(1)主诉:是患者最迫切要求解决的痛苦问题,也是患者就诊的主要原因。询问时,应问清最主要的症状、部位和患病时间。

(2)现病史:指疾病的发生、发展、演变直至就诊前的整个过程。包括:①发病时间、诱因、原因以及症状,如为牙痛,则应问清何时开始发病,由何诱因或原因引起。牙痛的部位、性质(锐痛、钝痛、自发痛或激发痛等)、时间(白天、黑夜、阵发性或持续性等)和程度(剧烈或轻微);②病情演变过程,是初发还是反复发作,加重或减轻等情况,有无并发症;③经过哪些检查和治疗,检查结果和治疗效果如何。

(3)既往史:除了解与现在疾病的诊断与治疗有关的既往情况外,还应着重了解患者过去患过的、重要的疾病,如心脏病、高血压、糖尿病、血友病等可能影响口腔疾病治疗的全身性疾病;肝炎、梅毒等传染性疾病以及有无药物,特别是麻醉药物的过敏史。

(4)家族史:询问患者家庭成员的健康状况,是否有人患过类似疾病。对唇、腭裂有家族史者,应记录至少三代的家系情况。

2. 视诊　口腔内观察包括牙、牙龈、舌、口腔黏膜及唾液腺等组织器官。

(1) 牙：应注意其排列及咬合关系；数目、形态、颜色是否正常；有无龋病、裂纹、残冠、残根及牙石等。

(2) 牙龈：应注意其形态、颜色、质地的变化，包括有无肿胀、增生、萎缩、点彩消失及脓肿形成等；是否有出血、溢脓。

(3) 口腔黏膜：应注意其色泽是否正常，上皮覆盖是否完整，有无疱疹、丘疹、糜烂、溃疡、过度角化、瘢痕、肿块及色素沉着等。

(4) 舌：应注意其舌苔、颜色、表面有无沟裂或溃疡，舌乳头有无肿胀或消失，运动和感觉有无异常，舌体有无肿胀或畸形。

(5) 唾液腺导管口：应注意检查颊部腮腺导管口、口底下颌下腺导管口的情况，有无红肿，挤压腮腺或下颌下腺时导管口处有无唾液流出及唾液的情况。

3. 探诊　利用牙科探针检查并确定病变部位、范围和反映情况。包括检查牙有无龋坏，确定其部位、深浅，有无探痛以及牙髓是否暴露。当有充填物时，探查充填物边缘与牙体是否密合及有无继发龋。牙本质过敏时，可用以探测敏感部位。还可探查牙周袋深度，龈下牙石情况及窦道的方向等。

4. 叩诊　用口镜柄或镊子柄垂直或从侧方叩击牙有无疼痛，以检查是否存在根尖周或牙周病变。垂直叩诊主要检查根尖区病变，如有病变则出现叩痛，且声音变浊。侧方叩诊是检查牙周膜某一侧的病变。叩诊时不宜用力过猛，应先叩邻近正常牙，后叩病牙，以便对照比较。

5. 触诊(扪诊)　用手指或用镊子夹棉球扪压龈缘或根尖部牙龈，观察有无溢脓、压痛或波动，有助于牙周病和根尖周病的诊断。用手指扪压在两侧邻牙的唇(颊)侧颈部，请患者作各种咬合运动，可感知该牙所受殆力的大小，以了解有无创伤性咬合存在。

检查牙的动度，可用牙科镊子操作。前牙以镊子夹持牙冠的唇、舌面；后牙将镊尖合拢置于牙的殆面，摇动镊子，即可查出牙松动情况。按松动程度的轻重，分为：

(1) 以 mm 计算松动的幅度：Ⅰ度松动：松动幅度在 1mm 以内；Ⅱ度松动：松动幅度在 1～2mm 以内；Ⅲ度松动：松动幅度在 2mm 以上。

(2) 以牙冠松动方向确定松动度：Ⅰ度松动：颊舌(腭)方向松动；Ⅱ度松动：颊舌(腭)和近远中方向均松动；Ⅲ度松动：颊舌(腭)、近远中及垂直方向均松动。

6. 嗅诊　借助医师嗅觉以助诊断。如坏疽的牙髓组织有特殊腐臭味；坏死性龈炎有更特殊的腐败腥臭味；某些全身性疾病，如糖尿病患者其口内常有“烂苹果”样气味。

7. 咬诊　有空咬法和咬实物法两种：前者嘱患者直接咬紧上下牙并作各种咬合运动，观察患者有无疼痛，牙有无松动移位。后者嘱患者咬棉卷或棉签，如有疼痛，则表示牙周组织或根尖周组织存在病变。如有牙本质过敏，咬实物时，亦可出现酸痛。通过咬诊，可了解患者咬合时牙有无疼痛；发现早接触的牙和查明早接触点在牙上的具体部位及范围。为查清牙的早接触部位，可让患者咬蜡片或蓝纸，然后从蜡片上的咬印或牙面上的蓝点来确定。

二、颌面部常规检查

颌面部的常规检查主要是问诊、望诊、扪(触)诊、听诊。其中，问诊方法及内容同口腔内常规检查的问诊。扪(触)诊是指医师用手指或器械在病变部位作触摸或按压，以探查病变的范围、大小、形状、硬度、活动度以及有无压痛、波动感、发热与否及程度等。颌面部的专科检查方法及内容主要应从下述方面入手。

1. 表情与意识神态 观察面部表情变化，判断其是系于口腔颌面外科疾病的表征，还是全身疾病的反映。依据面部表情，可了解患者的意识状态、性格、体质及病情轻重等。

2. 外形与色泽 观察比较颌面部外形左右是否对称，上、中、下比例是否协调，有无凸出或凹陷；皮肤的色泽、质地和弹性的变化对某些疾病的诊断具有临床意义。

3. 颌面部器官

(1) 眼睑、外耳、鼻有无缺损畸形及缺损部位及范围，睑裂大小、眶间距及眼睑动度。

(2) 对颌面部损伤患者，特别要注意双侧瞳孔的形态、大小及对光反射情况，以明确有无颅脑损伤；注意检查有无脑脊液耳漏或鼻漏，前者表明颅中窝底骨折，后者表明伴发颅前窝底骨折。若外耳道仅表现为溢血，则可能为髁突骨折引起外耳道破裂。

(3) 对于上颌窦癌的患者，患侧鼻阻或血性分泌物为早期症状之一；晚期则可引起眼球突出及运动障碍，出现复视。对于耳部邻近部位(如颞下颌关节及腮腺区)的炎症及肿瘤，尚应检查听力和耳部的情况。

4. 病变部位和性质 对已发现的病变，应进一步触诊检查，注意病变区皮肤的温度、湿度、硬度与弹性，病变的范围、深度、形态、大小以及与深部组织和皮肤或黏膜的关系，病变能否活动，有无波动感、捻发感、触痛等体征；对畸形和两侧不对称者，应注意区别是骨性还是软组织畸形，是一侧肿大、膨隆或是另一侧萎缩、缺损。对口腔颌面部的瘘管、窦道，可用探针进行探诊，必要时注入染色剂或造影检查其走向和深度。

5. 颌面部骨骼的检查 包括眼眶、颧骨、颧弓、上颌骨、鼻骨、下颌支、下颌角及下颌体的检查，应注意其大小、对称性；骨连续性有无中断，有无台阶或凹陷缺损，有无压痛、骨擦音或异常活动；对骨面膨隆者，尚需检查有无乒乓感或波动感。

6. 语音及听诊检查 语音检查对某些疾病诊断具有特殊意义，如腭裂患儿具有明显鼻音，即“腭裂语音”；舌根部肿块可出现“含橄榄音”；动、静脉畸形可听到吹风样杂音；颞下颌关节紊乱综合征患者在关节区可听到不同性质及时间的弹响，对该病确诊及分型有帮助。

7. 颌面颈部淋巴结的检查 面颈部淋巴结的扪诊，对颌面部炎症和肿瘤的诊断和治疗具有重要意义。检查时患者应取坐位，检查者应站在其右前方或右后方，患者头稍低，略偏向检查侧，使皮肤、肌肉放松。检查者手指紧贴检查部位，依次从枕部开始，沿耳后、耳前、腮腺、颊部、下颌下及颏下，再沿胸锁乳突肌前缘及后缘、颈前后三角，直至锁骨上凹滑动扪诊，仔细检查颈深、浅各组淋巴结有无肿大及其所在部位、大小、数目、硬度、活动度、有无压痛或波动感，与皮肤或基底部有无粘连等情况。

8. 颞下颌关节检查 对颞下颌关节的检查应包括下述内容。

(1) 张口度：张口受限分Ⅲ度(以上下切牙的切缘间距为标准)：轻度张口受限：切牙距在2～3cm者(二横指)；中度张口受限：切牙距在1～2cm者(一横指)；重度张口受限：切牙距在1cm以内者(不足一横指)；完全性张口受限(即牙关紧闭)：完全不能张口。

(2) 外形与关节动度：面部左右是否对称，关节区、下颌角、下颌支和下颌体的大小和长度是否正常，两侧是否协调一致，注意面部有无压痛和髁突活动度的异常。检查髁突动度有2种方法：①以双手示指或中指分别置于两侧耳屏前(即髁突外侧)，患者作张闭口运动时，感触髁突之动度；②或将两小手指伸入外耳道内，向前方触诊，以了解髁突之活动及冲击感，协助关节疾病的诊断。此外，还应注意观察颏部中点是否居中，面下1/3部分有无明显增长或缩短。

(3) 咀嚼肌:检查咀嚼肌群的收缩力,依次触压各肌是否有压痛点;并嘱患者同时作咬合运动,感受双侧肌运动是否对称、协调。在口内触压各咀嚼肌的解剖部位:下颌支前缘向上触压颞肌前份;上颌结节后上方触压翼外肌下头;下颌磨牙舌侧的后下方及下颌支的内侧面触压翼内肌下部。

(4) 下颌运动:①开闭口运动:检查张口度是否正常及张口型有无偏斜,是否出现关节铰锁等异常现象;②前伸运动:检查下颌前伸的距离及前伸时下颌中线有无偏斜;③侧方运动:检查左右侧颌运动是否对称,髁突动度是否一致,比较咀嚼运动中发挥功能的大小。在下颌作以上运动时,还应注意观察有无疼痛、关节弹响或杂音出现;观察弹响出现的时间、性质、次数和响度等。弹响明显者,一般用手指扪诊即可感觉到,必要时用听诊器协助。

(5) 咬合关系:颞下颌关节疾病与牙、𬌗状态有密切关系,因此应注意检查咬合关系是否正常,有无咬合紊乱;覆𬌗、覆盖程度及𬌗曲线是否正常;𬌗面磨耗程度是否均匀一致;此外还应注意后牙有无缺失,缺失时间长短;后牙有无倾斜及阻生等情况。

9. 唾液腺检查 唾液腺的检查重点是三对大唾液腺的检查,但是对某些疾病而言,亦不能忽视小唾液腺的检查。

(1) 面部对称性:首先应注意两侧面部是否对称,然后观察各腺体所处部位的解剖标志是否存在。对腮腺损伤或恶性肿瘤患者,应观察其面神经各支功能有无障碍;对舌下腺、下颌下腺恶性肿瘤患者,则应注意舌体运动,如伸舌时偏向一侧或患侧舌肌震颤,表明该侧舌下神经已瘫痪。

(2) 唾液分泌:应注意导管口有无红肿溢脓现象:按摩挤压腺体时,唾液分泌是否通畅;唾液本身是否清亮、黏稠或脓性。

(3) 腮腺肿瘤患者尚应观察咽侧及软腭有无膨隆,如有,则可能为腮腺深叶肿瘤所致。

(4) 腺体的触诊应注意有无肿块;如有肿块,则应注意其部位、大小、质地、活动度,以及与周围组织的关系。

(5) 唾液腺导管的触诊应注意有无结石存在,还应注意导管的粗细及质地。检查时应从近心端向导管口方向滑行触压,以免将结石推向深部。

(6) 唾液腺触诊的方法:腮腺触诊一般以示、中、环三指单独为宜,忌用手指提拉腺体触摸;下颌下腺、舌下腺及腮腺深叶的触诊则应用双手合诊法进行检查。

三、口腔颌面部特殊检查

(一) 牙周探针与牙周袋测量

1. 牙周探诊 目的是了解牙周袋的范围、深度和附着水平,以及探测龈下牙石的量及分布。检查时应注意支点稳定,用有刻度的钝头牙周探针,探测牙龈与附着龈的关系,探针尽可能靠牙面,与牙长轴方向一致,力量轻微(20～25g 的探诊压力),以提插方式移动探针。了解牙周袋的范围、深度及牙龈与牙的附着关系。

2. 牙周袋测量 指对牙周袋深度的测量检查。按牙的颊(唇)、舌(腭)侧之近、中、远三点作测量记录,检查龈缘至袋底的深度。每个牙要记录 6 个位点。结合附着丧失的检查,以了解牙周破坏的严重程度。附着丧失的测量应在牙周袋深度测量后进行测量,龈缘至釉牙骨质界的距离,若龈缘位于釉牙骨质界下之根面,则测量记录为负值。附着水平＝牙周袋深度(龈缘至釉牙骨质界距离)。

(二) 牙髓活力测试

根据牙髓对温度或电流的不同反应来协助诊断牙髓是否有病,病变的发展阶段,以及牙髓的活力是否存在。正常的牙髓对温度和电流的刺激有一定的耐受量。当牙髓存在病变时,刺激阈会发生变化,对本来可耐受的刺激产生敏感或相反对过强的刺激反应迟钝,甚至无反应。因此,临床上常用牙髓对温度或电流的不同反应来协助诊断牙髓是否患病,病变的发展阶段,以及牙髓的活力是否存在。

正常情况下,牙髓对20～50℃之间的温度刺激不产生反应。一旦发生炎症,则对温度刺激反应敏感;如发生变性或坏死,则反应迟钝或消失。

温度诊可用冷试法,亦可用热试法。冷试法可用冷水、氯乙烷、无水乙醇及冰棒等。临床上最简便易行者为用冷水,即用水枪喷试。测试过程中要注意掌握一个原则:即在患牙不易确定时,喷试时一定要先下颌牙、后上颌牙,先后牙,后前牙,逐个测试,以免造成误诊。热试法可用热水喷柱,或烤热的牙胶搁置于牙面以观察其反应。测试时应以相邻牙或对侧同名牙作为对照;测验前应擦干待测牙牙面并隔湿。

临床意义:①无反应,提示牙髓已坏死;②出现短暂的轻度或中度不适或疼痛,表示牙髓正常;③产生疼痛,但刺激源去除后即可消失,提示可复性牙髓炎的存在;④疼痛反应在去除刺激源后仍持续一定时间,提示牙髓存在着不可复炎症;⑤一般急性牙髓炎表现为快速而剧烈的疼痛;慢性牙髓炎表现为迟缓且不严重的疼痛;有时冷刺激可缓解急性化脓性牙髓炎的疼痛反应。

电流检查用电牙髓检测器(亦名电牙髓活力计)进行测试。其种类繁多,测试者应熟悉其性能及操作方法,向患者说明目的,取得其合作。测试时,先将牙面擦干,严格隔离唾液,将牙膏涂于活力计探头上,然后放置于被测牙面,将活力计电位从“0”开始逐渐加大到牙有刺激感时,让患者举手示意,记下测试器数值,作为诊断参考。电流检查时,同样要测试相邻牙或对侧同名牙作为对照。牙髓对外界刺激的反应,可随年龄增长而逐渐降低。月经期、妊娠期、精神紧张等可使其反应增强,故作牙髓活力检查时,应注意这些情况。

临床意义:①与对照牙反应一样,提示受试牙牙髓正常;②若反应值较大,即需较大的电流刺激才能达到正常牙髓相近的反应,提示牙髓有变性改变;③若反应值较小:则表明牙髓处在较敏感状态;④若无反应:说明牙髓已坏死。

(三) 唾液腺分泌功能检查

检查包括唾液分泌的定性、定量检查及对唾液进行成分分析,对唾液腺疾病及某些代谢性疾病的诊断有一定价值。

1. 定性检查 给患者酸性物质,如2%枸橼酸钠、维生素C等置于舌背或舌缘,使腺体分泌反射性增加,根据腺体本身变化和分泌情况,判断腺体分泌功能和导管通畅程度。

2. 定量检查 正常人24小时唾液总量为1000～1500ml,其中90%来源于腮腺和下颌下腺,舌下腺仅占3%～5%,小唾液腺分泌则更少。所以唾液腺分泌功能的定量检查是根据在相同程度刺激的条件下,以一定时间内腮腺或下颌下腺的唾液分泌量的检测来协助某些唾液腺疾病的诊断。如急性口炎或重金属中毒等症时唾液分泌增加;而慢性唾液腺炎、涎石症和淋巴上皮病等则唾液分泌减少。

3. 唾液成分分析 唾液中有内源性物质及外源性物质,包括电解质、蛋白质、酶、尿酸、尿素和免疫球蛋白以及异物等,其中的内源性物质在正常人有一定的正常值,在病理条件下，各成分则发生一定程度的改变，对某些疾病的诊断有一定的辅助价值。

四、口腔颌面部影像学检查

影像学检查为口腔颌面部检查中的重要手段之一。其中，X 线平片检查是最常用、经济的检查方法。另外，口腔曲面断层全景片检查是口腔颌面部特有的检查方法，CT、彩超检查亦被用于口腔颌面部检查。这些影像学检查对了解牙体、牙周、关节、颌骨以及唾液腺等疾病的病变部位、范围和程度，辅助临床诊断及治疗，以及用于治疗前后的对比及疗效判断，均有积极的临床意义。但 X 线检查所见不是唯一的诊断依据，必须结合临床症状及其他检查结果综合分析，才能做出正确诊断。目前，数字化口腔影像学检查手段如数字化 X 线牙片系统及数字化口腔全景 X 线系统已用于临床，数字化的影像比常规的 X 线影像更清晰，并可进行影像的放大、测量、伪彩色处理等，以及便于影像的传输与保存。

（一）X 线牙片检查

1. 正常牙片　牙片也称根尖片，它可以显示牙齿(包括钙化的硬组织牙釉质、牙本质、牙骨质和软组织牙髓)和牙齿周围组织(包括牙周膜、牙槽骨和牙龈)的组织结构情况。

(1) 牙釉质：是人体中钙化程度最高和最坚硬的组织，X 线影像密度最高。其在后牙咬合面、前牙切缘最厚，由咬合面和切缘向侧方至牙颈部逐渐变薄，终止于牙颈部，似帽状被覆在牙冠部牙本质的表面。

(2) 牙本质：围绕牙髓构成牙齿的主体，形状与牙外形一致，牙本质中矿物质的含量比釉质少，X 线影像的密度稍低于牙釉质。

(3) 牙骨质：被覆于牙根表面，其矿物质含量与牙本质相似，X 线影像与牙本质不易区分。

(4) 牙髓腔：位于牙齿中央，除根尖孔外，完全为牙本质所包围。髓腔内含牙髓软组织，X 线片上显示为低密度影像。髓腔分为冠部的髓室和根部的根管。单根管牙的髓室与髓腔分界不清，髓腔从牙颈部向根尖方向逐渐变细成为根管。下颌磨牙一般有一个髓室两个根管，髓室顶的突出部分向牙尖伸延，其髓腔为似“H”形密度低的影像；上颌磨牙因受投照角度影响较大，髓室多呈圆形或椭圆形。髓室与其根管相连，根管向根尖部逐渐变细而止于根尖。年轻恒牙，牙根未完全形成所以根尖孔粗大，牙髓腔大。随年龄增长，继发牙本质逐渐增多，髓腔逐渐变窄，根管逐渐变细，故 X 线片上老年人的髓腔显示较为细小。

(5) 牙槽骨：又称牙槽突或牙槽嵴，是上下颌骨包围牙根的突起部分。牙槽骨在 X 线片上的密度较牙齿低。上牙槽骨的骨皮质薄，骨松质多，骨小梁数目多，呈交织状，相交处呈密度高的点状影像，骨髓腔则呈点状密度低的影像，故上牙槽骨骨小梁结构在 X 线片上呈颗粒状影像。下牙槽骨骨皮质厚而骨松质少，骨小梁数目少，牙间骨小梁多呈水平方向排列，而根尖部有时见放射状排列，骨髓腔呈三角形或圆形低密度影像。下牙槽骨骨小梁结构 X 线影像呈网状结构。

(6) 骨硬板：亦称固有牙槽骨，是牙槽窝的内壁，骨硬板在 X 线上显示为包绕牙根之连续的致密线条状影像。

(7) 牙周膜：是介于牙槽窝和牙骨质之间的结缔组织。牙片上显示为包绕牙根之连续不断、宽度均一的低密度的线条状影像。

2. 根尖周病牙片

(1) 根尖周炎

1) 急性根尖周炎：早期 X 线上无骨质破坏，仅表现为根尖区骨质弥散性疏松，根尖区牙周膜间隙略有增宽。脓肿形成后，患牙根尖部有不规则骨质破坏区，边界不整齐，但范围局限。

2）慢性根尖周炎：依病变的性质不同，分为三种

A. 慢性根尖脓肿：X线表现为患牙根尖区呈边界清楚但不十分整齐锐利的低密度透射区，密度不均匀，根尖区骨硬板消失。

B. 根尖肉芽肿：X线表现为位于患牙根尖的骨质破坏的透射区，形态规则，呈圆形或椭圆形，直径多不超过1cm，周界清晰，但无致密骨白线。

C. 根尖囊肿：X线表现为位于病源牙根尖的形状规则、边缘清晰锐利的低密度透射区，呈圆或卵圆形。病源牙的根尖位于囊腔中，囊肿边缘有一薄层致密的骨白线。

（2）致密性骨炎：患牙的根尖区，骨小梁增粗、增多变密，骨密度增高，骨髓腔变窄，严重者甚至骨髓腔消失。

（3）牙骨质增生：增生的牙骨质使患牙的牙根粗大，有时可见根尖呈球形增生。

3. 牙周病牙片 牙周病主要表现为牙槽骨的吸收破坏，X线片上牙槽骨的吸收破坏引起的骨吸收主要有三种类型：

（1）水平型吸收：牙槽骨从嵴顶向根端方向呈水平向高度的减低。

（2）垂直型吸收：牙齿根部的牙槽骨吸收不均衡，形成楔状、角形、弧形吸收破坏。

（3）混合型吸收：牙槽骨既有水平吸收，同时伴有牙槽突的垂直吸收。

4. 阻生智齿牙片 由于牙槽骨位置不够或周围存在阻力，不能萌出至正常位置的第三磨牙，称为阻生智齿。下颌阻生智齿拔除前常需摄片以观察以下情况：

（1）确定阻生智齿的位置。

（2）确定阻生智齿的方向：前倾位、后倾位、水平位、垂直位、倒向位。

（3）阻生智齿牙体及根尖情况。

（4）牙根数目、长度及形态，根分叉大小。

（5）邻牙情况及与邻牙、下颌管的关系。

X线牙片又称根尖片，为临床最常用于牙影像检查的X线片，是口腔颌面部应用最为广泛的一种检查方法，主要用于拍摄牙的影像，显示牙体、根尖周组织的影像。临床上最常使用的是分角线投照拍摄技术。由于根尖片拍摄时胶片安放不可能完全与牙长轴平行，中心射线垂直通过牙或胶片都会造成牙影像的失真，所以采用分角线投照，即X线中心射线垂直通过胶片与牙之间的假想的分角线，才能得到牙的正确长度，为临床治疗提供准确的信息。拍摄X线牙片时，投照体位上颌牙要求鼻翼-耳屏线与地面平行，下颌牙要求口角-耳屏线与地面平行。胶片的安放应使胶片超过𬌗面5mm左右，紧贴被照牙的舌或腭侧，前牙竖放，后牙横放。上颌牙用对侧拇指、下颌牙用示指固定。X线牙片可能出现牙变长或变短、牙的影像相互重叠等问题。可将X线牙片牙冠长度与实际牙冠长度比较，两者之比为放大率，可折算出X线牙片牙根的实际长度。用于拍摄X线牙片的X线机分为普通X线牙片机和数字化X线牙片机两类。后者的放射量仅为前者的10%，对患者及操作者的放射量均降低到最低限度，是目前最流行和值得推广的牙科X线设备；同时牙影像的数字化有利于患者影像资料的传输、保存和分析处理。

（二）正常全口曲面体层片

正常全口曲面体层片分为上颌、下颌、全口牙齿位三种位置，其中以全口曲面体层片最为常用。全口牙齿及整个颌骨被平面展开于曲面体层片，下颌骨升支髁状突、喙突、下颌孔、行向前下的下颌管、双尖牙区根尖下方的颏孔均能显示。上牙根尖上方的横行致密影

像为硬腭。硬腭正中上方密度低的影像为鼻腔，颧骨、颧弓影像也可部分显示。颌骨中央有时可见纵行致密影，为颈椎投影重叠所致。

（三）X线头影测量术

X线头影测量术（cephalometric roentgenography）主要应用于口腔、牙、颌骨畸形的诊治，口腔正畸及正颌外科领域常用。通常需拍摄正位、侧位头颅X线片，采用X线头影测量分析技术对头颅的软、硬组织影像进行测量分析。20世纪80年代将计算机技术与其相结合，用数字化仪将各标志点直接输入计算机内，获得所需的数据。20世纪90年代中期，随着数字化X线机的产生，可通过影像板将信息输入计算机，直接获得各种资料。通过分析错𬌗畸形的X线表现，做出正确的矫治计划。

头颅定位仪是拍摄X线头影测量片必需的设备，它不仅要求患者的头颅保持在正确的位置，而且要有良好的重复性，才能保证正畸或正颌治疗前、中、后测量结果的可靠性。

（四）CT检查

电子计算机X线体层摄影（computerized tomography，CT）检查，简称CT。CT检查是以X线束从多个方向沿着选定的身体某一厚度的断层层面进行照射，测定透过的X线量，经过计算机数字化处理，计算出该层面各组织的各个单位容积的吸收系数，然后重建图像获得其断面影像，并可进行三维重建的一种影像检查方法。其优点是能避免影像重叠，使图像非常清晰，具有很高的密度分辨力。对颌面部的肿瘤，特别是面深部肿瘤的位置、范围及其与周围重要组织的关系，能提供较准确的信息，对诊断和指导手术设计具有重要意义。结合增强剂的使用，对显示肿瘤及其与血管的关系更加清晰。近年来，随着计算机图像处理技术的发展，其三维图像的重建使其图像显示更加直接、客观。目前应用于口腔颌面部的CT检查方法主要有平扫描、增强扫描、动态增强扫描、腮腺导管造影扫描、颞下颌关节扫描等。设备包括普通机和螺旋机，后者可进行三维影像重建，可更直观地反映检查器官的三维形态结构，有利于诊断和治疗效果的评估。

1. 适应证

(1) 口腔颌面部良、恶性肿瘤：特别是位置深在的肿瘤，CT可确定其准确位置、范围，与相邻大血管或神经等结构的关系。

(2) 口腔颌面部复杂骨折与关节脱位：CT可了解其类型及程度，利用三维CT成像与重建，有助整形修复手术。

(3) 口腔颌面部深在间隙的感染：可确定其部位，蔓延范围及并发症等。

(4) 口腔颌面部先天畸形、颞下颌关节疾患和唾液腺疾病等的诊断与鉴别诊断。

(5) 口腔颌面部肿瘤术后的复查评价。

(6) 口腔种植术前设计和术后评价。

2. 禁忌证

(1) 对碘造影剂过敏者，禁忌增强CT扫描。

(2) 急性感染者，不宜做唾液腺导管造影CT扫描。

（五）MRI检查

磁共振成像（magneticresonanceimage，MRI）检查属生物磁自旋成像技术，是利用人体组织氢原子核在强大均质磁场中受到特定的射频脉冲激发时发出信号，信号经接受器及计算机处理后成像，是一种非创伤性检查，其图像显示的解剖结构逼真，病变显示清晰，无需使用造影剂即能显示血管，且能进行三维成像，使病变准确定位；其软组织的对比度优于 CT。但扫描时间长，费用相对昂贵；一般适用于肿瘤范围较广泛、侵犯多个组织器官者，或对碘制剂过敏，有心血管疾病，静脉注射增强剂有一定危险者，可直接了解肿瘤与颈内动静脉等大血管的关系。MRI 影像在反映组织和病变特性上，比 CT 影像更精细和复杂。应用于口腔颌面部的 MRI 检查方法主要有平扫描、增强扫描、MR 血管成像(MRA)、关节扫描和脂肪抑制技术等。

1. 适应证

(1) 口腔颌面部占位性病变，特别是深部软组织及其间隙的肿瘤病变。

(2) 口腔颌面部血管性病变，特别是位置深在的病变及与大血管的关系。

(3) 颅颌面交界区病变，需确定病变的起源、发展方向以及颅颌面之间的通连关系。

2. 禁忌证

(1) 安置心脏起搏器、颅内动脉瘤术后银夹存留、义齿或牙金属嵌体等，无法取出者。

(2) 危重患者、不合作者或需用呼吸机者。

(3) 幽闭恐惧症者。

(六) 超声检查与超声诊断仪

超声检查是将超声波发射到人体内，利用超声波良好的方向性，遇界面引起反射、折射和散射，在组织中被吸收和衰减等物理特性，检测人体各组织器官在不同生理和病理状态下其声学反射特征。这些反射特征以影像形式显示出来，并结合其生理、解剖和病理等对疾病进行诊断的一项非侵入性诊断技术，是医学影像诊断的重要组成部分。

超声波在机体内传播时，由于各种组织的密度和特性不同，从而产生不同的回波波型、曲线和图像，对确定病变的位置、大小、深浅和内容物性质有一定的辅助诊断意义。

应用于超声检查的设备有 B 型超声诊断仪(简称 B 超)和彩色超声诊断仪。前者是高分辨率的 256 级灰度级超声，显示的是灰度图像；后者为彩色图像，应用超声的彩色多普勒血流显像技术(color doppler flowimaging，CDFI)可判断肿瘤的供血丰富与否，从而亦可推断肿瘤的良恶性质，对血管性肿瘤的诊断尤有价值。在口腔颌面部，常用于口底、腮腺、颈部等较深部位肿物的检查。

第二节　口腔基本技术

一、龋齿充填术

1. 简介　充填术是指以手术方法去除牙齿龋坏组织，制成一定洞型，然后选用合适的充填材料修复牙齿的缺损部分，恢复其外形和生理功能的一种方法。一般包括两个主要步骤：窝洞预备与窝洞充填。窝洞预备是指将牙齿龋坏部分去除，并将洞按要求制备成一定形状。窝洞充填是指将修复材料填入洞内，恢复牙齿的形态和功能。Ⅱ类洞是指双尖牙、磨牙的邻面龋形成的窝洞，临床上一般需预备成包括邻面洞和𬌗面洞的双面二类洞，二者相交的较为狭窄部位称为鸠尾峡，其𬌗面称为鸠尾。Ⅱ类洞的充填材料临床常用的主要为银汞合金，近年来随着复合树脂性能的改进以及为满足患者美观的要求，也有不少病例选择复合树脂作Ⅱ类洞的充填材料。

2. 窝洞的制备原则

(1) 去尽腐质：消除细菌感染，防止充填后发生继发龋。对于隐蔽的龋坏如潜龋尤应注意。

（2）保护牙髓和牙周组织：备洞过程中，应有冷却措施，并采用间断磨钻的方法以避免过度产热，为防止重复切割牙本质小管而加重对牙髓的刺激，在制备洞时，应一次达到切割深度，再向周围扩展。动作应轻柔，避免造成牙周膜损伤。

（3）尽量保留健康牙体组织：这对维持牙体的坚硬度，使患牙在恢复后能很快承担生理功能有重要关系。

（4）外形边缘应在自洁区、在咬合面，边缘不能做在点隙沟裂内，也不能做在牙尖上。

（5）制备抗力形和固位形：将窝洞制备成一定外形，使牙齿和充填体均能承受正常咀嚼力，称为制备抗力形。使充填体不致松动、脱落，称为固位形。为达到良好的抗力形，窝洞需具备以下形态：①洞形治备符合盒状构思，底平、壁直、线角清楚；②洞缘线应成圆滑连续的曲线；③去除无基釉质；④应有一定洞深，一般在牙本质内 0.5～1mm。为达到良好的固位形，窝洞需具备以下形态：①洞底要平，窝壁要直且相互平行，产生侧壁固位；②对于较浅窝洞，应制备倒凹；③复面洞应制备鸠尾，鸠尾峡部应为鸠尾宽度的 1/3～2/3。

3. 离体牙Ⅱ类洞充填术的操作步骤、要点及注意事项（以银汞充填，上𬌗架为例）

（1）扩大开口或导入口，使龋洞充分暴露。

（2）去尽腐坏组织，原则上应将龋坏组织一次去尽。

（3）制备外形，首先取得抗力形，然后视情况取得相应固位形。应注意形成盒状结构，去除或降低薄壁弱尖，并调磨对𬌗牙及邻牙过锐。

（4）清洗、隔湿、干燥窝洞，隔湿可采用棉卷或橡皮障。

（5）衬洞和垫底，衬洞可选用氢氧化钙制剂、氧化锌丁香油粘固粉等。垫底可选用磷酸锌粘固粉、聚丙烯酸粘固粉等。采用氢氧化钙制剂时应注意，由于这些制剂硬度低，必要时应再用磷酸锌粘固粉在上面垫底。另外垫底材料距洞缘应大于 2mm。修整垫底材料，重新隔湿、干燥。

（6）安装成形片和楔子，注意保护牙龈。楔子大小应适当，过小不能压紧成形片，过大影响邻面形态的恢复。

（7）逐层充填银汞。先充填邻面部分，压紧龈壁或髓壁线角处，再充𬌗面部分，对鸠尾峡部应特别注意加压填紧，取成形片时从颊舌向外轻拉出，勿将银汞合金掀起或造成断裂。

（8）修整充填体。先修整邻面的悬突或过凸部分，应用探针圆滑端从充填体划向窝洞边缘，再修整边缘嵴成弧形，应与邻牙边缘嵴在同一水平面，最后按𬌗面形态和𬌗关系修整𬌗面部分，应避免𬌗面部分过高。

（9）术后医嘱。24 小时方可用患牙咀嚼，充填体体积大于牙冠体积 1/2 时，建议全冠修理。隔日复诊，调𬌗磨光。

二、牙　髓　术

1. 操作步骤

（1）制备洞入口：不同牙齿的形态不同，根管形态不同，其窝洞入口的设计亦不尽相同。

（2）开髓：用高速涡轮钻，最好是较小的球钻，根据牙齿的开髓部位、髓腔入口形态进钻，注意钻针与牙齿长轴平行，以及进钻的深度，感受落空感。

（3）揭去髓室顶：确定穿髓后，可向另外髓角处扩展，将几个髓角连通后即可将髓顶底全部除去，应注意钻针不可进入太深，以免损伤髓室底。从一个髓角向另一个髓角扩展时，只能侧方加力，向深部应为悬空的感觉，必要时可用扩孔钻修整根管口，以利拔髓。

2. 窝洞入口的设计

(1) 上颌双尖牙,从𬌗面沟入钻,去除部分腭尖与颊尖,形成颊腭径较长的椭圆形。注意颈部较细易侧穿。

(2) 下颌双尖牙,窝洞入口在𬌗面中心,为颊舌径稍长的椭圆形。如为二根管,则颊舌径应相应加长。

(3) 上颌第一磨牙,入口在𬌗面中心朝向近中腭尖处,按髓室形态制成入口与各根管成近直线的通路,洞口形态大致成三角形或颊边较长的四边形。

(4) 上颌第二磨牙,入口同第一磨牙大致相同。但有时只有腭侧一根及颊侧一根,入口为四边形,颊边可较第一磨牙为短,远中颊根管口常位于髓室底中心部。

(5) 下颌磨牙,入口为位于牙冠近中 2/3 的长方圆形,近中边较远中边长,颊边与舌边相等,近中舌根管口位于近中舌尖下方,近中颊根管口位于颊尖下方。开髓时可先由牙冠近中 2/3 中心部入钻,先显露远中根管口,其次近中舌根管口,最后近中颊根管口。近中颊根管口常不易暴露,可适当向颊侧扩展洞形。

三、龈上洁治术

龈上洁治术指用龈上洁治器械去除龈缘以上菌斑、软垢及牙石,去除局部刺激,使牙龈炎症消退而恢复健康的一种治疗牙周疾病的方法,其器械包括手用洁治器和超声洁治器。

1. 使用手用洁治器应注意的问题

(1) 一般以改良握笔法握持洁治器,将龈上洁治器杆部贴紧中指腹,示指弯曲位于中指上方,拇指腹紧贴柄的另一侧,并位于中指和示指中间,使示指、中指、拇指构成三角形力点,有利于握紧器械和小范围灵活转动器械。

(2) 一般以中指和无名指贴在一起放在邻牙上做支点,在洁治后牙时也可以使用同颌对侧牙支点,对𬌗牙支点或口外支点。

(3) 洁治时需用手指的拉力,个别地方可选用推力,但应慎用,以免造成软组织损伤,一般用时配以手腕的旋转挑力,可以刮除较大的牙石,器械刃部应放在牙石下方,紧贴牙面并与牙面呈 80 度角,最好使牙石整块剥落。

(4) 洁治应有一定顺序,以下前牙区段为例,可先洁唇面,再洁舌面,先洁右下前牙唇面远中一半,再洁左下前牙近中一半,以此类推,而不要一个牙一个牙的完成。

(5) 刮净牙石后,可用 3%双氧水冲洗擦拭创面,在龈沟内上碘甘油,有条件时应用杯状刷、牙粉和橡皮杯磨光牙面。

2. 超声波洁治器治疗法 使用超声波洁治器时,将工作头放在牙面上,与之成为 15°角左右,找稳支点,手指前后运动,使牙石在工作头的快速振动下层层剥脱。握持器械时稳而轻,如施力过大,则产热多而效力下降,且会使患者感觉不适,洁治后处理同手用器械。

四、上颌结节及下颌传导麻醉

1. 上颌结节注射法(上牙槽后神经阻滞麻醉) 麻醉区域:除上颌第二磨牙颊侧近中根外的同侧磨牙、牙槽突及其颊侧的牙周膜、骨膜、龈黏膜。注意:上颌第一磨牙颊侧近中根为上牙槽中神经支配。

注射方法:

(1) 口内法:病员采取坐位,头微后仰、半张口,上颌牙牙面与地平面成 45°。术者用口镜将口颊向后上方牵开，充分显露上磨牙区。一般以上颌第二磨牙远中颊侧根部前庭沟作进针点；在上颌第二磨牙尚未萌出的儿童，则以第一磨牙远中颊侧根部前庭沟作进针点；在上颌磨牙缺失的病员，则以颧牙槽嵴部的前庭沟作为进针点。注射针与上颌牙长轴成45°向上后内方刺入；进针时针尖沿着上颌结节弧形表面滑动，深约2cm，回抽无血，即可注入麻醉药1.5～2ml。

注意：针尖刺入不宜过深，以免刺破上颌结节后方的翼静脉丛引起血肿。

(2) 口外法：用手指在颊部扪出颧牙槽嵴，指示颧骨下缘与上颌骨颧突形成的交角，选用4～5cm长的注射针，刺人皮肤直达骨面，然后向上后内方向推进约2cm，回抽无血，即可注入麻药2～3ml。

2. 下颌传导麻醉注射法（下牙槽神经阻滞麻醉）　麻醉区域：同侧下颌骨、下颌牙、牙周膜，前磨牙至中切牙唇颊侧牙龈、粘骨膜及下唇部。

(1) 口内法

注射方法：患者大张口，下牙𬌗面与地面平行。将注射器放在对侧第一、二前磨牙之间，与中线成45°。注射针应高于下颌牙牙面1cm并与之平行。按上述注射标志进针2.5cm左右，可达下颌支内侧的下颌神经沟。回抽无血，即可注入麻药1.0～1.5ml。

注意：下颌升支越宽，进针深度应增加；下颌弓越大，注射器与中线所成的夹角应加大；下颌角的角度越大，下颌孔的位置相应变高，注射时进针点应适当上移。

并发症：

1) 暂时性面瘫：因注射针偏向内后不能触及骨面，或偏上超过下颌切迹，而致麻药注入腮腺使面神经麻醉。可自行恢复。

2) 暂时性牙关紧闭或张口受限：因注射不准致麻药注入翼内肌或咬肌。可自行恢复。

3) 暂时性复视或失明：因注射针误入下牙槽动脉且未回抽，而致麻药逆行入眶，引起眼肌、视神经麻痹。

(2) 口外法

注射标志：自耳屏前至咬肌前缘与下颌骨下缘相交点作连线，连线中点即大致为下牙槽神经沟的投影位置，亦即麻醉药的注射点。在下颌下缘内侧，自下颌角至咬肌前缘的中点为刺入点。在刺入点至注射点之间的连线，即指示注射针刺入后的行径和深度。

注射方法：由刺入点进针，紧贴下颌升支内侧，沿指示线推进至注射点。回抽无血，即可注入麻醉药2～4ml。

五、口腔印模

印模是物体的阴模。口腔印模是指口腔有关组织的阴模。在临床修复操作中的印模技术是通过用印模材料和印模托盘来预备口腔有关组织的阴模。它反映了与修复有关的口腔软、硬组织的情况。将模型材料灌注于预备的印模内即得到与口腔内面形态完全一致的模型。要预备一个理想印模应具备如下条件：

(1) 了解患者口腔内与修复有关的软、硬组织的解剖结构和生理特点。

(2) 对印模材料的性能、操作要求等要有详细的了解。

(3) 熟悉预备印模的基本要求，掌握印模的各种技术和技巧。

(4) 在预备印模前与患者进行良好的沟通以获得患者的积极配合，也是印模成功的重要因素之一。

(一) 印模的分类

1. 一次印模法 一次印模法是指用成品托盘和相应的印模材料一次完成工作印模。一次印模法在临床上多用于可摘局部义齿和固定义齿的修复。所用印模材料多为藻酸盐印模材。

其优点为:一次完成工作印模,节省时间,操作简便。

缺点为:当成品托盘不合适时,印模不易取完全,影响印模质量。

因此,一次印模法要求托盘一定要选择合适,必要时可以用蜡等材料修改托盘。此外要求操作者技术熟练,做好功能性整塑。

2. 二次印模法 又称联合印模法。二次印模法指通过取两次印模完成工作印模,分为初印模和终印模。初印模分为两种情况,一种是用印模材料和成品托盘取印模,然后灌注成初模型,在初模型上制作个别托盘,再用个别托盘取第二次印模即得到终印模。另一种情况是先用一种流动性差的印模材料取初印模,然后将初印模工作面均匀刮除 0.5～1.0mm,这个初印模就相当于个别托盘,再用流动性能好的印模材料取终印模。如用藻酸盐类印模材取初印模,用琼脂印模材取终印模;或用不同流动性的橡胶类印模材料分别预备初印模和终印模;或用印模膏取初印模,藻酸盐类印模材取终印模等。二次印模法一般多用于全口义齿印模、某些固定修复印模及游离缺失的可摘局部义齿印模。

二次印模法优点为:印模准确,质量高,容易掌握。

其缺点为:操作较繁琐,费工费时。

(二) 选择托盘

1. 选择托盘的基本要求 托盘的选择是否适合患者的口腔牙列、牙槽突形状等,对能否预备一个高质量的印模非常重要,临床操作中常发现因初学者不能选择一个合适的托盘而致印模失败。选择托盘时的依据参数如下:

(1) 牙弓大小和形态:托盘大小、形态必须与牙弓大小、形态相一致,托盘略大于牙弓,托盘内面与组织间约有 3～4mm 间隙以容纳印模材。

(2) 牙弓高低:托盘边缘止于距黏膜皱襞 2mm 处,且不能妨碍系带、唇、舌及口底软组织的功能活动。

(3) 缺牙数目与部位修复方法:印模必须包括与修复有关的所有组织的范围。

(4) 固定修复印模范围应包括:基牙、邻牙、对殆牙、缺牙区牙槽突及相关软组织。可选择部分印模托盘,也可选择全牙列托盘。

(5) 可摘义齿修复印模范围应包括:所有基牙、缺牙邻牙、系带、基托、固位体涉及的相关牙和基托覆盖区。后牙游离缺失时可选择后牙游离缺失专用托盘。

(6) 全口义齿修复专用托盘:因为通常是采用二次印模法,所以成品托盘选择不宜太大,可用初次印模材调整伸展范围,再取二次印模。

2. 成品托盘常用的修改方法 托盘选择基本合适,但某部分不合适时,可用工具或蜡等对托盘外形,伸展度进行修改,以使成品托盘更适合患者口腔情况。

(1) 用技工钳、技工剪修改。本法主要用于铝合金成品托盘,过长过大时的修改,但修改是有限的,超过一定限度则效果不佳。

(2) 用蜡片修改:对于成品托盘边缘伸展不够时可以用加热烤软蜡片,加长托盘边缘处,然后放入口内试合,然后冷水冲洗定形,使托盘边缘加长或加厚。

3. 个别托盘及制作方法　由于患者的口腔个体差异,如采用成品托盘,尽管可以有不同型号的托盘可供选择,但有些情况下,很难选一个完全符合某一特定患者情况的托盘。这时就需要根据患者的口腔情况和修复方法的要求制作个别托盘。

个别托盘的制作(在初模型上用个别托盘专用材料制作):

(1) 修整初模型如气泡和边缘菲边。

(2) 确定个别托盘的边缘线。根据修复方法对义齿边缘伸展的要求和术者设计要求用笔在初模型上画出边缘线。

(3) 若有必要,可在观测器上检查和确定托盘取出方向,将部分过大倒凹用蜡进行填塞。

(4) 在初模型表面铺一层基托蜡片,一般为 1.0m 厚,此层蜡片厚度为预备终印模时印模材的厚度。

(5) 制作终止点(stopper):为了个别托盘在预备印模时保持在口腔内一定的位置,使印模材保持均匀厚度。在完成上一步骤即铺完蜡片后在残留牙的殆面或义齿承托区如后牙牙槽嵴处,去除部分蜡制成几个小孔,露出初模型的石膏面,以后这几个小孔在制作个别托盘后即成为取印模时的终止点。

(6) 调拌制作个别托盘的材料,在已处理好的初模型上按压成形。

(7) 个别托盘手柄的制作,在个别托盘的前牙区托盘部制作手柄。以取出时方向合理,容易取出,操作简便为准。

(8) 待材料硬固后,分离托盘,研磨修整边缘形态。

(9) 取印模前将制好的个别托盘放入患者口内检查边缘是否合适,不合适可以进一步修改,直至合适。然后预备终印模。

制作个别托盘的材料,一般为自凝或光固化树脂。如果没有专用材料,也可以用普通自凝基托材料代替。如果用藻酸盐类印模材取终印模,需在个别托盘上做出固位孔,每个固位孔之间间距 4.5mm,固位孔可以防止从口腔取出印模时脱模,还可以使多余的印模材料从孔中溢出。如果不在个别托盘上做出固位孔,则需在个别托盘组织面做出维持结构,防止脱模。同时取印模前在个别托盘组织面涂布专用粘接剂,也可以防止脱模。

4. 印模操作步骤、方法及注意事项

(1) 调体位:调整患者体位和头位,张口印模时最好保持上下颌牙弓殆平面与地面平行,患者头部高度与医师手操作高度相适应,保证医师用手固定托盘时也能保持舒适姿势。调整患者头位,使患者自我感觉处于最放松舒适位,因为预备印模时患者的精神紧张将直接影响印模的质量。预备上颌印模时特别是用流动性较大的印模材,患者头部不应过分后仰,否则印模材向软腭流动,易引起恶心,造成患者紧张。

(2) 选择合适托盘:见托盘选择。

(3) 取印模:助手将调好的印模放入选好的托盘内,医师用左手持口镜或以手指牵拉患者一侧口角,右手将托盘轻轻旋转式放入患者口内,托盘在牙列上就位时要以颤动方式将托盘向组织方向推进,直至托盘至口内最佳位置即托盘边缘距黏膜皱襞 2mm 左右,托盘柄要对准唇系带。初学者易犯的错误是不敢用力使托盘就位。托盘就位时要先使后部先就位,前部后就位,这样有利于多余印模材料由前部排出。另一个易犯的错误是放印模材料过多,既浪费材料,也影响肌功能整塑,还容易由于口内异物太多造成患者紧张和不适。

在印模材固化前,进行适当的肌功能整塑,然后用手固定托盘于稳定状态,直至印模材完全固化后方可取出印模。

5. 注意事项

(1) 肌功能整塑操作要点及注意事项：在印模材料硬固前，模仿口腔周围软组织的正常生理活动，使印模有足够的边缘伸展，又不致影响软组织功能活动。整塑方法有主动和被动两种。主动整塑要求患者面部放松，主动做一些活动，如大张口，轻轻活动上、下唇，伸舌向前并左右摆动，活动范围以不超出口外为宜。

被动整塑是在某些患者由于紧张无法主动整塑时，医师用手帮助患者口周软组织做功能活动，如用手牵拉两侧口角及唇颊部，被动整塑效果不如主动整塑。有时也可以采取主动整塑和被动整塑同步进行。

(2) 从口内取出印模时注意：从口内取出已凝固的印模时，应尽量避免用力过大而导致印模材料与托盘或与初次印模之间脱离(称脱模)。有些轻微脱模不易发现，其实已造成印模变形，从而影响模型的准确性。可以用棉球浸水或三用枪，让水流入印模及组织之间的方法，解除印模与组织之间负压，再轻轻取出即可。特别是取全口义齿印模时，更应注意此点，取出印模时应先取脱后部，再沿牙长轴方向取下印模，防止印模与托盘分离。

6. 检查印模质量 印模取出后应对照口内对印模进行检查。检查印模是否完整、清晰；修复体覆盖区域是否取全，边缘伸展是否适度；与修复体有关的基牙是否清楚，边缘是否清楚等；如果有气泡，且气泡在义齿覆盖区的关键部位如支托窝区，冠边缘区，则应重新预备印模，如果气泡发生在非关键区，如义齿基托边缘，则可用印模材料修补。对较薄弱的印模边缘可以用印模材料加厚加固，以免灌模型时造成变形。如发现印模有缺陷影响模型质量者，应重新取印模。

第三节 常用检查器械

口腔内检查常用器械为镊子、探针、口镜和口腔综合治疗机。

1. 口镜 可用以牵引唇、颊或推压舌体等软组织；镜面可反映检查者视线不能直达部位的影像以便观察；反射并聚光于被检查部位以增强照明；其柄还可作牙叩诊之用。

2. 镊子 为口腔专用镊子，用以夹持敷料、药物；夹除腐败组织和异物；夹持牙以检查其松动度；柄端同样可作叩诊牙之用。

3. 探针 头尖细，一端呈弧形，另一端呈弯角形。用以检查牙各面的沟裂、点隙、缺陷、龋洞以及敏感区；还可用以探测牙周袋的深度和龈下牙石的有无；检查充填物及修复体与牙体的密合程度；检查皮肤或黏膜的感觉功能。另外，还有一种钝头圆柱形有刻度(以毫米计)的专用于检查牙周袋深度的探针。

4. 挖匙 是在口腔、牙检查中常用的器械。口腔用的挖匙较小，两端呈弯角，头部呈匙状，用以挖除龋洞内异物及腐质，以便观察龋洞的深浅。

5. 口腔综合治疗机 包括患者椅，操作台，光源，气水枪，高、低速涡轮钻，脚踏开关，医师座椅等；患者椅可调解升降、被起卧、头前后仰，将患者体位调解到即舒适又有利于医生检查、治疗的位置；光源用于照明，可调解照射方向及亮度；气水枪可喷气、水、雾；高低速涡轮钻用于去腐、备洞等；医师座椅可调解升降，下面有轮子可随意移动位置。